ADMINISTRAÇÃO E LIDERANÇA EM
ENFERMAGEM

Revisão técnica:

Gisela Maria Schebella Souto de Moura
Enfermeira. Professora associada da Área de Administração em Enfermagem no Departamento de Assistência e Orientação Profissional (DAOP) da Escola de Enfermagem da Universidade Federal do Rio Grande do Sul (UFRGS).
Professora do Programa de Pós-graduação em Enfermagem (PPGENF) da Escola de Enfermagem da UFRGS.
Especialista em Metodologia do Ensino Superior pelo Instituto Metodista de Porto Alegre.
Vice-coordenadora do Núcleo de Estudos sobre Gestão em Enfermagem (NEGE/Cnpq).
Mestre em Educação pela Pontifícia Universidade Católica do Rio Grande do Sul (PUCRS).
Doutora em Administração pela UFRGS.

Ana Maria Müller de Magalhães
Enfermeira. Professora adjunta da Área de Administração em Enfermagem no DAOP, da Escola de Enfermagem da UFRGS.
Professora do Programa de Pós-graduação em Enfermagem (PPGENF) da Escola de Enfermagem da UFRGS.
Membro do Núcleo de Estudos sobre Gestão em Enfermagem (NEGE/Cnpq).
Especialista em Metodologia do Ensino Superior pelo Instituto Metodista de Porto Alegre.
Mestre em Educação pela PUCRS. Doutora em Enfermagem pela UFRGS.

Enaura Helena Brandão Chaves
Enfermeira. Professora da Área de Administração em Enfermagem no DAOP, da Escola de Enfermagem da UFRGS.
Mestre em Administração pela UFRGS. Doutora em Enfermagem.

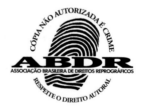

```
M357a    Marquis, Bessie L.
             Administração e liderança em enfermagem : teoria e
         prática / Bessie L. Marquis, Carol J. Huston ; tradução:
         Regina Machado Garcez, Ronald Saraiva de Menezes ;
         [revisão técnica: Gisela Maria Schebella Souto de Moura,
         Enaura Helena Brandão Chaves, Ana Maria Müller de
         Magalhães.] – 8. ed. – Porto Alegre : Artmed, 2015.
             xxvi, 653 p. : il. ; 25 cm.

             ISBN 978-85-8271-231-3

             1. Enfermagem – Administração. I. Huston, Carol. J. II.
         Título.

                                              CDU 614.253.5:005
```

Catalogação na publicação: Poliana Sanchez de Araujo – CRB 10/2094

Bessie L. MARQUIS, RN, MSN
Professor Emeritus of Nursing
California State University
Chico, California

Carol J. HUSTON, RN, MSN, DPA, FAAN
Director, School of Nursing
California State University
Chico, California

ADMINISTRAÇÃO E LIDERANÇA EM ENFERMAGEM

teoria e prática

8ª Edição

Tradução:
Regina Machado Garcez
Ronald Saraiva de Menezes

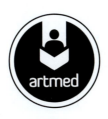

2015

Obra originalmente publicada sob o título
Leadership roles and management functions in nursing: theory and application, 8th Edition
ISBN 9781469855714

Copyright©2015 Lippincott Williams & Wilkins, a Wolters Kluwer business.
Lippincott Williams & Wilkins/Wolters Kluwer Health did not participate in the translation of this title.

Published by arrangement with Lippincott Williams & Wilkins/Wolters Kluwer Health Inc. USA

Gerente editorial: *Letícia Bispo de Lima*

Colaboraram nesta edição:

Editora: *Daniela Louzada*

Capa: *Márcio Monticelli*

Leitura final: *Ronald Menezes*

Editoração: *Techbooks*

A Enfermagem está em constante evolução. À medida que novas pesquisas e a própria experiência ampliam o nosso conhecimento, novas descobertas são realizadas. Os autores desta obra consultaram as fontes consideradas confiáveis, num esforço para oferecer informações completas e geralmente de acordo com os padrões aceitos à época da sua publicação.

Reservados todos os direitos de publicação, em língua portuguesa, à
ARTMED EDITORA LTDA., uma empresa do GRUPO A EDUCAÇÃO S.A.
Av. Jerônimo de Ornelas, 670 – Santana
90040-340 – Porto Alegre – RS
Fone: (51) 3027-7000   Fax: (51) 3027-7070

É proibida a duplicação ou reprodução deste volume, no todo ou em parte, sob quaisquer formas ou por quaisquer meios (eletrônico, mecânico, gravação, fotocópia, distribuição na Web e outros), sem permissão expressa da Editora.

Unidade São Paulo
Av. Embaixador Macedo Soares, 10.735 – Pavilhão 5 – Cond. Espace Center
Vila Anastácio – 05095-035 – São Paulo – SP
Fone: (11) 3665-1100   Fax: (11) 3667-1333

SAC 0800 703-3444 – www.grupoa.com.br

IMPRESSO NO BRASIL
PRINTED IN BRAZIL

Dedico este livro aos dois parceiros mais importantes
na minha vida: meu marido, Don Marquis,
e minha colega, Carol Huston.
BESSIE L. MARQUIS

Dedico este livro à minha mãe, Marilyn Jorgensen.
Você é uma das razões pelas quais
me tornei a mulher capaz que sou hoje.
CAROL JORGENSEN HUSTON

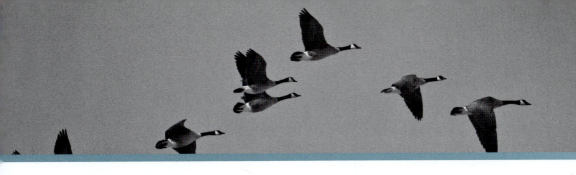

Revisores

Carol Amann, MSN, RN-BC, CDP
Instructor
Gannon University
Pennsylvania

Carole McCue, RN, MS, CNE
Instructor
Cochran School of Nursing
Yonkers, New York

Charlotte Sortedahl, DNP, MPH, MS, RN
Assistant Professor
University of Wisconsin
Eau Claire, Wisconsin

Debora Kirsch, RN, MS, CNS
Director of Undergraduate Nursing Studies
SUNY Upstate Medical University
Syracuse, New York

Elaine Rose, RN, BN, MHS, DM(c)
Assistant Professor
Mount Royal University
Calgary, Alberta, Canada

Hobie Feagai, EdD, MSN, FNP-BC, APRN-Rx
Chair
Department of Baccalaureate Nursing Program
Hawaii Pacific University
Kaneohe, Hawaii

Jennifer Douglas Pearce, MSN, RN, CNE
Professor and Chairperson
University of Cincinnati
Blue Ash, Ohio

Joanne Casatelli, DNP
Molloy College
Rockville Centre, New York

Joanne Clements, MS, RN, ACNP
Assistant Professor of Clinical Nursing
University of Rochester
Rochester, New York

Revisores

Lisa Marie Greenwood, MSN, RN, APRN-BC, CWOCN, CNS
Nursing Instructor
Madison Area Technical College
Reedsburg, Wisconsin

Loretta Quigley, MSN
Academic Dean
St. Joseph's College of Nursing
Syracuse, New York

Margaret Decker, MS, RN, CNE
Clinical Assistant Professor
Binghamton University
Binghamton, New York

Patricia Varga, MSN, RN
Assistant Professor
Alverno College
Milwaukee, Wisconsin

Tawna Pounders, RN, MNSc
Coordinator and Medical-Surgical Theory Faculty
Baton Rouge Community College
Baton Rouge, Louisiana

Vonna Henry, BSN, MPH, RN
Assistant Professor
St. Cloud State University
St. Cloud, Minnesota

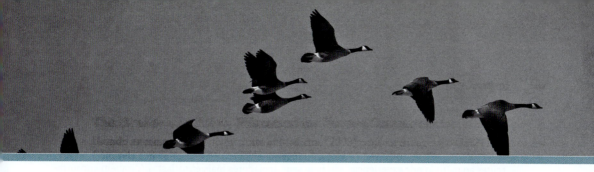

Prefácio

A filosofia deste livro foi desenvolvida ao longo de mais de 30 anos de ensino de liderança e administração. Ingressamos no mundo acadêmico oriundas da indústria de atendimento à saúde na comunidade, onde tínhamos cargos administrativos na enfermagem. Em nosso primeiro trabalho como autoras, *Management decision making for nurses: 101 case studies*, publicado em 1987, utilizamos uma abordagem experimental e enfatizamos as funções administrativas adequadas a administradores de primeiro escalão e escalão intermediário. O principal público desse livro era composto de estudantes de graduação em enfermagem.

Nosso segundo livro, *Retention and productivity strategies for nurse managers*, abordou as habilidades de liderança necessárias aos administradores para reduzir desentendimentos e aumentar a produtividade. Trata-se de um livro voltado mais ao enfermeiro-administrador do que ao estudante. A experiência de realizar pesquisas para o segundo livro, aliada às observações clínicas, levou-nos a incorporar mais conteúdos de liderança a nossa prática acadêmica e a escrever este livro.

Administração e liderança em enfermagem também foi influenciado por eventos nacionais no mundo dos negócios e finanças que levaram muitos a crer que havia uma carência ampla e irrestrita de lideranças em administração nesta área. Tornou-se claro que, para os administradores atuarem com eficiência na indústria do atendimento de saúde em rápida evolução, é preciso que eles contem com habilidades mais sólidas de liderança e administração.

Tentamos, então, combinar estes dois elementos fundamentais: liderança e administração. Não entendemos liderança apenas como um dos papéis do administrador, e não percebemos administração apenas como um dos papéis do líder. Para nós, ambas têm a mesma importância, estando necessariamente integradas. Tentamos mostrar essa interdependência definindo os componentes da liderança e as funções administrativas inerentes a todas as fases do processo administrativo. Sabemos que alguns leitores não concordarão com nossa divisão entre funções administrativas e papéis da liderança; no entanto, sentimos a necessidade de, no início, apresentar separadamente os dois componentes ao leitor, de maneira didática, para depois reiterar papéis e funções. Cremos que a adoção desse papel integrado seja fundamental para o sucesso administrativo.

O segundo conceito que modelou este livro foi nosso compromisso com o desenvolvimento de habilidades de raciocínio crítico a partir do uso de exercícios de aprendizagem por experiência e da promoção do raciocínio com a totalidade do cérebro. Acreditamos que a integração de liderança e administração e o uso total do cérebro possam ser atingidos pela prática de exercícios de aprendizagem. A maior parte da instrução acadêmica ainda ocorre no formato professor-palestrante e aluno-ouvinte – que é uma das estratégias de ensino menos eficientes. Poucas pessoas aprendem melhor assim. A maior parte aprende melhor por meio de métodos que usam experiências de aprendizagem concretas, experimentais, iniciadas pelos próprios indivíduos e do mundo real.

Na enfermagem, o ensino teórico está quase sempre acompanhado pela prática clínica concomitante que permite essas experiências de aprendizagem. Entretanto, investigar a teoria de liderança e administração costuma proporcionar experiências práticas escassas, de modo que os aprendizes têm pouca oportunidade de observar em primeira mão administradores de alto e médio escalões na prática da enfermagem. Consequentemente, administradores novatos podem ter poucas chances de praticar suas habilidades antes de assumir seu primeiro cargo administrativo, sendo que muitas de suas decisões refletem metodologias de tentativa e erro. Não temos dúvida, assim, de que a aprendizagem indireta, ou por experiência simulada, oportuniza ao aluno tomadas de decisão importantes como líder e administrador, em ambiente seguro, além do aprendizado advindo dessas próprias decisões.

Prefácio

Uma vez que abandonamos o formato palestrante-ouvinte em nossas aulas, passamos informações apenas durante uma pequena parte de nossos encontros. Em uma abordagem socrática, o debate de estudos de caso e a resolução de problemas são enfatizados. Nossos alunos, antes resistentes ao método por experiência, são hoje seus apoiadores mais entusiastas. Também encontramos o mesmo entusiasmo pela aprendizagem por experiência nos diversos seminários e oficinas que oferecemos a enfermeiros. Esse tipo de aprendizagem torna divertida e entusiasmante a teoria da liderança; mais importante ainda, facilita a retenção do conteúdo didático. A pesquisa que concluímos a respeito desse tipo de ensino apoia nossas impressões.

Ainda que existam muitos textos sobre liderança e administração, nosso livro atende à necessidade de uma ênfase em ambas as áreas, bem como do uso de uma abordagem por experiência. Duzentos e cinquenta e nove exercícios de aprendizagem referentes a vários locais de atendimento de saúde e uma ampla gama de modos de aprendizagem estão incluídos no livro, oferecendo aos leitores muitas oportunidades de aplicação da teoria, o que resulta na internalização da aprendizagem. No Capítulo 1, oferecemos diretrizes para o uso dos Exercícios de Aprendizagem. Recomendamos que os leitores façam uso de tais diretrizes como suplementação ao texto.

ORGANIZAÇÃO DO TEXTO

A 1ª edição de *Administração e liderança em enfermagem* apresentou os elementos simbióticos da liderança e da administração, com certa ênfase na solução de problemas e no raciocínio crítico. Esta 8ª edição mantém essa ideia, com uma apresentação equilibrada entre teoria e cenários do mundo real mencionados nos Exercícios de Aprendizagem. Dezenove novos Exercícios de Aprendizagem foram incluídos nesta edição, reforçando ainda mais o elemento de resolução de problemas deste texto. Quase 200 quadros, figuras e tabelas (46 dos quais são novos) ajudam os leitores a visualizarem conceitos importantes.

Em resposta a recomendações de revisores, adicionamos e retiramos conteúdos. Em especial, tentamos reforçar o componente de liderança do livro, mantendo, ao mesmo tempo, o conteúdo de administração. Também acrescentamos uma seção de Pontos de Ligação (pp. xii-xvi) em cada capítulo sobre as seguintes áreas de estudo delimitadas pela American Association of Colleges of Nursing (AACN): *Essentials of Baccalaureate Education for Professional Nursing Practice* (2008); *Essentials of Master's Education in Nursing (2011)*; *American Organization of Nurse Executive (AONE) Competencies*; e *Quality and Safety Education for Nurses (QSEN) Competencies*. Estes pontos de ligação mostram como o conteúdo de cada capítulo aproveita ou contribui com conteúdo identificado como essencial para a educação superior em enfermagem, para a prática como administrador em enfermagem e para a segurança e qualidade em prática clínica.*

Também mantivemos os pontos fortes das edições anteriores, com exercícios de aplicação e conteúdos adequados às questões enfrentadas por enfermeiros-administradores que atuam em uma era que se caracteriza cada vez mais por recursos limitados e tecnologias emergentes. Esta 8ª edição inclui ainda pesquisas e teorias contemporâneas, de modo a garantir a exatidão do conteúdo didático.

A Unidade I traz os fundamentos das habilidades de tomada de decisão, solução de problemas e raciocínio crítico, além das habilidades de administração e liderança necessárias à abordagem dos problemas administrativos e de liderança apresentados no livro. A Unidade II aborda ética, conceitos legais e questões de defesa e suporte, que hoje entendemos como componentes essenciais da tomada de decisão de líderes e administradores. As demais unidades estão organizadas por uso dos processos de administração e de planejamento, organização, contratação de funcionários, direção e controle.

---

*N. de R.T.: Embora os pontos de ligação tenham sido introduzidos para sinalizar conexões dos assuntos abordados com a realidade americana, entende-se que a manutenção dos mesmos nesta edição em língua portuguesa possa contribuir para o aprimoramento da enfermagem no Brasil.

Prefácio **xi**

INSTRUMENTOS DE APRENDIZAGEM

Esta edição contém muitos aspectos didáticos elaborados para beneficiar o estudante e o professor:

Análise de Evidências, presente em todos os capítulos, traz descobertas de pesquisas recentes, prática baseada em evidências e melhores práticas em liderança e administração.

Exercícios de Aprendizagem, ao longo do texto e complementares ao final dos capítulos solidificam as habilidades de raciocínio crítico dos estudantes e promovem discussão e troca de conhecimento entre os envolvidos.

Comentários especiais ao longo do texto reforçam visualmente os conceitos-chave.

Tabelas, quadros, figuras e ilustrações acompanham o texto, reforçam a aprendizagem e ajudam a esclarecer informações complexas.

Conceitos-chave resumem informações importantes em todos os capítulos.

CONTEÚDOS NOVOS E AMPLIADOS

Entre os conteúdos adicionais que foram adicionados ou ampliados nesta edição destacamos:

- Foco reforçado em tomada de decisão baseada em evidências para líderes e administradores
- Novos modelos para a solução de problemas éticos e uma ênfase reforçada na defesa de pacientes, profissionais e subordinados
- Discussão ampliada da teoria da liderança de âmbito integral, da liderança transformacional e da identificação das competências de liderança
- Teorias emergentes de liderança, como Liderança Baseada em Pontos Fortes e Movimento da Psicologia Positiva, Liderança de Nível 5, liderança de ideias, liderança autêntica e liderança servil
- Introdução à Affordable Care Act de 2010 e à nova carta de Direitos do Paciente
- Componentes-chave da Patient Protection and Affordable Care Act, bem como seu plano de implementação entre 2010 e 2014
- Reforma e mecanismos de financiamento do atendimento de saúde, incluindo pagamentos por pacote, organizações de atendimento responsável, aquisição baseada em valor, *medical home* e mercados de planos de saúde
- A mudança do reembolso no atendimento de saúde do *volume* para o *valor*
- Programas de transição para prática/residências para enfermeiros recém formados
- Civilidade, incivilidade, *bullying*, formação de "panelinhas" e violência no local de trabalho
- Vislumbre do futuro do atendimento de saúde
- Ampla discussão sobre as redes sociais como instrumento de comunicação e causa de distração no trabalho e de problemas éticos abrangidos neste tópico
- Competência continuada, aprendizagem contínua, residências de enfermagem, prática reflexiva e portfólio profissional
- Colaboração interprofissional, incluindo o Líder de Equipe Multidisciplinar e Equipes Interprofissionais de Atendimento Primário de Saúde (PHCTs – Interprofessional Primary Health Care Teams)
- As necessidades singulares de uma força de trabalho culturalmente diversa, bem de como uma força de trabalho representada por quatro gerações ao mesmo tempo
- Navegadores de enfermagem
- Atendimento centrado no paciente e nos familiares
- A importância do autocuidado para os enfermeiros
- O uso de ISBAR (Introduction, *Situation, Background, Assessment, Recommendation,* ou Introdução, Situação, Antecedentes, Avaliação de Dados, Recomendação) como um instrumento para promover a comunicação entre os prestadores de atendimento e os pacientes/familiares
- Redes sociais e comunicação organizacional

xii Prefácio

- Novas fusões de agentes de negociação coletiva para formar supersindicatos de enfermeiros
- Iniciativas do Grupo Leapfrog, incluindo registros de saúde eletrônicos, registro de prescrição de médicos-provedores por computador, alocação de funcionários de hospital baseada em evidências e alocação de médicos para UTI
- Novas medidas básicas da Joint Commission e da National Patient Safety Goals
- A enquete Hospital Consumer Assessment of Healthcare Providers and Systems (HCAHPS)
- Segurança dos pacientes e qualidade do atendimento

PONTOS DE LIGAÇÃO

Novidade nesta edição é uma seção de pontos de ligação em cada capítulo, baseados nas diretrizes curriculares AACN *Essentials of Baccalaureate Education for Professional Nursing Practice* (2008); AACN *Essentials of Master's Education in Nursing (2011)*; *AONE Competencies*; e *QSEN Competencies*. Trata-se de tabelas que mostram os elementos advindos de diferentes bases de dados ou critérios que se cruzam. Assim, esta edição tenta mostrar como os conteúdos de cada capítulo aproveitam ou contribuem com conteúdos identificados como essenciais para a educação superior em enfermagem, para a prática como administrador em enfermagem e para a segurança e a qualidade da prática clínica.

Sem dúvida, alguns leitores discordarão das determinações das autoras em termos de um capítulo abordar ou não aspectos essenciais ou de competências, e certamente pode-se argumentar que a maioria dos capítulos aborda muitos, senão todos, os aspectos essenciais ou de competências de alguma forma. Sendo assim, os pontos de ligação neste livro são voltados para ressaltar o foco primordial do conteúdo de cada capítulo, ainda que aspectos não ressaltados também possam fazer parte da experiência didática do livro.

The American Association of Colleges of Nursing Essentials of Baccalaureate Education for Professional Nursing Practice

Os AACN *Essentials of Baccalaureate Education for Professional Nursing Practice* (geralmente chamados de *BSN Essentials*) foram lançados em 2008 e identificaram os nove resultados a seguir esperados de cursos de bacharelado em enfermagem (Tabela 1). O *Essential IX* descreve a prática generalista de enfermagem ao se concluir bacharelado em enfermagem e inclui resultados voltados para prática que integram o conhecimento, as habilidades e as atitudes delineadas em *Essentials I* a *VIII*. O cumprimento dos resultados identificados nos *BSN Essentials* permitirão que os graduados atuem em sistemas complexos de atendimento de saúde e assumam funções de prestador de atendimento; desenvolvedor/administrador/coordenador de atendimento; e membro de uma profissão (AACN, 2008) (Tabela 1).

TABELA 1 — American Association of Colleges of Nursing Essentials of Baccalaureate – Education for Professional Nursing Practice

Essential I: Educação liberal para prática de enfermagem geral para bacharelado
- Uma base educacional liberal sólida para a prática e a educação de enfermeiros.

Essential II: Liderança básica de organizações e sistemas para atendimento de qualidade e segurança dos pacientes
- Conhecimento e habilidades em liderança, melhoria da qualidade e segurança do paciente são necessários para prestar um atendimento de saúde de alta qualidade.

Essential III: Conhecimento acadêmico para prática baseada em evidências
- A prática profissional de enfermagem está baseada na tradução das evidências atuais em prática.

Essential IV: Gestão de informações e aplicação de tecnologia para atendimento de pacientes
- Conhecimento e habilidades em gestão de informações e tecnologias de atendimento a pacientes são cruciais para atender os pacientes com qualidade.

Essential V: Políticas, finanças e ambientes regulatórios de atendimento de saúde
- Políticas de atendimento de saúde, incluindo financeiras e regulatórias, influenciam direta e indiretamente a natureza e o funcionamento do sistema de atendimento de saúde, devendo, portanto, ser consideradas no exercício profissional de enfermagem.

Essential VI: Comunicação e colaboração entre profissionais para melhoria dos resultados de saúde dos pacientes
- Comunicação e colaboração entre profissionais de atendimento de saúde são cruciais para atender os pacientes com qualidade e segurança.

Essential VII: Prevenção clínica e valores profissionais
- A promoção da saúde e a prevenção de doenças no âmbito individual e populacional são necessárias para melhorar a saúde da população e são componentes importantes do bacharelado generalista em prática de enfermagem.

Essential VIII: Profissionalismo e valores profissionais
- O profissionalismo e os valores inerentes de altruísmo, dignidade humana, integridade e justiça social são fundamentais para a disciplina da enfermagem.

Essential IX: Prática de enfermagem geral para bacharelado
- O bacharel em enfermagem está preparado para o exercício profissional com pacientes, incluindo indivíduos, famílias, grupos, comunidades e populações de todas as idades e de todo o espectro de ambientes de atendimento de saúde.
- O bacharel em enfermagem compreende e respeita as variações de atendimento, a crescente complexidade e o uso crescente de recursos de tratamento inerentes ao atendimento dos pacientes.

The American Association of Colleges of Nursing Essentials of Master's Education in Nursing

Os AACN *Essentials of Master's Education in Nursing* (geralmente chamados de MSN Essentials) foram publicados em 2011 e identificaram nove resultados esperados de cursos de mestrado em enfermagem, qualquer que seja o foco, a ênfase ou o ambiente de prática envolvido (Tabela 2). O alcance dos resultados elencados deixará os enfermeiros graduados preparados para liderar mudanças, avançar na cultura de excelência pelo aprendizado contínuo, formar e liderar equipes multiprofissionais colaborativas de atendimento, navegar e integrar serviços de atendimento pelo sistema de saúde, desenvolver práticas inovadoras de enfermagem e traduzir evidências em prática (AACN, 2011).

TABELA 2 — American Association of Colleges of Nursing Essentials of Master's Education in Nursing

Essential I: Base das ciências exatas e humanas para o exercício
- Reconhece que o enfermeiro preparado com mestrado integra descobertas científicas da enfermagem, dos campos biossociais, da genética, da saúde pública, da melhoria da qualidade e das ciências organizacionais para o aprimoramento contínuo do atendimento de enfermagem nos mais diversos ambientes.

Essential II: Liderança de organizações e sistemas
- Reconhece que a liderança organizacional e de sistemas é crucial para a promoção de um atendimento seguro e de alta qualidade aos pacientes. São necessárias habilidades de liderança que enfatizem as decisões éticas e cruciais, os relacionamentos efetivos no trabalho e uma perspectiva dos sistemas como um todo.

Essential III: Melhoria da qualidade e segurança
- Reconhece que o enfermeiro preparado com mestrado precisa ser articulado nos métodos, instrumentos, medidas de desempenho e padrões relacionados à qualidade, devendo estar preparado para aplicar princípios de qualidade dentro da organização.

Essential IV: Tradução e integração do conhecimento acadêmico em prática
- Reconhece que o enfermeiro preparado com mestrado aplica resultados científicos no ambiente de atuação, resolve problemas práticos, trabalha como um agente de mudança e dissemina resultados.

Essential V: Informática e tecnologias de atendimento de saúde
- Reconhece que o enfermeiro preparado com mestrado usa tecnologias de atendimento de pacientes para prestar e aprimorar o atendimento, além de usar tecnologias de comunicação para integrar e coordenar o atendimento.

Essential VI: Políticas e defesa da saúde
- Reconhece que o enfermeiro preparado com mestrado é capaz de intervir no âmbito do sistema por meio do processo de desenvolvimento de políticas, além de empregar estratégias de defesa para influenciar a saúde e o atendimento de saúde.

Essential VII: Colaboração interprofissional para obtenção de melhores resultados na saúde dos pacientes e da população
- Reconhece que o enfermeiro preparado com mestrado, na condição de membro e líder de equipes interprofissionais, comunica-se, colabora e consulta outros profissionais de saúde para administrar e coordenar o atendimento.

Essential VIII: Prevenção clínica e saúde populacional para melhoria da saúde
- Reconhece que o enfermeiro preparado com mestrado aplica e integra conceitos amplos, organizacionais, centrados no cliente e culturalmente apropriados no planejamento, prestação, administração e avaliação de prevenção clínica baseada em evidências e atendimento e serviços populacionais a indivíduos, famílias e grupos populacionais.

Essential IX: Prática de enfermagem geral avançada
- Reconhece que a prática de enfermagem, no nível de mestrado, é definida amplamente como qualquer forma de intervenção de enfermagem que influencie resultados de tratamento de saúde para indivíduos, populações ou sistemas. O enfermeiro preparado com mestrado precisa contar com um nível avançado de compreensão da enfermagem e das ciências relevantes, bem como com a capacidade de integrar este conhecimento em prática. Intervenções de prática de enfermagem incluem tanto componentes diretos quanto indiretos de atendimento.

The Quality and Safety Education for Nurses Competencies

Usando as competências do Institute of Medicine (2003) para enfermagem, o QSEN Institute definiu seis competências de qualidade e segurança para enfermeiros pré-licenciados* e graduados (Tabela 3), além de alvos propostos para o conhecimento, as habilidades e as atitudes a serem desenvolvidos em cursos de enfermagem para cada uma dessas competências. Liderado por uma junta nacional e por membros discentes de destaque, o QSEN busca estratégias para desenvolver abordagens eficientes de ensino a fim de garantir que os futuros graduados desenvolvam competências em atendimento centrado no paciente, trabalho em equipe e colaboração, prática baseada em evidências, melhoria da qualidade, segurança e informática.

TABELA 3 — Quality and Safety Education for Nurses Competencies

Atendimento centrado no paciente
- Definição: reconhecer o paciente ou designado como a fonte de controle e parceiro integral na prestação de um atendimento compassivo e coordenado com respeito pelas preferências, valores e necessidades do paciente.

Trabalho em equipe e colaboração
- Definição: atuar efetivamente com equipes de enfermagem e interprofissionais, promovendo a franca comunicação, o respeito mútuo e a tomada de decisão compartilhada para garantir um tratamento de qualidade ao paciente.

Prática baseada em evidências
- Definição: integrar as melhores evidências atuais com especialidade clínica e preferências e valores de pacientes/familiares para otimizar o atendimento de saúde.

Melhoria da qualidade
- Definição: usar dados para monitorar os resultados dos tratamentos e recorrer a métodos de melhoria para projetar e testar mudanças, a fim de aprimorar continuamente a qualidade dos sistemas de atendimento de saúde.

Segurança
- Definição: minimizar o risco de dano aos pacientes e prestar atendimento eficiente tanto no âmbito do sistema quanto no âmbito individual.

Informática
- Definição: usar informações e tecnologias para se comunicar, administrar conhecimentos, mitigar erros e apoiar a tomada de decisão.

The American Organization of Nurse Executives – Nurse Executive Competencies

Em 2004, a AONE publicou um artigo descrevendo as habilidades comuns a enfermeiros na prática executiva, qualquer que seja seu nível de formação educacional ou seus cargos em diferentes organizações. Ainda que essas *Competências Executivas em Enfermagem* variassem dependendo da posição específica do líder na organização, a AONE sugeriu que os administradores de todos os escalões devem ser competentes nas cinco áreas identificadas na Tabela 4 (AONE, 2011). Essas competências sugerem que a liderança/administração em enfermagem é uma especialidade como qualquer outra especialidade clínica em enfermagem, exigindo, como tal, proficiência e competência específicas da função executiva (AONE).

---

*N. de R.T.: enfermeiros pré-licenciados são profissionais graduados e que ainda não obtiveram licença para o exercício profissional.

TABELA 4 — American Organization of Nurse Executive Competencies

I. Comunicação e desenvolvimento de relacionamentos
- Inclui comunicação eficaz; administração de relacionamentos; influência de comportamentos; capacidade de trabalhar com diversidade; tomar decisão em conjunto; envolvimento em comunidade; relacionamento com funcionários médicos; e relacionamentos acadêmicos.

II. Conhecimento sobre o ambiente de atendimento de saúde
- Inclui conhecimento da prática clínica; modelos de atendimento de pacientes e conhecimento sobre projetos de trabalho; conhecimento sobre a economia do atendimento de saúde; conhecimento sobre políticas de atendimento de saúde; compreensão sobre governança; compreensão de prática baseada em evidências; medição de resultados; conhecimento e dedicação pela segurança dos pacientes; compreensão sobre utilização/ gestão de casos; conhecimento sobre melhoria e indicadores de qualidade; e conhecimento sobre gestão de riscos.

III. Liderança
- Inclui habilidades básicas de raciocínio; disciplinas de jornada pessoal; a capacidade de usar sistemas de pensamento; planejamento de sucessões; e gerenciamento de mudanças.

IV. Profissionalismo
- Inclui responsabilização pessoal e profissional; planejamento da carreira; ética; prática clínica e administrativa baseada em evidências; defesa do empreendimento clínico e da prática clínica; e filiação ativa em organizações profissionais.

V. Habilidades de negócios
- Inclui compreensão do financiamento do atendimento de saúde; gestão e desenvolvimento de recursos humanos; administração estratégica; *marketing*; e gestão e tecnologia da informação.

REFERÊNCIAS

American Association of Colleges of Nursing (AACN). (2008, October 20). *The essentials of baccalaureate education for professional nursing practice*. Acessado em 20 de junho de 2013, em http://www.aacn.nche.edu/education-resources/baccessentials08.pdf

American Association of Colleges of Nursing (AACN). (2011, March 21) *The essentials of master's education in nursing*. Acessado em 20 de junho de 2013, em http://www.aacn.nche.edu/education-resources/MastersEssentials11.pdf

American Organization of Nurse Executives (2011). *The AONE nurse executive competencies*. Acessado em 20 de junho de 2013, em http://www.aone.org/resources/leadership%20tools/nursecomp.shtml

Institute of Medicine. (2003). *Health professions education: A bridge to quality*. Washington, DC: National Academies Press.

Quality and Safety Education for Nurses Institute (2013). *Competencies*. Acessado em 20 de junho de 2013, em http://qsen.org/competencies/

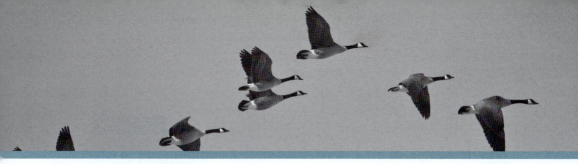

Sumário

UNIDADE I

A tríade crítica: tomada de decisão, administração e liderança 1

1 Tomada de decisão, solução de problemas, raciocínio crítico e raciocínio clínico: requisitos para uma liderança e administração de sucesso 2

Tomada de decisão, solução de problemas e raciocínio crítico 3
Aprendizagem indireta para fortalecer as habilidades de solução de problemas e tomada de decisão 4
Abordagens teóricas à solução de problemas e à tomada de decisão 7
Elementos críticos na solução de problemas e na tomada de decisão 11
Variações individuais na tomada de decisão 15
Como vencer a vulnerabilidade individual na tomada de decisão 18
Tomada de decisão organizacional 19
Instrumentos de tomada de decisão 20
Armadilhas na utilização dos instrumentos de tomada de decisão 24
Resumo 24
Conceitos-chave 25
Exercícios de aprendizagem 25

2 Visões clássicas de liderança e administração 32

Administradores 33
Líderes 34
Evolução histórica da teoria de administração 35
Evolução histórica da teoria da liderança (1900 até hoje) 39
Teorias interacionais de liderança (1970 até hoje) 42
Integração entre liderança e administração 47
Conceitos-chave 48
Exercícios de aprendizagem 49

3 As ideias do século XXI sobre liderança e administração 53

Uma nova forma de pensar a liderança e a administração 54
Transição da liderança da era industrial para a liderança da era das relações 63
Liderança e administração para o futuro da enfermagem 65
Conceitos-chave 66
Exercícios de aprendizagem 66

xviii Sumário

UNIDADE II

Fundamentos de ética, direito e defesa na administração e na liderança   69

4   Questões éticas   70

Tipos de questões éticas   72

Arcabouços éticos para a tomada de decisão   74

Princípios de raciocínio ético   75

Código de ética e padrões profissionais da American Nurses Association (ANA)   79

Solução de problemas éticos e tomada de decisão   80

O modelo moral de tomada de decisão   84

A busca do comportamento ético como norma   86

Dimensões éticas na liderança e na administração   87

Integração entre papéis da liderança e funções administrativas na ética   89

Conceitos-chave   90

Exercícios de aprendizagem   90

5   Questões judiciais e de legislação   94

Origens da lei   95

Tipos de leis e tribunais de justiça   97

Doutrinas legais e prática da enfermagem   98

Negligência profissional   98

Como evitar processos por negligência profissional   101

Alcance da responsabilização   103

Relatórios de incidentes   104

Delitos intencionais (atos ilícitos)   104

Outras responsabilidades legais do administrador   105

Considerações legais sobre administração da diversidade da força de trabalho   111

Licença profissional *versus* licença institucional   112

Integração entre papéis da liderança e funções administrativas nas questões legais e
de legislação   113

Conceitos-chave   114

Exercícios de aprendizagem   114

6   Defesa de pacientes, subordinados e da profissão   117

Como se tornar um defensor   118

Defesa dos pacientes   120

Direitos dos pacientes   121

Defesa de subordinados e do local de trabalho   124

Defesa do delator   125

Defesa da profissão   127

Integração entre papéis da liderança e funções administrativas na defesa   131

Conceitos-chave   132

Exercícios de aprendizagem   133

Sumário **xix**

UNIDADE III

Papéis e funções no planejamento 137

7 Planejamento estratégico e operacional 138

Olhos no futuro 140

Planejamento pró-ativo 143

Planejamento estratégico 144

Planejamento organizacional: a hierarquia do planejamento 147

Enunciados da visão e da missão 147

Enunciado da filosofia da organização 148

Filosofia e valores da sociedade 151

Filosofia e valores individuais 151

Metas e objetivos 153

Políticas e procedimentos 155

Regras 157

Como vencer barreiras ao planejamento 157

Integração entre papéis da liderança e funções administrativas no planejamento operacional e estratégico 158

Conceitos-chave 158

Exercícios de aprendizagem 159

8 Mudança planejada 162

A evolução da teoria da mudança: Kurt Lewin 164

Forças impulsionadoras e limitadoras de Lewin 166

Adaptação contemporânea do modelo de Lewin 167

Estratégias clássicas de mudança 167

Resistência: a reação esperada à mudança 169

Mudança planejada como um processo colaborativo 171

O líder-administrador como modelo durante a mudança planejada 171

Mudança organizacional associada à dinâmica não linear 172

Envelhecimento organizacional: mudança como forma de renovação 174

Integração entre papéis de liderança e funções administrativas na mudança planejada 175

Conceitos-chave 176

Exercícios de aprendizagem 177

9 Administração do tempo 181

Três etapas básicas para administrar o tempo 183

Gerenciamento do tempo pessoal 191

Integração entre papéis da liderança e funções administrativas na administração do tempo 195

Conceitos-chave 195

Exercícios de aprendizagem 196

xx Sumário

10 Planejamento fiscal 204

Equilíbrio de custos e qualidade 207

Responsabilidade contábil e previsão 208

Componentes básicos do orçamento 208

Etapas do processo orçamentário 211

Tipos de orçamento 212

Métodos para elaborar orçamentos 216

Vias críticas 218

Reembolso de atendimento de saúde 219

Medicare e Medicaid 219

Sistema de pagamento predeterminado 220

O movimento de atendimento de saúde gerenciado 221

Opinião dos proponentes e críticos do atendimento de saúde gerenciado 223

O futuro do atendimento de saúde gerenciado 224

Reforma da saúde e a lei de proteção e acessibilidade de atendimento aos pacientes 226

Integração entre papéis da liderança e funções administrativas no planejamento fiscal 228

Conceitos-chave 229

Exercícios de aprendizagem 230

11 Desenvolvimento da carreira profissional: de recém-formado à aposentadoria 235

Estágios da carreira 237

Justificativas para o desenvolvimento de carreira 238

Responsibilidade individual pelo desenvolvimento da carreira 239

A responsabilidade da organização pelo desenvolvimento de carreiras 239

Instrutor da carreira profissional 241

Desenvolvimento administrativo 244

Avaliação de competência como parte do desenvolvimento da carreira profissional 245

Certificação de especialização profissional 247

Prática reflexiva e o portfólio profissional 248

Planejamento da carreira e o enfermeiro recém formado 249

Programas de transição para a prática/residências para enfermeiros recém formados 250

Preparação de *curriculum vitae* 252

Integração entre papéis da liderança e funções administrativas no desenvolvimento da carreira profissional 253

Conceitos-chave 254

Exercícios de aprendizagem 255

Sumário **xxi**

UNIDADE IV

Papéis e funções na organização   259

12   Estrutura organizacional   260

Estrutura organizational formal e informal   261

Teoria e burocracia organizational   263

Componentes da estrutura organizacional   264

Limitações dos organogramas   269

Tipos de estruturas organizacionais   270

Tomada de decisão na hierarquia da organização   272

Grupos de interesse   273

Cultura organizacional   274

Administração compartilhada: modelo organizacional para o século XXI?   277

Designacão de *magnet* e via para a excelência   278

Estrutura dos comitês em uma organização   280

Responsabilidades e oportunidades do trabalho em comitês   280

Eficiência organizacional   281

Integração entre papéis da liderança e funções administrativas associados à estrutura organizacional   282

Conceitos-chave   283

Exercícios de aprendizagem   284

13   Poderes organizacional, político e pessoal   287

Como entender o poder   289

A lacuna entre poder e autoridade   292

Mobilização do poder dos enfermeiros   296

Estratégias para construir uma base de poder pessoal   299

A política do poder   302

Integração entre papéis da liderança e funções administrativas na compreensão do poder organizacional, político e pessoal   305

Conceitos-chave   306

Exercícios de aprendizagem   307

14   Como organizar o atendimento de pacientes   311

Modelos tradicionais de organização do atendimento ao paciente   313

Gerenciamento de doenças   323

Como selecionar o melhor modo de organização do atendimento ao paciente   324

Integração entre papéis da liderança e funções administrativas na organização do atendimento de pacientes   329

Conceitos-chave   329

Exercícios de aprendizagem   330

xxii   Sumário

UNIDADE V

Papéis e funções na contratação de funcionários   333

15   Recrutamento, seleção, colocação e doutrinação de pessoal   334

Como prever necessidades de contratação   336

Há hoje uma escassez de enfermeiros?   337

Recrutamento   338

A entrevista como instrumento de seleção   339

Dicas ao entrevistado   348

Seleção   349

Colocação   353

Doutrinação   354

Integração entre papéis da liderança e funções administrativas no recrutamento, seleção, colocação e doutrinação do empregado   358

Conceitos-chave   358

Exercícios de aprendizagem   359

16   Socialização e educação de pessoal para a formação de equipes em uma organização aprendiz   363

A organização aprendiz   365

Desenvolvimento do corpo funcional   366

Teorias sobre o aprendizado   367

Investigação de necessidades de desenvolvimento de pessoal   371

Avaliação das atividades de desenvolvimento de pessoal   372

Responsabilidades compartilhadas na implementação da prática baseada em evidências   373

Socialização e ressocialização   373

Como vencer as deficiências motivacionais   380

Orientação como estratégia de ensino   381

Como satisfazer às necessidades culturais de um corpo funcional culturalmente diversificado   382

Integração entre liderança e administração na formação de equipes por meio da socialização e da educação do pessoal em uma organização aprendiz   383

Conceitos-chave   384

Exercícios de aprendizagem   384

17   Necessidades de alocação de pessoal e políticas de organização de horários   388

Responsabilidades do administrador da unidade quanto ao atendimento de necessidades de pessoal   390

Alocação centralizada e descentralizada de pessoal   390

Como atender às obrigatoriedades na alocação de pessoal   392

Opções de alocar e organizar horários   393

Instrumentos de mensuração da carga de trabalho   397

Sumário **xxiii**

A relação entre horas de cuidado de enfermagem, grupo de funcionários e qualidade do cuidado   401

Como administrar um corpo funcional diversificado   403

Considerações relacionadas a faixa etária na alocação de pessoal   403

O impacto da escassez de funcionários de enfermagem na alocação de pessoal   405

Responsabilidades éticas e fiscais na alocação de pessoal   406

Criação de políticas de alocação de pessoal e organização de horários de trabalho   407

Integração entre papéis da liderança e funções administrativas nas necessidades de alocação e políticas de organização de horários   408

Conceitos-chave   408

Exercícios de aprendizagem   409

UNIDADE VI

Papéis e funções de direção   413

18   Criando um clima motivador   414

Motivação intrínseca *versus* motivação extrínseca   416

Teoria motivacional   417

Criando um clima motivador   422

Estratégias para a criação de um clima motivador   424

Promoção: uma ferramenta motivacional   426

Promovendo o autocuidado dos profissionais   428

Integração entre papéis da liderança e funções administrativas na criação de um clima motivador   429

Conceitos-chave   430

Exercícios de aprendizagem   431

19   Comunicação organizacional, interpessoal e grupal   436

O processo de comunicação   438

Variáveis que afetam a comunicação organizacional   440

Estratégias de comunicação organizacional   441

Formas de comunicação   443

Elementos da comunicação não verbal   444

Habilidades de comunicação verbal   446

Habilidades de ouvinte   448

Comunicação por escrito na organização   450

O impacto da tecnologia na comunicação organizacional contemporânea   452

Comunicação, confidencialidade e lei da portabilidade e responsabilidade de planos de saúde   454

Dinâmica de grupo   457

Integração entre liderança e administração na comunicação organizacional, interpessoal e grupal   459

Conceitos-chave   460

Exercícios de aprendizagem   461

xxiv Sumário

20 Delegação 466

Delegação eficaz 468

Erros comuns ao delegar tarefas 471

Delegação como função da enfermagem profissional 473

Como delegar para uma equipe transcultural de trabalho 479

Integração entre papéis da liderança e funções administrativas na delegação 480

Conceitos-chave 481

Exercícios de aprendizagem 482

21 Resolução e negociação eficientes de conflitos 487

A história da administração de conflitos 489

Categorias de conflitos: intergrupal, intrapessoal e interpessoal 490

O processo de conflito 493

Administração de conflitos 495

Administração de conflitos na unidade 498

Negociação 500

Solução alternativa para disputas ou desentendimentos 505

Como buscar um consenso 505

Integração de habilidades da liderança e funções administrativas na administração de conflitos 506

Conceitos-chave 506

Exercícios de aprendizagem 507

22 Negociação coletiva, sindicalização e leis trabalhistas 514

Sindicatos e negociação coletiva 516

Perspectiva histórica do sindicalismo na América do Norte 517

Representação sindical dos enfermeiros 518

Associação dos enfermeiros norte-americanos e negociação coletiva 519

Motivação do empregado para aderir a sindicatos ou rejeitá-los 520

Rejeição do sindicato 522

O enfermeiro como supervisor: elegibilidade para proteção sob a National Labor Relations ACT 523

Estratégias de organização de sindicatos 524

Papel do administrador na organização sindical 525

Etapas para se estabelecer um sindicato 526

Relações reais entre trabalho e administração 526

Legislação trabalhista 528

Comitês para licenciamento de instituições estaduais de saúde 535

Integração das habilidades de liderança e das funções administrativas para lidar com negociação coletiva, sindicalização e leis trabalhistas 536

Conceitos-chave 536

Exercícios de aprendizagem 537

Sumário **xxv**

UNIDADE VII

Papéis e funções em controle 541

23 Controle de qualidade 542
Definição de atendimento qualificado de saúde 545
Controle de qualidade como processo 546
O desenvolvimento de padrões 548
Auditorias como instrumento de controle da qualidade 551
Linguagens padronizadas de enfermagem 553
Modelos de melhoria da qualidade 554
Quem deve se envolver no controle da qualidade 556
Mensuração da qualidade como obrigação organizacional 556
Centros de Serviços do Medicare e Medicaid 559
Erro médico: a ameaça constante ao atendimento qualificado 562
Integração entre papéis de liderança e funções administrativas no controle de qualidade 565
Conceitos-chave 566
Exercícios de aprendizagem 568

24 Apreciação do desempenho 573
Como utilizar a apreciação do desempenho para motivar os empregados 575
Estratégias que garantem a precisão e a imparcialidade na apreciação do desempenho 576
Instrumentos de apreciação do desempenho 579
Como planejar a entrevista de apreciação 587
Como vencer dificuldades na entrevista de apreciação 587
Gestão do desempenho 590
Coaching: um mecanismo para a apreciação informal do desempenho 590
Como tornar-se um instrutor eficiente 590
Integração entre papéis de liderança e funções administrativas na condução de apreciações do desempenho 591
Conceitos-chave 591
Exercícios de aprendizagem 592

25 Empregados problemáticos: os que desobedecem as regras, os marginais e os que apresentam dependência química ou dano psicológico 595
Disciplina construtiva *versus* destrutiva 598
Autodisciplina e normas de grupo 599
Regras justas e eficazes 599
Disciplina como processo progressivo 600
Estratégias disciplinares para o enfermeiro-administrador 603

xxvi   Sumário

Como transferir o funcionário problemático   608

Procedimentos de queixa   609

Como disciplinar o empregado sindicalizado   610

O empregado marginal   611

O empregado com dependência química   613

Como reconhecer o empregado com dependência química   614

Integração dos papéis de liderança e das funções administrativas ao lidar com empregados problemáticos   621

Conceitos-chave   621

Exercícios de aprendizagem   622

Apêndice   625

Soluções para exercícios de aprendizagem selecionados   625

Índice   635

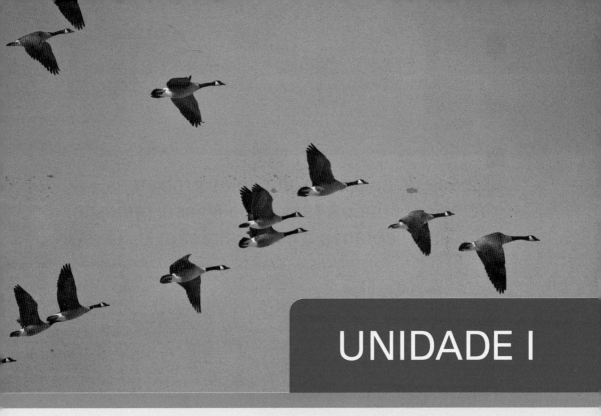

UNIDADE I

A tríade crítica: tomada de decisão, administração e liderança

1

Tomada de decisão, solução de problemas, raciocínio crítico e raciocínio clínico: requisitos para uma liderança e administração de sucesso

... repetidas vezes, o problema impossível é solucionado quando vemos que o problema é apenas uma decisão difícil esperando para ser tomada.
—Robert H. Schuller

... sempre que se toma uma decisão, a melhor coisa a fazer é a coisa certa; a segunda melhor coisa a fazer é a coisa errada, e a pior é não fazer nada.
—Theodore Roosevelt

PONTOS DE LIGAÇÃO   ESTE CAPÍTULO ABORDA:

BSN Essential I: Educação liberal para prática de enfermagem generalista do bacharelado
BSN Essential III: Conhecimento acadêmico para prática baseada em evidências
BSN Essential IV: Gestão de informações e aplicação de tecnologia para atendimento de pacientes
BSN Essential VI: Comunicação e colaboração interprofissional para melhoria dos resultados de saúde dos pacientes
MSN Essential I: Base das ciências exatas e humanas para a prática
QSEN Competency: Informática
MSN Essential IV: Tradução e integração do conhecimento acadêmico em prática
AONE Nurse Executive Competency I: Comunicação e desenvolvimento de relacionamentos
AONE Nurse Executive Competency III: Liderança
QSEN Competency: Prática baseada em evidências

OBJETIVOS DIDÁTICOS   *O aluno irá:*

- diferenciar entre solução de problemas, tomada de decisão, pensamento crítico e raciocínio clínico
- descrever como estudos de caso, simulações e aprendizado baseado em problemas podem ser usados para melhorar a qualidade do processo decisório
- explorar os pontos fortes e as limitações do uso da intuição e da heurística como auxiliares da solução de problemas e da tomada de decisão
- identificar características de quem tem sucesso em suas decisões
- selecionar modelos apropriados para tomada de decisão em situações específicas
- descrever a importância do indivíduo no processo de tomada de decisão
- identificar elementos críticos da tomada de decisão
- explorar sua propensão pessoal a assumir riscos ao tomar decisões
- analisar o efeito do poder organizacional sobre a tomada de decisões
- distinguir o homem econômico do homem administrativo na tomada de decisão
- selecionar instrumentos apropriados de tomada de decisão que seriam úteis na tomada de decisões específicas

Capítulo 1 Tomada de decisão, solução de problemas, raciocínio crítico e raciocínio clínico... 3

- distinguir estilos decisórios autocráticos, democráticos e *laissez-faire* e identificar variáveis situacionais que possam sugerir adoção de um estilo em detrimento de outro

Tomar decisões costuma ser entendido como o mesmo que administrar, sendo um dos critérios de julgamento do administrador experiente. Muito do tempo de um administrador é usado no exame crítico de problemas, em sua solução e na tomada de decisão. A qualidade das decisões tomadas por um líder-administrador é o que normalmente mais pesa em seu sucesso ou fracasso.

Decidir, assim, é a atividade mais inata de um líder e o elemento central de uma administração. Este capítulo investiga os principais requisitos para se ter sucesso na gestão e na liderança: a tomada de decisão, a solução de problemas e o raciocínio crítico. Pelo fato de as autoras acreditarem que decidir, resolver problemas e pensar de forma crítica constituem habilidades aprendidas que melhoram com a prática e a consistência, incluíram, neste capítulo, uma apresentação de instrumentos, técnicas e estratégias consagrados para um processo decisório eficiente. O capítulo traz o exercício de aprendizagem como uma nova abordagem ao aperfeiçoamento indireto das habilidades e à tomada de decisão de um líder. Finalmente, apresenta-se a tomada de decisão baseada em evidências como imperativo à solução de problemas individuais e profissionais.

TOMADA DE DECISÃO, SOLUÇÃO DE PROBLEMAS E RACIOCÍNIO CRÍTICO

Decidir é um processo cognitivo complicado, sendo normalmente definido como a escolha de determinado rumo para nossos atos. O BusinessDictionary.com (2013, parágrafo 1) define tomar uma decisão como "o processo mental de selecionar uma escolha lógica dentre as opções disponíveis". Isso implica que existe dúvida acerca dos diversos rumos de ação e que uma escolha é feita para eliminar a incerteza.

Resolver problemas é parte do processo decisório e representa um processo sistemático que se concentra na análise de uma situação difícil. A resolução de problemas sempre inclui uma etapa decisória. Muitos educadores usam os termos solução de problemas e tomada de decisão como se fossem sinônimos; há, entretanto, uma pequena diferença entre eles. Embora decidir seja a última etapa no processo de resolver problemas, é possível que uma decisão seja tomada sem a análise completa necessária para a solução do problema. Como o processo de solução de problemas busca identificar o problema original nas situações, usa-se muito tempo e energia na identificação do problema em si.

Tomar decisões, por sua vez, costuma ser algo desencadeado por um problema, embora seja realizado de modo a não se concentrar na eliminação do problema subjacente. Por exemplo, se uma pessoa decidiu lidar com uma crise no momento em que esta ocorreu, mas não tentou identificar o problema que realmente a causou, ela usou, nesse caso, apenas as habilidades de decidir. Aquele que toma uma decisão pode, mais tarde, lidar com a verdadeira causa do conflito, ou optar por nada fazer em relação ao problema. Tomou-se a decisão de *não* resolver o problema. Essa alternativa pode ser escolhida devido a falta de energia, tempo ou recursos para a solução adequada do problema em si. Em alguns casos, trata-se da decisão apropriada. Por exemplo, suponhamos que um supervisor de enfermagem tenha um enfermeiro sob sua supervisão que se mostra ausente demais nos últimos três meses. Normalmente, o supervisor ficaria tentado a intervir. Ele, porém, possui informações confiáveis de que esse enfermeiro logo desistirá do emprego para voltar aos estudos em outro estado. Uma vez que esse problema logo deixará de existir, o supervisor *decide* não empregar energia e tempo necessários para sua correção.

Pensar de forma crítica, também conhecido como *raciocínio reflexivo*, tem a ver com avaliar, e vai além de decidir e resolver problemas. O Dictionary.com (2013) define o pensamento crítico como "o processo mental de conceitualizar, aplicar, sintetizar e avaliar ativa e habilidosamente as informações para se chegar a uma resposta ou conclusão" (parágrafo 1). O pensamento crítico também envolve refletir sobre o significado das declarações, examinar as evidências e as razões oferecidas e formar juízos sobre os fatos.

Independentemente da definição de pensamento crítico, a maioria concorda ser ele mais complicado do que resolver problemas ou tomar decisões; envolve raciocínio e avaliação em nível superior e apresenta um componente cognitivo e afetivo. As autoras acreditam que *insight*, intuição, empatia e desejo de agir sejam elementos adicionais ao pensamento crítico. Essas mesmas habilidades são necessárias, até certo ponto, na tomada de decisão e na solução de um problema. O Quadro 1.1 traz outras características daquele que raciocina de forma crítica.

QUADRO 1.1	Características do indivíduo que raciocina de forma crítica	
Aberto a novas ideias	Flexível	Criativo
Intuitivo	Empático	Com *insight*
Enérgico	Preocupado	Que quer agir
Analítico	Observador	Voltado a resultados
Persistente	Disposto a assumir riscos	Aberto à mudança
Assertivo	Resolutivo	Conhecedor
Comunicador	Alguém que pensa além do óbvio	Com pensamento circular

Insight, intuição, empatia e desejo de agir são componentes do raciocínio crítico.

Hoje, os enfermeiros precisam ter habilidades de raciocínio em alto nível para identificar os problemas dos pacientes e direcionar julgamentos clínicos e ações rumo a resultados positivos. Quando enfermeiros integram e aplicam diferentes tipos de conhecimento para ponderar evidências, eles raciocinam criticamente acerca de argumentos e refletem sobre o processo usado para se chegar a um diagnóstico; isso é conhecido como *raciocínio clínico* (Linn, Khaw, Kildea, & Tonkin, 2012). Dessa forma, o raciocínio clínico usa tanto o conhecimento quanto a experiência para tomar decisões no ponto de atendimento.

APRENDIZAGEM INDIRETA PARA FORTALECER AS HABILIDADES DE SOLUÇÃO DE PROBLEMAS E TOMADA DE DECISÃO

Tomar decisões, uma das etapas do processo de solução de problemas, é uma tarefa importante que se baseia fortemente nas habilidades de raciocínio clínico. Como tornar-se um solucionador de problemas e um tomador de decisões de sucesso? Ainda que a tomada de decisão bem-sucedida possa ser algo aprendido por experiências de vida, nem todos aprendem a solucionar problemas e a julgar com sabedoria por meio desse método de tentativa e erro, porque muito é atribuído ao fator sorte. Alguns educadores consideram que certas pessoas não se saem bem na solução de problemas e na tomada de decisões porque não são ensinadas a raciocinar com percepção a partir das várias perspectivas.

Além disso, informações e novas aprendizagens podem não se apresentar no contexto das situações da vida real, embora isso esteja mudando. Ao ensinarem o raciocínio clínico, por exemplo, educadores de enfermagem buscam garantir que os elementos do raciocínio clínico, como a percepção de mudanças cruciais no estado dos pacientes, a análise dessas mudanças para optar por um rumo de ação e a avaliação das reações para modificar o cuidado prestado, sejam inculcados a cada oportunidade ao longo dos currículos de enfermagem (Russell, Geist, & Maffett, 2013). Além disso, um período de tempo é alocado para que se possa refletir profundamente sobre as decisões tomadas e sobre os resultados obtidos. Tal aprendizado pode ocorrer tanto em ambientes do mundo real quanto por aprendizado indireto, em que os estudantes resolvem problemas e tomam decisões baseadas em situações simuladas que são tornadas reais para o aluno.

Estudos de caso, simulação e aprendizagem baseado em problemas

Estudos de caso, simulação e aprendizado baseado em problemas (PBL – *problem-based learning*) são algumas das estratégias que foram desenvolvidas para aprimorar indiretamente a capacidade de resolver problemas e tomar decisões. Os *estudos de caso* podem ser vistos como histórias que transmitem aprendizado. Eles podem ser ficcionais ou podem incluir pessoas e eventos reais, podem ser

Capítulo 1 Tomada de decisão, solução de problemas, raciocínio crítico e raciocínio clínico... **5**

relativamente curtos e autocontidos para serem usados quando o tempo é restrito, ou podem ser mais longos e significativamente mais detalhados e complexos para serem usados durante períodos mais extensos. Os estudos de caso, sobretudo aqueles que se desenrolam ou que progridem ao longo do tempo, estão ficando bem mais comuns no ensino da enfermagem, já que proporcionam uma experiência didática mais interativa para os alunos do que a abordagem didática tradicional.

De modo similar, a *simulação* proporciona aos estudantes oportunidades de resolverem problemas que oferecem pouco ou nenhum risco aos pacientes ou ao desempenho organizacional. Algumas organizações, por exemplo, passaram a utilizar simulações computadorizadas (conhecidas como *simulação de eventos discretos*) para imitar a operação de um sistema do mundo real tal como um hospital. Com base nas alternativas escolhidas, a simulação pode determinar o desempenho relativo em termos de produtividade junto aos pacientes, agilidade na prestação de atendimento e nível de adequação na utilização de recursos, integrando, assim, as prioridades gerenciais e o processo decisório operacional (Hamrock, Paige, Parks, Scheulen, & Levin, 2013).

Ademais, modelos simulados estão sendo cada vez mais usados em escolas de enfermagem para conferir aos estudantes a oportunidade de dominarem habilidades antes de trabalharem diretamente com clientes gravemente enfermos e vulneráveis. Além disso, a simulação permite que os estudantes apliquem e aprimorem as habilidades "não técnicas", mas crucialmente importantes, de comunicação, trabalho em equipe, liderança e tomada de decisão (Lewis, Strachan, & Smith, 2012). (Ver Exame de Evidência 1.1.)

Exame de evidência 1.1

Fonte: Lewis, R., Strachan, A., & Smith, M. (2012). Is high fidelity simulation the most effective method for the development of non-technical skills in nursing? A review of the current evidence. Open Nursing Journal, 6, 82–89.

Esta revisão de literatura sugeriu que o uso de simulações estava positivamente associado com melhorias significativas em habilidades de comunicação interpessoal na transferência de pacientes, bem como com um melhor desempenho em equipe na gestão de situações de crise. Seu uso também pareceu permitir o desenvolvimento de habilidades de liderança transformacional, a melhoria do raciocínio crítico e clínico de estudantes em situações complexas de atendimento e um avanço no desenvolvimento da autoeficácia e confiança dos estudantes em suas próprias competências técnicas. Os autores concluíram que as simulações proporcionam um ambiente de aprendizado em que as habilidades tanto técnicas quanto não técnicas podem ser aprimoradas sem o temor de comprometer a segurança dos pacientes.

O *PBL* também confere oportunidades para que os indivíduos lidem e aprendam com problemas autênticos indiretamente. No PBL, os alunos costumam se reunir em pequenos grupos para discutirem e analisarem problemas do mundo real. Dessa forma, eles aprendem resolvendo problemas. O aprendizado em si é colaborativo, já que o professor orienta os alunos para que conduzam o seu próprio aprendizado, e muitos especialistas sugerem que este tipo de aprendizado ativo ajuda a desenvolver habilidades de raciocínio crítico.

O modelo de ensino do raciocínio crítico de Marquis-Huston

O resultado que se deseja no ensino e no aprendizado do processo decisório e do raciocínio crítico em administração é uma interação entre aprendizes e outros indivíduos que resulte na capacidade de, criticamente, examinar questões administrativas e de liderança. Trata-se de aprender comportamentos socioprofissionais apropriados, mais do que simplesmente adquirir conhecimentos. Esse tipo de aprendizagem ocorre melhor em grupo, usando-se a abordagem PBL.

Além disso, quem aprende retém mais rapidamente o material didático quando este é personalizado ou quando consegue estabelecer alguma relação com o material que está sendo apresentado. O uso de estudos de caso com os quais os alunos conseguem se identificar auxilia na retenção dos materiais didáticos.

Sem esquecer a importância da instrução formal no raciocínio crítico, utilizar um processo formal de tomada de decisão melhora a qualidade e a consistência do processo decisório. São muitos os novos líderes e administradores que encontram dificuldade em decidir com qualidade, porque, até serem indicados a cargos administrativos, as oportunidades para praticarem as decisões como líderes e administradores são muito limitadas. Tais limitações podem ser superadas por meio da criação de oportunidades de experiência indireta de problemas que serão encontrados no mundo real da liderança e da administração.

O *modelo de ensino do raciocínio crítico de Marquis-Huston* é útil para a obtenção dos resultados de aprendizagem almejados (Figura 1.1). Basicamente, esse modelo envolve quatro esferas sobrepostas, sendo cada uma um componente essencial no ensino da liderança e da administração. A primeira é a teoria didática, como o material apresentado em cada capítulo; a segunda inclui uma abordagem formal à solução de problemas e à tomada de decisão que precisa ser usada. Em terceiro lugar, precisa haver certa utilização do processo em grupo, o que pode ser feito com grupos grandes e pequenos e com discussão em aula. Finalmente, para que a aprendizagem seja internalizada, o material precisa tornar-se real para o aluno. Isso pode ser obtido por meio de exercícios por escrito, investigação pessoal e esclarecimento de valores, além do ato de assumir riscos, à medida que os casos de estudo são examinados.

 A aprendizagem por experiência oportuniza práticas simuladas que têm imenso valor na aplicação da teoria da liderança e da administração.

Este livro foi elaborado com a perspectiva de que a aprendizagem por experiência oferece experiências simuladas que são valiosas na aplicação de tal teoria. Há muitas oportunidades, neste livro, para que os leitores vivenciem o mundo real da liderança e da administração. Algumas dessas situações de aprendizagem, chamadas exercícios de aprendizagem, incluem estudos de caso, exercícios escritos, problemas específicos de liderança ou administração, cálculos de contratação de funcionários ou orçamentários, situações de debate em grupo ou solução de problemas e levantamento de dados sobre atitudes e valores pessoais. Determinados exercícios incluem opiniões, especulações e juízo de valor. Todos os exercícios de aprendizagem, porém, exigem certo grau de raciocínio crítico, solução de problemas, tomada de decisão ou raciocínio clínico.

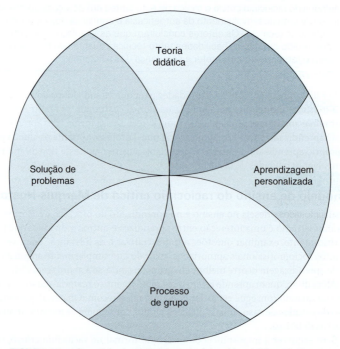

FIGURA 1.1 • O modelo de ensino do raciocínio crítico de Marquis-Huston.

Alguns estudos de caso estão resolvidos (suas soluções encontram-se no final do livro), para que os leitores observem a aplicação de um modelo sistemático de solução de problemas ou tomada de decisão comum a enfermeiros-administradores. As autoras destacam que a solução de um problema sugerida nos casos resolvidos não deve ser entendida como a única possível ou "a correta" para aquele exercício. Para a maioria dos exercícios de aprendizagem do livro, existem soluções múltiplas que podem ser implementadas com sucesso para cada problema.

ABORDAGENS TEÓRICAS À SOLUÇÃO DE PROBLEMAS E À TOMADA DE DECISÃO

A maioria das pessoas toma decisões depressa demais, deixando de examinar sistematicamente um problema ou suas alternativas de solução. Em vez disso, a maioria dos indivíduos se baseia em processos discretos, e muitas vezes inconscientes, conhecidos como *heurística*, que os permitem resolver problemas mais depressa e se embasar em experiências adquiridas ao longo da vida. Assim, a heurística emprega métodos de tentativa e erro ou regras práticas para resolver problemas, ao invés de estabelecer regras teóricas.

Um estudo de Muoni (2012), por exemplo, revelou que enfermeiros parteiros* costumam usar heurísticas (que são definidas como atalhos estratégicos mentais que ajudam a simplificar as informações), associadas com a intuição, para tomarem decisões clínicas. Enquanto Muoni observa que o uso de tais heurísticas permite que os parteiros tomem decisões mais depressa, ela questiona a confiabilidade das heurísticas e sugere que as decisões clínicas sempre devam se embasar em evidências e obedecer a um contínuo sistemático que retrate claramente o processo usado para a tomada de cada decisão.

Um processo e uma estrutura formais podem beneficiar o processo decisório na medida em que obrigam quem decide a ser específico quanto às opções e a separar probabilidades de valores. Uma abordagem estruturada à solução de um problema e à tomada de uma decisão aumenta o raciocínio clínico, sendo a melhor forma de aprender como decidir com qualidade, uma vez que elimina o processo de tentativa e erro e concentra-se na aprendizagem de um processo já comprovado. Uma abordagem estruturada ou profissional envolve a aplicação de um modelo teórico à solução de um problema e à tomada de uma decisão. Há muitos modelos aceitáveis para solucionar problemas, e a maioria inclui uma etapa decisória; apenas quatro desses modelos são aqui revisados.

Uma abordagem estruturada à solução de problemas e à tomada de decisão aumenta o raciocínio clínico.

Processo tradicional de solução de problemas

Um dos mais conhecidos e amplamente utilizados modelos de solução de problemas é o *modelo tradicional de solução de problemas*. Suas sete etapas são apresentadas a seguir no Quadro 1.2. (A tomada de decisão ocorre na etapa 5.)

> **QUADRO 1.2** Processo tradicional de solução de problemas
>
> 1. Identificar o problema.
> 2. Reunir dados para a análise das causas e das consequências do problema.
> 3. Investigar soluções alternativas.
> 4. Avaliar as alternativas.
> 5. Selecionar a solução apropriada.
> 6. Implementar a solução.
> 7. Avaliar os resultados.

Ainda que o processo tradicional de solução de problemas seja um modelo eficiente, seu ponto fraco reside no tempo necessário à sua correta implementação. Tal processo, assim, é menos eficiente

---

*N. de R.T.: Sabe-se que no Brasil não se utiliza esta terminologia, mas optou-se por ser fiel à tradução da obra original.

quando limites de tempo são levados em conta. Outro ponto fraco é a falta de uma etapa inicial de estabelecimento de objetivos. Fixar uma meta de decisão ajuda a evitar que aquele que decide perca o foco.

Modelos administrativos de tomada de decisão

Para tratar dos pontos fracos do processo tradicional de tomada de decisão, muitos modelos contemporâneos de processo administrativo de decisão adicionaram uma etapa de estabelecimento de objetivos. Esses modelos são conhecidos como *modelos administrativos de tomada de decisão*, ou *modelos racionais de tomada de decisão*. Um desses modelos, sugerido pela Decision-making-confidence.com (2006–2013), inclui as seis etapas apresentadas a seguir no Quadro 1.3.

QUADRO 1.3   **Modelo administrativo de tomada de decisão**

1. Determinar a decisão e o resultado almejado (estabelecer objetivos).
2. Pesquisar e identificar opções.
3. Comparar e contrastar estas opções e suas consequências.
4. Tomar uma decisão.
5. Implementar um plano de ação.
6. Avaliar os resultados.

Na primeira etapa, quem busca a solução de um problema precisa identificar a decisão a ser tomada, quem precisa ser envolvido no processo decisório, o cronograma para a decisão e as metas ou resultados que devem ser alcançados. A identificação dos objetivos para orientar a tomada de decisão ajuda o decisor a determinar quais critérios devem receber um peso maior no seu processo de decisão. As decisões mais importantes requerem uma análise mais criteriosa do contexto.

Na etapa 2, aqueles que buscam a solução de um problema devem tentar identificar todas as alternativas possíveis. As alternativas são então analisadas na etapa 3, normalmente se utilizando um tipo de análise *SWOT* (pontos fortes, pontos fracos, oportunidades e ameaças). Os decisores podem optar por aplicar instrumentos quantitativos de decisão, como grades decisórias ou tabelas de retorno (discutidas posteriormente neste capítulo) para, com objetividade, revisar as alternativas mais desejáveis.

Na etapa 4, as alternativas são ordenadas com base na análise efetuada na etapa 3, para que os decisores possam fazer a sua escolha. Na etapa 5, um plano é criado para implementar alternativas desejáveis ou combinações de alternativas. Na última etapa, identificam-se os desafios para a implementação bem-sucedida das alternativas selecionadas e desenvolvem-se estratégias de controle de riscos. Uma avaliação é então conduzida junto ao processo e aos critérios de resultados, com os critérios de resultados tipicamente refletindo os objetivos que foram estabelecidos na etapa 1.

O processo de enfermagem

O *processo de enfermagem*, criado por Ida Jean Orlando no final da década de 1950, oferece outro sistema teórico de solução de problemas e tomada de decisão. Originalmente, era um processo com quatro etapas (investigação ou levantamento de dados, planejamento, implementação e avaliação), sendo a etapa de diagnóstico delineada como um momento separado. As descrições mais atuais desse modelo incluem, no mínimo, cinco etapas. (Veja o Quadro 1.4.)

QUADRO 1.4   **Processo de enfermagem**

1. Investigar/levantar dados
2. Diagnosticar
3. Planejar
4. Implementar
5. Avaliar

Como modelo para tomadas de decisão, o elemento mais valioso do processo de enfermagem pode estar em suas múltiplas vias de *feedback*. As setas na Figura 1.2 mostram os constantes *inputs* ao processo. Identificado o ponto de decisão, ocorre uma tomada inicial de decisão que continua por todo o processo, por meio de um mecanismo de *feedback*.

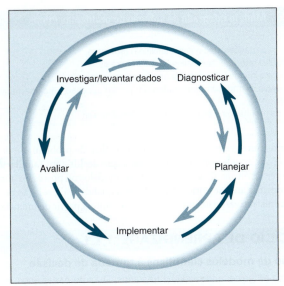

FIGURA 1.2 • Mecanismo de *feedback* do processo de enfermagem.

Ainda que o processo tenha sido desenvolvido para a prática da enfermagem em relação ao atendimento do paciente e à responsabilidade do enfermeiro, pode ser adaptado com facilidade como modelo teórico à solução de problemas de liderança e administração. A Tabela 1.1 mostra a semelhança entre o processo de enfermagem e o processo de tomada de decisão.

O ponto fraco do processo de enfermagem, tal como o modelo tradicional de tomada de decisão, é não exigir um enunciado claro de objetivos. As metas têm de ser enunciadas com clareza na fase de planejamento do processo, embora essa etapa costume ser omitida ou obscurecida. Entretanto, uma vez que os enfermeiros estão familiarizados com esse processo e comprovam sua eficácia, ele continua sendo recomendado como um processo teórico adaptado para a tomada de decisão por líderes e administradores.

Modelo integrado de solução de problemas éticos

Um modelo mais contemporâneo para raciocínio eficiente e solução de problemas foi desenvolvido por Park (2012) mediante a revisão de 20 modelos existentes para tomada de decisões éticas (Quadro 1.5). Embora tenha sido desenvolvido primordialmente para a solução de problemas éticos, o modelo também funciona bem como um modelo geral de solução de problemas. Similar aos três modelos já apresentados, este modelo oferece uma abordagem estruturada à solução de problemas, incluindo um levantamento do problema, uma identificação do problema, a análise e a seleção da melhor alternativa e um meio de avaliação. Contudo, o modelo ainda vai uma etapa além, exigindo que o aprendiz identifique especificamente as estratégias que reduzem a probabilidade de recorrência do problema.

TABELA 1.1 Comparação entre o processo de tomada de decisão e o processo de enfermagem

Processo de tomada de decisão	Processo simplificado de enfermagem
Identificar a decisão	Investigar/levantar dados
Coletar dados	
Identificar os critérios de decisão	Planejar
Identificar alternativas	
Escolher a alternativa	Implementar
Implementar a alternativa	
Avaliar as etapas de decisão	Avaliar

10 Unidade I A tríade crítica: tomada de decisão, administração e liderança

> **QUADRO 1.5** | **Modelo integrado de solução de problemas éticos**
>
> 1. Declare o problema.
> 2. Colete informações adicionais e analise o problema.
> 3. Desenvolva alternativas, analise-as e compare-as.
> 4. Selecione a melhor alternativa e justifique a sua decisão.
> 5. Desenvolva estratégias para implementar com sucesso uma alternativa escolhida e colocá-la em prática.
> 6. Avalie os resultados e previna uma ocorrência similar.

Há vários outros excelentes modelos de análise de problemas e de tomada de decisão. O escolhido deve ser aquele com o qual a pessoa que decide tem familiaridade e que é adequado ao problema a ser resolvido. O uso consistente de modelos ou processos aumentará a probabilidade de ocorrência de uma análise crítica. Além disso, a qualidade da solução de problemas e da tomada de decisão administrativa/de liderança melhorará muito a partir de uma abordagem científica.

EXERCÍCIO DE APRENDIZAGEM 1.1

Aplicação de modelos científicos à tomada de decisão

Você é uma enfermeira formada há três anos. Durante esses anos, suas responsabilidades no primeiro cargo assumido aumentaram. Ainda que adore sua família (esposo e filho em idade pré-escolar), ama seu trabalho, sendo a carreira de extrema importância para você. Recentemente, você e seu marido decidiram ter mais um filho. Foi quando aventaram a possibilidade de, ao chegar esse outro filho, você reduzir sua carga de trabalho para ter mais tempo em casa com a família. Na semana anterior, sua supervisora informou-lhe de que o enfermeiro encarregado estava indo embora. Você ficou entusiasmada e alegre quando soube que ela queria indicar seu nome para o cargo. Ontem, porém, você soube que estava grávida.

Na noite anterior, a conversa com seu marido girou em torno de seu futuro profissional. Ele é advogado, atualmente em boa posição. Embora até então a criação de seu filho tenha sido responsabilidade de vocês dois, ele não tem certeza de poder ajudar por muito tempo, porque sua vida profissional está cada vez mais exigente. Se você assumir o cargo, o que é algo que quer, terá horário integral. É seu desejo que a decisão dos dois seja bem pensada, uma vez que acarretará consequências de longo alcance, envolvendo muitas pessoas.

Tarefa: determine o que você fará. Tomada sua decisão, reúna-se em grupo (4 a 6 pessoas) e compartilhe suas decisões. As decisões coincidiram? O que diferiu em sua forma de abordar o problema em relação à forma dos outros membros do grupo? Foi utilizado um processo racional e sistemático na solução do problema, ou a solução dada baseou-se na intuição? Quantas alternativas foram geradas? Alguns membros do grupo identificaram alternativas que você não levou em conta? Identificou-se alguma meta ou objetivo? Houve influência de seus valores pessoais em sua decisão?

Modelo intuitivo de tomada de decisão

Existem teóricos que sugerem que a intuição sempre deve ser usada como auxiliar aos modelos empíricos ou racionais de tomada de decisão. Enfermeiros experientes costumam relatar que impulsos espontâneos os encorajam a tomar medidas estratégicas apropriadas que impactam nos resultados com os pacientes, embora a intuição deva geralmente servir como um adendo à tomada de decisão embasada no conhecimento científico de cada enfermeiro.

Pearson (2013) concorda, sugerindo que a intuição pode e deve ser usada em conjunção com a prática embasada em evidências, e que ela merece ser reconhecida como um fator para se obter bons resultados no âmbito da prática clínica. Pearson chega a afirmar que a intuição costuma ser, na realidade, um processo rápido e automático de reconhecer problemas familiares instantaneamente e de usar a experiência para identificar soluções. Assim, a intuição pode ser percebida como uma habilidade cognitiva em vez de como uma percepção ou um conhecimento sem fundamentação.

Capítulo 1 Tomada de decisão, solução de problemas, raciocínio crítico e raciocínio clínico... **11**

Este reconhecimento de problemas já experimentados e o uso da intuição para identificar soluções é um foco de pesquisas contemporâneas sobre a tomada de decisões intuitivas. Klein e seus colaboradores (Klein, 2008) desenvolveram, em meados da década de 1980, o modelo de *decisão baseada em reconhecimento* (*recognition-primed decision* – RDP) para a tomada intuitiva de decisão como forma de explicar como as pessoas podem tomar decisões eficientes sob pressão de tempo e incertezas. Considerado como parte da *tomada de decisão naturalista*, o modelo RDP tenta compreender como os indivíduos tomam decisões relativamente rápidas em cenários complexos do mundo real, como em casos de combate a incêndio ou atendimento crítico de enfermagem, sem ter como comparar opções.

O trabalho de Klein sugere que, em vez de usar processos clássicos, racionais e sistemáticos de tomada de decisão, muitas pessoas agem conforme o impulso inicial, quando o "futuro imaginado" parece aceitável. Quando a situação não ocorre exatamente assim, uma outra ideia ou conceito pode surgir a partir do subconsciente, sendo examinado em relação a uma provável implementação bem-sucedida. Assim, esse modelo mistura intuição e análise, embora o reconhecimento e a experiência padronizados orientem os tomadores de decisão diante de limites de tempo ou impossibilidade de uma tomada de decisão racional e sistemática.

ELEMENTOS CRÍTICOS NA SOLUÇÃO DE PROBLEMAS E NA TOMADA DE DECISÃO

Uma vez que as decisões podem ter consequências de longo alcance, certas soluções de problemas e tomadas de decisão precisam ser muito qualificadas. Usar apenas uma abordagem científica à solução de problemas e à tomada de decisão não garante, entretanto, uma boa decisão. Deve ser dada muita atenção a outros elementos importantes. Os elementos a seguir (Quadro 1.6), entendidos como fundamentais à solução de problemas, devem ser considerados caso se busque um decisão qualificada.

QUADRO 1.6   **Elementos fundamentais à tomada de decisão**

1. Definir claramente os objetivos
2. Coletar dados com cuidado
3. Levar o tempo que for preciso.
4. Gerar várias alternativas
5. Pensar de forma lógica
6. Escolher e agir de forma decisiva

Definir claramente os objetivos

Quem decide costuma avançar no processo de solução do problema sem, inicialmente, determinar metas e objetivos. Isso é muito importante quando os problemas são complexos. Mesmo quando há necessidade de decisões rápidas, há momento de pausa e reflexão sobre a finalidade da decisão. Decidir sem um objetivo claro em mente ou incoerente com a própria filosofia pode acarretar uma decisão insatisfatória. O problema pode ter sido identificado, mas foram estabelecidos os objetivos errados.

Quando se decide sem objetivos claros ou quando um objetivo não é coerente com a filosofia individual ou organizacional conhecida, existe a possibilidade de se tomar uma decisão insatisfatória.

No Exercício de Aprendizagem 1.1, por exemplo, seria importante os decisores determinarem se seu objetivo mais importante é avançar na carreira, dispor de mais tempo com a família ou atender às necessidades de seu cônjuge. Nenhuma destas metas é mais "correta" do que as outras, mas quando não se tem clareza quanto ao(s) objetivo(s) prioritário(s), fica muito difícil tomar uma decisão.

Coletar dados com cuidado

Uma vez que as decisões se baseiam em conhecimentos e informações disponíveis a quem quer resolver o problema quando uma decisão precisa ser tomada, deve-se aprender a processar e a obter informações precisas. A aquisição de informações começa com a identificação do problema ou do momento em que uma decisão deve ser tomada, continuando ao longo do processo de solução do problema. Muitas vezes as informações são buscadas de modo dinâmico. A obtenção de informações sempre envolve pessoas, sendo que não há instrumento ou mecanismo infalível a erros humanos. O Quadro 1.7 apresenta perguntas a serem feitas quando da coleta dos dados.

QUADRO 1.7 — Perguntas para exame na coleta dos dados

1. Qual o contexto?
2. Qual o problema?
3. Em que situação isso constitui um problema?
4. Em que momento isso é um problema?
5. Quem é afetado pelo problema?
6. O que está ocorrendo?
7. Por que está ocorrendo? Quais as causas do problema? As causas podem ser priorizadas?
8. Quais as questões básicas subjacentes? Quais as áreas de conflito?
9. Quais as consequências do problema? Qual a mais grave?

Além disso, os valores pessoais influenciam muito a percepção. Assim, à medida que quem soluciona um problema reúne informações, precisa ficar atento para que as próprias preferências e as dos demais não sejam confundidas com os fatos.

Fatos podem ser enganosos se forem apresentados de maneira sedutora, se forem tirados de contexto ou se estiverem vinculados passado.

Quantos pais terão se enganado com a informação "Fulano bateu em mim"? Nesse caso, quem busca se informar precisa mais do que apurar a verdade. O que o acusador fazia quando o outro bateu nele? Com o que apanhou? Onde foi machucado? Quando foi machucado? Da mesma forma que os pais, o administrador que ficar cada vez mais experiente na aquisição de informações adequadas, apropriadas e exatas terá uma vantagem, tornando-se um especialista em decidir e resolver problemas.

EXERCÍCIO DE APRENDIZAGEM 1.2

Reunir as informações necessárias

Identifique uma decisão insatisfatória recentemente tomada por você devido a uma coleta de dados mal feita. Alguma vez você tomou uma má decisão pelo fato de as informações necessárias terem deixado de chegar a seu conhecimento, com ou sem intenção?

Levar o tempo que for preciso

Moxley, Anders Ericsson, Charness e Krampe (2012) sugerem que a maioria das teorias atuais sobre solução de problemas e tomada de decisões sustenta que a tomada de decisão humana se baseia amplamente em processos rápidos, automáticos e intuitivos que são uma parte da heurística, e que apenas ocasionalmente eles são suplementados por uma deliberação lenta e controlada. Moxley et al. (2012) defendem que uma deliberação lenta resulta numa melhoria do processo decisório tanto para especialistas quanto para aqueles menos habilidosos, seja o problema em questão de fácil ou difícil resolução.

Usar uma abordagem baseada em evidências

Para obterem conhecimento e discernimento ao tomarem uma decisão administrativa e de liderança, as pessoas precisam sair do atual ambiente de conhecimentos para resolver os problemas apresentados. Algumas fontes de coleta de dados incluem livros-texto, periódicos, especialistas na área, colegas e pesquisas atualizadas. De fato, a maioria dos especialistas concorda que as melhores práticas em atendimento de enfermagem e em tomada de decisão também são *práticas baseadas em evidências* (Prevost, 2014).

Embora não haja uma definição isolada e universalmente aceita para uma abordagem baseada em evidências, a maioria das definições sugere que o termo "baseado em evidências" pode ser empregado como um sinônimo de "embasado em pesquisas" ou "com base científica". Outras sugerem que "baseado em evidências" significa que a abordagem passou por revisão de especialistas na área usando padrões aceitos de pesquisa empírica e que existem evidências confiáveis de que a abordagem ou prática realmente funciona para se alcançar os resultados almejados. Geralmente, um formato do tipo *PICO* (paciente ou população, intervenção, comparação e resultado [*outcome*]) é usado em práticas baseadas em evidências para orientar a busca pelas melhores evidências atuais a fim de solucionar um problema.

Considerando-se que vidas humanas frequentemente se encontram em risco, enfermeiros devem se sentir compelidos, então, a usar uma abordagem baseada em evidências na coleta de dados para tomarem decisões referentes à sua prática de enfermagem. Ainda assim, Prevost (2014) sugere que muitos enfermeiros atuantes acham que não têm tempo, acesso ou conhecimentos especializados para buscar e analisar a literatura científica atrás de respostas às indagações clínicas. Além disso, a maior parte dos profissionais de enfermagem empregados em instituições de saúde nem mesmo tem graduação na área, possivelmente não tendo sido expostos a um curso formal em pesquisa. Os achados das pesquisas ainda podem ser demasiado técnicos, de difícil compreensão e, até mesmo, mais difíceis de serem praticados. Algumas estratégias que o enfermeiro novato precisa utilizar para promover a prática baseada em evidências encontram-se no Quadro 1.8.

QUADRO 1.8	Estratégias para que o enfermeiro iniciante promova a melhor prática baseada em evidências

1. Manter-se atualizado sobre as evidências – assinar periódicos profissionais e ler bastante.
2. Usar e estimular o uso de fontes múltiplas de evidências.
3. Usar as evidências não somente como apoio às intervenções clínicas, mas também como apoio às estratégias de ensino.
4. Descobrir fontes estabelecidas de evidências em sua especialidade – não reinventar a roda.
5. Implementar e avaliar diretrizes de prática clínica sancionadas nacionalmente.
6. Questionar e desafiar as tradições na enfermagem e promover um espírito de assumir riscos.
7. Dissipar mitos e tradições que não tenham sustentação de evidências.
8. Cooperar local e globalmente com outros enfermeiros.
9. Interagir com outras disciplinas para colocar em prática as evidências em enfermagem.

Fonte: Reimpresso de Prevost, S. (2014). Evidence-based practice. In C. J. Huston (Ed.), Professional issues in nursing (3rd. ed.). Philadelphia: Lippincott Williams & Wilkins.

O fato de tomar decisões com base em evidências e exercer uma prática baseada em evidências deve ser entendido como imperativo a todos os enfermeiros de hoje, bem como à profissão como um todo.

É importante reconhecer que a implementação das melhores práticas baseadas em evidências não constitui apenas uma meta individual do enfermeiro que atua em instituições de saúde (Prevost, 2014). São poucos os enfermeiros que entendem o significado das melhores práticas e da prática baseada em evidências, e muitas culturas organizacionais não lhes dão apoio para a busca e a utilização da pesquisa para uma mudança em práticas já antigas, arraigadas na tradição, mais do que na ciência. Há necessidade de apoio administrativo para acesso aos recursos, oferecimento de funcionários de apoio e sanção das mudanças necessárias em políticas, procedimentos e práticas para que a coleta de dados baseados em evidências seja parte da prática de todos os enfermeiros (Prevost, 2014). Essa abordagem ao atendimento vem sendo reconhecida até mesmo como a expectativa-padrão por parte das organizações de acreditação, como a Joint Commission, além de uma expectativa em relação à designação de hospitais-*magnet*.*

Geração de várias alternativas

A definição de tomada de decisão implica a existência de no mínimo duas opções em cada decisão. Muitos solucionadores de problemas, infelizmente, limitam suas escolhas a duas opções apenas, quando muitas outras costumam estar disponíveis. Lembre-se que, em cada decisão, uma das alternativas é a opção de nada fazer. Ao examinar as decisões a serem tomadas ao longo de um processo formal, costuma-se descobrir que a alternativa certa é o *statu quo*.

Quanto maior a quantidade de alternativas geradas, maior a possibilidade de uma tomada de decisão sensata.

Várias técnicas podem ajudar a gerar mais alternativas. O envolvimento de outras pessoas no processo confirma o dito popular de que duas cabeças pensam melhor do que uma. Pelo fato de todos pensarem de forma peculiar, aumentar a quantidade de indivíduos que lidam com um só problema aumenta o número de alternativas possíveis.

A "tempestade de ideias" (*brainstorming*) é outra técnica de uso frequente. A meta dessa técnica é pensar em todas as alternativas possíveis, mesmo naquelas que possam parecer "desconfiguradas". Se as alternativas possíveis não forem limitadas apenas às que parecem adequadas, as pessoas podem romper padrões de pensamento habituais ou repressivos, permitindo o afloramento de novas ideias. O *brainstorming* é uma técnica mais empregada por grupos, o que não impede seu uso individual.

EXERCÍCIO DE APRENDIZAGEM 1.3

Possíveis alternativas na solução de problemas

Algumas das alternativas a seguir pode ter sido geradas no cenário de escolhas pessoais apresentado no Exercício de Aprendizagem 1.1:

- Não aceitar o novo cargo.
- Contratar uma doméstica em horário integral e aceitar o cargo.
- Pedir ao marido que pare de trabalhar.
- Fazer um aborto.
- Solicitar ajuda de um dos pais (avós).
- Aceitar o cargo e não contratar atendimento para os filhos.
- Aceitar o cargo e contratar atendimento para os filhos.
- Pedir ao marido que diminua a carga de trabalho como advogado e que continue a ajudar nos cuidados com os filhos.
- Solicitar ao supervisor horário de trabalho de quatro dias por semana e manter o cargo mesmo assim.
- Assumir o cargo e aguardar para ver o que acontece após o nascimento do bebê.

Tarefa: quantas dessas alternativas foram geradas por você ou por seu grupo? Que outras alternativas você identificou além das que fazem parte desta lista?

Pensar com lógica

Durante o processo de solução de problemas, deve-se fazer inferências a partir de informações. Uma inferência é parte do raciocínio dedutivo. As pessoas têm de analisar com cuidado as informações e as alternativas. Uma lógica incorreta a essa altura pode resultar em decisões insatisfatórias. Basicamente, as pessoas pensam de forma ilógica de três maneiras:

---

*N. de R.T.: *Magnet Recognition Program* é um projeto desenvolvido nos Estados Unidos que credencia hospitais que se enquadram nos critérios de mensuração da força e qualidade da equipe de enfermagem – *Magnet Hospital*.

Capítulo 1 Tomada de decisão, solução de problemas, raciocínio crítico e raciocínio clínico... **15**

1. *Generalizando de forma excessiva*. Este tipo de raciocínio "torto" ocorre quando o indivíduo crê que, pelo fato de A apresentar determinada característica, todos os outros As devem possuir essa mesma característica. Esse raciocínio é exemplificado por declarações estereotipadas, empregadas como justificativa em argumentos e decisões.
2. *Afirmando as consequências*. Neste tipo de raciocínio ilógico, o indivíduo decide que, se B é bom e se as pessoas estão fazendo A, então A não deve ser bom. Por exemplo, se um novo método é alçado à posição de melhor maneira de realizar determinado procedimento de enfermagem e os enfermeiros da unidade não estão utilizando essa técnica, é ilógico pressupor que a técnica atualmente em uso na unidade seja errada ou ruim.
3. *Argumentando a partir de uma analogia*. Esta forma de pensar aplica um componente que está presente em dois conceitos separados para, depois, enunciar que, pelo fato de A estar presente em B, A e B, então, são semelhantes sob todos os aspectos. Isso pode ser exemplificado pela alegação de que, uma vez que a intuição desempenha um papel na enfermagem clínica e administrativa, qualquer característica presente em um bom enfermeiro clínico também deve estar presente em um bom enfermeiro-administrador. Isso, porém, não é necessariamente verdadeiro; um bom enfermeiro-administrador não precisa ter todas as mesmas habilidades de um bom enfermeiro clínico.

Vários instrumentos foram criados em auxílio dos administradores para essa importante tarefa de análise. Vários deles são abordados neste capítulo. Ao analisarem as possíveis soluções, as pessoas podem querer levar em conta as seguintes questões:

1. Quais fatores você consegue influenciar? Como tornar os fatores positivos mais importantes e minimizar os negativos?
2. Quais as implicações financeiras de cada alternativa? E as implicações políticas? Quem mais será afetado pela decisão e que apoios estão disponíveis?
3. Quais os fatores a serem ponderados?
4. Qual a melhor solução?
5. Quais os instrumentos de avaliação?
6. Quais as consequências de cada alternativa?

Escolher e agir de forma decisiva

Não é suficiente reunir informações adequadas, pensar com lógica, escolher entre várias alternativas e ficar atento à influência dos valores pessoais. Na análise final, há necessidade de ação. Muitas pessoas retardam a ação porque não querem enfrentar as consequências de suas escolhas (por exemplo, se os administradores asseguraram folgas a todos os empregados, eles têm de aceitar as consequências de lidar com um corpo funcional deficitário).

Muitas pessoas optam por retardar suas ações porque não têm coragem de enfrentar as consequências das próprias escolhas.

Aquele que decide e está relutante pode obter ajuda ao ter em mente que, mesmo que as decisões tenham consequências de longo prazo, não são talhadas em bronze. É comum que julgamentos posteriormente entendidos como ineficazes ou inadequados sejam mudados. Por meio de uma avaliação posterior das decisões, os administradores podem aprender mais sobre suas habilidades e observar exatamente em que a solução do problema falhou. Decisões, porém, precisam sempre ser tomadas, ainda que de má qualidade, porque é pelo processo decisório que as pessoas aperfeiçoam suas habilidades de decisão.

VARIAÇÕES INDIVIDUAIS NA TOMADA DE DECISÃO

Se todas as pessoas receberem as mesmas informações e usarem o mesmo método científico para solucionar problemas, pode-se afirmar que ocorrerão decisões idênticas. Na prática, entretanto, isso não é verdade. Uma vez que decidir envolve perceber e avaliar, sendo que as pessoas percebem pelas sensações, pela intuição e também avaliam suas percepções pensando e sentindo, é inevitável que a individualidade represente uma parte no processo decisório. Considerando-se que todos têm diferentes valores e experiências de vida e que cada um percebe e pensa de maneira diferente, decisões diferenciadas podem ser tomadas mesmo diante de um conjunto de circunstâncias idêntico. Qualquer discussão sobre a tomada de decisão somente será completa com um exame criterioso do papel individual no processo decisório.

Gênero

Novas pesquisas sugerem que o gênero pode cumprir um papel no modo como os indivíduos tomam decisões, embora ainda persista um debate para especificar se as diferenças se baseiam mais em papéis de gênero do que em gênero. Contudo, pesquisas de fato sugerem que homens e mulheres têm diferentes estruturas e conformações cerebrais e que homens e mulheres podem usar seus cérebros de modo diferente (Edmonds, 1998–2013). Pesquisadores de Harvard descobriram, por exemplo, que partes do lobo frontal, responsável pela solução de problemas e pela tomada de decisões, e o córtex límbico, responsável por regular as emoções, são maiores nas mulheres (Hoag, conforme citado por Edmonds). Os homens também têm aproximadamente 6,5 vezes mais massa cinzenta no cérebro do que as mulheres, mas as mulheres possuem cerca de 10 vezes mais massa branca do que os homens (Carey, conforme citado por Edmonds). Pesquisadores acreditam que os homens podem pensar mais com sua massa cinzenta, enquanto as mulheres pensam mais com a massa branca. Este uso da massa branca pode permitir que o cérebro feminino funcione mais rápido do que o masculino (Hotz, conforme citado por Edmonds).

Valores

Decisões individuais baseiam-se no sistema individual de valores. Não importa a objetividade dos critérios, os juízos de valor sempre terão um papel no processo decisório da pessoa, consciente ou inconscientemente. As alternativas geradas e as escolhas finais são limitadas pelo sistema de valores de cada indivíduo. Para alguns, determinadas escolhas são impossíveis devido a suas crenças individuais. Uma vez que os valores também influenciam as percepções, invariavelmente influenciam a coleta de informações, seu processamento e o resultado final. São os valores que determinam os problemas que serão abordados ou ignorados na vida pessoal ou profissional de alguém.

Não importa a objetividade dos critérios, os juízos de valor sempre terão um papel no processo decisório da pessoa, consciente ou inconscientemente.

Experiência de vida

Cada um traz as experiências de vida à tarefa de tomar uma decisão, o que inclui tanto as experiências educativas como as de processos decisórios. Quanto mais madura a pessoa e mais ampla sua bagagem, mais alternativas ela será capaz de identificar. Sempre que um novo comportamento ou decisão é observado, essa possibilidade passa a ser parte do repertório individual de escolhas.

Além disso, as pessoas são diferentes em seu desejo de autonomia, com alguns enfermeiros querendo-a mais do que outros. É possível que as pessoas em busca de autonomia possam ter mais experiência para decidir do que aquelas que a temem. Do mesmo modo, decisões anteriores boas ou más influenciarão o processo decisório da pessoa.

Preferências individuais

Diante de todas as alternativas analisadas no processo decisório, uma tem a preferência. Quem decide, por exemplo, pode entender certas opções como envolvendo maior risco pessoal que outras, escolhendo, então, a alternativa mais segura. Riscos físicos, econômicos e emocionais, além de gastos de tempo e energia, são tipos de risco e custo pessoais envolvidos na tomada de decisão. Por exemplo, indivíduos com recursos financeiros limitados ou nível menor de energia podem optar por uma solução alternativa a um problema que não seria sua primeira escolha se conseguissem solucionar a limitação de recursos.

Domínio do hemisfério cerebral e estilos de pensamento

Uma forma de avaliar informações e alternativas para embasar nossa decisão final envolve uma habilidade de pensamento ou raciocínio. Os indivíduos raciocinam de maneiras diversas. Alguns o fazem de forma sistemática – costumam ser chamados de pensadores analíticos –, outros raciocinam de maneira intuitiva. Acredita-se que a maioria dos indivíduos apresente um domínio ou do hemisfério cerebral esquerdo ou do direito. *Pensadores dominados pelo hemisfério esquerdo*, analíticos e lineares, processam as informações de forma diversa dos *pensadores dominados pelo hemisfério direito*, criativos e intuitivos. Pensadores dominados pelo hemisfério esquerdo costumam ser melhores em processamento da linguagem, lógica, números e ordenação sequencial, enquanto os pensadores dominados pelo hemisfério direito se sobressaem em ideação não verbal e sintetização holística (Rigby, Gruver, & Allen, 2009). O resultado final é que indivíduos com um domínio do hemisfério esquerdo se saem bem em matemática, leitura, planejamento e organização, enquanto os indivíduos dominados pelo hemisfério direito são melhores em lidar com imagens, música, cores e padrões (Rigby et al., 2009). Embora os autores encorajem o raciocínio com o cérebro em sua integridade e haja estudos mostrando que as pessoas conseguem fortalecer o uso do lado menos dominante do cérebro, a maioria das pessoas continua a apresentar o domínio de um dos lados.

Alguns pesquisadores, inclusive Roger Perry, ganhador do Prêmio Nobel, sugerem que na verdade existem quatro estilos diferentes de pensamento com base na dominância cerebral. Ned Herrmann, um pesquisador de pensamento crítico e de métodos cerebrais integrais, também sugeriu que existem quatro hemisférios cerebrais e que o processo decisório varia conforme o domínio cerebral (12 Manage: The Executive Fast Track, 2013). Herrmann sugeriu, por exemplo, que indivíduos com domínio cerebral superior esquerdo são pensadores realmente analíticos, que gostam de lidar com dados factuais e números. São os que lidam com os problemas de forma lógica e racional. Indivíduos com o domínio do lado esquerdo inferior do cérebro são altamente organizados e voltados aos detalhes. Preferem um ambiente estável de trabalho e valorizam a segurança e a proteção em vez de correrem riscos.

Os que têm o domínio do lado superior direito do cérebro raciocinam tendo uma visão do todo, em busca de possibilidades escondidas e futuristas em sua forma de pensar. Costumam confiar na intuição para resolver os problemas e gostam de assumir riscos em busca de novas soluções aos problemas. Quando o domínio é do hemisfério inferior direito, os indivíduos resolvem os problemas e vivem os fatos de uma forma mais emocional que os outros três tipos. Eles são simpáticos, sinestésicos e empáticos e se concentram mais em aspectos interpessoais da tomada de decisão (12 Manage: The Executive Fast Track, 2013).

No passado, algumas organizações valorizaram de forma explícita aqueles que raciocinavam de forma lógica e analítica; recentemente, porém, elas admitem que o pensamento intuitivo é um recurso administrativo valioso. Na verdade, as organizações precisam de representantes de todas as formas de pensamento, e, de fato, líderes inteligentes acabam percebendo que equipes são compostas por indivíduos com diferentes tipos de dominância cerebral. Rigby et al. (2009, p. 79) concordam, sugerindo que quando os recursos são limitados "a chave para o crescimento é a junção de um pensador dominado pelo hemisfério esquerdo com um parceiro dominado pelo hemisfério direito". O pensador dominado pelo hemisfério direito será criativo na produção de inovação, e o pensador dominado pelo hemisfério esquerdo dará estrutura à ideia para que ela possa virar realidade.

Não existem evidências de que um estilo de pensamento ou o domínio do lado direito ou esquerdo do cérebro seja o melhor.

EXERCÍCIO DE APRENDIZAGEM 1.4

Estilos de pensamento

Em pequenos grupos, examine como pensa cada membro do grupo. Existe uma maioria de pessoas com dominância do hemisfério direito ou esquerdo do cérebro? Os membros do grupo se autoidentificam com um ou mais dentre os quatro estilos de pensamento registrados por Herrmann (12 Manage: The Executive Fast Track, 2013)? O gênero parece influenciar o estilo de pensamento ou o domínio do hemisfério cerebral? Que tipos de pensadores foram representados nas famílias dos membros do grupo? A maioria dos membros do grupo encarou as variações de forma positiva?

COMO VENCER A VULNERABILIDADE INDIVIDUAL NA TOMADA DE DECISÃO

De que forma as pessoas vencem a subjetividade ao tomar decisões? Isso pode jamais ser totalmente dominado; e nem deve ocorrer. Afinal, a vida seria monótona se todos pensassem da mesma maneira. Administradores e líderes, entretanto, precisam perceber a própria vulnerabilidade e reconhecer como esta influencia e limita a qualidade do processo decisório. A utilização das sugestões a seguir ajudará na redução da subjetividade individual e aumentará a objetividade no processo decisório.

Valores

Estar confuso ou incerto acerca dos próprios valores pode influenciar a capacidade de decidir. Vencer certa falta de autopercepção por meio do esclarecimento dos valores diminui a confusão. Aqueles que entendem suas crenças e sentimentos terão uma percepção consciente dos valores em que foram embasadas suas decisões. Essa conscientização é componente fundamental do processo decisório e do raciocínio crítico. Assim, para que os administradores se tornem solucionadores de problemas de sucesso, devem, com periodicidade, examinar seus valores. Há exercícios de esclarecimento de valores no Capítulo 7.

Experiência de vida

É difícil vencer a inexperiência na tomada de decisão. Mas é possível fazer algo para reduzir essa área de vulnerabilidade. Primeiramente, utilize os recursos disponíveis, inclusive pesquisas e literatura atualizadas, para obter um entendimento completo das questões envolvidas. Segundo, envolva outras pessoas, como colegas mais experientes, amigos verdadeiros ou superiores, para agirem como conselheiros. Terceiro, analise as decisões posteriormente de modo a avaliar seu sucesso. Agindo assim, as pessoas aprendem a partir dos próprios erros e conseguem vencer a inexperiência.

Além disso, líderes-enfermeiros novos do futuro podem cada vez mais optar por aprimorar a qualidade de seu processo decisório adquirindo comercialmente *redes de especialistas* – comunidades de pensadores, administradores e cientistas de destaque – para ajudá-los a tomar decisões. Tais painéis em rede costumam ser compostos por pesquisadores, profissionais de assistência à saúde, advogados e executivos do ramo.

Preferências individuais

Superar essa área da vulnerabilidade envolve autopercepção, honestidade e assunção de riscos. A necessidade da autopercepção já foi discutida e não se mostra suficiente; é necessário que as pessoas sejam honestas consigo mesmas acerca de suas opções e das preferências por essas opções. Além disso, quem decide com sucesso precisa assumir alguns riscos. Quase todas as decisões têm algum elemento de risco, e a maioria delas envolve consequências e responsabilidades.

Aqueles capazes de fazer a coisa certa, ainda que impopular, e de se arriscarem em sua defesa emergirão como líderes.

Formas individuais de pensamento

As pessoas que tomam decisões sozinhas costumam mostrar deficiências, porque não conseguem entender os problemas em sua totalidade ou tomar decisões a partir de uma perspectiva analítica e intuitiva. Entretanto, a maioria das organizações inclui os dois tipos de pessoas. O uso do processo grupal, do debate dos problemas com outras pessoas e todos os estilos do desenvolvimento de pensamento também são formas que garantem a utilização de métodos analíticos e intuitivos na solução de problemas e nas tomadas de decisão. Utilizar grupos heterogêneos mais que homogêneos normalmente resulta em um processo decisório mais qualificado. De fato, aprender a pensar "diferente" costuma ocorrer quando se utiliza um grupo diversificado de pensadores para solucionar problemas e tomar decisões.

Mesmo com algumas discordâncias entre especialistas, muitos entendem que as qualidades de tomadores de decisão de sucesso incluem:

- *Coragem*: a coragem tem importância especial, envolvendo a disposição em assumir riscos.
- *Sensibilidade*. bons tomadores de decisão costumam ter uma espécie de antena que os torna especialmente sensíveis às situações e às outras pessoas.
- *Energia*: as pessoas devem ter energia e desejo de fazer com que as coisas aconteçam.
- *Criatividade*: tomadores de decisão de sucesso tendem a ser pensadores criativos. Eles desenvolvem novas formas de resolver problemas.

TOMADA DE DECISÃO ORGANIZACIONAL

No começo deste capítulo, enfatizou-se a necessidade de administradores e líderes tomarem decisões de qualidade. O efeito dos valores e das preferências individuais no processo decisório já foi discutido, embora seja importante que líderes e administradores também compreendam como a organização influencia o processo decisório. Considerando-se que as organizações são compostas por pessoas com valores e preferências diferentes, costumam ocorrer conflitos na dinâmica das decisões organizacionais.

Efeito do poder organizacional

Pessoas poderosas dentro da organização possivelmente tomam decisões (ato deles ou de subordinados) coerentes com as próprias preferências e valores. Já indivíduos com menos poder nas organizações precisam sempre levar em conta as preferências, ao tomar decisões administrativas, dos que têm poder. Nas organizações, as opções são formadas e limitadas por vários fatores, fazendo com que as escolhas não estejam igualmente disponíveis a todos.

Além disso, as preferências dos que têm poder não somente influenciam as decisões dos menos poderosos como podem inclusive inibir as preferências destes. O motivo disso é que as pessoas que permanecem e progridem em uma organização são as que têm e manifestam valores e crenças coerentes com ela. Assim, deve-se encontrar um equilíbrio entre as limitações de escolha impostas pela estrutura de poder na organização e as decisões tomadas com total independência, que podem levar ao caos organizacional.

A capacidade de influência dos detentores de poder sobre a tomada de decisão individual em uma organização costuma exigir a adoção de uma personalidade particular e outra organizacional.

Por exemplo, alguns podem pensar que tomariam uma decisão diferente se agissem por conta própria, embora tenham acompanhado a decisão organizacional. Esse "acompanhamento" por si só constitui uma decisão. Escolhe-se aceitar uma decisão organizacional que difere de nossas preferências e valores. O conceito de poder nas organizações é abordado em mais detalhes no Capítulo 13.

Tomada de decisão racional e administrativa

Durante anos, a crença era de que a maior parte das decisões administrativas baseava-se em um processo de raciocínio criterioso, científico e objetivo e que os administradores tomavam decisões de forma racional. No final da década de 1940, Herbert A. Simon, em seu estudo, revelou que a maior parte dos administradores tomava várias decisões que não se coadunavam com a teoria objetiva da racionalidade. Simon (1965) delineou dois tipos de tomadores de decisão administrativa: o *homem econômico* e o *homem administrativo*.

Os administradores que são tomadores de decisão de sucesso costumam tentar decidir racionalmente, muito à moda do homem econômico, descrito na Tabela 1.2. Por se darem conta de que conhecimentos e alternativas limitados afetam, de forma direta, a qualidade das decisões, esses administradores reúnem o máximo possível de informação e geram muitas alternativas. Simon acreditava que o modelo de homem econômico era, no entanto, uma descrição nada real da tomada de decisão nas organizações. A complexidade da aquisição de informações impossibilita ao cérebro humano a armazenagem e a retenção da quantidade de informações disponíveis para cada decisão. Devido a limitações de tempo e à dificuldade de assimilação de grandes quantidades de informação, a maioria das decisões administrativas é tomada por meio do modelo decisório do homem administrativo.

TABELA 1.2 Comparação entre o homem econômico e o homem administrativo

Econômico	*Administrativo*
Toma decisões de forma bastante racional.	Toma decisões suficientemente boas.
Possui conhecimento total do problema ou da situação que requer uma decisão.	Uma vez que o conhecimento total não é possível, sabe que o conhecimento é sempre fragmentado.
Possui uma lista completa das possíveis alternativas.	Uma vez que as consequências das alternativas ocorrem no futuro, reconhece que é impossível prevê-las com precisão.
Possui um sistema racional para ordenar a preferência relativa às alternativas.	Costuma escolher a partir de poucas alternativas, nem todas possíveis.
Escolhe a decisão que maximizará a função utilitária.	A escolha final é mais a que satisfaz que a que maximiza.

Fonte: Adaptada de Simon, H.A. (1965). The shape of automation for man and management. New York: Harper Textbooks.

 A maior parte das decisões administrativas é tomada usando-se o modelo decisório do homem administrativo.

O homem administrativo jamais tem conhecimento completo e gera menos alternativas. Simon defendeu que o homem administrativo toma decisões que apenas satisfazem, termo utilizado para descrever aquelas decisões que podem não ser as ideais, mas que resultam em soluções que acarretam resultados adequados. Esses administradores querem decisões que sejam "suficientemente boas", para que "funcionem", mas apresentam menos preocupações com o fato de a alternativa escolhida ser uma escolha excelente. A "melhor" opção quanto a várias decisões costuma ser a de custos mais elevados em termos de tempo ou recursos, de modo que se encontra outra solução, de custo menor, mas que também funciona.

 ## INSTRUMENTOS DE TOMADA DE DECISÃO

Ao se tomar decisões, sempre há alguma incerteza. Entretanto, analistas administrativos desenvolveram instrumentos que trazem ordem e rumo à obtenção e ao uso de informações, ou que se mostram úteis à escolha de quem deve se envolver no processo decisório. Por existirem tantos instrumentos de auxílio à tomada de decisão, este capítulo apresenta tecnologias selecionadas que seriam mais úteis para administradores iniciantes e de nível intermediário, incluindo grades decisórias, tabelas de retorno, árvores decisórias, tabelas de consequência, modelos lógicos e avaliação de programa e técnica de revisão (PERT – *program evaluation and review technique*). É importante lembrar que qualquer instrumento de decisão sempre resulta na necessidade de alguém tomar uma decisão final, e que todos esses instrumentos estão sujeitos a erro humano.

Grades decisórias

Uma *grade decisória* permite o exame visual das alternativas, comparando cada uma delas em relação aos mesmos critérios. Embora qualquer critério possa ser escolhido, são utilizados sempre os mesmos na análise de cada alternativa. Um exemplo de grade decisória é mostrado na Figura 1.3. Quando muitas alternativas foram geradas ou quando um grupo ou comitê está participando na decisão, essas grades são especialmente úteis ao processo. Esse recurso, por exemplo, seria útil quando da troca do método de administração do atendimento em uma unidade ou diante da escolha de um candidato a ser contratado quando há muitos candidatos disponíveis. O administrador da unidade ou o comitê avalia todas as alternativas disponíveis, utilizando uma

Capítulo 1 Tomada de decisão, solução de problemas, raciocínio crítico e raciocínio clínico... **21**

grade de decisão. Assim, todas as alternativas são avaliadas com os mesmos critérios. É possível dar mais peso a alguns critérios quando são mais importantes. Para isso, costuma ser necessário designar um valor numérico a cada critério. O resultado será um valor numérico para cada alternativa analisada.

Alternativa	Efeito financeiro	Efeito político	Efeito nos departamentos	Tempo	Decisão
nº 1					
nº 2					
nº 3					
nº 4					

FIGURA 1.3 • Uma grade decisória.

Tabelas de retorno

Os recursos decisórios conhecidos como *tabelas de retorno* têm uma relação custo-lucro-volume, auxiliando bastante quando há algumas informações quantitativas à disposição, como o custo de algum item ou uma previsão de custos. Para a utilização dessas tabelas, devem ser determinadas probabilidades e usados dados históricos, como estatísticas hospitalares ou relatório sobre a quantidade de procedimentos operatórios realizados. Um modo adequado de usar uma tabela de retorno seria, por exemplo, na determinação de quantos participantes são necessários para a criação de um curso no local de trabalho com um equilíbrio entre custo e benefício.

Se os custos com o instrutor de curso forem de US$ 500,00, o diretor do programa interno terá de cobrar de cada um dos 20 participantes US$ 25,00 pelas aulas; no caso de 40 participantes, o custo cairá para US$ 12,50 por aluno. Ele, assim, usará dados de frequência de aulas anteriores e o número de enfermeiros aptos a participar, para determinar o tamanho da turma e o que cobrar pelas aulas. As tabelas de retorno não garantem a tomada de uma decisão certa, mas ajudam na visualização dos dados.

Árvores decisórias

Como as decisões costumam estar atreladas a resultados de outros acontecimentos, os analistas administrativos criaram as *árvores decisórias*.

A árvore decisória apresentada na Figura 1.4 faz uma comparação de custos para auxiliar na decisão de contratar empregados temporários. A decisão, no caso, está entre contratar enfermeiros extras, com um salário regular, para a realização de procedimentos junto a pacientes externos em unidade de oncologia ou usar enfermeiros disponíveis na unidade, requisitando-os na medida das necessidades, pagando-lhes por chamado e pelo sistema de horas **extras**. As consequências possíveis de uma redução ou de um aumento no volume de procedimentos devem ser consideradas. Inicialmente, os custos aumentariam com a contratação de uma equipe regular; com o tempo, porém, se o volume de procedimentos não diminuísse demais, essa atitude significaria poupar dinheiro.

Tabelas de consequências

Tabelas de consequência demonstram como alternativas diversas criam diferentes consequências. Em um dos seus lados, as tabelas de consequências listam os objetivos para a solução de um problema, classificando como cada uma das alternativas atende a determinado objetivo.

22 Unidade I A tríade crítica: tomada de decisão, administração e liderança

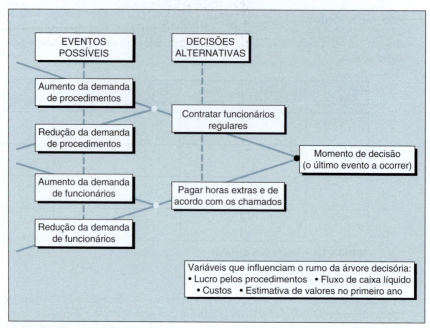

FIGURA 1.4 • Uma árvore decisória.

Por exemplo, analise o problema: "A quantidade de quedas entre pacientes ultrapassou a taxa-padrão em dois trimestres consecutivos". Após um período de análise, foram escolhidas as seguintes alternativas como solução:

1. Oferecer um novo programa educativo para orientar o corpo funcional sobre a prevenção de quedas.
2. Implementar uma verificação noturna, de modo a garantir que os pacientes estejam com as laterais das camas erguidas e estas na posição baixa.
3. Implementar uma política que exija ordens para imobilizar de maneira suave todos os pacientes com confusão mental.

Em seguida, o tomador de decisão lista cada alternativa ao lado dos objetivos para solucionar o problema que, no caso exemplificado, poderia ser: (a) reduzir o número de quedas, (b) satisfazer aos padrões reguladores, (c) apresentar boa relação custo-benefício e (d) satisfazer às diretrizes da política atual. Posteriormente, o decisor classifica cada um dos objetivos almejados e examina cada uma das alternativas por meio de um guia padronizado que possibilita uma comparação equânime entre as alternativas e auxilia a eliminar escolhas indesejadas. É importante examinar os efeitos de longo prazo de cada alternativa, bem como a maneira pela qual a decisão afetará outras pessoas. A Tabela 1.3 ilustra um exemplo de tabela de consequências.

TABELA 1.3 Uma tabela de consequências

Objetivos para a solução do problema	Alternativa 1	Alternativa 2	Alternativa 3
1. Reduzir o número de quedas.	X	X	X
2. Atender aos padrões reguladores.	X	X	X
3. Apresentar boa relação de custo-benefício.		X	X
4. Satisfazer às atuais diretrizes políticas.			X
Escore para a decisão			

Modelos lógicos

Os *modelos lógicos* são esquemas ou quadros que mostram como os programas pretendem funcionar. O esquema costuma incluir recursos, processos e resultados desejados, mostrando exatamente quais as relações entre os três componentes. Por exemplo, Allmark, Baxter, Goyder, Guillaume e Crofton-Martin (2013) usaram modelos lógicos para descrever trajetórias causais entre o fornecimento de serviços de consultoria e melhorias na saúde. Dados e discussões envolvendo 87 documentos foram usados para construir um modelo que descrevesse intervenções, resultados primários, secundários e terciários posteriores às intervenções aconselhadas.

Avaliação de programa e técnica de revisão

Avaliação de programa e técnica de revisão (PERT – *program evaluation and review technique*) é um instrumento bem conhecido para a determinação do momento propício para a tomada de decisões. Elaborado pela organização Booz-Allen-Hamilton e pela marinha norte-americana, junto ao programa POLARIS de mísseis, o PERT é basicamente um fluxograma que prevê quando devem ocorrer eventos e atividades caso aconteça determinado evento. A Figura 1.5 mostra um gráfico PERT para a criação de uma nova sala de tratamento de pacientes externos em situações de procedimentos oncológicos. O número de semanas para a realização das tarefas está listado em momento considerado otimista, momento mais provável e momento pessimista. A trajetória crítica mostra algo que precisa acontecer na sequência antes de se prosseguir. O PERT é especialmente útil quando há um grupo de pessoas trabalhando em um projeto. O fluxograma mantém todos atualizados, e os problemas são identificados com facilidade logo que ocorrem. Os fluxogramas são bastante conhecidos, sendo utilizados até mesmo em questões pessoais.

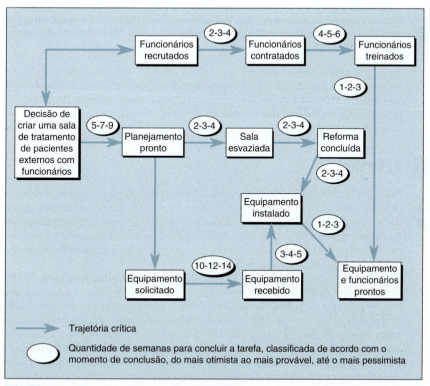

FIGURA 1.5 • Exemplo de diagrama de gráfico PERT.

> ### EXERCÍCIO DE APRENDIZAGEM 1.5
> **Uso de um fluxograma para a administração de um projeto**
> Imagine um projeto em que você esteja envolvido; pode ser dançar, fazer um piquenique, reformar um banheiro ou programar um semestre de atividades em aula.
>
> **Tarefa:** elabore um fluxograma, inserindo na parte inferior as datas em que serão concluídas as atividades para o evento. Indo de trás para a frente, insira as tarefas mais importantes e as datas de sua conclusão. Consulte sempre o fluxograma ao longo do projeto, verificando se você está seguindo o cronograma.

ARMADILHAS NA UTILIZAÇÃO DOS INSTRUMENTOS DE TOMADA DE DECISÃO

Um equívoco comum na tomada de decisões é basear as decisões em primeiras impressões. Isso, por sua vez, geralmente leva a *tendências de confirmação*. Uma tendência de confirmação tende a afirmar a primeira impressão e as preferências enquanto outras alternativas são avaliadas. Por isso, mesmo a utilização de tabelas de consequências, árvores decisórias e outros instrumentos quantitativos de decisão não garante uma boa decisão.

É também da natureza humana concentrar-se em um evento que deixa uma forte impressão, podendo levar os indivíduos a nutrirem noções preconcebidas ou inclinações que influenciam suas decisões. Com frequência, administradores permitem que o passado influencie indevidamente suas decisões atuais.

Muitas armadilhas associadas aos instrumentos para decisões administrativas podem ser dribladas pela escolha do estilo correto de decidir e pelo envolvimento de outras pessoas, quando apropriado.

Embora ocorram momentos em que outras pessoas têm de se envolver, nem sempre há necessidade da participação de terceiros no processo decisório, e com frequência um administrador não tem tempo para envolver um grande grupo nesse processo. No entanto, é importante separar aquelas decisões que necessitam de *input* de outros daquelas que um administrador pode tomar sozinho.

RESUMO

Este capítulo discutiu a tomada de decisão efetiva, a solução de problemas, o raciocínio crítico e o raciocínio clínico como requisitos para ser um líder e administrador de sucesso. Um líder-administrador verdadeiro reconhece a necessidade de ser sensível ao decidir. Aquele que toma boas decisões é corajoso, tem energia e criatividade. Uma das habilidades do líder envolve o reconhecimento das pessoas apropriadas a serem incluídas no processo decisório e a utilização de um modelo teórico adequado à situação de tomada de decisão.

Administradores que tomam decisões qualificadas são administradores eficientes. O administrador deve desenvolver uma abordagem sistemática e científica à solução de problemas que comece com uma meta estabelecida e que termine com uma etapa de avaliação. Há instrumentos de decisão que ajudam em tomadas de decisão mais eficazes; os líderes-administradores, entretanto, devem lembrar-se de que não são imunes a erros e que, algumas vezes, não dão espaço adequado ao elemento humano na administração. Além disso, os administradores devem lutar para tomar decisões que reflitam as melhores práticas baseadas em pesquisas e a base científica de conhecimentos da enfermagem. Não devemos esquecer do papel da intuição como auxiliar nas decisões de qualidade.

O líder-administrador integrado entende a influência exercida pelo gênero, pelos valores pessoais, pelas experiências de vida, pelas preferências, pelo desejo de assumir riscos, pelo domínio

Capítulo 1 Tomada de decisão, solução de problemas, raciocínio crítico e raciocínio clínico... **25**

do hemisfério cerebral e pelos estilos de pensamento nas alternativas escolhidas para a tomada de decisão. Aquele que raciocina de forma crítica sabe, ao analisar uma decisão, que há áreas de vulnerabilidade que impedem uma tomada de decisão bem-sucedida, fazendo de tudo para evitar armadilhas de lógica e coletas de dados equivocadas.

Os administradores e líderes entendem o impacto que a organização exerce sobre o processo decisório, tendo consciência de que algumas decisões que tomarem na organização serão apenas satisfatórias. No entanto, darão o máximo de si para resolver os problemas de forma adequada e tomar, na maior parte das vezes, boas decisões.

CONCEITOS-CHAVE

- Os tomadores de decisão bem-sucedidos têm autopercepção, coragem, sensibilidade, energia e criatividade.
- A abordagem racional à solução de problemas começa com a fixação de uma meta e termina com um processo de avaliação.
- A tomada de decisão naturalista mescla intuição e análise, embora o reconhecimento de padrões e a experiência orientem os tomadores de decisão quando há limitação de tempo ou diante da impossibilidade de uma tomada racional de decisão.
- A prática de enfermagem baseada em evidências integra as melhores evidências disponíveis para alcançar os resultados almejados.
- O tomador de decisão bem-sucedido compreende a importância do gênero, dos valores pessoais e individuais, das experiências de vida, das preferências, da disposição em assumir riscos, do domínio do hemisfério cerebral e do estilo predominante de pensamento na identificação e na escolha de alternativas.
- O pensador crítico conhece as áreas de vulnerabilidade que constituem obstáculos à tomada de decisão e faz de tudo para evitar as armadilhas de uma lógica incorreta ao coletar dados.
- O ato de tomar e avaliar decisões aumenta a capacidade de quem decide.
- Há vários modelos de aperfeiçoamento do processo decisório. O uso de um modelo sistemático de tomada de decisão ou de solução de problemas reduz a prática heurística de tentativa e erro ou os métodos mais genéricos e aumenta a probabilidade de tomada de decisão adequada.
- O domínio do hemisfério esquerdo ou do hemisfério direito do cérebro, além dos estilos de pensamento, influencia, pelo menos até certo ponto, a forma de pensar dos indivíduos.
- Duas importantes considerações no processo decisório organizacional são a forma como o poder influencia o processo decisório e se o processo decisório administrativo precisa ou não ser apenas satisfatório.
- A ciência administrativa produz muitos instrumentos que auxiliam na tomada das melhores e mais objetivas decisões, mas todos estão sujeitos ao erro humano; muitos não levam em conta de maneira adequada o elemento humano.

EXERCÍCIOS DE APRENDIZAGEM

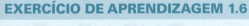

EXERCÍCIO DE APRENDIZAGEM 1.6

Avaliação da tomada de decisão

A. Descreva as duas melhores decisões que você já tomou na vida e as duas piores. Quais fatores o auxiliaram a tomar decisões sábias? Quais elementos do raciocínio crítico resultaram em erro quando você tomou decisões insatisfatórias? Como você avaliaria sua capacidade de tomar decisões?

B. Examine o processo que você empregou em sua decisão de ser enfermeiro. Você o descreveria como mais adequado a um perfil de homem administrativo ou de homem econômico?

26 **Unidade I** A tríade crítica: tomada de decisão, administração e liderança

EXERCÍCIO DE APRENDIZAGEM 1.7

18 perguntas para avaliar o nível de suas habilidades decisórias. Questionário e resultados

Instruções:

Para cada afirmativa, marque botão da coluna que melhor descreve você. Por favor, responda as perguntas como você é de verdade (em vez de responder como você deveria ser), e não se preocupe se algumas perguntas parecerem dar pontos na "direção errada." Quando tiver acabado, clique no botão "Calcular o Meu Total" ao final do teste.

	Afirmativa	Jamais	Rara-mente	Às vezes	Frequen-temente	Muito frequen-temente
1	Avalio os riscos associados a cada alternativa antes de tomar uma decisão.	◘	◘	◘	◘	◘
2	Depois que eu tomo uma decisão, ela é definitiva – porque sei que meu processo é sólido.	◘	◘	◘	◘	◘
3	Tento determinar a verdadeira questão antes de iniciar um processo decisório.	◘	◘	◘	◘	◘
4	Eu me baseio em minha própria experiência para encontrar soluções potenciais para um problema.	◘	◘	◘	◘	◘
5	Costumo ter um forte "impulso instintivo" acerca dos problemas, e me baseio nele para tomar uma decisão.	◘	◘	◘	◘	◘
6	Às vezes fico surpreso pelas consequências práticas de minhas decisões.	◘	◘	◘	◘	◘
7	Utilizo um processo bem definido para estruturar minhas decisões.	◘	◘	◘	◘	◘
8	Acredito que envolver muitas partes interessadas para gerar soluções pode deixar o processo mais complicado do que ele precisa ser.	◘	◘	◘	◘	◘
9	Quando tenho dúvidas acerca da minha decisão, retorno e confiro novamente as minhas pressuposições e meu processo.	◘	◘	◘	◘	◘
10	Levo o tempo que for preciso para escolher o melhor instrumento decisório para cada decisão específica.	◘	◘	◘	◘	◘
11	Levo em consideração uma variedade de soluções potenciais antes de tomar minha decisão.	◘	◘	◘	◘	◘
12	Antes de comunicar a minha decisão, crio um plano de implementação.	◘	◘	◘	◘	◘
13	Num processo decisório em grupo, costumo apoiar as propostas dos meus amigos e tento encontrar maneiras de fazê-las funcionar.	◘	◘	◘	◘	◘
14	Quando comunico minha decisão, incluo minha linha de raciocínio e minha justificativa	◘	◘	◘	◘	◘
15	Algumas das decisões que escolhi se mostraram muito mais difíceis de implementar do que eu esperava.	◘	◘	◘	◘	◘
16	Prefiro tomar decisões por conta própria, e só então deixar outras pessoas saberem o que eu decidi.	◘	◘	◘	◘	◘

Capítulo 1 Tomada de decisão, solução de problemas, raciocínio crítico e raciocínio clínico... **27**

| 17 | Determino os fatores mais importantes para a decisão, e então uso estes fatores para avaliar minhas escolhas. | ◙ | ◙ | ◙ | ◙ | ◙ |
| 18 | Enfatizo o meu nível de confiança a respeito de uma decisão como uma forma de ganhar apoio para os meus planos. | ◙ | ◙ | ◙ | ◙ | ◙ |

Total = 0

Interpretação da pontuação

Pontuação	Comentário
18-42	Seu processo decisório não está completamente maduro. Você não é objetivo o suficiente, e você se baseia demais em sorte, instinto e *timing* para tomar decisões confiáveis. Comece a aprimorar suas habilidades decisórias concentrando-se mais no processo que leva à decisão, em vez de na decisão em si. Com um processo sólido, você pode encarar qualquer decisão com confiança. Mostraremos como.
43-66	Seu processo de tomada de decisão é razoável. Você tem uma boa compreensão dos fundamentos, mas agora você precisa aprimorar o seu processo e ser mais proativo. Concentre-se em encontrar inúmeras opções e em descobrir a maior quantidade que conseguir de riscos e consequências. Estabeleça um foco específico nas áreas em que você perdeu pontos e desenvolva um sistema que funcione para você numa ampla variedade de situações.
67-90	Você tem uma excelente abordagem para tomar decisões! Você sabe como preparar o processo e gerar inúmeras soluções potenciais. A parti daí, você analisa as opções cuidadosamente e toma a melhor decisão possível tomando por base aquilo que você conhece. À medida que você for ganhando mais e mais experiência, use essas informações para avaliar suas decisões, e continue a desenvolver seu sucesso no processo decisório. Pense nas áreas em que você perdeu pontos, e decida como você pode incluir essas áreas no seu processo.

Conforme você foi respondendo as perguntas, percebeu alguns temas em comum? Embasamos nosso questionário em seis etapas essenciais no processo de tomada de decisão:

1. Estabelecimento de um ambiente positivo para a tomada de decisão.
2. Geração de soluções potenciais.
3. Avaliação das soluções.
4. Decisão.
5. Conferência da decisão.
6. Comunicação e implementação.

Caso você esteja ciente destes seis elementos básicos e consiga aprimorar o modo como você os estrutura, isso o ajudará a desenvolver um melhor sistema geral de tomada de decisão. Examinemos estes seis elementos individualmente.

Estabelecimento de um ambiente positivo para a tomada de decisão (Afirmativas 3, 7, 13 e 16)

Se alguma vez você já esteve numa reunião onde as pessoas pareciam estar discutindo questões diferentes entre si, então já viu o que acontece quando o ambiente decisório não foi bem estabelecido. É importante que todos compreendam a questão antes de se prepararem para tomar uma decisão. Isso inclui concordar com um objetivo, assegurar que a questão correta esteja sendo discutida e entrar em acordo quanto ao processo para levar a decisão adiante.

Logo de início você já precisa abordar as considerações-chave em termos interpessoais. Você incluiu todas as partes interessadas? E as pessoas envolvidas na decisão concordam em se respeitar mutuamente e praticar uma discussão aberta e honesta? Afinal de contas, se apenas as opiniões mais poderosas forem ouvidas, você corre o risco de não cogitar algumas das melhores soluções disponíveis.

Geração de soluções potenciais (Afirmativas 4, 8 e 11)

Outra parte importante de um bom processo decisório é a geração do maior número de boas alternativas razoáveis a serem avaliadas. Se você simplesmente adotar a primeira solução que encontrar, então provavelmente estará perdendo uma porção de alternativas melhores.

(Continua)

28 **Unidade I** A tríade crítica: tomada de decisão, administração e liderança

Avaliação das alternativas (Afirmativas 1, 6 e 15)

O estágio de exploração das alternativas costuma ser a parte mais demorada de um processo decisório. Este estágio às vezes demora tanto que uma decisão nem chega a ser tomada! Para dar eficiência a esta etapa, seja claro quanto aos fatores que você deseja incluir na sua análise. Há três fatores-chave a considerar:

1. **Risco** – A maioria das decisões envolve algum risco. No entanto, você precisa descobrir e compreender os riscos para fazer a melhor escolha possível.

2. **Consequências** – Você não pode prever as implicações de uma decisão com 100% de precisão. Mas você pode ser cuidadoso e sistemático na maneira como identifica e avalia possíveis consequências.

3. **Viabilidade** – A opção escolhida é realista e implementável? Este fator muitas vezes é ignorado. Você geralmente tem de levar em consideração certas restrições ao tomar uma decisão. Como parte deste estágio de avaliação, assegure-se de que a alternativa que você selecionou é consideravelmente melhor do que o *statu quo*.

Decisão (Afirmativas 5, 10 e 17)

O momento da decisão em si pode ser empolgante e estressante. Para ajudá-lo a lidar com essas emoções da forma mais objetiva possível, empregue uma abordagem estruturada na decisão. Isso significa observar o que é mais importante numa boa decisão.

Leve o tempo que for necessário para antecipar e determinar exatamente o que tornará a decisão "correta". Isso melhorará significativamente a sua precisão decisória.

Conferência da decisão (Afirmativas 2 e 9)

Lembre-se que alguns aspectos de uma decisão não são objetivos. A decisão também precisa fazer sentido num âmbito intuitivo e instintivo. O processo inteiro que temos discutido até aqui se baseia nas perspectivas e experiências de todas as pessoas envolvidas. Agora, é hora de conferir a alternativa que você escolheu em termos de validade e de "fazer sentido".

Caso a decisão tenha uma conotação importante, também vale a pena auditá-la para assegurar que as suas pressuposições estão corretas, e que a estrutura lógica que você usou para tomar a decisão é bem fundamentada.

Comunicação e implementação (Afirmativas 12, 14 e 18)

O último estágio no processo de tomada de decisão envolve a comunicação da sua escolha e a preparação para implementá-la. Você pode tentar forçar que os outros aceitem a sua decisão ao exigir sua aceitação. Ou você pode angariar a aceitação deles explicando como e porque você chegou à sua decisão. Para a maioria das decisões – sobretudo para aquelas que precisam ser acolhidas por participantes antes da implementação – é mais eficiente angariar apoio explicando a sua decisão.

Disponha de um plano para implementar a sua decisão. As pessoas costumam reagir positivamente a um plano claro – um plano que lhes diga o que esperar e o que precisam fazer.

Fonte: How Good Is Your Decision-Making? Acessado 6 de fevereiro de 2013, em http://nso.com/newsletters/advisor/2004_fall/documentation.php. Reproduzido com a permissão de MindTools. © Mind Tools Ltd, 1996–2013.

EXERCÍCIO DE APRENDIZAGEM 1.8

Como levar em conta os elementos críticos na tomada de decisão

Você está no último ano da graduação e é presidente da organização de enfermagem. Faz parte do comitê que escolhe uma lista de candidatos a cargos na organização para o próximo ano acadêmico. Muitos participantes da organização se formam com você, e é seu desejo que a nova turma se comprometa com a organização. Alguns dos elementos mais brilhantes da turma de iniciantes envolvidos na organização não são benquistos por alguns de seus amigos ali.

Tarefa: com foco nos elementos críticos da tomada de decisão, elabore uma lista dos aspectos mais importantes a serem analisados para decidir quais serão os novos membros da organização. Contra o que você terá de se prevenir e como terá de fazer a coleta de dados para resolver tal problema?

Capítulo 1 Tomada de decisão, solução de problemas, raciocínio crítico e raciocínio clínico... **29**

EXERCÍCIO DE APRENDIZAGEM 1.9

Como examinar o processo decisório

Você é enfermeiro atuante há três anos desde a formatura no curso de enfermagem. Há falta de enfermeiros em sua área, e vários cargos em outras instituições estão disponíveis. Além disso, foi-lhe oferecido o cargo de enfermeiro-chefe pelo seu atual empregador. É importante acrescentar que sempre foi seu desejo trabalhar como enfermeiro de saúde comunitária, o que é uma possibilidade atualmente. Você sabe muito bem que este é um tempo de mudança, mas sua dúvida é sobre o que mudar e como tomar a decisão?

Tarefa: examine os aspectos individuais do processo decisório e os elementos críticos da tomada de decisão. Elabore um plano que inclua uma meta, uma lista de informações e os dados necessários a serem coletados, além das áreas em que você está vulnerável a ponto de tomar uma decisão insatisfatória. Examine as consequências de cada alternativa. Em seguida, forme um pequeno grupo e compartilhe o plano de tomada de decisão com os demais. Em que sua tomada de decisão se assemelhou à dos demais; em que foi diferente?

EXERCÍCIO DE APRENDIZAGEM 1.10

Como utilizar modelos na tomada de decisão

Você faz uso de algum modelo para resolver problemas ou tomar decisões? Alguma vez utilizou um modelo intuitivo? Relembre alguma decisão importante tomada no ano anterior. Qual modelo foi utilizado, se esse foi o caso?

Tarefa: escreva um ensaio de uma página sobre um problema solucionado ou uma decisão tomada neste ano. Descreva o modelo teórico usado como auxílio ao processo, se você tem um. Determinar se foi usado de forma consciente ou se foi algo acidental. Você contou com a ajuda de outros especialistas para resolver o problema?

EXERCÍCIO DE APRENDIZAGEM 1.11

Tomada de decisão e processo de assumir riscos

Você é recém formando em enfermagem que acaba de concluir o estágio probatório de três meses em uma unidade de enfermagem de cuidados críticos, seu primeiro emprego. A seu lado tem estado um preceptor que, gradativamente, o está deixando mais independente. Você já tem um paciente a seus cuidados, administrando medicamentos com independência há várias semanas. Hoje sua tarefa incluiu uma paciente idosa confusa, com doença coronariana grave. Os medicamentos da paciente são hipertensivos, antiarrítmicos e betabloqueadores. Foi uma manhã atarefada, e você teve poucos momentos para reorganizar suas ideias.

São 14h30min. Você está preparando o relatório de final de plantão ou turno. Ao revisar os sinais vitais da paciente, às 14h, você percebeu uma elevação importante na pressão arterial e na frequência cardíaca. Segundo a paciente, porém, não há nada a incomodá-la. Você recorda que, ao passar com os medicamentos da manhã, a paciente, que estava tomando banho, solicitou que você os deixasse na mesinha de cabeceira e afirmou que os tomaria logo. Você planejou voltar a fim de verificar se ela os tomara, mas foi desviado desse propósito devido a um problema com outro paciente.

Você vai agora ao quarto da paciente para verificar se ela tomou os medicamentos. Esses e o recipiente para sua administração não estão mais onde os deixara, o que o leva a uma busca infrutífera no cesto do lixo, na cama da paciente e na mesa de cabeceira. A paciente está confusa demais para um relato preciso da ingestão ou não dos medicamentos. Ninguém em seu grupo de atendimento viu os medicamentos.

A essa altura, você não tem certeza sobre o que fazer. Está frustrado por não ter esperado para administrar os medicamentos pessoalmente, mas nada há a fazer em tal caso. Anota no prontuário que os medicamentos foram administrados pela manhã quando os deixou na mesa junto ao leito. Reluta em informar que ocorreu um erro medicamentoso, porque ainda está em estágio

(Continua)

30 Unidade I A tríade crítica: tomada de decisão, administração e liderança

probatório, e também está com dúvida sobre a paciente ter ou não ingerido os medicamentos. Seu período probatório não ocorreu facilmente, e você sabe que o relato desse incidente poderá prolongar esse estágio. Além disso, uma cópia do relatório do erro ficará em sua ficha. O médico da paciente costuma estar de mau humor e ficará pior ao saber de sua incerteza quanto à administração dos medicamentos da paciente. Na verdade, se você não fizer nada, é possível que jamais alguém saiba o que aconteceu.

Você se sente responsável pelo bem-estar da paciente. O médico talvez queira oferecer doses adicionais do medicamento se ela não o tiver tomado pela manhã. Fora isso, a elevação da frequência cardíaca e da pressão arterial foi percebida há pouco, e você se dá conta de que pode piorar durante o próximo plantão. A paciente receberá nova medicação às 21h (b.i.d. de 12 em 12 horas).

Tarefa: decida como agir. Determine se usará um modelo sistemático, intuitivo ou ambos para tomar suas decisões. Como suas preferências, seus valores, suas experiências de vida, seu desejo de assumir riscos e suas formas individuais de pensar influenciaram sua decisão?

EXERCÍCIO DE APRENDIZAGEM 1.12

Determinando uma necessidade de saber a verdade

Você é um estudante de enfermagem. Também é HIV positivo como resultado de alguns comportamentos de alto risco uma década atrás. (Parece que foi em outra vida.) Atualmente, você está num relacionamento comprometido e monógamo e seu parceiro sabe que você é portador do HIV. Você passou por relativamente poucos efeitos colaterais pelas drogas antirretrovirais que precisa tomar, e você tem uma aparência saudável. Você não informou suas preferências sexuais, seu histórico ou sua condição de HIV positivo a nenhum de seus colegas, acima de tudo porque você acha que não é da conta deles e porque teme sofrer ostracismo na sua comunidade local, que é bastante conservadora.

Hoje, no ambiente clínico, um dos alunos acidentalmente se fincou com uma agulha logo antes de injetá-la em um paciente. Um exame laboratorial foi encomendado para garantir que o paciente não foi exposto a alguma doença transmitida pelo sangue. À noite, pela primeira vez, você percebe que por mais cuidadoso que seja, há pelo menos um pequeno risco de que você venha inadvertidamente a expor pacientes aos seus fluidos corporais e, portanto, a algum risco.

Tarefa: decida o que você irá fazer. Há uma necessidade de informar sua condição de HIV positivo à escola? A futuros empregadores? A pacientes? O que determina se existe uma "necessidade de contar" e uma "necessidade de saber"? Qual objetivo teve o maior peso na sua decisão?

REFERÊNCIAS

Allmark, P., Baxter, S., Goyder, E., Guillaume, L., & Crofton-Martin, G. (2013). Assessing the health benefits of advice services: Using research evidence and logic model methods to explore complex pathways. *Health & Social Care in the Community, 21*(1), 59–68.

BusinessDictionary.com (2013). *Decision making. Definitions.* Acessado em 26 de janeiro de 2013, em http://businessdictionary.com/definitions/decision-making.html

Decision-making-confidence.com (2006-2013). *Six step decision making process.* Acessado em 24 de janeiro de 2013, em http://www.decision-making-confidence.com/ six-step-decision-making-process.html

Dictionary.com (2013). *Critical thinking. Definition.* Acessado em 26 de janeiro de 2013, em *http://dictionary.reference.com/browse/critical+thinking?s=t*

Edmonds, M. (1998–2013). *Do men and women have different brains? How stuff works.* http://science.howstuffworks.com/life/men-women-different-brains.htm

Hamrock, E., Paige, K., Parks, J., Scheulen, J., & Levin, S. (2013). Discrete event simulation for healthcare organizations: A tool for decision making. *Journal of Healthcare Management, 58*(2), 110–124.

How Good Is Your Decision-Making? (1996-2013). *Mind tools.* Acessado em 6 de fevereiro de 2013, em http://www.mindtools.com/pages/article/newTED_79.htm

Klein, G. (2008). Naturalistic decision making. *Human Factors, 50*, 456–460.

Lewis, R., Strachan, A., & Smith, M. (2012). Is high fidelity simulation the most effective method for the development of non-technical skills in nursing? A review of the current evidence. *Open Nursing Journal, 6*, 82–89.

Linn, A., Khaw, C., Kildea, H., & Tonkin, A. (2012, January/February). Clinical reasoning. A guide to improving teaching and practice. *Australian Family Physician, 41*(1/2), 18–20. Acessado em 26 de janeiro de 2013, em http://www.racgp.org.au/download/documents/AFP/2012/JanFeb/201201linn.pdf

Moxley, J., Anders Ericsson, K., Charness, N., & Krampe, R. (2012). The role of intuition and deliberative thinking in experts' superior tactical decision-making. *Cognition, 124*(1), 72–78.

Muoni, T. (2012). Decision-making, intuition, and the midwife: Understanding heuristics. *British Journal of Midwifery, 20*(1), 52–56.

Park, E. (2012). An integrated ethical decision-making model for nurses. *Nursing Ethics, 19*(1), 139–159.

Pearson, H. (2013). Science and intuition: Do both have a place in clinical decision making? *British Journal of Nursing, 22*(4), 212–215.

Prevost, S. (2014). Evidence-based practice. In C. Huston (Ed.), *Professional issues in nursing* (3rd ed.). Philadelphia, PA: Lippincott Williams & Wilkins.

Rigby, D. K., Gruver, K., & Allen, J. (2009, July/August). Innovation in turbulent times. *Harvard Business Review*, 79–86.

Russell, B. H., Geist, M. J., & Maffett, J. H. (2013, January). Safety: An integrated clinical reasoning and reflection framework for undergraduate nursing students. *Journal of Nursing Education, 52*(1), 59–62. Acessado em 27 de janeiro de 2013, em http://www.healio.com/nursing/journals/jne/%7Bd04983cb-e91a-4272-82d1-f44f5eab3e12%7D/safety-an-integrated-clinical-reasoning-and-reflection-framework-for-undergraduate-nursing-students

Simon, H. A. (1965). *The shape of automation for man and management*. New York, NY: Harper Textbooks.

12 Manage: The Executive Fast Track. (2013). *Whole brain model (Herrmann)*. Acessado em 14 de maio de 2013, em http://www.12manage.com/methods_herrmann_whole_brain.html

2

Visões clássicas de liderança e administração

... administração consiste em eficiência para galgar a escada do sucesso; liderança determina se a escada está ou não apoiada na parede certa.
—Stephen R. Covey

... jamais algum executivo sofreu porque seus subordinados eram fortes e eficientes.
—Peter Drucker

PONTOS DE LIGAÇÃO ESTE CAPÍTULO ABORDA:

BSN Essential II: Liderança organizacional básica e sistemas para qualidade do cuidado e segurança dos pacientes
BSN Essential VI: Comunicação e colaboração interprofissional para obtenção de melhores resultados na saúde dos pacientes
BSN Essential IX: Bacharelado para o exercício de enfermagem generalista
MSN Essential II: Liderança organizacional e de sistemas
MSN Essential VII: Colaboração interprofissional para obtenção de melhores resultados na saúde dos pacientes e da população
MSN Essential IX: Exercício de enfermagem generalista avançada
AONE Nurse Executive Competency I: Comunicação e desenvolvimento de relacionamentos
AONE Nurse Executive Competency II: Um conhecimento sobre o ambiente de atendimento de saúde
AONE Nurse Executive Competency III: Liderança
QSEN Competency: Trabalho em equipe e colaboração

OBJETIVOS DIDÁTICOS *O aluno irá:*

- discutir a evolução da teoria da administração em relação à sociedade em transformação
- correlacionar teóricos da administração com suas respectivas contribuições teóricas
- discutir a necessidade de que administradores de atendimento de saúde tenham habilidades altamente integradas e bem desenvolvidas em liderança e administração
- definir os componentes do processo de administração
- distinguir entre os papéis de liderança e as funções de administração
- identificar estilos comuns de liderança e descrever situações em que cada um desses estilos pode ser usado apropriadamente
- descrever as diferenças entre teorias da liderança interacional e transformacional
- analisar o desenvolvimento histórico da teoria da liderança
- distinguir entre os estilos autoritário, democrático e *laissez-faire* de liderança
- identificar fatores contextuais que afetam a relação entre líderes e seguidores, com base na teoria da liderança em âmbito geral
- delinear variáveis sugeridas nas teorias situacional e de contingência

A relação entre liderança e administração ainda desperta controvérsias, embora a literatura demonstre a necessidade de ambas. "Psicólogos tendem a definir liderança em termos de comportamento interpessoal, enquanto os pensadores de administração enfatizam o modo como os líderes moldam as características estruturais das organizações" (Kaiser, Lindberg McGinnis, & Overfield, 2012, p. 120). A liderança também é encarada por alguns como uma das várias funções do administrador; outros defendem que ela exige habilidades mais complexas que as de um administrador e que administrar é somente mais um papel do líder; há ainda os que estabelecem diferenças entre as duas. Muitos defendem que administrar enfatiza o *controle* – de horas, custos, salários, tempo extra, uso de folgas, inventário e estoque –, ao passo que liderar aumenta a produtividade, maximizando a *eficiência* da força de trabalho.

Entretanto, se um administrador orienta, dirige e motiva, e um líder fortalece os outros, pode-se dizer então que todo administrador deveria ser um líder. Da mesma forma, liderar sem administrar resulta em caos e fracasso tanto para a organização quanto para o executivo individual.

Thompson (2012) concorda, sugerindo que a boa administração, definida por um planejamento sólido, por habilidades organizacionais e por controle, permite que os administradores intervenham quando as metas estão ameaçadas. Mas é a habilidade de liderança que se faz necessária para implementar a mudança planejada que é uma parte da melhoria do sistema. Por isso, a integração das habilidades de liderança e de administração é crucial para atingir metas.

Dignam et al. (2012) também concordam, sugerindo que como a mudança é uma característica primordial dos ambientes contemporâneos de atendimento em saúde, os administradores devem ser capazes de migrar do foco tradicional restrito à conclusão de tarefas operacionais e passar a se concentrar nas habilidades de liderança de antevisão, motivação e inspiração dos outros antes que as metas almejadas possam ser cumpridas. MacLeod (2012) reflete ideias similares em sua sustentação de que, em face de mudanças significativas, *tanto* uma administração sensata *quanto* fortes habilidades de liderança são essenciais à viabilidade a longo prazo das organizações atuais de atendimento em saúde.

Ainda assim, todos conhecemos indivíduos em posições de liderança que são incapazes de administrar e indivíduos em papéis administrativos que são incapazes de liderar. De início, este capítulo estabelecerá uma distinção arbitrária entre administração e liderança, com foco em como o desenvolvimento teórico em cada campo de estudo muda com o tempo, concluindo com uma discussão de como deve ser, na verdade, a íntima integração desses papéis para aqueles que os exercem no mundo atual.

ADMINISTRADORES

O Dictionary.com (2013, parágrafo 1) define *administração* como "o ato ou o modo de guiar ou assumir o comando" ou "condução, direção ou controle". Ambas definições sugerem que administrar é o processo de liderar e dirigir toda uma organização ou parte dela, normalmente um negócio, por meio da alocação e manipulação de recursos. Assim, normalmente os administradores:

- Ocupam um cargo designado na organização formal.
- Possuem uma fonte legítima de poder que tem a ver com a autoridade delegada que acompanha seu cargo.
- Devem desempenhar funções, responsabilidades e deveres específicos.
- Enfatizam controle, tomada de decisão, análise de decisão e resultados.
- Manipulam pessoas, ambiente, dinheiro, tempo e outros recursos para atingir as metas organizacionais.
- Têm responsabilidade e comprometimento pessoais maiores com a racionalidade e o controle do que os líderes.
- Dirigem subordinados interessados e desinteressados.

Administrar é o processo de liderar e dirigir toda uma organização ou parte dela por meio da alocação e manipulação de recursos.

LÍDERES

Ainda que o termo *líder* esteja em uso desde o ano 1300, a palavra *liderança* (*leadership*, em inglês) só ficou conhecida na língua inglesa na primeira metade do século XIX. Apesar de sua entrada relativamente tardia na língua inglesa, liderança tem muitos significados, e não há uma definição isolada que seja ampla o suficiente para englobar o processo total de liderança.

O exame do termo *líder* leva-nos, porém, à ideia de liderar. Os líderes são aqueles indivíduos que estão na vitrine, assumindo riscos, buscando alcançar metas compartilhadas e inspirando os outros a agirem. Aqueles indivíduos que optam por seguir um líder o fazem por escolha própria, não porque são obrigados a fazê-lo. Kaiser et al. (2012) concordam, sugerindo que a essência da liderança é um processo de influência social em que os líderes usam comportamentos interpessoais para motivar seguidores a se comprometer e a fazer seus melhores esforços para contribuir com as metas do grupo.

Líderes estão à frente, prosseguindo, assumindo riscos e desafiando o *statu quo*.

É importante lembrar, porém, que o nome de um cargo por si só não torna a pessoa um líder. É somente o comportamento de alguém que determina se o indivíduo ocupa ou não um cargo de liderança. O administrador é aquele que faz as coisas acontecerem – o que consegue algo, que tem responsabilidade e conduz. É a pessoa que influencia e orienta o rumo, as opiniões e o curso das ações. O Quadro 2.1 inclui uma lista parcial dos papéis comuns de um líder.

QUADRO 2.1 Papéis da liderança

Tomador de decisões	Treinador	Capaz de prever
Comunicador	Conselheiro	Capaz de influenciar
Avaliador	Professor	Solucionador criativo de problemas
Facilitador	Pensador crítico	Agente de mudança
Disposto a correr riscos	Protetor	Diplomata
Mentor	Defensor	Modelo de conduta
Energizador	Visionário	Inovador

Outras características de um líder incluem:

- Líderes não costumam ter autoridade delegada; conseguem seu poder por outros meios, como influência.
- Líderes têm uma gama maior de papéis do que administradores.
- Líderes podem ou não ser parte da organização formal.
- Líderes têm foco no processo de grupo, na coleta de informações, no *feedback* e no fortalecimento dos outros.
- Líderes enfatizam as relações interpessoais.
- Líderes dirigem seguidores interessados.
- Líderes têm metas que podem ou não refletir as da organização.

EXERCÍCIO DE APRENDIZAGEM 2.1

Papéis da liderança e funções administrativas

Em pequenos grupos ou no grande grupo, discutam suas ideias de administração e liderança. Você acredita que sejam a mesma coisa ou coisas diferentes? Se acredita que sejam diferentes, crê que tenham a mesma importância para o futuro da enfermagem? Em sua opinião, uma seria mais importante que a outra? Como administradores de enfermagem novatos podem aprender funções administrativas e desenvolver habilidades de liderança?

É importante lembrar que para deixar de ser um líder, basta que os outros parem de lhe seguir. Por isso, a liderança é mais dinâmica do que a administração, e os líderes cometem erros que podem resultar na perda de seus seguidores. Zenger e Folkman (2009), por exemplo, usando dados de *feedback* de 360° coletados junto a mais de 450 executivos incluídos na Fortune 500, identificaram 10 defeitos fatais que desencaminham os líderes (veja o Quadro 2.2). Embora esses defeitos pareçam bastante óbvios, muitos líderes ineficientes não sabem que exibem esses comportamentos.

> **QUADRO 2.2 Dez defeitos fatais de liderança**
>
> 1. Falta de energia e entusiasmo
> 2. Aceitação de seu próprio desempenho medíocre
> 3. Falta de clareza em sua visão e direção
> 4. Discernimento deficiente
> 5. Falta de colaboração
> 6. Não praticar aquilo que defende
> 7. Resistência a novas ideias
> 8. Incapacidade de aprender com os erros
> 9. Carência de habilidades interpessoais
> 10. Incapacidade de desenvolver os outros
>
> Fonte: Zenger, J., & Folkman, J. (2009). Ten fatal flaws that derail leaders. Harvard Business Review. 18.

EVOLUÇÃO HISTÓRICA DA TEORIA DE ADMINISTRAÇÃO

A ciência da administração, da mesma forma que a enfermagem, desenvolve uma base teórica a partir de várias disciplinas, como negócios, psicologia, sociologia e antropologia. Uma vez que as organizações são complexas e variadas, a visão dos teóricos do que seja uma administração de sucesso e do que deveria ser vem mudando nos últimos cem anos.

A visão dos teóricos do que é uma administração de sucesso e do que deveria ser vem passando por mudanças nos últimos cem anos.

Administração científica (1900-1930)

Frederick W. Taylor, o "pai da administração científica", foi um engenheiro mecânico nas fábricas Midvale e Bethlehem Steel, na Pensilvânia, no final do século XIX. Frustrado com o que chamou de "vadiagem sistemática", em que os trabalhadores atingiam os padrões mínimos, realizando o mínimo possível de trabalho, postulou que, se lhes fosse ensinada "a melhor forma de realizar uma tarefa", a produtividade aumentaria. Tomando por empréstimo um termo cunhado por seu colega Louis Brandeis, Taylor deu o nome de administração científica a esses princípios. Os quatro princípios predominantes da administração científica identificados por Taylor (1911) são:

1. O "princípio básico" tradicional de organização do trabalho deve ser substituído por um método científico. Em outras palavras, por meio da utilização de estudos do tempo e dos movimentos, acoplados aos conhecimentos de trabalhadores experientes, o trabalho seria formulado de modo científico para promover a maior eficiência de tempo e energia.
2. Um sistema científico de administração de funcionários deve ser criado para que eles possam ser contratados, treinados e promovidos com base na competência e nas habilidades técnicas. A crença de Taylor residia em que as capacidades e as limitações de cada funcionário poderiam ser identificadas para que eles pudessem ser mais bem alocados à tarefa mais apropriada.
3. Os funcionários devem entender como se "encaixam" na organização e como contribuem com sua produtividade geral. Isso proporciona metas comuns e o compartilhamento da missão da organização. Segundo Taylor, isso poderia ser atingido pelo uso de incentivos

36 **Unidade I** A tríade crítica: tomada de decisão, administração e liderança

financeiros como recompensa pelo trabalho feito. Ele entendia os indivíduos como "animais econômicos", motivados apenas por dinheiro; assim, os operários seriam recompensados de acordo com seu nível de produção, mais do que com um salário baseado em horas trabalhadas.

4. A relação entre administradores e operários deve ser de cooperação e interdependência, com o trabalho repartido de forma igualitária. Os papéis, no entanto, não seriam os mesmos. O dos administradores, ou *supervisores funcionais*, envolveria o planejamento, a preparação e a supervisão. O trabalho em si caberia ao operário.

Qual foi a consequência da administração científica? A produtividade e os lucros aumentaram de maneira significativa. As organizações encontraram uma forma racional de trazer para si a energia da Revolução Industrial. Alguns especialistas viram em Taylor falta de humanidade, com seus princípios científicos longe dos melhores interesses de sindicatos e trabalhadores. É importante, porém, lembrar a época em que ele realizou seu trabalho. Durante a Revolução Industrial, prevalecia a economia do *laissez-faire*, o otimismo estava elevado e predominava uma ética puritana de trabalho. Taylor realmente acreditava que administradores e trabalhadores estariam satisfeitos se o retorno financeiro fosse compatível ao aumento da produtividade. Com o aumento do custo do trabalho nos Estados Unidos, muitas organizações passaram a encarar a administração científica de outro modo, alegando ter de pensar em novas formas de execução das tarefas tradicionais, tornando o trabalho mais eficiente.

EXERCÍCIO DE APRENDIZAGEM 2.2

Estratégias de eficiência

Em pequenos grupos, discuta algumas rotinas de trabalho realizadas nas organizações de saúde e que parecem ineficientes. Essas rotinas, o tempo e os movimentos necessários à execução da uma tarefa podem ser alterados de modo a melhorar a eficiência, sem prejuízo da qualidade do atendimento? Faça uma lista das formas como os enfermeiros podem trabalhar de modo mais eficiente. Não limite seu exame a procedimentos e rotinas de enfermagem apenas, mas examine também o impacto causado por outros departamentos ou pela organização da área de trabalho dos enfermeiros no sentido de impedir um trabalho mais eficiente. Partilhe suas ideias com os colegas

---

Ao mesmo tempo em que Taylor examinava as tarefas do operário, Max Weber, célebre sociólogo alemão, começou a estudar as grandes organizações para determinar o que tornava alguns operários mais eficientes que outros. Ele percebeu a necessidade de adotar uma autoridade formal e legal, além de regras e regulamentos consistentes para os funcionários em cargos diversos. Assim, a *burocracia* foi proposta como modo de organização. Seu ensaio "Burocracia" foi escrito em 1922 em resposta ao que percebeu como necessidade de propor mais regras, regulamentos e estrutura nas organizações, aumentando a eficiência. Muito do seu trabalho e a forma de organização burocrática são evidentes em muitas instituições de saúde. O Capítulo 12 detalha o trabalho de Max Weber.

Identificação das funções administrativas (1925)

Henri Fayol (1925) foi quem primeiro identificou as funções administrativas de planejamento, organização, comando, coordenação e controle. Por sua vez, Luther Gulick (1937) ampliou essas funções, introduzindo as "sete atividades administrativas" – planejamento, organização, contratação de funcionários, direção, coordenação, relatório e orçamento – como denota o mnemônico POSDCORB (Planejamento, Organização, *Staffing*/Contratação de funcionários, Direção, Coordenação, Relatório e *Budgeting*/Orçamento). Ainda que sofrendo modificações (seja pela inclusão da contratação de funcionários [*staffing*] como função administrativa, seja por mudança na denominação de alguns elementos), essas funções ou atividades pouco mudaram com o passar do tempo. Mais tarde, os teóricos começaram a chamar tais funções de processo de administração.

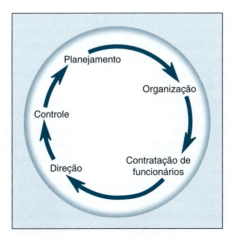

FIGURA 2.1 • Processo administrativo.

O *processo administrativo*, mostrado na Figura 2.1, é a estrutura organizadora deste livro. A seguir, estão descrições breves das cinco funções de cada fase desse processo:

1. *Planejamento* abrange a determinação da filosofia, das metas, dos objetivos, das políticas, dos procedimentos e das regras; a execução de projeções de longo e curto alcances; a determinação de um rumo fiscal de ação; e a administração da mudança planejada.
2. *Organização* inclui o estabelecimento da estrutura para realizar os planos, a determinação do tipo mais adequado de atendimento ao paciente e o agrupamento de atividades que satisfaçam às metas peculiares. Outras funções envolvem o trabalho no âmbito da estrutura da organização, além do entendimento e do uso adequado do poder e da autoridade.
3. *Contratação de funcionários* consiste em recrutar, entrevistar, contratar e orientar os funcionários. Horários de trabalho, desenvolvimento profissional, socialização do empregado e formação de equipes costumam fazer parte dessa função.
4. *Direção* inclui, ocasionalmente, várias funções de contratação de empregados. As funções dessa fase, entretanto, costumam representar responsabilidades de administração de recursos humanos, como motivar, controlar conflitos, delegar, comunicar e facilitar a colaboração.
5. *Controle*, por sua vez, envolve avaliações do desempenho, responsabilidade fiscal, controle da qualidade, controle legal e ético, bem como os controles profissional e institucional.

Controle das relações humanas (1930-1970)

Na década de 1920, teve início um período de intranquilidade para os empregados. A Revolução Industrial resultou em grande quantidade de empregados, relativamente sem habilidades, trabalhando em grandes fábricas, em tarefas especializadas. Assim, cientistas da administração e teóricos organizacionais começaram a analisar o papel da satisfação do empregado na produção. Esse *período das relações humanas* trouxe a ideia de administração participativa e humanista, com ênfase mais nas pessoas do que nas máquinas.

Mary Parker Follett foi um dos primeiros teóricos a sugerir princípios básicos do que hoje chamamos de *tomada de decisão participativa* ou *administração participativa*. No ensaio "The Giving of Orders" (1926), Follett explicou sua crença de que os administradores deveriam ter mais autoridade junto aos empregados do que sobre eles. Assim, seriam encontradas soluções que satisfizessem a ambos os lados, sem o domínio de um deles.

38 **Unidade I** A tríade crítica: tomada de decisão, administração e liderança

O período das relações humanas ainda tentou corrigir o que foi percebido como a principal falha do sistema burocrático – o fracasso em incluir o "elemento humano". Estudos realizados no Hawthorne Works da Western Electric Company, próximo a Chicago, entre 1927 e 1932, desempenharam papel importante nessa mudança de foco. Os estudos, realizados por Elton Mayo e seus colegas de Harvard, começaram como uma tentativa de análise das relações entre a iluminação elétrica na fábrica e a produtividade.

Mayo e colaboradores descobriram que, quando a administração dava atenção especial aos empregados, havia a possibilidade de a produtividade aumentar, independentemente das condições do ambiente de trabalho. Esse *efeito Hawthorne* indicou que as pessoas respondem ao fato de estarem sendo estudadas, em uma tentativa de aumentar qualquer comportamento que, em sua opinião, poderia manter a atenção. Mayo (1953) ainda descobriu que grupos informais de trabalho e um ambiente de trabalho socialmente informal eram fatores que determinavam a produtividade, recomendando maior participação dos empregados nas tomadas de decisão.

Douglas McGregor (1960) reforçou essas ideias com uma teoria de que as atitudes dos administradores em relação aos empregados (e, em consequência, a forma como os tratam) podem ter correlação direta com sua satisfação. A isso ele chamou de *Teoria X* e *Teoria Y*. Os administradores da Teoria X acreditam que os empregados são lentos, precisam de constante supervisão e direção, sendo indiferentes às necessidades da organização. Por sua vez, os administradores da Teoria Y creem que os empregados gostam do trabalho, são automotivados e querem trabalhar muito para atingir metas pessoais e organizacionais.

Chris Argyris (1964) apoiou McGregor e Mayo, dizendo que a dominação do administrador faz com que os trabalhadores fiquem desencorajados e passivos. Dizia que, se as necessidades de autoestima e independência não fossem satisfeitas, os trabalhadores ficariam desencorajados e problemáticos, podendo deixar a organização. Argyris enfatizou a necessidade de flexibilidade organizacional e de participação do empregado no processo decisório.

A era das relações humanas na ciência da administração trouxe grande interesse no estudo dos empregados. Muitos sociólogos e psicólogos assumiram esse desafio, com trabalhos na teoria da administração que contribuíram para o entendimento da motivação do empregado, assunto do Capítulo 18. A Tabela 2.1 resume a evolução da teoria da administração até o ano de 1970. No final da década de 1960, houve uma crescente preocupação com a possibilidade de a abordagem das relações humanas na administração ter problemas. Muitas pessoas continuaram a trabalhar em um ambiente burocrático, sempre dificultando uma abordagem participativa à administração. A abordagem das relações humanas tomava tempo demais, resultando, geralmente, em metas organizacionais não alcançadas. Além disso, nem todos os empregados gostavam de trabalhar em um ambiente menos estruturado, o que resultou em um maior reconhecimento da necessidade de correlacionar ainda mais a administração e a liderança.

TABELA 2.1 Desenvolvimento da teoria da administração – 1900 a 1970

Teórico	Teoria
Taylor	Administração científica
Weber	Organizações burocráticas
Fayol	Funções administrativas
Gulick	Atividades da administração
Follett	Administração participativa
Mayo	Efeito Hawthorne
McGregor	Teoria X e Teoria Y
Argyris	Participação do empregado

EVOLUÇÃO HISTÓRICA DA TEORIA DA LIDERANÇA (1900 ATÉ HOJE)

Uma vez que, historicamente, habilidades administrativas sólidas foram mais valorizadas do que habilidades de liderança sólidas, o estudo científico da liderança começou somente no século XX. Os primeiros trabalhos focaram conceitos amplos de liderança, como aspectos ou comportamentos do líder. Pesquisas recentes concentram-se mais na liderança como processo de influenciar outros indivíduos na cultura organizacional e na relação interativa entre líder e seguidores. Para um melhor entendimento das visões mais atualizadas de liderança, é necessário analisar a evolução da teoria da liderança ao longo do século passado.

 Assim como a teoria da administração, a teoria da liderança é dinâmica; isto é, o que se "conhece" e se acredita ser liderança está sempre mudando com o tempo.

A teoria do Grande Homem/teorias dos traços (1900-1940)

A *teoria do Grande Homem* e as *teorias dos traços* serviram de base para a maior parte das pesquisas em liderança até meados da década de 1940. A teoria do Grande Homem, da filosofia aristotélica, afirma que alguns indivíduos nasceram para liderar, ao passo que outros nasceram para ser liderados. Ela sugere, ainda, que os grandes líderes aparecerão quando a situação assim o exigir.

As teorias dos traços pressupõem que algumas pessoas apresentam determinadas características ou traços de personalidade que as tornam melhores líderes que outras. Para determinar os traços que diferenciam os grandes líderes, pesquisadores estudaram a vida de pessoas famosas ao longo da história. O efeito dos seguidores e o impacto da situação foram ignorados. Ainda que as teorias dos traços apresentem falhas explícitas (por exemplo, negligenciam o impacto de outras pessoas ou da situação no papel de líder), elas merecem ser examinadas. Muitas características identificadas nessas teorias dos traços (Quadro 2.3) ainda são usadas para descrever líderes de sucesso.

Oponentes contemporâneos a essas teorias afirmam, entretanto, que as habilidades de liderança podem ser desenvolvidas e não apenas herdadas. Avolio, Walumbwa e Weber (2009) sugerem, porém, que pouquíssimo trabalho foi feito nos últimos cem anos para determinar se a liderança pode de fato ser desenvolvida. Uma recente revisão meta-analítica sugeriu que apenas cerca de um terço dos 201 estudos sobre liderança interpessoal se concentraram no desenvolvimento de habilidades de liderança, em vez de na sua manipulação para aumentar seu impacto.

 Talvez os líderes tenham tanto características inatas quanto adquiridas ao longo da vida.

EXERCÍCIO DE APRENDIZAGEM 2.3

Liderança real

Em grupos ou individualmente, liste características adicionais que, em sua opinião, um líder verdadeiro possui. Quais delas você apresenta? Você acredita que nasceu com habilidades de liderança ou que conscientemente as desenvolveu durante a vida? Se o segundo caso for verdadeiro, como ocorreu esse desenvolvimento?

Teorias comportamentais (1940-1980)

Durante o período das relações humanas, muitos cientistas comportamentais e sociais que estudavam a administração faziam o mesmo com a liderança. Por exemplo, as teorias de McGregor (1960) tiveram influência tanto sobre as pesquisas sobre liderança quanto sobre as ciências da administração. Com o desenvolvimento da teoria de liderança, os pesquisadores afastaram-se do estudo das características dos líderes, passando a enfatizar seus atos – o estilo de liderança do líder.

QUADRO 2.3 Papéis da liderança

Inteligência	Adaptabilidade	Competência
Conhecimento	Criatividade	Capacidade de angariar colaboração
Discernimento	Cooperação	Habilidades interpessoais
Decisão	Estado de atenção	Tato
Fluência oral	Autoconfiança	Diplomacia
Inteligência emocional	Integridade pessoal	Prestígio
Independência	Equilíbrio e controle emocionais	Participação social
Personalidade agradável	Enfrentamento de riscos	Carisma

Um grande avanço ocorreu quando Lewin (1951), White e Lippitt (1960) isolaram *estilos comuns de liderança*. Mais tarde, tais estilos passaram a ser conhecidos como autoritários, democráticos e do tipo *laissez-faire*.

A liderança *autoritária* caracteriza-se por:

- Manutenção de um forte controle sobre o grupo de trabalho.
- Os outros são motivados pela coerção.
- Os outros são direcionados por meio de comandos.
- A comunicação dá-se de cima para baixo.
- A tomada de decisão não envolve os demais.
- Há ênfase na diferença de *status* ("eu" e "você").
- A crítica serve para punir.

A liderança autoritária resulta em um grupo de ações bem definidas que costumam ser previsíveis, reduzindo a frustração no grupo de trabalho e oferecendo uma grande sensação de proteção. A produtividade costuma ser alta, mas a criatividade, a automotivação e a autonomia são reduzidas. A liderança autoritária costuma ser encontrada em grandes burocracias, como as forças armadas.

A liderança *democrática* apresenta as seguintes características:

- Manutenção de menos controle.
- Prêmios econômicos e pessoais são usados para motivar.
- Os outros são dirigidos por sugestão e orientações.
- A comunicação se dá para cima e para baixo.
- A tomada de decisão envolve os demais.
- É dada ênfase ao "nós" mais do que ao "eu" e ao "você".
- A crítica é construtiva.

O líder democrático, adequado a grupos que trabalham unidos por longos períodos, promove autonomia e crescimento em cada colaborador. De fato, Wong (2012) sugere que *estilos de liderança relacional* como a liderança democrática estão relacionados a resultados positivos tanto para os enfermeiros quanto para os pacientes, já que enfatizam a capacidade do líder em criar relações positivas dentro da organização. A liderança democrática é especialmente eficaz diante da necessidade de cooperação e coordenação entre os grupos. Entretanto, alguns estudos mostram que, do ponto de vista quantitativo, a liderança democrática é menos eficiente do que a liderança autoritária.

Uma vez que muitas pessoas têm de ser consultadas, a liderança democrática demanda mais tempo e, assim, pode causar frustração para os que querem tomar decisões com maior rapidez.

A liderança tipo *laissez-faire* caracteriza-se por:

- Permissividade, com pouco ou nenhum controle.
- Motivação por meio do apoio, quando solicitado pelo grupo ou pelos indivíduos.

- Oferecimento de pouca ou nenhuma orientação.
- Comunicação de cima para baixo ou de baixo para cima entre os membros do grupo.
- Tomada de decisão dispersa entre o grupo.
- Ênfase no grupo.
- Ausência de críticas.

Uma vez que se trata de uma liderança sem direção, o estilo *laissez-faire* pode causar frustração, podendo ocorrer apatia grupal e desinteresse. Quando, porém, todos os membros do grupo são altamente motivados e autodirecionados, esse estilo de liderança pode resultar em muita criatividade e produtividade. Essa liderança é adequada quando os problemas estão definidos de forma insatisfatória e há necessidade de uma "tempestade de ideias" (*brainstorming*) para a geração de soluções alternativas.

 O estilo de liderança de um indivíduo tem enorme influência na atmosfera e nos resultados do grupo em trabalho.

EXERCÍCIO DE APRENDIZAGEM 2.4

Qual o seu estilo de liderança?

Defina o seu estilo predominante de liderança. Pergunte a quem trabalha com você se, em sua opinião sincera, esse seria, de fato, seu estilo de liderar usado com mais frequência. Sob qual estilo de liderança você trabalha melhor? Qual estilo de liderança melhor descreve seus administradores atuais ou antigos?

Durante algum tempo, os teóricos acreditaram que os líderes possuíam um estilo predominante de liderança, usando-o consistentemente. No entanto, no final da década de 1940 e no começo da década de 1950, eles começaram a crer que a maior parte dos líderes não combinava com um quadro bem definido de qualquer estilo; situavam-se em algum ponto de um contínuo entre autoritarismo e *laissez-faire*. Também passaram a crer que os líderes se movimentam de forma dinâmica ao longo desse contínuo, em uma reação a cada nova situação. Esse reconhecimento antecipou o que hoje é conhecido como teoria de liderança *situacional* ou *contingencial*.

Teorias de liderança situacional ou contingencial (1950-1980)

A ideia de que o estilo de liderança deve variar conforme a situação ou os indivíduos envolvidos foi sugerida pela primeira vez há quase 100 anos por Mary Parker Follett, uma das consultoras de gerenciamento mais antigas e entre as primeiras pessoas a entender as organizações como um sistema social de contingências. Suas ideias, publicadas em uma série de livros entre 1896 e 1933, estavam tão à frente do seu tempo que só obtiveram o reconhecimento apropriado na literatura na década de 1970. Sua *lei da situação*, que apregoava que a situação deve determinar as diretrizes existentes após permitir que todos conheçam o problema, era a *liderança contingencial* em suas origens mais humildes.

A *abordagem contingencial* de Fiedler (1967) reforçou esses achados, sugerindo que nenhum estilo de liderança é o ideal a cada situação. Ele percebeu que as inter-relações entre o líder do grupo e seus membros eram influenciadas predominantemente pela capacidade do administrador de ser um bom líder. A tarefa a ser feita e o poder associado ao cargo do líder foram ainda citados como variáveis essenciais.

Contrastando com o contínuo entre autocrático e democrático, Blake e Mouton (1964) elaboraram uma grade que mostrou várias combinações de preocupação ou foco evidenciadas pelos administradores relativas à produtividade às tarefas às pessoas e às relações. Em cada uma dessas áreas, o líder-administrador pode fazer uma classificação alta ou baixa, resultando em várias combinações de comportamentos de liderança. Muitas formações podem ser eficientes, dependendo da situação e das necessidades do empregado.

Hersey e Blanchard (1977) criaram também uma abordagem situacional à liderança. Seu modelo tridimensional de eficiência em liderança prevê qual estilo de líder é mais adequado a cada situação, com base no nível de maturidade dos seguidores. Com o amadurecimento das pessoas, o estilo de liderança deixa de se concentrar tanto na tarefa para voltar-se mais às relações.

Tannenbaum e Schmidt (1958) basearam-se no trabalho de Lewin e White e sugeriram que os administradores precisavam de misturas variadas de comportamento autocrático e democrático de liderança. Acreditavam que os principais determinantes do estilo de liderança deveriam incluir a natureza da situação, as habilidades do administrador e as capacidades dos membros do grupo.

Ainda que as teorias situacional e contingencial tenham acrescentado a complexidade necessária à teoria de liderança, continuando a ser aplicadas de forma eficaz pelos administradores, por volta do final da década de 1970, os teóricos começaram a argumentar que uma liderança eficiente dependia de uma quantidade ainda maior de variáveis, incluindo cultura organizacional, valores do líder e de seus seguidores, trabalho, ambiente, influência do líder-administrador e complexidades da situação. As tentativas de integrar essas variáveis podem ser vistas nas teorias de liderança interacional e transformacional mais contemporâneas.

TEORIAS INTERACIONAIS DE LIDERANÇA (1970 ATÉ HOJE)

A premissa básica da teoria interacional é que o comportamento do líder costuma ser determinado pelas relações entre sua personalidade e a situação específica. Schein (1970) foi o primeiro a propor um modelo de indivíduos como seres complexos, cujo ambiente de trabalho constituía um sistema aberto ao qual reagiam. *Sistema* pode ser definido como um conjunto de objetos, com relações entre estes e seus atributos. É considerado aberto quando nele ocorre troca de matéria, energia ou informações com seu ambiente. O modelo de Schein, baseado na teoria de sistemas, tinha os seguintes pressupostos:

- As pessoas são muito complicadas e altamente variáveis. Têm múltiplos motivos para fazer as coisas. Por exemplo, um aumento de salário pode significar *status* para uma pessoa, segurança salarial para outra, ou as duas coisas para uma terceira pessoa.
- As motivações das pessoas não são constantes, pois mudam com o tempo.
- As metas podem diferir nas várias situações. Por exemplo, as metas de um grupo informal podem ser muito diferentes daquelas de um grupo formal.
- O desempenho e a produtividade de um indivíduo são influenciados pela natureza da tarefa, bem como por capacidade, experiência e motivação individuais.
- Nenhuma estratégia de liderança é eficiente em todas as situações.

Para ter sucesso, o líder precisa diagnosticar a situação e escolher estratégias adequadas a partir de um amplo repertório de habilidades. Hollander (1978) foi um dos primeiros a reconhecer que líderes e seguidores têm papéis fora da situação de liderança e que ambos podem ser influenciados por eventos que ocorrem em seus outros papéis.

Com o líder e o seguidor colaborando para a relação de trabalho e com ambos recebendo algo a partir daí, Hollander (1978) entendeu liderança como um processo dinâmico de duas vias. Segundo esse estudioso, uma troca de liderança envolve três elementos básicos:

- O líder, com sua personalidade, percepções e capacidades.
- Os seguidores, com suas personalidades, percepções e capacidades.
- A situação em que agem o líder e os seguidores, incluindo as normas formais e informais do grupo, seu tamanho e densidade.

A efetividade da liderança, conforme Hollander, requer a capacidade de usar o processo de solução de problemas, de manter a eficiência grupal, de comunicar-se bem, de demonstrar justiça, competência, possibilidade de poder contar com o líder e criatividade ao liderar, além do desenvolvimento da identificação do grupo.

Capítulo 2 Visões clássicas de liderança e administração **43**

Ouchi (1981) foi pioneiro na introdução da teoria interacional de liderança, ao aplicar o gerenciamento ao estilo japonês a corporações norte-americanas. A *Teoria Z*, termo usado por ele para esse tipo de administração, é uma expansão da Teoria Y de McGregor, apoiada na liderança democrática. As características da Teoria Z incluem tomada consensual de decisão, adequação dos empregados aos seus trabalhos, segurança no trabalho, promoções mais lentas, exame das consequências de longo prazo das decisões tomadas, círculos de qualidade, garantia de emprego para toda a vida, estabelecimento de vínculos sólidos de responsabilidade entre superiores e subordinados e preocupação holística com os trabalhadores (Ouchi, 1981). Ouchi conseguiu encontrar componentes da administração ao estilo japonês em muitas empresas norte-americanas bem-sucedidas.

Nos anos 90, a Teoria Z perdeu terreno junto a muitos teóricos da administração; os administradores norte-americanos não conseguiram colocar suas ideias em prática no país. Em vez disso, continuaram a agir como administradores que obrigam os empregados a fazer o que não querem. Ainda que a Teoria Z seja mais abrangente que muitas surgidas antes dela, também negligencia algumas variáveis que influenciam a eficácia da liderança. Ela apresenta certas falhas, da mesma forma que as teorias situacionais, ao reconhecer de forma inadequada a dinâmica da interação entre empregado e líder.

Um dos teóricos pioneiros em liderança na época foi Kanter (1977), que desenvolveu a teoria de que os aspectos estruturais do trabalho modelam a eficácia do líder. Essa teoria postulou que o líder se fortalece por meio de sistemas formais e informais da organização. Um líder precisa criar relações com uma variedade de pessoas e grupos na organização para maximizar o fortalecimento do trabalho e obter sucesso. As três estruturas de fortalecimento do trabalho mais importantes na organização incluem oportunidade, poder e proporção. Kanter afirma que tais estruturas têm o potencial de explicar as diferenças em reações, comportamentos e atitudes do líder no ambiente de trabalho.

Nelson e Burns (1984) sugeriram que as organizações e seus líderes possuem quatro níveis de desenvolvimento e que estes influenciam a produtividade e a satisfação do empregado. O primeiro nível é o *reativo*. O líder reativo concentra-se no passado, é movido a crises, abusando com frequência dos subordinados. No nível seguinte, o *responsivo*, o líder consegue moldar os subordinados de forma a trabalharem unidos, em equipe, embora conserve a maior parte da responsabilidade das decisões. No nível *pró-ativo*, líder e seguidores voltam-se mais para o futuro e possuem valores estimulantes comuns. Administração e tomada de decisão são mais participativas. No último nível, o de equipes de alto desempenho, ficam aparentes a produtividade máxima e a satisfação do empregado.

O modelo de liderança interativa de Brandt (1994) sugere que os líderes criam um ambiente de trabalho que estimula a autonomia e a criatividade ao valorizarem e fortalecerem seus seguidores. Essa liderança "afirma a singularidade de cada indivíduo", motivando-os a "contribuírem com seus talentos peculiares para uma meta comum". O líder deve aceitar a responsabilidade pela qualidade dos resultados e pela qualidade de vida de seus seguidores. Brandt afirma que esse tipo de liderança confere mais liberdade ao líder, ao mesmo tempo em que aumenta os encargos da liderança. As responsabilidades aumentam, pois as prioridades não podem se limitar às metas organizacionais, e a autoridade confere poder, mas também traz responsabilidade e obrigações. A preocupação do líder em relação a cada trabalhador reduz a necessidade de competição e reforça um clima de coleguismo, liberando o líder da carga de resolver conflitos entre os seguidores.

Wolf, Boland e Aukerman (1994) também enfatizaram um modelo interativo de liderança ao criarem a *matriz de prática colaborativa*. Trata-se de uma matriz que salienta a estrutura para o desenvolvimento e o apoio contínuo das relações entre os profissionais que trabalham juntos. Dá-se ênfase à "arquitetura social" do grupo de trabalho, sendo a mesma ênfase conferida à maneira como as expectativas, os valores pessoais e as relações interpessoais influenciam a capacidade de líderes e seguidores de atingir a visão da organização.

Kanter (1989) pode ter sido quem melhor resumiu o trabalho dos teóricos interativos, quando afirmou que a autoridade de um título ou de um cargo não seria mais suficiente para modelar a força do trabalho em situações em que os subordinados fossem estimulados a pensar por si mesmos; nesse caso, os administradores precisariam aprender a trabalhar de forma sinérgica com as pessoas.

Liderança transacional e transformacional

Da mesma maneira, Burns (2003), conhecido estudioso na área das interações líder-seguidor, foi um dos primeiros a sugerir que as duas partes têm capacidade de se alçarem reciprocamente a níveis mais altos de motivação e moralidade. Ele identificou essa ideia como *liderança transformacional* e defendeu a existência de dois tipos principais de líderes em uma administração. O tradicional, preocupado com as operações do cotidiano, foi chamado de *líder transacional*. O administrador que é comprometido, que tem visão e consegue delegar poder aos demais com essa visão foi chamado de *líder transformacional*. Os dois tipos de liderança são mostrados na Tabela 2.2.

Líderes transacionais se concentram em tarefas e em cumprir com o seu trabalho. Líderes transformacionais se concentram na sua visão e em delegar poder.

Similarmente, Bass e Avolio (1994) sugeriram que a liderança transformacional eleva o moral dos seguidores, pois os líderes fazem a coisa certa pelo motivo certo, tratam as pessoas com cuidado e compaixão, encorajam os seguidores a serem mais criativos e inovadores e inspiram os outros com a sua visão. Essa nova forma de compartilhar a visão confere a energia necessária para movimentar uma unidade organizacional rumo ao futuro.

Doody e Doody (2012) concordam, sugerindo que tradicionalmente os enfermeiros sempre foram superadministrados e liderados inadequadamente, e que as organizações de saúde atuais precisam cada vez mais de liderança adaptativa e flexível. Doody e Doody sugerem que a liderança transformacional "motiva os seguidores ao apelar a ideias e valores morais superiores, em que o líder nutre um conjunto profundo de valores e ideias internas. Isso leva os seguidores a agir de modo a sustentar o bem comum, em vez de seus próprios interesses, e ambientes apoiadores onde a responsabilidade é compartilhada" (p. 1212).

Na última década, Kouzes e Posner (2007) talvez tenham sido os autores mais conhecidos no avanço dos estudos sobre liderança transformacional. Eles sugerem que a liderança exemplar promove uma cultura em que as relações entre líderes aspirantes e seguidores estimulados pode frutificar. Isso requer o desenvolvimento das cinco práticas mostradas no Quadro 2.4. Kouzes e Posner indicam que quando essas cinco práticas são implementadas, qualquer um é capaz de explorar sua capacidade de liderar os outros a fim de que coisas extraordinárias sejam feitas.

TABELA 2.2 Líderes transacionais e transformacionais

Líder transformacional	Líder transacional
Tem o foco nas tarefas administrativas	Identifica valores comuns
É comprometido	É aquele que cuida
Usa negociação para alcançar as metas	Inspira os outros com sua visão
Não identifica valores compartilhados	Tem uma visão a longo prazo
Examina as causas	Observa os efeitos
Utiliza a recompensa contingencial	Delega poder

QUADRO 2.4 As cinco práticas de Kouzes e Posner para a liderança exemplar

1. **Modelar o caminho:** requer o esclarecimento dos valores e autoconsciência para que o comportamento seja congruente com os valores.
2. **Inspirar uma visão compartilhada:** envolve o desenvolvimento de uma visão que inspire os seguidores dispostos a participar do cumprimento das metas.
3. **Desafiar o processo:** identificar oportunidades e partir para a ação.
4. **Permitir que os outros atuem:** promover a colaboração, a confiança e a partilha do poder.
5. **Encorajar o coração:** reconhecer, apreciar e celebrar os seguidores e o cumprimento de metas compartilhadas.

Fonte: Kouzes, J., & Posner, B. (2007). *The leadership challenge* (4th ed.). San Francisco: Jossey Bass.

Ainda que um líder transformacional seja entendido como ideal, muitos teóricos da administração têm suas restrições quanto à liderança transformacional. Embora as qualidades transformacionais sejam altamente desejadas, precisam estar acompanhadas das qualidades transacionais mais tradicionais do papel administrativo cotidiano. Os dois conjuntos de características têm de estar presentes na mesma pessoa, em graus variados. Assim, o líder transformacional fracassará sem as habilidades administrativas tradicionais. De fato, Avolio et al. (2009, p. 428) observam que boa parte da desilusão com a teoria e a pesquisa sobre liderança nos anos 80 estava relacionada com "o fato de que a maioria dos modelos de liderança teve um impacto percentual relativamente pequeno sobre os níveis finais de desempenho, como produtividade e efetividade".

 Embora as qualidades transformacionais sejam altamente desejadas, precisam estar acompanhadas das qualidades transacionais mais tradicionais do papel administrativo cotidiano, caso contrário o líder fracassará.

Badaracco ressalta que "pelo fato de admirarmos os heróis, é fácil não enxergarmos o fato inconveniente de que alguns líderes são eficientes sem serem visionários ou muito inspiradores. Deve existir um espaço para a liderança por meio do exemplo e de outras formas de liderança discreta" (McCrimmon, n.d., parágrafo 2). Da mesma maneira, o Centro da Carolina do Norte para Liderança Estudantil em Ética & Serviço Público (2009) alerta que os líderes transformacionais precisam tomar cuidado para não confundirem verdade e realidade com paixão e confiança. "Se por um lado é verdade que muito foi alcançado por meio de líderes entusiasmados, é também verdade que muitas pessoas cheias de entusiasmo conduziram a missão longe demais, chegando a um abismo sem fundo. *Acreditar* que alguém está certo não significa que *esteja* certo" (parágrafo 14).

Por fim, uma pesquisa recente de Braun, Peus e Frey (2012) sugere outra limitação potencial em considerar a liderança transformacional como a ideal. Em sua tentativa de testar os efeitos de interação do gênero do líder, da atração que o líder exerce e do estilo do líder sobre a confiança e a lealdade dos seguidores, os pesquisadores descobriram que mulheres atraentes que usaram habilidades de liderança transformacional encontraram mais dificuldade do que mulheres menos atraentes em angariar suporte e confiança junto aos seguidores; trata-se do efeito chamado "*a beleza é bestial*". Os mesmos efeitos não ocorreram no caso de homens atraentes. Tampouco ocorreram quando habilidades de liderança transacional foram usadas. Os resultados deste estudo têm suas implicações para as mulheres em posição de liderança, para seguidores e para qualquer pessoa que avalie os líderes e sua efetividade em contextos organizacionais (Ver Exame de Evidência 2.1.)

Exame de evidência 2.1

Fonte: Braun, S., Peus, C., & Frey, D. (2012). Is beauty beastly?: Gender-specific effects of leader attractiveness and leadership style on followers' trust and loyalty. Zeitschrift Für Psychologie, 220(2), 98–108.

Duzentos e cinquenta e três estudantes de graduação de uma universidade alemã (127 mulheres e 126 homens) com uma média de 21,9 anos de idade participaram do estudo. O gênero do líder (masculino *versus* feminino), a atração exercida pelo líder (atraente *versus* não atraente) e o estilo do líder (transformacional *versus* transacional) foram variados num modelo 2 X 2 X 2 entre os pesquisados. O gênero dos participantes (masculino *versus* feminino) foi responsável por um fator quase experimental. As avaliações dos participantes em termos de confiança, lealdade e comunhão com o líder imputado foram coletadas como medidas de variáveis dependentes e mediávais, respectivamente.

Quando comparadas a líderes femininas não atraentes, as líderes atraentes suscitaram níveis mais baixos de confiança e lealdade em seus seguidores quando apresentaram um estilo de liderança transformacional, mas não quando apresentaram um estilo de liderança transacional. Os pesquisadores sugeriram que as descobertas deste estudo tinham implicações importantes em pelo menos quatro âmbitos: (1) o estudo chamou atenção para o impacto potencial da aparência física sobre a capacidade de líderes femininas em empregar com sucesso estratégias de liderança transformacional; (2) para contrabalançar avaliações tendenciosas em relação a líderes femininas atraentes, as avaliações de liderança precisam ser conduzidas de uma maneira

(Continua)

estruturada, baseada acima de tudo em critérios comportamentais com relevância à sua efetividade como líder, em oposição a aspectos relacionados ao papel de gênero das candidatas; (3) a prática de anexar fotografias nos materiais de inscrição coloca em cheque a justiça dos procedimentos de seleção para inscrições masculinas e femininas; e (4) um treinamento avançado para todas as (futuras) líderes femininas e jovens profissionais em geral é necessário para driblar as armadilhas de percepções e avaliações tendenciosas baseadas em estereótipos de gênero em ambientes organizacionais.

Teoria da liderança em âmbito geral

Foi a ideia de que o contexto é um importante mediador da liderança transformacional que levou à criação de uma *teoria da liderança em âmbito geral* no início do século XXI. Essa teoria, originalmente desenvolvida por Antonakis, Avolio e Sivasubramaniam (2003), sugere que há nove fatores que afetam o estilo de liderança e seu impacto sobre os seguidores; cinco são transformacionais, três são transacionais e um é um fator de liderança alheio à liderança ou do tipo *laissez-faire* (Rowold & Schlotz, 2009) (ver Quadro 2.5).

QUADRO 2.5	Nove fatores da teoria da liderança em âmbito geral	
Fator 1	Motivação inspiracional	Transformacional
Fator 2	Influência idealizada (atribuída)	Transformacional
Fator 3	Influência idealizada (comportamento)	Transformacional
Fator 4	Estímulo intelectual	Transformacional
Fator 5	Consideração individualizada	Transformacional
Fator 6	Recompensa contingente	Transacional
Fator 7	Administração ativa por exceção	Transacional
Fator 8	Administração passiva por exceção	Transacional
Fator 9	Alheio à liderança	*Laissez-faire*

Ao descreverem estes fatores, Rowold e Schlotz (2009) sugerem que o primeiro fator, *motivação inspiracional*, é caracterizado pela articulação do líder e pela representação da sua visão. *Influência idealizada (atribuída)*, o segundo fator, baseia-se no carisma do líder para criar vínculos emocionais com os seguidores, aumentando a confiança e a lealdade. O terceiro fator, *influência idealizada (comportamento)*, resulta em um líder que cria uma noção coletiva de missão e de valores, estimulando seus seguidores a agirem conforme esses valores. Com o quarto fator, *estímulo intelectual*, os líderes desafiam as pressuposições das crenças dos seguidores, além de analisarem os problemas dos subordinados e suas possíveis soluções. O fator transformacional, a *consideração individualizada*, ocorre quando o líder é capaz de individualizar seus seguidores, prestando reconhecimento e apreciação pelas suas necessidades, pontos fortes e desafios específicos.

O primeiro fator transacional, conforme descrito por Rowold e Schlotz (2009), é a *recompensa contingente*. Aqui, o líder é voltado à conclusão de tarefas, usando este critério pessoal para conferir aos seus seguidores recompensas significativas. *Administração ativa por exceção*, o segundo fator transacional, sugere que o líder observa e procura ativamente qualquer coisa que fuja às regras e aos padrões, tomando medidas corretivas quando necessário. Em contraste, o terceiro fator transacional, *administração passiva por exceção*, descreve aquele líder que só intervém depois que erros são detectados ou padrões são violados. Por fim, o nono fator da teoria da liderança em âmbito geral é a *ausência de liderança*. Sendo assim, o *laissez-faire* está em contraste com os estilos ativos da liderança transformacional e transacional exemplificados nos oito primeiro fatores.

Competências da liderança

Assim como Fayol e Gulick identificaram as funções da administração, especialistas contemporâneos em liderança sugerem que existem certas competências (habilidades, conhecimento e capacidades) que os líderes do atendimento de saúde precisam dominar com sucesso. O American College of Healthcare Executives, o American College of Physician Executives, a American Organization of Nurse Executives, a Healthcare Information and Management Systems Society, a Healthcare Financial Management Association e a Medical Group Management Association colaboraram para identificar as competências de liderança, que incluíram habilidades e comportamento de liderança; clima e cultura organizacional; comunicação da visão; e gestão de mudanças (Esparza e Rubino, 2014).

INTEGRAÇÃO ENTRE LIDERANÇA E ADMINISTRAÇÃO

Considerando-se que mudanças rápidas e drásticas continuarão a ocorrer na enfermagem e na indústria de atendimento de saúde, torna-se ainda mais importante que os enfermeiros desenvolvam habilidades em papéis de líderes e funções administrativas. Para que administradores e líderes ajam com todo o seu potencial, é preciso que se integrem entre si.

Gardner (1990) afirmou que líderes-administradores integrados apresentam seis características distintas:

1. *Raciocinam a longo prazo*. São visionários e futuristas. Analisam o efeito de suas decisões ao longo dos anos, bem como suas consequências imediatas.
2. *Enxergam além, na direção da organização como um todo*. Não estreitam o foco. Conseguem entender como sua unidade ou departamento se encaixa no quadro organizacional completo.
3. *Influenciam os outros, além de seu próprio grupo*. Líderes-administradores eficientes vão além dos limites burocráticos da organização.
4. *Enfatizam a visão, os valores e a motivação*. Compreendem de forma intuitiva os aspectos inconscientes, e muitas vezes irracionais, nas interações com os outros. São sensíveis aos demais e às diferenças em cada situação.
5. *São politicamente astutos*. Conseguem enfrentar exigências conflitantes e expectativas de seus apoiadores.
6. *Pensam em termos de mudança e renovação*. O administrador tradicional aceita a estrutura e os processos organizacionais, mas o líder-administrador examina a realidade do mundo sempre em mudança e quer atualizar a organização para que mantenha o ritmo.

As habilidades de liderança e administração podem e devem ser integradas ao mesmo tempo em que são aprendidas. A Tabela 2.3 resume o desenvolvimento da teoria de liderança até o final do século XX. O Capítulo 3 aborda teorias de liderança mais novas (século XXI) e emergentes.

TABELA 2.3 Teóricos e teorias de liderança

Teórico	Teoria
Aristóteles	Teoria do grande homem
Lewin e White	Estilos de liderança
Follett	Lei da situação
Fiedler	Liderança contingencial
Blake e Mouton	Tarefa *versus* relacionamento na determinação do estilo de liderança
Hersey e Blanchard	Teoria da liderança situacional
Tannenbaum e Schmidt	Teoria da liderança situacional
Kanter	A estrutura organizacional modela a eficiência do líder
Burns	Liderança transacional e transformacional
Bass e Avolio	Liderança transformacional
Gardner	Integração líder-administrador

Unidade I A tríade crítica: tomada de decisão, administração e liderança

O exame da liderança e da administração deixa claro que esses dois conceitos têm uma relação simbiótica ou sinérgica. Cada enfermeiro é também um líder e um administrador em algum nível, e seu papel requer habilidades de liderança e administração. A necessidade de haver líderes visionários e administradores eficientes em enfermagem impede que estes ou aqueles sejam considerados mais importantes que os outros. Há necessidade de habilidades altamente desenvolvidas de administração para que as organizações se mantenham saudáveis. O mesmo pode ser afirmado em relação à visão e ao fortalecimento dos subordinados por meio de uma equipe de liderança na organização. Pelo fato de a enfermagem e a indústria de atendimento de saúde ainda sofrerem mudanças rápidas e drásticas, é de importância fundamental que enfermeiros desenvolvam habilidades no papel de líderes e nas funções administrativas, batalhando para a integração das características de liderança a cada fase do processo administrativo.

CONCEITOS-CHAVE

- As funções administrativas incluem planejar, organizar, contratar funcionários, dirigir e controlar. São incorporadas ao que chamamos de processo administrativo.
- A ciência administrativa clássica, ou tradicional, tem o foco na produção no local de trabalho e no delineamento de barreiras organizacionais à produtividade. Supõe-se que os empregados sejam motivados apenas pelas recompensas financeiras, com pouca atenção dada à sua satisfação no trabalho.
- A era das relações humanas da ciência da administração enfatizou conceitos de administração participativa e humanista.
- Três estilos primordiais de liderança foram identificados: autoritário, democrático e *laissez-faire*.
- As pesquisas mostram que o líder-administrador precisa assumir muitos estilos de liderança, dependendo das necessidades do empregado, da tarefa a ser executada e da situação ou ambiente. A isso é dado o nome de teoria contingencial ou situacional de liderança.
- Liderança é um processo de persuasão e influência de outras pessoas em direção a uma meta, compondo-se de uma ampla gama de papéis.
- As primeiras teorias de liderança concentraram-se nos traços e nas características dos líderes.
- A teoria interacional de liderança concentra-se mais na liderança como um processo de influenciar os outros na cultura organizacional e na relação interativa entre líder e seguidor.
- O administrador comprometido tem uma visão e consegue fortalecer os demais com ela, recebendo o nome de líder transformacional, ao passo que o administrador tradicional, preocupado com as operações diárias, recebe o nome de líder transacional.
- A teoria da liderança em âmbito geral sugere que o contexto é um mediador importante da liderança transformacional.
- Integrar habilidades de liderança com a capacidade de executar as funções administrativas é necessário quando alguém quer tornar-se um líder-administrador verdadeiro.

EXERCÍCIOS DE APRENDIZAGEM

EXERCÍCIO DE APRENDIZAGEM 2.5

Quando cultura e políticas entram em choque

Você é o administrador de enfermagem de uma unidade médica. Recentemente, a unidade admitiu a um garoto indiano, de 16 anos, com diagnóstico médico de diabetes dependente de insulina. Os enfermeiros mostram interesse no caso e consideram o paciente uma pessoa maravilhosa – educadíssimo e de trato fácil. A família do paciente, porém, vem aumentando as visitas, trazendo-lhe alimentos que ele não pode consumir.

Os demais enfermeiros o procuraram em dois momentos com queixas da desobediência dos familiares do garoto quanto a horários de visita e alimentos não autorizados. Normalmente, os funcionários da enfermagem da unidade tentam elaborar planos de atendimento de enfermagem sensíveis à cultura, no caso de pacientes com necessidades culturais especiais, de modo que suas queixas o deixam surpreso.

Ontem, dois familiares do garoto visitaram você, queixando-se das políticas hospitalares relativas aos horários de visita e do que entenderam como indelicadeza por parte de dois membros da equipe de enfermagem. Foi uma longa conversa e, quando os familiares foram embora, deixaram uma impressão agradável e de compreensão.

Na noite passada, um dos enfermeiros disse à família que, conforme a política da instituição, apenas dois de seus membros poderiam permanecer (o que é verdade) e, caso os demais não fossem embora, os seguranças seriam chamados. Nesta manhã, a mãe e o pai do garoto sugeriram levá-lo embora caso a situação não fosse resolvida. O diabetes do paciente ainda não está controlado, e você sabe que não é sensato permitir sua alta.

Tarefa: é preciso haver liderança para que a situação não piore. Forme um grupo. Elabore um plano de ação para resolver o problema. Primeiramente, escolha três objetivos pretendidos para sua solução e, em seguida, determine o que você faria para atingi-los. Certifique-se claramente em relação a quem seriam seus seguidores e o que esperar de cada um.

EXERCÍCIO DE APRENDIZAGEM 2.6

Como delinear papéis da liderança e funções administrativas

Examine o cenário do Exercício de Aprendizagem 2.5. Como você dividiria as funções administrativas e os papéis da liderança nessa situação? Por exemplo, poderia ser dito que a obediência do administrador de enfermagem às políticas da instituição constitui uma função administrativa e que oferecer conselhos ao corpo funcional seria um papel da liderança.

Tarefa: liste no mínimo cinco funções administrativas e cinco papéis de liderança que você incluiria nesse cenário. Divida isso com o grupo.

EXERCÍCIO DE APRENDIZAGEM 2.7

Qual o seu estilo de administrar?

Recorde-se de momentos em que você agiu como administrador. Não é preciso se restringir à administração no âmbito da enfermagem. Quem sabe como chefe dos salva-vidas ou administrador do turno da noite em uma lanchonete tipo *fast-food*? Nesses momentos, em sua opinião, você foi um bom administrador? Envolveu os demais, de maneira adequada, nas tomadas de decisão administrativas? Como avaliaria sua capacidade de tomar decisões? Liste os elementos positivos de sua forma de administrar e liste elementos que estariam faltando.

50 Unidade I A tríade crítica: tomada de decisão, administração e liderança

EXERCÍCIO DE APRENDIZAGEM 2.8

Desafios da liderança para líderes de atendimento em saúde

Mary Starmann Harrison, Presidente e Chief Executive Officer (CEO) do Hospital Sisters Health System, foi citado num artigo recente de Smith (2012), afirmando que o maior desafio para os líderes atuais de atendimento em saúde é a transição do volume para o valor, incluindo uma determinação da melhor maneira de guiar a organização ao longo dessa transição, bem como o momento de certo de fazê-lo. Doug Smith, Presidente e CEO da B.E. Smith, sugere que os maiores desafios para os líderes contemporâneos de atendimento em saúde são o grande volume de giro de pacientes e uma incapacidade ou uma indisposição em relação a mudanças. Carol Dozer, CEO do Ivinson Memorial Hospital, sugere que o maior desafio é cortar custos e preservar recursos necessários a serem alocados na operação de um sistema baseado em valor.

Tarefa: entreviste o CEO ou o principal executivo de enfermagem numa agência local de atendimento de saúde. Pergunte a ele quais ele considera como os cinco principais desafios encontrados pelos líderes atuais de cuidado de saúde. Em seguida, peça que ele identifique os cinco desafios da administração. Este líder do atendimento de saúde fez distinção entre os desafios da liderança e da administração? Ele considerou os desafios da liderança ou da administração mais difíceis?

EXERCÍCIO DE APRENDIZAGEM 2.9

Silencioso à noite?

Você é o enfermeiro-chefe do turno da noite em uma unidade cirúrgica bastante movimentada de um grande hospital urbano universitário. As cirurgias ocorrem a todo o momento, e muitas vezes os níveis de ruído são mais altos do que o desejado, devido à quantidade considerável de enfermeiros, médicos, residentes, estagiários e outros trabalhadores do atendimento de saúde que se reúnem no posto de enfermagem ou nos saguões do lado de fora dos quartos dos paciente. Hoje, a gerente da unidade lhe procurou porque a pontuação do hospital no levantamento norte-americano de avaliação *Hospital Consumer Assessment of Healthcare Providers and Systems* (HCAHPS) na categoria *Sempre Silencioso à Noite* ficou abaixo da marca esperada. Ela lhe pediu para elaborar um plano para melhorar este quesito de atendimento médico. A meta dos administradores nessa situação é obter uma pontuação em *Sempre Silencioso à Noite* do HCAHPS que recaia dentro dos padrões aceitos de melhores práticas, assegurando assim que os pacientes consigam repousar o quanto precisam para promover a sua recuperação. A meta da liderança é promover um comprometimento compartilhado entre os profissionais de atendimento de saúde que trabalham na unidade para alcançar a meta no quesito *Sempre Silencioso à Noite*.

Tarefa:

1. Identifique cinco estratégias de administração que você usaria para resolver o problema de barulho excessivo na unidade durante a noite. A sua lista pode incluir, por exemplo, mudanças estruturais ambientais ou um reprojeto de trabalho.

2. Em seguida, identifique cinco estratégias de liderança que você poderia usar para angariar colaboração para a iniciativa *Sempre Silencioso à Noite* junto a todos os profissionais de atendimento médico na unidade. Como você pode inspirar estes indivíduos a trabalharem com você para cumprir essa meta crucialmente importante? Quais incentivos você poderia usar para recompensar um comportamento que levasse ao cumprimento dessa meta?

3. Discuta se você acha que essa meta poderia ser alcançada empregando-se apenas as estratégias de administração que você identificou. Será que ela seria alcançada apenas com a implementação das estratégias de liderança para desenvolvimento em equipe?

REFERÊNCIAS

Antonakis, J., Avolio, B. J., & Sivasubramaniam, N. (2003). Context and leadership: An examination of the nine-factor full-range leadership theory using the Multifactor Leadership Questionnaire. Leadership Quarterly, (14), 261-295.

Argyris, C. (1964). *Integrating the individual and the organization*. New York, NY: John Wiley and Sons.

Avolio, B., Walumbwa, F., & Weber, T. (2009). Leadership: Current theories, research, and future directions. *Annual Review of Psychology, 60*, 421–449.

Bass, B. M., & Avolio, B. J. (Eds.) (1994). *Improving organizational effectiveness through transformational leadership*. Thousand Oaks, CA: Sage.

Blake, R. R., & Mouton, J. S. (1964). *The managerial grid*. Houston, TX: Gulf Publishing.

Brandt, M. A. (1994). Caring leadership: Secret and path to success. *Nursing Management*, 25(8), 68–72.

Braun, S., Peus, C., & Frey, D. (2012). Is beauty beastly?: Gender-specific effects of leader attractiveness and leadership style on followers' trust and loyalty. *Zeitschrift für Psychologie*, 220(2), 98–108.

Burns, J. M. (2003). *Transforming leadership*. New York: Grove/Atlantic, Inc.

Dictionary.com (2013). *Management. Definition*. Acessado em 28 de janeiro de 2013, em http://www.ask.com/dictionary?q=management&qsrc=999&o=3986

Dignam, D., Duffield, C., Stasa, H., Gray, J., Jackson, D., & Daly, J. (2012). Management and leadership in nursing: An Australian educational perspective. *Journal of Nursing Management*, 20(1), 65-71.

Doody, O., & Doody, C. M. (2012). Transformational leadership in nursing practice. *British Journal of Nursing*, 21(20), 1212-1218.

Esparza, S. & Rubino, L (2014). A call for new leadership in healthcare. In L. Rubino, G. Esparza, S. J., & Reid Chassiakos, Y. S. (Eds.), *New leadership for today's health care professionals. Concepts and cases*. Jones and Bartlett. Acessado em 25 de fevereiro de 2013, em http://samples.jbpub.com/9781284023572/ Chapter1.pdf

Fayol, H. (1925). *General and industrial management*. London: Pittman and Sons.

Fiedler, F. (1967). *A theory of leadership effectiveness*. New York: McGraw-Hill.

Follett, M. P. (1926). The giving of orders. In H. C. Metcalf (Ed.), *Scientific foundations of business administration*. Baltimore, MD: Williams & Wilkins, 29–37.

Gardner, J. W. (1990). *On leadership*. New York, NY: The Free Press.

Gulick, L. (1937). Notes on the theory of the organization. In L. Gulick & L. Urwick (Eds.), *Papers on the science of administration* (pp. 3–13). New York, NY: Institute of Public Administration.

Hersey, P., & Blanchard, K. (1977). *Management of organizational behavior:* Utilizing human resources (3rd ed.). Englewood Cliffs, NJ: Prentice Hall.

Hollander, E. P. (1978). *Leadership dynamics: A practical guide to effective relationships*. New York, NY: The Free Press.

Kaiser, R. B., Lindberg McGinnis, J., & Overfield, D. V. (2012). The how and the what of leadership. *Consulting Psychology Journal: Practice & Research*, 64(2), 119–135.

Kanter, R. M. (1977). *Men and women of the corporation*. New York, NY: Basic Books.

Kanter, R. M. (1989). The new managerial work. *Harvard Business Review*, 67(6), 85–92.

Kouzes, J., & Posner, B. (2007) *The leadership challenge* (4th ed.). San Francisco, CA: Jossey Bass.

Lewin, K. (1951). *Field theory in social sciences*. New York, NY: Harper & Row.

MacLeod, L. (2012). A broader view of nursing leadership: Rethinking manager-leader functions. *Nurse Leader,* 3(10), 57–61.

Mayo, E. (1953). *The human problems of an industrialized civilization*. New York, NY: Macmillan.

McCrimmon, M. (n.d.). *What's wrong with leadership theory?* Acessado em 3 de agosto de 2006, em http://www.leadersdirect.com/What%27s%20wrongV4.pdf

McGregor, D. (1960). *The human side of enterprise*. New York, NY: McGraw-Hill.

Nelson, L., & Burns, F. (1984). High-performance programming: A framework for transforming organizations. In J. Adams (Ed.), *Transforming work* (pp. 225–242). Alexandria, VA: Miles River Press.

North Carolina Center for Student Leadership in Ethics & Public Service (2009). *Leadership resources: Transformational leadership*. Acessado em 30 de agosto de 2009, em http://www.ncsu.edu/csleps/leadership/ Resource%20-%20Transformational_Style.htm

Ouchi, W. G. (1981). *Theory Z: How American business can meet the Japanese challenge*. Reading, MA: Addison-Wesley.

Rowold, J., & Schlotz, W. (Spring 2009). Transformational and transactional leadership and followers' chronic stress. *Leadership Review, 9*, 35–48. Acessado em 29 de agosto de 2009, from http://www.leadershipreview.org/2009spring/article1_spring_2009.asp

Schein, E. H. (1970). *Organizational psychology* (2nd ed.). Englewood Cliffs, NJ: Prentice-Hall.

Smith, B. E.. (2012). The evolution of leadership. *H&HN: Hospitals & Health Networks*, 86(10), 55–65.

Tannenbaum, R., & Schmidt, W. (1958). How to choose a leadership pattern. *Harvard Business Review*, 36, 95–102.

Taylor, F. W. (1911). *The principles of scientific management*. New York, NY: Harper & Row.

Thompson, J. (2012). Transformational leadership can improve workforce competencies. *Nursing Management (Harrow)*, 18(10), 21–24.

White, R. K., & Lippitt R. (1960). *Autocracy and democracy: An experimental inquiry*. New York, NY: Harper & Row.

Wolf, G. A., Boland, S., & Aukerman, M. (1994, May). A transformational model for the practice of professional nursing. Part 2, Implementation of the model. Journal of Nursing Administration, 24(5), 38-46.

Wong, C. A. (2012). Advancing a positive leadership orientation: From problem to possibility. *Nursing Leader- ship*, 25(2), 51–55.

Zenger, J., & Folkman, J. (2009). Ten fatal flaws that derail leaders. *Harvard Business Review*, 18.

As ideias do século XXI sobre liderança e administração

... os líderes do século XXI confiam menos em "como as coisas devem ser" e, em vez disso, encaram os desafios e oportunidades dos negócios com uma mente indagadora, que abre espaço para novas possibilidades.
—Shirlaws Pty Ltd

... estamos mais para criadores das circunstâncias do que para criaturas das circunstâncias.
—Benjamin Disraeli

PONTOS DE LIGAÇÃO ESTE CAPÍTULO ABORDA:

BSN Essential II: Liderança organizacional básica e sistemas para qualidade do cuidado e segurança dos pacientes

BSN Essential VI: Comunicação e colaboração interprofissional para obtenção de melhores resultados na saúde dos pacientes

BSN Essential IX: Bacharelado para o exercício de enfermagem generalista

MSN Essential II: Liderança organizacional e de sistemas

MSN Essential IX: Exercício de enfermagem generalista avançada

MSN Essential VII: Colaboração interprofissional para obtenção de melhores resultados na saúde dos pacientes e da população

AONE Nurse Executive Competency I: Comunicação e desenvolvimento de relacionamentos

AONE Nurse Executive Competency II: Conhecimento sobre o ambiente de atendimento de saúde

AONE Nurse Executive Competency III: Liderança

QSEN Competency: Trabalho em equipe e colaboração

OBJETIVOS DIDÁTICOS O aluno irá:

- analisar como mudanças de paradigmas atuais e futuros no atendimento de saúde afetam as habilidades de liderança necessárias para enfermeiros no século XXI
- comparar a *liderança baseada em pontos fortes*, que se concentra no desenvolvimento e no fortalecimento dos pontos fortes dos trabalhadores, com práticas administrativas tradicionais de identificação de problemas, melhoria de desempenho deficiente e abordagem de fraquezas e obstáculos
- Identificar as habilidades de Liderança de Nível 5 (conforme defendidas por Jim Collins) que distinguem ótimas empresas de boas empresas
- identificar as características do líder servidor e sugerir estratégias para encorajar uma disposição de serviço nos outros
- explorar elementos do capital humano e social que afetam a alocação de recursos em organizações
- descrever situações em que os seguidores (agentes) podem não ter uma motivação inerente em agir de acordo com os melhores interesses do chefe (líder ou empregador)
- descrever componentes da inteligência emocional que promovem o desenvolvimento de equipes de trabalho produtivas
- identificar características da liderança autêntica e analisar as consequências para a relação líder-seguidor quando os líderes não são autênticos

- identificar enfermeiros-líderes contemporâneos que exemplificam a liderança de ideias e as ideias inovadoras sugeridas por eles
- descrever por que os líderes quânticos precisam de flexibilidade para reagir às relações complexas que existem entre o ambiente e o contexto em ambientes de trabalho
- descrever complexidades que existem no relacionamento de líderes e seguidores
- dar exemplos de mudanças no século XXI da *liderança da era industrial* para a *liderança da era das relações*
- desenvolver impressões sobre seus próprios pontos fortes em termos de liderança

A enfermagem, ao longo da história, precisou reagir a fortes mudanças tecnológicas e sociais. Apenas na última década, uma crescente população de idosos, a reforma da saúde, reduções nos reembolsos federais e estaduais, bem como nos planos privados, e novos imperativos de qualidade como aquisições baseadas em valor e pagamento conforme o desempenho resultaram em grandes reformulações na maior parte das organizações de saúde. Além disso, o lócus de atendimento continua a migrar dos hospitais de atendimento a pacientes graves para locais de atendimento em comunidades e clínicas; inovações e avanços tecnológicos estão transformando os locais de trabalho; e culturas organizacionais estão cada vez mais adotando um atendimento externamente regulado, voltado à segurança e centrado no cliente. Todas essas mudanças acarretaram uma necessidade de aprendizado de novos papéis e o desenvolvimento de novas habilidades pelos líderes-administradores.

As novas responsabilidades administrativas dos serviços de enfermagem organizados precisam de administradores na área com muitos conhecimentos, habilidosos e competentes em todos os aspectos administrativos. Mais do que nunca, é esse o momento de uma grande ênfase no atendimento de saúde como um negócio, com o envolvimento dos administradores no aspecto financeiro e de *marketing* dos respectivos departamentos. Deles é esperado que exerçam um papel de comunicadores, organizadores e formadores de equipe habilidosos, e que sejam visionários e pró-ativos no preparo para as novas ameaças surgidas, como as de terrorismo, guerra biológica e pandemias globais.

Além disso, a necessidade de desenvolvimento de habilidades de liderança em enfermagem jamais foi tão grande. Em nível nacional, enfermeiros-administradores e enfermeiros-líderes estão envolvidos de forma ativa em reformas no atendimento de saúde e na solução de uma potencial escassez internacional de enfermeiros. Em nível organizacional e de unidade, os líderes-enfermeiros estão sendo orientados para lidar com altas taxas de rotatividade de profissionais, com uma escassez crescente de administradores de alto nível em enfermagem, com uma tendência crescente de sindicalização e com novas legislações voltadas a proporções mínimas de funcionários e eliminação das horas extras obrigatórias, ao mesmo tempo em que lutam para manter ambientes de trabalho coesos e produtivos. Além do mais, a garantia de um recrutamento bem-sucedido, a criação de modelos de gestão compartilhada e a manutenção de uma prática altamente qualificada dependem da formação exitosa de equipes – outra habilidade essencial dos líderes nas organizações contemporâneas de atendimento de saúde. Esse sistema de atendimento desafiador e em constante mudança exige líderes-administradores que façam uso adequado de recursos escassos e que sejam visionários e pró-ativos ao planejarem o enfrentamento dos desafios que estão por vir.

Ao se verem diante dessas responsabilidades e demandas cada vez maiores, muitos líderes-administradores buscam o auxílio de especialistas, procurando instrumentos e estratégias que lhes permitam cumprir esses papéis mais abrangentes. Eles costumam encontrar uma forma de pensar nova e diferente sobre o melhor modo de administrar as organizações e conduzir as pessoas, além de teorias de liderança interativas, reformuladas a partir daquelas do século XIX. Este capítulo investiga as ideias contemporâneas de liderança e administração, com foco específico no pensamento emergente do século XXI.

UMA NOVA FORMA DE PENSAR A LIDERANÇA E A ADMINISTRAÇÃO

Japsen (2012) sugere que uma nova liderança será necessária para estabelecer vínculos e encontrar soluções para os problemas complexos do atendimento em saúde que serão enfrentados nos próximos 20 anos. Essa liderança precisa acolher as necessidades da comunidade e novos papéis para atender e orientar indivíduos por um sistema de saúde guiado por dados e com maiores responsabilidades.

Zinni e Koltz (2009) sugerem, porém, que há uma profunda crise de liderança nos Estados Unidos do século XXI e que os líderes atuais não conseguiram evoluir com o passar do tempo. Eles sustentam que isso ocorreu porque o mundo está mudando depressa e a abordagem tradicional da liderança hierárquica de cima para baixo não evolui com velocidade suficiente para acompanhar a complexidade do mundo do século XXI. Abordagens diretivas isoladas deixarão de funcionar e modelos empresariais participativos, que não são fáceis de desenvolver, precisam substitui-las (Zinni e Koltz, 2009).

Novas pesquisas sobre liderança, como a liderança em âmbito geral (ver Capítulo 2), estão redescobrindo a importância do contexto organizacional, dos níveis de análise e dos limites potenciais da liderança transformacional. De fato, muitos conceitos recentes de liderança e administração se concentram na complexidade da relação entre o líder e o seguidor, e boa parte das pesquisas sobre liderança surgidas na segunda década do século XXI toma por base as teorias de liderança interativa desenvolvidas na parte final do século XX. Em consequência, conceitos como liderança baseada em pontos fortes, Liderança de Nível 5, liderança servil, teoria do agente-principal,* teoria do capital humano e social, inteligência emocional, liderança autêntica, liderança quântica, liderança de raciocínio surgem como parte do repertório do líder-administrador do século XXI.

Liderança baseada em pontos fortes e movimento da psicologia positiva

A *liderança baseada em pontos fortes*, que cresceu a partir do movimento da psicologia positiva (iniciado ao final dos anos 90), concentra-se no desenvolvimento e na delegação de poder aos pontos fortes dos trabalhadores, em oposição à identificação de problemas, à melhoria de desempenho deficiente e à abordagem de pontos fracos e obstáculos (Wong, 2012). Dentre as atividades de liderança baseada em pontos fortes, encontram-se, por exemplo, prestar atenção em múltiplos pontos de vista, tentar encontrar um terreno comum, priorizar o aprendizado contínuo no local de trabalho e promover relações colaborativas (Wong, 2012). Wong sugere que a liderança baseada em pontos fortes faz parte do desenvolvimento de *conhecimento acadêmico organizacional positivo*, que se concentra no desempenho bem-sucedido que supera a norma e que incorpora uma orientação voltada aos pontos fortes e ao desenvolvimento de eficácia coletiva nas organizações.

Embora os tipos de atividades abrangidos pela liderança baseada em pontos fortes possa variar, Gottlieb, Gottlieb e Shamian (2012) sugerem que há oito princípios da *liderança baseada em pontos fortes* que criam mudanças sustentáveis necessárias no atendimento de saúde e que proporcionam uma visão para o presente e o futuro da liderança em enfermagem. Esses oitos princípios de liderança são mostrados no Quadro 3.1. Gottlieb et al. sustentam que o uso consistente desses princípios de liderança permitem o avanço dos enfermeiros, fazendo com que criem um sistema de atendimento de saúde mais holístico, humanista, integrado e baseado em saúde no século XXI, centrado no que há de melhor, no que funciona e naquilo que tem potencial.

QUADRO 3.1 Princípios da liderança baseada em pontos fortes

LIDERANÇA EM ENFERMAGEM BASEADA EM PONTOS FORTES

- Funciona com o todo, ao mesmo tempo em que reconhece as inter-relações entre as partes
- Reconhece a singularidade do quadro de funcionários, dos enfermeiros-líderes e da organização
- Cria ambientes de trabalho que promovem a saúde dos enfermeiros e que facilitam o seu desenvolvimento
- Compreende a importância da realidade subjetiva e da criação de significado
- Valoriza a autodeterminação
- Reconhece que a pessoa e o ambiente são integrais e que os enfermeiros atuam melhor em ambientes onde há uma "qualidade de adaptação" que tira proveito de seus pontos fortes
- Cria ambientes que promovem o aprendizado e reconhece a importância da prontidão e da sincronicidade
- Investe em parceiras colaborativas

Fonte: Adaptado de Gottlieb, L. N., Gottlieb, B., & Shamian, J. (2012). Principles of strengths-based nursing-leadership for strengths-based nursing care: A new paradigm for nursing and healthcare for the 21st century. Nursing Leadership, 25(2), 38-50.

---

*N. de R. T.: Também conhecida por Teoria da Agência, no Brasil.

Liderança de Nível 5

O conceito de *Liderança de Nível 5* foi desenvolvido por Jim Collins e publicado em seu clássico livro (2001) *From Good to Great*. Collins estudou 1.435 empresas para determinar o que separa as empresas ótimas das empresas boas. O que ele descobriu foi que cinco níveis de habilidade em liderança (ver Quadro 3.2) podem estar presentes em uma organização. Organizações verdadeiramente ótimas, porém, costumam contar com líderes que possuem as qualidades encontradas em todos os cinco níveis. Sendo assim, os líderes de Nível 5 não apenas têm o conhecimento para fazer o seu trabalho como também possuem habilidades de desenvolvimento de equipes e são capazes de ajudar grupos a alcançarem metas compartilhadas. Eles também demonstram humildade e buscam o sucesso da equipe, ao invés de perseguirem propósitos de autorrealização, o que é um componente básico de outra teoria da liderança do século XXI conhecida como *Liderança Servil*. Os líderes de Nível 5 também sabem quando pedir ajuda, aceitar responsabilidade pelos erros que eles ou suas equipes cometem e são incrivelmente disciplinados em seu trabalho.

QUADRO 3.2 — Liderança de Nível 5, de Jim Collin

NÍVEL 1: INDIVÍDUO ALTAMENTE CAPAZ

O líder faz contribuições de alta qualidade ao trabalho da equipe; possui níveis úteis de conhecimento; e tem talento e habilidades para fazer um bom trabalho

NÍVEL 2: MEMBRO COLABORADOR EM EQUIPE

O líder usa o conhecimento e as habilidades para ajudar no sucesso de sua equipe; trabalha com eficiência, produtividade e com sucesso com outras pessoas em seu grupo

NÍVEL 3: ADMINISTRADOR COMPETENTE

O líder é capaz de organizar um grupo de maneira eficiente para alcançar metas e objetivos específicos

NÍVEL 4: LÍDER EFETIVO

O líder é capaz de contaminar com seu entusiasmo todo um departamento ou uma organização para cumprir com objetivos de desempenho e colocar em prática uma visão

NÍVEL 5: ÓTIMO LÍDER

O líder tem todas as competências necessárias aos outros quatro níveis, além de uma mescla singular de humildade e disposição que é necessária para a verdadeira grandeza

Fonte: Adaptado de Mindtools (1996–2013). Level 5 Leadership. Achieving "greatness" as a leader. Acessado em 14 de maio de 2013, em http://www.mindtools.com/pages/article/level-5-leadership.htm

Liderança servil

Embora seja uma ideia desenvolvida por Greenleaf (1977) há mais de 35 anos, ainda exerce enorme influência sobre as ideias de liderança do século XXI. Em mais de quatro décadas como diretor de desenvolvimento de lideranças para a AT&T, Greenleaf percebeu que a maior parte dos líderes de sucesso lideravam de maneiras diferentes dos administradores tradicionais. Esses líderes, a quem ele chamou de líderes servidores, tinham como prioridade maior colocar-se a serviço dos outros, inclusive de empregados, clientes e comunidade. Além disso, os líderes servis estimulam uma propensão a servir dentro dos outros, o que promove a colaboração, o trabalho em equipe e o ativismo coletivo.

Segundo Greenleaf, para ser um grande líder, é necessário, primeiro, ser alguém que serve.

Sutton (2009) observa que muitos indivíduos alçados a posições de autoridade passam a se importar menos com os sentimentos e as necessidades dos outros. Enquanto isso, seus subordinados dedicam uma tremenda energia para observar e interpretar as ações de seus líderes, e o resultado final é uma combinação nociva, em que os funcionários se sentem pouco valorizados e excessivamente controlados. Sutton sugere que bons líderes encontram maneiras de passar aos funcionários mais previsibilidade, compreensão, controle e compaixão, e que a recompensa é uma fidelidade a longo prazo por parte dos funcionários. O Quadro 3.3 apresenta outras qualidades que definem a liderança servil.

QUADRO 3.3 — Qualidades que definem os líderes servidores

- Capacidade de escutar com atenção e de realmente compreender
- Capacidade de manter a mente aberta e escutar sem julgar
- Capacidade de lidar com ambiguidade, paradoxos e questões complexas
- Crença de que o compartilhamento real de desafios importantes com todos os envolvidos, bem como solicitar sua contribuição, é mais importante do que oferecer soluções pessoais
- Clareza quanto a metas e habilidade em apontar a direção para que sejam cumpridas sem dar ordens
- Capacidade de ser, em primeiro lugar, alguém que serve, auxilia e ensina para, então, liderar
- Sempre pensar antes de reagir
- Escolher as palavras com cautela para que não causem dano aos liderados
- Capacidade de usar a habilidade de prever e intuir
- Analisar as situações em seu todo, percebendo suas relações e conexões

EXERCÍCIO DE APRENDIZAGEM 3.1

Como criar uma disposição para servir

Uma parte importante da liderança servil é a capacidade do líder servidor de criar nos outros uma inclinação para servir. Agindo assim, mais líderes são criados para a organização.

Tarefa: identifique líderes servis com os quais você já trabalhou. Eles motivavam os seguidores a se voltarem à tarefa de servir? Em caso positivo, quais estratégias eles usavam? A liderança servil resultaria em maior quantidade de líderes em uma organização? Em caso positivo, em sua opinião, por que isso ocorre?

EXERCÍCIO DE APRENDIZAGEM 3.2

Liderança servil na enfermagem e na medicina

Tarefa: escreva um ensaio de uma página que aborde o seguinte:

1. Tanto a enfermagem quanto a medicina são profissões voltadas a ajudar e a servir. Você acredita que há diferenças inerentes na disposição para servir entre indivíduos que escolhem a enfermagem como profissão em vez da medicina?
2. Você acredita que a educação em enfermagem promove uma maior propensão a servir do que a educação médica?
3. Você acredita que a maioria feminina na profissão de enfermagem influencia a propensão a servir os outros?

Novas ideias sobre líderes e liderados

Muitos especialistas contemporâneos ampliaram o trabalho de Greenleaf, em especial em termos de como os liderados influenciam as ações do líder. Enquanto o efeito positivo daqueles sobre o líder já foi muito bem descrito na maioria dos debates sobre liderança transformacional, pouco se diz sobre os impactos com potencial negativo. Os seguidores, por exemplo, podem confundir, e de fato confundem, os líderes, seja involuntariamente ou não, como observado na *teoria do chefe-agente*. Porém, os líderes podem contra-atacar a isso, concentrando-se em sua visão, cultivando a prática de dizer a verdade e certificando-se de que seus seguidores se sentem livres para discordar, embora o risco jamais possa ser completamente aplacado.

58   Unidade I   A tríade crítica: tomada de decisão, administração e liderança

 Os seguidores podem confundir, e de fato confundem, os líderes, tanto de forma intencional quanto involuntária.

Teoria do chefe-agentes

A *teoria do chefe-agentes*, surgida nas décadas de 1960 e 1970, é outra teoria de liderança interativa muito utilizada no século XXI. Sugere que nem todos os liderados (*agentes*) estão motivados de forma inerente a agir pelo melhor interesse de seu *chefe* (líder ou empregador). Isso ocorre porque os liderados podem ter uma vantagem informativa (especialização ou conhecimentos) sobre o líder, além de terem suas preferências, que podem ser diferentes daquelas de seu chefe. Há, então, o risco de os agentes buscarem os próprios objetivos ou interesses, em vez daqueles de seu chefe.

Os chefes precisam, assim, identificar e oferecer os incentivos corretos aos agentes para que estes ajam no melhor interesse da organização. Por exemplo, consumidores com bons planos de saúde e pequenos gastos próprios podem ter pouca motivação para agir com prudência quanto ao acesso a recursos de atendimento de saúde, já que o pagamento pelos serviços utilizados é feito pelo plano de saúde. Cabe aos administradores dos planos de saúde criar incentivos aos consumidores (agentes) para que acessem apenas os serviços necessários.

Outro exemplo a ser citado envolve as horas extras ao final dos turnos de trabalho. Embora a maior parte dos empregados não tenha intenção ou vontade de trabalhar além do horário após um plantão ou turno movimentado e longo, a realidade é que essas horas a mais resultam em retorno financeiro. Cabe, então, aos empregadores a criação de incentivos que recompensem os empregados capazes de concluir suas tarefas no tempo do plantão ou a criação de alguma punição que desencoraje os que não conseguem fazer isso.

EXERCÍCIO DE APRENDIZAGEM 3.3

Os motivos do agente

Você é o líder de uma equipe que atende dez pacientes em uma unidade médica movimentada. Sua equipe inclui a funcionária Lori (LVN)*, que dá os medicamentos e auxilia no tratamento dos pacientes; e Tom (CNA)**, funcionário experiente e responsável pelo atendimento básico, como monitoramento de sinais vitais, deambulação com os pacientes ou assistência de higiene. Em várias ocasiões anteriores, Tom não o informou acerca de mudanças importantes nos sinais vitais dos pacientes até passar certo tempo ou você descobri-las sozinho. Apesar de conversar com ele sobre a necessidade de comunicar tais mudanças, bem como sobre os parâmetros específicos dos sinais vitais que devem ser informados, esse comportamento continuou. Você passou a se preocupar com a possibilidade de ocorrência de algum dano aos pacientes caso esse padrão de comportamento seja mantido.

Tarefa: identifique possíveis motivos para Tom (agente) não fornecer informações sobre as mudanças ao chefe (você). Quais incentivos poderiam ser usados para que esse comportamento fosse modificado?

---

*N. de R.T.: LVN – Enfermeiro vocacional licenciado.
**N. de R.T.: CNA – Assistente certificado de enfermagem. Profissionais de enfermagem que equivalem aos técnicos e auxiliares de enfermagem no Brasil.

Teoria do capital humano e social

Capital humano se refere aos atributos de uma pessoa que são produtivos em algum contexto econômico, embora ele costume ser mensurado e concebido como um retorno privado ao indivíduo, bem como um retorno social (About.com-Economics, 2013). O termo *capital humano* é usado muitas vezes, por exemplo, ao se examinar o nível formal de escolaridade, "com a implicação de que a educação é um investimento cujos retornos se dão na forma de salários, honorários ou outra forma de compensação" (About.com-Economics, parágrafo 1). Contudo, o capital humano pode ser encarado também de uma perspectiva organizacional. Neste caso, ele diz respeito aos conhecimentos ou à experiência coletiva de um grupo.

Capital humano pode se referir ao conhecimento, às habilidades e às capacidades coletivos de um grupo.

A *teoria do capital humano* sugere que indivíduos e/ou organizações investem em educação e em desenvolvimento profissional quando acreditam que tal investimento trará um retorno futuro. Por exemplo, uma organização de atendimento de saúde que reembolse seus enfermeiros por inscrições em cursos que os deixem mais habilitados pode estar agindo assim antecipando que um corpo funcional mais instruído resulte em aumento da qualidade do atendimento e em taxas de retenção mais altas – dois ganhos que poderiam ser traduzidos em maior produtividade e retorno financeiro.

Este foi certamente o caso em um estudo marcante de 2003 conduzido pela Dra. Linda Aiken e seus colaboradores da Universidade da Pensilvânia, que descobriu que "pacientes cirúrgicos têm uma 'vantagem substancial de sobrevivência' se tratados em hospitais com proporções mais altas de profissionais de enfermagem com curso técnico ou diploma superior e que um aumento de 10% na proporção de enfermeiros diplomados de Bachelor's of Science (BSN) diminuía em 5% o risco mortalidade de pacientes e de falha no atendimento" (American Association of Colleges of Nursing, 2013, parágrafo 13). A pesquisa da Dra. Dr. Aiken e colaboradores também mostrou que hospitais com melhores ambientes de atendimento, com os melhores níveis de contratação de enfermeiros e com os enfermeiros mais escolarizados apresentavam os mais baixos índices de mortalidade cirúrgica. Na verdade, os pesquisadores descobriram que cada aumento de 10% na proporção de enfermeiros no quadro de funcionários do hospital, com um diploma de Bachelor's of Science (BSN) em enfermagem, estava associado a uma queda de 4% no risco mortalidade (Aiken, Clarke, Sloane, Lake, & Cheney, 2008).

Inteligência emocional

Outra teoria que vem se destacando no início do século XXI é a da inteligência emocional (IE). Em termos gerais, *IE* diz respeito à capacidade que cada um tem de perceber, compreender e controlar suas próprias emoções e também as dos outros. Um indivíduo com uma IE mais alta pode optar, por exemplo, por sentir emoções úteis e regulá-las de formas estratégicas, mesmo que seja desagradável experimentá-las (Ford & Tamir, 2012).

Em seu trabalho original sobre IE, em 1990, Mayer e Salovey (1997) sugeriram que a IE se desenvolve com a idade e que consiste em três processos mentais:

- Avaliação e expressão das emoções em si mesmo e nos outros
- Regulação das emoções em si mesmo e nos outros
- Uso das emoções de forma adaptativa

Em 1997, eles aperfeiçoaram ainda mais a IE em quatro capacidades mentais: percepção/identificação das emoções, integração das emoções em processos do pensamento, compreensão das emoções e administração das emoções.

Goleman (1998), em seu renomado livro *Inteligência Emocional*, baseou-se nesse trabalho ao identificar os cinco componentes da inteligência emocional: autopercepção, autorregulação, motivação, empatia e habilidades sociais (Quadro 3.4). O autor afirmou que todas as pessoas têm uma mente que funciona de forma racional e uma que sente as emoções, sendo que ambas influenciam seus atos. A meta da IE, então, é a *alfabetização emocional* – que significa ter a percepção das próprias emoções e saber reconhecer como elas influenciam ações subsequentes. Diferentemente de Mayer e Salovey, porém Goleman afirmou que a IE pode ser aprendida, ainda que, segundo ele, melhore com o tempo.

Se por um lado muitos proponentes da IE sugeriram que ter IE pode ser até mais crucial para a liderança do que ter inteligência intelectual (QI), Sadri (2012) alerta que o conceito ainda não foi completamente escrutinado por pesquisas feitas por colegas pesquisadores. Por isso, é um pouco desconcertante que alguns empregadores e até mesmo Escolas de Enfermagem tenham passado a usar instrumentos de avaliação de IE como um critério de empregabilidade ou admissão (ver Exame de Evidência 3.1).

60 Unidade I A tríade crítica: tomada de decisão, administração e liderança

> **QUADRO 3.4 Cinco componentes da inteligência emocional**
>
> 1. *Autopercepção*: Capacidade que cada um tem de reconhecer e compreender seus humores, emoções e impulsos, bem como seus efeitos sobre os outros
> 2. *Autorregulação*: Capacidade de controlar ou redirecionar impulsos de ruptura ou estados de humor, bem como a propensão de suspender julgamentos
> 3. *Motivação*: Paixão pelo trabalho por razões que ultrapassam dinheiro ou posição; propensão a perseguir metas com energia e comprometimento
> 4. *Empatia*: Capacidade de compreender e aceitar a estrutura emocional das outras pessoas
> 5. *Habilidades sociais*: Proficiência em lidar com as relações e construir redes; capacidade de encontrar uma base comum
>
> Fonte: Adaptado de Goleman, D. (1998). Working with emotional intelligence. New York, NY: Bantam Books.

Exame de evidência 3.1

Fonte: Kendall-Raynor, P. (2012). Prospective nursing students tested for emotional intelligence. Nursing Standard, 26(24), 5.

A Universidade de Dundee, na Escócia, está usando avaliações de IE como parte de seus critérios de triagem para ingresso acadêmico em seu curso de enfermagem. Os estudantes são instados a olharem para fotografias de rostos de pessoas para então atribuir a cada uma delas uma dentre sete emoções: raiva, tristeza, surpresa, nojo, medo, alegria e neutralidade. Além disso, os estudantes devem completar um questionário de autoavaliação abrangendo 33 perguntas sobre emoções. A universidade sugere que a sua decisão de usar avaliação de IE como instrumento de triagem se baseia em pesquisas que vinculam a IE com alto desempenho acadêmico, índices mais baixos de atritos e resultados positivos em prática clínica. Ainda assim, esses mesmos administradores acadêmicos ressaltam sua preocupação de que alguns estudantes possam responder as perguntas inferindo o que deve ser correto, sem terem um nível considerável de IE.

EXERCÍCIO DE APRENDIZAGEM 3.4
Emoções e tomada de decisão

Recorde alguma decisão recente tomada de forma mais emocional que de costume. Você tinha consciência das emoções que estavam influenciando sua forma de pensar e de como elas podem ter influenciado o(s) rumo(s) da ação escolhida? Você conseguiu identificar objetivamente as emoções vividas pelos outros e como elas podem ter influenciado as decisões deles?

Liderança autêntica

Outra teoria de liderança emergente no arsenal contemporâneo do líder-administrados é a da *liderança autêntica* (também conhecida como *liderança congruente*). A liderança autêntica sugere que, para liderar, os líderes têm de ser honestos consigo mesmos e com seus valores, agindo de acordo com eles.

É importante lembrar que a teoria da liderança autêntica ou congruente é um pouco diferente das teorias transformacionais de liderança mais tradicionais, que sugerem que a visão ou as metas do líder costumam ser influenciadas por forças externas e que deve haver, no mínimo, a aceitação dessa visão por parte dos seguidores. Na liderança autêntica, o que inspira os liderados são os princípios do líder e sua convicção de agir em conformidade com eles. Dessa forma, os autênticos seguidores dão-se conta de sua verdadeira natureza.

Na liderança autêntica, o que inspira os liderados são os princípios do líder e sua convicção de agir em conformidade com eles.

Capítulo 3   As ideias do século XXI sobre liderança e administração

A liderança autêntica não é fácil. É preciso ter coragem para ser sincero com as próprias convicções quando forças externas ou a pressão dos colegas nos estimulam a fazer algo moralmente inadequado. Há, por exemplo, pouca dúvida de que alguns enfermeiros-líderes passam por conflitos intrapessoais de valores entre aquilo que eles acreditam ser moralmente apropriado e uma necessidade de mostrar resultados em um sistema de atendimento de saúde cada vez mais caracterizado pelo pagamento por desempenho e recompensado pela contenção de custos.

Na década passada, inúmeros teóricos tentaram definir mais a fundo o construto teórico da liderança autêntica. Shirey (2006) sugere que há cinco características distintivas dos líderes autênticos: *propósito, valores, coração, relacionamentos* e *autodisciplina* (ver Quadro 3.5). Já Avolio, Walumbwa e Weber (2009) sugerem, porém, que o consenso geral na literatura é de que existem quatro fatores que abrangem os componentes da liderança autêntica: processamento equilibrado, perspectiva moral internalizada, transparência relacional e autoconsciência. *Processamento equilibrado* diz respeito à análise racional dos dados antes de tomar decisões. *Perspectiva moral internalizada* sugere que o líder autentico é guiado por padrões morais internos que por sua vez orientam o seu comportamento. *Transparência relacional* se refere ao compartilhamento aberto de sentimentos e informações apropriados para cada situação, e *autoconsciência* alude a um conhecimento de si mesmo a fim de dar sentido ao mundo (Avolio et al., 2009). Contudo, Avolio et al. (2009) sugerem que os estudos para definir e mensurar a liderança autêntica estão em suas fases iniciais de desenvolvimento e que pesquisas mais avançadas são necessárias para avaliar a validade desse construto.

QUADRO 3.5   Cinco características distintivas do líder autêntico

1. *Propósito*: Líderes autênticos compreendem as próprias finalidades e paixões como consequência de uma autorreflexão e autopercepção contínuas.
2. *Valores*: Líderes autênticos conectam propósito e paixão por meio de coerência entre crenças e ações.
3. *Coração*: Líderes autênticos preocupam-se com eles mesmos e com os liderados, sendo autêntico esse sentimento.
4. *Relacionamentos*: Líderes autênticos valorizam o estabelecimento de relações e conexões com os outros, o não recebimento de recompensas, valorizando mais o fortalecimento da conexão entre as pessoas.
5. *Autodisciplina*: Líderes autênticos praticam a autodisciplina, incorporando equilíbrio as suas vidas pessoais e profissionais.

Fonte: Shirey, M. R. (2006). Fostering leadership through collaboration. Reflections on Nursing Leadership (third quarter). Indianapolis, IN: *Sigma Theta Tau International*.

EXERCÍCIO DE APRENDIZAGEM 3.5

Incoerência entre palavras e atos

Existem vários exemplos de líderes reconhecidos, nacional e internacionalmente, que perderam os seguidores porque seus atos eram incoerentes com suas convicções pessoalmente declaradas. Um exemplo poderia incluir um atleta mundialmente conhecido que defende estilos de vida saudáveis e é pego usando esteroides para melhorar seu desempenho físico. Ou um político que prega moralidade e tem um caso extraconjugal, ou ainda um líder religioso que promove o celibato e que se envolve em um escândalo sexual.

Tarefa: recorde um líder que defende uma mensagem e age de forma diversa. De que forma isso influencia sua capacidade de ser um líder verdadeiro? Em que isso mudou seus sentimentos em relação a esse líder? Em sua opinião, os líderes que perderam sua "autenticidade" conseguem, alguma vez, recuperar a confiança dos seguidores?

Por fim, não se deve cair no idealismo e assumir que todos os líderes lutam para ser autênticos. Na verdade, muitos deles tem os seus defeitos, nem que seja ocasionalmente. Eles podem engano-

62 Unidade I A tríade crítica: tomada de decisão, administração e liderança

sos e dignos de confiança, gananciosos e generosos, covardes e corajosos. Pressupor que todos os bons líderes sejam boas pessoas é temerário e nos torna cegos à condição humana. A futura teoria das lideranças pode estudar os motivos pelos quais os líderes apresentam mau comportamento e por que os seguidores continuam acompanhando maus líderes.

Liderança de ideias

Outra nova teoria de liderança surgida no século XXI é a *liderança de ideias*, que se aplica ao indivíduo reconhecido entre os iguais por suas ideias inovadoras e que demonstra confiança para promovê-las. Assim, a liderança de ideias envolve todas as situações em que uma pessoa convence outra a considerar uma ideia, um produto novo ou uma nova forma de encarar as situações.

Líderes de ideias sempre desafiam o *statu quo* e atraem seguidores não com promessas de representação ou fortalecimento, mas pela visão e pela assunção de riscos em termos de serem inovadores.

As ideias promovidas por líderes de ideias costumam ser voltadas para o futuro e ter um impacto considerável. Além disso, elas geralmente são focadas em problemas, o que aumenta o seu valor tanto para os indivíduos quanto para as organizações.

As organizações também podem ser líderes de ideias. Por exemplo, a Blue Cross e a Blue Shield foram, no começo, líderes de ideias ao criarem os planos de saúde privados, no final da década de 1920. A Johnson & Johnson lançou a campanha *Discover Nursing* [Descobrindo a Enfermagem] no início desta década para capitanear a profissão da enfermagem e promover o recrutamento e a retenção de enfermeiros. Na próxima década, os líderes de ideias provavelmente se concentrarão em questões duradouras que continuam sendo de importância crucial para a enfermagem e para o atendimento de saúde, e abordarão problemas novos e emergentes com sua própria importância. A liderança de ideias, por exemplo, ainda é bastante necessária na identificação e adoção de abordagens inovadoras para a melhoria da segurança e da qualidade, capazes de realmente reduzir o risco de dano a pacientes e trabalhadores de atendimento de saúde. Ademais, a ameaça de uma escassez internacional de enfermeiros continua a espreitar, e uma quantidade inadequada de soluções inovadoras foi sugerida para resolver a aguda escassez de docentes em enfermagem, cuja ocorrência é esperada nos próximos cinco ou dez anos.

EXERCÍCIO DE APRENDIZAGEM 3.6

Inovação tecnológica e liderança de ideias

As inovações tecnológicas continuam a mudar a face do atendimento de saúde e o ritmo dessas inovações continua a aumentar de modo exponencial. Por exemplo, comunicação sem fio, registros informatizados e exame de código de barras dos medicamentos; todas essas novidades que influenciaram bastante a prática da enfermagem.

Tarefa: escolha pelo menos uma das inovações tecnológicas a seguir e escreva um relatório de uma página sobre o impacto esperado por essa tecnologia sobre a enfermagem e o atendimento de saúde na próxima década. Veja se consegue identificar o(s) líder(es) de ideias com crédito pela criação dessas tecnologias e analise o processo usado por ele(s) para desenvolver e para colocar no mercado suas inovações.

- Biometria que garante a confidencialidade do paciente
- Registro informatizado de prescrições médicas (CPOE – *computerized physician order entry*)
- Exame no ponto de atendimento
- Tecnologia *bluetooth*
- Prontuários médicos eletrônicos
- Robôs-enfermeiros (protótipo de robôs na enfermagem)
- Exames genéticos e genômicos

Liderança quântica

A *liderança quântica* é outra teoria relativamente nova de liderança, utilizada por administradores de enfermagem como forma de compreender melhor a dinâmica dos ambientes, como o atendimento de saúde. Essa teoria, surgida na década de 1990, baseia-se na liderança transformacional e sugere que os líderes devem trabalhar com os subordinados para a identificação de metas comuns, a exploração de oportunidades e o fortalecimento do corpo funcional, de modo que sejam tomadas decisões que gerem produtividade na organização. Isso é especialmente verdade durante os períodos de mudança acelerada e transição necessária.

Fundamentada na física quântica, que sugere que a realidade costuma ser descontínua e profundamente paradoxal, a liderança quântica sugere que o ambiente e o contexto em que as pessoas trabalham são complexos e dinâmicos, causando impacto direto na produtividade da organização. A teoria sugere ainda que a mudança é constante. Atualmente, o local de trabalho é um ambiente altamente fluido, flexível e móvel, o que requer um conjunto bastante inovador de interações e relações, além da liderança necessária para sua criação (Porter-O'Grady e Malloch, 2011).

A liderança quântica sugere que o ambiente e o contexto em que as pessoas trabalham são complexos e dinâmicos e que isso exerce impacto direto na produtividade da organização.

Pela indústria do atendimento de saúde ser caracterizada por mudanças aceleradas, o potencial para conflito intraorganizacional é alto. Porter-O'Grady e Malloch (2011) sugerem que com a transformação do inesperado em normativo, o líder quântico precisa ser capaz de abordar o espaço inconcluso entre o presente e o futuro e resolver esses conflitos de modo apropriado. Além disso, eles sugerem que a capacidade de reagir às dinâmicas de crise e de mudança é não apenas uma habilidade inerente à liderança, como deve ser inculcada no próprio tecido da organização e de sua operação.

TRANSIÇÃO DA LIDERANÇA DA ERA INDUSTRIAL PARA A LIDERANÇA DA ERA DAS RELAÇÕES

Ao analisar as quatro teorias de liderança surgidas, fica clara a existência de uma mudança de paradigma que ocorre desde o início do século XXI – uma transição da *liderança da era industrial* para uma *liderança da era das relações* (Scott, 2006). Scott defende que a liderança da era industrial concentrou-se basicamente nas estruturas hierárquicas e tradicionais de administração, na aquisição de habilidades, na competição e no controle. São as mesmas habilidades associadas, por tradição, à administração. A liderança da era das relações tem seu foco principal na relação entre líder e liderados, no discernimento de um propósito comum, no trabalho em colaboração e na busca de informações, mais do que de ganhos financeiros (Tabela 3.1). A liderança servil, a liderança autêntica, o capital social e humano e a inteligência emocional são todas teorias centradas nas relações, tratando da complexidade da relação entre líder e seguidores.

TABELA 3.1 Comparação entre liderança da era industrial e liderança da era das relações

	Liderança da era industrial	Liderança da era das relações
Habilidades	Habilidades técnicas	Habilidades pessoais
Autoridade	Comando e controle	Convite e interdependência
Estratégia	Obtenção de vantagem	Finalidade de discernir
Metodologia	Competição	Cooperação
Foco	Coleta de fatos	Busca de sentido
Valor	O que você possui (riqueza)	O que você sabe (informação)
Estrutura	Hierarquia (de cima para baixo)	Circular (igualitária)
Sentido da liderança	Liderança: posição/cargo	Liderança: confiança

Fonte: Adaptada de Scott (2006). © KiThoughBridge, LLC 2000. Autor, Katherine Taylor Scott. Todos os direitos assegurados. Permissão de uso nesta publicação garantida por Ki ThoughtBridge.

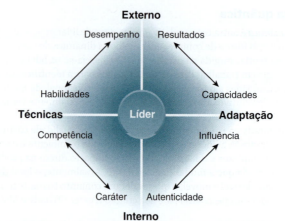

FIGURA 3.1 • Modelo de liderança integrada. (Reproduzida com permissão de KiThought-Bridge & Scott, K.T. (2006, September 29). *The gifts of leadership*. Anotação apresentada na Sigma Theta Tau International Chapter Leader Academy, Indianapolis, IN.)

 Uma mudança de paradigma vem ocorrendo desde o início do século XXI – a transição da liderança da era industrial para a liderança da era das relações.

Covey (2011) concorda, ressaltando que os principais motivadores da prosperidade econômica na era industrial eram as máquinas e o capital – em outras palavras, as coisas. As pessoas eram necessárias, mas substituíveis. Covey argumenta que muitas práticas administrativas atuais vêm da era industrial, em que o foco recaia no controle dos trabalhadores, no encaixe deles em suas respectivas posições e no uso de recompensa e punição como motivação externa. Em contraste, a liderança da era das relações está totalmente voltada à liderança de pessoas que têm o poder de escolher. Ela requer que os líderes acolham o paradigma da pessoa como um todo (Covey, 2011).

Ainda assim, o líder-administrador nas organizações contemporâneas de atendimento de saúde não pode e não deve se concentrar única e exclusivamente em desenvolver relacionamentos. Garantir produtividade e atingir os resultados almejados são fundamentais para o sucesso organizacional. O elemento-chave encontra-se provavelmente na integração dos dois paradigmas. Scott (2006) sugere que tal integração é de fato possível (Figura 3.1).

A busca de habilidades técnicas e competência deve ser equilibrada com habilidades de adaptação que influenciam os liderados, estimulando suas habilidades. Prioridades de desempenho e resultados devem estar em equilíbrio com a liderança autêntica e o caráter. Em outras palavras, líderes-administradores devem buscar um tênue equilíbrio entre liderança e administração, existente desde o começo dos tempos.

EXERCÍCIO DE APRENDIZAGEM 3.7

Como equilibrar o foco entre produtividade e relações

Você é um administrador de enfermagem de alto escalão em um grande centro médico urbano na Califórnia. Como ocorre com vários hospitais de atendimento a pacientes graves, sua taxa anual de rotatividade de profissionais é de mais de 25%. A essa altura, você talvez tenha cargos de enfermeiros licenciados ainda vagos, com pouco sucesso nas tentativas de preenchê-los com profissionais locais. O problema se agravou com a aprovação recente da lei estadual das proporções mínimas de funcionários licenciados.

Em uma reunião ocorrida hoje com o executivo da empresa, você é informado de que a taxa de vagas para enfermeiros licenciados no hospital deverá aumentar, em três meses, para 35% com a implementação das novas taxas mínimas de profissionais licenciados. O executivo diz que você tem de reduzir a rotatividade ou aumentar imediatamente os esforços de recrutamento, caso contrário o hospital terá de optar por fechamento de unidades ou redução de leitos disponíveis quando da implementação das novas taxas.

Você cogita adotar os seguintes paradigmas da "liderança industrial":

1. De forma dinâmica, recrutar enfermeiros de outros países para resolver pelo menos o problema imediato do quadro de pessoal.
2. Aumentar o oferecimento de bônus e oferecer outros incentivos para recrutar novos enfermeiros.
3. Ampliar a descrição do cargo de modo a abranger funcionários não licenciados auxiliares e técnicos de enfermagem, aliviando assim os enfermeiros de suas tarefas.
4. Fazer com que enfermeiros recém-recrutados assinem um contrato mínimo de dois anos a partir da contratação.

Você também cogita as seguintes opções do paradigma "liderança das relações":

1. Realizar reuniões informais com os atuais funcionários para determinar variáveis importantes que influenciam seus níveis atuais de satisfação e tentar aumentar aquelas que proporcionaram maior satisfação ao trabalhador.
2. Elaborar uma política de portas abertas, na tentativa de ficar mais acessível aos trabalhadores que queiram discutir preocupações e outros assuntos sobre o ambiente de trabalho.
3. Implementar um modelo de gestão compartilhada para aumentar a participação dos trabalhadores no processo decisório nas unidades em que atuam.
4. Realizar rondas extras em todas as unidades, tentando conhecer melhor o seu quadro de colaboradores individualmente.

Tarefa: decida quais das opções você deve escolher. Coloque-as em ordem em termos do que você faria primeiro. Em seguida, examine a sua lista. Ela reflete mais o paradigma da liderança industrial ou o da liderança das relações? Quais inferências poderiam advir do ordenamento feito por você em termos de suas habilidades de liderança? Em sua opinião, a ordem que empregou poderia mudar com a idade? Qual a sua experiência?

LIDERANÇA E ADMINISTRAÇÃO PARA O FUTURO DA ENFERMAGEM

Problemas aparentemente intransponíveis, falta de recursos para resolvê-los e apatia individual são e continuarão a ser assuntos que líderes-administradores contemporâneos enfrentam. A liderança eficiente é, sem dúvida, fundamental ao sucesso das organizações no século XXI. Tornar-se um líder-administrador melhor começa com um entendimento muito elaborado do que seja liderança e administração e como essas duas habilidades podem ser desenvolvidas. O problema dessas habilidades é seu dinamismo; o que conhecemos delas e aquilo que acreditamos a seu respeito mudam constantemente em uma reação a novas pesquisas e a ideias visionárias.

Líderes e administradores contemporâneos são, então, desafiados não somente a conhecer e a conseguir aplicar as clássicas teorias de liderança e administração, mas também a manter-se à frente de novas percepções, novos recursos de tomadas de decisão administrativas e novas pesquisas na área. É ainda mais importante que os líderes-administradores consigam integrar papéis da liderança e funções administrativas e que atinjam certo equilíbrio entre as habilidades de liderança da era industrial e as da era das relações. Liderar e administrar no século XXI tem tudo para ser algo muito complexo, e os líderes-administradores precisam ter um conjunto ainda maior de habilidades. O elemento essencial para o sucesso organizacional será provavelmente ter líderes-administradores bastante qualificados e visionários em número suficiente para corrigir o rumo.

Unidade I — A tríade crítica: tomada de decisão, administração e liderança

CONCEITOS-CHAVE

- Muitas teorias de liderança e administração surgiram no século XXI para explicar a complexidade das relações entre líder e seguidores, bem como o ambiente em que o trabalho é realizado e as metas alcançadas.

- A *liderança baseada em pontos fortes* se concentra no desenvolvimento ou no fortalecimento dos pontos fortes dos trabalhadores, em oposição à identificação de problemas, à melhoria de desempenho deficiente e à abordagem de fraquezas e obstáculos.

- A *liderança de Nível 5* é caracterizada por conhecimento, habilidades de desenvolvimento de equipe, a capacidade de ajudar grupos a alcançar as suas metas, humildade e a delegação de poder aos outros por meio da liderança servil.

- *Liderança servil* é um modelo contemporâneo de liderança que coloca o serviço aos outros como prioridade maior.

- Os seguidores podem e devem influenciar os líderes, tanto de forma positiva como de forma negativa.

- A *teoria do chefe-agente* sugere que os liderados podem ter uma vantagem de informação (experiência ou conhecimentos) sobre o chefe, além de preferências possivelmente diferentes das do chefe. Isso pode levar a discrepâncias nas metas.

- *Capital humano* representa a capacidade individual. Por sua vez, capital social representa o que um grupo pode obter como um todo.

- *Inteligência emocional* diz respeito à capacidade de usar as emoções com eficiência e é considerada por muitos como crucial para o sucesso na liderança e na administração.

- A *liderança autêntica* sugere que, para liderar, os líderes devem ser honestos consigo mesmos e com seus valores, agindo de acordo com estes.

- *Liderança de ideias* refere-se a todas as situações em que um indivíduo convence outros a analisarem uma nova ideia, produto ou modo de ver as coisas.

- Líderes de ideias atraem seguidores não por promessas de representação ou fortalecimento, mas por qualidades de assunção de riscos e visão, sendo inovadores.

- *Liderança quântica* sugere que o ambiente e o contexto em que as pessoas se encontram são complexos e dinâmicos e que isso tem impacto direto na produtividade da organização.

- No século XXI, ocorreu uma transição da *liderança da era industrial* para a *liderança da era das relações*.

EXERCÍCIOS DE APRENDIZAGEM

EXERCÍCIO DE APRENDIZAGEM 3.8

Reflexão sobre inteligência emocional

Você acha que tem inteligência emocional? Manifesta emoções apropriadas, como empatia ao cuidar dos pacientes? Consegue identificar e controlar suas emoções quando em uma situação emocionalmente forte?

Tarefa: descreva uma experiência emocional recente. Escreva de 2 a 4 parágrafos relatando como você reagiu a essa experiência. Conseguiu ler as emoções dos outros indivíduos envolvidos? Como você reagiu e, mais tarde, foi capaz de refletir sobre esse incidente?

Capítulo 3 As ideias do século XXI sobre liderança e administração **67**

EXERCÍCIO DE APRENDIZAGEM 3.9

Autorregulação e inteligência emocional

Você acaba de retornar da avaliação de desempenho de seus seis primeiros meses como enfermeiro-encarregado. Embora seu supervisor tenha declarado estar muito satisfeito com seu desempenho no novo papel, ele sugeriu que você aprendesse a se acalmar em situações clínicas com intensa atividade. Disse que sua ansiedade poderia ser transmitida aos colegas de trabalho e aos subordinados que o viam como modelo. Ele o vê especialmente ansioso diante de carência de funcionários, dizendo ainda que, às vezes, você deixa claras suas frustrações aos funcionários, o que serve apenas para aumentar o nível geral de ansiedade na unidade.

Tarefa: crie um plano específico, com 6 a 10 passos, que você pode dar como apoio a sua inteligência emocional e ao capital social presente. O que é mais importante? Em sua opinião, o que contribui mais para que essa instituição consiga atingir a missão e as metas estabelecidas?

EXERCÍCIO DE APRENDIZAGEM 3.10

Capital humano e social

Examine a instituição em que você trabalha ou estuda. Levante dados sobre o capital humano e social existente. O que é mais importante? Em sua opinião, qual deles contribui mais para que a instituição consiga atingir a missão e as metas propostas?

REFERÊNCIAS

About.com-Economics. (2013). *Definition of human capital*. Acessado em 14 de maio de 2013, em http://economics.about.com/cs/ economicsglossary/g/human_capital.htm

Aiken, L., Clarke, S. P., Sloane, D. M., Lake, E. T., & Cheney, T. (2008, May). Effects of hospital care environment on patient mortality and nurse outcomes. Journal of Nursing Administration, *38(5)*, 223-229.

American Association of Colleges of Nursing. (2013). *Fact sheet. Creating a more highly qualified nursing workforce*. Acessado em 13 de maio de 2013, em http://www.aacn.nche.edu/Media/FactSheets/ NursingWrkf.htm

Avolio, B., Walumbwa, F., & Weber, T. (2009). Leadership: Current theories, research, and future directions. *Annual Review of Psychology, 60*, 421–449.

Collins, J. (2001). Good to great: Why some companies make the leap... and others don't. New York, NY: Harper Collins.

Covey, S. (2011, September). Lighthouse principles and leadership. *UC Morning in America* (adaptation from a speech presented at University of the Cumberlands on April 8, 2008, in the "Principle-Centered Leadership Series" sponsored by the Forcht Group of Kentucky Center for Excellence in Leadership). Acessado em 14 de maio de 2013, em http://www.ucumberlands.edu/academics/ history/downloads/MorningInAmericaVol2i3.pdf

Ford, B., & Tamir, M. (2012). When getting angry is smart: Emotional preferences and emotional intelligence. *Emotion*, 12(4), 685-689.

Goleman, D. (1998). Working with emotional intelligence. New York, NY: Bantam Books.

Gottlieb, L.N., Gottlieb, B., & Shamian, J. (2012). Principles of strengths-based nursing leadership for strengths-based nursing care: A new paradigm for nursing and healthcare for the 21st century. Nursing *Leadership*, 25(2), 38-50.

Greenleaf, R. K. (1977). *Servant leadership*: A journey in the nature of legitimate power and greatness. New York, NY: Paulist.

Japsen, B. (2012, June 22). *Health leaders look to 2032 for opportunities to improve the health of the nation*. Robert Wood Johnson Foundation. Acessado em 25 de fevereiro de 2013, em http:// www.rwjf.org/en/about-rwjf/ newsroom/ newsroom-content/2012/06/health-leaders-look-to-2032-for-opportunities-to-improve-the-hea. html

Kendall-Raynor, P. (2012). Prospective nursing students tested for emotional intelligence. *Nursing Standard, 26*(24), 5.

Mayer, J. D., & Salovey, P. (1997). What is emotional intelligence? In P. Salovey & D. Sluyter (Eds.), *Emotional development and emotional intelligence: Implications for educators* (pp. 3–31). New York, NY: Basic Books.

Unidade I   A tríade crítica: tomada de decisão, administração e liderança

Mindtools (1996–2013). Level 5 leadership. *Achieving "greatness" as a leader*. Acessado em 26 de setembro de 2013, em http://www.mindtools.com/pages/article/level-5 -leadership.htm

Porter-O'Grady, T., & Malloch, K. (2011). *Quantum leadership: Advancing information, transforming healthcare* (3rd ed.). Sudbury, MA: Jones & Bartlett.

Sadri, G. (2012). Emotional intelligence and leadership development. *Public Personnel Management, 41*(3), 535–548.

Scott, K. T. (2006, September 29). *The gifts of leadership*. Keynote presented at the Sigma Theta Tau International Chapter Leader Academy, Indianapolis, IN.

Shirey, M. R. (2006). Promoting sustainability through collaboration. *Reflections on nursing leadership* (3rd quarter) Indianapolis, IN:.

Sutton, R. I. (2009, June). How to be a good boss in a bad economy. *Harvard Business Review*, 42–50.

Wong, C. A. (2012). Advancing a positive leadership orientation: From problem to possibility. *Nursing Leadership, 25*(2), 51–55.

Zinni, T., & Koltz, T. (2009). *Leading the charge: Leadership lessons from the battlefield to the boardroom*. New York, NY: Palgrave Macmillan.

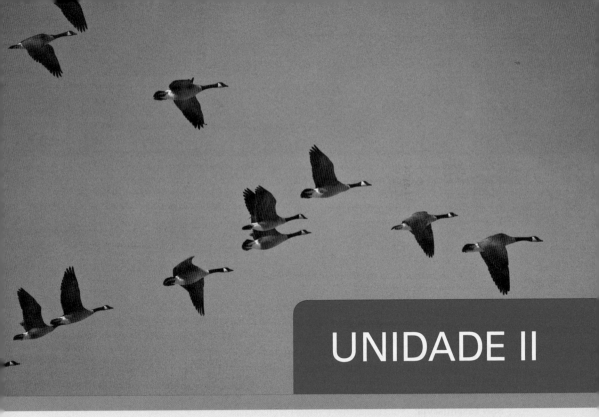

UNIDADE II

Fundamentos de ética, direito e defesa na administração e na liderança

4

Questões éticas

... quando as organizações e suas lideranças se fixam no balanço financeiro e ignoram os valores, promovem um ambiente propício ao fracasso ético.
—J. G. Bruhn

... Todo meu crescimento e desenvolvimento me levaram a acreditar que se fizermos a coisa certa, se jogarmos conforme as regras e se tivermos discernimento e um bom-senso sólidos o suficiente, seremos capazes de fazer o que quisermos com nossas vidas.
—Barbara Jordan

PONTOS DE LIGAÇÃO ESTE CAPÍTULO ABORDA:

BSN Essential II: Liderança organizacional básica e sistemas para a qualidade do cuidado e segurança dos pacientes
BSN Essential VIII: Profissionalismo e valores profissionais
BSN Essential IX: Bacharelado para o exercício de enfermagem generalista
MSN Essential II: Liderança organizacional e de sistemas
MSN Essential VI: Políticas de saúde e proteção
MSN Essential IX: Exercício de enfermagem generalista avançada
AONE Nurse Executive Competency III: Liderança
AONE Nurse Executive Competency IV: Profissionalismo
QSEN Competency: Cuidado centrado no paciente

OBJETIVOS DIDÁTICOS *O aluno irá:*

- definir ética e dilemas éticos
- comparar e contrastar os arcabouços do utilitarismo, do raciocínio baseado nos deveres, do raciocínio baseado nos direitos e do uso da intuição para a tomada de decisões éticas
- identificar e definir os seis princípios do raciocínio ético
- usar um modelo sistemático para resolução de problemas e tomada de decisões a fim de determinar a ação apropriada para os problemas éticos selecionados
- descrever as limitações de usar o resultado como o único e exclusivo critério para avaliar uma tomada decisão ética
- distinguir entre obrigações legais e éticas na tomada de decisão
- descrever como as diferenças em obrigações pessoais, organizacionais, subordinadas e para com os pacientes aumentam o risco de conflito intrapessoal na tomada de decisões éticas
- demonstrar autoconsciência quanto a estrutura e princípios éticos que influenciam mais fortemente suas decisões pessoais
- modelar o papel de tomador de decisão ética, coerente com o Código de Ética e os Enunciados Interpretativos e padrões profissionais da American Nurses Association

Capítulo 4   Questões éticas

A Unidade II examina aspectos éticos, legais e legislativos que influenciam a liderança e a administração, além da capacidade de defesa profissional. Este capítulo aborda as tomadas de decisão éticas aplicadas como papel essencial de liderança para administradores. Por sua vez, o Capítulo 5 examina o impacto das leis e da legislação sobre liderança e administração, ao passo que o Capítulo 6 concentra-se na defesa de pacientes e subordinados, bem como da profissão de enfermagem em geral.

Ética é o estudo sistemático de como deve ser a conduta e as ações de uma pessoa em relação a si própria, aos outros e ao ambiente; compõe a justificativa do que é certo ou bom e o estudo do que deve ser a vida e as relações das pessoas, e não necessariamente o que são. Ética é um sistema de conduta e princípios morais que orienta os atos pessoais relativos ao que é certo e errado em relação a si e à sociedade como um todo.

Ética tem a ver com fazer a coisa certa e com ser um certo tipo de pessoa, em termos de conduta e de caráter (Gallagher & Hodge, 2012).

A *ética aplicada* exige a adoção de uma teoria ética normativa nos problemas cotidianos. Essa teoria normativa que existe para cada profissão origina-se da finalidade dessas profissões. Assim, os valores e as normas da enfermagem compõem os fundamentos e o filtro a partir dos quais são tomadas decisões éticas. O enfermeiro-administrador, no entanto, tem uma responsabilidade ética diferente da do enfermeiro clínico, não havendo um fundamento claramente definido para uso como uma base de raciocínio ético.

Além disso, uma vez que administração é uma disciplina e não uma profissão, não possui um propósito definido, como a medicina e o direito, carecendo, assim, de um conjunto específico de normas que orientem as tomadas de decisão ética. Em vez disso, é a organização que reflete as normas e os valores ao administrador, sendo os valores pessoais deste refletidos na organização. A obrigação ética do administrador está atrelada à finalidade organizacional, e esta, à função em que se encaixa na sociedade, extrapolando os limites que esta impõe à organização. Assim, as responsabilidades do enfermeiro-administrador emanam de um conjunto complexo de interações. A sociedade ajuda a definir os propósitos das diversas instituições, e eles, por sua vez, ajudam a garantir que a instituição atenda a funções específicas. Porém, em qualquer instituição, os valores e normas específicos determinam o foco de seus recursos e modelam sua vida como organização. Os valores das pessoas nas instituições influenciam a verdadeira prática administrativa. Ao revisar esse conjunto de interações complexas, fica claro que tomar decisões administrativas e éticas apropriadas é uma tarefa difícil.

A *ética da enfermagem administrativa* é diferente daquela da *enfermagem clínica*, diferenciando-se também de outras áreas administrativas. Embora existam muitos pontos semelhantes de responsabilidade entre enfermeiros-administradores e administradores não enfermeiros, muitos papéis da liderança e funções administrativas são específicos à enfermagem. Tais diferenças exigem que o enfermeiro-administrador lide com obrigações e dilemas éticos peculiares, que não são encontrados na administração de outras áreas.

Além disso, devido às diferenças entre as responsabilidades pessoais, organizacionais, com subordinados ou consumidores, há grande possibilidade dos administradores de enfermagem terem conflitos intrapessoais relativos ao rumo adequado das ações. Os múltiplos papéis de defesa e responsabilidade profissionais aumentam ainda mais a possibilidade de enfermeiros-administradores depararem-se com dilemas éticos em sua atividade profissional. É comum que os enfermeiros sejam, ao mesmo tempo, defensores dos médicos, dos pacientes e da organização – todos com necessidades e metas diferentes.

Os enfermeiros enfrentam situações nas quais se posicionam ao mesmo tempo como representantes dos pacientes, dos médicos e da organização, todos os quais podem ter necessidades, desejos e metas conflitantes.

Para que sejam tomadas decisões éticas adequadas, o administrador precisa conhecer princípios e estruturas teóricas éticas, usar uma abordagem profissional que elimine tentativas e erros e que se concentre em modelos comprovados de tomada de decisão, além de usar processos organizacionais disponíveis para auxílio na tomada dessas decisões. Tais processos organizacionais incluem juntas de revisão institucional, comitês de ética e códigos de ética profissionais. A utilização de uma abordagem sistemática e instrumentos e tecnologia comprovados e éticos possibilita que os administradores tomem decisões melhores e aumenta a probabilidade de ainda permanecerem confiantes nas decisões tomadas. Os papéis da liderança e as funções administrativas envolvidos na ética administrativa são apresentados no Quadro 4.1.

QUADRO 4.1 Papéis da liderança e funções administrativas associados à ética

PAPÉIS DA LIDERANÇA

1. Ter percepção dos próprios valores e das crenças básicas sobre direitos, deveres e metas dos seres humanos.
2. Aceitar que um tanto de ambiguidade e incerteza faz parte de todas as tomadas de decisão éticas.
3. Aceitar que ocorram resultados negativos na tomada de decisão ética apesar de solução de problemas e tomada de decisão altamente qualificadas.
4. Demonstrar que assume riscos na tomada de decisão ética.
5. Modelar o papel de tomador de decisão ética, coerente com o Código de Ética e os Enunciados Interpretativos e padrões profissionais da American Nurses Association (ANA).
6. Comunicar claramente padrões éticos de comportamento.
7. Estabelecer um comportamento modelar no qual não exista brecha entre a ética na teoria e na prática.

FUNÇÕES ADMINISTRATIVAS

1. Utilizar uma abordagem sistemática na solução de problemas e tomada de decisão quando diante de problemas administrativos com ramificações éticas.
2. Identificar resultados nas tomadas de decisão éticas que devam sempre ser buscados ou evitados.
3. Usar estruturas éticas estabelecidas para esclarecer valores e crenças.
4. Aplicar princípios de raciocínio ético para definir as crenças ou os valores que compõem a base da tomada de decisão.
5. Estar consciente dos precedentes legais que podem orientar as tomadas de decisão éticas, responsabilizando-se por possíveis problemas legais caso estejam em oposição aos precedentes legais.
6. Reavaliar continuamente a qualidade das próprias tomadas de decisão éticas, com base no processo de tomada de decisão ou de solução de problemas utilizado pela organização.
7. Reconhecer e valorizar a conduta ética dos subordinados.
8. Agir de forma apropriada quando os subordinados utilizarem conduta antiética.

TIPOS DE QUESTÕES ÉTICAS

Há muitos termos usados para descrever as questões morais enfrentadas por enfermeiros, incluindo indiferença moral, incerteza moral, conflito moral, angústia moral, ultrage moral e dilemas éticos. *Indiferença moral* ocorre quando um indivíduo questiona por que a moralidade na prática é necessária. A *incerteza moral*, ou *conflito moral*, ocorre quando um indivíduo está inseguro quanto aos princípios ou valores morais aplicáveis, podendo inclusive tal incerteza envolver a natureza do problema moral.

Por sua vez, a *angústia moral* ocorre quando o indivíduo sabe a coisa certa a ser feita, mas impedimentos organizacionais dificultam a escolha do rumo correto de ação. Pauly, Varcoe e Storch (2012) sugerem que a angústia moral no atendimento de saúde é uma preocupação crescente que afeta a satisfação, o recrutamento e a retenção de profissionais da área, bem como a prestação de um atendimento seguro e de qualidade aos pacientes. Nalley (2013) concorda, sugerindo que as intensas situações com pacientes (tais como cuidado ao paciente terminal), a falta de colaboração e a comunicação desrespeitosa que ocorre muitas vezes na enfermagem podem levar a exaustão emocional, baixa moral, insatisfação crônica e descontentamento com o emprego.

Para identificar quais motivadores os enfermeiros percebiam como tendo o maior impacto sobre suas crença éticas e angústia moral, Davis, Schrader e Belcheir (2012) fizeram um levantamento junto a 1.144 enfermeiros do estado norte-americano do Idaho. Aproximadamente 35% dos enfer-

Capítulo 4 Questões éticas **73**

meiros relataram experimentar angústia moral no local de trabalho pelo menos uma vez por mês, e 27,7% disseram que já haviam abandonado um emprego devido a angústia moral. Enfermeiros com fortes crenças religiosas passavam por angústia moral consideravelmente mais elevada do que aqueles que identificavam o Código de Ética, valores familiares ou experiências profissionais de vida como o norteador de suas crenças éticas. Os pesquisadores concluíram que isso ocorre porque crenças religiosas e espirituais podem impor uma angústia moral adicional em enfermeiros que lidam com dilemas éticos (ver Exame de Evidência 4.1).

Exame de evidência 4.1

Fonte: Davis, S., Schrader, V., & Belcheir, M. (2012). Influencers of ethical beliefs and the impact on moral distress and conscientious objection. Nursing Ethics, 19(6), 738-749.

A meta deste estudo exploratório era identificar os motivadores com maior impacto sobre o desenvolvimento das crenças éticas dos enfermeiros e determinar se esses motivadores eram capazes de afetar os níveis de angústia moral e o potencial para objeção consciente. Mil cento e quarenta e quatro enfermeiros registrados no estado de Idaho participaram deste estudo preenchendo um questionário de 30 itens no *website* de renovação de licença do Conselho Estadual de Enfermagem do respectivo estado.

Trinta e quatro por cento da amostra relataram que sua experiência profissional e/ou de vida era a influência mais importante no desenvolvimento de suas crenças éticas, seguidos por crenças religiosas (29,4%), valores familiares (24%) e o Código de Ética de Enfermagem (9%). Um pequeno percentual da amostra afirmou que desenvolveu suas crenças éticas a partir de leis vigentes (3,2%), e uma parcela ainda menor a partir de visões políticas (0,3%). O grupo referente a crenças religiosas apresentou pontuações significativamente mais elevadas de angústia moral comparado àqueles que identificaram o Código de Ética dos enfermeiros, os valores familiares ou as experiências profissionais/de vida como os motivadores de desenvolvimento de suas crenças éticas. Aqueles que identificaram as leis vigentes e as visões políticas apresentaram uma média que não diferiu de qualquer outro grupo.

O estudo corroborou descobertas anteriores de que as crenças éticas dos enfermeiros são influenciadas menos por seus códigos profissionais de ética e mais por experiências profissionais ou de vida, crenças religiosas e valores familiares. Os pesquisadores observaram que o modo como as crenças éticas de cada pessoa são influenciadas pode determinar a maneira como cada um reage a dilemas éticos, e que crenças religiosas e espirituais muitas vezes influenciam a forma como os enfermeiros e prestadores de cuidado de saúde em geral tomam decisões éticas. Como esses valores costumam estar fortemente arraigados desde a infância, os autores concluíram que pode ser pouco realístico esperar que os enfermeiros ignorem esses sistemas de crenças quando confrontados por dilemas éticos.

O *ultrage moral* ocorre quando alguém testemunha um ato imoral de outra pessoa, mas se sente impotente para impedi-lo. Num exemplo de delação com grande visibilidade ocorrido no Novo México, ao longo de um período de seis anos, seis enfermeiros do Memorial Medical Center, em Las Cruces, manifestaram de forma independente à chefia de enfermagem sua preocupação referente a atendimento inadequado que foi executado por uma médica osteopata do quadro funcional (Bitoun Blecher, 2001–2013). Além disso, os enfermeiros levaram relatos das deficiências desta médica em particular para outros médicos. Posteriormente, a doutora em questão foi acusada de negligência e incompetência depois que um de seus pacientes morreu de septicemia e outro sofreu uma grave lesão.

Mas por razões não esclarecidas, o hospital alegadamente não tomou medida alguma ao ficar ciente das queixas dos enfermeiros. Ao contrário, o hospital colocou em dúvida as ações dos enfermeiros e os puniu, citando regulamentações que proíbem o compartilhamento de informações sobre pacientes, por qualquer que seja a razão. O hospital também retaliou depois que o caso foi encaminhado e os enfermeiros concordaram em testemunhar contra a médica. "Às vezes, a atmosfera de um hospital é disposta de tal maneira que não há como avançar por dentro do sistema, e foi isso que aconteceu neste caso: o sistema falhou" (Bitoun Blecher, 2001–2013, para 28).

Por fim, as questões morais mais espinhosas são chamadas de *dilemas morais* ou *éticos*, que podem ser descritos como ser forçado a escolher entre duas ou mais alternativas indesejáveis. Um enfermeiro, por exemplo, pode enfrentar um dilema moral ou ético ao ser obrigado a prestar atendimento ou tratamentos que estejam em conflito com suas crenças religiosas. Neste caso, o enfermeiro provavelmente passaria por um conflito moral intrapessoal para determinar se seus valores, necessidades e desejos podem e devem suplantar aqueles do paciente. Uma vez que os dilemas éticos são de difícil solução, muitos exercícios de aprendizagem neste capítulo dedicam-se à solução desse tipo de questão moral.

Valores, crenças e filosofia pessoal desempenham papel importante na tomada de decisão moral ou ética que é parte da rotina de todos os administradores.

Como os administradores decidem o que é certo e o que é errado? O que fazem quando não há uma resposta certa ou errada? E quando todas as soluções propostas parecem erradas? Lembre-se que a forma como os administradores abordam e resolvem as questões éticas é influenciada por seus valores e crenças básicas sobre direitos, deveres e metas de todos os indivíduos. Assim, a autopercepção é papel essencial do líder nas tomadas de decisões éticas, da mesma forma que em muitos outros aspectos administrativos.

Não há regras, diretrizes ou teorias que abranjam todos os aspectos dos problemas éticos enfrentados pelos administradores. É sua responsabilidade, entretanto, compreender o processo ético de resolver problemas, conhecer as estruturas e os princípios éticos, bem como os códigos de ética profissional. São esses os instrumentos que o ajudarão a resolver de fato os problemas e prevenir falha ética em sua organização. Ocorre raciocínio crítico quando os administradores conseguem envolver-se em um processo ordenado de solução ética de um problema para determinar o curso correto e ou incorreto das ações.

ARCABOUÇOS ÉTICOS PARA A TOMADA DE DECISÃO

Arcabouços éticos orientam as pessoas na solução de dilemas éticos. Eles não resolvem o problema ético, mas auxiliam o administrador a esclarecer valores e crenças pessoais. Quatro dos arcabouços éticos mais usados são o utilitarismo, o raciocínio baseado nos deveres, o raciocínio baseado nos direitos e baseado na intuição (Tabela 4.1).

TABELA 4.1 Arcabouços éticos

Arcabouço teórico	Premissa básica
Utilitarismo (teleológico)	Proporciona o maior benefício ao maior número de pessoas
Baseado nos direitos (deontológico)	Os indivíduos têm direitos básicos inerentes que não devem sofrer interferência
Baseado nos deveres (deontológico)	Dever de fazer algo ou evitar fazê-lo
Baseado na intuição (deontológico)	Cada caso é analisado individualmente para que se determinem metas, deveres e direitos relativos

Os arcabouços teóricos éticos não resolvem o problema ético, mas auxiliam o administrador a esclarecer valores e crenças pessoais.

A teoria *teleológica* da ética é também chamada de *utilitarismo*, ou teoria *das consequências*. A utilização de um arcabouço teórico utilitarista encoraja o administrador a tomar decisões com base naquilo que oferece o maior bem ao maior número de indivíduos. Agindo assim, diminuem-se as necessidades e desejos individuais. O utilitarismo sugere ainda que o fim justifica os meios. Por exemplo, um administrador que usa um método utilitário pode decidir usar o dinheiro do orçamento de viagens para enviar muitos profissionais a oficinas locais em vez de enviar uma ou duas pessoas a uma conferência nacional. Outro exemplo é o convênio de saúde que atende às necessidades de muitos, mas que se recusa a custear transplantes caros de órgãos. No Exercício de Aprendizagem 4.5, a organização faz uso do utilitarismo para justificar a mentira dita aos candidatos, uma vez que sua contratação resultaria em um bem para muitos empregados, e manteria várias unidades hospitalares em funcionamento.

A teoria ética *deontológica* julga se a ação é certa ou errada, independentemente das consequências, baseando-se na filosofia de Emanuel Kant, do século XVIII. Basicamente, essa teoria usa o raciocínio baseado nos deveres e aquele baseado nos direitos como o fundamento de sua filosofia. O *raciocínio baseado nos deveres* é um arcabouço ético que afirma que algumas decisões precisam ser tomadas porque existe o dever de fazer alguma coisa ou de evitar fazê-la. No Exercício de Aprendizagem 4.5, o supervisor sente o dever de contratar a pessoa mais qualificada para a vaga, mesmo que o custo com pessoal seja elevado.

O *raciocínio baseado nos direitos* fundamenta-se na crença de existirem algumas coisas que uma pessoa deve fazer (por exemplo, cada um possui exigências básicas, ou tem direitos assegurados, em relação aos quais não deverá existir interferência). Direitos diferem de necessidades, vontades ou desejos. O supervisor no Exercício de Aprendizagem 4.5 acredita que os dois candidatos têm direito a uma análise justa e imparcial de seus dados. No Exercício de Aprendizagem 4.6, Sam acredita que todas as pessoas têm direito à verdade e, de fato, que ele tem o dever de ser honesto.

O *arcabouço ético baseado na intuição* possibilita a quem decide a revisão de cada problema ou questão ética individualmente, comparando prós e contras de metas, deveres e direitos. Essa comparação é determinada, basicamente, pela intuição – aquilo que quem decide acredita ser certo para determinada situação. Recentemente, alguns teóricos da ética começaram a questionar a correção do arcabouço ético baseado na intuição como algo a embasar as tomadas de decisão éticas, devido ao potencial de subjetividade e parcialidade. Todos os casos apresentados neste capítulo envolvem certo grau de tomada de decisão com uso da intuição.

Outras teorias mais recentes de filosofia ética incluem o *relativismo ético* e o *universalismo ético*. O relativismo ético sugere que indivíduos tomam decisões baseando-se exclusivamente naquilo que parece certo ou razoável, de acordo com seus sistema de valores ou com sua cultura. Em contrapartida, o universalismo sustenta que os princípios éticos são universais e constantes e que um processo decisório ético não deve variar como resultado de circunstâncias individuais ou diferenças culturais.

PRINCÍPIOS DE RACIOCÍNIO ÉTICO

Teóricos teleológicos e deontológicos desenvolveram um grupo de princípios morais que são usados para o raciocínio ético. Eles investigam e definem melhor as crenças e os valores que formam a base da tomada de decisão. Respeito pelas pessoas é o princípio ético mais básico e universal. Os princípios éticos mais importantes que derivam desse princípio básico são apresentados no Quadro 4.2.

O princípio ético universal mais importante é o respeito pelas pessoas.

QUADRO 4.2 Princípios éticos

Autonomia: Promove a autodeterminação e a liberdade de escolha.
Beneficência: São realizadas ações na tentativa de promover o bem.
Não maleficência: São realizadas ações na tentativa de evitar danos.
Paternalismo: Um indivíduo assume o direito de decidir por outro.
Utilidade: O bem de muitos ultrapassa os desejos ou as necessidades individuais.
Justiça: Buscar o que é justo; tratar de forma igual os "iguais" e tratar os "desiguais" conforme suas diferenças.
Veracidade: Obrigação de contar a verdade.
Fidelidade: É a necessidade de manter as promessas.
Confidencialidade: Significa manter privadas as informações privilegiadas.

Autonomia (autodeterminação)

Como uma forma de liberdade pessoal, a *autonomia* é também chamada de liberdade de escolha ou aceitação da responsabilidade pelas opções pessoais. O direito legal de autodeterminação apoia esse princípio moral. O uso de uma disciplina progressiva reconhece a autonomia do empregado. Este, essencialmente, tem a opção de satisfazer às expectativas da organização ou ser mais disciplinado. Quando o comportamento continuado de um empregado requer sua demissão, o princípio da autonomia prega que ele fez sua escolha de ser demitido em virtude de seus atos e não por causa do administrador. Assim, enfermeiros-administradores devem estar atentos ao componente ético presente sempre que a capacidade de decidir de uma pessoa está em jogo. Impedir o direito de autodeterminação de alguém é um ato grave, embora, algumas vezes, necessário.

Beneficência (fazer o bem)

Este princípio afirma que as ações de um indivíduo devem ser realizadas na tentativa de promover o bem. O conceito de não maleficência, associado ao de beneficência, diz que, quando alguém não for capaz de fazer o bem, deverá, pelo menos, não fazer o mal. Por exemplo, se um administrador usar esse princípio ético no planejamento das avaliações de desempenho, terá maior probabilidade de entender essa avaliação como uma forma de promover o crescimento do empregado.

Paternalismo

Este princípio tem relação com a beneficência, no sentido de que uma pessoa assume a autoridade de decidir por outra. Uma vez que o paternalismo limita a liberdade de escolha, a maioria dos teóricos da ética acredita que se justifique somente para evitar que alguém seja vítima de dano. Infelizmente, alguns administradores usam o princípio do paternalismo no planejamento da carreira dos subordinados. Agindo assim, pressupõem conhecer melhor que os empregados quais seriam suas metas de curto e longo prazos.

Utilidade

Este é o princípio que reflete uma crença no utilitarismo – o melhor para o bem comum ultrapassa o melhor para o indivíduo. Utilidade justifica o paternalismo como uma forma de limitar a liberdade individual. Os administradores que usam o princípio da utilidade precisam cuidar para não ficarem focados demais na produção, devido ao risco de se tornarem menos humanitários.

Justiça (tratar as pessoas de forma justa)

Este princípio afirma que os iguais devem ser tratados de forma igual e que os desiguais devem ser tratados conforme suas diferenças. Trata-se de um princípio que, com frequência, é aplicado em períodos de escassez ou competição de recursos ou benefícios. O administrador que o utiliza tentará dar aumentos salariais que reflitam o desempenho e não apenas o tempo de serviço.

Woods (2012) observa que nas últimas décadas, um número crescente de comentaristas tem questionado a adequação da "visão de justiça" da ética como uma abordagem apropriada na ética do atendimento de saúde, e acima de tudo na enfermagem. Woods destacou que os enfermeiros não adotam prontamente o alto grau de imparcialidade e objetividade que está associado à visão de justiça; ao contrário, suas práticas morais estão mais precisamente refletidas pelo uso de abordagens alternativas, tais como a ética relacional e a ética baseada em cuidado. Esta observação sugere a necessidade de uma resposta eticamente mais refinada da enfermagem frente ao conjunto cada vez mais complexo de desigualdades socioculturais, como uma combinação de justiça social com uma abordagem relacional baseada em cuidado. Woods sustenta que tal abordagem não apenas é possível, como é crucial para que os enfermeiros venham a realizar todo o seu potencial como agentes éticos para o bem individual e social.

Capítulo 4 Questões éticas 77

EXERCÍCIO DE APRENDIZAGEM 4.1

Alguns são mais iguais que outros?

Há pesquisas que sugerem que, nos Estados Unidos, pessoas com convênios de saúde têm melhor acesso a serviços de atendimento de saúde e melhores resultados do atendimento que pessoas sem convênio. O que não significa, entretanto, que todas aquelas com convênios recebam "tratamento igual". Aquelas com Medicaid* (indigentes, do ponto de vista financeiro) costumam queixar-se de que, como portadores de convênio de saúde público, são recusadas como pacientes pelas instituições particulares. Os pacientes inscritos em atendimento gerenciado sugerem que suas opções de tratamento são mais limitadas que as do convênio de saúde privado tradicional pelo uso de portarias, exigência de autorizações e filas. Mesmo aqueles com convênios particulares afirmam que pagamentos solidários e custos não cobertos, passíveis de dedução, colocam os custos dos atendimentos além do alcance da maioria.

Tarefa: utilizando o princípio ético da justiça, determine se o atendimento de saúde nos Estados Unidos deve ser um direito ou um privilégio. Serão os não conveniados e os conveniados "desiguais" tendo de ser tratados de acordo com suas diferenças? O tipo de convênio do indivíduo cria também um sistema de "desiguais"? Em caso positivo, os desiguais estão sendo tratados conforme suas diferenças?

---

*N. de R.T.: Medicaid – Programa governamental norte-americano de seguro médico e hospitalização dentro de certos limites, para pessoas carentes de recursos financeiros.

Veracidade (dizer a verdade)

Este princípio é usado para explicar a forma como as pessoas se sentem quanto à necessidade de dizer a verdade ou aceitar serem enganadas. Um administrador que crê que enganar seja aceitável do ponto de vista moral quando feito com um bom motivo pode dizer a candidatos rejeitados a vagas de trabalho que foram todos altamente valorizados, mesmo que isso seja mentira.

EXERCÍCIO DE APRENDIZAGEM 4.2

Medindo veracidade *versus* não maleficência

Você é uma estudante de segundo ano em enfermagem. Durante o primeiro ano do curso, você estabeleceu uma forte amizade com Susan, outra estudante de enfermagem, e vocês duas passaram muitas de suas noites e fins de semana livres se divertindo juntos. A única coisa que lhe irrita um pouco na sua amiga é que ela é incrivelmente bagunceira. Quando você vai até a casa dela, costuma ver louça suja empilhada na pia, pelos de cachorro sobre os móveis, roupas jogadas por todo o apartamento e restos de pizza ou outro alimento meio estragado deixados no chão. Como você tenta limitar o tempo que passa no apartamento dela para não se incomodar, isso não chega a ser um fator na amizade entre vocês.

Hoje, quando Susan e você estão sentadas à mesa de jantar no seu próprio apartamento, sua atual colega de quarto lhe diz que se mudará inesperadamente no final do mês. Susan fica animada e conta que o contrato de locação dela também está se encerrando no fim do mês, e sugere que seria muito legal se vocês duas pudessem morar juntos. Ela imediatamente começa a falar sobre quando ela pode fazer a mudança, onde colocaria seus móveis no apartamento e onde o cachorro dela ficaria quando vocês duas estiverem clinicando. Ainda que você valorize a amizade de Susan e verdadeiramente desfrute do tempo que vocês passam juntas, a ideia de morar com alguém tão desorganizado quanto Susan não é algo que você deseja fazer. Infelizmente, o seu atual contrato de locação não proíbe animais de estimação nem sublocatários.

Tarefa: decida como você responderá a Susan. Você contará a verdade para ela? Os seus valores referentes à veracidade são mais fortes ou mais fracos do que o seu desejo de não magoar os sentimentos de Susan (não maleficência)?

78   Unidade II Fundamentos de ética, direito e defesa na administração e na liderança

Fidelidade (manter as promessas)

Fidelidade refere-se à obrigação moral de honrar compromissos e promessas. Não cumprir uma promessa é entendido por muitos defensores da ética como errado, independentemente das consequências. Em outras palavras, mesmo não havendo resultados negativos de longo alcance devido a uma promessa quebrada, o não cumprimento de uma promessa é errado, uma vez que torna sem sentido o ato de fazer qualquer promessa. Há momentos, porém, em que manter uma promessa (fidelidade) pode não ser algo que vise o melhor interesse do outro, conforme mostrado a seguir, no item confiabilidade. Embora os enfermeiros tenham muitos encargos associados à fidelidade (paciente, médico, organização, profissão e eles mesmos) que possam entrar em conflito, o Código de Ética da American Nurses Association (ANA) é claro ao afirmar que o principal compromisso do enfermeiro é com o paciente (ANA, 2001).

Confidencialidade (respeito a informações privilegiadas)

A obrigação de respeitar a privacidade de outra pessoa e de manter estritamente confidenciais algumas informações é um princípio ético básico e um fundamento da ética médica e da enfermagem. Entretanto, há momentos em que o pressuposto de não passar informações adiante deve ser desrespeitado. Por exemplo, administradores de atendimento de saúde têm obrigação legal de informar determinados casos, como abuso de drogas entre empregados, abuso de idosos e abuso infantil.

EXERCÍCIO DE APRENDIZAGEM 4.3

Valores familiares

Você é o enfermeiro encarregado do turno intermediário da sala de recuperação. Acabou de receber uma mulher com 32 anos que, há duas horas, foi jogada de um jipe do qual era passageira. A paciente foi levada rapidamente ao setor de emergência e à cirurgia, onde foram feitos orifícios encefálicos para colocação de monitor intracraniano. Não houve tentativa de maiores investigações do crânio, porque a paciente apresentava dano neurológico grande e grave. Há possibilidade de ela não sobreviver ao seu plantão. O plano é mantê-la na recuperação durante uma hora e, se ainda estiver viva, transferi-la para a unidade de tratamento intensivo.

Logo após a internação dela na sala de recuperação, aparece o supervisor do seu turno e diz que a irmã da paciente pede para entrar na sala de recuperação. Em geral, jamais se permitem visitas nesse local, embora, ocasionalmente, sejam feitas exceções. Nessa noite, a sala de recuperação está vazia, exceto pela presença dessa paciente. Você decide afrouxar as regras, permitindo que a irmã da jovem entre na sala de recuperação. A irmã está à beira de um colapso, já que era a motorista do veículo. Enquanto a visitante continua a conversar com a paciente em coma, seu comportamento e suas palavras fazem você se perguntar se ela é de fato a irmã.

Em 15 minutos, o supervisor da instituição retorna e diz "Cometi um erro terrível. A família da paciente acabou de chegar, dizendo que a pessoa admitida na sala de recuperação não é irmã da paciente, mas sua companheira. Estão furiosos e exigem que essa mulher não a veja".

Você se aproxima da visitante e a aborda educadamente a respeito da informação que acaba de receber. Ela o olha com o rosto em lágrimas e diz: "Sim, é verdade. Mary e eu estamos juntas há seis anos. Sua família a deserdou por isso, mas éramos tudo uma para a outra. Ela é minha vida, e eu sou a vida dela. Deixe-me ficar, por favor. Jamais a verei outra vez. Sei que a família não vai permitir minha presença no enterro e tenho que me despedir. Deixe-me ficar, por favor. Não é justo que eles tenham o direito legal como família, quando eu tenho sido a pessoa que ama e se preocupa com ela".

Tarefa: há uma decisão a ser tomada. Você precisa admitir que seu sistema de valores tem um papel nessa decisão. Liste as várias alternativas disponíveis. Identifique os arcabouços éticos ou os princípios éticos que mais influenciarão sua decisão.

CÓDIGO DE ÉTICA E PADRÕES PROFISSIONAIS DA AMERICAN NURSES ASSOCIATION (ANA)

"Ética profissional se relaciona com os valores e padrões de uma profissão específica, que são geralmente explicitados por códigos profissionais de conduta ou prática" (Grob, Leng, & Gallagher, 2012, p. 36). Um *código de ética profissional* é um conjunto de princípios estabelecidos por determinada profissão para orientar o profissional. O primeiro Código de Ética para Enfermeiros foi adotado pela ANA em 1950, tendo sido revisado cinco vezes desde então. O Centro de Direitos Éticos e Humanos da ANA começou a procurar novamente contribuições públicas na revisão do Código de Ética para Enfermeiros com Enunciados Afirmativos (o Código) no início de 2013, com revisão sugerida novamente em 2013.

Este código estabelece importantes valores gerais, deveres e responsabilidades que emanam do papel específico de ser enfermeiro. Embora não tenha força de lei, o código funciona como um guia dos mais elevados padrões de prática ética e como um auxílio para o pensamento moral de enfermeiros. Veja o Quadro 4.3.

QUADRO 4.3   **Código de Ética dos Enfermeiros da American Nurses Association**

A House of Delegates da ANA aprovou estas nove determinações do novo *Código de Ética dos Enfermeiros* em 30 de junho de 2001, durante um encontro realizado em Washington, DC. Em julho de 2001, o Congress of Nursing Practice and Economics votou pela aceitação da nova linguagem dos enunciados interpretativos, resultando em um *Código de Ética dos Enfermeiros com Enunciados Interpretativos*, totalmente revisado e aprovado.

1. O enfermeiro, em todas as relações profissionais, exerce a prática com compaixão e respeito pela dignidade, pelo valor e pela singularidade inerentes a cada pessoa, independentemente de considerações de condição econômica e social, atributos pessoais ou natureza dos problemas de saúde.
2. O principal compromisso do enfermeiro é com o paciente, seja ele indivíduo, família, grupo ou comunidade.
3. O enfermeiro promove, defende e luta para proteger a saúde, a segurança e os direitos do paciente.
4. O enfermeiro é responsável e responde pela prática profissional individual, determinando a delegação adequada das tarefas, consistente com sua obrigação de oferecer um atendimento de excelência aos pacientes.
5. O enfermeiro tem os mesmos deveres para consigo e para com os outros, inclusive responsabilidade pela preservação da integridade, segurança, manutenção da competência e continuidade do crescimento pessoal e profissional.
6. O enfermeiro participa do estabelecimento, da manutenção e do aperfeiçoamento dos ambientes destinados aos cuidados de saúde, bem como das condições de trabalho que levam ao oferecimento de cuidado qualificado, consistente com os valores profissionais exigidos, por meio de ações individuais e coletivas adequadas.
7. O enfermeiro participa do avanço da profissão, por meio de contribuições para o desenvolvimento da prática, da formação, da administração e dos conhecimentos.
8. O enfermeiro coopera com os demais profissionais da saúde e com a população na promoção dos esforços da comunidade, da nação e de todo o mundo para a satisfação das necessidades de saúde.
9. A profissão de enfermeiro, da forma como está representada por associações e seus membros, é responsável por articular valores da enfermagem, por manter a integridade da profissão e sua prática e formar políticas sociais.

Códigos de ética profissional funcionam como um guia dos mais elevados padrões de prática ética para enfermeiros. Eles não tem força de lei.

O Código de Ética dos Enfermeiros de 2001 parte de versões anteriores de várias e importantes formas. O código mais recente retoma o uso do termo *paciente* em vez de *cliente*, já que *paciente* reflete com mais exatidão o que faz a maior parte dos enfermeiros – cuidado de pessoas com problemas de saúde. O código traz também detalhes no sentido do enfermeiro ter sua maior responsabilidade

80 **Unidade II** Fundamentos de ética, direito e defesa na administração e na liderança

com o paciente, seja indivíduo, família, grupo ou comunidade (Nº 2). O código de 2001 ainda trata da responsabilidade do enfermeiro no sentido de garantir que o ambiente de trabalho seja seguro, mesmo em um período de corte de gastos e redução dos investimentos públicos (Nº 6). Há, finalmente, uma nova determinação (Nº 5) sobre os deveres dos enfermeiros para consigo mesmos.

Outro documento que pode ser útil especificamente para que o enfermeiro-administrador crie e mantenha um ambiente ético de trabalho é o *The Scope and Standards for Nurse Administrators*, publicado pela ANA. Esses padrões, revisados em 2009, delineiam em detalhes os padrões da profissão na ética administrativa; eles estão expostos no Quadro 4.4.

QUADRO 4.4 Padrões de prática para administradores de enfermagem

PADRÃO 12. ÉTICA
O enfermeiro-administrador combina disposições éticas em todas as áreas da prática.

CRITÉRIOS DE MEDIDA
1. Incorpora o Código de Ética dos Enfermeiros com os Enunciados Interpretativos (ANA, 2001) para orientar a prática.
2. Assegura a preservação e proteção da autonomia, dignidade e direitos dos indivíduos.
3. Mantém a confidencialidade dentro dos parâmetros legais e regulatórios.
4. Garante um processo para identificar e tratar de questões éticas na enfermagem e na organização.
5. Participa de equipes multidisciplinares e interdisciplinares que abordam riscos, benefícios e resultados éticos.
6. Demonstra um compromisso com a prática de autocuidado, gestão de estresse e conexão consigo mesmo e com os outros.

Fonte: American Nurses Association. (2009). Nursing administration: Scope and standards of practice. Silver Springs, MD: American Nurses Publishing.

SOLUÇÃO DE PROBLEMAS ÉTICOS E TOMADA DE DECISÃO

"Pesquisas médicas de ponta, associadas a rápidos avanços na prestação de cuidados de saúde, ultrapassaram em muito a capacidade da sociedade de prever, compreender e/ou solucionar os dilemas éticos originados pela tecnologia moderna. Esses dilemas resistem a soluções rápidas e fáceis" (Alichnie, 2012, p. 3). Portanto, conceitos éticos e sua utilidade na prática clínica devem ser ensinados juntamente com a habilidade de solucionar problemas que integram todas as tomadas de decisão.

Parte da dificuldade que as pessoas têm em tomar decisões éticas pode ser atribuída à falta de educação formal sobre solução de problemas. Alguns indivíduos carecem de habilidades de raciocínio ou de enfrentamento de riscos necessárias para resolver problemas éticos complexos. Outros ainda usam erroneamente os resultados advindos de suas decisões como a única base para determinar a qualidade da tomada de decisão, ainda que quem decide deva ser capaz de identificar resultados que deseja ou não. Os resultados por si só não podem ser utilizados para avaliar a qualidade da solução dos problemas. Muitas variáveis influenciam os resultados, com algumas delas estando além do controle ou da previsão daquele que deve resolver um problema. Até mesmo os rumos mais éticos de ações podem ter consequências indesejadas e inevitáveis. A qualidade da solução ética dos problemas deve ser avaliada em termos do processo utilizado para decidir. As melhores decisões possíveis derivam de uma solução estruturada a um problema, de coleta adequada de dados e do exame das várias alternativas – mesmo quando os resultados são insatisfatórios.

Quando se emprega uma abordagem estruturada à solução de um problema, após coleta de dados adequada e análise de múltiplas alternativas, mesmo com um resultado insatisfatório, o administrador deve aceitar ter sido tomada a melhor decisão possível no momento com as informações e os recursos disponíveis.

Capítulo 4 Questões éticas **81**

Além disso, Mortell (2012) sugere que algumas decisões tomadas por enfermeiros refletem uma *brecha ética entre teoria e prática*, apesar das obrigações morais que os enfermeiros têm de assegurar que a teoria e a prática estejam integradas. Mortell observa, por exemplo, que uma não conformidade existe na higiene manual entre enfermeiros, apesar da educação e do treinamento duradouros sobre prevenção de infecções; apesar do fácil acesso a locais como pias de lavagem; da conveniência de álcool-gel antisséptico, que é eficiente, fácil de usar e não prejudica a pele; e de um reconhecimento e suporte organizacional para que os clínicos lavem as mãos e apliquem gel antisséptico. Por isso, ainda que os enfermeiros estejam cientes das melhores práticas baseadas em pesquisas atuais, eles continuam ficando abaixo da conformidade exigida e desejada em termos de higiene manual. Mortell conclui que se deve dar mais ênfase às obrigações morais e éticas desses profissionais como parte do treinamento e da orientação, e que as organizações precisam continuar enfatizando o dever de cuidar dos pacientes a cada decisão tomada pelos enfermeiros.

Kearney e Penque (2012) oferecem outro exemplo de brecha ética entre teoria e prática, ao sugerirem que, embora os enfermeiros reconheçam que *checklists* podem reduzir episódios de dano a pacientes ao assegurar a prática apropriada dos devidos procedimentos, alguns profissionais da área acabam indicando que uma intervenção foi realizada quando ela na verdade não foi. Isso ocorre devido ao mantra "Se não foi documentado, não foi feito" e a uma ênfase e dependência cada vez maior de documentação, que exige que "todos os itens sejam ticados" para garantir que um atendimento completo foi provido. Kearney e Penque sugerem que os *checklists* apresentem um contexto para a tomada de decisões éticas, pois quando os enfermeiros não levam a ética em consideração, os *checklists* podem na verdade perpetuar, ao invés de prevenir, práticas inseguras ou erros.

O processo tradicional de solução de problemas

Ainda que não reconhecido de modo específico como um modelo de solução ética de problemas, um dos recursos mais antigos e usados com maior frequência para resolver problemas é o processo tradicional de solução de problemas. Abordado no Capítulo 1, consiste em sete etapas, com a decisão real sendo tomada na quinta etapa (revise as sete etapas em "Processo tradicional de solução de problemas", no Cap. 1). Embora muitas pessoas façam uso de pelo menos algumas dessas etapas para tomar alguma decisão, costumam fracassar na geração de um número apropriado de alternativas ou na avaliação dos resultados – duas etapas essenciais no processo.

EXERCÍCIO DE APRENDIZAGEM 4.4

Um mal-estar desagradável

Você é enfermeiro de uma unidade de pediatria. Um dos pacientes é uma menina com 15 meses de idade, com diagnóstico de deficiência do crescimento. A mãe diz que a criança é emotiva, chora demais e não gosta de ficar no colo. Essa criança tem sido atendida por você há dois dias desde a internação, tendo sorrido e até gargalhado, erguendo os bracinhos para todos. Alimenta-se bem. Há algo relativo à reação do bebê ao namorado da mãe que incomoda você. A criança parece retrair-se durante suas visitas. A mãe é bem jovem e parece um tanto imatura, embora pareça cuidar da filha.

Esta é a segunda internação hospitalar da criança. Embora não estivesse de serviço na primeira (há seis meses), você verifica o prontuário e encontra a informação de que a menina foi internada com o mesmo diagnóstico. Durante seu horário de trabalho de hoje, o pai telefona e pergunta sobre a situação da filha. Ele mora bastante longe e pede que a criança fique hospitalizada até o fim de semana (hoje é quarta-feira), para que ele possa "saber direitinho das coisas". Na opinião dele, a menina tem sido vítima de maus-tratos. Diz estar preocupado com a filha de outro casamento da ex-mulher, de 4 anos, e que está tentando obter a custódia dessa criança e da que está hospitalizada. Em relação ao que escutou, você ficou com a impressão de que o divórcio foi difícil e que a mãe tem a guarda total.

(Continua)

82 Unidade II Fundamentos de ética, direito e defesa na administração e na liderança

Você tem uma longa conversa com o médico, que diz que, após a hospitalização anterior, solicitou que o posto de saúde da comunidade e o Serviço de Proteção à Criança visitassem a família. O relatório posterior dessas instituições para o médico informou que a criança de 4 anos parecia feliz e bem e que a de 15 meses parecia asseada, ainda que com peso abaixo do esperado. Não houve evidências que sugerissem abuso infantil. O posto de saúde planeja, porém, continuar o acompanhamento das crianças. O médico informa ainda que a mãe tem cumprido as visitas médicas agendadas, além de atualizar as vacinas das crianças. Ele então escreve uma prescrição de alta e diz que, embora se sinta um pouco desconfortável, não tem como justificar a continuidade da hospitalização e que a ajuda médica do governo não cobre dias adicionais. Ele diz também que vai solicitar mais uma vez que o Serviço de Proteção à Criança faça mais uma visita.

Quando a mãe e o namorado chegam para levar a menina para casa, o bebê se agarra a você, recusando-se a ir para o colo do homem. Também parece relutar em ir para o colo da mãe. Durante toda a alta, você se sente muito pouco à vontade. A partida do carro causa grande tristeza.

Após seu retorno à unidade, você tem uma conversa com a supervisora. Ela escuta atentamente e faz muitas perguntas. Finalmente, diz: "Acho que você não tem nada de concreto em que basear seus atos, apenas seus sentimentos. Creio que haveria grande risco de problemas para você e para o hospital se agisse de forma radical desta vez. Acusar pessoas sem provas e fazê-las passar por uma experiência traumática é algo que eu relutaria em fazer".

Ainda perturbado, você sai da sala da supervisora. Ela não disse que não há nada a fazer, mas você acha que ela desaprovaria mais alguma ação da sua parte. Além disso, o médico acredita não haver motivo para que se faça algo além do que já foi implementado. A criança terá acompanhamento dos enfermeiros do posto de saúde. Talvez o ex-marido estivesse apenas tentando causar problemas à ex-mulher e ao novo namorado dela. Você também não gostaria de ter problemas com os próprios filhos, e recorda que seus filho de 5 anos vivia sempre machucado quando tinha essa mesma idade, parecendo ter sido vítima de abuso. Você continua suas tarefas e tenta esquecer o que sente. O que você deve fazer?

Tarefa:

1. Solucione o caso em pequenos grupos, usando o processo tradicional de solução de problemas. Identifique o problema e várias soluções alternativas para o dilema ético. O que fazer e por quê? Quais os riscos? De que forma seu sistema de valores influencia sua decisão? Justifique a solução dada. Concluída a tarefa, passe para a Parte 2.

2. Suponha que se trate de um caso real. Vinte e quatro horas após a alta da menina, ela dá novamente baixa à unidade de trauma encefálico crítico. Os relatórios da polícia indicam que teve fraturas múltiplas de crânio após ser atirada contra uma parede pelo namorado da mãe. A menina tem pouca expectativa de vida. Conhecer o resultado modifica a forma como você resolveu a situação? O resultado influencia o que você sente em relação à qualidade de solução do problema adotada por seu grupo?

O processo de enfermagem

O modelo de solução de problemas não é específico para análises éticas, embora seja adequado ao processo de enfermagem. A maior parte dos enfermeiros conhece o processo de enfermagem e a natureza cíclica de seus componentes de levantamento de dados/investigação, diagnóstico, planejamento, implementação e avaliação (ver Figura 1.2, p. 9). Entretanto, a maioria dos profissionais não admite seu uso como instrumento de decisão. A natureza cíclica do processo permite *feedback* a qualquer momento. Possibilita ainda que o ciclo seja repetido até que sejam coletadas as informações adequadas para a tomada de decisão. Não exige, porém, identificação clara do problema. O Exercício de Aprendizagem 4.4 mostra como o processo de enfermagem pode ser usado como instrumento para se tomar decisões éticas.

Capítulo 4 Questões éticas **83**

EXERCÍCIO DE APRENDIZAGEM 4.5

Um candidato com muitas credenciais

A reorganização do posto de saúde pública resultou na criação de um novo cargo de conexão com a saúde comunitária. Foi preparada uma descrição do trabalho nesse cargo, e ele foi anunciado. Como enfermeiro-executivo desse posto de saúde, será responsabilidade sua escolher a melhor pessoa para o cargo. Sabedor de que todas as decisões de contratação passam por certa subjetividade, você deseja eliminar parcialidades o máximo que puder. Duas pessoas candidataram-se ao cargo, e uma delas é sua amiga.

Análise

Investigação: Como enfermeiro-administrador, você tem a responsabilidade de tomar decisões pessoais da forma mais objetiva possível. Isso significa que a decisão de contratar alguém deve basear-se apenas no melhor candidato para o cargo. Você admite, porém, a possibilidade de custo pessoal em termos de amizade com um dos candidatos.

Diagnóstico: Seu diagnóstico do problema é o de potencial conflito intrapessoal entre a obrigação com seu amigo e a obrigação com seu empregador.

Planejamento: Você precisa planejar a forma de coletar os dados. Os instrumentos escolhidos são as fichas cadastrais, os currículos, as referências e as entrevistas pessoais.

Implementação: Ambos os candidatos são contatados, sendo-lhes solicitado o envio dos currículos e três cartas de referência de empregadores recentes. Além disso, ambos são chamados – tendo sido agendados – para entrevistas formais estruturadas com você e dois membros da junta que atuam no posto de saúde. Embora esses membros venham a emitir sua opinião, você se reserva o direito de tomar a decisão final.

Avaliação: Como consequência de seu plano, você descobre que os dois candidatos atendem às exigências mínimas do cargo. Um deles, entretanto, apresenta níveis mais elevados de comunicação, e o outro (seu amigo) tem mais experiência em saúde pública, com mais conhecimento sobre os recursos da comunidade. Os dois atenderam à solicitação de enviar o currículo e as cartas de referência; suas qualidades são similares.

Investigação: O levantamento que você fez da situação indica a necessidade de mais informações para que seja tomada a melhor decisão possível. Você tem de levantar dados sobre o que seria mais valioso no cargo, se as habilidades de comunicação ou a experiência em saúde pública e a familiaridade com a comunidade.

Planejamento: Você planeja a forma de coletar mais informações sobre o que o empregado terá de fazer nesse cargo recém-criado.

Implementação: Se a descrição do cargo não trouxer as informações adequadas, pode haver necessidade de coletar informações com outros postos de saúde que tenham o mesmo cargo.

Avaliação: Agora você vê as habilidades de comunicação como essenciais ao cargo. O candidato que as apresenta tem um nível aceitável de experiência em saúde pública e parece motivado a aprender mais sobre a comunidade e seus recursos. Isso significa que seu amigo não será o escolhido.

Investigação: Você tem de levantar dados sobre sua decisão para ver se foi a melhor.

Planejamento: Você planeja avaliar sua decisão em seis meses, baseando seus critérios na descrição já estabelecida do cargo.

Implementação: Você não consegue implementar o plano porque esse empregado desiste inesperadamente do cargo quatro meses após o início das atividades. Seu amigo, atualmente, trabalha em uma instituição similar, em outro estado. Embora vocês se correspondam algumas vezes, a relação mudou em consequência de sua decisão.

Avaliação: Você tomou uma boa decisão? Ela se baseou em um processo criterioso de análise, que incluiu uma coleta apropriada de dados e uma análise das alternativas. As variáveis além de seu controle resultaram na saída do empregado, sem uma razão aparente que o levasse a suspeitar que isso viria a ocorrer. A decisão de excluir ou minimizar a parcialidade foi consciente, e você estava ciente das possíveis ramificações dessa escolha. A decisão tomada parece ter sido apropriada.

O MODELO MORAL DE TOMADA DE DECISÃO

Crisham (1985) desenvolveu um modelo de tomadas de decisões éticas que incorpora o processo de enfermagem e princípios da ética biomédica. Trata-se de um modelo especialmente útil para esclarecer problemas éticos resultantes de obrigações conflitantes. Esse modelo é apresentado por meio do mnemônico MORAL, como mostrado no Quadro 4.5. O Exercício de Aprendizagem 4.6 demonstra o modelo MORAL na solução de uma questão ética.

QUADRO 4.5 — O modelo MORAL de tomada de decisão

Massagear" o dilema: Coletar dados sobre o problema ético e sobre quem deverá ser envolvido no processo de tomada de decisão.
Delinear (do inglês *outline*) as opções: Identificar as alternativas e analisar as causas e as consequências de cada uma.
Revisar critérios e solucionar: Pesar as opções em relação aos valores dos envolvidos na decisão. Isso pode ser feito por meio de ponderação ou grade.
Afirmar a posição e agir: Elaborar uma estratégia de implementação.
Olhar em retrospectiva (do inglês *look back*): Avaliar o processo decisório/a decisão tomada.

Fonte: Crisham, P. (1985). MORAL: How can I do what is right? Nursing Management, 16(3), 42A–42N.

EXERCÍCIO DE APRENDIZAGEM 4.6

Pequenas mentiras inocentes

Sam é recrutador de enfermeiros em um hospital metropolitano que no momento passa por uma grande carência desses profissionais. Foi-lhe dito para fazer ou falar o que fosse necessário para recrutar enfermeiros, no intuito de impedir o fechamento de várias unidades do hospital. Foi-lhe dito, ainda, que seu cargo seria extinto se não houvesse uma quantidade substancial de candidatos a emprego nos dias dedicados aos profissionais da enfermagem, na semana seguinte. Sam adora o que faz, sendo o único provedor da família. Uma vez que várias organizações estão passando pelo mesmo problema de falta de profissionais, a competição por empregados é acirrada. Após o terceiro dia dedicado aos profissionais sem qualquer candidato aos cargos, ele começa a se desesperar. No quarto e último dia, passa a fazer promessas a potenciais candidatos quanto à preferência por turno, unidade, salário e promoção, promessas essas que não sabe se poderá cumprir. No final do dia, ele tem uma longa lista de candidatos interessados, embora tenha um imenso conflito intrapessoal.

"Massagear" o dilema

Em uma tentativa desesperada de manter o emprego, Sam acha que seus atos resultaram em um grande conflito de valores intrapessoais. Precisa optar entre fazer promessas que não pode cumprir e perder o emprego. Isso tem consequências de longo alcance para os envolvidos. É sua responsabilidade final conhecer os próprios valores e agir de forma coerente com esse sistema de valores. A organização, entretanto, está envolvida no conflito de valores, já que seus valores e expectativas estão em conflito com os de Sam. Ele e a organização têm uma parcela de responsabilidade com esses candidatos, ainda que a natureza exata dessa responsabilidade seja um dos valores em conflito. Uma vez que se trata de um problema de Sam e de um conflito intrapessoal, é ele quem decide o rumo adequado de seus atos. Seu papel principal é examinar seus valores e agir de acordo com eles.

Delinear opções (*outline*)

Opção 1: Sair imediatamente do emprego, o que evitaria um conflito intrapessoal futuro, já que Sam terá ciência de seu sistema de valores e se comportará de forma coerente com ele no futuro. No entanto, isso não resolve o conflito imediato sobre aquilo que Sam já fez. Esta ação o priva de seu meio de subsistência.

Opção 2: Não fazer nada. Ele pode escolher não ser responsabilizado pelos próprios atos, o que exigirá admitir que a filosofia da organização é, de fato, aceitável ou que ele não tinha escolha quanto a seus atos. Assim, a responsabilidade de atender às necessidades e aos desejos dos novos empregados passará para a organização. Embora Sam não venha a ter credibilidade com os novos empregados, restará apenas um impacto menor sobre sua capacidade de recrutar, ao menos a curto prazo. Ele continuará no cargo e conseguirá sustentar a família.

Opção 3: Se, após esclarecer os valores, Sam determinar que estão em conflito com a ordem da organização para agir ou dizer o que for preciso para recrutar os empregados, ele poderá abordar seu chefe e compartilhar suas preocupações. Deve ser claro sobre seus valores e sobre o quanto quer comprometer-se com eles. Deve também mencionar o que deverá ser feito para satisfazer às necessidades dos novos empregados. Ele precisa ser realista quanto ao tempo e ao esforço normalmente necessários para mudar valores e crenças de uma organização. Precisa ainda saber o que lhe sobrará se a organização não se comprometer com uma solução.

Opção 4: Sam pode fazer contato com cada um dos candidatos, dizendo-lhes que algumas promessas do recrutamento podem não ser cumpridas. Entretanto, fará o que puder para que algumas consigam ser atendidas. Trata-se de uma alternativa de risco. Os candidatos terão justificativa para suspeitar do recrutador e da organização, sendo que resta pouco poder formal para Sam, a essa altura, para atender às solicitações de todos. Essa alternativa exige ainda tempo e energia de Sam, não evitando a recorrência do problema.

Revisar as opções

Ao esclarecer os valores, Sam descobriu que um deles é dizer a verdade. A alternativa 3 permite que ele apresente um plano de recrutamento a seu supervisor que inclua um item não passível de negociação, no sentido de que esse valor não seja violado.

Afirmar a posição e agir

Sam procurou o supervisor que lhe informou que suas crenças eram idealistas e inadequadas em um período de carências enormes de funcionários. Sam, então, foi demitido, mas ainda assim acreditava ter tomado uma decisão adequada. Ele realmente se conscientizara de seus valores e tentara comunicá-los à organização, em um esforço para que desenvolvessem um plano de concordância mútua.

Retrospectiva (*look back*)

Embora demitido, Sam sabia que poderia encontrar outro emprego que atendesse a suas necessidades financeiras imediatas. Teve consciência quanto a seus valores, utilizando o que aprendeu nesse processo de tomada de decisão: planejou avaliar com mais cuidado a filosofia de recrutamento da organização em relação ao próprio sistema de valores antes de aceitar um novo emprego.

A BUSCA DO COMPORTAMENTO ÉTICO COMO NORMA

As preocupações acerca de uma conduta ética nas instituições norte-americanas estão documentadas em vários artigos jornalísticos. Muitas pessoas acreditam que falhas éticas de organizações e instituições passaram a ser a norma. Agências governamentais, instituições do Congresso, bolsa de valores, empresas petrolíferas e instituições bancárias têm problemas de conduta não ética. Muitos membros da sociedade se perguntam sobre o que está errado. Enfermeiros-administradores têm responsabilidades no sentido de criar um clima organizacional em que o comportamento ético seja não apenas uma expectativa, mas a norma.

Em um período de recursos físicos, humanos e financeiros bastante limitados, quase todas as decisões dos enfermeiros-administradores envolvem um componente ético. De fato, as forças mencionadas a seguir garantem que a ética passará a ter uma dimensão ainda maior nos processos decisórios administrativos futuros: aumento da tecnologia, pressões reguladoras e competitividade entre provedores de cuidados de saúde; carências de enfermeiros em todo o país; recursos financeiros menores; aumento de custos dos suprimentos e dos salários; e desconfiança crescente do público em relação ao sistema de atendimento de saúde e suas instituições. As ações a seguir, conforme mostradas no Quadro 4.6, podem ser úteis para a solução ética dos problemas.

> **QUADRO 4.6** Estratégias que os líderes-administradores podem usar para promover o comportamento ético como a norma
>
> 1. Separação entre questões éticas e legais
> 2. Colaboração por meio de comitês de ética
> 3. Uso adequado das Juntas de Revisão Institucional
> 4. Promoção de um ambiente ético de trabalho

Separação entre questões éticas e legais

Muitas vezes, é difícil separar assuntos éticos de assuntos legais, ainda que não sejam a mesma coisa. Os controles legais costumam ser claros e, do ponto de vista filosófico, imparciais; controles éticos são bem menos definidos e individualizados. Em várias questões éticas, o judiciário tem tomado decisões que podem orientar os administradores no processo decisório. Com frequência, essas diretrizes não são abrangentes, ou ainda diferem da própria filosofia do administrador. Este precisa estar atento aos padrões legais estabelecidos e conhecer as responsabilidades e as possíveis consequências de seus atos capazes de contrariar algum precedente legal.

Os controles legais costumam ser claros e, do ponto de vista filosófico, imparciais; controles éticos são bem menos definidos e individualizados.

Precedentes legais costumam ser invalidados posteriormente e, muitas vezes, não acompanham as necessidades da sociedade, sempre mudando. Além disso, determinadas circunstâncias podem favorecer um rumo ilegal de ação como sendo a coisa "certa" a fazer. Se um homem transportasse a esposa gravemente doente ao hospital, talvez fosse moralmente correto que ele não obedecesse aos sinais de trânsito. Assim, cabe ao administrador pensar as leis como padrão básico de conduta, ao passo que o comportamento ético exige um exame mais amplo das questões envolvidas.

O administrador pode ter que enfrentar várias questões éticas e legais especialmente delicadas, inclusive demissões ou recusa de tratamento, representantes legais, aborto, esterilização, abuso infantil e experiências com seres humanos. A maior parte das organizações de atendimento de saúde possui conselheiros legais que auxiliam os administradores em suas decisões em áreas muito delicadas. Uma vez que os aspectos legais do processo decisório administrativo são importantes, o Capítulo 5 dedica-se exclusivamente a esse assunto.

Colaboração por meio de comitês de ética

O novo administrador precisa consultar outras pessoas ao resolver problemas éticos e legais delicados, porque o sistema individual de valores pode impossibilitar o exame de todas as alternativas disponíveis. Muitas instituições têm comitês de ética que ajudam na solução de problemas que envolvem ética. Tais comitês costumam ser interprofissionais, organizados de modo a utilizar a consciência e a reflexão na análise de problemas importantes, normalmente difíceis ou ambíguos, relativos ao atendimento dos pacientes ou às atividades da organização. Os comitês de ética são um elemento essencial do processo decisório ético cooperativo, devendo incluir representantes de todas as partes interessadas, o que envolve os pacientes quando participam de tais questões.

Uso adequado das Juntas de Revisão Institucional

As Juntas de Revisão Institucional (IRB – Institutional Review Boards) são formadas, basicamente, para proteger os direitos e a situação dos sujeitos de pesquisas. Oferecem uma supervisão que assegura que as pessoas que fazem pesquisas obedeçam aos princípios éticos articulados pela National Commission for the Protection of Human Subjects of Biomedical and Behavioral Research. O principal papel do administrador, em relação às IRBs, é garantir que essa junta exista na organização em que trabalha e que qualquer pesquisa feita em sua esfera de responsabilidade seja aprovada por esse comitê.

Promoção de um ambiente ético de trabalho

Provavelmente a função mais importante do administrador para promover um ambiente ético de trabalho seja servir de modelo de comportamento ético. Silén, Kjellström, Christensson, Sidenvall e Svantesson (2012) observam que isso pode ser feito simplesmente atendendo-se as necessidades dos pacientes e das pessoas próximas a eles de uma maneira atenciosa, bem como recebendo e dando apoio e informações no âmbito do grupo de trabalho. De modo similar, o trabalho em equipe como um padrão de comportamento pode promover um clima ético positivo. Outras intervenções valiosas incluem encorajar os funcionários a discutirem com franqueza as questões éticas que enfrentam diariamente em suas atividades. Assim, eles aumentam a perspectiva em relação a assuntos complexos e obtêm um mecanismo de apoio dos colegas.

Sorbello (2008), porém, chama a atenção para o desafio enfrentado por alguns enfermeiros-administradores na retenção da essência dos enfermeiros que "vivem cuidando" ao mesmo tempo em que são "desafiados a tomarem decisões sábias e éticas no que é melhor para a organização" (p. 48). Ela recomenda que os enfermeiros-líderes busquem equilibrar demandas concorrentes por recursos dentro da organização no contexto dos problemas éticos que eles enfrentam. Ela também sugere que ao compartilharem tais desafios com todo o pessoal, os administradores muitas vezes são capazes de cultivar relacionamentos significativos, promover diálogos honestos e estabelecer um modelo a ser seguido.

DIMENSÕES ÉTICAS NA LIDERANÇA E NA ADMINISTRAÇÃO

A necessidade de decisões éticas ocorre em todas as fases do processo administrativo, e vários exercícios de aprendizagem neste livro envolvem um componente ético que precisa ser levado em conta na solução de problemas. Na verdade, cada parte deste livro poderia, de forma adequada, incluir uma seção sobre questões éticas, conforme o que segue:

Unidade III

- Em que ponto as necessidades da organização passam a ser mais importantes que as de cada empregado?
- Os empregados devem ser eventualmente coagidos a mudar os valores que escolheram para que estes se alinhem mais com os da organização?
- Como os administradores podem, de forma justa, alocar recursos em momentos em que praticamente todos estão limitados?

Unidade IV

- O determinante final deve ser a qualidade ou o custo ao se selecionar o tipo mais apropriado de sistema de oferta de cuidados ao paciente?
- LVNs e LPNs podem ter permissão para agir como enfermeiros principais?
- Como o administrador pode proteger os clientes contra enfermeiros treinados de modo inadequado?
- O que deve ser mais importante na organização – as relações humanas ou a produtividade?
- O que corrompe mais – poder ou impotência?

Unidade V

- Em que ponto a falta de profissionais passa a trazer insegurança?
- A escolha dos plantões/turnos deve ser usada como forma de recompensar e punir?
- É ético atrair ou recrutar empregados de outras agências?
- Até que ponto a verdade pode ser distorcida em anúncios de recrutamento antes que se tornem enganosos?
- Exames pré-admissionais devem ser exigidos como condição de emprego?
- É ético o fato de os profissionais assumirem cargos em uma organização sabendo que sairão dela em breve?
- Há justificativa para um profissional mentir em uma entrevista?
- De quem deve ser a responsabilidade de socializar o recém-formado no papel de enfermeiro profissional – ao curso de enfermagem, ao hospital, ou trata-se de um processo conjunto?
- Que compromisso a organização tem com o enfermeiro que está reingressando na vida profissional após ficar sem atuar durante anos?

Unidade VI

- A quem os administradores devem sua fidelidade maior – à organização ou aos seus subordinados?
- Quando é adequado usar a questão monetária como a principal motivação?
- Quando os empregados estão produzindo em um nível aceitável ou mais alto, que novos incentivos e recompensas devem ser oferecidos?
- Há ética em promover reuniões antissindicalistas por administradores para reduzir a possibilidade de formação de sindicatos?
- A ação afirmativa de contratar para compensar discriminação anterior justifica-se, do ponto de vista ético, ou promove discriminação inversa?
- São éticas as greves promovidas por enfermeiros?
- A organização nacional de enfermeiros também deve ser um agente de negociação coletiva?

Unidade VII
- Há necessidade de auxiliar todos os empregados a atingirem níveis de excelência? O administrador pode ser seletivo ao determinar quais empregados serão auxiliados para alcançar uma excelente produtividade?
- Em que ponto o poder de avaliação laboral de outras pessoas passa a ser perigoso?
- Uma pessoa pode ter autodeterminação total no planejamento de sua carreira a curto e longo prazos?
- É ético promover ou transferir uma pessoa menos qualificada para manter um empregado valioso em uma unidade?
- A organização é obrigada a reempregar um funcionário com prejuízo causado por drogas que quer ser reabilitado?
- Em que momento o direito do trabalhador à privacidade em relação a uso de drogas ou álcool deixa de valer e começa o direito do administrador a essas informações?
- Considera-se eventualmente ético entrar com ação reclamatória trabalhista contra outra pessoa por motivo de assédio?
- Administrar disciplina com raiva pode ser justo?
- Na busca de fazer o bem, é mais adequado disciplinar empregados marginais de forma progressiva ou despedi-los?

INTEGRAÇÃO ENTRE PAPÉIS DA LIDERANÇA E FUNÇÕES ADMINISTRATIVAS NA ÉTICA

Os papéis da liderança na ética concentram-se no elemento humano envolvido na tomada de decisão. Os líderes têm consciência de seus valores e crenças básicas sobre direitos, deveres e metas dos seres humanos. Como indivíduos conscientes e éticos, são modelos de confiança para os subordinados nas tomadas de decisão. São realistas e reconhecem que há certa ambiguidade e incerteza em todo o processo decisório. Desejam assumir riscos ao tomar decisões, apesar da possível ocorrência de consequências negativas, mesmo quando as decisões são qualificadas.

Em assuntos éticos, o administrador costuma ser o que toma as decisões. Pelo fato de decisões éticas serem muito complexas, podendo ser elevado o custo de uma decisão insatisfatória, as funções administrativas concentram-se em aumentar as chances de se tomar a melhor decisão possível, com o menor custo, em termos de recursos financeiros e humanos. Isso costuma exigir que o administrador se especialize no uso de métodos sistemáticos para resolver problemas ou tomar decisões, como modelos teóricos, arcabouços de ética e princípios éticos. Especializando-se, ele consegue identificar resultados universais a serem almejados ou evitados.

O líder-administrador integrado reconhece que as questões éticas são parte de todos os aspectos da liderança e da administração. Mais do que ficar paralisado diante da complexidade e da ambiguidade dessas questões, ele busca aconselhamento sempre que necessário, aceita suas limitações e toma as melhores decisões possíveis no momento, com as informações e os recursos disponíveis.

90 Unidade II Fundamentos de ética, direito e defesa na administração e na liderança

CONCEITOS-CHAVE

- Ética é o estudo sistemático de como deve ser a conduta e os atos de uma pessoa em relação a si mesma, a outros seres humanos e ao ambiente; trata-se da justificativa para o que é certo ou bom e o estudo do que deve ser a vida e as relações individuais – não necessariamente o que sejam.

- Em uma era de recursos físicos, humanos e fiscais limitados, quase todas as tomadas de decisão por parte dos enfermeiros-administradores envolvem algum componente ético. Os diversos papéis de defesa e comprometimento associados a essa profissão aumentam ainda mais a probabilidade de os administradores se depararem com dilemas éticos em sua prática.

- Muitas abordagens sistemáticas para a solução de problemas éticos são adequadas. Incluem o uso de modelos teóricos de solução de problemas e tomada de decisão, arcabouços teóricos sobre ética e princípios éticos.

- Jamais devem ser usados resultados como único critério de investigação da qualidade da solução de problemas, porque são muitas as variáveis que influenciam os resultados e que não causam reflexo na adequação ou não da solução dada ao problema. Em vez disso, a qualidade deve ser avaliada tanto pelo resultado como pelo processo utilizado para a tomada da decisão. Quando é utilizada uma abordagem estruturada à solução de problemas, quando a coleta dos dados é adequada e ocorre análise de várias alternativas, independentemente do resultado, o administrador deve ficar à vontade no sentido de ter sido tomada a melhor decisão possível naquele momento, com as informações e os recursos disponíveis.

- Quatro arcabouços teóricos de ética usados com mais frequência para a tomada de decisão são o utilitarismo, o raciocínio baseado nos deveres, o raciocínio baseado nos direitos e o uso da intuição. Tais arcabouços não resolvem o problema ético, mas ajudam as pessoas envolvidas em sua solução a esclarecer seus valores e suas crenças pessoais.

- Os princípios de raciocínio ético investigam e definem as crenças e os valores que formam a base para a tomada de uma decisão. Esses princípios incluem autonomia, beneficência, não maleficência, paternalismo, utilidade, justiça, fidelidade, veracidade e confidencialidade.

- Os códigos de ética profissional e os padrões de prática são guias dos mais altos padrões de prática ética para enfermeiros.

- Torna-se difícil, algumas vezes, separar assuntos éticos de assuntos legais, ainda que não se trate da mesma coisa. Os controles legais costumam ser claros e filosoficamente imparciais. Por sua vez, os controles éticos são muito mais imprecisos e individualizados.

EXERCÍCIOS DE APRENDIZAGEM

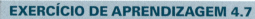

EXERCÍCIO DE APRENDIZAGEM 4.7

O empregado com dependência química

Beverly, de 35 anos de idade, enfermeira em tempo integral no plantão diurno, trabalha no mesmo local há dez anos. Fala-se que ela comparece ao trabalho sob influência de álcool. Os colegas informam sentir cheiro de bebida em seu hálito, ausências da unidade sem justificativa e aumento nos erros com medicamentos. Embora a supervisora da unidade suspeite que Beverly apresente dependência química, não conseguiu observar quaisquer desses comportamentos de forma direta.

Após chegar ao trabalho na semana passada, a supervisora passou pela sala de descanso dos enfermeiros e observou Beverly disfarçando para tomar alguma coisa de um frasco marrom-

Capítulo 4 Questões éticas **91**

-escuro que estava em seu armário. Confrontou imediatamente a enfermeira, perguntando-lhe se estava ingerindo bebida alcoólica no local de trabalho. Ela admitiu isso, chorando, embora dissesse ser um acontecimento isolado, pedindo para ser perdoada. Prometeu nunca mais consumir álcool no trabalho outra vez.

Tentando reduzir a carga emocional do evento e obter tempo para pensar, a supervisora enviou Beverly para casa e marcou com ela uma reunião para mais tarde, no mesmo dia. Nesse encontro, ela foi defensiva e declarou: "Não tenho problema com álcool e você está exagerando". A supervisora comentou os dados que possuía em apoio a sua impressão referente ao problema de Beverly. Ela não ofereceu qualquer explicação para os comportamentos apresentados.

O plano para a funcionária envolveu encaminhamento ao Programa de Desvio de Conduta da Junta Estadual de Enfermagem e uma exigência de que participasse do programa até o fim. Mais uma vez, Beverly chorou e implorou que a supervisora reconsiderasse. Informou ser a única provedora dos quatro filhos pequenos e que todas as suas folgas impediram as férias e os pagamentos por dias não trabalhados. A supervisora informou ter tomado uma decisão correta, encorajando a funcionária, uma vez mais, a buscar orientação para a dependência. Quatro dias depois, leu nos jornais que Beverly cometera suicídio um dia após a reunião.

Tarefa: avalie a forma como a supervisora resolveu o problema. Você agiria de modo diferente se fosse supervisor? Há obrigações legais e éticas conflitantes? A quem o supervisor deve mais obrigação – aos pacientes, aos subordinados ou à organização? A consequência poderia ter sido evitada? Essa consequência tem reflexos sobre a qualidade da solução dada ao problema?

EXERCÍCIO DE APRENDIZAGEM 4.8

Nada é o que aparenta

Você é coordenador de uma unidade perinatal em um grande hospital universitário. Além de suas responsabilidades administrativas, você é membro do comitê de promoções do hospital, que revisa petições de médicos e enfermeiros em busca de promoção em um plano de carreira de especialização clínica. Você acredita que possa aprender muito no comitê, sendo ainda um membro objetivo e colaborador.

O comitê reuniu-se para escolher o vencedor anual do prêmio Destaque como Especialista Clínico. Ao revisar as fichas dos candidatos, você descobre que uma delas, a de uma especialista clínica perinatal, contém exageros e interpretações erradas. Sabidamente, essa profissional não realizou tudo o que está na ficha, porque é sua amiga e colega bem próxima. E ela não sabia que você seria membro do comitê, com possibilidade de perceber a fraude.

Na reunião do comitê, vários membros lhe comentaram o quanto ficaram impressionados com as informações sobre essa profissional. Embora você tivesse conseguido discretamente evitar que os membros conferissem o prêmio a ela, sentiu raiva e tristeza. Você reconhece que ela não foi escolhida, havendo, portanto, poucos danos reais causados pelas informações incorretas da ficha. Mas você não fará parte do comitê no ano seguinte, e, se essa pessoa enviar uma nova ficha com dados incorretos e enganosos, terá grandes chances de receber o prêmio. Você admite também que, mesmo com as melhores intenções e as técnicas de comunicação mais terapêuticas, pedir explicações à amiga sobre os dados incorretos informados irá deixá-la mal, resultando possivelmente no fim da amizade. Mesmo lhe pedindo explicações, há pouco a ser feito para evitar que ela faça o mesmo futuramente em busca da premiação. Resta-lhe elaborar um relato formal de sua conduta.

Tarefa: determine o que você fará. Os custos potenciais são maiores que os benefícios potenciais? Tente ser realista em seus atos.

92 **Unidade II** Fundamentos de ética, direito e defesa na administração e na liderança

EXERCÍCIO DE APRENDIZAGEM 4.9

O empregado de valor

Gina é, há oito anos, supervisora de uma unidade de tratamento intensivo (UTI) de pacientes graves, com 16 leitos, em um hospital urbano com 200 leitos. É respeitada e adorada pelos funcionários. O nível de permanência de funcionários e produtividade em sua unidade é o mais alto de toda a instituição. Nos últimos seis anos, Gina conta com Mark, seu enfermeiro-chefe permanente no plantão diurno. Mark é brilhante e motivado, com habilidades clínicas e administrativas excelentes. Ele parece satisfeito e desafiado nesse cargo, ainda que Gina não faça reuniões formais sobre plano de carreira para discutir suas metas de longo prazo. Pode-se dizer que o trabalho de Mark fez aumentar o alcance do poder de Gina, reforçando a boa reputação da unidade.

Recentemente, um dos médicos conversou com Gina sobre seu plano de abrir um programa ambulatorial de reabilitação de cardíacos. O programa exigirá um líder e administrador forte e automotivado. Haverá bastante trabalho, mas também muitas oportunidades para se fazer avanços. Ele sugere Mark como uma excelente escolha para o cargo, embora saiba que Gina é quem toma a decisão final.

Gina tem consciência de que Lynn, enfermeira brilhante e dinâmica da unidade de cirurgia cardíaca aberta, teria interesse pelo cargo. Ela está no hospital há um ano, mas tem uma boa ficha profissional, garantindo seu sucesso no cargo. Além disso, há um excesso de enfermeiros no andar de Lynn, com a aposentadoria de dois cirurgiões. Seria difícil e demandaria tempo encontrar um substituto para Mark no cargo que ele ocupa agora.

Tarefa: qual processo a supervisora deve adotar para determinar quem deverá ocupar o cargo? O cargo deve ser anunciado? Em que momento o benefício de utilizar transferências/promoções como forma de recompensa ultrapassa o custo de redução da produtividade?

EXERCÍCIO DE APRENDIZAGEM 4.10

O ver ou não ver

Nos últimos dias, você vem cuidando do sr. Cole, paciente de 28 anos, com fibrose cística em estágio terminal. Há uma relação de carinho e cuidado entre você e o casal Cole. Ambos conhecem o prognóstico e sabem que ele tem pouco tempo de vida.

Quando a dra. Jones fez as rondas com você pela manhã, informou aos Cole que o marido receberia alta naquele dia se sua condição permanecesse estável. Ambos ficaram entusiasmados, uma vez que pediram muito à médica que ele fosse para casa de modo a aproveitar seus últimos dias junto às pessoas que ama.

Quando você leva as prescrições de alta do sr. Cole até o quarto a fim de revisar medicamentos e tratamentos, encontra a esposa ajudando-o enquanto ele tosse e expele sangue bem vermelho. Ao questioná-los, ambos suplicam para que você não informe nada à médica e não registre o incidente no prontuário, já que isso ocorreu pela primeira vez. Acreditam que seja seu direito ir para casa para que o paciente fique junto a seus familiares. Ambos disseram saber que só podem sair se o médico permitir, caso contrário, iriam para casa na situação AMA (contra conselho médico/*against medical advice*). Se fizerem isso, não terão o reembolso do plano de saúde com o atendimento domiciliar.

Tarefa: qual é o seu dever nesse caso? Quais os direitos do sr. Cole? Às vezes, há motivo para que sejam escondidas informações dos médicos? Você registrará o incidente no prontuário e comunicará o evento a outra pessoa? Solucione essa situação, justificando sua decisão com princípios éticos.

REFERÊNCIAS

Alichnie, C. (2012). Ethics and nursing. *Pennsylvania Nurse, 67*(2), 5–26.

American Nurses Association. (2001). *Code of ethics for nurses with interpretive statements*. Washington, DC: American Nurses Publishing.

American Nurses Association. (2009). *Nursing administration: Scope and standards of practice*. Silver Springs, MD: American Nurses Publishing.

Bitoun Blecher, M. (2001–2013). *What color is your whistle?* Minoritynurse.com. Acessado em 24 de fevereiro de 2013, em http://www.minoritynurse.com/ workplace-issues/what-color-your-whistle

Crisham, P. (1985). MORAL: How can I do what is right? *Nursing Management*, 16(3), 42A–42N.

Davis, S., Schrader, V., & Belcheir, M. (2012). Influencers of ethical beliefs and the impact on moral distress and conscientious objection. *Nursing Ethics, 19*(6), 738-749.

Gallagher, A., & Hodge, S. (Eds.) (2012). *Ethics, law and professional issues: A practice-based approach for health professionals*. Basingstoke: Palgrave MacMillan.

Grob, C., Leng, J., & Gallagher, A. (2012). Educational responses to unethical healthcare practice. *Nursing Standard*, 26(41), 35-41.

Kearney, G., & Penque, S. (2012). Ethics of everyday decision making. *Nursing Management – UK, 19*(1), 32-36.

Mortell, M. (2012). Hand hygiene compliance: Is there a theory-practice-ethics gap? *British Journal of Nursing, 21*(17), 1011–1014.

Nalley, C. (2013, February 8). *Moral distress takes toll on nurses. Advance for nurses*. Acessado em 25 fevereiro de 2013, em http://nursing.advanceweb.com/Features/ Articles/Moral-Distress-Takes-Toll-on-Nurses.aspx

Pauly, B. M., Varcoe, C., & Storch, J. (2012, March). Framing the issues. Moral distress in health care. *HEC Forum, 24*(1), 1–11.

Silén, M., Kjellström, S., Christensson, L., Sidenvall, B., & Svantesson, M. (2012). What actions promote a positive ethical climate? A critical incident study of nurses' perceptions. *Nursing Ethics, 19*(4), 501-512.

Sorbello, B. (2008, December). The nurse administrator as caring person: A synoptic analysis applying caring philosophy, Ray's ethical theory of existential authenticity, the ethic of justice, and the ethic of care. *International Journal for Human Caring, 12*(1), 44–49.

Woods, M. (2012). Exploring the relevance of social justice within a relational nursing ethic. *Nursing Philosophy, 13*(1), 56-65.

5

Questões judiciais e de legislação

... Pode parecer um princípio estranho enunciar como a primeiríssima exigência de um hospital que ele não deve causar nenhum mal aos doentes.
—Florence Nightingale

... Leis e regulamentos não obedecidos, ou parcialmente atendidos, melhor seria que não tivessem sido criados.
—George Washington, carta a James Madison, 31 de março de 1787

PONTOS DE LIGAÇÃO   ESTE CAPÍTULO ABORDA:

BSN Essential II: Liderança organizacional básica e sistemas para a qualidade do cuidado e segurança dos pacientes
BSN Essential V: Políticas, finanças e ambientes regulatórios de atendimento de saúde
BSN Essential VIII: Profissionalismo e valores profissionais
MSN Essential II: Liderança organizacional e de sistemas
MSN Essential VI: Políticas de saúde e proteção
AONE Nurse Executive Competency II: Conhecimento do ambiente de atendimento de saúde
AONE Nurse Executive Competency V: Habilidades de negócios
QSEN Competency: Segurança

OBJETIVOS DIDÁTICOS   *O aluno irá:*

- correlacionar a autoridade legal do exercício de enfermagem e o processo de enfermagem
- selecionar ações legais de enfermagem apropriadas em situações clínicas sensíveis
- explicar como uma maior conscientização dos consumidores sobre os direitos dos pacientes afetou as ações da equipe de cuidados de saúde
- avaliar a importância da emissão do licenciamento profissional e institucional
- descrever os métodos apropriados para garantir o consentimento informado
- analisar o impacto de leis cíveis sobre o exercício de enfermagem
- distinguir entre a responsabilidade legal e ética

O Capítulo 4 apresentou a ética como um controle interno do comportamento humano e do exercício da enfermagem. Assim, a ética envolve os atos das pessoas, não necessariamente aqueles que elas devem fazer por força de lei. No entanto, o comportamento ético que consta na legislação não é somente o desejado, mas o obrigatório. Este capítulo aborda os controles externos do judiciário e das leis. Desde a primeira Nurse Practice Act (Lei do Exercício de Enfermagem), aprovada na Carolina do Norte em 1903, a enfermagem tem sido alvo de leis, diretrizes e controles.

A finalidade primordial do poder judiciário e das leis é proteger o paciente e o enfermeiro. As leis e o poder judiciário definem o alcance da prática aceitável e protegem os direitos individuais. Enfermeiros conscientes de seus direitos e deveres legais conseguem proteger-se melhor de processos legais ou perda do registro profissional.

Este capítulo é constituído por cinco partes. A primeira apresenta as principais fontes legais e como cada uma influencia a prática da enfermagem. Enfatiza-se a responsabilidade do enfermeiro de ser pró-ativo ao estabelecer e revisar as leis que influenciam sua atuação. A segunda parte apresenta os tipos de casos legais em que os enfermeiros podem ser envolvidos, distinguindo-os entre o ônus da prova e as consequências de cada um quando o enfermeiro for considerado culpado. Já a terceira parte identifica doutrinas específicas usadas pelo poder judiciário para a definição dos limites legais para o exercício de enfermagem. Será examinado o papel das juntas estaduais para conferir licenças profissionais e exercer disciplina. A quarta parte trata dos componentes de uma imperícia individual, do administrador ou do supervisor, sendo definidos os termos legais. A quinta parte, por sua vez, trata de assuntos como consentimento informado, prontuários médicos, atos ilícitos intencionais, a Patient Self Determination Act (Lei da Autodeterminação dos Pacientes), a Good Samaritan Act (Lei do Bom Samaritano) e a Health Information Protection and Portability Act (HIPAA, Lei da Proteção e Portabilidade de Informações de Saúde).

O presente capítulo não esgotará o assunto. Há muitos livros excelentes sobre legislação, além de manuais, que cumprem a função de dar orientação completa sobre a prática da enfermagem. A principal função deste capítulo é salientar a natureza variável e em rápidas mudanças das leis, bem como a responsabilidade de cada administrador em se manter atualizado sobre a legislação e as leis que interferem no exercício da enfermagem e da administração. Os papéis dos líderes e as funções administrativas inerentes aos aspectos legislativos e legais são apresentados no Quadro 5.1.

QUADRO 5.1 Papéis da liderança e funções administrativas associados aos aspectos legislativos e legais

PAPÉIS DA LIDERANÇA

1. Servir como modelo, oferecendo atendimento de enfermagem que cumpra os padrões de cuidado ou vá além destes.
2. Atualizar conhecimentos e habilidades no campo de prática e buscar certificação profissional tornando-se especialista em uma área específica.
3. Informar às autoridades adequadas quanto a atendimento de enfermagem abaixo dos padrões, seguindo a cadeia de comando estabelecida.
4. Manter relações enfermeiro-paciente respeitosas, atentas e honestas diminuindo assim a possibilidade de futuras ações judiciais.
5. Criar um ambiente que estimule e apoie a diversidade e a sensibilidade.
6. Priorizar os direitos e o bem-estar do paciente ao tomar decisões.
7. Demonstrar visão, desejo de assumir riscos e energia ao determinar os limites legais apropriados para o exercício da enfermagem, definindo assim o que ela é e o que deverá ser no futuro.

FUNÇÕES ADMINISTRATIVAS

1. Aumentar os conhecimentos referentes às fontes legais e às doutrinas legais que influenciam o exercício da enfermagem.
2. Delegar poder com sabedoria aos subordinados, atento ao alcance da prática do administrador e ao das pessoas supervisionadas.
3. Entender e aderir às políticas e os procedimentos da instituição, respeitando-os.
4. Minimizar o risco na responsabilidade por produtos, garantindo que todo o corpo funcional seja orientado, e capacitado, sobre o uso apropriado de equipamento e manuseio de produtos.
5. Monitorar os subordinados de modo a garantir que tenham licença profissional válida, atualizada e adequada para a prática de enfermagem.
6. Usar habilidade de prever dano ao delegar poder ao tomar decisões de contratação.
7. Aumentar a autopercepção de delitos intencionais e ajudar os funcionários no desenvolvimento de estratégias que reduzam sua responsabilidade legal nessas áreas.
8. Oportunizar treinamento e formação aos funcionários sobre aspectos legais que influenciam sua prática.

ORIGENS DA LEI

O sistema legal norte-americano pode parecer um tanto confuso, uma vez que há não apenas quatro fontes de legislação, mas também sistemas paralelos, em nível estadual e federal. As fontes legais incluem constituições, estatutos, agências administrativas e decisões judiciais. A Tabela 5.1 apresenta uma comparação entre essas fontes.

TABELA 5.1	Fontes legais	
Origem da lei	**Uso**	**Envolvimento com a prática da enfermagem**
Constituição	A lei maior nos Estados Unidos; interpretada pela Suprema Corte do país; confere autoridade a outras três fontes legais.	Pouco envolvimento direto na área das imperícias.
Estatutos	Também chamados de *leis estatutárias*; leis aprovadas pelo estado ou por legisladores federais e que precisam da assinatura do presidente ou do governador.	Antes da década de 1970, poucas leis estaduais ou federais tratavam da imperícia. Desde a crise das imperícias, são muitos os estatutos envolvendo essa questão.
Agências administrativas	As regras e os regulamentos estabelecidos por agências indicadas do ramo executivo de governo (governador ou presidente).	Algumas dessas agências, como a National Labor Relations Board, ou as juntas de saúde e segurança, podem atingir a prática da enfermagem.
Decisões judiciais	Também chamadas de *legislação de delitos*; são leis como as do poder judiciário, sendo que este interpreta os estatutos e estabelece procedimentos; nos Estados Unidos, há dois níveis de judiciário: cortes de julgamentos e cortes de apelação.	A maior parte dos casos de imperícia vai para essas cortes.

Uma *constituição* é um sistema de leis e princípios fundamentais que governam uma nação, sociedade, corporação ou outro agregado de indivíduos. Sua finalidade é estabelecer a base de um sistema de governo para o futuro e o presente. A constituição dos Estados Unidos estabelece a organização geral do governo federal e assegura e limita seus poderes específicos. Cada estado também possui uma constituição que fixa a organização geral do governo estadual, garantindo e limitando seus poderes.

A segunda fonte de leis são os *estatutos* – leis de governo. Instituições legislativas, como o Congresso dos Estados Unidos, as assembleias estaduais e as câmaras de vereadores fazem essas leis. Os estatutos são aprovados de forma oficial (votados e aprovados) pelo corpo legislativo, compilados em códigos, coleções de estatutos e leis ordinárias. Os 51 *atos da prática da enfermagem*, que representam os 50 estados e o Distrito de Colúmbia, são exemplos de estatutos. Esses atos de enfermagem definem e limitam a prática dessa profissão, enunciando, assim, o que constitui a prática autorizada e o que ultrapassa o alcance das autoridades. Embora as leis da prática de enfermagem possam variar de um estado para outro, todas precisam ser consistentes com cláusulas e estatutos no nível federal.

Os 51 atos da prática da enfermagem, que representam os 50 estados norte-americanos e o Distrito de Colúmbia, definem e limitam a prática dessa profissão, enunciando, assim, o que constitui a prática autorizada e o que ultrapassa o alcance das autoridades.

Agências administrativas, a terceira fonte da legislação, recebem autoridade para agir pelas instituições legislativas e criam regras e regulamentos que obrigam ao cumprimento das leis estatutárias. Por exemplo, conselhos estaduais de enfermagem são agências administrativas formadas para implementar e fazer cumprir as leis estaduais de exercício da enfermagem, escrevendo regras e regulamentos e fazendo investigações e audiências para garantir o cumprimento da lei. As leis administrativas são válidas somente até onde se situam no território abrangido pela autoridade a elas assegurado pelo órgão legislativo.

A quarta fonte da legislação são as *decisões judiciais*. Leis judiciais ou decisionais são feitas pelos tribunais para interpretar questões legais em disputa. Dependendo do tipo de tribunal envolvido, uma lei judicial ou decisional pode ser feita por um só tribunal, com ou sem júri, ou por um painel de tribunais de justiça. Em geral, as cortes de justiça de primeira instância têm somente um juiz ou magistrado, as de segunda instância, ou intermediárias, têm três juízes, e a de mais alto escalão tem nove juízes.

TIPOS DE LEIS E TRIBUNAIS DE JUSTIÇA

Embora a maioria dos enfermeiros tenha preocupações básicas quanto a envolvimento em processos legais por imperícia, esses profissionais podem, na verdade, envolver-se em três tipos diferentes de casos judiciais: criminal, cível e administrativo (Tabela 5.2). O tribunal em que cada um é julgado, o ônus da prova necessário para a condenação e a punição associada a cada um são diferentes.

TABELA 5.2 Tipos de leis e tribunais

Tipo	Ônus da prova necessário para o veredito de culpado	Possíveis consequências de um veredito de culpado
Criminal	Além da dúvida razoável	Prisão, condicional, multas
Cível	Com base em uma preponderância das evidências	Danos financeiros
Administrativo	Padrão claro e convincente	Suspensão ou perda de licença

Nos casos *criminais*, o indivíduo vê-se diante de acusações, geralmente feitas pelo advogado geral do estado ou da união, relativas a crimes cometidos contra um indivíduo ou a sociedade. Nos casos criminais, o indivíduo é sempre inocente até que o estado possa provar sua culpa além da dúvida razoável. Aprisionamento e até mesmo morte são consequências possíveis de ser considerado culpado em questões criminais nos Estados Unidos. Os enfermeiros considerados culpados por administrarem de forma intencional doses fatais de drogas a pacientes são julgados em tribunais criminais.

Em casos da esfera *cível*, uma pessoa processa outra em busca de compensação financeira diante de perda percebida. O ônus da prova necessário em um caso cível é descrito como preponderância da evidência. Em outras palavras, o juiz ou o júri precisam acreditar na existência de todas as possibilidades de o acusado ser responsável pelas lesões do queixoso. As consequências de ser considerado culpado em um processo cível são financeiras. A maior parte dos casos de imperícia é julgada em tribunais cíveis.

Em casos *administrativos*, uma pessoa é acusada por agência governamental estatal ou federal que tenha responsabilidade por implementar programas governamentais. As juntas estaduais de enfermagem constituem uma dessas agências governamentais. Quando alguém viola a legislação estadual de prática da enfermagem, o conselho de enfermagem pode tentar revogar a licença ou instituir alguma forma de disciplina. O ônus da prova, nesses casos, varia entre os estados. Quando o *padrão claro e convincente* não é utilizado, a preponderância do padrão de evidências pode ser utilizada. Clareza e convencimento envolvem ônus de prova maiores em comparação à preponderância das evidências, embora envolva ônus de prova bem menores em comparação ao que extrapola dúvidas razoáveis.

O ônus da prova exigido para condenação, bem como o tipo de punição atribuída, difere em casos criminais, cíveis e administrativos.

EXERCÍCIO DE APRENDIZAGEM 5.1

Culpado e inocente

Pense em casos conhecidos em que os réus foram julgados em tribunais cíveis e criminais. Quais foram os veredictos em ambos os casos? Quando os veredictos não foram os mesmos, analise os motivos para tal. Em sua opinião, tirar a liberdade pessoal de um indivíduo, colocando-o na prisão, deve requerer um ônus da prova maior que um levantamento de danos financeiros causados por ele?

Tarefa: em seguida, faça uma pesquisa na literatura, tentando encontrar casos em que enfermeiros foram acusados nas justiças cível e criminal. Você conseguiu encontrar casos em que os enfermeiros foram considerados culpados em um tribunal cível, mas não perderam a licença? Encontrou a situação oposta?

DOUTRINAS LEGAIS E PRÁTICA DA ENFERMAGEM

Duas doutrinas legais importantes costumam orientar os três tribunais em suas decisões. A primeira, chamada *stare decisis*, significa deixar prevalecer a decisão. Utiliza jurisprudência como guia para a tomada de decisão. Ela dá aos enfermeiros possibilidade de conhecer as formas pelas quais a justiça estabeleceu culpa em determinadas situações. O enfermeiro, porém, precisa evitar duas armadilhas na aplicação da *stare decisis* à determinada situação.

Precedentes costumam ser usados como um guia para decisões legais.

A primeira armadilha é que o caso anterior tem de pertencer à jurisdição da corte que acolhe o caso atual. Por exemplo, um caso antigo na Flórida decidiu que a justiça estadual não estabelecia precedente para uma corte de apelação do Texas. Embora a corte texana possa imitar sua decisão no caso da Flórida, não é compelida a agir assim. As cortes inferiores texanas, entretanto, confiam nas decisões de apelação texanas.

A outra armadilha é a audiência do caso presente poder partir do precedente e estabelecer uma decisão que funcione como marco. Esse tipo de decisão costuma ocorrer porque as necessidades da sociedade mudam, a tecnologia avança mais, ou porque seguir um precedente causaria mais danos a uma pessoa que já sofreu danos. Roe v. Wade, uma decisão-marco de 1973, que permitiu que uma mulher buscasse e pudesse fazer um aborto legal durante os dois primeiros trimestres da gestação, é um exemplo. Consideradas as mudanças nas formas de ver o aborto na sociedade, esse precedente pode mudar no futuro.

A segunda doutrina que orienta as cortes e suas decisões é a *res judicata*, que significa "coisa ou assunto estabelecido em julgamento". Aplica-se somente quando uma corte competente decidiu um caso legal e não há mais possibilidade de apelação. Trata-se de doutrina que evita que as mesmas partes no processo original tentem novamente as mesmas questões envolvidas no primeiro caso de julgamento.

Ao utilizar as doutrinas como guias de prática da enfermagem, o enfermeiro deve lembrar-se de que todas as leis são fluidas e sujeitas a mudança. Um exemplo de mudança na lei relativa à enfermagem profissional ocorreu há pouco na Suprema Corte de Illinois, quando a lei reconheceu, finalmente, a enfermagem como uma profissão independente, com seu corpo exclusivo de conhecimentos. Nesse caso (Sullivan v. Edward Hospital, 2004), a Suprema Corte de Illinois decidiu que médicos não poderiam ser testemunhas especializadas dos padrões da enfermagem (Find Law for Legal Professionals, 2013). Isso demonstra o quanto as leis mudam. Elas não podem ser estáticas; devem mudar de modo a ser reflexo da autonomia e da responsabilidade sempre crescentes desejadas pelos enfermeiros. É essencial que todos eles conheçam e sejam sensíveis às leis e aos processos judiciais sempre em mudança capazes de influenciar sua prática. Devem ainda reconhecer que leis estaduais diferem de leis federais e que as diretrizes legais de prática da enfermagem na organização podem ser diferentes das diretrizes estaduais ou federais.

Os limites de prática estão definidos na legislação do exercício da enfermagem de cada estado. As práticas são genéricas na maioria dos estados de modo a possibilitar flexibilidade nos amplos papéis e nas várias situações em que atuam os enfermeiros. Como se prestam a interpretações, muitos empregadores estabeleceram diretrizes de prática da enfermagem na própria organização. Elas têm a ver com o alcance da prática e não podem ultrapassar as exigências das leis estaduais de exercício da enfermagem. Os administradores precisam estar cientes das intepretações de sua organização quanto a práticas específicas e devem assegurar que os subordinados conheçam essas interpretações e obedeçam às práticas estabelecidas. Todos os enfermeiros têm de compreender os controles legais de sua prática no estado em que atuam.

NEGLIGÊNCIA PROFISSIONAL

Historicamente, os médicos foram os provedores de cuidados de saúde com mais risco de serem responsabilizados pelo cuidado de enfermagem. Ao obter autoridade, autonomia e comprometimen-

Capítulo 5 Questões judiciais e de legislação **99**

to, os enfermeiros assumiram responsabilidades, compromissos e obrigações relativos à própria prática. Com a expansão dos papéis, começaram a assumir deveres antes reservados aos médicos. Em consequência do maior alcance da prática, muitos, hoje, têm seguro individual por imperícia. Trata-se de uma faca de dois gumes. Os enfermeiros precisam desse tipo de seguro, tanto nos papéis de prática básica quanto nos de prática avançada. No entanto, há grande possibilidade de serem acusados se tiverem o seguro, uma vez que as partes lesadas sempre procurarão danos originários do maior número possível de indivíduos segurados.

Além disso, alguns enfermeiros contam com seguros individuais por erros da prática profissional fornecidos por empregadores para protegê-los de alegações de imperícia, mas alguns seguros possuem limitações. Os empregadores não podem, por exemplo, oferecer cobertura depois que um de seus funcionários deixa o emprego, mesmo que a situação que levou à queixa tenha ocorrido enquanto o enfermeiro era funcionário do local, e alguns seguros fornecidos por empregadores apresentam limites inadequados de responsabilização para o funcionário. Sendo assim, é aconselhável que os enfermeiros obtenham seus próprios seguros de responsabilidade por erros de prática.

Infelizmente, tanto o papel expandido dos enfermeiros como o aumento da quantidade desses profissionais com seguro levam a um aumento da quantidade de processos de imperícia e negligência que buscam cobertura por danos de parte dos enfermeiros, individualmente, nas últimas décadas. Em especial, a imperícia é hoje uma grande preocupação para *os enfermeiros de prática avançada* nos Estados Unidos, como aqueles que podem realizar atos médicos e os parteiros. Enfermeiros com funções médicas não apenas estão pagando um alto preço por seus seguros como são geralmente sujeitos a exigências rigorosas de responsabilidade profissional (imperícia).

Elementos da imperícia

Todos os processos de responsabilização envolvem acusador e réu. Nos casos de imperícia, a *acusação* é a parte lesada, e o *réu*, o profissional supostamente causador da lesão. *Negligência* é a omissão em relação à prática de algo que uma pessoa razoável, orientada pelas considerações que costumam regular as situações humanas, faria – ou a prática de algo que uma pessoa razoável e prudente não faria. *Razoabilidade e prudência* normalmente significam juízo, antevisão, inteligência e habilidades medianas esperadas de uma pessoa com treinamento e experiência semelhantes. *Imperícia* – falha da pessoa com treinamento profissional em agir de forma razoável e prudente – é também chamado de *negligência profissional*. Cinco elementos devem estar presentes para que um profissional seja acusado de imperícia (Tabela 5.3).

TABELA 5.3	Componentes de negligência profissional	
Elementos da responsabilidade	*Explicação*	*Exemplo: administrar medicamentos*
1. Obrigação de prestar o cuidado adequado (definido pelo padrão de cuidado)	O cuidado ou atendimento que deve ser dado sob as circunstâncias (aquilo que o enfermeiro razoavelmente prudente teria feito).	Um enfermeiro deve administrar os medicamentos com precisão, em sua totalidade e no horário.
2. Falha em atender ao padrão de cuidado (quebra do dever)	Não oferecer o cuidado que deveria ter sido dado diante das circunstâncias.	O enfermeiro falha em administrar os medicamentos de forma precisa, completa e no horário.
3. Previsibilidade de dano	O enfermeiro deve ter acesso razoável às informações sobre existência ou não de possibilidade de dano.	O manual sobre medicamentos especifica que a dose ou a via errada pode causar dano.
4. Uma relação direta entre falha em atender ao padrão de cuidado (quebra, ruptura) e o dano pode ser provada	O paciente foi prejudicado, porque não lhe foi dado o atendimento adequado.	A dose errada levou o paciente a ter uma convulsão.
5. Lesão	Dano real que resulta ao paciente.	Ocorre convulsão ou outra complicação grave.

Primeiro um *padrão de atendimento* ou cuidado deve estar estabelecido, delineando o nível ou grau de qualidade considerado adequado por determinada profissão. Os padrões de cuidado explicam os deveres que o réu tem para com o reclamante, ou aquele que acusa, ou um enfermeiro para um cliente. Esses padrões representam as habilidades e a aprendizagem que costumam ser necessários aos membros da profissão e, em geral, são as exigências mínimas que definem um nível de atendimento aceitável. Padrões de cuidado ou atendimento que garantam aos clientes cuidados seguros de enfermagem incluem políticas e enunciados de procedimentos da organização, descrições das tarefas e diretrizes aos estudantes.

Segundo, depois de estabelecidos os padrões de cuidado, precisa ser mostrada a violação desses padrões – deve haver uma *quebra de dever*. Ela é mostrada mediante convocação de outros enfermeiros da mesma especialidade do acusado, testemunhando como especialistas.

Terceiro o enfermeiro deveria saber que o conhecimento ou a disponibilidade de informações que não atendessem ao padrão de prática poderia resultar em dano. Isso denomina-se *previsibilidade do dano*. Se a pessoa mediana e razoável, na posição do réu, pudesse ter antecipado a lesão ao queixoso como consequência de seus atos, a lesão seria previsível. Ignorância não é desculpa, mas falta de informação pode ter um efeito negativo sobre a capacidade de prever dano.

Ignorar não é desculpa justificável, mas não ter todas as informações em uma situação pode prejudicar a possibilidade de previsão de um dano.

Por exemplo, o enfermeiro-chefe encarrega outro enfermeiro de cuidar de um paciente grave. O enfermeiro que recebeu a atribuição comete um erro de medicação que causa certo dano ao paciente. Se o enfermeiro-chefe tivesse motivo para crer que o enfermeiro não fosse capaz de cuidar do paciente de modo adequado ou não tivesse oferecido a supervisão adequada, ficaria aparente a previsibilidade do dano, e o enfermeiro-chefe também poderia ser responsabilizado. Se ele ficou disponível conforme a necessidade e teve boas razões para crer que o enfermeiro com a atribuição era totalmente capaz, é provável que ele não seja responsabilizado.

Diversos casos recentes de imperícia dependem de o enfermeiro ter sido persistente o suficiente na tentativa de avisar os provedores de atendimento de saúde sobre mudanças nas condições do paciente ou em convencê-los da gravidade da condição deste. Pelo fato de o enfermeiro ser capaz de prever dano nessas situações, aquele que não for persistente pode ser responsabilizado por falha em intervir, porque a intervenção ficou aquém do esperado daquele que deveria defender o paciente.

O quarto elemento é o que diz que *falha em atender ao padrão de cuidado tem o potencial de lesionar o paciente*. Deve existir uma possível correlação entre cuidado inadequado e lesão ao paciente.

O quinto e o último elemento informam que uma *lesão real ao paciente* precisa ocorrer. Essa lesão deve extrapolar o transitório. O reclamante precisa mostrar que a ação do acusado causou de forma direta a lesão e que esta não teria ocorrido sem tal ação. É importante lembrar aqui que não ter ação também é uma ação.

EXERCÍCIO DE APRENDIZAGEM 5.2

Quem é responsável pelo dano a esse paciente? Você decide

Você é enfermeiro-cirúrgico no Memorial Hospital. Às 16 horas, recebe uma paciente da sala de recuperação que fez uma artroplastia total de quadril. Você percebe que os curativos estão saturados de sangue, mas sabe que esse tipo de intervenção costuma apresentar muita exsudação no pós-operatório. Há uma prescrição no prontuário para reforçar o curativo sempre que necessário, e é o que você faz. Quando verifica novamente o curativo, às 18 horas, constata a saturação do reforço, além de drenagem nos lençóis. Você chama a médica e lhe diz acreditar que a paciente está perdendo muito sangue pela incisão. A médica o tranquiliza, dizendo que a quantidade de sangue descrita não é excessiva, mas requer o monitoramento atento da paciente. Você verifica o curativo novamente às 19 e às 20 horas. Telefona para a médica e diz que o sangramento continua abundante. Ela o tranquiliza mais uma vez, pedindo que seja mantido o monitoramento atento da paciente. Às 22 horas, a pressão arterial da paciente não é palpável e ela entra em choque. Você avisa a médica, que vem imediatamente.

Tarefa: quais seriam as ramificações legais desse caso? Utilizando os componentes de negligência profissional expostos na Tabela 5.3, determine de quem é a culpa por imperfeita no caso. Justifique sua resposta. Em que altura no cenário descrito cada participante deveria ter alterado seus atos para reduzir a probabilidade de um resultado negativo?

COMO EVITAR PROCESSOS POR NEGLIGÊNCIA PROFISSIONAL

As interações entre enfermeiros e clientes com menos características comerciais e mais características pessoais oferecem maior satisfação a ambos. Já é sabido que, apesar da competência técnica, enfermeiros com dificuldades de estabelecer relações interpessoais positivas com os pacientes e suas famílias correm maior risco de ser processados. A comunicação que se dá de forma cuidadosa e profissional muitas vezes se revela um importante motivo para a não ocorrência de acusações legais, apesar de haver fundamentos adequados para um processo judicial bem-sucedido.

Além disso, muitos especialistas já sugeriram uma necessidade de criar ambientes mais seguros de atendimento para que menos pacientes sofram danos durante o seu tratamento. Isso vem sendo especialmente verdadeiro desde o lançamento em 1999 do relatório *To Err Is Human* pelo Institute of Medicine (IOM), uma organização independente comissionada pelo congresso norte-americano. O relatório do IOM indicou que os erros são simplesmente parte da condição humana e que o sistema de atendimento de saúde em si precisa ser reprojetado para que menos erros possam acontecer. Por exemplo, mesmo quando sistemas em doses unitárias são praticados, os enfermeiros-líderes costumam fazer vista grossa quando os funcionários colocam todos os medicamentos em um único recipiente e o alcançam ao paciente, aumentando, assim, a possibilidade de erros de medicação.

Estratégias recomendadas pela Joint Commission, em seu relatório de 2005, *Healthcare in the Crossroads*, podem ser vistas no Quadro 5.2. As três principais áreas de foco na convocação à ação são a prevenção de lesões, a melhoria das comunicações e o exame de mecanismos para compensação de danos.

Os enfermeiros são capazes de reduzir riscos de alegações de imperícia por meio das seguintes ações:

- Práticas limitadas pela legislação do exercício da enfermagem.
- Observância de políticas e procedimentos das instituições.
- Imitação do exercício profissional aos padrões estabelecidos, utilizando a prática baseada em evidências.
- Priorização, em todas as oportunidades, dos direitos e do bem-estar do paciente.
- Atenção à legislação e às doutrinas legais relevantes, combinando-as com as ciências biológicas, psicológicas e sociais que compõem a base de todas as decisões racionais de enfermagem.
- Prática no âmbito das competências individuais.
- Atualização de habilidades técnicas de forma consistente, pela participação em programas de formação continuada e busca de certificados de especialização.

Cabe ainda, aos enfermeiros, providenciar seu próprio seguro contra problemas legais e entender os limites de suas políticas. Embora isso não evite responsabilização por imperícia, ajudará a proteger o profissional contra problemas financeiros graves em casos de responsabilização por erros no exercício da profissão.

EXERCÍCIO DE APRENDIZAGEM 5.3

Discussão de processos legais e responsabilidade legal

Em pequenos grupos, debata os seguintes itens:
1. Você acredita na existência de processos legais desnecessários na indústria de atendimento da saúde? Que critérios podem ser usados para que se faça distinção entre processos legais apropriados e processos legais desnecessários?
2. Alguma vez você aconselhou um amigo ou familiar a dar entrada em um processo legal para recuperação de danos que, em sua opinião, teriam sido causados a eles em consequência de atendimento de saúde de baixa qualidade? O que o motivou a encorajá-lo a isso?
3. Em sua opinião, você cometeria erros clínicos de julgamento como enfermeiro? Em caso positivo, que tipos de erros seriam considerados aceitáveis (se houver) e que tipos seriam entendidos como inaceitáveis?
4. Você acredita que o recente foco sobre identificação e prevenção de erros médicos irá estimular sua divulgação em caso de ocorrência?

QUADRO 5.2 Síntese das recomendações do Resumo Executivo do "Healthcare in the Crossroads: Strategies for Improving the Medical Liability System and Preventing Injury"

1. *Buscar iniciativas de proteção ao paciente que previnam lesão médica, por meio de:*
   - Fortalecimento de mecanismos de supervisão e comprometimento para melhor garantir a responsabilidade dos médicos e enfermeiros
   - Encorajamento da aderência às diretrizes clínicas para melhorar a qualidade e reduzir o risco de responsabilização por erros
   - Apoio ao desenvolvimento de equipes por meio de treinamento de equipes
   - Manutenção da proposição de alavancar iniciativas de proteção ao paciente por meio de órgãos de controle e supervisão
   - Construção de um sistema de informações baseado em evidências e de tecnologia que cause impacto na segurança do paciente através de propostas que compensem os custos de sua implementação
   - Promoção da criação de culturas de segurança do paciente em organizações de atendimento de saúde
   - Estabelecimento de um lócus de liderança federal pela defesa da segurança do paciente e da qualidade do atendimento de saúde
   - Busca de estratégias tipo "pagar pelo desempenho" que proporcionem iniciativas para melhorar a segurança do paciente e a qualidade do atendimento de saúde
2. *Promover a comunicação franca entre pacientes e profissionais, por meio de:*
   - Envolvimento dos consumidores de atendimento de saúde como membros ativos da equipe de atendimento de saúde
   - Encorajamento de uma comunicação aberta entre os profissionais de saúde e pacientes, diante da ocorrência de eventos adversos
   - Pesquisa de legislação que proteja revelações e justificativa formal contra uso de evidências contra profissionais acusados judicialmente
   - Encorajamento de relato não punitivo de erros a terceiros que promovam análise de informações e dados como base para planos de aperfeiçoamento da segurança
   - Aprovação de leis federais que ofereçam proteção legal para casos em que informações são passadas a organizações de segurança do paciente
3. *Criar um sistema de compensação por danos, centrado no paciente, que atenda ao bem comum, por meio de:*
   - Realização de projetos de demonstração de alternativas à responsabilização médica que promovam a segurança do paciente e a transparência, oferecendo rápida compensação por pacientes lesionados
   - Encorajamento do desenvolvimento contínuo da mediação e de iniciativas pioneiras
   - Proibição de acordos confidenciais que evitem que se aprenda com os acontecimentos
   - Replanejamento do National Practitioner Data Bank
   - Defesa de uso de especialistas independentes, indicados pela justiça, para reduzir parcialidade no testemunho de especialistas

Fonte: Joint Commission on Accreditation of Healthcare Organizations. (2005). Health care in the crossroads: Strategies for improving the medical liability system and preventing patient injury. Oakbrook Terrace, IL: Author.

ALCANCE DA RESPONSABILIZAÇÃO

Recentemente, o conceito de *responsabilidade conjunta*, em que enfermeiro, médico e organização empregadora são considerados responsáveis, tem sido a posição do sistema legal. É provável que essa situação reflita, com maior exatidão, um nível mais alto de comprometimento entre os enfermeiros atualmente. Antes de 1965, raramente esses profissionais eram responsabilizados pelos próprios atos, e os hospitais costumavam ter isenção, por serem *instituições beneficentes*. Após casos que fixaram antecedentes na década de 1960, os empregadores são, hoje, responsabilizados pelos atos do enfermeiro, devido a um conceito conhecido como *responsabilidade vicária*. Uma de suas formas é conhecida como *respondeat superior*, que significa que "o mestre é responsável pelos atos dos servidores". A teoria por trás da doutrina diz que um empregador deve ser considerado legalmente responsável pela conduta dos empregados cujos atos ele tem direito de dirigir ou controlar.

A dificuldade na interpretação do *respondeat superior* está na existência de muitas exceções. Nos Estados Unidos a primeira delas, e a mais importante, tem a ver com o estado em que o enfermeiro trabalha. Em alguns estados, aplica-se a *doutrina da imunidade beneficente*, que defende que um hospital sem fins lucrativos não pode ser processado por uma pessoa que sofreu dano em consequência de negligência de um de seus empregados. A responsabilidade, assim, fica limitada ao empregado.

Outra exceção no *respondeat superior* ocorre quando o governo estadual ou federal é o empregador do enfermeiro. A regra do direito comum da *imunidade governamental* diz que governos não podem ser responsabilizados por atos negligentes de seus empregados no exercício de suas funções. Alguns estados mudaram essa regra por meio de estatuto, e, nessas jurisdições específicas, o *respondeat superior* é aplicável aos atos dos enfermeiros empregados pelo governo estadual.

Os enfermeiros não podem esquecer que a finalidade do *respondeat superior* não é passar os encargos da culpa do empregado à organização, mas dividir essa culpa, aumentando a possibilidade de compensação pecuniária maior à parte lesionada. Alguns enfermeiros, de forma errônea, supõem que não precisam ter algum tipo de seguro por imperícia, uma vez que o empregador é quem sempre será processado e responsabilizado pelos danos financeiros. Sob a doutrina do *respondeat superior*, todo o empregador que tiver de pagar por danos a uma pessoa lesionada por negligência de um empregado pode ter o direito legal de recuperar, sendo reembolsado, a quantia devida em decorrência da negligência do funcionário.

Uma regra que todos os enfermeiros devem conhecer e entender é a da *responsabilidade pessoal*, que diz que todos são responsáveis pela própria conduta. A lei não permite que alguém que aja de forma errada evite ser legalmente responsabilizado por isso, mesmo que outro também possa ser responsabilizado. Por exemplo, quando um administrador orienta um subordinado a fazer alguma coisa que os dois sabem ser imprópria, a parte lesionada pode recuperar o dano contra o subordinado, mesmo que o supervisor concorde em aceitar responsabilidade total pela delegação naquela situação. Ao final, cada enfermeiro é sempre responsabilizado pela própria atuação negligente.

Os administradores não são responsabilizados automaticamente por todos os atos de negligência daqueles a quem supervisionam, mas podem responder caso tenham sido negligentes ao supervisioná-los no momento em que o ato negligente foi cometido. A responsabilidade por negligência costuma fundamentar-se na falha do administrador em determinar quais das necessidades do paciente podem ser delegadas com segurança a algum subordinado ou por deixar de supervisionar adequadamente o subordinado que executa a tarefa a ele designada (Huston, 2014a). Tanto as capacidades do corpo funcional como a complexidade da tarefa designada devem ser analisadas ao se determinar o tipo e a quantidade de orientação e supervisão que devem ser asseguradas.

Os hospitais ainda são responsáveis legalmente por designar funcionários sem qualificação, conforme os relatórios de avaliação, para realizar tarefas. Assim, administradores precisam conhecer suas responsabilidades relativas à delegação e indicação de profissionais, já que podem ter que responder judicialmente pela delegação de tarefas a pessoas sem qualificação para desempenhá-las. Em casos desse tipo, o empregado tem de dizer ao supervisor que não está qualificado para a tarefa. O administrador tem o direito de delegar novamente uma tarefa a empregados que possam desempenhá-las.

Além disso, existem esforços para que haja uma verificação mais aprofundada de antecedentes quando da contratação de empregados, sendo que em alguns estados a realização dessas pesquisas já tornou-se obrigatória. Em 2009, a Califórnia, por exemplo, determinou que deixaria de emitir licenças temporárias ou permanentes a enfermeiros caso não fosse feito um levantamento de seus históricos criminais. De fato, muitos estados passaram a exigir pesquisa de histórico criminal para todas as renovações de licença, e uma lei federal foi recentemente introduzida seguindo este mesmo intuito.

Atualmente, exceto por poucos estados, chefes de departamento de pessoal nos hospitais (quem decide sobre contratações) devem solicitar informações ao National Practitioner Data Bank sobre pessoas que procuram privilégios clínicos, e muitos estados exigem que até mesmo estudantes de enfermagem sejam identificados pelas impressões digitais antes de trabalhar com populações vulneráveis. No futuro, a contratação de alguém sem verificação adequada de antecedentes e que venha a cometer um crime envolvendo pacientes passará a ser outra área de responsabilidade dos administradores. Este é um exemplo do tipo de legislação em tramitação em relação ao qual o administrador precisa se manter informado; assim, quando for promulgada, seu impacto sobre práticas administrativas futuras será minimizado.

EXERCÍCIO DE APRENDIZAGEM 5.4

Como entender limites e regras

Alguma vez você foi orientado em sua prática como enfermeiro a fazer algo que, em sua opinião, poderia ser inseguro, ou para o que não se sentiu treinado ou preparado? Como você agiu? Teria agido diferente se a situação ocorresse agora? Quais os riscos inerentes diante de recusa a seguir ordens diretas de um médico ou chefe? E, na sua opinião, quais os riscos de cumprir uma tarefa que pode ser insegura?

RELATÓRIOS DE INCIDENTES

Relatórios de incidentes ou *formulários de eventos adversos* são registros de incidentes incomuns ou inesperados que ocorrem durante o tratamento de um cliente. Uma vez que os advogados utilizam tais relatórios para defender a instituição de saúde contra processos legais iniciados pelos clientes, eles costumam ser vistos como comunicados confidenciais, não podendo ser solicitados como prova pelos clientes nem usados como prova em seus processos na justiça da maioria dos estados. (Certifique-se, entretanto, de conhecer a lei do estado em que mora, uma vez que há variações.) No entanto, relatórios de incidentes revelados de forma inadvertida ao reclamante deixam de ser considerados confidenciais, podendo ser divulgados no tribunal. Assim, uma cópia de um relatório de incidente jamais deve ser deixada no prontuário do paciente. Além disso, jamais deve ser adicionada informação ao prontuário do paciente sobre a existência de um relatório de incidente. Nesse prontuário, porém, devem ser registradas informações suficientes sobre o incidente ou a ocorrência, de modo a ser dado o tratamento apropriado.

DELITOS INTENCIONAIS (ATOS ILÍCITOS)

São erros legais cometidos contra pessoa ou propriedade, independentemente de um contrato que considere o autor responsável pelos danos em uma ação cível. Ao mesmo tempo em que a negligência profissional é considerada um ato *ilícito sem intenção*, agressão, espancamento, falsa prisão, invasão de privacidade, difamação e calúnia são atos ilícitos intencionais. *Delitos intencionais* constituem invasão direta de direitos legais individuais. É responsabilidade de administradores assegurar que os funcionários conheçam e cumpram a legislação que rege os atos ilícitos intencionais. Além disso, os administradores devem desenvolver políticas e procedimentos claros sobre esses assuntos no ambiente de trabalho.

Os enfermeiros podem ser processados por agressão e espancamento. *Agressão* é a conduta que leva a pessoa a temer e a ficar apreensiva quanto a dano. Assim, agressão é essencialmente "ameaçar uma pessoa, com a capacidade presente de levar a ameaça a cabo" (Frederick, 2012, parágrafo 1). *Espancamento* é um contato físico intencional e ilícito com uma pessoa, ocasionando lesão ou toque ofensivo. "Quando há ameaça, mas nenhum contato físico, a acusação é de agressão simples. Quando há uma lesão física, por mais leve que seja, a acusação é de agressão simples e espancamento" (Frederick, 2012, parágrafo 1).

Os chefes de unidade precisam ficar atentos a queixas de pacientes que informam terem sido tratados com grosseria quando ocorreu toque físico, ou queixas de uso de força excessiva quando imobilizados. Na verdade, realizar qualquer tratamento sem a permissão do paciente, ou sem ter sido providenciado consentimento informado, pode ser entendido como agressão ou espancamento. Além disso, muitas acusações de espancamento foram ganhas com base no uso de imobilizadores no tratamento de pacientes confusos.

Utilizar imobilização física já levou profissionais aos tribunais por *cárcere privado*. Cárcere privado é a restrição da liberdade de movimentos de uma pessoa por outra que carece de autoridade legal ou justificativa para fazê-lo (Criminal Law Lawyers Source, 2003–2013). Os profissionais são acusados de cárcere privado quando, contrariando a legislação, limitam os movimentos de seus pacientes. Os imobilizadores físicos somente devem ser aplicados mediante prescrição direta do médico. Da mesma maneira, o paciente que deseja sair da instituição contrariando conselho médico não pode ser mantido ali contra sua vontade. Esse delito costuma ocorrer em casos de comprometimentos involuntários com instituições de saúde mental. Os administradores, nessas instituições, precisam ser criteriosos ao internar os pacientes, atendendo à legislação que controla esse tipo de ato.

A difamação é outro tipo de ato ilícito. *Difamar* é comunicar a um terceiro informações falsas que causem dano à reputação de uma pessoa. Quando a difamação se dá por escrito, é chamada de *calúnia*. Quando é falada, é chamada de *injúria*.

OUTRAS RESPONSABILIDADES LEGAIS DO ADMINISTRADOR

É também responsabilidade dos administradores o controle de qualidade da prática da enfermagem no nível da unidade, inclusive deveres como informação de carência de funcionários a ponto de colocar em risco o atendimento, verificação de credenciais e qualificação do corpo funcional e garantia de uma disciplina correta. As instituições de saúde podem, ainda, ser responsabilizadas no sentido de garantir que os profissionais saibam como operar com segurança o equipamento. As fontes de responsabilidade para os administradores variam de uma instituição para outra e de uma posição para outra.

Por exemplo, os padrões de atendimento apresentados como políticas e procedimentos podem constituir responsabilidade legal do enfermeiro quando não atendidos. A cadeia de comando, ao ser informado atendimento inadequado por um médico, é outra área em que pode ocorrer responsabilização legal administrativa caso os protocolos adequados não sejam ensinados aos empregados. Cabe aos administradores e chefes garantir que protocolos, políticas e procedimentos escritos sejam seguidos para reduzir responsabilização legal. Além disso, o administrador, como todos os enfermeiros profissionais, é responsável por informar atendimento médico impróprio ou abaixo dos padrões, abuso de crianças e idosos e doenças na comunidade, conforme especificam os Centros de Controle e Prevenção de Doenças.

Cada enfermeiro também pode responder por *responsabilidade relativa a produtos*. Diante de envolvimento de algum produto, a negligência não precisa ser provada. Essa responsabilidade exata constitui área ainda com incertezas na prática da enfermagem. Basicamente, a responsabilidade estrita defende que um produto pode ser responsabilizado em um nível mais alto que um indivíduo. Em outras palavras, se ficar comprovado que o equipamento ou o produto apresentava um defeito que causou o dano, cabe à justiça decidir sua responsabilidade, utilizando todos os elementos essenciais para casos de negligência, como obrigação ou violação. Assim, equipamentos e outros produtos são responsabilidade dos enfermeiros. Quando eles estão cientes dos defeitos de algum equipamento, têm o dever de recusar seu uso. Quando o problema no equipamento não está aparente, ficam menores os riscos de um enfermeiro ser responsabilizado pelas consequências de seu uso.

Consentimento informado

Muitos enfermeiros se enganam acreditando ter obtido o consentimento informado quando testemunham a assinatura de um paciente em formulário de consentimento para uma cirurgia ou um procedimento. A rigor, o *consentimento informado* (descrito no Quadro 5.3) só pode ser dado após o paciente ter recebido informações completas sobre a cirurgia, o procedimento ou o tratamento, indicando que ele compreende os riscos e os benefícios relacionados.

QUADRO 5.3 Diretrizes para o consentimento informado

A PESSOA QUE DÁ O CONSENTIMENTO DEVE COMPREENDER TOTALMENTE OS SEGUINTES ASPECTOS:
1. O procedimento a ser realizado
2. Os riscos envolvidos
3. Os resultados esperados ou desejados
4. As complicações ou os efeitos secundários que possam ocorrer em consequência do tratamento
5. Os tratamentos alternativos disponíveis

O CONSENTIMENTO PODE SER DADO POR:
1. Um adulto competente
2. Um guardião legal ou uma pessoa com poder de representar legalmente o paciente
3. Um menor emancipado ou casado
4. Um menor maduro (varia de estado para estado)
5. Pai de filho menor
6. Ordem judicial

O consentimento informado é obtido somente após o paciente receber todas as informações pertinentes a respeito da cirurgia ou do procedimento e quando compreende os riscos e os benefícios potenciais associados a eles.

As informações devem ser dadas em uma linguagem que o paciente compreenda, devendo ser transmitidas pela pessoa que fará o procedimento. Os pacientes devem ser convidados a fazer perguntas e a terem uma compreensão clara das opções.

Apenas um adulto competente pode assinar legalmente o formulário que representa um consentimento informado. Para ser considerado competente, deve ser capaz de compreender a natureza e as consequências da decisão e de comunicar sua decisão. Do ponto de vista legal, cônjuges ou outros membros da família somente podem assinar o consentimento se tiverem guarda ou representatividade legal aprovada, ou se forem advogados do paciente para atendimento de saúde. Quando o paciente tiver menos de 16 anos (18 anos em alguns estados), um dos pais ou um guardião é quem deve dar o consentimento.

Em uma emergência, o médico pode invocar *consentimento implícito*, em que ele declara nas anotações da ocorrência, no prontuário do paciente, que este não é capaz de assinar, mas que o tratamento é urgente e no melhor interesse do paciente. Esse tipo de consentimento implícito costuma ser validado por outro médico.

É normal que os enfermeiros busquem consentimento expresso dos pacientes quando testemunham sua assinatura em formulário padronizado de consentimento. No consentimento expresso, seu papel é garantir que o paciente tenha recebido o consentimento informado, tentando reverter o quadro se isso não tiver ocorrido.

O consentimento informado não acarreta questões éticas aos enfermeiros. Ainda que sejam obrigados a oferecer ensinamento e esclarecimento sobre as informações dadas aos pacientes pelos médicos, os enfermeiros precisam tomar cuidado para não oferecer novas informações que constituam uma contradição àquelas prestadas pelos médicos, o que seria uma interferência na relação médico-paciente. Não é responsabilidade do enfermeiro explicar o procedimento a ser feito; seu papel é defender os pacientes ao determinar o seu nível de compreensão e ao garantir que a pessoa apropriada responda as perguntas. Algumas vezes, esse pode ser um aspecto nebuloso do ponto de vista ético e legal.

Capítulo 5 Questões judiciais e de legislação

Consentimento informado para pesquisa clínica

A intenção do consentimento informado na pesquisa clínica é fornecer aos pacientes informações adequadas, por meio de uma explicação completa de um tratamento proposto, incluindo quaisquer possíveis danos, para que eles possam tomar uma decisão esclarecida. No entanto, estudos vêm repetidamente mostrando que muitas vezes os participantes têm um entendimento incompleto das várias características das pesquisas clínicas, e problemas associados a consentimento informado por escrito são comuns. (Ver Exame de Evidência 5.1.)

Exame de evidência 5.1

Fonte: *Braude, H., & Kimmelman, J. (2012). The ethics of managing affective and emotional states to improve informed consent: Autonomy, comprehension, and voluntariness. Bioethics, 26(3), 149-156.*

O direito de um indivíduo a autodeterminação e autonomia é uma consideração básica nas pesquisas. Braude e Kimmelman argumentam, porém, que levantamentos mostram de maneira consistente que pacientes-sujeitos envolvidos em pesquisas clínicas frequentemente nutrem expectativas exageradas de benefício (superestimação terapêutica) ou confundem participação em testes com tratamento (concepção terapêutica errônea). Muitos comentaristas sustentam que tais mal-entendidos suscitam importantes preocupações quanto à validade dos consentimentos.

Além disso, Braude e Kimmelman sugerem que, embora o consentimento deva ser livre e isento de influência, alguma correção, persuasão ou manipulação muitas vezes acaba existindo. Intervenções afetivas diretas e indiretas também suscitam preocupações éticas similares quanto à manipulação das práticas de consentimento. Uma tensão paradoxal existe, já que intervenções afetivas voltadas a aumentar a autonomia podem alcançar seu objetivo ao driblar a cognição consciente. Por isso, o impacto cada vez maior das intervenções afetivas nas vidas dos pesquisadores e sujeitos, que experimentam afeto e emoções reais ao ponderarem sobre decisões difíceis, é um fenômeno que requer uma reflexão moral contínua, rigorosa e sofisticada.

Banner e Zimmer (2012) também ressaltam a importância dos enfermeiros compreenderem e aplicarem princípios éticos para obterem um consentimento informado válido em pesquisas. Isso inclui o fornecimento claro e preciso de todas as informações, a avaliação da capacidade de decisão e a promoção do voluntarianismo. Compreender e responder a essas questões e critérios é importante na manutenção da segurança, dignidade e respeito dos clientes e é essencial para o desenvolvimento de pesquisas eticamente de alta qualidade que melhorem os resultados dos tratamentos de saúde.

EXERCÍCIO DE APRENDIZAGEM 5.5

É verdadeiramente consentimento informado?

Você trabalha como enfermeiro em uma unidade cirúrgica. Logo após informar que inicia o turno, faz as rondas de todos os pacientes. A sra. Jones, de 36 anos, está agendada para uma salpingo--ooforectomia bilateral e uma histerectomia. No curso da conversa, a paciente comenta estar feliz por não ter de passar pela menopausa em consequência dessa cirurgia. Ela explica, dizendo que uma das amigas fez a cirurgia que resultou em "menopausa cirúrgica", o que foi terrível para ela. Você verifica o prontuário e constata a permissão para a cirurgia e as anotações do médico. A permissão para a sala cirúrgica informa "salpingo-ooforectomia bilateral e histerectomia" e tem a assinatura da sra. Jones. O médico anotou "discuti a cirurgia com a paciente" nos registros da ocorrência.

Você volta ao quarto da paciente e pergunta-lhe sobre a cirurgia que fará. Ela informa: "Meu útero será retirado". Você telefona ao cirurgião, passando-lhe a informação que obteve. Ele diz: "A sra. Jones sabe que retirarei seus ovários se necessário; conversei sobre isso com ela. Ela assinou a permissão. Agora, por favor, apronte-a para a cirurgia – ela é meu próximo caso."

Tarefa: analise o que você deverá fazer. Por que optou por esse rumo de ação? Quais as questões envolvidas? Esteja preparado para discutir as ramificações legais desse caso.

Prontuário do paciente

Uma das fontes de informação buscadas pelas pessoas como auxílio à tomada de decisão sobre cuidado de saúde é o prontuário do paciente. É responsabilidade legal dos enfermeiros registrarem com exatidão as informações apropriadas no prontuário do paciente. A alteração de prontuários pode resultar em suspensão ou revogação da licença.

Embora as informações no prontuário pertençam ao paciente, o prontuário em si pertence à instituição que o produziu e o armazena. Ainda que os pacientes devam ter "acesso razoável" a seus prontuários médicos, o método de recuperação deles varia muito entre as instituições. Normalmente, um paciente que deseja examinar seu prontuário deve fazer uma solicitação por escrito e pagar custos normais razoáveis para obtê-los. O provedor de atendimento de saúde costuma permitir o exame do prontuário em horário comercial, em prazo hábil a partir da solicitação. Os enfermeiros precisam conhecer o procedimento de obtenção de prontuários para pacientes em todas as instituições em que atuam. O que costuma ocorrer é que a tentativa do paciente de conseguir o prontuário é consequência de falta de confiança ou necessidade de mais ensino e informações. Os enfermeiros podem fazer muito para reduzir essa confusão e reforçar uma relação franca e de confiança entre o paciente e os provedores de cuidado. A cooperação entre os provedores de cuidado de saúde e os pacientes, bem como documentação resultante, são boa indicação de um bom atendimento clínico.

 Se não foi documentado no prontuário médico... não aconteceu.

EXERCÍCIO DE APRENDIZAGEM 5.6

O prontuário da sra. Brown

A sra. Brown recebeu um diagnóstico de câncer invasivo. Diariamente ela faz radioterapia. O marido a visita com frequência e parece dedicado. Os dois estão bastante interessados na evolução e no prognóstico da paciente. Embora façam muitas perguntas e você lhes dê respostas honestas, você sabe pouco, porque o médico não compartilha muitas informações com os funcionários. Hoje, ao entrar no quarto dessa paciente, você deparou-se com o sr. Brown sentado à cabeceira da cama, lendo o prontuário da esposa. O funcionário da radioterapia, de forma desavisada, deixara o prontuário no quarto quando a paciente voltou da radioterapia.

Tarefa: identifique as várias alternativas possíveis. Discuta o que fazer e os motivos. Há um problema aqui? Existe alguma indicação do que fazer a seguir? Tente resolver este problema sozinho antes de ler o exemplo de análise a seguir.

Análise

O enfermeiro precisa determinar a meta mais importante nessa situação. As metas possíveis incluem (a) afastar o prontuário do sr. Brown assim que possível; (b) proteger a privacidade da sra. Brown; (c) coletar mais informações; ou (d) tornar-se um defensor dos Brown.

Ao resolver essa situação, fica claro não terem sido coletadas muitas informações. O sr. Brown tem agora o prontuário da esposa e parece sem sentido afastá-lo dele. Normalmente, o perigo de as famílias de pacientes lerem o prontuário reside na possibilidade de não o compreenderem, obtendo, assim, informações confusas ou invadindo a privacidade do paciente, uma vez que ele não deu aos familiares acesso a seu prontuário.

Tendo isso como base para as justificativas, o enfermeiro deve utilizar a seguinte abordagem:

1. Esclarecer se o esposo possui permissão da sra. Brown para ler o prontuário, questionando isso diretamente.
2. Perguntar ao sr. Brown se há algo no prontuário que ele não tenha compreendido ou algo que ele questione. Você pode solicitar que ele resuma o que leu. Esclareça as informações que tenham a ver com a enfermagem, como termos médicos, procedimentos ou atendimento.

Capítulo 5 Questões judiciais e de legislação **109**

3. Encaminhar ao médico as perguntas que ele possa responder melhor e informar ao esposo que terá sua ajuda no diálogo com o médico em relação ao plano e ao prognóstico médico.

4. Depois de encerrada a conversa com o sr. Brown, o enfermeiro deve pedir o prontuário e colocá-lo no local apropriado. O incidente deve ser relatado ao superior imediato.

5. Em seguida, o enfermeiro deve conversar com o médico sobre o incidente e sobre as preocupações do sr. Brown e auxiliar os Brown na obtenção das informações solicitadas por eles.

Conclusão

Inicialmente, o enfermeiro coletou as informações antes de se tornar um adversário ou um defensor. É possível que os Brown tenham somente perguntas simples a serem feitas e que o problema tenha consistido em falta de comunicação entre os funcionários e seus pacientes, e não em deficiência na comunicação médico-paciente. Legalmente, os pacientes têm direito de saber o que está acontecendo com eles, o que compõe a base das decisões nesse caso.

Lei de Autodeterminação do Paciente (*The Patient Self Determination Act*)

A *Lei de Autodeterminação do Paciente* (The Patient Self Determination Act – PSDA), aprovada em 1991, exigiu que as organizações de atendimento de saúde que recebem apoio do governo federal norte-americano (Medicare e Medicaid) ofereçam educação aos funcionários e aos pacientes sobre assuntos que envolvam tratamento e questões de final de vida. Essa educação inclui o uso de *orientações antecipadas* (*advanced directives* – AD), ou seja, instruções por escrito sobre cuidados no final da vida. Em sua maioria, as ADs abordam o uso de diálise e respiradores; se o paciente em questão deseja ser ressuscitado se estiver respirando ou se o coração parar; alimentação por sonda; e doação de órgãos e tecidos (Medline Plus, 2013). Elas também costumam incluir um *poder durável de advogado* para atendimento médico, que indica o *responsável pelo seu atendimento*, alguém em que você confia para tomar decisões de saúde caso você esteja incapaz de fazê-lo (Medline Plus).

A PSDA exige que instituições de atendimento a pacientes graves documentem no prontuário do paciente se este possui ou não uma orientação antecipada, anotando quando ele não a possui. Entretanto, apesar de haver mecanismos com esse fim na maioria das instituições de saúde, a taxa de elaboração dessas diretrizes antecipadas continua baixa e muitos pacientes não compreendem o que está incluído na orientação antecipada ou se isso é algo importante que eles deveriam ter. O Exame de Evidência 5.2 exibe evidências encontradas em um estudo.

Exame de evidência 5.2

Fonte: *Johnson, R. W., Zhao, Y., Newby, L., Granger, C. B., & Granger, B. B. (2012). Reasons for noncompletion of advance directives in a cardiac intensive care unit. American Journal of Critical Care, 21(5), 311-320.*

Este estudo semiestruturado interseccional fez a todos ($n = 505$) os pacientes elegíveis com 18 anos ou mais que deram entrada na unidade de atendimento cardíaco intensivo do Centro Médico da Universidade de Duke, em Durham, Carolina do Norte, a pergunta-padrão exigida pela PSDA – Você tem uma AD? – e três perguntas abertas para conferir a compreensão do paciente a respeito das ADs. A maioria dos pacientes (64,4%; $n = 325$) não tinha uma AD antes da admissão na unidade. Dentre os pacientes que recusaram inicialmente a oportunidade de preencher uma AD ($n = 213$), 33,8% ($n = 72$) afirmaram que não haviam compreendido a pergunta da primeira vez em que foram questionados, e por isso responderam não.

Os pesquisadores concluíram que simplesmente perguntar aos pacientes se eles possuem uma AD não confere uma reflexão precisa do entendimento dos pacientes acerca das ADs, e que a confusão a respeito das ADs dificulta a comunicação dos desejos à beira da morte por parte dos pacientes à pessoa apropriada. Os pesquisadores sugerem que, para haver uma discussão mais significativa com cada paciente e seus familiares, é preciso reestruturar a implementação atual da PSDA, não bastando fazer o paciente confirmar uma mera resposta.

Leis do Bom Samaritano

Os enfermeiros não são obrigados por força de lei a parar e prestar serviços de emergência, embora muitos trabalhadores da área se sintam eticamente compelidos a parar quando acreditam que podem ajudar. As *leis do Bom Samaritano* sugerem que provedores de atendimento de saúde costumam estar protegidos de responsabilidade potencial quando realizam trabalho voluntário como enfermeiros longe da instituição de trabalho (geralmente limitado a emergências), desde que as ações realizadas não sejam notoriamente negligentes e se o trabalhador em atendimento de saúde não ultrapassar seu treinamento ou escopo de prática ao realizar os serviços de emergência. Hasley (2012) alerta, porém, que o mero fato de alguém não estar sendo pago por seus serviços não confere proteção sob a lei do Bom Samaritano. Enfermeiros que se voluntariam, por exemplo, em clínicas ou acampamentos de verão geralmente não estão cobertos, já que isso não constitui atendimento de emergência.

As leis do Bom Samaritano só se aplicam se o trabalhador em atendimento de saúde não ultrapassar seu treinamento ou escopo de prática ao realizar os serviços de emergência.

A proteção sob as leis do Bom Samaritano variam bastante de um estado para o outro. Em alguns estados, a lei garante imunidade aos enfermeiros, mas não protege outros tipos de profissionais da enfermagem. Outros estados oferecem proteção a todos que prestam assistência, mesmo que não tenham antecedentes de atendimento de saúde. É recomendável que os enfermeiros estejam familiarizados com as leis do Bom Samaritano em seu estado.

Lei da Portabilidade e Responsabilidade do Seguro de Saúde de 1996 (Health Insurance Portability and Accountability Act of 1996)

Outra área da legislação que deve ser compreendida pelos enfermeiros é o direito à confidencialidade. A divulgação não autorizada de informações ou fotografias nos prontuários dos pacientes pode fazer com que o divulgador dessas informações seja civilmente responsabilizado por invasão de privacidade, difamação ou calúnia. Para que a divulgação de uma informação seja permitida, é necessária uma autorização assinada pelo paciente.

Muitos enfermeiros foram pegos desprevenidos quando da solicitação de informações sobre a condição de pacientes via telefone. É muito importante que o profissional não repasse informações sem autorização, independentemente da urgência de quem as solicita. Além disso, os enfermeiros precisam tomar cuidado para não discutirem informações sobre pacientes em locais onde elas possam ser inadvertidamente escutadas, lidas, transmitidas ou divulgadas de alguma outra maneira involuntária. Quando enfermeiros conversam entre si, por exemplo, em elevadores, ou na hora do almoço, eles devem ficar atentos ao entorno, sempre alertas quanto a não revelarem qualquer informação do paciente em locais públicos.

As tentativas de preservar a confidencialidade do paciente aumentaram muito com a aprovação da Health Insurance Portability and Accountability Act of 1996 (HIPAA, ou Lei da Portabilidade e Responsabilidade do Seguro de Saúde, também conhecida como Lei de Kassebaum-Kennedy). A HIPAA deu ao Congresso um prazo máximo até agosto de 1999 para aprovar legislação de proteção da privacidade das informações de saúde e melhorar a portabilidade e a continuidade da cobertura dos seguros de saúde. Quando isso não ocorreu, o Department of Health and Human Services (DHHS) tomou a dianteira e promulgou os regulamentos apropriados. A primeira versão da regra da privacidade foi promulgada em dezembro de 2000 no governo Clinton, sendo modificada no governo Bush, antes ainda de ser implementada, e continua sendo modificada com regularidade.

A HIPAA, em sua essência, representa duas áreas para implementação. A primeira é o *Administrative Simplification Plan* (Plano de Simplificação Administrativa) e a segunda área inclui as *Privacy Rules* (Regras de Privacidade). O primeiro plano está voltado à reestruturação do código de informações de saúde para simplificar a troca digital de informações entre provedores de atendimento de saúde e melhorar a eficiência do oferecimento de atendimento de saúde. As regras de privacidade pretendem garantir fortes proteções à privacidade para o paciente sem ameaçar o acesso ao atendimento.

A Regra de Privacidade se aplica a planos de saúde, instituições de transações financeiras e provedores de atendimento de saúde. Ela cobre ainda todos os prontuários dos pacientes e outras informações de saúde passíveis de identificação individual. Embora a HIPAA tenha vários componentes, os componentes-chave da Regra de Privacidade incluem que provedores diretos de tratamento façam um esforço de boa-fé para obter dos pacientes reconhecimento por escrito sobre o fornecimento de informações de direitos à privacidade e práticas de privacidade. Além disso, os provedores de atendimento de saúde devem divulgar informações de saúde protegidas àqueles pacientes que solicitam suas próprias informações ou quando agências de supervisão solicitam dados. Devem ser realizados esforços razoáveis, no entanto, para limitar a revelação de informações pessoais de saúde a um mínimo necessário. Há situações, porém, em que não há necessidade de limitar informações. Para fins de tratamento, por exemplo, não há necessidade de um mínimo de informações, já que nesses casos é claramente melhor ter informações em excesso do que pouca informação. A Regra de Privacidade e a Regra Comum da HIPAA também exigem que indivíduos que participam de estudos de pesquisa devem ter sua privacidade assegurada, sobretudo em termos de informações pessoais de saúde.

A Regra de Privacidade busca equilibrar a necessidade de proteção das informações pessoais de saúde com a necessidade de divulgação dessas informações para tratamento do paciente.

Pela complexidade dos regulamentos da HIPAA, não há expectativa de que um administrador de enfermagem seja responsabilizado sozinho por seu cumprimento. Mais importante que isso é ele trabalhar com a equipe administrativa para elaborar procedimentos de obediência ao regulamento. Da mesma forma, os administradores precisam assegurar que pessoas não autorizadas não tenham acesso a prontuários de pacientes ou a registros de outra sorte e que não possam observar procedimentos.

É, também, importante que os administradores conheçam as mudanças contínuas nas diretrizes, estando atentos à forma como as regras que orientam essas questões podem ser diferentes no estado em que atuam profissionalmente. Algumas providências nas Regras de Privacidade mencionam "esforços razoáveis" para que sejam obedecidas. A American Recovery and Reinvestment Act (ARRA, ou Lei Norte-Americana de Recuperação e Reinvestimento) aplica diversas exigências de segurança e privacidade da HIPAA para parceiros de negócios e altera exigências de restrições, divulgação e relatoria de dados.

CONSIDERAÇÕES LEGAIS SOBRE ADMINISTRAÇÃO DA DIVERSIDADE DA FORÇA DE TRABALHO

Diversidade foi definida como as diferenças entre grupos ou entre indivíduos, e se dá de diversas formas, incluindo idade, gênero, religião, costumes, orientação sexual, tamanho físico, capacidades físicas e mentais, crenças, cultura, etnia e cor da pele (Huston, 2014b). Dados demográficos dos Estados Unidos Census Bureau seguem mostrando um aumento da diversificação da população norte-americana, uma tendência que começou quase 35 anos atrás.

Conforme será visto em capítulos posteriores o idioma constitui uma das principais áreas de diversidade, inclusive o sentido das palavras, o sotaque ou os dialetos. Problemas decorrentes disso podem envolver compreensão errada ou relutância em perguntar. Funcionários de culturas em que não há promoção da assertividade podem ter dificuldade em discordar de outros ou questioná-los. A forma como o administrador enfrenta essas manifestações de diversidade cultural tem enorme importância. Se sua reação for entendida como discriminatória, o empregado pode dar queixa em uma das agências estaduais ou federais que supervisionam direitos civis ou obrigam ao cumprimento da regra de oportunidades iguais. Situações como discriminação explícita ou sutil estão proibidas pelo Title VII (Civil Rights Act of 1964, ou Lei dos Direitos Civis). É responsabilidade dos administradores a justiça e o tratamento igualitário. Falta de promoções e designação injusta de tarefas podem ocorrer com empregados pertencentes a minorias pelo mero trato de serem diferentes.

Além disso, regras somente para nativos de língua inglesa no local de trabalho podem ser entendidas como discriminatórias pelo Title VII. Tais regras podem não representar violação se os empregadores exigirem o idioma inglês apenas durante alguns períodos. Mesmo nessas circunstâncias, os empregados devem ser avisados das regras e de como serão cobradas.

Sem dúvida, os administradores precisam aprender a tratar com sensibilidade e adequação a força de trabalho cada vez mais diversificada. O aumento da autopercepção e da conscientização dos empregados em relação a imparcialidades pessoais de cultura, o desenvolvimento de um amplo programa de diversidade cultural e a modelagem de sensibilidade cultural são algumas formas que ajudam os administradores a evitar muitos problemas legais associados a questões de discriminação. Espera-se, no entanto, que futuras metas administrativas vão além do cumprimento ao Title VII, voltando-se mais à compreensão de outras culturas e ao respeito a elas.

LICENÇA PROFISSIONAL *VERSUS* LICENÇA INSTITUCIONAL

Em geral, uma licença é um documento legal que permite a uma pessoa oferecer habilidades e conhecimento especializados ao público em determinada jurisdição quando, de outra forma, tal prática seria considerada ilegal. A licença estabelece padrões de ingresso à prática, define o alcance dessa prática e permite ações disciplinares. Atualmente, a licença a enfermeiros é responsabilidade das juntas estaduais de enfermagem ou das juntas estaduais de examinadores de enfermeiros, que ainda agem de forma disciplinar, sempre que necessário. O administrador, no entanto, é responsável por monitorar que todos os subordinados licenciados tenham uma licença válida, apropriada e atualizada para que possam atuar.

A licença é um privilégio e não um direito.

Todos os enfermeiros precisam salvaguardar o privilégio da licença, conhecendo os padrões de atendimento que se aplicam ao seu local de trabalho. Desvios dos padrões somente podem ocorrer quando os enfermeiros estão preparados para aceitar as consequências de seus atos, seja em termos de responsabilidade, seja em relação à perda da licença.

Os enfermeiros que violam normas específicas de conduta, como obter licença de forma fraudulenta, realizar ações específicas proibidas pelo ato de prática da enfermagem, apresentar conduta não profissional ou ilegal, realizar um ato de imperícia e abusar de drogas ou álcool, podem ter a licença suspensa ou revogada pelas juntas de licenciamento em todos os estados. Causas frequentes de revogação de licença são apresentadas do Quadro 5.4.

QUADRO 5.4	Causas comuns de suspensão ou revogação da licença de profissionais da enfermagem

- Negligência profissional
- Prática da medicina ou da enfermagem sem licença
- Obtenção da licença de enfermeiro de forma fraudulenta ou permissão para que outros a utilizem
- Condenação por qualquer ato ofensivo que tenha forte relação com a função ou com os deveres de um enfermeiro registrado
- Participação profissional em abortos criminosos
- Omissão em relatar atendimento médico ou de enfermagem abaixo dos padrões
- Oferecimento de atendimento ao paciente sob influência de drogas ou álcool
- Oferecimento de drogas narcotizantes sem prescrição
- De maneira falsa, apresentar-se ao público ou a algum profissional da área de saúde como "enfermeiro capaz de realizar procedimentos especiais"

Suspensão ou revogação de licenças costuma ser ato administrativo. Diante de uma queixa, a junta de enfermagem realiza uma investigação. A maioria delas não revela fundamentos para ato disciplinar. Caso uma investigação mostre necessidade de ato disciplinar, os enfermeiros são notificados das acusações, podendo preparar sua defesa. Na audiência, muito similar a um julgamento, o enfermeiro pode apresentar provas. Com base nelas, um juiz da área de legislação administrativa faz uma recomendação à junta estadual de enfermagem, que toma a decisão final. Todo o processo, da acusação ou queixa à decisão final, pode levar até dois anos.

Alguns profissionais defendem a mudança do encargo da licença, com a consequente responsabilidade passada de cada profissional para uma instituição ou agência. Os proponentes de tal mudança acreditam que a *licença institucional* proporciona uso mais eficiente dos funcionários e maior flexibilidade. A maioria das organizações de enfermeiros profissionais é veementemente contra essa mudança, porque acredita que ela tem o potencial de diluir a qualidade do atendimento de enfermagem.

Uma alternativa à licença institucional é o desenvolvimento de *programas de certificação*, por intermédio da American Nurses Association (ANA). Sendo aprovados em exames escritos, os enfermeiros podem qualificar-se para uma certificação na maior parte das áreas de prática da enfermagem. Esse programa de testes voluntários representa uma certificação profissional nas organizações. Além da certificação pela ANA, outras especializações, como atendimento cardíaco, oferecem seus exames de certificação. Atualmente, muitas lideranças de enfermagem defendem com vigor a certificação como forma de incrementar a profissão. No entanto, a "certificação será útil para determinar a competência contínua de um enfermeiro somente se esse profissional estiver atuando na área da competência certificada" (Huston, 2014c).

INTEGRAÇÃO ENTRE PAPÉIS DA LIDERANÇA E FUNÇÕES ADMINISTRATIVAS NAS QUESTÕES LEGAIS E DE LEGISLAÇÃO

Controles de legislação e legais para a prática da enfermagem são fixados para esclarecer os limites da prática da enfermagem e proteger os clientes. O líder utiliza diretrizes legais estabelecidas como modelo de prática da enfermagem que atendam ou ultrapassem os padrões de atendimento aceitos. Eles também servem de modelo em suas tentativas de ampliar os conhecimentos especializados em seu campo de atuação e para obterem certificação específica. Talvez os papéis da liderança mais importantes em relação a leis e à justiça sejam os de visão, assunção de riscos e energia. O líder é ativo nas organizações e grupos profissionais que definem o que é a enfermagem e o que esta deve ser no futuro. Trata-se de uma responsabilidade internalizada que deve ser adotada por muitos outros enfermeiros, se uma das metas for o reconhecimento da profissão e de sua força vital no cenário político.

As funções administrativas em questões de legislação e justiça são mais diretivas. É responsabilidade dos administradores garantir que sua prática e a dos subordinados esteja de acordo com as atuais diretrizes legais. Isso exige que eles tenham conhecimento prático da legislação e de doutrinas legais correntes que afetam a prática da enfermagem. Uma vez que as leis não são estáticas, trata-se de uma função dinâmica e contínua. O administrador tem uma obrigação legal de defender as leis, as regras e os regulamentos que influenciam a organização, o paciente e a prática da enfermagem.

Outras responsabilidades dos administradores são a justiça e a imparcialidade no trato de todos os membros da força de trabalho, inclusive os de culturas diferentes da sua. O líder real vai além de simplesmente evitar acusações discriminatórias, lutando para desenvolver a sensibilidade às necessidades de forças de trabalho de culturas diferentes.

A integração entre liderança e administração reduz o risco de os funcionários serem legalmente responsabilizados, porque cria um ambiente que prioriza as necessidades e o bem-estar do paciente. Além disso, cuidar, respeitar e ser honesto, como parte das relações entre paciente e enfermeiro, são aspectos enfatizados. Quando essas funções e essas regras estão verdadeiramente integradas, os riscos de dano ao paciente e de acusações legais contra enfermeiros tornam-se muito reduzidos.

114 Unidade II Fundamentos de ética, direito e defesa na administração e na liderança

CONCEITOS-CHAVE

- As fontes legais incluem constituições, estatutos, agências administrativas e decisões judiciais.
- O ônus da prova exigido para que alguém seja considerado culpado e a punição pelo crime variam muito entre as cortes criminais, cíveis e administrativas.
- As leis do exercício de enfermagem definem e limitam a prática da enfermagem em todos os estados.
- As organizações profissionais costumam eleger padrões de atendimento mais altos que os exigidos legalmente. Esses controles voluntários costumam anteceder controles legais.
- Doutrinas legais, como a *stare decisis* e a *res judicata*, costumam orientar as cortes de justiça em suas decisões.
- Atualmente, a licença para enfermeiros é uma responsabilidade das juntas estaduais de enfermagem ou das juntas estaduais de examinadores de enfermagem. Essas juntas estaduais também implementam ações disciplinares, sempre que necessárias.
- Alguns profissionais defendem a mudança do encargo da licença, com a consequente responsabilidade passada de cada profissional para uma instituição ou agência. Muitas organizações profissionais de enfermagem se opõem a isso.
- Imperícia ou negligência profissional é a falha de uma pessoa com treinamento profissional em agir de forma razoável e prudente. Cinco componentes devem estar presentes para que uma pessoa seja culpada de imperícia.
- Empregadores de enfermeiros atualmente podem ser responsabilizados pelos atos de um empregado sob o conceito de responsabilidade vicária.
- Cada pessoa, entretanto, é responsável por sua própria conduta desviada.
- Os administradores não são responsabilizados de forma automática por todos os atos de negligência daqueles que supervisionam, mas podem ser responsabilizados se foram negligentes na supervisão dos empregados quando estes cometeram negligência.
- Ao mesmo tempo em que a negligência profissional é considerada um delito sem intenção, agressão, espancamento, falsa prisão, invasão de privacidade, difamação e calúnia são delitos intencionais.
- O consentimento pode ser informado, implícito ou expresso. Os enfermeiros têm de compreender as diferenças entre eles, usando o mais adequado.
- Embora o paciente seja dono das informações contidas em seu prontuário, o registro em si pertence à instituição que originalmente o criou e armazenou.
- Sabidamente, apesar da boa competência técnica, enfermeiros com dificuldade de estabelecer relações interpessoais com os clientes e suas famílias correm maior risco de serem processados.
- Todos os enfermeiros devem ter conhecimento de que forma leis como a imunidade do Bom Samaritano ou a que rege o acesso legal a relatórios de incidentes são implementadas no estado em que moram.
- Legislações novas, referentes a confidencialidade (HIPAA) e direitos do paciente (por exemplo, PSDA), continuam a modelar as interações enfermeiro-cliente no sistema público de saúde.

EXERCÍCIOS DE APRENDIZAGEM

EXERCÍCIO DE APRENDIZAGEM 5.7

Onde fica sua responsabilidade?

A sra. Shin tem 68 anos e um diagnóstico de câncer de fígado. Ela foi internada na unidade de oncologia do Memorial Hospital. A médica que recomendou a internação aconselhou quimioterapia, mesmo acreditando que isso pouco adiantará. A paciente pergunta à médica sobre tratamento alternativo à quimioterapia, ao que esta responde: "Nada mais mostrou eficácia. A maior parte do que se oferece é charlatanismo e você estaria gastando dinheiro". Com a saída da

Capítulo 5 Questões judiciais e de legislação **115**

médica, a paciente e a família perguntam se você conhece algo sobre tratamentos alternativos. Quando você diz que há literatura atualizada disponível sobre o assunto, eles imploram que você compartilhe isso com eles.

Tarefa: o que você deve fazer? Qual é sua responsabilidade legal com a paciente, a médica e o hospital? Utilizando seus conhecimentos sobre processo legal, legislação de prática da enfermagem, direitos do paciente e antecedentes legais (ver o caso Tuma *versus* Board of Nursing, 1979), explique o que você faria e defenda sua decisão.

EXERCÍCIO DE APRENDIZAGEM 5.8

Ramificações legais por ultrapassar os próprios deveres

Você é o enfermeiro-chefe do turno intermediário na sala de emergência do Memorial Hospital nos últimos dois anos. Além de você, há dois técnicos e quatro enfermeiros em seu departamento. O corpo normal de funcionários inclui dois enfermeiros e um técnico sempre trabalhando, de segunda a quinta-feira, além de um técnico e mais três enfermeiros nos fins de semana.

Ficou claro que uma das técnicas, Maggie, ficou ressentida quanto às limitações recentemente impostas aos deveres dos técnicos, uma vez que ela tem dez anos de experiência na profissão, incluindo uma atuação médica na primeira Guerra do Golfo. Os médicos da emergência admiram-na e sempre querem sua assistência em qualquer reparo de lesão importante. Ocasionalmente, ela vem excedendo a descrição de suas tarefas como técnica no hospital, embora nada ilegal tenha ocorrido, conforme suas informações. Você tem feito avaliações satisfatórias anteriores do desempenho de Maggie, embora todos saibam que, às vezes, essa profissional passe por "médica júnior". Você também suspeita que os médicos, algumas vezes, permitem que ela realize procedimentos além de sua licença, embora não tenha investigado ou realmente testemunhado isso.

Hoje à noite, você retornou do jantar e encontrou Maggie suturando uma laceração profunda enquanto o médico a supervisionava. Os dois perceberam que você ficou chateado com isso, e o médico assumiu a sutura. Mais tarde, ele o procurou e disse: "Não se preocupe! Ela trabalha muito bem e eu me responsabilizo por seus atos". Você não tem certeza quanto ao que deve fazer. Maggie é uma boa funcionária e qualquer ato seu resultará em conflito na unidade.

Tarefa: quais seriam as ramificações legais desse caso? Examine o que você deve fazer, se for o caso. Qual seria a responsabilidade e o compromisso legal do médico, de Maggie e seu? Use uma justificativa adequada em apoio a sua decisão.

EXERCÍCIO DE APRENDIZAGEM 5.9

Deslocar-se ou não

Você é enfermeiro-obstetra no Memorial Hospital há 25 anos. Ainda que as estatísticas de ocupação em outros setores do hospital sejam bastante elevadas, as do setor de obstetrícia têm sido baixas ultimamente, o que não é normal. Ao chegar hoje ao local de trabalho, você recebe a informação de que será repassado para a unidade de cuidados críticos em cirurgia torácica. É um setor de alta especialização e você acredita não estar preparado para trabalhar com o equipamento e o tipo de paciente criticamente doente do setor. Você telefona ao escritório de alocação de recursos humanos e pede para ser encaminhado a um setor diferente. Recebe a informação de que todo o hospital está com carência de funcionários, que o setor de cirurgia torácica está sem quatro enfermeiros e que você está preparado para lidar com esse setor, da mesma forma que os outros três enfermeiros também transferidos de outros setores. Seu nível de ansiedade ficou ainda mais elevado. Espera-se que você atue com a carga total de um enfermeiro. Além disso, você sabe que mais da metade dos funcionários da unidade, hoje, não tem experiência em cirurgia torácica. Você analisa se recusa ou não a transferência. Não deseja colocar em risco sua licença profissional, ainda que sinta estar diante de um conflito de obrigações.

Tarefa: a quem você deve obrigações nesse conflito? Você tem pouco tempo para tomar essa decisão. Delineie as etapas utilizadas para chegar a uma decisão final. Identifique as implicações legais e éticas que possam resultar de sua decisão. Há conflito entre elas?

REFERÊNCIAS

Banner, D. D., & Zimmer, L. L. (2012). Informed consent in research: An overview for nurses. *Canadian Journal of Cardiovascular Nursing, 22*(1), 26–30.

Braude, H., & Kimmelman, J. (2012). The ethics of managing affective and emotional states to improve informed consent: Autonomy, comprehension, and voluntariness. *Bioethics, 26*(3), 149–156.

Criminal Law Lawyers Source. (2003–2013). *Terms. False imprisonment.* Acessado em 5 de fevereiro de 2013, em http://www.criminal-law-lawyer-source.com/terms/ false-imprisonment.html

Find Law for Legal Professionals. (2013). Docket No. 95409-Agenda 9-November 2003. JUANITA SULLIVAN, Indiv. and as Special Adm'r of the Estate of Burns Sullivan, Deceased, Appellant, v. EDWARD HOSPITAL et al. Appellees. Opinion filed February 5, 2004. Acessado em 4 de fevereiro de 2013, em http://caselaw.findlaw.com/il-supreme-court/1367447.html

Frederick, B. G. (2012). *Assault and battery.* Acessado em 4 de fevereiro de 2013, em http://www.grandstrandlaw.com/lawyer-attorney-1266243.html

Hasley, J. (2012). Good Samaritan Law: Am I covered? *ASBN Update, 16*(1), 16.

Huston, C. J. (2014a). Unlicensed assistive personnel and the registered nurse. In C. J. Huston (Ed.), *Professional issues in nursing* (2nd ed.).

Philadelphia, PA: Lippincott Williams & Wilkins 107–120.

Huston, C. J. (2014b). Diversity in the nursing workforce. In C. J. Huston (Ed.), *Professional issues in nursing* (2nd ed.). Philadelphia, PA: Lippincott Williams & Wilkins 136–155.

Huston, C. J. (2014c). Assuring provider competence through licensure, continuing education and certification. In C. J. Huston (Ed.), *Professional issues in nursing* (2nd ed.). Philadelphia, PA: Lippincott Williams & Wilkins 292–307.

Institute of Medicine. (1999, November). *To err is human.* Acessado em 26 junho de 2013, em http://www.iom.edu/~/media/Files/Report%20Files/1999/To-Err-is-Human/ To%20Err%20is%20Human%201999%20%20 report%20brief.pdf

Joint Commission on Accreditation of Healthcare Organizations. (2005). *Health care in the crossroads: Strategies for improving the medical liability system and preventing patient injury.* Oakbrook Terrace, IL: Author.

Johnson, R. W., Zhao, Y., Newby, L., Granger, C. B., & Granger, B. B. (2012). Reasons for noncompletion of advance directives in a cardiac intensive care unit. *American Journal of Critical Care, 21*(5), 311–320.

Medline Plus. (2013). *Advance directives.* Acessado em 9 de novembro de 2009, em http://www.nlm.nih.gov/ medlineplus/advancedirectives.html

6

Defesa de pacientes, subordinados e da profissão

... saber o que é certo e deixar de fazê-lo é falta de coragem ou de princípios.
—Confúcio

... em nosso imperfeito estado de consciência e transcendência, a publicidade e a colisão dela resultante são os melhores guardiões do interesse pelos doentes.
—Florence Nightingale

PONTOS DE LIGAÇÃO ESTE CAPÍTULO ABORDA:

BSN Essential II: Liderança organizacional básica e sistemas para a qualidade do cuidado e segurança dos pacientes

BSN Essential V: Políticas, finanças e ambientes regulatórios de atendimento de saúde

BSN Essential VI: Comunicação e colaboração entre profissionais para melhorar a saúde dos pacientes

BSN Essential VIII: Profissionalismo e valores profissionais

MSN Essential II: Liderança organizacional e de sistemas

MSN Essential VI: Políticas de saúde e proteção

AONE Nurse Executive Competency II: Conhecimento sobre o ambiente de atendimento de saúde

AONE Nurse Executive Competency III: Liderança

AONE Nurse Executive Competency I: Profissionalismo

QSEN Competency: Atendimento centrado no paciente

QSEN Competency: Trabalho em equipe e colaboração

OBJETIVOS DIDÁTICOS O aluno irá:

- distinguir entre a responsabilidade do administrador em defender pacientes, subordinados, a organização, a profissão e a si mesmo
- identificar os valores centrais de defesa
- distinguir entre o controle das escolhas dos pacientes e o auxílio nas suas escolhas
- selecionar uma reação apropriada que sirva de exemplo para a prática de defesa em determinadas situações
- identificar como a Carta de Direitos do Paciente protege os pacientes
- descrever maneiras como um administrador pode defender seus subordinados
- identificar maneiras pelas quais os enfermeiros podem se tornar defensores de sua profissão
- identificar os riscos e os potenciais benefícios de se tornar um delator
- especificar estratégias diretas e indiretas de influenciar a legislação
- descrever estratégias que os enfermeiros podem usar para terem sucesso em sua interação com os meios de comunicação

Defesa – auxiliar os demais para que cresçam e se autorrealizem – é de importância fundamental no papel da liderança. Muitas habilidades da liderança descritas nos próximos capítulos, como assumir riscos, visão, autoconfiança, capacidade de articular necessidades e assertividade, são também utilizadas no papel de defensor.

Os administradores, em função de seus vários papéis, precisam ser defensores da profissão, de seus subordinados e dos pacientes. Um *defensor* deve informar as pessoas sobre seus direitos e confirmar se possuem dados suficientes para embasar suas decisões. O termo *defesa*, ou defensoria, pode ser enunciado, em sua forma mais simples, como sair em defesa daquilo em que se acredita para si mesmo e para os outros (The Free Dictionary, 2013). Muitas vezes, espera-se que os enfermeiros defendam os pacientes quando eles são incapazes de se fazerem ouvir. De fato, a defesa é reconhecida como um dos papéis mais vitais e básicos da profissão de enfermeiro desde a época de Florence Nightingale.

Os enfermeiros podem agir como defensores, auxiliando os outros a tomarem decisões esclarecidas, agindo como intermediários no ambiente ou intervindo de forma direta em nome de outras pessoas.

Este capítulo examina os processos através dos quais a defesa é aprendida, as formas pelas quais líderes-administradores podem defender seus pacientes, seus subordinados e sua profissão. O papel de "delator" como função de defesa será discutido. Serão incluídas sugestões específicas de interação com os legisladores e a mídia, de modo a influenciar as políticas de saúde. Papéis da liderança e funções administrativas essenciais à defesa são apresentados no Quadro 6.1.

COMO SE TORNAR UM DEFENSOR

Ainda que a defesa esteja presente em todos os cenários de prática clínica, a literatura de enfermagem contém descrições apenas limitadas de como os enfermeiros aprendem sobre o papel de defensor. Alguns especialistas inclusive já chegaram a questionar se a prática de defesa pode ou não ser ensinada. Alguns alunos aprendem sobre o papel de defensor como parte do conteúdo de ética ou de políticas de saúde em seus cursos de enfermagem, e ainda que a maioria dos programas de graduação e pós-graduação costume incluir algum tipo de instrução sobre defensoria, a extensão ou o impacto dessa educação é pouquíssimo conhecido.

> **QUADRO 6.1   Papéis da liderança e funções administrativas associados à defesa**
>
> **PAPÉIS DA LIDERANÇA**
> 1. Criar um clima em que a defesa e os riscos a ela associados sejam valorizados.
> 2. Buscar equilíbrio e justiça para as pessoas que não conseguem se defender.
> 3. Buscar fortalecer os sistemas de apoio ao paciente e aos subordinados de modo a estimular uma tomada de decisão autônoma e esclarecida.
> 4. Influenciar as outras pessoas, fornecendo informações necessárias para fortalecê-las, a fim de que possam agir com autonomia.
> 5. De forma assertiva, defender pacientes e subordinados quando isso se fizer necessário.
> 6. Participar de organizações profissionais de enfermagem e de outros grupos que busquem aperfeiçoamento profissional.
> 7. Adotar um envolvimento pró-ativo nas políticas de cuidado à saúde, por meio de interações formais e informais com a mídia e os órgãos legislativo.
> 8. Atuar para a criação de uma Carta de Direitos dos Pacientes no âmbito nacional e com poder legal.
> 9. Fazer-se ouvir quando conveniente para defender práticas de cuidado de saúde necessárias para a melhoria da segurança e da qualidade do atendimento de saúde.
> 10. Defender a justiça social, além de defender pacientes individualmente.
> 11. Fazer uma distinção apropriada entre controlar as escolhas dos pacientes (domínio e dependência) ou apenas auxiliar nas suas escolhas (dando liberdade).

FUNÇÕES ADMINISTRATIVAS

1. Assegurar que subordinados e pacientes disponham de informações para que tomem decisões adequadas.
2. Priorizar os direitos e valores dos pacientes.
3. Procurar consultores adequados caso a defesa resulte em conflito intrapessoal ou interpessoal.
4. Promover e proteger a segurança do local de trabalho e a saúde dos subordinados e dos pacientes.
5. Estimular subordinados a apresentarem preocupações acerca do local de trabalho e evitar a punição dos delatores.
6. Demonstrar habilidades necessárias para interagir adequadamente com a mídia e os legisladores em relação a assuntos de enfermagem e atendimento de saúde.
7. Conscientizar-se de tentativas de legisladores que venham a afetar o exercício da enfermagem e a administração da organização e da unidade.
8. Assegurar que o local de trabalho seja seguro e promova o crescimento profissional e pessoal dos subordinados.
9. Criar ambientes de trabalho que promovam a delegação de poder aos subordinados, a fim de encorajá-los a defender pacientes, a si mesmos e a sua profissão.
10. Tomar medidas imediatas sempre que ocorrer comportamento ilegal, antiético ou inapropriado que possa colocar em risco ou botar a perder os melhores interesses dos pacientes, dos empregados ou da organização.

Independente de onde ou como a prática de defesa seja aprendida, há valores de enfermagem centrais nessa prática. Esses valores enfatizam o cuidado, a autonomia, o respeito e a delegação de poder (Quadro 6.2).

Os valores de enfermagem centrais na prática de defesa enfatizam o cuidado, a autonomia, o respeito e a delegação de poder.

QUADRO 6.2 Valores de enfermagem essenciais à defesa

1. Todos têm direito à autonomia para decidir o rumo de ação mais apropriado para o cumprimento das metas de cuidado de saúde.
2. Todos têm direito de defender seus valores pessoais e utilizá-los nas tomadas de decisão de cuidado à saúde.
3. Todos devem ter acesso às informações necessárias para tomar decisões esclarecidas e fazer escolhas.
4. O enfermeiro deve agir em nome dos pacientes que não conseguem defender a si mesmos.
5. É preciso fortalecer pacientes e subordinados para que tomem decisões e ajam por conta própria é a essência da defesa.

EXERCÍCIO DE APRENDIZAGEM 6.1

Valores e defesa

Qual a importância que você dá ao papel de defensor em enfermagem? Em sua opinião, seu desejo de assumir esse papel é um valor aprendido? Valores de cuidado e serviços foram enfatizados em sua família e/ou comunidade enquanto você cresceu? Você identifica alguns modelos em enfermagem que defendem ativamente pacientes, subordinados ou a profissão? Quais estratégias você poderia utilizar como um enfermeiro iniciante para divulgar a necessidade de defesa a seus parceiros de trabalho e a estudantes de enfermagem que trabalham com você?

DEFESA DOS PACIENTES

O Padrão VII da Competência e Padrões de Prática da American Nurses Association (ANA, 2010) declara que todo enfermeiro deve praticar sua profissão eticamente. Assim, espera-se que tome medidas apropriadas frente à comportamento ilegal, antiético ou inapropriado que possa colocar em risco ou botar a perder os melhores interesses do consumidor ou da situação de cuidado de saúde; que faça-se ouvir quando apropriado para questionar a prática de cuidado de saúde para a melhoria da segurança e da qualidade; e que defenda um cuidado de saúde equânime para os consumidores.

Essa defesa do paciente é necessária, uma vez que a doença quase sempre resulta em redução da independência, perda da liberdade e interferência na capacidade de tomar decisões de forma autônoma. Além disso, o envelhecimento, bem como deficiências físicas, mentais ou sociais, pode deixar os indivíduos mais vulneráveis e mais dependentes de alguém que os defenda. Isso certamente se comprovou em uma pesquisa conduzida por Jenkins (2012), que identificou que a defesa cumpre um papel na prevenção e na detecção de abuso ao salvaguardar adultos vulneráveis e ao assegurar que quem sofre abusos possa encontrar justiça. Desse modo, defender passa a ser a base e a essência da enfermagem, e os enfermeiros têm a responsabilidade de promover a defesa dos indivíduos.

A defesa de pacientes em relação à distribuição de recursos e ao uso de tecnologia também cabe aos administradores. Os avanços científicos e os limites dos recursos financeiros criaram novos problemas e dilemas éticos. Por exemplo, embora grupos de diagnósticos relacionados possam ter reduzido a tensão quanto a recursos do governo, criaram problemas éticos, como descarte e alta precoce de pacientes, além de desigualdade no atendimento.

O'Mahony Paquin (2011) concorda, sugerindo que os enfermeiros precisam defender a justiça social, além de defenderem pacientes individualmente. Quando os enfermeiros concentram suas habilidades de avaliação e de defesa exclusivamente no âmbito individual, correm o risco de não perceberem problemas e injustiças sistemáticos que levam a enfermidades, fazendo com que se atenham a implementar intervenções limitadas que oferecem apenas soluções do tipo Band-Aid. Áreas comuns em que enfermeiros devem defender pacientes são apresentadas no Quadro 6.3.

QUADRO 6.3 Áreas comuns que exigem a defesa enfermeiro-paciente

1. Decisões de final de vida
2. Avanços tecnológicos
3. Reembolso do atendimento de saúde
4. Acesso a atendimento de saúde
5. Conflitos entre provedor e paciente quanto a expectativas e resultados desejados
6. Negação de informações ou mentira deslavada ao paciente
7. Autorizações, negações de seguro e atrasos na cobertura
8. Erros médicos
9. Revelação de informações do paciente (privacidade e confidencialidade)
10. Queixas do paciente e processos de apelação
11. Diversidade e sensibilidade culturais e étnicas
12. Respeito pela dignidade do paciente
13. Consentimentos inadequados
14. Prestadores de atendimento de saúde incompetentes
15. Problemas sociais complexos, incluindo AIDS (síndrome da imunodeficiência adquirida), gravidez na adolescência, violência e pobreza
16. Envelhecimento populacional

Às vezes, porém, os direitos individuais precisam ser suplantados para garantir a segurança de todas as partes envolvidas. É importante, entretanto, que o defensor saiba a diferença entre controlar as opções do paciente e auxiliar para que este faça suas escolhas. Lavelle e Tusaie (2011) observam que a pressuposição de que os profissionais de atendimento de saúde são os melhores juízes de qual tratamento deve ser o mais eficiente é na verdade bastante narcisista e, a bem da verdade, essa pressuposição pode roubar dos pacientes seu direito à autodeterminação. Os enfermeiros não podem ser paternalistas, como forma de reduzir a autonomia do paciente.

É importante que o defensor do paciente consiga distinguir entre controlar as escolhas do paciente (dominação e dependência) e auxiliar o paciente quanto a suas escolhas (proporcionar liberdade).

EXERCÍCIO DE APRENDIZAGEM 6.2

Cultura e decisões

Você trabalha como enfermeiro em uma unidade médica. Um de seus pacientes, o sr. Dau, é um imigrante asiático de 56 anos. Ele mora nos Estados Unidos há quatro anos, tendo obtido a cidadania há dois anos. Seu inglês é fraco, ainda que compreenda mais do que consegue falar. Ele foi internado no hospital com sepse, consequência de infecção do trato urinário. Sua condição agora se encontra estável.

Hoje, o médico do sr. Dau disse-lhe que sua tomografia mostrou um grande tumor na próstata, provavelmente um câncer. O médico quer fazer o teste de acompanhamento imediato e a ressecção cirúrgica do tumor para aliviar os sintomas de hesitação e retenção urinárias. Embora o tumor seja possivelmente cancerígeno, o médico acredita que ele reagirá bem aos tratamentos oncológicos tradicionais e espera que o paciente se recupere completamente.

Uma hora depois, quando você vai assistir o paciente, encontra-o sentado na cama, com a mala pronta, aguardando uma carona para casa. Ele lhe diz que está deixando o hospital e que acredita que possa melhorar em casa, com as ervas e as orações do "curandeiro da fé". E conclui, afirmando: "Se eu tiver de morrer, há pouca coisa que alguém possa fazer". Quando você reafirma o prognóstico esperançoso dado pelo médico de manhã, o paciente diz: "O doutor está apenas tentando me dar falsas esperanças. Preciso ir para casa e me preparar para morrer".

Tarefa: o que você deve fazer? Como defender esse paciente da melhor maneira? O problema está na falta de informação? De que forma a cultura desempenha um papel na decisão do paciente? Uma falta de compreensão por parte do paciente justifica paternalismo?

DIREITOS DOS PACIENTES

Até a década de 1960, os pacientes tinham poucos direitos; na verdade, aos pacientes costumavam ser negados direitos humanos básicos exatamente quando estavam mais vulneráveis. Isso mudou em 1998 com a adoção da *Carta de Direitos e Responsabilidades do Consumidor*, também conhecida como a *Carta de Direitos do Paciente*. Esse documento tinha três metas fundamentais: (1) ajudar os pacientes a se sentirem mais confiantes no sistema médico norte-americano, (2) destacar a importância de uma forte relação entre pacientes e seus prestadores de cuidados de saúde e (3) destacar o papel fundamental que os pacientes cumprem permanecendo saudáveis ao elencar direitos e responsabilidades para todos os pacientes e prestadores de cuidados de saúde (American Cancer Society, 2013).

Desde então, a National League for Nursing, a American Hospital Association e muitas outras organizações criaram documentos estabelecendo os direitos dos pacientes. Ainda que não tenham força de lei, esses documentos ajudam a orientar as organizações de atendimento de saúde e seus praticantes em termos de expectativas profissionais para defesa dos pacientes. Porém, algumas leis federais já existem em termos de direitos dos pacientes, tais como o direito de obter uma cópia de seu próprio prontuário e o direito de mantê-lo sob sigilo (Medline Plus, 2013).

122 **Unidade II** Fundamentos de ética, direito e defesa na administração e na liderança

Além disso, com a promulgação da *Affordable Care Act* (Lei do Atendimento Economicamente Acessível) em 2010, uma nova Carta de Direitos do Paciente foi estabelecida para conferir novas proteções ao pacientes em sua relação com os planos de saúde (American Cancer Society, 2013). Essas proteções, que começaram a vigorar entre 2010 e 2014, incluem a eliminação de limites anuais e vitalícios de cobertura; garantem a escolha de médicos dentro da rede de cada plano; permitem que crianças adquiram plano de saúde mesmo que sejam portadoras de problemas médicos; permitem que crianças continuem dependentes do plano de um dos pais até os 26 anos de idade caso se enquadrem em outros padrões de exigência; e proíbem que empresas provedoras de planos de saúde rescindam cobertura de saúde devido a equívocos honestos no preenchimento de fichas cadastrais.

O governo, em seu papel de maior provedor de plano de saúde, também influenciou a proteção dos direitos dos pacientes ao vincular reembolso a cláusulas de direitos do paciente. Em 2011, por exemplo, o Departamento de Saúde e Serviços Humanos dos Estados Unidos determinou que todos os hospitais que recebem financiamento do Medicare e do Medicaid devem proteger os direitos de visitação de pacientes lésbicas, gays, bissexuais e transexuais (LGBT) (Gallagher, Hernandez, & Walker, 2012). O Exercício de Aprendizagem 6.3 aborda os direitos dos pacientes LGBT.

EXERCÍCIO DE APRENDIZAGEM 6.3

Advogando em favor de um paciente transexual

Você trabalha como enfermeiro em uma unidade médica. Hoje, durante sua ronda, uma paciente transexual lhe disse que ouviu um funcionário cochichando e tirando sarro dela no corredor do lado de fora do seu quarto. Ela conta que isso a deixa magoada, e que, muito embora o funcionário possa ter suas dúvidas sobre a identidade de gênero dela, ela própria não as tem, e que tornar-se uma mulher é tudo que ela sempre sonhou. Ela conta ainda que amigos que vêm lhe visitar também passam por constrangimentos.

Tarefa:

1. De que forma você pode defender melhor essa paciente?
2. Quais papéis de liderança você pode empregar para abordar a falta de compaixão e defender essa paciente frente aos funcionários?
3. Quais políticas devem ser criadas para garantir que se cumpra a determinação do Departamento de Saúde e Serviços Humanos de proteger os direitos de visitação dos amigos e eventuais companheiros dessa paciente?

Um progresso significativo também foi feitos nos direitos dos pacientes em relação à privacidade de suas informações de atendimento de saúde, incluindo a *Health Insurance Portability and Accountability Act of 1996* (HIPAA, ou Lei da Proteção e Portabilidade de Informações de Saúde). Além disso, uma nova legislação—a *American Recovery and Reinvestment Act of 2009* (ARRA, ou Lei Norte-Americana de Recuperação e Reinvestimento)—mantém e amplia as diretrizes da HIPAA no que se refere à proteção de privacidade e segurança das informações de saúde dos pacientes.

Os estados norte-americanos também criaram cartas de direitos. Em 1994, a Assembleia Geral de Illinois promulgou uma Medical Patient Rights Act (Lei dos Direitos Médicos dos Pacientes) que estabeleceu certos direitos para pacientes médicos e determinou uma multa por violação desses direitos (Illinois General Assembly, n.d.). A Califórnia também adotou um Guia dos Pacientes similar referente à direitos e reparações em atendimento de saúde (veja o Quadro 6.4). Contudo, essas diretrizes não tem força de lei, embora possam influenciar o financiamento federal e estadual e certamente devam ser consideradas como tendo força de orientação profissional.

Porém, algumas legislações com força de lei foram promulgadas para salvaguardar populações vulneráveis. Uma delas, a *Genetic Information and Nondiscrimination Act* (GINA, ou Lei de Informações Genéticas e da Antidiscriminação), foi promulgada em 2008, tornando ilegal para planos de saúde e seus funcionários discriminarem indivíduos com base em suas informações genéticas (Becze, 2011). A GINA se aplica a todos os funcionários, qualquer que seja a sua quantidade, ao contrário da *Affordable Care Act* (Lei do Atendimento Economicamente Acessível) que se atém a empregadores com mais de 15 funcionários. No entanto, ela não protege um indivíduo contra discriminação com base em informações genéticas quando ele está tentando se qualificar para plano de saúde vitalício, com deficiência e a longo prazo (Becze).

> **QUADRO 6.4** Lista dos direitos do paciente na Califórnia
>
> De acordo com a seção 70707 do California Administrative Code, o hospital e a equipe médica adotam a seguinte lista de direitos do paciente:
>
> 1. Exercitar tais direitos sem considerar sexo, antecedentes culturais, econômicos, educacionais ou religiosos ou a fonte de pagamento do atendimento.
> 2. Prestar atendimento atencioso e respeitoso.
> 3. Conhecer o nome do médico responsável pela coordenação dos cuidados, além dos nomes e das relações profissionais dos demais médicos que o assistirão.
> 4. Receber informações do médico sobre a doença, rumo do tratamento e possibilidades futuras de recuperação em linguagem que o paciente possa compreender.
> 5. Receber o máximo possível de informação sobre qualquer tratamento ou procedimento proposto, já que o paciente precisa dar seu consentimento informado ou recusar esse tipo de tratamento. Exceto em emergências, essas informações devem incluir descrição do procedimento ou tratamento, riscos médicos importantes envolvidos no tratamento, rumos alternativos de tratamento ou não tratamento e riscos envolvidos em cada um deles, além do nome da pessoa que realizará o procedimento ou o tratamento.
> 6. Participativamente, das decisões referentes ao atendimento médico. Até onde a lei permitir, isso inclui o direito a recusar o tratamento.
> 7. Ter consideração total à privacidade com respeito ao programa de atendimento médico. Discussão do caso, consultas, exames e tratamento são confidenciais, devendo ser realizados de forma discreta. O paciente tem direito de conhecer a razão da presença de qualquer pessoa.
> 8. Tratar confidencialmente todas as comunicações e registros que pertençam ao atendimento do paciente e a sua permanência no hospital. Deve ser obtida uma permissão escrita antes que os prontuários médicos sejam disponibilizados a alguma pessoa que não tenha envolvimento direto com o atendimento dado ao paciente.
> 9. Receber respostas razoáveis a todas as solicitações razoáveis de serviços.
> 10. Possibilidade de sair do hospital, mesmo contra aconselhamento médico.
> 11. Ter continuidade razoável do atendimento e conhecimento antecipado do horário e local da consulta, além de conhecer o médico que fará o atendimento.
> 12. Ser avisado se o hospital/médico pessoal propuser envolvimento em experiência ou realização de experiências com indivíduos que tenham relação com o cuidado ou o tratamento. O paciente tem direito a recusar participação nesses projetos de pesquisa.
> 13. Ser informado pelo médico ou emissário do médico sobre as exigências para a continuidade do tratamento após a alta hospitalar.
> 14. Examinar e receber todas as explicações da conta, independentemente da fonte pagadora.
> 15. Conhecer quais as regras e políticas hospitalares se aplicam à conduta do paciente.
> 16. Ter todos os direitos do paciente aplicados à pessoa que venha a ter responsabilidade legal para tomar as decisões relativas ao atendimento médico em nome do paciente.
>
> *Fonte:* Preparado por Consumer Watchdog (n.d.) e disponível em *http://www.calpatientguide.org/index.html*

Outros países também aprovaram legislação com força de lei. A *Deprivation of Liberty Safeguards and Mental Capacity Act* (Lei das Garantias Contra Privação de Liberdade e Capacidade Mental) foi promulgada no Reino Unido em 2005, proporcionando alguma proteção para residentes de asilos que estão sob risco de serem privados de sua liberdade por meio de uma vasta gama de intervenções, incluindo o uso de restrições físicas e até mesmo de portas trancadas (Goodall, 2012). A lei exige que se estabeleçam salvaguardas contra a privação de liberdade pelo uso de processos de autorização padronizados ou urgentes para que a privação de liberdade só possa ocorrer quando for do melhor interesse do residente.

De modo similar, pacientes com distúrbios mentais que são levados involuntariamente para hospitais em Alberta, Canadá, são investidos de algumas proteções legais, incluindo a *Mental Health Act* (Lei da Saúde Mental) de Alberta (Orr, 2013). Essa lei estabelece a autoridade, os protocolos e os prazos para admissão, detenção e tratamento de pessoas com distúrbios mentais graves.

A questão principal é que os pacientes estão se conscientizando cada vez mais de seus direitos, e, como resultado, ficam mais assertivos e mais envolvidos em seu tratamento de saúde. Eles buscam conhecer e compreender suas opções de tratamento e participar ativamente das decisões sobre seu atendimento de saúde. O direito do cliente à informação e à participação nas decisões de cuidados médicos já acarretou conflitos nas áreas do consentimento informado e acesso a prontuários de pacientes. Administradores-líderes, porém, têm a responsabilidade de assegurar que todos os direitos dos pacientes sejam cumpridos, incluindo o direito à privacidade e à liberdade pessoal, que são garantidos pela constituição.

DEFESA DE SUBORDINADOS E DO LOCAL DE TRABALHO

A *defesa dos subordinados* é um conceito negligenciado na teoria da administração, embora seja elemento essencial no papel de um líder. O Padrão 16 da Competência e Padrões de Prática da ANA (2009) sugere que administradores de enfermagem devem defender os prestadores de atendimento de saúde (incluindo os subordinados), bem como os pacientes, sobretudo quando a questão estiver relacionada à saúde e à segurança.

A *defesa do local de trabalho*, por exemplo, é um papel crucial que os administradores assumem para promover a defesa dos subordinados. Nesse tipo de defesa, o administrador age para que o ambiente de trabalho seja seguro e favorável ao crescimento profissional e pessoal dos subordinados. Infelizmente, a violência no local de trabalho é um problema que só tem aumentado na sociedade contemporânea. A Agência de Segurança e Saúde Ocupacional (OSHA – Occupational Safety and Health Administration) relata que mais de 2 milhões de norte-americanos são vítimas de violência no local de trabalho a cada ano e que a segunda maior causa de morte de mulheres em situação de trabalho são os homicídios em local de trabalho, devido a ataques e outros atos de violência (Papa & Venella, 2013).

Dados resultantes de um estudo descritivo das experiências de 3.465 enfermeiros registrados e membros da Emergency Nurses Association mostraram que aproximadamente 25% dos respondentes havia passado por violência física mais do que 20 vezes nos últimos três anos, e quase 20% afirmaram terem passado por experiência de abuso verbal mais de 200 vezes neste mesmo período. Os respondentes sugeriram que esses incidentes muitas vezes nem chegavam a ser relatados, por medo de retaliação ou temor de uma falta de apoio por parte de seus empregadores. Os pesquisadores concluíram que um fator importante para mitigar esse tipo de violência nos locais de trabalho é o comprometimento do alto escalão em garantir um local de trabalho mais seguro por parte dos administradores dos hospitais, dos administradores de departamentos de emergência e de seguranças de hospital.

Saúde e segurança no trabalho devem ser garantidas por meio de intervenções como a redução da exposição de funcionários a picadas de agulha ou a sangue e fluidos corporais. Os subordinados também devem ter boas expectativas quanto às horas e à agenda de trabalho, a fim de que haja razoabilidade quanto à proporção de funcionários disponíveis, no sentido de que esta seja adequada, dando suporte à segurança no atendimento ao paciente; quanto aos salários, para que sejam justos e equitativos; e quanto à participação dos enfermeiros no processo decisório na organização. Diante de inexistência dessas condições de trabalho, os administradores devem agir como defensores nos mais altos escalões na hierarquia administrativa, na tentativa de correção dos problemas.

Além disso, quando a indústria de atendimento de saúde enfrentou a crise de recursos humanos inadequados e carência de enfermeiros, muitas organizações tomaram decisões apressadas e com pouca reflexão para encontrarem soluções de curto prazo a um problema grave e de longo prazo. Foram recrutados novos profissionais a um custo absurdamente elevado, embora os problemas causadores de altos atritos não tenham sido solucionados com esses profissionais. Administradores desses escalões mais altos precisam defender os subordinados na solução dos problemas e nas tomadas de decisão para o melhor uso de recursos limitados. Essas decisões devem ser tomadas com cautela, após exame criterioso dos custos políticos, sociais, econômicos e éticos.

Outro modo como os líderes podem defender seus subordinados é criando um ambiente de trabalho que promova a liderança e assuma riscos. Os administradores devem cultivar, por exemplo, ambientes de trabalho que promovam a delegação de poder aos subordinados para que tenham coragem de se fazer ouvir em nome dos pacientes, de si mesmos e de sua profissão. Além disso, os administradores precisam ajudar os membros de sua equipe de atendimento de saúde a resolverem problemas éticos e encararem as soluções no âmbito de cada unidade.

Seguem sugestões para a criação de um ambiente que promova a defesa dos subordinados:

- Convidar tomadas de decisão cooperativas
- Escutar as necessidades de seus funcionários
- Conhecer cada funcionário pessoalmente
- Utilizar tempo para entender os desafios enfrentados pelos funcionários durante o cuidado ao paciente
- Enfrentar os desafios e solucionar os problemas em conjunto
- Interceder em favor dos funcionários, quando necessário
- Promover a gestão compartilhada
- Fortalecer o corpo funcional
- Promover a autonomia dos enfermeiros
- Suprir o *staff* com sistemas viáveis

Cabe aos administradores o reconhecimento de que os funcionários lutam para atingir as metas e para defender os valores que entendem como adequados. É preciso que o líder-administrador consiga orientar os subordinados para a concretização, ao mesmo tempo em que defende os direitos à autonomia. Para ajudar os enfermeiros a resolverem os dilemas éticos de sua prática, os enfermeiros-administradores devem estabelecer e utilizar grupos de apoio apropriados, comitês de ética e canais para lidarem com problemas éticos.

EXERCÍCIO DE APRENDIZAGEM 6.4

Qual a melhor forma de defesa?

Você é supervisor de unidade em instituição de atendimento especializado. Uma de suas auxiliares, Martha Greenwald, recentemente relatou ter sofrido de "dor nas costas", há muitas semanas, ao erguer um paciente idoso. Não comunicou a lesão na época porque não achou que fosse grave. Na verdade, ela conclui o plantão e realiza todas as atividades normais desde então.

Hoje, Martha informa ter recém saído do consultório médico, tendo o profissional aconselhado que ficasse sem trabalhar durante quatro a seis semanas para se recuperar completamente da lesão. Ele ainda prescreveu fisioterapia e estimulação elétrica dos nervos para a dor crônica. Como Martha é uma funcionária relativamente recente, ainda não tem direito a longos períodos de licença de saúde a ponto de poder recuperar-se. Ela solicita a você o preenchimento dos papéis para a licença e custo dos tratamentos a serem cobertos como lesão no ambiente de trabalho.

Quando você faz contato com o administrador de casos de compensação de funcionários de sua instituição, é informado de que a alegação será investigada; sem o registro escrito ou verbal da lesão quando ocorreu, há grande possibilidade de a alegação não ser aceita.

Tarefa: de que forma você pode defender melhor essa subordinada?

DEFESA DO DELATOR

O público está cada vez mais ciente das falhas éticas em suas instituições e organizações corporativas, em consequência de vários escândalos ocorridos nos últimos 50 anos. Do caso Watergate ao Morgan Stanley ao esquema de pirâmide de Bernard Madoff, os norte-americanos vêm sendo alimentados com uma dieta de transgressões que levou a um aumento da conscientização moral.

A ocorrência de transgressões não se limita às grandes corporações e à atividade política, sendo observada também nas organizações de atendimento de saúde. Conforme Huston (2014a): "Em um período de atendimento médico gerencial, negação de reembolsos e pressão contínua para permanecer fisicamente solvente, o risco de fraude, declarações deturpadas e ilicitudes éticas nas organizações de saúde nunca foram tão altos. Como consequência, a necessidade de *delatores* nunca foi tão grande" (p. 251).

Huston (2014a) defende a existência de dois tipos de delatores. Ocorre *delação interna* na organização por meio de relato para os escalões mais altos na cadeia de comando. Ser *delator externo* envolve relatar fatos para fora da organização, aos meios de comunicação ou a outras autoridades. Um exemplo de função de delator exercida por um enfermeiro seria o relato de abuso de um paciente por parte de outro prestador de cuidado.

É interessante observar que, embora boa parte do público deseje que as transgressões ou corrupções sejam divulgadas, tal comportamento é visto muitas vezes com desconfiança, e os delatores podem ser considerados desleais ou enfrentar repercussões por suas ações, mesmo que o ato de ir a público tenha sido feito com as melhores intenções. O delator não pode sequer confiar que outros profissionais de atendimento de saúde, com sistemas de crença similares a respeito de defensoria, irão valorizar seus esforços, já que a estima que o público tem para com os delatores é muito variável (Huston, 2014a). Por isso, os administradores-líderes precisam estar dispostos a defender os delatores para que eles se sintam seguros de si. Assim, se eles estiverem agindo dentro do escopo de sua especialidade, reparações podem ser buscadas através de canais apropriados sem temor de retaliação.

Ir a público na condição de delator costuma ser mais bem visto em teoria do que na prática.

Huston (2014a) sugere que, na condição de profissionais de saúde, os enfermeiros têm a responsabilidade de expor, discutir abertamente e condenar atalhos que ameacem os clientes por eles atendidos. Ainda assim, fica claro que um silêncio coletivo tem sido mantido em muitos desses casos. A realidade é que não existe qualquer garantia para um delator de que suas divulgações virão a alterar uma situação ou a solucionar um problema, e a literatura está repleta de histórias de terror envolvendo consequências negativas sofridas por delatores (veja o Exame de Evidência 6.1). Por todos estes motivos, é preciso ter uma coragem tremenda para ir a público como um delator. Também é preciso dispor de um incrível senso do que é certo e do que é errado, bem como comprometimento em perseguir um problema até que um nível aceitável de resolução seja alcançado (Huston).

Exame de evidência 6.1

Fonte: Thomas, M., & Willmann, J. (2012). Why nurses need whistleblower protection. Journal of Nursing Management, 3(3), 19-23.

Thomas e Willmann contaram o caso de dois enfermeiros do condado de Winkler, no estado do Texas, que expressaram preocupação sobre as práticas perigosas de um médico, incluindo conduta antiprofissional, por meio de um relatório que eles acreditavam ser confidencial e que foi entregue ao Conselho Estadual de Medicina. Um dos enfermeiros era o fiscal de conformidade do hospital e o outro era o encarregado de melhoria do desempenho. Ao invés do médico ser investigado, os dois enfermeiros se viram indiciados por acusações de conduta antiprofissional (uso indevido de informação oficial, um crime de terceiro grau) encaminhadas pelo xerife e promotor do condado, que era amigo e parceiro de negócios do médico delatado. Ao final, os enfermeiros, que juntos somavam 47 anos de experiência no hospital, foram demitidos. As acusações referentes aos dois enfermeiros acabaram sendo retiradas pelo xerife e promotor do condado, e o administrador do hospital foi indiciado (violação dos direitos civis dos enfermeiros sob Lei Federal, bem como violação da Lei de Funcionários Públicos Delatores do estado do Texas) por retaliação contra os delatores. Todas as quatro acusações resultaram em condenações. Além disso, os enfermeiros processaram o condado e chegaram a um acordo para repartirem US$750.000.

Os administradores de escalões superiores também devem estar dispostos a defender os *delatores*, que se colocam contra práticas organizacionais que acreditam serem prejudiciais ou inadequadas.

Ao mesmo tempo em que a proteção aos delatores é defendida em nível federal, com aprovação em alguns estados, muitos empregados ainda relutam em informar condições de insegurança, com medo de retaliação. Cabe aos enfermeiros verificarem isso com as associações de seu estado, avaliando a situação da proteção ao delator. No momento, não há proteção legal universal para delatores nos Estados Unidos.

DEFESA DA PROFISSÃO

Os administradores devem ainda sair em defesa da enfermagem como profissão. Trata-se de um tipo de defesa com uma longa história na enfermagem. Foram os enfermeiros que batalharam pela responsabilização por meio de Atos e licenciamentos estaduais de prática da enfermagem e licenças estaduais, embora isso só tenha se concretizado em 1903. Beyers (conforme citação por Huston, 2014b) sugere que lideranças de enfermagem colaboraram para a definição da profissão, obtenção de reconhecimento legal da profissão e estabelecimento de uma cultura para a enfermagem profissional mantidos até o momento. Defender a profissão de enfermeiro é um papel da liderança.

Fazer parte de uma profissão exige tomar uma decisão pessoal de envolvimento em um sistema de papéis socialmente definidos. Assim, ingressar em uma profissão significa comprometimento pessoal e público de servir aos outros, com conhecimentos especializados de forma legítima, tendo, ainda, a expectativa de se beneficiar com isso e beneficiar a sociedade.

Assuntos profissionais são sempre questões éticas. Quando os enfermeiros encontram alguma discrepância entre o papel percebido e as expectativas da sociedade, têm a responsabilidade de defender a profissão. Às vezes, esses profissionais acreditam que os problemas da profissão são grandes demais para que façam alguma diferença. Seu compromisso profissional, porém, obriga-os a questionar e a pensar nos problemas que afetam sua profissão. Não podem dar-se ao luxo de se enfraquecer ou ficar impotentes, nem alegar que uma pessoa não fará diferença. Frequentemente, uma voz é tudo de que se precisa para despertar a consciência dos colegas de profissão.

Compromisso profissional significa que as pessoas não podem se omitir do dever de questionar e resolver os problemas enfrentados na profissão.

Se a enfermagem quer evoluir como profissão, enfermeiro, técnicos de enfermagem e administradores precisam ampliar sua base de conhecimentos sociopolíticos para compreenderem melhor a burocracia em que vivem. Isso inclui revelar questões de consumo, continuar e expandir as tentativas de influenciar as leis e aumentar a participação de membros em conselhos governamentais de políticas de saúde. Somente assim os enfermeiros conseguirão exercer influência nos imensos problemas que a sociedade enfrenta hoje, como, por exemplo, a causa dos sem-teto, da gravidez na adolescência, do abuso de drogas e álcool, do cuidado inadequado de saúde a pobres e idosos e dos erros médicos. Esses são os papéis de defesa nessa profissão.

> ### EXERCÍCIO DE APRENDIZAGEM 6.5
> **Ponha no papel. O que você modificaria?**
> Liste cinco aspectos que você gostaria de mudar na enfermagem ou no sistema de atendimento de saúde. Priorize as mudanças identificadas. Escreva um ensaio de uma página sobre a mudança que você considera mais necessária. Identifique as estratégias que poderia utilizar, individual e coletivamente, na profissão para fazer a mudança acontecer. Certifique-se de ser realista no que diz respeito a tempo, energia e recursos financeiros de que você dispõe para implementar seu plano.

Papel de defensor da enfermagem na legislação e nas políticas públicas

Um aspecto diferenciado da sociedade norte-americana é a forma como os cidadãos podem participar do processo político. As pessoas têm direito de manifestar sua opinião sobre assuntos e candidatos por meio do voto. Têm ainda acesso relativamente fácil a legisladores e elaboradores de políticas, podendo informar suas necessidades e desejos individuais. Dessa forma, teoricamente, uma pessoa é capaz de influenciar aqueles que ocupam cargos de elaboradores de políticas. Na verdade, isso raramente ocorre; as decisões políticas costumam ter o foco em necessidades ou desejos de grupos.

Recentemente, vem sendo dada muita atenção aos enfermeiros e à importância dessa profissão e, ainda, à forma como esses profissionais causam impacto no atendimento de saúde. Essa situação é ainda mais real nas áreas de segurança do paciente e carências de profissionais.

Além de uma participação ativa em organizações nacionais de enfermagem, os enfermeiros são capazes de influenciar leis e políticas de saúde de muitas outras formas. Os que quiserem um envolvimento direto podem pressionar legisladores pessoalmente ou por carta. Esse pode ser um processo que intimida o profissional novato; há, no entanto, vários livros e *workshops* disponíveis que tratam do assunto de uma forma comum. Além de enfermeiros-líderes e enfermeiros em geral, há a necessidade de influência coletiva para causar impacto nas políticas de atendimento de saúde. A necessidade de esforços de grupos organizados por enfermeiros para influenciarem as políticas legislativas é reconhecida há muito tempo. Na verdade, as primeiras associações estaduais foram organizadas expressamente para unificar os enfermeiros de modo a influenciarem a aprovação de leis estaduais.

 Os enfermeiros têm de exercer sua influência coletiva e divulgar suas preocupações aos criadores de políticas antes que possam causar grande impacto nos resultados políticos e legislativos.

Comitês de ação política (PACs – *political action committees*) do Congress of Industrial Organizations tentam persuadir os legisladores a votarem de determinada maneira. Lobistas do PAC podem ser membros de algum grupo interessado em determinada lei, ou agentes pagos por um grupo que deseja alguma lei aprovada ou derrotada. A enfermagem precisa envolver-se mais ativamente nos PACs para influenciar a legislação de atendimento à saúde. Nos PACs, existe a oportunidade de que doadores menores sintam que fazem alguma diferença.

Além disso, as organizações profissionais costumam adotar padrões de atendimento superiores aos exigidos por lei. Os controles voluntários costumam ser antecessores dos controles legais. O que é a enfermagem e o que ela deve ser depende da participação ativa dos enfermeiros em suas organizações profissionais. Atualmente, os lobistas da enfermagem na capital dos Estados Unidos estão influenciando as leis sobre qualidade do atendimento, acesso a questões de atendimento, segurança do paciente e do profissional de saúde, reestruturação do atendimento de saúde, reembolso direto para enfermeiros de prática avançada e apoio financeiro para a formação dos enfermeiros. Com regularidade, os representantes da ANA participam e trazem testemunhos em reuniões do U.S. Deparment of Health and Human Services, do Department of Health, do National Institutes of Health, da Occupational Safety and Health Administration (OSHA) e da Casa Branca para garantir que a "perspectiva dos enfermeiros" seja ouvida em questões de políticas de saúde (Huston, 2014c).

Em geral, a profissão de enfermeiro ainda não é reconhecida em todo o seu potencial de atividade política coletiva. Os enfermeiros têm de exercer sua influência coletiva e divulgar suas preocupações aos criadores de políticas antes que possam causar grande impacto nos resultados políticos e legislativos. Pelo fato de relutarem em se envolver politicamente, esses profissionais fracassaram em ter voz significativa no legislativo. Legisladores e criadores de políticas desejam ainda mais lidar com os enfermeiros como grupo do que como indivíduos; assim, filiar-se a organizações profissionais, apoiando-as, possibilita aos enfermeiros a realização de pressão ativa para a obtenção de leis mais poderosas do exercício de enfermagem ou para a criação e expansão de papéis avançados de enfermagem.

Cartas pessoais influenciam mais que cartas pré-preenchidas, sendo que o tom utilizado deve ser formal e educado. A carta deve ser concisa (não mais do que uma página). Não se esqueça de tratar o legislador apropriadamente pelo seu título. Estabeleça sua credibilidade já de início na carta, tanto na condição de membro quanto de especialista em atendimento de saúde. Enuncie seu motivo para escrever a carta no primeiro parágrafo e faça referência à lei específica sobre a qual escreve. Em seguida, declare sua posição em relação ao assunto e ofereça exemplos pessoais conforme necessário para sustentar sua posição. Coloque-se à disposição como recurso para informações adicionais. Assine a carta, incluindo seu nome e suas informações de contato. Lembre-se de ser persistente e escrever repetidas vezes aos legisladores que não tomaram uma decisão quanto ao assunto. O Quadro 6.5 mostra um formato comum de cartas escritas a legisladores.

QUADRO 6.5 Exemplo: carta a um legislador

Sábado, 15 de março de 2014
Ilmo Fulano de Tal
Membro do Senado
Capitólio, Sala_____
Cidade, Estado, Código de Endereçamento Postal

Caro Senador Fulano de Tal,
   Sou enfermeira e membro da American Nurses Association (ANA). Participo também de sua zona eleitoral. Estou escrevendo em apoio ao SB XXX, que exige a fixação de proporções mínimas de enfermeiros empregados em instituições de atendimento a pacientes graves. Como enfermeira atuante em uma unidade de oncologia no hospital local, tenho contato direto com os problemas que ocorrem quando o corpo funcional é inadequado para atender às necessidades complexas de pacientes gravemente doentes: erros médicos, insatisfação do paciente e do enfermeiro, lesões no local de trabalho e, talvez o mais importante, incapacidade de passar um tempo adequado com os pacientes, oferecendo conforto aos que estão prestes a morrer.
   Anexei a cópia de um estudo recente, realizado por John Smith, publicado na edição de janeiro de 2014 do *Nurses Today*. Esse artigo detalha o impacto positivo da implementação de uma lei sobre a proporção de funcionários nos resultados do paciente, conforme medido por erros de medicação, quedas de pacientes e taxas de infecção hospitalar.
   Encorajo com veemência que você vote em favor da SB XXX na ocasião da audiência da próxima semana do Senate Business and Professions Committee. Agradeço sua preocupação constante com assuntos de enfermagem e de atendimento de saúde e por seu apoio anterior a leis para melhorar a quantidade de profissionais da saúde. Sinta-se, por favor, à vontade para me contatar se tiver perguntas ou necessitar de mais informações.

   Respeitosamente,
Nancy Thompson, RN, BSN
Rua
Cidade, Estado, Código de Endereçamento Postal
Telefone, inclusive o código de área
Endereço de e-mail:

Outros enfermeiros podem preferir monitorar o progresso legislativo, contar os votos dos congressistas e acompanhar as intenções de voto de determinado político, bem como registros de votos anteriores. Outros ainda podem optar por filiarem-se a *grupos de rede*, nos quais os colegas se encontram para discutir questões profissionais e legislação pendente.

No caso de enfermeiros interessados em uma abordagem mais indireta à defesa da profissão, seu papel pode ser o de influenciar e informar o público sobre a profissão e a agenda profissional para a reforma do atendimento de saúde. Isso pode ser feito por meio de conversa com grupos profissionais e comunitários sobre atendimento de saúde e assuntos de enfermagem e pela interação direta com os meios de comunicação. Jamais deve ser subestimada a influência que apenas um enfermeiro pode exercer quando escreve cartas a editores de jornais locais ou conversa sobre assuntos profissionais e de atendimento de saúde com amigos, familiares, vizinhos, professores, religiosos e líderes locais.

130 **Unidade II** Fundamentos de ética, direito e defesa na administração e na liderança

EXERCÍCIO DE APRENDIZAGEM 6.6

Defesa realista da profissão de enfermeiro

Você pertence à organização de enfermagem de seu estado ou a alguma organização de estudantes de enfermagem? Por que pertence? Por que não pertence? Faça uma lista de seis outras coisas que você poderia fazer em defesa da profissão. Seja específico. Sua lista é realista, em termos de sua energia e comprometimento com a enfermagem?

A enfermagem e os meios de comunicação

"Ainda que os enfermeiros estejam entre os prestadores de cuidado direto de saúde mais preparados e qualificados do país, suas vozes raramente são ouvidas ou consultadas pelas organizações de mídia primordiais" (Taking Media into Our Own Hands, 2011, p. 10). Isso se dá porque são pouquíssimos os enfermeiros dispostos a interagir com a mídia a respeito de questões vitais de enfermagem e atendimento de saúde. Muitos profissionais da enfermagem evitam exposição nos meios de comunicação, pois acreditam necessitar de conhecimentos específicos para fazer isso ou por falta de autoconfiança. Isso é uma pena, porque tanto os meios de comunicação de massa quanto o público confiam muito nos enfermeiros e querem saber sobre questões de atendimento de saúde do ponto de vista desses profissionais.

A realidade é que a responsabilidade pela imagem dos enfermeiros, tal como o público os vê, é apenas dos que têm a enfermagem como sua profissão. Até chegar o momento em que os enfermeiros consigam concordar com a necessidade de dizer e mostrar ao público qual é a sua imagem, pouco mudará (Huston, 2014d). Toda a oportunidade para veiculação nos meios de comunicação deve ser aproveitada pelos enfermeiros – rádio, jornais e televisão. Devem também realizar programas de *media training* para aumentar a autoconfiança ao lidar com jornalistas e outros representantes dos meios de comunicação. De qualquer forma, as primeiras e poucas interações com esses meios poderão causar estresse, como ocorre com todo o novo aprendizado ou tarefa. As dicas a seguir podem ser úteis para enfermeiros que estejam aprendendo a navegar pelos mares da mídia (Quadro 6.6):

- Lembre-se que os repórteres costumam trabalhar com prazos apertados. Quando você demora em responder um convite de entrevista a um repórter, ele geralmente acaba buscando outra fonte.
- Não fique indevidamente paranoico achando que o repórter "quer lhe derrubar". Ele tem um trabalho a fazer, e a maioria dos repórteres se esforça ao máximo para ser justo e preciso em sua reportagem.
- Prepare-se para a entrevista com quaisquer estatísticas, datas e horários importantes, relatos e outras informações que você deseje compartilhar.
- Limite as suas questões-chave a duas ou três e destaque-as separadamente, para evitar ser mal ouvido ou mal interpretado. Frases curtas e precisas são muito mais fáceis de citar do que argumentos rebuscados.
- Evite usar jargão técnico ou acadêmico.
- Fale com credibilidade e confiança, mas não tenha medo de admitir que você não sabe alguma coisa se uma eventual pergunta fugir à sua alçada ou se for mais bem respondida por outra pessoa. Caso você opte por não responder uma pergunta, dê um breve motivo para não querer responder, ao invés de simplesmente dizer "sem comentários".
- Evite ser atraído para discussões acaloradas ou jogos de empurra. Se você acha que estão lhe jogando uma isca ou que está sendo levado a discutir questões adjacentes, atenha-se a repetir os argumentos-chave que você quer provar e tente levar a discussão de volta para o foco. Lembre-se que você não pode controlar as perguntas que lhe são feitas, mas você pode controlar as suas respostas.
- Repasse suas informações de contato para que o repórter possa contatá-lo caso precise de informações adicionais ou esclarecimentos. Saiba que a maioria dos repórteres não costuma permitir que você revise o material antes de sua publicação.

Capítulo 6 Defesa de pacientes, subordinados e da profissão   131

QUADRO 6.6 Dicas para interação com os meios de comunicação

1. Respeite e conheça os prazos do repórter.
2. Até que se prove o contrário, pressuponha que o repórter será justo e preciso em seu relato.
3. Tenha os principais fatos e números à mão para a entrevista.
4. Limite suas questões-chave a duas ou três e destaque-as.
5. Evite usar jargão técnico ou acadêmico.
6. Fale com confiança, mas não tenha medo de dizer que você não tem o conhecimento para responder uma pergunta ou que a pergunta deveria ser feita a outra pessoa.
7. Evite ser atraído para discussões acaloradas ou jogos de empurra, e repita seus pontos-chave se você estiver sendo levado para discussões paralelas.
8. Repasse suas informações de contato para que o repórter possa contatá-lo caso precise de informações adicionais ou esclarecimentos.

EXERCÍCIO DE APRENDIZAGEM 6.7

Preparação para entrevista nos meios de comunicação

Você é coordenador de equipe em um hospital comunitário de porte médio na Califórnia. As proporções mínimas de funcionários foram implementadas em janeiro de 2004. Ao mesmo tempo que isso representou um desafio ainda maior, em termos de satisfação às necessidades de número diário de funcionários na sua organização, você acha que o apoio do legislador foi importante. Você também é membro da associação estadual de enfermeiros que patrocinou essa lei e escreveu cartas em apoio a sua aprovação. O hospital que o emprega e a associação de hospitais estaduais lutaram, sem sucesso, contra a aprovação das proporções mínimas de funcionários.

O jornal local fez contato com você pela manhã, querendo uma entrevista sobre as proporções gerais dos funcionários, além da forma como elas causam impacto no hospital local. Você aborda o seu chefe que lhe informa que só você deve dar a entrevista caso queira fazê-lo, mas sempre lembrando o fato de que está representando o hospital.

Tarefa: imagine que você tenha concordado em participar da entrevista.

1. Como você deve se preparar para ela?
2. Identifique três ou quatro pontos concretos que possam ser levados à entrevista como assuntos importantes. Quais pontos primordiais devem ser enfatizados?
3. Há alguma forma de conciliar o conflito entre seus sentimentos pessoais sobre as proporções de funcionários e os do empregador? Como você responderá diante da pergunta direta de um repórter que solicite seu comentário sobre as proporções de funcionários serem ou não uma boa ideia?

INTEGRAÇÃO ENTRE PAPÉIS DA LIDERANÇA E FUNÇÕES ADMINISTRATIVAS NA DEFESA

Lideranças de enfermagem reconhecem sua obrigação de não somente defender as necessidades dos pacientes, dos subordinados e as próprias necessidades em um determinado momento, mas também de serem dinâmicos no aprofundamento das metas profissionais. Para concretizar todos esses tipos de defesa, os enfermeiros precisam valorizar a autonomia e a delegação de poder.

Entretanto, os papéis da liderança e as funções administrativas na defesa de pacientes, subordinados e profissão diferem muito entre si. Defender os pacientes exige que o administrador crie um ambiente de trabalho que reconheça necessidades e metas dos pacientes como primordiais, o que significa criar uma cultura de trabalho em que os pacientes sejam respeitados, informados e fortalecidos. O papel da liderança necessário para a defesa dos pacientes envolve assumir riscos, em especial quando a defesa do cliente está em conflito direto com a meta do provedor ou da instituição. Os líderes precisam, ainda, estar dispostos a aceitar e apoiar as escolhas do paciente que podem diferir das suas.

A defesa de subordinados exige que o administrador crie um ambiente de trabalho seguro e justo, em que os empregados se sintam valorizados e apreciados. Quando as condições de trabalho ficam aquém do que seja favorável, é responsabilidade do administrador transmitir essas preocupações aos escalões mais altos da administração, defendendo as mudanças necessárias. A mesma característica de assumir riscos na defesa do paciente constitui um papel da liderança na defesa dos subordinados, uma vez que as necessidades e os desejos destes podem estar em conflito com os da organização. Há sempre o risco de que a organização entenda o defensor como um criador de problemas; mas isso não deve ser desculpa para que os administradores não ajam como defensores. Eles precisam ainda defender os subordinados na criação de um ambiente em que preocupações, necessidades e dilemas éticos possam ser debatidos de modo franco a fim de que sejam solucionados.

Defender a profissão requer que o enfermeiro-administrador seja informado e esteja envolvido com todas as leis que afetam a unidade, a organização e a profissão. O administrador precisa ser alguém que, com sabedoria, atue como relações públicas, demonstrando habilidade ao trabalhar com os meios de comunicação. É o líder, porém, que, de maneira pró-ativa, se coloca à frente como modelo a ser seguido, participando ativamente da educação do público e do aperfeiçoamento do atendimento de saúde por meio do processo político.

CONCEITOS-CHAVE

- Defender é auxiliar os outros a crescerem e se autorrealizarem, sendo um papel da liderança.
- Os administradores, devido a seus vários papéis, devem ser defensores dos pacientes, dos subordinados e da profissão.
- É importante que o defensor do paciente possa distinguir entre controlar as escolhas do paciente (dominação e dependência) e auxiliar o paciente quanto a suas escolhas (proporcionar liberdade).
- Desde os anos 60, alguns grupos de defesa, associações profissionais e estados vêm aprovando Cartas de Direitos para os pacientes. Embora sem força de lei, essas declarações podem ser usadas como guia de prática profissional.
- Na defesa do local de trabalho, o administrador age para garantir que esse ambiente seja seguro e inspire crescimento profissional e pessoal dos subordinados.
- Embora boa parte do público deseje que transgressões e corrupção sejam delatadas, os delatores responsáveis por sua divulgação muitas vezes são considerados desleais e recebem reações negativas por seus atos.
- Os administradores de escalões superiores também devem estar dispostos a defender os delatores, que se colocam contra práticas organizacionais que acreditam serem prejudiciais ou inadequadas.
- Assuntos profissionais envolvem questões éticas. Quando os enfermeiros encontram alguma discrepância entre o papel que exercem e as expectativas da sociedade, têm a responsabilidade de defender a profissão.
- Se a enfermagem quer evoluir como profissão, profissionais e administradores precisam ampliar sua base de conhecimentos sociopolíticos para compreenderem melhor a burocracia em que vivem.
- Uma vez que legisladores e criadores de políticas querem lidar mais com os enfermeiros como grupo e não como indivíduos, a filiação a organizações profissionais e o oferecimento de apoio ativo proporcionam aos enfermeiros mais espaço de manifestação em assuntos de atendimento de saúde e profissionais.
- Os enfermeiros têm que exercer sua influência coletiva e divulgar suas preocupações aos legisladores antes que causem grande impacto nos resultados políticos e legislativos.
- Os enfermeiros têm imenso potencial para educar o público e influenciar a política, por intermédio dos meios de comunicação de massa, em consequência da grande confiança que o público deposita neles e pelo fato de que o público quer conhecer as questões de cuidados de saúde a partir da perspectiva dos profissionais da enfermagem.

EXERCÍCIOS DE APRENDIZAGEM

EXERCÍCIO DE APRENDIZAGEM 6.8

Ética e defesa

Você é um enfermeiro recém-formado em atividade em uma agência de atendimento domiciliar. Um de seus clientes é um homem de 23 anos, com esquizofrenia aguda, que acaba de sair da instituição local (que presta atendimento a pacientes graves), após ficar retido ali por 72 horas. Ele não tem plano de saúde. A família não tem mais contato com ele. O paciente não consegue emprego permanente. Ele desobedece o tratamento medicamentoso para esquizofrenia. Não tem casa e dorme e alimenta-se de forma intermitente no abrigo comunitário para os sem-teto. Recentemente, foi solicitado a não voltar mais ao abrigo pelo fato de se agitar cada vez mais e, algumas vezes, ficar violento. Ele o chama hoje e pede-lhe para ajudá-lo com "as vozes que escuta na cabeça".

Você procura a enfermeiro administrador da instituição em busca de ajuda para identificar as opções que esse paciente tem quanto aos cuidados em saúde comportamental de que necessita. A enfermeira sugere que você diga ao paciente para se dirigir ao Maxwell's Mini Mart, loja de conveniência local, às 15 horas de hoje, e aguarde no balcão. Em seguida, diz-lhe que você deve telefonar à polícia às 14h55min, informando que essa loja de conveniência está sendo assaltada por seu paciente, que será levado à prisão. A enfermeira diz: "Faço isso com todos os pacientes de saúde mental que não têm plano ou seguro de saúde, já que o programa estadual Medicaid oferece apenas serviços limitados de atendimento em saúde mental e o sistema penitenciário estadual oferece serviços completos de saúde mental aos apenados". Ela continua, dizendo que o dono da loja e a polícia estão informados do que ela faz e apoiam a ideia, já que é a única forma dos "pacientes realmente terem uma oportunidade de melhorar". Ela termina a conversa dizendo: "Sei que você iniciou há pouco na profissão e não entende como funciona o mundo, mas a realidade é que essa é a única maneira de defender pacientes como esse, e você precisa fazer o mesmo por seus pacientes".

Tarefa:
1. Você seguirá o conselho dessa enfermeira administradora de casos?
2. Em caso negativo, de que outra forma você poderá sair em defesa do paciente?

EXERCÍCIO DE APRENDIZAGEM 6.9

Como escrever cartas ao agir como defensor

Identifique três leis que afetam a enfermagem e que estejam sendo analisadas atualmente, seja em comitês, no legislativo ou no senado. Escolha uma delas e faça o rascunho de uma carta ao político representante, falando de sua posição em relação a essa lei.

EXERCÍCIO DE APRENDIZAGEM 6.10

Determinação do nível de ingresso em enfermagem

Direitos adquiridos (*grandfathering*) é o termo empregado para assegurar que algumas pessoas que trabalham na profissão há determinado período tenham o privilégio de solicitar uma licença sem ter de fazer o exame específico. Esse reconhecimento tem cláusulas usadas para permitir a licença de enfermeiros em períodos de guerra – aqueles com treinamento em serviço – mesmo que não tenham feito curso de enfermagem em universidades.

Algumas organizações profissionais de enfermagem estão propondo mais uma vez que o bacharelado em enfermagem (BSN) se torne uma exigência de ingresso na enfermagem profissional. Alguns sugerem uma concessão a enfermeiros preparados para diplomação a todos os enfermeiros já aprovados no exame de licenciamento para enfermeiros na junta estadual antes da

(Continua)

134 Unidade II Fundamentos de ética, direito e defesa na administração e na liderança

nova lei, independentemente do nível de formação ou de experiência que mantenham a titulação de enfermeiros profissionais. Enfermeiros sem bacharelado, após aquele período, não poderiam mais utilizar o título de enfermeiros profissionais.

Tarefa: em sua opinião, a proposta de "bacharelado em enfermagem como nível de ingresso" defende o avanço da profissão de enfermeiro? A ideia de direitos adquiridos atinge essa meta? Você daria seu apoio a essas duas propostas? A antiga discordância interna acerca de tornar o bacharelado o nível para ingresso na enfermagem profissional diminui a condição da enfermagem como uma profissão? Legisladores ou o público compreendem esse dilema ou se preocupam com ele?

EXERCÍCIO DE APRENDIZAGEM 6.11

Como você agiria?

Você é enfermeiro gerente em uma grande empresa de seguros. Sheila Johannsen é uma paciente que tem 34 anos e é mãe de dois filhos pequenos. Foi diagnosticada com câncer de mama avançado e metastático há seis meses. A quimioterapia e a radioterapia tradicionais parecem ter retardado a disseminação do câncer, mas o prognóstico não é bom.

Sheila lhe disse pela manhã que entrou em contato com um médico de um dos centros médicos mais modernos do país. Esse médico informou que ela poderia beneficiar-se de um tratamento experimental de terapia genética; Sheila, porém, não pode ser candidata a participar de ensaios clínicos independentes porque seu câncer está muito avançado. O custo do tratamento é de cerca de US$ 150 mil. Ela diz que não possui o dinheiro para pagar o tratamento e implora que você "faça o que for preciso para conseguir que a seguradora ou o plano de saúde pague por isso. Caso contrário, morrerá".

Você sabe que custeio de tratamentos experimentais é quase sempre proibido por sua empresa. Sabe também que, mesmo em tratamentos experimentais, a probabilidade de cura de Sheila é muito pequena.

Tarefa: decida como você irá agir. Como você pode defender essa paciente da melhor maneira?

EXERCÍCIO DE APRENDIZAGEM 6.12

Conflito de valores

Você é administrador em um programa de administração de enfermidades, encarregado de coordenar as necessidades de atendimento de Sam, um homem de 72 anos de idade com problemas crônicos e múltiplos de saúde. Sua história inclui quatro infartos do miocárdio, implante de marca-passo, cirurgia aberta de coração, aneurisma abdominal não passível de cirurgia, episódios repetidos de insuficiência cardíaca congestiva e arritmias cardíacas. Devido à saúde insatisfatória, ele não consegue gerenciar seu pequeno negócio ou trabalhar no jardim por algum período do dia nem realizar outros passatempos.

Embora Sam tenha dito a você que a morte seria um alívio para o seu desconforto e sua depressão quase constantes, a esposa dele desconsidera essas opiniões como "bobagem" e diz a Sam que "ainda precisa dele e nunca deixará de fazer todo o possível para mantê-lo perto dela". Em deferência aos desejos de sua esposa, Sam ainda não preencheu nenhuma papelada necessária para conceder poder de decisão ou uma herança em vida para a hipótese dele acabar ficando incapaz de tomar suas próprias decisões acerca de sua saúde. Hoje, Sam lhe chama de lado e sugere que "deseja preencher essa papelada para que nenhum meio de suporte vital extraordinário seja usado", e que ele "quer que você sirva de testemunha, para que sua esposa não fique sabendo".

Tarefa: decida o que você vai fazer. Qual é a sua obrigação para com Sam? Para com sua esposa? Para consigo mesmo? De quem são as necessidades primordiais? Como os princípios éticos da autonomia, dever e veracidade se intersectam ou competem neste caso?

Capítulo 6 Defesa de pacientes, subordinados e da profissão **135**

EXERCÍCIO DE APRENDIZAGEM 6.13

Defesa de colegas

Você é um estudante de enfermagem. Como muitos estudantes do seu curso, você às vezes acha que estuda demais e que acaba perdendo a oportunidade de fazer festas com seus amigos; algo que muitos de seus colegas fazem com regularidade. Hoje, depois de uma prova especialmente desgastante, três de seus colegas de enfermagem lhe procuram e lhe convidam para ir a uma festa com eles à noite, fora do *campus*, cujo organizador será Matt, outro estudante de enfermagem. Haverá bastante álcool à disposição, embora nem todos na festa tenham idade legal para beber, incluindo você e uma de suas colegas de enfermagem (Jenny). Como você não deseja beber mesmo, concorda em ser o motorista da rodada.

Quase imediatamente depois de chegarem à festa, todos os seus três colegas de enfermagem começam a beber. A princípio, parecer ser algo bem inocente, mas depois de muitas horas, você decide que o clima da festa está mudando e perdendo um pouco o controle, e que é hora de levar seus colegas para casa. Dois de seus colegas concordam, mas você não consegue encontrar Jenny. Quando você começa a procurá-la, muita gente na festa conta que ela ficou bebendo "kamikazes" a noite inteira e que parecia "mais para lá do que para cá" da última vez que alguém a viu. Eles sugerem que você procure no banheiro, pois Jenny disse que não estava se sentindo muito bem.

Quando você entra no banheiro, encontra Jenny jogada no canto ao lado da privada. Ela vomitou por todo o chão e também em suas roupas, e está fedendo a álcool. Quando você tenta acordá-la, ela pisca as pálpebras, mas não consegue acordar nem responder qualquer pergunta. A respiração dela parece regular e natural, mas ela continua vomitando em seu estado "apagado". A pele dela parece um pouco pegajosa ao toque e ela é incapaz de ficar em pé ou caminhar por conta própria. Você não sabe ao certo o quanto Jenny bebeu ou há quanto tempo ela está "desmaiada".

Você teme que Jenny esteja passando por envenenamento agudo por álcool, mas não tem muita experiência neste tipo de coisa. Na opinião dos outros dois estudantes de enfermagem que você levou para a festa, você está reagindo de forma exagerada, embora eles concordem que Jenny bebeu demais e precisa ser vigiada. Um dos seus colegas sugere que vocês telefonem para a nova e jovem instrutora clínica do curso de enfermagem, que há poucos dias ofereceu caronas para estudantes que tivessem bebido demais. Você acha que ela pode dar alguma orientação. A outra colega lhe diz que em sua opinião Jenny está apenas "curando a bebedeira" e que passará esta noite cuidando de Jenny para ter certeza de que está tudo bem, ainda que ela mesma também tenha bebido bastante.

Para você, Jenny deveria ser levada ao departamento de emergência (DE) local para tratamento, e você cogita chamar uma ambulância. Outra pessoa na festa concorda que Jenny deve ser examinada num hospital, mas sugere que você a deixe anonimamente na entrada do DE para que "você não se meta em encrenca". Matt, o organizador da festa, encoraja que você não a leve ao DE, pois teme que o incidente acabe sendo relatado à polícia local, já que Jenny é menor de idade, o que poderia deixá-lo "em sérios apuros" por oferecer bebida a uma menor. Ele argumenta que isso poderia colocar em risco a sua própria permanência e também a de Jenny no curso de enfermagem. Ele diz que ela pode simplesmente passar a noite em sua casa e que vai conferir o seu estado com regularidade.

Para complicar as coisas, você, Jenny e os outros dois estudantes que você levou para a festa moram em dormitórios da faculdade, que serão trancados dentro de 30 minutos. Levará pelo menos 20 minutos para que vocês organizem ajuda suficiente para descer com Jenny até o seu carro e chegar até seu dormitório antes da hora de fechar, caso vocês acabem decidindo por isso. Se vocês não estiverem dentro dos dormitórios até a hora de fechamento, precisarão encontrar outro lugar para passar a noite. Além disso, provavelmente haverá algum funcionário à porta do dormitório encarregado de barrar a entrada de estudantes que estejam claramente embriagados.

Tarefa: decida o que você irá fazer. Como você pode melhor defender seus colegas quando eles estão incapacitados de se defenderem por conta própria? Faz alguma diferença o risco ter sido autoinduzido? Como você pode medir os benefícios de defender uma pessoa quando isso pode resultar em dano ou risco potencial a outra pessoa?

136 **Unidade II** Fundamentos de ética, direito e defesa na administração e na liderança

REFERÊNCIAS

American Cancer Society. (2013). *Patient's bill of rights.* Acessado em 18 de abril de 2013, em http://www.cancer.org/treatment/findingandpayingfortreatment/understandingfinancialandlegalmatters/patients-bill-of-rights

American Nurses Association. (2009). *Nursing administration. Scope & standards of practice.* Silver Springs, MD: Nursesbooks.org

American Nurses Association. (2010). *Scope and standards of practice* (2nd ed.). Silver Spring, MD: American Nurses Association. BHE/MONE, 2006.

Becze, E. (2011). Know your patients' rights under the Genetic Information Nondiscrimination Act. *ONS Connect, 26*(8), 14–15.

Consumer Watchdog. (n.d.) *The California patient's guide. Your health care rights and remedies.* Acessado em 15 de maio de 2014, em http://www.calpatientguide.org/index.html

Gallagher, C., Hernandez, C., & Walker, M. (2012). A progressive step toward healthcare equality. *Healthcare Executive, 27*(5), 54–56.

Goodall, S. (2012). Safeguarding adults: Practical tips for training. *Nursing & Residential Care, 14*(11), 600–603.

Huston, C. (2014a). Whistle-blowing in nursing. In C. Huston (Ed.), *Professional issues in nursing* (3rd ed.). Philadelphia, PA: Lippincott Williams & Wilkins 250–265.

Huston, C. (2014b). Nursing's professional associations by Marjorie Beyers. In C. Huston (Ed.), *Professional issues in nursing* (3rd ed.). Philadelphia, PA: Lippincott Williams & Wilkins 387–406.

Huston, C. (2014c). The Nursing Profession's Historic Struggle to Increase Its Power Base. In C. Huston (Ed.), *Professional issues in nursing* (3rd ed.). Philadelphia, PA: Lippincott Williams & Wilkins 310–326.

Huston, C. (2014d). Professional identity and image. In C. Huston (Ed.), *Professional issues in nursing* (3rd ed.). Philadelphia, PA: Lippincott Williams & Wilkins 327–342.

Illinois General Assembly. (n.d). PUBLIC HEALTH (410 ILCS 50/) Medical Patient Rights Act. Acessado em 14 de maio de 2013, em http://www.ilga.gov/legislation/ ilcs/ilcs3.asp?ActID=1525&ChapterID=35

Jenkins, R. (2012). Using advocacy to safeguard older people with learning disabilities. *Nursing Older People, 24*(6), 31–36.

Lavelle, S., & Tusaie, K. R. (2011). Reflecting on forced medication. *Issues in Mental Health Nursing, 32*(5), 274–278.

Medline Plus (2013). *Patient rights.* Acessado em 20 de abril de 2013, em http://www.nlm.nih.gov/medlineplus/ patientrights.html

O'Mahony Paquin, S. (2011). Social justice advocacy in nursing: What is it? How do we get there? *Creative Nursing, 17*(2), 63–67.

Orr, F. (2013). Protecting patient rights: Nursing jurisprudence in action. *Alberta RN, 68*(4), 14–15.

Papa, A., & Venella, J. (2013, January 31). Workplace violence in healthcare: Strategies for advocacy. *Online Journal of Issues in Nursing, 18*(1), 1.

Taking Media Into Our Own Hands. (2011). *National Nurse, 107*(1), 10–13. Acessado em 29 de setembro de 2013, em http://nurses.3cdn.net/37eb9af628395bf916_0im6b0snw.pdf

The Free Dictionary. (2013). *Definition of advocacy.* Acessado em 18 de abril de 2013, em http://www.thefreedictionary.com/advocacy

Thomas, M., & Willmann, J. (2012). Why nurses need whistleblower protection. *Journal of Nursing Regulation, 3*(3), 19–23.

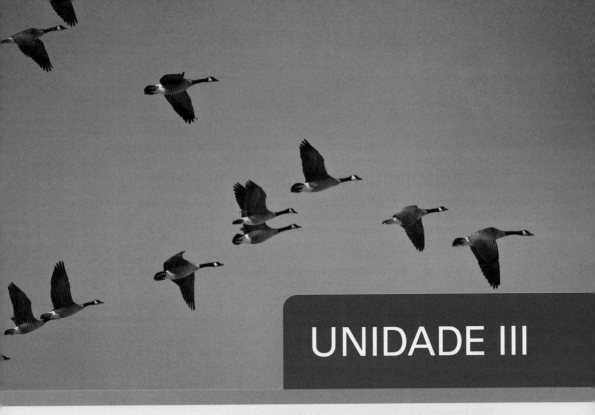

UNIDADE III

Papéis e funções no planejamento

7

Planejamento estratégico e operacional

... na ausência de metas definidas com clareza, somos forçados a nos concentrar na atividade e, finalmente, a nos tornar escravos dela.
—Chuck Conradt

...quem fracassa em planejar, planeja para fracassar.
—Anônimo

PONTOS DE LIGAÇÃO   ESTE CAPÍTULO ABORDA:

BSN Essential II: Liderança organizacional básica e sistemas para a qualidade do cuidado e segurança dos pacientes

BSN Essential III: Conhecimento acadêmico para prática baseada em evidências

BSN Essential V: Políticas, finanças e ambientes regulatórios de atendimento de saúde

BSN Essential VIII: Profissionalismo e valores profissionais

MSN Essential II: Liderança organizacional e de sistemas

MSN Essential IV: Tradução e integração do conhecimento acadêmico em prática

MSN Essential VI: Políticas de saúde e proteção

AONE Nurse Executive Competency II: Conhecimento sobre o ambiente de atendimento de saúde

AONE Nurse Executive Competency III: Liderança

AONE Nurse Executive Competency V: Habilidades empresariais

QSEN Competency: Trabalho em equipe e colaboração

QSEN Competency: Prática baseada em evidências

OBJETIVOS DIDÁTICOS   *O aluno irá:*

- identificar mudanças de paradigmas e de tendências que afetam as organizações de atendimento de saúde
- analisar forças sociais, políticas e culturais que podem afetar a capacidade das organizações de atendimento de saúde de fazerem previsões precisas no planejamento estratégico
- descrever as etapas necessárias para um planejamento estratégico bem-sucedido
- identificar barreiras ao planejamento, bem como as medidas que um líder-administrador pode tomar para reduzir ou eliminar essas barreiras
- incluir marcos de avaliação no planejamento estratégico para permitir correções na trajetória conforme necessário
- discutir, no âmbito organizacional, a relação entre enunciado de missão, filosofia, metas, objetivos, políticas, procedimentos e regras
- escrever de forma apropriada um enunciado de missão, uma filosofia organizacional, uma filosofia de serviço de enfermagem, metas e objetivos para uma organização conhecida ou fictícia
- comparar os valores societais referentes ao acesso e ao pagamento por atendimento de saúde nos Estados Unidos e pelo menos em mais um país
- discutir medidas apropriadas que podem ser tomadas quando percebe-se que os valores pessoais estão em conflito com aqueles de uma organização empregadora

- reconhecer a necessidade de um esclarecimento periódico dos valores para promover a autopercepção
- descrever estilos pessoais de planejamento

Planejamento é essencialmente importante e antecede todas as demais funções administrativas. Sem planejamento adequado, o processo administrativo fracassa, não podendo ser satisfeitas as necessidades e alcançados os objetivos. *Planejar* pode ser definido como decidir antecipadamente o que fazer, quem o fará, além de como, quando e onde será feito. Assim, todo planejamento envolve uma escolha entre alternativas.

Todo planejamento envolve escolhas: uma necessidade de escolher entre alternativas.

Com isso, entende-se que planejamento é um processo pró-ativo e deliberado que reduz riscos e incerteza. Ele também estimula a unidade de metas e a continuidade do gasto de energia (de recursos humanos e financeiros) e direciona a atenção para os objetivos da organização. Um planejamento adequado ainda propicia ao administrador alguns meios de controle e encoraja o uso mais adequado de recursos.

No planejamento eficaz, o administrador deve identificar metas de curto e longo prazos e as mudanças necessárias para assegurar que a unidade continue a alcançá-las. Identificá-las requer habilidades de liderança, como visão e criatividade, já que é impossível planejar o que não pode ser sonhado ou imaginado.

Da mesma maneira, planejar exige flexibilidade e energia – duas outras características de líderes. Planejar ainda requer habilidades administrativas como coleta de dados, previsão e transformação de ideias em ações.

A Unidade III concentra-se nos vários aspectos do planejamento, inclusive planejamento estratégico e operacional, mudança planejada, gerenciamento do tempo, planejamento fiscal e planejamento da carreira. Este capítulo trata das habilidades necessárias ao líder-administrador para implementar o planejamento estratégico e operacional. Além disso, são discutidos os papéis da liderança e as funções administrativas envolvidos no desenvolvimento, na implementação e na avaliação da hierarquia de planejamento (Quadro 7.1).

QUADRO 7.1 Papéis da liderança e funções administrativas associados ao planejamento operacional e estratégico

PAPÉIS DA LIDERANÇA
1. Traduzir o conhecimento relacionado às atuais mudanças de paradigma e de tendências que afetam o atendimento de saúde em termos de visão e ideias que estimulem o cumprimento de metas.
2. Levantar dados sobre os ambientes interno e externo da organização ao prever e identificar as forças motrizes e as barreiras ao planejamento estratégico.
3. Demonstrar pensamento visionário, inovador e criativo no planejamento organizacional e da unidade, inspirando, assim, o planejamento pró-ativo em detrimento do reativo.
4. Influenciar e inspirar os membros do grupo ao envolvimento ativo no planejamento de longo prazo.
5. Periodicamente esclarecer valores para aumentar a autopercepção.
6. Encorajar os subordinados a esclarecerem valores, escutando de forma ativa e oferecendo retorno.
7. Comunicar e esclarecer as metas e os valores da organização aos subordinados.
8. Encorajar os subordinados a se envolverem na formação de políticas, inclusive no desenvolvimento, na implementação e na análise crítica da filosofia, das metas, dos objetivos, das políticas, dos procedimentos e das regras da unidade.
9. Ser receptivo a ideias novas e variadas.
10. Servir de modelo para métodos de planejamento pró-ativo para os subordinados.

(Continua)

> **FUNÇÕES ADMINISTRATIVAS**
> 1. Conhecer os fatores legais, políticos, econômicos e sociais que afetam o planejamento do atendimento de saúde.
> 2. Demonstrar conhecer e utilizar as técnicas apropriadas no planejamento pessoal e organizacional.
> 3. Oferecer oportunidades a subordinados, colegas de trabalho, competidores, agências reguladoras e público em geral de participar no planejamento.
> 4. Coordenar o planejamento no nível da unidade de modo que seja coerente com as metas organizacionais.
> 5. Investigar periodicamente os limites e os pontos fortes da unidade para determinar recursos disponíveis para planejar.
> 6. Desenvolver e articular uma filosofia da unidade que seja coerente com a da organização.
> 7. Desenvolver e articular metas e objetivos da unidade que reflitam sua filosofia.
> 8. Desenvolver e articular políticas, procedimentos e regras da unidade que tornem seus objetivos operacionais.
> 9. Revisar periodicamente a filosofia, as metas, as políticas, os procedimentos e as regras da unidade, revendo-as também para que atendam às necessidades de mudança da unidade.
> 10. Participar ativamente do planejamento estratégico da organização, definindo e operacionalizando esses planos estratégicos no nível da unidade.

OLHOS NO FUTURO

Em razão das rápidas mudanças da tecnologia, do aumento do envolvimento governamental no atendimento de saúde e dos avanços científicos, as organizações de saúde estão encontrando cada vez mais dificuldade em identificar necessidades de longo prazo de forma apropriada e em se planejar de acordo com elas. Na verdade, a maioria dos encarregados por planos a longo prazo acha difícil se planejar para mais do que alguns poucos anos de antecedência.

Ao contrário dos planos estratégicos com horizonte de 20 anos praticados nos anos 60 e 70, a maioria dos planejadores de longo prazo encontra dificuldade em trabalhar com uma antecedência de meros cinco anos.

O sistema de atendimento de saúde está um caos, da mesma forma que o mundo dos negócios. As soluções administrativas tradicionais não funcionam mais, e a falta de lideranças fortes no sistema de atendimento de saúde limita a inovação necessária para a criação de soluções aos problemas novos e complexos que o futuro trará. Devido à rapidez com que as mudanças estão ocorrendo, é muito fácil os administradores passarem a se concentrar em planos de curto alcance e perder oportunidades capazes de alterar drasticamente planos específicos a longo prazo.

As instituições de atendimento de saúde são especialmente vulneráveis a forças sociais, econômicas e políticas externas. Em consequência disso, os planejamentos de longo prazo precisam abordar a maneira como essas forças podem mudar. É imperativo que planos de longo alcance sejam flexíveis, possibilitando mudanças à medida que forças externas afirmem seu impacto nas instituições de atendimento de saúde. Sempre que for possível, um panorama futuro deve ser utilizado enquanto são formulados planos de longo alcance. Um dos motivos para tal é o estudo dos desdobramentos que possam causar impacto na organização. Esse processo de aprender sobre o futuro permite que determinemos o que queremos que aconteça. Identificar o que pode ou deve ocorrer possibilita prevenir, estimular ou direcionar o rumo dos acontecimentos.

Há muitos fatores surgindo no sistema de saúde em rápida mudança que devem ser incorporados ao planejamento do futuro de uma organização de atendimento de saúde. Alguns paradigmas emergentes incluem os seguintes:

- A tensão entre "*valor*" e "*volume*" alcançou um ponto de virada. Com vínculos crescentes entre a qualidade final esperada e os reembolsos, organizações de atendimento de saúde precisam cada vez mais determinar se o valor norteia o volume ou se o volume é necessário para se obter valor. O resultado final em ambos os casos é uma escalada contínua dos custos com atendimento de saúde.

Capítulo 7 Planejamento estratégico e operacional **141**

- A transformação de *gestão de receitas* para *gestão de custos* continuará à medida que a redução do reembolso obrigar os provedores a se concentrarem em como maximizar recursos limitados e oferecer atendimento a custos menores.
- A *integração médica*, uma interdependência entre médicos e organizações de atendimento de saúde (tipicamente hospitais), que pode envolver emprego, bem como divisão na tomada de decisões e no estabelecimento de metas, está alterando os padrões de prática e os padrões de reembolso conforme os hospitais vão assumindo cada vez mais os riscos financeiros e de responsabilização em lugar daquilo que historicamente era prática privada dos médicos.
- Há uma necessidade de construção de relações diferentes, pois a maneira pela qual gerenciamos os sistemas mudará. Por exemplo, o atendimento de saúde continua a evoluir na direção do controle de populações, mais do que de indivíduos.
- A indústria de atendimento de saúde continua a se afastar do tratamento de doenças e a se aproximar do tratamento do bem-estar, a fim de reduzir a demanda por serviços caros de atendimento de pacientes graves.
- O uso da *medicina complementar e alternativa* está crescendo para acompanhar o aumento da aceitação e da demanda do público frente a esses serviços.
- Há um movimento em andamento para a interdependência de profissionais e *colaboração interprofissional*, ao invés de autonomia profissional. Devido ao movimento rumo ao atendimento gerenciado, a autonomia diminuiu para todos os profissionais de atendimento de saúde, incluindo os administradores.
- Continua ocorrendo uma mudança no modo de enxergar o paciente como um consumidor de informações de custo e qualidade. Historicamente, muitos prestadores de atendimento costumavam pressupor que os consumidores, tanto os pagadores quanto os pacientes, tinham um interesse ou um conhecimento mínimo sobre os serviços que recebiam. Atualmente, ocorreu uma alteração no equilíbrio de poder entre pagadores, pacientes e prestadores de atendimento, e os prestadores estão sendo cada vez mais responsabilizados pela qualidade dos resultados que seus pacientes obtêm.
- Está ocorrendo uma transição da continuidade do provedor para a continuidade das informações. Do ponto de vista histórico, a continuidade do atendimento era mantida pela continuidade do provedor. No futuro, porém, o significado e a operacionalização da continuidade serão previstos pela disposição de informações completas, precisas e ágeis, capazes de se movimentar junto com o paciente. Os *prontuários eletrônicos* (EHRs – *electronic health records*), por exemplo, proporcionam informações em tempo real e no ponto de atendimento, bem como um registro médico longitudinal com informações completas sobre cada paciente.
- A tecnologia, que facilita a mobilidade e a portabilidade dos relacionamentos, interações e processo operacionais, terá sua participação aumentada em organizações de alto funcionamento. Os EHRs e o suporte para decisões clínicas são exemplos de tal tecnologia, já que ambos afetam não apenas quais dados de atendimento de saúde são coletados, mas também como eles são usados, comunicados e armazenados.
- A aquisição comercial de *redes de especialistas* (comunidades de pensadores, administradores e cientistas de destaque) será cada vez mais usada para resolver "*problemas capciosos*" (problemas com incontáveis causas que são difíceis de descrever, e para os quais não existe uma resposta certa) e melhorar a qualidade de seu processo decisório (Saint-Amand, 2008; Camillus, 2008). Tais painéis em rede costumam ser formados por pesquisadores, profissionais de atendimento de saúde, advogados e executivos do ramo.
- A equipe de atendimento de saúde será caracterizada por especialistas multidisciplinares com ótima formação. Se por um lado isso pode parecer facilitar os desafios da liderança em administrar tal equipe, é bem mais fácil formar equipes de especialistas do que equipes especializadas.

Além disso, Huston (2014) sugere que os fatores a seguir influenciarão ainda mais o futuro do atendimento de saúde:

- A tecnologia da robótica e o uso de protótipos de robôs-enfermeiros, os *nursebots*, atuarão como auxiliares para os recursos humanos escassos na prestação de cuidados de saúde.

Unidade III Papéis e funções no planejamento

- A *biomecatrônica*, que cria máquinas que replicam ou imitam o funcionamento do corpo humano, aumentará em proeminência no futuro. Esta área interdisciplinar engloba biologia, neurociências, mecânica, eletrônica e robótica para criar dispositivos que interagem com os sistemas muscular, ósseo e nervoso dos humanos a fim de estabelecer ou restaurar uma função do sistema motor ou nervoso humano.
- A *biometria*, ciência da identificação de pessoas por meio de características físicas – como impressões digitais e manuais, varredura retinal, reconhecimento de voz e estrutura facial –, será cada vez mais empregada para garantir acesso preciso e apropriado aos prontuários dos clientes.
- As organizações de atendimento de saúde integrarão biometria com *"cartões inteligentes"* (dispositivos do tamanho de cartões de crédito com um chip, memória armazenada e sistema operacional) para assegurar que um indivíduo que apresenta uma credencial de identificação realmente tem o direito de usar tal credencial.
- *Exames no ponto de atendimento* melhorarão o tratamento de pacientes em leitos e promoverão resultados mais positivos, como consequência do aumento da agilidade na tomada de decisões e no tratamento.
- Considerando-se o declínio dos reembolsos, a atual escassez de enfermeiros e o aumento do uso de ambientes sem internação hospitalar, as agências de atendimento a domicílio irão explorar cada vez mais as opções auxiliadas por tecnologias, tal como a telessaúde, que lhes permitem evitar o índice tradicional de um enfermeiro para cada paciente que se vê no contato presencial.
- A Internet continuará melhorando a saúde dos norte-americanos ao aprimorar as comunicações e o acesso a informações por parte de prestadores de atendimento, pacientes, administradores de plano de saúde, oficiais de saúde pública, pesquisadores biomédicos e outros profissionais de saúde. Ela também mudará a forma como os prestadores de atendimento interagem com os pacientes, já que os consumidores adotarão cada vez mais o papel de *paciente especialista*.
- Uma população crescente de idosos, progressos médicos que aumentam a necessidade de enfermeiros com boa formação, o consumismo, a gravidade crescente dos pacientes hospitalizados e um sistema de atendimento de saúde cada vez mais lotado continuarão a aumentar a demanda por enfermeiros.
- Uma força de trabalho cada vez mais idosa, o avanço da economia, matrículas em escolas de enfermagem insuficientes para suprir a demanda projetada, a crescente contratação de enfermeiros em ambientes ambulatoriais ou sem internação hospitalar e incentivos inadequados de pagamento a longo prazo levarão a uma escassez de enfermeiros em hospitais de atendimento a pacientes graves.

Tais mudanças de paradigma e de tendências se alteram quase constantemente. Líderes-administradores bem-sucedidos mantêm-se a par dos ambientes dinâmicos onde o atendimento de saúde é oferecido, para que isso possa se refletir em seu planejamento. O resultado final é um planejamento pró-ativo ou visionário que permite que agências de atendimento de saúde funcionem com sucesso no século XXI.

EXERCÍCIO DE APRENDIZAGEM 7.1

As forças que influenciam o atendimento de saúde

Em pequenos grupos, identifique seis forças adicionais, além das identificadas neste capítulo, que influenciam o atual sistema de atendimento de saúde. Você pode incluir forças legais, políticas, econômicas, sociais e éticas. Tente priorizar essas forças pelo modo como elas lhe afetam na condição de administrador ou enfermeiro. Para pelo menos uma dessas seis forças que você identificou, traga ideias sobre como ela poderá influenciar seu planejamento estratégico como chefe de unidade ou diretor de uma agência de atendimento de saúde.

PLANEJAMENTO PRÓ-ATIVO

O planejamento tem um propósito específico, sendo um dos métodos de desenvolvimento de estratégias. Além disso, representa atividades específicas que ajudam a atingir objetivos; assim, o ato de planejar deve ter um propósito e ser pró-ativo. Embora exista sempre uma conexão entre os tipos de planejamento nas organizações, costuma haver uma orientação em direção a um dentre quatro modos de planejamento: planejamento reativo, inativismo, pré-ativismo ou planejamento pró-ativo.

O *planejamento reativo* ocorre *após* a instalação de um problema. Pelo fato de haver insatisfação com a atual situação, os esforços de planejamento ficam voltados para um retorno da organização a uma condição anterior e mais confortável. Com frequência, no planejamento reativo, tratam-se os problemas em separado, sem sua integração com a organização como um todo. Além disso, pelo fato de ser uma resposta a uma crise, esse tipo de planejamento pode resultar em decisões apressadas e erros.

Inativismo é outro tipo de planejamento convencional. Os inativistas querem manter o *status quo*, gastando energias para evitar mudanças e manter o conformismo. Quando mudanças realmente ocorrem, dão-se de forma lenta e gradual.

O *pré-ativismo* é um terceiro modo de planejar. Planejadores pré-ativos usam a tecnologia para acelerar a mudança, sendo voltados para o futuro. Insatisfeitos com o passado ou o presente, não valorizam a experiência, acreditando que o futuro é sempre preferível ao presente.

O último modo de planejar é o *planejamento interativo* ou *pró-ativo*. Quem se inclui nessa categoria leva em conta passado, presente e futuro buscando planejar o futuro de sua organização, mais do que reagir a ele. Considerando-se que há mudanças nos cenários organizacionais, a capacidade de adaptação é uma exigência essencial para o planejamento pró-ativo. Ocorre, então, planejamento pró-ativo quando são antecipadas necessidades de mudança ou é promovido o crescimento na organização, sendo algo exigido de todos os líderes-administradores para que sejam satisfeitas as necessidades do corpo funcional e da organização e atingidos os objetivos.

O planejamento pró-ativo é dinâmico, e a adaptação é entendida como exigência essencial, uma vez que o ambiente muda com muita frequência.

EXERCÍCIO DE APRENDIZAGEM 7.2

Qual o seu estilo de planejamento?

Individualmente, redija um plano para este ano. Como você descreve o seu planejamento? Que tipo de planejador você é? Escreva um ensaio curto que descreva seu estilo de planejar. Use exemplos específicos e, em seguida, compartilhe seu trabalho com o grupo.

Capacidade de previsão

Um erro comum de administradores novatos é deixar de fazer um planejamento pró-ativo adequado. Em vez disso, muitos administradores operam em modo de crise e deixam de usar os padrões históricos disponíveis como auxílio para o planejamento; ou não examinam indicadores atuais e estatísticas projetadas para determinar necessidades futuras. Em outras palavras, fracassam em prever. A *capacidade de previsão* envolve a tentativa de fazer estimativas de como estará determinada condição no futuro. Fazer previsões aproveita a contribuição de outros, dá sequência à atividade e protege a organização contra mudanças indesejáveis.

Com as mudanças na tecnologia, nas estruturas de pagamento e na disponibilidade de recursos, o administrador que não quer ou não consegue prever de forma exata traz obstáculos à eficiência da organização e à operacionalidade da unidade. Aumento da competição, mudanças no reembolso do governo e menores retornos hospitalares reduziram as tomadas intuitivas de decisão administrativas. Para evitar consequências desastrosas ao planejamento profissional e financeiro futuro, os administradores devem estar bem informados sobre fatores legais, políticos e socioeconômicos que afetam o atendimento de saúde.

Os administradores sem informação sobre fatores legais, políticos, econômicos e sociais que afetam o atendimento de saúde cometem erros de planejamento que podem acarretar implicações desastrosas a seu desenvolvimento profissional e à viabilidade financeira da organização.

PLANEJAMENTO ESTRATÉGICO

O planejamento tem várias dimensões. Duas delas são período de tempo e complexidade ou abrangência. Em geral, planos organizacionais complexos, que envolvam um longo período (normalmente de três a dez anos), são chamados de *planos de longo alcance* ou *estratégicos*. O planejamento estratégico, entretanto, pode ser feito uma ou duas vezes ao ano, em uma organização que muda com rapidez. No nível da unidade, qualquer planejamento com alcance futuro de seis meses pode ser considerado de longo alcance.

O planejamento estratégico também prevê o sucesso futuro de uma organização, combinando e justapondo as capacidades de uma organização e suas oportunidades externas. Por exemplo, uma organização pode desenvolver um plano estratégico para lidar com uma escassez de enfermeiros, preparar a sucessão administrativa, elaborar um plano de *marketing*, redefinir a carga de trabalho, desenvolver parcerias ou apenas planejar para o sucesso da organização.

O planejamento estratégico costuma examinar finalidade, missão, filosofia e metas organizacionais no contexto do ambiente externo da organização.

Alguns especialistas, sugerem, porém, que pagamento baseado em valor, uma necessidade maior de cortar custos, requisitos mínimos de qualidade e a necessidade de aumentar as eficiências operacionais exigirão uma reconfiguração de como o planejamento estratégico é feito na maioria das organizações de atendimento de saúde (Operational Assessment in Strategic Planning, 2012). Em vez de se concentrarem no ambiente externo e no mercado, as organizações de atendimento de saúde precisarão observar minuciosamente suas competências e fraquezas, examinar sua preparação para a mudança e identificar aqueles fatores cruciais para alcançar metas e objetivos futuros.

Este levantamento operacional deve se iniciar pela coleta de dados relacionados com desempenho financeiro, recursos humanos, estratégia e serviços oferecidos, bem como resultados finais. Portanto, é preciso haver uma participação da liderança sênior, do quadro médico e do Conselho para que se forme um consenso pelas partes envolvidas quanto aos pontos fortes e pontos fracos da organização. Em seguida, um plano de ação pode ser criado para fortalecer a infraestrutura da organização. O levantamento operacional é concluído com uma avaliação de como a organização está se saindo no cumprimento de suas metas e objetivos, após o que o processo se inicia novamente (Operational Assessment in Strategic Planning, 2012).

Análise SWOT*

Há várias ferramentas eficientes que auxiliam no planejamento estratégico. Uma das mais empregadas nas organizações de saúde é a *análise SWOT* (identificação de pontos fortes, fraquezas, oportunidades e ameaças) (Quadro 7.2). A análise SWOT, também conhecida como *análise TOWS*, foi criada por Albert Humphrey, na Stanford University, nas décadas de 1960 e 1970.

A primeira etapa da análise SWOT envolve a definição do estado final ou do objetivo desejado. Quando definido, os SWOTs são descobertos e listados. Os tomadores de decisão devem, então, decidir se o objetivo pode ser alcançado em vista dos SWOTs. Se a decisão for negativa, escolhe-se outro objetivo e repete-se o processo.

---

*N. de R.T.: SWOT Analysis (S – *Strengths*, W – *Weaknesses*, O – *Opportunities*, T – *Threats*).

Capítulo 7 Planejamento estratégico e operacional

> **QUADRO 7.2** Definições de SWOT
>
> Pontos fortes (**S**trengths) são os atributos *internos* que ajudam uma organização a alcançar seus objetivos.
> Pontos fracos (**W**eaknesses) são os atributos *internos* que desafiam uma organização a alcançar seus objetivos.
> Oportunidades (**O**pportunities) são as condições *externas* que promovem o alcance dos objetivos organizacionais.
> Ameaças (**T**hreats) são as condições *externas* que desafiam ou ameaçam o alcance dos objetivos organizacionais.

Quando feita de forma correta, a análise SWOT permite que os planejadores de estratégias identifiquem aquelas questões que mais provavelmente causarão impacto futuro em determinada organização ou situação, para então desenvolverem um plano de ação apropriado. Porém, a Marketing Teacher Ltd. (2000-2013) alerta para o fato de que várias regras simples devem ser seguidas para que a análise SWOT seja um sucesso. Em essência, seus consultores sugerem que honestidade, especificidade, simplicidade e autopercepção são integrais para o sucesso da análise SWOT.

> **QUADRO 7.3** Regras simples para a análise SWOT
>
> - Seja realista acerca dos pontos fortes e fracos de sua organização.
> - Tenha clareza quanto ao estado da organização no presente e seu possível estado no futuro.
> - Seja específico quanto ao que deseja alcançar.
> - Sempre aplique a análise SWOT em relação aos seus concorrentes.
> - Mantenha a análise SWOT breve e simples.
> - Lembre-se de que a análise SWOT é subjetiva.
>
> Fonte: Fonte: Adaptado de Marketing Teacher (2000-2013). SWOT analysis: Lesson. Acessado em segunda-feira, 22 de abril de 2013, em http://www.marketingteacher.com/wordpress/swot-analysis/

Balanced Scorecard*

O *Balanced Scorecard*, desenvolvido por Robert Kaplan e David Norton no começo da década de 1990, é outra ferramenta de grande ajuda no planejamento estratégico. Na verdade, JaxWorks (2012, parágrafo 2) observa que a *Harvard Business Review* considera o Balanced Scorecard "uma das ideias mais importantes dos últimos 75 anos".

Os planejadores de estratégias que usam esse recurso desenvolvem *medidores* (indicadores de medida do desempenho), coletam dados e os analisam a partir de quatro perspectivas organizacionais: financeira, de clientes, de processos internos de negociação (ou apenas processos) e de aprendizagem e crescimento. Esses medidores "alinham metas individuais, departamentais e organizacionais e identificam processos inteiramente novos para atender a objetivos de clientes e acionistas" (JaxWorks, parágrafo 7). Como todas as medidas são consideradas relacionadas, e por se pressupor que todas elas levarão a resultados, uma ênfase exagerada em parâmetros financeiros é evitada. O termo "equilibrado" (*balanced*) do painel de indicadores significa que os resultados estão em equilíbrio.

Os *Balanced Scorecards* também permitem que as organizações alinhem suas atividades estratégicas com o plano estratégico. Os melhores *Balanced Scorecards* não são conjuntos estáticos de medidas; em vez disso, refletem a natureza dinâmica do ambiente organizacional. Considerando-se que esse painel é capaz de traduzir estratégia em ação, é um recurso eficiente na tradução da visão estratégica de uma organização em objetivos claros e realistas.

---

*N. de R.T.: *Balanced Scorecard* é traduzido por alguns administradores como *painel de indicadores balanceados*, pois permite a visualização de metas em diferentes perspectivas e não apenas as financeiras.

Unidade III Papéis e funções no planejamento

Planejamento estratégico como um processo administrativo

Ao mesmo tempo em que a SWOT e o Balanced Scorecard são diferentes, eles também são seme-lhantes no sentido de poderem ajudar as organizações a levantarem dados sobre o que fazem bem e sobre o que precisam realizar para continuarem a ser eficientes e financeiramente sadias. Há muitos outros recursos de planejamento estratégico que não são assunto deste texto. Independentemente do(s) instrumento(s) ou recurso(s) empregado(s), o planejamento estratégico, como processo de administração, costuma incluir as seguintes etapas:

1. Definir com clareza o propósito da organização.
2. Estabelecer metas realistas e objetivos coerentes com a missão da organização.
3. Identificar os elementos externos que compõem a organização ou os que nela têm interesse e, em seguida, determinar sua avaliação dos propósitos e das operações de tal organização.
4. Comunicar com clareza as metas e os objetivos às pessoas que compõem a organização.
5. Desenvolver um senso de propriedade do plano.
6. Elaborar estratégias para atingir as metas.
7. Garantir que se dê o uso mais eficiente aos recursos da organização.
8. Compor uma base a partir da qual o progresso possa ser medido.
9. Oferecer um mecanismo de mudança informada de acordo com a necessidade.
10. Compor um consenso sobre o rumo da organização.

Deve-se observar, porém, que alguns críticos defendem que o planejamento estratégico rara-mente é linear. Ainda assim, tampouco pode ser considerado estático. Ele envolve várias ações e reações parcialmente planejadas e parcialmente não planejadas.

Quem deve ser envolvido em um planejamento estratégico?

Um planejamento de longo alcance para organizações de atendimento de saúde costuma ser feito, historicamente, pelos administradores dos mais altos escalões e pela equipe de diretores, com limi-tadas contribuições dos funcionários de escalões intermediários. Para dar sentido ao planejamento estratégico e implementá-lo com sucesso, a contribuição dos colaboradores de todos os níveis orga-nizacionais pode ser solicitada. Há reconhecimento crescente da importância da contribuição dos colaboradores de todos os níveis da organização para dar sentido ao planejamento estratégico e aumentar a probabilidade de sucesso de sua implementação.

O administrador de primeiro escalão normalmente fica mais envolvido no planejamento de lon-go alcance no nível da unidade. No entanto, considerando-se que os planos estratégicos da organiza-ção influenciam o planejamento da unidade, administradores de todos os níveis precisam estar infor-mados dos planos organizacionais de longo prazo para que haja coordenação de todo o planejamento.

Todas as organizações devem agendar reuniões anuais para o planejamento estratégico, envol-vendo todos os departamentos e níveis hierárquicos, o que poderá promover maior eficiência dos enfermeiros da organização, melhor comunicação entre todos os níveis funcionais, espírito de co-operação para a solução dos problemas e uma sensação dominante de que todos os departamentos estão unidos, voltados às metas e fazendo a sua parte para ajudar a organização a realizar sua missão.

EXERCÍCIO DE APRENDIZAGEM 7.3

Como fazer planos de longo prazo

O gerente de recursos humanos da instituição em que você é supervisor concluiu um levanta-mento dos potenciais planos de aposentadoria do corpo funcional de enfermagem e descobriu que, dentro de cinco anos, 45% dos enfermeiros estarão se aposentando. Você sabe que as estatísticas anteriores e atuais disponíveis mostram que é possível repor de 10 a 15% dos enfer-meiros por ano com novas contratações. Você está preocupado, já que não sabe como consegui-rá lidar com esse novo aumento na necessidade de profissionais.

Tarefa: faça um plano de longo prazo, para daqui a cinco anos, capaz de aumentar suas chances de atender a essa nova demanda. Lembre-se de que outras unidades da instituição, bem como outras organizações de saúde da região, podem ter o mesmo problema.

PLANEJAMENTO ORGANIZACIONAL: A HIERARQUIA DO PLANEJAMENTO

Há vários tipos de planejamento; na maior parte das organizações, eles compõem uma hierarquia na qual os planos superiores influenciam todos os demais. Como mostra a pirâmide na Figura 7.1, a hierarquia se amplia nos níveis inferiores, representando um aumento no número de componentes do planejamento. Além disso, os componentes da parte superior da hierarquia são mais genéricos, com os da parte inferior sendo mais específicos.

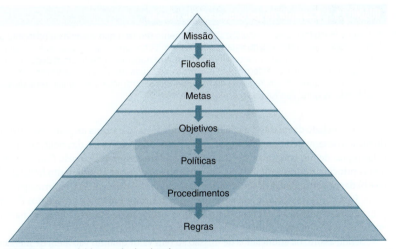

FIGURA 7.1 • A hierarquia do planejamento.

ENUNCIADOS DA VISÃO E DA MISSÃO

Enunciados da visão são usados para descrever metas ou objetivos futuros em uma organização. Trata-se de uma descrição por meio de palavras que resumem um quadro a todos os membros do grupo daquilo que, juntos, desejam que ocorra. É fundamental, então, que os líderes da organização reconheçam que ela jamais será maior do que a visão que a orienta. O Quadro 7.4 traz um enunciado de visão adequado para um hospital.

QUADRO 7.4   **Exemplo de um enunciado de visão**

O County Hospital será o centro de liderança em atendimento traumatológico na região.

Uma organização jamais será maior do que a visão que a orienta.

A finalidade do *enunciado da missão* é uma breve declaração (normalmente com não mais de três ou quatro frases) que identifica a razão da existência de uma organização. Essa declaração identifica o que constitui a organização e traz seu posicionamento quanto à ética, aos princípios e aos padrões de prática.

Um enunciado de missão bem escrito identifica o que há de singular na organização. Brozovich e Totten (2012), por exemplo, sugerem que todos os hospitais desejam ter um atendimento de alta qualidade e com um bom custo-benefício, mas enunciados de missão que incluem apenas esse palavreado não distinguem uma organização das demais. Além do mais, o enunciado da missão deve ser capaz de motivar ações que reflitam a missão ao longo do tempo. Em outras palavras, os enunciados de missão podem se tornar poderosos instrumentos de tomada de decisão quando incorporam o propósito das atividades da organização (Brozovich e Totten).

No entanto, Voges (2012) observa que, numa era de corte de custos, muitos administradores atuais da área de atendimento de saúde consideram ser um verdadeiro desafio cumprir com a missão declarada; daí o adágio bastante repetido: "sem margem, sem missão". Voges conclui que um equilíbrio entre margem e missão é fundamental, mas alerta que sempre é difícil sustentar a missão de uma organização de atendimento de saúde em face dos crescentes desafios econômicos.

O Quadro 7.5 apresenta um exemplo de um enunciado de missão do County Hospital, um hospital universitário.

QUADRO 7.5   Exemplo de um enunciado de missão

O County Hospital é uma instituição de atendimento terciário que oferece atendimento completo e holístico a todos os moradores do estado que buscam tratamento. Seu propósito é combinar atendimento de saúde holístico e altamente qualificado com o oferecimento de oportunidades de aprendizagem a estudantes de medicina, enfermagem e ciências da saúde em geral. A pesquisa é estimulada a fim de que se identifiquem novos regimes de tratamento e se promova um atendimento de saúde altamente qualificado às gerações futuras.

O enunciado da missão é a mais alta prioridade na hierarquia de planejamento, uma vez que influencia o desenvolvimento da filosofia, das metas, dos objetivos, das políticas, dos procedimentos e das regras de uma organização. Os administradores empregados pelo County Hospital têm duas metas principais que orientam seu planejamento: a) oferecer atendimento holístico de alta qualidade e b) dar oportunidades de aprendizagem a estudantes de medicina, enfermagem e outras ciências afins. Para cumprir dessas metas, recursos financeiros e humanos adequados devem ser alocados para tutoria e pesquisas clínicas. Além disso, a avaliação do empregado examina seu desempenho em termos de metas da unidade e da organização.

Sendo assim, os enunciados de missão só têm valor quando vão além de meras ideias teóricas. Na verdade, as medidas tomadas em todos os níveis da organização devem ser congruentes com sua missão declarada. É por isso que é tão importante envolver indivíduos de todos os escalões da organização na elaboração de enunciados de missão.

Curran e Totten (2010) sugerem que, ao buscarem emprego, os enfermeiros devem revisar o enunciado de missão de um empregador em potencial e se perguntar o que isso diz a respeito das partes interessadas da organização, quais crenças e valores são acolhidos e como a organização visa atender às necessitadas de seus grupos de interesse. Somente então o empregado potencial pode determinar se esta é uma organização para a qual ele deseja trabalhar.

Uma organização deve acreditar verdadeiramente no enunciado de sua missão; de outra sorte, ele terá pouco valor.

ENUNCIADO DA FILOSOFIA DA ORGANIZAÇÃO

A *filosofia* decorre do propósito ou do enunciado da missão e descreve o conjunto de valores e crenças que orienta todas as ações da organização. É a base que dirige todos os outros planos na direção da missão. Os enunciados da filosofia costumam ser encontrados nos manuais de políticas nas instituições ou podem ser solicitados. Uma filosofia que pode advir do enunciado da missão do County Hospital consta no Quadro 7.6.

A *filosofia organizacional* oferece a base do desenvolvimento das filosofias de enfermagem no nível das unidades e para os serviços de enfermagem em geral. Escrita em conjunto com a filosofia da organização, a *filosofia de serviços de enfermagem* deve abordar as crenças essenciais acerca da enfermagem e do atendimento de enfermagem; qualidade, quantidade e alcance dos serviços de enfermagem; e a forma como ela, de maneira específica, atenderá às metas da organização. Com frequência, a filosofia dos serviços de enfermagem deriva dos conceitos de atendimento holístico, educação e pesquisa. A filosofia dos serviços de enfermagem no Quadro 7.7 fundamenta-se no enunciado da missão e na filosofia organizacional do County Hospital.

Capítulo 7 Planejamento estratégico e operacional

QUADRO 7.6   **Exemplo de enunciado de filosofia**

A junta de diretores, o corpo funcional médico e de enfermagem, bem como a administração do County Hospital, acreditam que os seres humanos sejam únicos devido a dotações genéticas diferentes, experiências pessoais em ambientes sociais e físicos, além da capacidade de adaptação a estressores biofísicos, psicossociais e espirituais. Assim, cada paciente é considerado um indivíduo único, com necessidades singulares. Identificar resultados e metas, fixar prioridades, prescrever opções estratégicas e selecionar uma estratégia excelente serão negociados pelo paciente, pelo médico e pela equipe de atendimento de saúde.

Como indivíduos singulares, os pacientes proporcionam oportunidades de aprendizagem diferentes a estudantes de medicina, enfermagem e ciências afins. Pelo fato de a junta de diretores, o corpo funcional médico e de enfermagem e os administradores acreditarem que a qualidade do atendimento de saúde oferecido reflita diretamente, a qualidade da formação de seus futuros provedores de atendimento de saúde, os estudantes são bem-vindos e encorajados a buscarem o máximo possível de oportunidades de aprendizagem. Uma vez que atendimento de saúde altamente qualificado seja definido por avanços tecnológicos e descobertas científicas, estando em sua dependência, o County Hospital estimula a pesquisa como forma de investigação científica.

QUADRO 7.7   **Exemplo de filosofia dos serviços de enfermagem**

A filosofia da enfermagem do County Hospital baseia-se no respeito à dignidade e aos valores individuais. Acreditamos que todos os pacientes têm direito de receber atendimento eficiente de enfermagem. Esse atendimento é um serviço personalizado, com base nas necessidades dos pacientes e em sua doença ou condição clínica.

Reconhecendo a obrigação dos enfermeiros de ajudar a recuperar os pacientes na direção do melhor estado ou saúde física, mental e emocional possível, além de manter a sensação de bem-estar espiritual e social dos pacientes, prometemos a cooperação inteligente na coordenação dos serviços de enfermagem com os profissionais da medicina e de ciências afins. Pelo fato de compreender a importância da pesquisa e do ensino para melhorar o atendimento ao paciente, o departamento de enfermagem irá apoiar, promover e participar dessas atividades. Ao utilizar o conhecimento sobre comportamento humano, lutaremos em prol da confiança e do entendimento mútuo entre os serviços e os empregados da enfermagem para que se crie um clima para o desenvolvimento do maior potencial possível de cada membro da equipe de enfermagem. Acreditamos que os funcionários da enfermagem sejam indivíduos responsáveis pelos pacientes e por suas famílias em relação à qualidade e à compaixão que fazem parte do atendimento dado aos pacientes, bem como em relação à manutenção dos padrões de atendimento, conforme descritos pelo corpo funcional de enfermeiros.

A *filosofia da unidade*, adaptada da filosofia dos serviços de enfermagem, especifica como o atendimento de enfermagem prestado na unidade corresponderá às metas do serviço de enfermagem e da organização. A coerência na filosofia, nas metas e nos objetivos da organização, dos serviços de enfermagem e da unidade é encontrada na Figura 7.2.

Ainda que os chefes de unidade tenham poucas oportunidades de ajudar a desenvolver a filosofia da organização, eles são ativos na determinação, na implementação e na avaliação da filosofia da unidade. Ao formular essa filosofia, o chefe da unidade incorpora conhecimentos dos ambientes interno e externo da unidade, além de um entendimento de seu papel no cumprimento das metas da organização. Ele precisa compreender a hierarquia de planejamento e conseguir articular ideias tanto verbalmente como por escrito. Os líderes-administradores também precisam ser visionários, inovadores e criativos ao identificar finalidades e metas da unidade, para que a filosofia, ao mesmo tempo, reflita a prática atual e incorpore uma visão do futuro.

Tal como o enunciado da missão, os da filosofia geralmente podem ser úteis se direcionarem, de fato, o trabalho da organização para um propósito específico. Decisões, prioridades e conquistas de um departamento refletem sua filosofia de trabalho.

 A filosofia de trabalho fica clara nas decisões, nas prioridades e nas conquistas de um departamento.

Unidade III Papéis e funções no planejamento

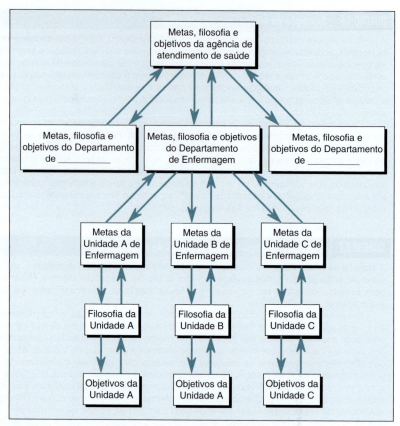

FIGURA 7.2 • Coerência filosófica na hierarquia de planejamento.

As pessoas devem ser capazes de identificar com exatidão a forma como a organização está implementando a filosofia estabelecida ao observarem os membros do corpo funcional, ao analisarem as prioridades orçamentárias e ao conversarem com os consumidores de atendimento de saúde. As decisões tomadas em uma organização tornam a filosofia visível a todos – independentemente do que esteja escrito. Uma filosofia que não é ou não pode ser implementada é inútil.

EXERCÍCIO DE APRENDIZAGEM 7.4

Como elaborar um enunciado de filosofia

A Recover Inc., agência fictícia de atendimento de saúde domiciliar, oferece serviços completos de enfermagem e apoio para atendimento nas residências. Os serviços incluem enfermagem especializada, banho, compras, fisioterapia, terapia ocupacional, preparo de refeições, manutenção doméstica, terapia da fala e assistência social. A agência oferece atendimento ininterrupto, sete dias por semana, a uma área rural deficitária no norte da Califórnia. O folheto publicado pela empresa diz que ela tem compromisso em atender às necessidades da comunidade rural e que busca a excelência.

Tarefa: com base nas informações limitadas, elabore um breve enunciado de filosofia que possa ser adequado à Recover Inc.. Tente ser criativo e adicione detalhes fictícios às informações, se possível.

FILOSOFIA E VALORES DA SOCIEDADE

Sociedades e organizações têm filosofias ou conjuntos de crenças que orientam seu comportamento. Essas crenças que guiam o comportamento são chamadas de *valores*. Os valores têm importância intrínseca para uma sociedade ou um indivíduo. Há pessoas que defendem com veemência que os valores norte-americanos são o individualismo, a busca do interesse próprio e a competição. São valores que influenciam muito a formação e a implementação de políticas de atendimento de saúde. A consequência é um sistema de atendimento de saúde que promove desigualdades estruturais. Apesar dos gastos de trilhões de dólares anuais no atendimento de saúde, milhões de norte-americanos não têm plano de saúde e milhões de outros têm planos de baixíssimo valor.

Embora os valores pareçam ter importância fundamental na criação e na análise das políticas de atendimento de saúde, a discussão pública dessa variável essencial costuma ser negligenciada. Em vez disso, os criadores dessas políticas tendem a concentrar-se em tecnologia, análise de custo-benefício e eficácia de custos. Ainda que seja importante, esse tipo de avaliação não aborda os valores subjacentes nesse país que levaram a um acesso desigual ao atendimento de saúde.

> ### EXERCÍCIO DE APRENDIZAGEM 7.5
>
> **Atendimento de saúde a que custo?**
>
> O Canadá e a Alemanha têm sido modelos de reforma de atendimento de saúde, pois oferecem esse tipo de atendimento a todos os cidadãos. Embora os Estados Unidos tenham um gasto maior por indivíduo que esses dois países, muitos cidadãos não têm acesso a um atendimento de saúde completo e qualificado. Os canadenses têm hospitalização, visitas médicas e a maior parte do atendimento odontológico sem custo. A Alemanha gasta ainda menos e oferece um nível de serviços semelhante ao canadense, embora com pequeno pagamento adicional pela hospitalização. Diferentemente da ênfase do atendimento especializado norte-americano, com escolha limitada de médicos, os sistemas de saúde canadense e alemão enfatizam atendimento primário, escolha ilimitada de médicos, visitas de médicos sem custo e promoção da saúde. Com pouco incentivo financeiro para especialização médica e foco nacional na promoção da saúde, há um número bem maior de clínicos gerais por indivíduo na Alemanha e no Canadá do que nos Estados Unidos.
>
> Qual o custo desse atendimento de saúde? Canadenses e alemães precisam esperar muito mais por alguns procedimentos de alta tecnologia, e os governos desses países têm limitações acerca da proliferação tecnológica. Os Estados Unidos, entretanto, continuam a ter maior incidência de mortalidade infantil e baixo peso no nascimento do que qualquer um dos dois países, com a mais baixa expectativa de vida no nascimento. Apesar dos gastos mais elevados com maior percentual do produto interno bruto, os consumidores norte-americanos tiveram o menor número de consultas médicas e a menor média de permanência em hospitais.
>
> **Tarefa:** em pequenos grupos, debata os seguintes itens: você concorda que o sistema norte-americano de saúde representa valores sociais de individualismo, busca dos interesses próprios e competição, ou discorda disso? Acredita que os norte-americanos queiram pagar os custos necessários para obter coletivismo, colaboração e igualdade no atendimento de saúde? Você preferiria ter menos opções no atendimento de saúde se o acesso fosse assegurado a todos? Acredita que os custos da cobertura universal devam ser do consumidor ou do empregador? Admite que tanto os valores individuais quanto os da sociedade influenciarão seus sentimentos.

FILOSOFIA E VALORES INDIVIDUAIS

Tal como debatido no Capítulo 1, os valores causam enorme impacto nas decisões tomadas pelas pessoas. Para cada indivíduo, as crenças e os valores pessoais são modelados por suas experiências. Todas as pessoas precisam examinar criteriosamente o próprio sistema de valores e reconhe-

Unidade III Papéis e funções no planejamento

cer o papel que desempenha na forma como tomam decisões e solucionam conflitos e até mesmo como percebem as coisas. O enfermeiro-administrador precisa, então, estar consciente e dar aos subordinados oportunidades de aprendizado ou experiências de aprendizagem que aumentem a autopercepção.

Às vezes, é difícil levantar dados sobre algo ter ou não *valor real*. O trabalho clássico de McNally (1981) identificou as quatro características a seguir para determinar um valor real:

1. Deve ser escolhido livremente a partir de alternativas somente após a devida reflexão.
2. Deve ser priorizado e valorizado.
3. Deve ser repetido de forma consciente e consistente (parte de um padrão).
4. Deve ser afirmado e concretizado de forma positiva.

Quando um valor não atende a todos os quatro critérios, trata-se de um *indicador de valor*. A maior parte das pessoas possui vários indicadores de valor, mas poucos valores reais. Por exemplo, muitos enfermeiros afirmam valorizar sua organização profissional nacional, embora não paguem as anuidades nem participem da organização. Valores reais requerem que a pessoa aja, ao passo que os indicadores de valor não demandam isso. Assim, o valor dado à organização nacional de enfermeiros é um indicador de valor para esses profissionais e não um verdadeiro valor.

Além disso, pelo fato de nossos valores mudarem com o tempo, há necessidade de esclarecimento periódico para determinar como eles mudaram. O esclarecimento de valores inclui seu exame, a designação de suas prioridades e a determinação de como eles influenciam o comportamento para que o estilo de vida individual seja coerente com os valores priorizados. Às vezes, os valores mudam em consequência de experiências de vida ou de conhecimentos recém-adquiridos. A maioria dos valores que tivemos na infância reflete os valores de nossos pais. Mais tarde, são modificados por companheiros ou imitação de modelos. Ainda que sejam aprendidos, não podem ser cobrados dos outros, já que precisam ser internalizados. A exposição limitada a outros pontos de vista, porém, também limita a quantidade de opções de valores que uma pessoa pode gerar. Assim, quanto mais conhecemos o mundo, maior a nossa percepção das alternativas a partir das quais selecionamos nossos valores.

EXERCÍCIO DE APRENDIZAGEM 7.6

Como refletir sobre valores

Utilizando o que você aprendeu sobre valores, indicadores de valor e esclarecimentos de valor, responda as perguntas a seguir. Reflita com vagar sobre seus valores antes de responder. Pode ser usado como exercício escrito.

1. Liste três ou quatro crenças básicas que você tenha sobre enfermagem.
2. Com seus conhecimentos, pergunte-se: "Valorizo a enfermagem? Ela foi algo escolhido livremente entre alternativas após uma reflexão adequada? Estimo e adoro a enfermagem? Se pudesse repetir o processo de escolha, ainda assim escolheria a enfermagem como profissão?".
3. Há coerência entre seus valores pessoais e profissionais? Há valores inerentes à enfermagem como profissão que são incoerentes com seus valores pessoais? De que forma você resolveria os conflitos resultantes?

Ocasionalmente, no entanto, os valores individuais entram em conflito com os da organização. Já que a filosofia organizacional determina suas prioridades na escolha das metas e na distribuição de recursos, os enfermeiros têm de compreender essa filosofia. Por exemplo, suponha que um enfermeiro esteja empregado no County Hospital. Esse hospital deixa claro em sua filosofia que o ensino é uma finalidade essencial para a existência do hospital; portanto, os alunos da medicina podem praticar intubação endotraqueal em todas as pessoas que morrem na instituição, de modo a obterem a experiência necessária na medicina de emergência. Essa prática perturba demais o enfermeiro; isso não é coerente com seu conjunto de valores, ocasionando um conflito pessoal enorme.

Os enfermeiros que, costumam tomar decisões que constituem conflito com os próprios valores podem ter confusão e ansiedade. Essa luta intrapessoal, em dado momento, leva a estresse profissional e insatisfação, em especial para o enfermeiro em início de carreira, que chega à organização com um esclarecimento inadequado de valores. As escolhas feitas pelos enfermeiros acerca do atendimento ao cliente não são apenas opções estratégicas; são escolhas morais. Podem ocorrer conflito interno e esgotamento quando valores pessoais e organizacionais não se misturam.

Quando um enfermeiro sente uma dissonância cognitiva entre valores pessoais e organizacionais, as consequências podem ser conflito intrapessoal e esgotamento.

Como parte do papel do líder, o administrador deve incentivar todos os empregados potenciais a ler e refletir sobre o enunciado da missão ou da filosofia da organização antes que o emprego seja aceito. Ele deve fornecer cópia da filosofia ao candidato antes de marcar a entrevista. O candidato também deve ser incentivado a conversar com os empregados em cargos diferentes na organização a respeito de como é implementada a filosofia no nível de suas ocupações. Por exemplo, um empregado potencial pode querer saber o que a organização pensa sobre a diversidade cultural e as políticas existentes para garantir que pacientes de culturas e idiomas diferentes disponham de um mecanismo de tradução, quando necessário. Finalmente, os novos empregados devem ser estimulados a conversar com membros da comunidade sobre a reputação de atendimento da instituição. Aqueles que compreendem a filosofia institucional não apenas terão as expectativas esclarecidas sobre finalidades e metas institucionais, como entenderão melhor a forma como se encaixam na organização.

Ainda que todos os enfermeiros tenham de possuir uma filosofia comparável com a do empregador, é bastante importante que o administrador novato tenha um sistema de valores coerente com o da empresa. As mudanças institucionais que melhor alinham-se com seu sistema de valores serão mais apreciadas e mais altamente priorizadas do que aquelas que não constituem valores reais ou que estejam em conflito com o sistema de valores do enfermeiro-administrador. Os administradores que pensam poder mudar a filosofia da organização para que se aproxime mais de sua própria podem ter grande decepção.

É irreal que os administradores aceitem um cargo pressupondo que serão capazes de modificar a filosofia de uma organização para que ela combine mais com a sua própria.

Uma mudança assim exige grande energia e precipita conflitos inevitáveis, uma vez que a filosofia da empresa reflete o desenvolvimento histórico organizacional, além das crenças das pessoas que foram fundamentais a seu desenvolvimento. Os administradores de enfermagem precisam reconhecer que valores muito especiais podem ser desafiados por limitações sociais e econômicas atuais e que os enunciados de filosofias precisam ser revisados e debatidos continuamente de modo a garantir a exatidão contínua das crenças.

METAS E OBJETIVOS

Metas e objetivos são as finalidades do trabalho de uma organização. Todas as filosofias devem ser traduzidas em metas e objetivos específicos se tiverem de se transformar em ações. Sendo assim, metas e objetivos "operacionalizam" a filosofia.

Uma *meta* pode ser definida como o resultado desejado para o qual os esforços serão voltados. É o que a filosofia deseja. Embora as metas das organizações costumem ser determinadas por níveis administrativos superiores, há cada vez mais ênfase na inclusão dos funcionários em sua fixação. As metas, semelhante às filosofias e aos valores, mudam com o tempo, exigindo reavaliação e priorização periódicas.

As metas, um tanto globais por natureza, devem ser passíveis de medida e ambiciosas, ainda que realistas. Precisam descrever com clareza o produto final almejado. Quando não são claras, podem surgir desentendimentos simples e a comunicação pode romper-se. A organização normalmente estabelece metas de longo e curto prazos para os serviços realizados, para a economia, para a utilização de recursos, inclusive humanos, financeiros e estruturais, para as inovações e para as responsabilidades sociais. O Quadro 7.8 lista enunciados de metas como exemplo.

QUADRO 7.8 Exemplo de enunciados de metas

- Todos os profissionais de enfermagem reconhecerão a necessidade do paciente de independência e direito à privacidade e investigarão seu nível de preparo para aprender a respeito de sua doença.
- Os profissionais de enfermagem oferecerão o real atendimento ao paciente relativo a suas necessidades até o ponto em que as instalações hospitalares e comunitárias permitam, por meio de planos de atendimento, atendimento individualizado ao paciente e planejamento da alta, inclusive contato de acompanhamento.
- Uma tentativa continuada será feita para a criação de um clima que leve a estado de ânimo favorável do paciente e do funcionário e que reforce o crescimento pessoal.
- O desempenho de todos os empregados no departamento de enfermagem será avaliado de modo a produzir crescimento do empregado e aperfeiçoamento dos padrões de enfermagem.
- Todas as unidades de enfermagem do County Hospital trabalharão de forma colaborativa com outros departamentos do hospital a fim de levar adiante a missão, a filosofia e as metas institucionais.

Ainda que as metas possam orientar e manter o comportamento de uma organização, existem muitos perigos na utilização da avaliação de metas como o principal recurso para determinar sua eficiência. O primeiro desses perigos é o fato de as metas poderem estar em conflito mútuo, gerando confusão aos empregados e aos consumidores. Por exemplo, a necessidade de maximização de lucros nas instituições de atendimento de saúde hoje pode estar em conflito com algumas metas do paciente ou de qualidade enunciadas publicamente. O segundo perigo é que as metas enunciadas ao público podem não refletir verdadeiramente as da organização. Além disso, algumas metas organizacionais podem ser desenvolvidas apenas como canais para metas individuais ou pessoais. O perigo final decorre do aspecto global das metas, o que dificulta, em geral, a determinação de terem ou não sido alcançadas.

Ainda que as metas possam orientar e manter o comportamento de uma organização, existem muitos perigos na utilização da avaliação de metas como o principal recurso para avaliar sua eficiência.

Objetivos assemelham-se a metas, no sentido de motivarem as pessoas para determinado fim e de serem explícitos, mensuráveis, observáveis ou recuperáveis. No entanto, são mais específicos e mensuráveis que as metas, pois identificam como e quando a meta terá sido alcançada.

As metas costumam ter diversos objetivos, cada um acompanhado por uma data-alvo de realização. Quanto mais específicos os objetivos para uma meta, mais fácil será para que todos os envolvidos em seu cumprimento os compreendam e desempenhem seus próprios papéis. É especialmente importante que o enfermeiro-administrador lembre disso ao escrever as descrições dos cargos; se houver pouca ambiguidade nessa descrição, haverá pouca confusão ou distorção de papéis. Não há dúvida de que metas e objetivos escritos devem ser comunicados a todos na organização que forem responsáveis por alcançá-los. Trata-se de um papel fundamental de liderança para o enfermeiro em cargo administrativo.

Os objetivos podem se concentrar no processo ou no resultado desejado. Os *objetivos de processo* são escritos em termos do método a ser usado, ao passo que os *objetivos focados em resultados* especificam o resultado desejado. Um exemplo de objetivo de processo seria "100% dos enfermeiros atuantes orientarão os novos pacientes no uso do sistema elétrico de chamadas, dentro dos primeiros 30 minutos após sua admissão, e, em seguida, pedirão ao paciente uma demonstração". Um exemplo de objetivo voltado ao resultado seria: "Todos os pacientes em pós-operatório perceberão redução em seus níveis de dor após administração de medicação parenteral para dor". A redação de bons objetivos exige tempo e prática.

Para que os objetivos sejam mensuráveis, devem atender a determinados critérios. Precisa haver um prazo em que tenham de ser concluídos e devem ser enunciados em termos de comportamento, ser avaliados com objetividade e identificar resultados mais positivos que negativos.

Um exemplo de objetivo pode ser encontrado em uma das metas do Mercy Hospital, que diz que "todos os enfermeiros serão proficientes na administração de líquidos intravenosos". Os objetivos do Mercy Hospital podem incluir:

- Todos os enfermeiros realizarão o curso do Mercy Hospital de "Certificação em Terapia IV" no prazo de um mês a partir do começo do emprego. O hospital pagará esse programa.
- Os enfermeiros que tiverem classificação abaixo de 90% em um exame completo de "Certificação de Terapia IV" terão de fazer mais quatro horas de curso, como complementação. Esse curso chama-se "Revisão de Princípios Básicos de IV", e deverá ser feito em não mais de duas semanas após a conclusão do curso para "Certificação em Terapia IV".
- Os enfermeiros com escore de 90% ou além no exame completo para "Certificação em Terapia IV", após conclusão do curso de revisão, poderão realizar terapia IV nos pacientes. O chefe da unidade estabelecerá os planos individualizados de recuperação aos funcionários que não conseguirem obter esse escore no exame.

O líder-administrador, sem dúvida, precisa ser habilidoso na determinação e na documentação de metas e objetivos. Os administradores prudentes avaliam pontos fortes e fracos da unidade e determinam os recursos disponíveis antes de elaborar metas e objetivos. Os líderes devem ser criativos e futuristas na identificação de como as metas podem, da melhor maneira, ser traduzidas em objetivos e, depois, implementadas. A disposição em ser receptivo a ideias novas e diferentes é uma habilidade crucial de liderança. Além disso, habilidades interpessoais bem desenvolvidas permitem que o líder envolva e inspire os subordinados no estabelecimento de metas. A etapa final no processo envolve redação clara das metas e dos objetivos identificados, comunicação das mudanças aos subordinados, bem como avaliação e revisão periódicas das metas e dos objetivos, sempre que necessário.

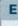

EXERCÍCIO DE APRENDIZAGEM 7.7

Redação de metas e objetivos

Pratique a redação de metas e objetivos para o County Hospital, baseando-se nos enunciados de sua missão e na filosofia deste capítulo. Identifique três metas, bem como três objetivos, para a operacionalização de cada uma delas.

POLÍTICAS E PROCEDIMENTOS

Políticas são planos reduzidos a enunciados ou instruções que direcionam as organizações em suas decisões. Esses enunciados abrangentes, derivados de filosofia, metas e objetivos organizacionais, explicam como as metas serão atingidas e orientam o curso geral e o alcance das atividades organizacionais. Assim, as políticas direcionam o comportamento individual para a missão da organização e definem os amplos limites e os resultados desejados das situações que costumam se repetir, ao mesmo tempo em que deixam espaço ao arbítrio e à iniciativa dos que têm de executar essa política. Ainda que algumas sejam exigências das agências de acreditação, muitas políticas são específicas a cada instituição, dando aos administradores os recursos para o controle interno.

As políticas podem ser implícitas ou explícitas. *Políticas implícitas*, nem escritas, nem expressas oralmente, costumam ser criadas com o tempo e seguem algum antecedente. Por exemplo, um hospital pode ter uma política implícita de que os empregados devam ser estimulados e apoiados

156   Unidade III Papéis e funções no planejamento

em suas atividades em organizações de atendimento de saúde na comunidade, na região e no país. Outro exemplo pode ser o das enfermeiras que limitam a licença-maternidade a três meses, podendo retornar a seus empregos e plantões anteriores sem mudança na condição.

As *políticas explícitas* são delineadas oralmente ou por escrito. A maior parte das organizações possui várias políticas escritas, prontamente disponíveis a todos e que promovem coerência de ações. As políticas explícitas podem incluir um código formal para como se vestir, para licenças-saúde ou períodos de férias, além de procedimentos disciplinares.

Todas as organizações precisam desenvolver políticas e procedimentos disseminados como um todo para orientar os trabalhadores em suas ações. O ideal é que essas políticas e procedimentos sejam desenvolvidos recebendo contribuições de todos os níveis da organização. Infelizmente, em muitas organizações de atendimento de saúde, essa função recai isoladamente sobre *comitês de políticas e procedimentos*. O envolvimento de mais pessoas no processo aumentaria a qualidade do produto final e a probabilidade de os procedimentos serem implementados conforme desejado.

Embora os administradores de alto escalão estejam mais envolvidos na fixação de políticas organizacionais (normalmente por meio de comitês de políticas), os chefes de unidade devem determinar a forma de implementação dessas políticas em suas unidades. Informações dadas pelos subordinados para formar, implementar e revisar as políticas possibilitam ao líder-administrador o desenvolvimento de diretrizes que terão apoio e atendimento de todos os empregados. Mesmo que os empregados das unidades não tenham envolvimento direto na fixação de políticas, seu *feedback* é essencial a uma implementação de sucesso. É fundamental que políticas e procedimentos uniformes sejam desenvolvidos por meio de cooperação.

Além disso, políticas e procedimentos devem se embasar em evidências. Porém, a inclusão de evidências em políticas e procedimentos exige o desenvolvimento de um processo para garantir a prática de enfermagem consistente, rigorosa e segura. Infelizmente, muitas políticas seguem sendo motivadas pela tradição ou por exigências regulatórias, e poucas são as evidências existentes para nortear as melhores práticas no desenvolvimento de políticas (Exame de Evidência 7.1).

Exame de evidência 7.1

Fonte: Coursey, J., Rodriguez, R., Dieckmann, L., & Austin, P. (2013). *Successful implementation of policies addressing lateral violence.* AORN Journal, 97(1), 101–109.

Os autores concluíram uma busca na literatura *online* (de 1990 até o presente), uma abordagem de ancestralidade e a formação de uma rede informal para localizar e estimar as evidências acerca da implementação bem-sucedida de políticas contra violência lateral. Eles descobriram que a maior parte das evidências provinha de fontes de nível inferior e que nenhum meio consistente e eficiente foi apresentado para implementar políticas contra violência lateral. Além disso, as evidências sugeriram que, na maioria dos locais, as políticas contra violência lateral existiam apenas para atender aos padrões das agências de avaliação e que sua existência não indica uma implementação efetiva dessas políticas. No entanto, as evidências avaliadas chegaram a sugerir a importância de estratégias de implementação preparadas de modo colaborativo (pelo setor administrativo e pelo quadro de funcionários).

Os autores concluíram que há informações mínimas baseadas em evidências abordando a implementação efetiva de políticas contra violência lateral, e perceberam que esta lacuna nas pesquisas deixa os administradores às escuras quanto às melhores técnicas para lidar com comportamento de violência lateral e prevenir a proliferação de ambientes de trabalho perniciosos.

Após a formulação das políticas, o papel de liderança dos administradores inclui a responsabilidade de comunicá-las a todos os que posam ser afetados por elas. Essas informações devem ser transmitidas por escrito e verbalmente. O valor percebido das políticas depende de como elas são comunicadas.

Procedimentos são planos que estabelecem formas costumeiras ou aceitas de realização de determinada tarefa e delineiam uma sequência de etapas para determinada ação. Os procedimentos estabelecidos poupam tempo dos funcionários, facilitam a delegação, reduzem custos, aumentam a produtividade e constituem uma forma de controle. Além disso, identificam o processo ou as etapas necessárias à implementação de uma política e costumam ser encontrados em manuais no nível das unidades organizacionais.

São também responsabilidades do administrador a revisão e a análise crítica dos enunciados das políticas e dos procedimentos para garantir sua atualidade e sua aplicabilidade. Considerando-se a atual "explosão" de pesquisas baseadas em evidências e de novos regulamentos, tecnologias e drogas, manter atualizadas e relevantes as políticas e os procedimentos é um enorme desafio administrativo. Além disso, uma vez que a maioria das unidades está em fluxo constante, suas necessidades e as formas mais adequadas de satisfazê-las mudam constantemente. Por exemplo, o chefe de unidade é responsável por garantir a existência de uma política expressa com clareza a respeito de férias e feriados, comunicada a todos por ela afetados. Ele deve ainda providenciar uma declaração escrita de procedimentos sobre como solicitar as férias ou o uso dos feriados naquela unidade. Para isso, levanta dados sobre qualquer mudança nas estatísticas dos pacientes e na disponibilidade de recursos humanos a longo prazo e analisa criticamente os enunciados de políticas e procedimentos de modo adequado.

Já que as orientações de procedimentos envolvem elementos de organização, alguns livros situam a elaboração de procedimentos na fase de organização do processo administrativo. Independentemente de quando o desenvolvimento de políticas é feito, precisa haver uma relação íntima com o planejamento – a base de todos os procedimentos.

REGRAS

Regras e regulamentos são planos que definem ações ou inações específicas. Costumam fazer parte dos enunciados de políticas e procedimentos e descrevem situações que permitem somente uma alternativa de ação. Por serem bastante inflexíveis, a consequência é que quanto menos regras, melhor. As regras existentes, no entanto, devem ser respeitadas para que sejam mantidos o estado de ânimo elevado e a estrutura da organização. O Capítulo 25, sobre disciplina, inclui uma discussão mais detalhada sobre regras e regulamentos.

COMO VENCER BARREIRAS AO PLANEJAMENTO

Os benefícios do planejamento eficiente incluem a realização oportuna de trabalho altamente qualificado e o melhor uso possível de recursos financeiros e humanos. Já que planejamento é fundamental, é preciso que os administradores vençam as barreiras capazes de impedi-lo. Para que um planejamento organizacional tenha sucesso, o administrador deve lembrar-se de vários aspectos:

- A organização pode ser mais eficiente se a movimentação interna estiver voltada a metas e objetivos específicos. Infelizmente, o administrador novato omite a fixação de uma meta ou objetivo. Estabelecer uma meta para um plano mantém os administradores concentrados no todo, e evita que se percam nos mínimos detalhes do planejamento. Do mesmo modo que o plano de atendimento de enfermagem estabelece as metas de atendimento ao paciente antes de delinear os problemas e as intervenções, os administradores devem fixar metas para as estratégias de seu planejamento coerentes com as metas fixadas nos escalões superiores.
- Uma vez que um plano serve de guia para o cumprimento de uma meta, precisa ser flexível e possibilitar reajustes, à medida que ocorrem eventos inesperados. Essa flexibilidade é uma característica necessária ao administrador em todas as fases de planejamento e processo administrativo.
- O administrador deve incluir no processo de planejamento todas as pessoas e unidades que podem ser afetadas pelo plano. Embora haja demanda de tempo, o envolvimento dos empregados na forma de realizar as tarefas, bem como quem as faz, aumenta o compromisso com o cumprimento das metas. Embora nem todos queiram contribuir para o planejamento da unidade ou da organização, todos devem ser convidados a fazê-lo. O administrador tam-

bém precisa comunicar com clareza as metas e as responsabilidades individuais específicas a todos os responsáveis pela execução dos planos, a fim de que o trabalho seja coordenado.
- Os planos precisam ser específicos, simples e realistas. Um plano impreciso é impossível de ser implementado. Outro que seja global ou irreal demais desencoraja mais do que motiva os empregados. Quando o plano não é claro, o enfermeiro-líder precisa refazê-lo de outra forma ou utilizar o processo de grupo para esclarecer as metas comuns.
- É preciso saber quando planejar e quando não fazê-lo. É possível planejar em excesso e planejar aquém do necessário. Por exemplo, aquele que planeja demais pode dedicar tempo excessivo no arranjo de detalhes que poderiam ser delegados aos que executarão o plano. Planejar de menos é algo que ocorre quando o administrador pressupõe erroneamente que as pessoas e os eventos recairão de forma natural em algum método de produção desejado e eficiente.
- Bons planos baseiam-se em pontos inerentes de verificação avaliativa, de modo que possa haver uma correção intermediária diante da ocorrência de eventos inesperados. Sempre deve-se realizar uma avaliação final do plano. Se as metas não foram atingidas, deve-se realizar uma análise para determinar o motivo das falhas. Esse é um processo avaliativo que auxilia o administrador em planejamentos futuros.

INTEGRAÇÃO ENTRE PAPÉIS DA LIDERANÇA E FUNÇÕES ADMINISTRATIVAS NO PLANEJAMENTO OPERACIONAL E ESTRATÉGICO

Planejar requer conhecimentos administrativos específicos em economia do atendimento de saúde, gerenciamento de recursos humanos, questões políticas e de legislação que afetam o atendimento de saúde, além de teorias de planejamento. Exige também habilidades de liderança como ser sensível ao ambiente, conseguir avaliar com exatidão o clima social e político e estar disposto a assumir riscos.

Sem dúvida, o líder-administrador precisa ter habilidades para determinar, implementar, documentar e avaliar todos os tipos de planejamento na hierarquia, porque líderes de empresas são parte importante para a concretização da missão organizacional. Ele deve, então, basear-se na filosofia e nas metas fixadas no nível da organização e de serviços de enfermagem ao implementar o plano nas unidades. No começo, ele deve avaliar os limites e os pontos fortes de cada unidade e determinar os recursos disponíveis para o planejamento. Em seguida, deve buscar suas habilidades de liderança, como criatividade, inovação e raciocínio futurista, para solucionar o problema de como traduzir filosofias em metas, metas em objetivos, e assim por diante, descendo na hierarquia de planejamento. O administrador sábio desenvolverá habilidades interpessoais de liderança, necessárias para inspirar e envolver os subordinados nessa hierarquia de planejamento. Precisa, ainda, demonstrar a habilidade de liderança de ser receptivo a ideias novas e variadas.

A última etapa do processo envolve a articulação das metas e dos objetivos identificados com clareza; essa habilidade administrativa aprendida é fundamental ao sucesso do planejamento. Quando o chefe da unidade não possui habilidades administrativas ou de liderança, a hierarquia do planejamento fracassa.

CONCEITOS-CHAVE
- A fase de planejamento do processo administrativo é muito importante e antecede todas as demais funções.
- Planejar é uma função pró-ativa necessária a todos os enfermeiros.
- Um plano consiste em um guia de ação para o cumprimento de uma meta, devendo ser flexível.
- Os planos precisam ser específicos, simples e realistas.
- Todo planejamento precisa incluir uma etapa de avaliação, exigindo reavaliação e priorização periódicas.

- Todas as pessoas e unidades organizacionais afetadas por um plano devem fazer parte do planejamento.
- Os planos têm um tempo de avaliação integrado para que possa ocorrer correção de rumos, quando necessária.
- Novos paradigmas e tendências emergem a todo momento, exigindo que os líderes e administradores se mostrem atentos e pró-ativos no planejamento estratégico organizacional.
- Devido às rápidas mudanças tecnológicas, ao aumento do envolvimento governamental no atendimento de saúde, às mudanças das estatísticas populacionais e à menor autonomia dos provedores, as organizações de atendimento de saúde encontram cada vez mais dificuldades em identificar de forma adequada necessidades de longo prazo, para que possam planejar de acordo com elas.
- Organizações e planejadores tendem a utilizar um dentre quatro modos de planejar: reativo, inativo, pré-ativo ou pró-ativo. O estilo pró-ativo de planejar é sempre a meta.
- Recursos de planejamento estratégico, como o SWOT e o Balanced Scorecard, ajudam os planejadores na identificação das questões com maior possibilidade de causar impacto a determinada organização ou situação no futuro e no desenvolvimento de um plano de ação adequado.
- Todo planejamento na hierarquia deve fluir a partir daquele feito em seus níveis superiores, devendo ser coerentes com esse planejamento.
- O planejamento na hierarquia organizacional costuma incluir o desenvolvimento de enunciados de visão e de missão, filosofias, metas, objetivos, políticas, procedimentos e regras.
- Uma filosofia organizacional que não é ou não pode ser implementada é inútil.
- Para evitar conflitos intrapessoais e contínuos de valores, os empregados devem ter uma filosofia compatível com a do empregador.
- Políticas e procedimentos devem se embasar em evidências.
- Por serem bastante inflexíveis, a consequência é que quanto menos regras, melhor. As regras existentes, no entanto, devem ser respeitadas para que sejam mantidos o estado de ânimo elevado e a estrutura da organização.

EXERCÍCIOS DE APRENDIZAGEM

EXERCÍCIO DE APRENDIZAGEM 7.8

Como investigar o impacto da filosofia na ação administrativa

Susan é supervisora de uma unidade de oncologia com 22 leitos, no Memorial Hospital, instituição com 150 leitos. O estado de ânimo da unidade e a satisfação no trabalho estão altos, apesar de uma taxa de ocupação de leitos inferior a 50% nos últimos seis meses. A satisfação dos pacientes da unidade é tão ou mais elevada que a de qualquer outra na instituição.

A filosofia pessoal de Susan é a de que os pacientes de oncologia têm necessidades físicas, sociais e espirituais diferentes das dos demais pacientes. A filosofia da unidade e a dos serviços de enfermagem refletem essa crença. Assim, os enfermeiros que atuam na unidade de oncologia recebem formação, orientação e socialização adicionais a respeito de seus papéis e responsabilidades peculiares no trabalho com os pacientes da oncologia.

Durante a habitual reunião com o chefe do departamento de oncologia, nesta manhã, o principal chefe-executivo da enfermagem sugere que, em virtude de carências orçamentárias extremas e das baixas estatísticas continuadas, a unidade oncológica terá de ser fechada. Desse modo, os pacientes serão colocados entre a população geral de pacientes médico-cirúrgicos. Os funcionários da oncologia serão redirecionados para a unidade médico-cirúrgica. Susan será cossupervisora da unidade.

(Continua)

A ideia recebe apoio imediato do supervisor médico-cirúrgico devido à atual escassez de funcionários na unidade. Susan, abismada com a proposta, expressa de imediato sua reprovação e solicita duas semanas para preparar seus argumentos. A solicitação é aceita.

Tarefa: quais valores e crenças estão orientando Susan, principal chefe-executiva de enfermagem, e o supervisor da unidade médicocirúrgica? Determine um plano de ação adequado para Susan. Que impacto a filosofia da unidade ou da enfermagem causa sobre os atos dos administradores e dos empregados?

EXERCÍCIO DE APRENDIZAGEM 7.9

Fixação de metas por etapas

Suponha que a meta de sua carreira é tornar-se um advogado especializado em enfermagem. No momento, você é enfermeiro em uma instituição de atendimento a pacientes graves de uma grande cidade. Tem bacharelado, mas precisará de pelo menos 12 créditos de aulas como pré-requisito para ser aceito no curso de direito. Um dos cursos de direito fica um pouco distante de sua casa, mas oferece aulas noturnas, o que lhe possibilita manter o emprego diurno atual, pelo menos em horário parcial. Deixar completamente o emprego é algo impensável do ponto de vista financeiro.

Tarefa: identifique no mínimo quatro objetivos que você precisa fixar para alcançar sua meta profissional. Certifique-se de que esses objetivos sejam explícitos, mensuráveis, passíveis de observação ou recuperáveis, bem como passíveis de serem atingidos. Depois, identifique pelo menos três ações para cada um deles, explicando como você atingirá tais objetivos.

EXERCÍCIO DE APRENDIZAGEM 7.10

Eventos e planejamento atuais

Você é administrador de uma agência pública de saúde. Ao ler o jornal do dia, antes de ir trabalhar, depara-se com um artigo sobre o influxo de famílias asiáticas em sua região. Ocorreu um aumento de 10% dessa população no ano anterior, com expectativa de continuar. Você fica pensando em como isso afetará sua clientela e sua agência.

Você decide reunir os funcionários para desenvolver um plano estratégico a fim de lidar com os problemas e as oportunidades advindas da mudança nas estatísticas de clientes.

Tarefa: examinando as dez etapas listadas na elaboração de planos estratégicos, o que você pode influenciar pessoalmente e que outras pessoas na organização devem ser envolvidas no planejamento estratégico? Faça uma lista de dez a 12 estratégias que irão ajudá-lo no planejamento para essa nova clientela. Que outras estatísticas serão necessárias para ajudar o planejamento? Que outros desdobramentos futuros em seu país podem ter influências positivas ou negativas sobre seu plano?

REFERÊNCIAS

Brozovich, J., & Totten, M. (2012). Mission-based decision-making for boards. *Trustee*, 65(4), 15–18.

Camillus, J. C. (2008, May). Strategy as a wicked problem. *Harvard Business Review*, 99–106.

Coursey, J., Rodriguez, R., Dieckmann, L., & Austin, P. (2013). Successful implementation of policies addressing lateral violence. *AORN Journal*, 97(1), 101–109.

Curran, C., & Totten, M. (2010). Mission, strategy, and stakeholders. *Nursing Economics*, 28(2), 116–118.

Huston, C. (2014). Technology in the health care workplace: Benefits, limitations, and challenges. In C. J. Huston (Ed.), *Professional issues in nursing* (3rd ed.). Philadelphia, PA: Lippincott Williams & Wilkins 214–227.

JaxWorks. (2012). *The balanced scorecard concept.* Acessado em 22 de abril de 2013, em http://www.jaxworks.com/thebalancedscorecardconcept.htm

Marketing Teacher. (2000–2013). *SWOT analysis: Lesson.* Acessado em 22 de abril de 2013, em http://www.marketingteacher.com/wordpress/swot-analysis/

McNally, M. (1980). Values. As individual experience broadens, realistic value systems must be flexible enough to grow... part 1. *Supervisor Nurse, 11,* 27–30.

Operational Assessment in Strategic Planning. (2012). *H&HN: Hospitals & Health Networks, 86*(11), 39–41.

Saint-Amand, A. (2008, February 6). *Building an expert exchange. Networks in decision-making.* O'Reilly Media, Inc. Acessado em 22 de abril de 2013, em http://en.oreilly.com/money2008/public/schedule/detail/2187

Voges, N. (2012). The ethics of mission and margin. *Healthcare Executive, 27*(5), 30–32, 34, 36.

8

Mudança planejada

... nem sempre administrar e inovar combinam facilmente. Isso não surpreende. Os administradores são pessoas que gostam de ordens. Gostam que as previsões ocorram conforme o planejado. Na verdade, eles costumam ser julgados em relação à ordem que produzem. Inovar, por sua vez, costuma ser um processo desordenado. Muitas vezes, talvez na maioria das vezes, a inovação não se dê como o planejado. Em consequência disso, ocorre tensão entre os administradores e a inovação.

—Lewis Lehro (sobre os primeiros anos na Minnesota Mining and Manufacturing)

... não consigo entender por que as pessoas se assustam com ideias novas. As antigas é que me assustam.

—John Cage

PONTOS DE LIGAÇÃO   ESTE CAPÍTULO ABORDA:

BSN Essential II: Liderança organizacional básica e sistemas para a qualidade do cuidado e segurança dos pacientes

BSN Essential III: Conhecimento acadêmico para prática baseada em evidências

BSN Essential VI: Comunicação e colaboração interprofissionais para melhorar os resultados de saúde dos pacientes

MSN Essential II: Liderança organizacional e de sistemas

MSN Essential IV: Tradução e integração do conhecimento acadêmico em prática

MSN Essential VII: Colaboração interprofissional para melhorar os resultados de saúde de pacientes e da população

MSN Essential IX: Exercício de enfermagem generalista avançada

AONE Nurse Executive Competency I: Comunicação e desenvolvimento de relacionamentos

AONE Nurse Executive Competency II: Conhecimento sobre o ambiente de atendimento de saúde

AONE Nurse Executive Competency III: Liderança

AONE Nurse Executive Competency V: Habilidades empresariais

QSEN Competency: Trabalho em equipe e colaboração

OBJETIVOS DIDÁTICOS   *O aluno irá:*

- distinguir entre mudança planejada e mudança por tendência
- identificar as responsabilidades de um agente de mudança
- desenvolver estratégias para descongelar, movimentar e recongelar uma mudança planejada específica
- avaliar forças que impulsionam e que restringem a mudança em determinadas situações
- aplicar estratégias racionais-empíricas, de poder coercivo e normativo-reeducativas para afetar a mudança
- descrever a resistência como uma reação natural e esperada à mudança
- identificar e implementar estratégias para gerir a resistência à mudança
- envolver todos aqueles que podem ser afetados por uma mudança no planejamento para essa mudança sempre que possível

- identificar características de organizações envelhecidas, bem como estratégias para garantir a sua renovação contínua
- identificar características cruciais da teoria da mudança dos sistemas adaptativos complexos
- descrever o impacto da teoria do caos e do efeito borboleta sobre o planejamento a curto e longo prazos
- planejar pelo menos uma mudança pessoal almejada

São muitas as forças que impulsionam as mudanças no atendimento de saúde contemporâneo, inclusive aumento dos custos desse atendimento, redução do reembolso, carências de profissionais, aumento da tecnologia, disponibilidade de informações e uma crescente população de idosos. Por isso, as agências contemporâneas de atendimento de saúde precisam instituir mudanças contínuas para aprimorarem sua estrutura, promoverem maior qualidade e manter seus trabalhadores. Na verdade, a maior parte das organizações de saúde se vê passando por mudanças contínuas voltadas à reestruturação, ao aperfeiçoamento da qualidade e à retenção dos empregados.

Na maior parte dos casos, essas mudanças são planejadas. A *mudança planejada*, diferentemente da mudança acidental, ou da *mudança por tendência*, decorre da tentativa bem calculada e deliberada de que algo aconteça. A mudança planejada é a aplicação pensada de conhecimentos e habilidades por um líder, no intuito de deflagrar uma mudança. Os líderes-administradores de sucesso precisam ter boa fundamentação em teorias da mudança e conseguir aplicá-las com adequação.

Atualmente, a maior parte das organizações de saúde se vê passando por mudanças contínuas voltadas à reestruturação, ao aperfeiçoamento da qualidade e à retenção dos empregados.

Muitas tentativas de mudança fracassam porque o indivíduo encarregado delas emprega uma abordagem não estruturada de implementação (Mitchell, 2013). Na verdade, o que costuma diferenciar uma tentativa exitosa de mudança de uma sem sucesso é a capacidade do *agente de mudança* – uma pessoa habilitada na teoria e na implementação de mudanças planejadas – em lidar adequadamente com essas emoções tão humanas, bem como para associar e equilibrar todos os aspectos da organização que serão afetados por tais alterações. Na mudança organizacional planejada, é normal que o administrador seja o agente da mudança.

Em algumas organizações maiores, há, hoje, equipes multidisciplinares de pessoas que representam todos os membros da organização, cabendo-lhes a responsabilidade de administrar o processo de mudança. Nessas empresas, é essa equipe que gerencia a comunicação entre as pessoas que conduzem a tentativa de mudar e os que devem implementar as novas estratégias. Além disso, é ela que controla o contexto organizacional em que ocorre a mudança, além das conexões emocionais essenciais a qualquer transformação.

Mas contar com um agente de mudança habilidoso não é o bastante. A mudança nunca é fácil, e qualquer que seja o seu tipo, todas as grandes mudanças trazem sentimentos de conquista e orgulho, além de perdas e tensão. O líder tem de usar conhecimentos específicos de desenvolvimento, política e relações para garantir que as mudanças necessárias não sejam sabotadas.

Além disso, muitas ideias interessantes nunca são realizadas devido a limites de tempo ou falta de poder de parte do agente de mudança. Por exemplo, organizações e indivíduos tendem a rejeitar terceiros como agentes de mudança, pois são vistos como detentores de conhecimentos ou experiência inadequados em relação à situação vigente, sendo que suas razões não inspiram confiança. Sendo assim, ocorre mais resistência disseminada quando o agente de mudanças é alguém externo ao grupo. O terceiro, porém, tende a ser mais objetivo em sua investigação, ao passo que o agente interno costuma ser influenciado por preferências pessoais em relação ao funcionamento da organização.

Da mesma forma, há algumas mudanças muito necessárias que jamais são implementadas porque falta ao agente de mudanças a sensibilidade necessária em relação ao momento certo. Quando a organização ou as pessoas que dela fazem parte passarem recentemente por grande mudança ou estresse, qualquer outra mudança precisa esperar até que a resistência do grupo diminua.

164 Unidade III Papéis e funções no planejamento

Não há dúvidas, então, de que iniciar e coordenar mudanças exige habilidades bem desenvolvidas de liderança e administração. Exige ainda visão e habilidades especializadas de planejamento, porque visão não se confunde com plano. O fracasso em reavaliar metas de maneira pró-ativa e de iniciar essas mudanças resulta no uso mal direcionado e insatisfatório de recursos financeiros e humanos. Líderes-administradores precisam ser visionários para identificar onde a mudança é necessária e precisam ser flexíveis para se adaptarem às mudanças que eles iniciaram diretamente, bem como às mudanças que lhes afetam indiretamente. O Quadro 8.1 mostra papéis da liderança e funções administrativas selecionados, necessários ao líder-administrador que age como agente de mudanças ou como coordenador da equipe de mudança planejada.

QUADRO 8.1 Papéis da liderança e funções administrativas na mudança planejada

PAPÉIS DA LIDERANÇA

1. Ser visionário ao identificar áreas que necessitam de mudança na organização e no sistema de saúde.
2. Demonstrar estar disposto a assumir riscos ao desempenhar o papel de agente de mudanças.
3. Demonstrar flexibilidade no estabelecimento de metas em um sistema de atendimento de saúde em rápida evolução.
4. Antecipar, reconhecer e solucionar problemas com criatividade diante de resistência à mudança.
5. Agir como modelo a ser seguido por subordinados durante a mudança planejada, entendendo-a como desafio e oportunidade de crescimento.
6. Agir conforme habilidades de comunicação interpessoal altamente qualificadas ao dar apoio a subordinados que passam por uma mudança rápida ou difícil.
7. Demonstrar criatividade na identificação de alternativas aos problemas.
8. Demonstrar sensibilidade ao momento mais oportuno para propor mudanças planejadas.
9. Fazer o necessário para evitar "envelhecimento" na organização e manter a enfermagem atualizada com as novas realidades de sua prática.
10. Apoiar e reforçar os esforços adaptativos dos indivíduos afetados pela mudança.

FUNÇÕES ADMINISTRATIVAS

1. Prever necessidades da unidade, entendendo a atmosfera legal, política, econômica, social e legislativa da organização e da unidade.
2. Admitir a necessidade de mudança planejada e identificar opções e recursos disponíveis para implementar a mudança.
3. Com adequação, investigar as forças que impulsionam e limitam ao planejar a mudança.
4. Identificar e implementar estratégias apropriadas para minimizar ou vencer a resistência à mudança.
5. Buscar contribuições dos subordinados na mudança planejada e fornecer-lhes as informações adequadas durante o processo de mudança para que tenham uma sensação de controle.
6. Apoiar e reforçar esforços individuais dos subordinados durante o processo de mudança.
7. Identificar e utilizar estratégias adequadas de mudança para modificar o comportamento dos subordinados sempre que necessário.
8. Investigar periodicamente a unidade/departamento em busca de sinais de obsolescência organizacional e planejar a renovação das estratégias.
9. Continuar se envolvendo ativamente no processo de recongelamento até que a mudança se torne parte do novo *statu quo*.

A EVOLUÇÃO DA TEORIA DA MUDANÇA: KURT LEWIN

Grande parte das pesquisas atuais sobre teoria da mudança fundamenta-se nas teorias clássicas de mudança desenvolvidas por Kurt Lewin em meados do século XX. Lewin (1951) identificou três fases pelas quais o agente de mudança deve passar até que uma mudança planejada faça parte do sistema: descongelamento, movimento e recongelamento.

Ocorre *descongelamento* quando o agente da mudança convence os membros de um grupo a mudar ou quando ocasiona-se culpa, ansiedade ou preocupação. Assim, as pessoas ficam insatisfeitas e percebem uma necessidade de mudar. Para que ocorra uma mudança autêntica, o agente da mudança precisa ter realizado uma investigação completa e precisa de seu alcance e do interesse por ela, da natureza e da profundidade da motivação e do ambiente em que a mudança ocorrerá.

Considerando-se que os indivíduos têm pouco controle sobre muitas mudanças em suas vidas, cabe ao agente de mudanças lembrar que elas necessitam de um equilíbrio entre estabilidade e mudança no local de trabalho. Mudança pela mudança sujeita os empregados a tensão e manipulação desnecessárias.

 A mudança deve ser implementada apenas por boas razões.

A segunda fase da mudança planejada é o *movimento*. Nela, o agente de mudanças identifica, planeja e implementa estratégias adequadas, garantindo que as forças que impulsionam ultrapassem as que limitam. Como as mudanças são processos complexos, exigem muito planejamento e tempo. O reconhecimento, a abordagem e a superação da resistência podem representar um processo demorado, e, sempre que possível, a mudança deve ser implementada gradualmente. Toda mudança de comportamento humano, bem como de percepções, atitudes e valores que subjazem a esse comportamento, demanda tempo.

EXERCÍCIO DE APRENDIZAGEM 8.1

Mudança desnecessária

Tente se lembrar de uma situação de vida que envolveu uma mudança desnecessária. Por que tal mudança lhe pareceu desnecessária? Que tipos de confusão ela causou? Havia algo que um agente de mudanças poderia ter feito para aumentar o descongelamento nessa situação?

A última fase é o *recongelamento*. Nela, o agente de mudanças ajuda a estabilizar a mudança sistemática para que se integre à situação. Quando o recongelamento não é feito, a mudança será ineficaz, e voltarão a ser assumidos os comportamentos anteriores a ela. Para que a mudança ocorra, o agente de mudanças precisa oferecer apoio e reforçar as tentativas individuais de adaptação daqueles influenciados por ela. Considerando-se a necessidade de, no mínimo, três a seis meses para que uma mudança seja aceita como parte do sistema, o agente precisa estar seguro de que ficará disponível até que ela seja realizada.

 Os agentes de mudança têm de ser pacientes e abertos a novas oportunidades durante o recongelamento, já que as mudanças complexas são demoradas e pode haver necessidade de várias tentativas diferentes até que sejam alcançados os resultados desejados.

É importante lembrar que o recongelamento não elimina a possibilidade de mais melhorias no que foi mudado. Na verdade, a mensuração do impacto da mudança sempre deveria ser uma parte do recongelamento. O Quadro 8.2 mostra as responsabilidades do agente de mudança durante os vários estágios da mudança planejada.

QUADRO 8.2 Estágios de mudança e responsabilidades do agente de mudanças

ESTÁGIO 1 – DESCONGELAMENTO

1. Coletar dados.
2. Diagnosticar precisamente o problema.
3. Decidir sobre a necessidade da mudança.
4. Conscientizar os outros da necessidade da mudança. Esta etapa costuma envolver táticas deliberadas para aumentar o nível de insatisfação do grupo; passe ao Estágio 2 somente depois que a situação anterior tiver sido desequilibrada e a necessidade de mudar tenha sido percebida pelos outros.

ESTÁGIO 2 – MOVIMENTO

1. Elaborar um plano.
2. Estabelecer metas e objetivos.
3. Identificar as áreas de apoio e resistência.

(Continua)

Unidade III Papéis e funções no planejamento

4. Incluir todos aqueles que serão afetados pela mudança no planejamento.
5. Fixar datas.
6. Desenvolver estratégias apropriadas.
7. Implementar a mudança.
8. Ficar disponível para oferecer apoio aos outros e oferecer encorajamento durante a mudança.
9. Usar estratégias para vencer resistência à mudança.
10. Avaliar a mudança.
11. Modificar a mudança, se necessário.

ESTÁGIO 3 – RECONGELAMENTO
Oferecer apoio aos outros para que a mudança continue.

FORÇAS IMPULSIONADORAS E LIMITADORAS DE LEWIN

Lewin também formulou que as pessoas mantêm uma condição de permanência ou equilíbrio pela ocorrência simultânea de *forças impulsionadoras* (facilitadoras) e *forças* limitadoras (barreiras), que agem em todos os campos. As forças impulsionadoras levam o sistema à mudança; as forças limitadoras são as que a impedem.

As forças que levam o sistema na direção da mudança são chamadas de impulsionadoras, ao passo que as que o afastam desta são chamadas de limitadoras.

As forças impulsionadoras podem incluir um desejo de agradar o patrão, eliminar um problema que dificulta a produtividade, obter aumento de salário ou receber reconhecimento. As forças limitadoras incluem conformidade com as normas, falta de vontade de assumir riscos e medo do desconhecido.

O modelo de Lewin sugeriu que as pessoas gostam de se sentir seguras, à vontade e no controle de seu ambiente. Para que ocorra uma mudança, o equilíbrio entre essas duas forças precisa ser alterado. As primeiras têm de ser aumentadas, ou as segundas, diminuídas.

Na Figura 8.1, a pessoa que deseja voltar à escola precisa diminuir as forças limitantes ou aumentar as que estimulam para alterar o atual estado de equilíbrio. Somente quando isso ocorrer é que haverá mudança ou ação. Assim, a criação de um desequilíbrio no sistema, pelo aumento de forças que impulsionam ou pela redução de forças que limitam, é uma das tarefas necessárias por parte do agente de mudanças.

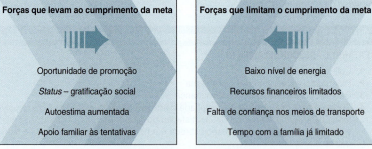

FIGURA 8.1 • Forças que impulsionam e forças que limitam.

EXERCÍCIO DE APRENDIZAGEM 8.2

Como tornar a mudança possível

Identifique uma mudança que você gostaria de fazer na vida pessoal (como emagrecer, exercitar-se diariamente ou parar de fumar). Liste as forças limitadoras que impedem sua realização. Liste as forças impulsionadoras que o levam a desejar tal mudança. Determine como você pode conseguir mudar a situação vigente e tornar isso possível.

ADAPTAÇÃO CONTEMPORÂNEA DO MODELO DE LEWIN

Burrowes e Needs (2009) apresentaram uma adaptação contemporânea do modelos de Lewin em sua análise em cinco passos dos *Modelo de Estágios de Mudança* (SCM – *Stages of Change Model*). Neste modelo, o primeiro estágio é a *pré-contemplação*. Durante este estágio, o indivíduo "não tem qualquer intenção de mudar seu comportamento no horizonte futuro" (p. 41). Em seguida vem o estágio da *contemplação*, quando o indivíduo cogita fazer uma mudança, mas ainda não se comprometeu em partir para a ação. Esta seria a fase em que ocorre o descolgelamento, de acordo com Lewin.

Uma transição do descongelamento para o movimento começa no estágio de *preparação*, quando o indivíduo visa partir para a ação no futuro próximo. Em seguida, ocorre o estágio da *ação* (movimento), em que o individuo modifica ativamente seu comportamento. Por fim, o processo se encerra com o estágio de *manutenção*, no qual o indivíduo trabalha para manter as mudanças feitas durante o estágio de ação e para evitar recaídas. Este estágio seria sinônimo de recongelamento. O Quadro 8.3 ilustra as etapas do SCM.

QUADRO 8.3 Modelo de Estágios de Mudança (Burrowes & Needs, 2009)

Estágio 1: Pré-contemplação	Nenhuma intenção atual de mudança.
Estágio 2: Contemplação	O indivíduo cogita fazer uma mudança.
Estágio 3: Preparação	Há uma intenção de fazer uma mudança no futuro próximo.
Estágio 4: Ação	O indivíduo modifica seu comportamento.
Estágio 5: Manutenção	A mudança é mantida e as recaídas são evitadas.

Burrowes e Needs (2009) sugerem que a divisão do processo de mudança em etapas facilita a avaliação da prontidão de um indivíduo para a mudança. Talvez seja preciso, por exemplo, os agentes de mudança recorrerem a estratégias motivacionais se os indivíduos estiverem no estágio de contemplação, ao passo que intervenções baseadas em ação seriam apropriadas para indivíduos que já tenham se comprometido com a mudança. As medidas tomadas pelos agentes de mudança no estágio de ação seriam as mesmas que aquelas identificados por Lewin para movimento e manutenção do recongelamento.

ESTRATÉGIAS CLÁSSICAS DE MUDANÇA

Além de estar ciente dos estágios de mudança, o agente da mudança precisa ser bastante habilidoso no uso de estratégias comportamentais para incitar a mudança nos outros. Três estratégias clássicas para estimular mudanças nos demais foram descritas por Bennis, Benne e Chinn (1969), sendo que a mais apropriada a qualquer situação depende do poder do agente de mudança e da quantidade de resistência esperada de parte dos subordinados.

168 **Unidade III** Papéis e funções no planejamento

Uma dessas estratégias é oferecer pesquisas atualizadas como evidência em apoio à mudança. Esse grupo de estratégias costuma ser chamado de estratégias *racional-empíricas*. O agente de mudanças que utiliza esse conjunto de estratégias pressupõe que a resistência à mudança tenha origem na falta de conhecimentos, e que as pessoas sejam seres racionais que mudam ao receber documentação factual sobre a necessidade de mudança. Esse tipo de estratégia é usado quando há pouca resistência antecipada à mudança, ou quando a mudança é percebida como razoável.

Como a pressão de colegas pode causar a mudança, há outro grupo de estratégias que faz uso de normas de grupo e pressão dos colegas: são as chamadas estratégias *normativo-reeducativas*. Tais estratégias utilizam normas de grupo e pressão dos companheiros para socializar e influenciar as pessoas para que ocorram mudanças. O agente de mudança pressupõe que os indivíduos sejam animais sociais, sendo mais facilmente influenciados pelos outros do que pelos fatos. Essa estratégia não exige que o agente de mudança possua uma base legítima de poder. Em vez disso, seu poder decorre da habilidade nas relações interpessoais. Seu foco são determinantes não cognitivos de comportamento, como os papéis e as relações pessoais, orientações perceptivas, atitudes e sentimentos para que haja aceitação da mudança.

O terceiro grupo de estratégias – estratégias do *poder coercitivo* – utiliza a aplicação de poder por autoridade legítima, sanções econômicas ou influência política do agente de mudança. Essas estratégias incluem a influência sobre a obrigatoriedade do cumprimento de novas leis e o uso do poder grupal para greves e participação em discussões. Usar a autoridade inerente ao cargo de uma pessoa para causar mudanças é outro exemplo de estratégia pelo poder de coerção. São estratégias que pressupõem que as pessoas estejam arraigadas a seus modos de agir, mudando somente se recompensadas pela mudança ou se obrigadas por algum outro método de poder coercitivo. Lida-se com a resistência por medidas autoritárias; o indivíduo tem de aceitar a mudança ou sair.

É comum que o agente de mudança use estratégias de cada um desses grupos. Um exemplo pode estar refletido no agente de mudança que quer que alguém deixe de fumar. Ele pode apresentar a essa pessoa pesquisas mais recentes sobre câncer e tabagismo (método racional-empírico); ao mesmo tempo, pode fazer com que os amigos e familiares a encorajem socialmente (método normativo-reeducativo). O agente de mudança pode, ainda, recusar-se a andar de carro com o fumante se ele fumar ao dirigir (método do poder coercitivo). Por meio de escolhas de cada uma das estratégias, ele aumenta a chance de sucesso na mudança.

EXERCÍCIO DE APRENDIZAGEM 8.3

Uso de estratégias para aumentar a adesão de Sam

Você é um enfermeiro contratado por uma agência de atendimento domiciliar. Um de seus pacientes, Sam Little, é um homem de 38 anos, com diabetes tipo 1. Já apresenta perda de visão e teve dois dedos do pé amputados como consequência do processo da doença. A adesão ao regime de tratamento, com monitoramento da glicose do sangue quatro vezes ao dia e administração de insulina por escala de graduação, nunca foi boa. Entretanto, ele se mostra disposto a seguir uma dieta prescrita para o diabetes e vem mantendo seu peso no nível desejado.

A esposa de Sam telefonou ontem para a agência e pediu auxílio para que você e ela elaborassem um plano para aumentar a adesão do marido ao monitoramento da glicose e à administração da insulina. Ela disse que Sam, embora acreditando que "provavelmente será inútil", concordara em reunir-se com você para discutir esse plano. Porém, ele não quer "se sentir pressionado a fazer alguma coisa que não queira".

Tarefa: qual estratégia de mudança, ou combinação de estratégias (racional-empírica, normativo-reeducativa, de poder coercivo), em sua opinião, apresentaria maior probabilidade de aumentar a adesão de Sam? De que forma você poderia usar essa estratégia? Quem seria envolvido nessa tentativa de mudança? Que esforços você faria para aumentar o descongelamento a fim de que Sam desejasse uma participação mais ativa nessa tentativa de mudança planejada?

RESISTÊNCIA: A REAÇÃO ESPERADA À MUDANÇA

Muito embora a mudança seja inevitável, ela cria instabilidade em nossas vidas, e algum conflito sempre deve ser esperado entre aqueles que defendem o *statu quo* e aqueles que apoiam a mudança (Amos, Johns, Hines, Skov, & Kloosterman, 2012). Na verdade, conflito e resistência quase sempre acompanham as mudanças, já que elas alteram o equilíbrio de um grupo.

O nível de resistência costuma depender do tipo de mudança proposta. Mudanças tecnológicas encontram menos resistência que mudanças entendidas como sociais ou contrárias a costumes ou normas estabelecidos. Por exemplo, os enfermeiros em atuação preferem aceitar uma mudança na bomba do tipo IV do que outra que envolva quem pode administrar determinadas terapias IV. As lideranças de enfermagem também precisam admitir que valores, níveis de formação, antecedentes culturais e sociais e experiências com mudanças (negativas ou positivas) dos subordinados têm grande impacto no grau de resistência. É mais fácil mudar o comportamento de uma pessoa que o de todo um grupo. Da mesma forma, é mais fácil mudar níveis de conhecimento do que atitudes.

Similarmente, Amos et al. (2012) sugerem que fazer uma mudança objetiva, aprender a fazer alguma coisa de um jeito diferente e reagir a algo que obviamente precisa ser alterado são tarefas geralmente fáceis de fazer. No entanto, mudar alguma coisa que envolve desafiar as crenças que sustentam nossas vidas é uma ameaça à segurança dos indivíduos envolvidos, e esses tipos de mudança são muito mais propensos a suscitarem resistência.

Na tentativa de eliminar a resistência à mudança no local de trabalho, os administradores historicamente vêm utilizando um estilo autocrático de liderança, com diretrizes específicas de trabalho, quantidade excessiva de regras e abordagem disciplinar coercitiva. A resistência, que ocorria mesmo assim, era velada (como as táticas de atraso ou comportamentos passivo-agressivos) ou explícita (recusa clara em obedecer a uma ordem de comando). As consequências foram gastos de energia e tempo administrativos e alto nível de frustração.

Considerando-se que a mudança interrompe a homeostasia ou o equilíbrio do grupo, a resistência é algo a ser sempre esperado.

Atualmente, a resistência é reconhecida como uma reação natural e esperada à mudança, e líderes-administradores precisam resistir ao impulso de culparem demais os outros quando ocorre resistência a uma mudança planejada. Em vez disso, eles devem se envolver na identificação e implementação de estratégias para minimizar ou controlar essa resistência à mudança. Uma dessas estratégias envolve o estímulo para que os subordinados se manifestem livremente a fim de que suas opções possam ser identificadas de modo a serem vencidas as objeções.

Além disso, é papel do líder vislumbrar qual será o estado futuro depois que a mudança for colocada em prática e compartilhar essa visão com seus seguidores. Caso as pessoas não consigam enxergar os benefícios para si mesmas, para suas práticas de trabalho ou para o atendimento aos pacientes, elas continuarão sendo resistentes (Stonehouse, 2012).

Da mesma forma, os empregados devem ser estimulados a expressar suas percepções sobre as forças que impulsionam a mudança planejada para que o administrador possa levantar dados precisos sobre apoio e recursos para a alteração. Um líder precisa ser forte para se impor e se engajar quando um esforço de mudança encontra forças contrárias.

No entanto, os indivíduos variam no modo como assumem riscos e se dispõem a aceitar mudanças. Alguns indivíduos, mesmo numa tenra idade, mostram-se mais afeitos a assumir riscos do que outros. O temperamento e a personalidade certamente cumprem pelo menos algum papel nisso. Por isso, os agentes de mudança devem estar cientes das variáveis de histórico de vida e propensão a assumir riscos quando avaliam a probabilidade de um indivíduo ou grupo estar disposto a passar por mudanças.

Sendo assim, logo no início da mudança planejada, os administradores precisam levantar dados para determinar quais empregados promoverão ou resistirão a determinada mudança, seja pela observação, seja pela comunicação direta. Em seguida, eles podem cooperar com os promotores de mudanças sobre a melhor forma de converter os indivíduos mais resistentes.

170 **Unidade III** Papéis e funções no planejamento

EXERCÍCIO DE APRENDIZAGEM 8.4

Qual a sua atitude em relação a mudanças?

Qual a sua reação normal a mudanças? Você as aceita? Você as busca? Aceita-as com relutância? Evita-as de todas as formas? Esse seu padrão de comportamento é igual ao de seus amigos ou de seus parentes? Seu comportamento sempre apresentou esse padrão ou modificou-se durante sua vida? Em caso positivo, que eventos de vida alteraram sua forma de encarar e reagir a mudanças?

É possível que o mais importante fator colaborador para a resistência a mudanças seja a falta de confiança entre empregado e administrador ou entre empregado e organização. Os empregados querem proteção e previsibilidade. É por isso que a confiança se perde quando as regras básicas são alteradas, na medida em que ocorrem alterações no "contrato" presumido entre o empregado e a organização. A confiança dos subordinados na capacidade do agente de mudança de controlar as mudanças depende de eles acreditarem ou não na existência de recursos suficientes para enfrentá--la. Além disso, o líder-administrador deve lembrar-se de que os subordinados na organização, em geral, concentram-se mais em como determinada mudança afetará sua vida pessoal e sua situação, e menos em como afetará a organização.

Talvez seja por isso que uma pesquisa de Spetz, Burgess e Phibbs (2012) tenha sugerido que a estabilidade organizacional, as habilidades de liderança de equipes e a flexibilidade na implementação foram os fatores-chave que influenciaram, na última década, a implementação bem--sucedida de um sistema de registro computadorizado de pacientes (CPRS – *computerized patient record system*) e do uso de Código de Barras na Administração de Medicamentos (BCMA – Bar Code Medication Administration) no sistema de atendimento de saúde Veterans Affairs (VA). O pessoal e os administradores enfrentaram muitos desafios desde que esses sistemas de tecnologia da informação (TI) alteraram a forma como o atendimento é organizado, documentado e comunicado. Os funcionários, em sua maioria, assumiram estar temerosos ou nervosos quanto às mudanças, e tiveram dificuldade em enxergar as oportunidades que elas trariam no futuro. Por isso, foi crucial para uma implementação bem-sucedida no sistema como um todo eles terem contado com um agente de mudança ou orientador de projeto para ajudá-los a superar essa resistência, bem como para supervisionar a implementação de treinamento, suporte, alterações de fluxo de trabalho e comunicação (Exame de Evidência 8.1).

Exame de evidência 8.1

Fonte: Spetz, J., Burgess, J. F., & Phibbs, C. S. (2012). *What determines successful implementation of inpatient information technology systems?* American Journal of Managed Care, 18(3), 157–162.

O Departamento do Veterans Affairs (VA) do Estados Unidos, o maior sistema integrado de saúde do país, foi responsável por um dos maiores investimentos em tecnologia da informação baseada em hospitais (HIT – *hospital-based information technology*) nos Estados Unidos, implementando um sistema completamente integrado por todo o país. O CPRS foi implementado por fases ao longo de uma década, no início dos anos 90, e a BCMA foi colocada em prática ao longo de um período mais curto, com implementação exigida um ano depois da disponibilização do *software*.

Este estudo qualitativo (118 entrevistas em 7 hospitais VA ao longo de 15 meses) examinou os fatores e estratégias associados com a implementação bem-sucedida dessas intervenções de HIT em ambientes VA com internação hospitalar. Cinco temas amplos foram identificados como fatores que afetaram o processo e o sucesso da implementação: (1) estabilidade organizacional e liderança das equipes de implementação, (2) imposição de prazos de implementação, (3) disponibilidade e confiabilidade de equipamentos, (4) treinamento de pessoal e (5) mudanças no fluxo de trabalho.

Em geral, o sucesso da implementação de TI dependeu de (1) haver ou não suporte para mudança por parte de líderes e funcionários; (2) desenvolvimento de uma abordagem gradual e

(Continua)

flexível de implementação; (3) alocação de recursos adequados para equipamentos e infraestrutura, suporte no local e convocação de pessoal adicional; e (4) como a equipe de implementação se planejou para dificuldades e deu continuidade ao processo para obter sucesso. Problemas que se desenvolveram nos estágios iniciais da implementação tinham uma tendência de se tornarem persistentes, e observou-se que uma implementação deficiente estava relacionada com um risco maior de dano aos pacientes.

MUDANÇA PLANEJADA COMO UM PROCESSO COLABORATIVO

É bastante comum que o processo de mudança comece com muito poucas pessoas que se reúnem para discutir sua insatisfação com a situação vigente, sendo feita uma tentativa inadequada de se conversar com outras pessoas na organização. Esse método, sem dúvida, garante o fracasso da tentativa de mudança. As pessoas detestam "vácuos de informação", e quando não há um diálogo continuado sobre o processo de mudança, o vazio costuma ser preenchido por fofocas. Esses rumores costumam ser mais negativos do que qualquer coisa que esteja realmente acontecendo.

Via de regra, todos os que serão afetados por uma mudança devem ser incluídos em seu planejamento. Quando há compartilhamento de informações e tomada de decisão, os subordinados sentem que têm papel valorizado nesse processo. Agentes de mudança e elementos do sistema – as pessoas e os grupos nesse sistema – devem elaborar abertamente metas e estratégias em conjunto. A todos deve ser dada oportunidade de definir seu interesse na mudança, suas expectativas quanto ao resultado e suas ideias sobre estratégias para que ela possa ocorrer.

Nem sempre é fácil conseguir envolvimentos genuínos nas tentativas de planejamento. Mesmo quando os superiores comunicam que a mudança é necessária e que querem *feedback* dos subordinados, a mensagem é negligenciada. Alguns na organização talvez precisem escutar repetidas vezes a mensagem até ouvi-la, compreendê-la e acreditar nela. Quando a mensagem for sobre algo que não desejam escutar, pode levar mais tempo até que essas pessoas se interessem pela mudança antecipada.

Sempre que possível, todos os que possam ser afetados por uma mudança devem ser envolvidos em seu planejamento.

Quando os agentes de mudança deixam de se comunicar com o restante da organização, impedem que as pessoas compreendam os princípios que orientaram a mudança, o que foi aprendido com experiências anteriores e por que foram estabelecidos compromissos. Da mesma forma, os subordinados afetados pela mudança devem compreendê-la em sua totalidade, e como ela os afeta individualmente. Uma comunicação boa e franca ao longo do processo é capaz de reduzir resistências. Os líderes devem garantir que os membros dos grupos compartilhem percepções sobre o tipo de mudança a ser feita, quem estará envolvido e em qual papel, e como a mudança, de forma direta e indireta, influenciará cada um na organização.

O LÍDER-ADMINISTRADOR COMO MODELO DURANTE A MUDANÇA PLANEJADA

Os líderes-administradores devem agir como modelos a serem seguidos pelos subordinados durante o processo de mudança. Eles devem tentar encarar a mudança de forma positiva e passar essa concepção aos subordinados. Mais do que entender a mudança como uma ameaça, os administradores devem aceitá-la como um desafio e oportunidade de fazer algo novo e inovador. São duas as responsabilidades do líder para facilitar a mudança na prática da enfermagem. Primeiro, deve estar envolvido ativamente com ela no próprio trabalho e apresentar esse comportamento como modelo aos subordinados. Segundo, ele deve ser capaz de ajudar os funcionários a realizar as mudanças necessárias em seu trabalho.

É fundamental que os administradores não encarem a mudança como uma ameaça.

Os administradores devem acreditar que podem fazer a diferença. A sensação de controle é provavelmente o aspecto mais importante para que se evolua em um ambiente de mudança. Infelizmente, muitos líderes-administradores carecem de confiança em sua capacidade de atuar como agentes de mudança efetivos, conforme observado por uma pesquisa conduzida por Salmela, Eriksson e Fagerström (2013) (Exame de Evidência 8.2). O resultado final, quando isso ocorre, é uma falta de engajamento no processo de mudança e a apresentação de um modelo aos seguidores sinalizando que a mudança talvez não compense todo o esforço e energia necessários para colocá-la em prática.

Exame de evidência 8.2

Fonte: Salmela, S., Eriksson, K., & Fagerström, L. (2013). Nurse leaders' perceptions of an approaching organizational change. Qualitative health research, 23(5), 689–699.

O objetivo deste estudo era entender melhor as percepções e a abordagem dos líderes de enfermagem em relação às mudanças organizacionais. Usando um método de interpretação hermenêutico tridimensional para analisar textos de 17 entrevistados, os pesquisadores descobriram que os líderes em enfermagem encaravam de forma positiva e se envolviam ativamente em mudanças contínuas em suas unidades, mas viam a si mesmos como meros espectadores do processo de mudança. Ainda que acreditassem que as mudanças poderiam trazer benefícios positivos, sua adaptação carecia de um engajamento mais profundo. Em parte, isso ocorria porque muitos se sentiam desconfortáveis e ansiosos com relação ao seu papel de liderança, com o futuro do atendimento de enfermagem e com sua obrigação de serem defensores dos pacientes. Os pesquisadores concluíram que, embora os líderes em enfermagem se encontrem em uma posição crucial para influenciarem o sucesso das mudanças organizacionais, as organizações abrangidas neste estudo não incorporaram o conhecimento e a experiência deles na abordagem das mudanças.

"Conforme as organizações de atendimento de saúde seguem mudando e se desenvolvendo para atender a novas agendas políticas, o atendimento dos pacientes e as melhorias associadas no serviço serão delineadas por aqueles dispostos a levar novas ideias adiante" (Norman, 2012, p. 162).

MUDANÇA ORGANIZACIONAL ASSOCIADA À DINÂMICA NÃO LINEAR

A maior parte das organizações do século XXI passa por períodos bastante breves de estabilidade seguidos por intensa transformação. Na verdade, alguns teóricos organizacionais mais modernos acreditam que o recongelamento de Lewin para estabelecimento do equilíbrio não deve ser o foco das mudanças organizacionais contemporâneas, uma vez que estas são imprevisíveis e estão sempre presentes. Isso é especialmente verdade nas organizações de saúde, nas quais os resultados a longo prazo são quase sempre imprevisíveis.

No passado, as organizações encaravam as mudanças e sua dinâmica como algo linear, que ocorria por etapas e em sequência. Teóricos mais modernos defendem que o mundo está tão imprevisível que essa dinâmica é, sem dúvida, não linear. Em consequência, teorias de mudança não linear, como a *teoria dos sistemas adaptativos complexos* e a *teoria do caos*, influenciam atualmente as ideias de muitos líderes organizacionais.

Complexidade e teoria da mudança dos sistemas adaptativos complexos

A *ciência da complexidade* emergiu da exploração do mundo subatômico e da física quântica, e sugere que o mundo é tão complexo quanto os indivíduos que operam dentro dele. Assim, o controle e a ordem são emergentes, em vez de predeterminados, e as fórmulas mecanicistas não oferecem a flexibilidade necessária para prever quais consequências resultarão de que ações.

A teoria dos sistemas adaptativos complexos (CAS – *complex adaptive systems*), um ramo da teoria da complexidade, sugere que a relação entre elementos e agentes dentro de qualquer sistema é não linear e que esses elementos são os agentes-chave na mudança de cenários ou resultados.

A teoria dos sistemas adaptativos complexos sugere que a relação entre elementos e agentes dentro de qualquer sistema é não linear e que esses elementos estão constantemente em ação para mudar o ambiente ou o resultado.

Por exemplo, ainda que uma pessoa tenha determinado comportamento no passado, a teoria dos sistemas adaptativos complexos sugere que o comportamento futuro pode nem sempre ser o mesmo (nem sempre é previsível). Isso ocorre porque as experiências e as aprendizagens anteriores desse indivíduo podem alterar suas escolhas futuras. Além disso, os papéis ou os parâmetros de cada situação são diferentes, inclusive quando essas diferenças mostram-se sutis. Até mesmo variações bem pequenas podem alterar drasticamente as opções de ações. A teoria dos sistemas adaptativos complexos sugere ainda que os atos de qualquer agente influenciam todos os demais no mesmo sistema; isto é, há uma interconexão entre contexto e ação. Finalmente, essa mesma teoria sugere sempre existirem elementos ocultos ou imprevistos nos sistemas, tornando o pensamento linear quase impossível.

Em sua teoria de sistemas adaptativos complexos, Olson e Eoyand (2001) sugerem que a natureza auto-organizadora das interações humanas leva a efeitos surpreendentes. Mais do que se concentrar no nível macro do sistema organizacional, a teoria da complexidade sugere que os processos de mudança mais poderosos ocorrem no nível micro, em que relações, interações e regras simples modelam os padrões emergentes. As principais características da abordagem dos sistemas adaptativos complexos são mostradas no Quadro 8.4.

QUADRO 8.4 Principais características da abordagem de sistemas adaptativos complexos à mudança, segundo Olson e Eoyang (2001)

- A mudança deve ser alcançada por meio de conexões entre agentes, e não por processo de cima para baixo.
- Deve ocorrer adaptação à incerteza durante a mudança em vez de se tentar prever estágios de desenvolvimento.
- Deve-se permitir que metas, planos e estruturas acabem emergindo, em vez de depender de metas e planos detalhados e claros.
- A valorização das diferenças deve ser ampliada e investigada em detrimento de enfoques consensuais sobre tentativas de mudança.
- Os padrões de uma parte da organização costumam ser repetidos em outra. Assim, a mudança não precisa começar nos altos escalões organizacionais para que tenha êxito. Em vez disso, a meta é mais a autossemelhança do que as diferenças no modo pelo qual a mudança é implementada em diferentes partes da organização.
- Uma mudança bem-sucedida combina com o ambiente organizacional atual mais do que com um ideal. É isso que a torna sustentável.

Ao aplicar a teoria de sistemas adaptativos complexos à mudança planejada, fica claro que a multidimensionalidade das organizações de saúde e dos indivíduos que nelas atuam resulta em desafios importantes para o agente de mudança. Este deve examinar e focar criteriosamente as relações entre os elementos, tomando cuidado para não observar qualquer elemento de forma isolada. Sugere-se ainda que devam ser dedicados tempo e atenção a tentar compreender essas relações e interações, mesmo antes de ser tentado o descongelamento, e que monitoramento e adaptação contínuos serão provavelmente necessários ao sucesso do movimento e do recongelamento.

Teoria do caos

A *teoria do caos*, considerada por alguns como um subconjunto da ciência da complexidade, surgiu provavelmente dos primeiros trabalhos de Edward Lorenz, na década de 1960, para melhorar as técnicas de previsão do tempo (Massachusetts Institute of Technology [MIT] News, 2008). Lorenz descobriu que mesmo variáveis minúsculas costumam afetar drasticamente as consequências. Descobriu também que, mesmo que essas mudanças caóticas parecessem ocorrer de forma aleatória, isso não era verdade. Ao contrário, ele descobriu que elas eram sequências determinísticas e leis físicas, que predominam na natureza, mesmo que isso não pareça acontecer. É por isso que Rae (s.d.) afirma que a teoria do caos se resume a descobrir ordem no que parecem ser dados aleatórios.

A teoria do caos se resume a descobrir uma ordem subjacente em dados aparentemente aleatórios.

Determinar essa ordem subjacente, porém, constitui um desafio, e a ordem em si muda constantemente. O caos dificulta a previsão do futuro. Além disso, a teoria do caos sugere que mesmo pequenas mudanças nas condições podem alterar drasticamente um comportamento de longo prazo do sistema (normalmente conhecido como *efeito borboleta*). Assim, as mudanças nos resultados não são proporcionais ao grau de mudança da condição inicial. Em consequência dessa sensibilidade, o comportamento de um sistema que mostra certo caos parece ser aleatório, mesmo quando o sistema é determinista, no sentido de estar bem definido e não conter parâmetros aleatórios.

As teorias do caos e da complexidade têm grande aplicação no setor de atendimento de saúde. Por exemplo: apesar de despenderem bastante tempo e energia em planejamento, muitos planos com estratégias e alvos rigorosamente delineados acabam não sendo efetivos. Isso acontece porque variáveis ocultas não são exploradas e metas e fronteiras gerais não são desenvolvidas. Um único indivíduo ou unidade, por exemplo, pode botar a perder uma mudança organizacional planejada, sobretudo se suas ações contrárias à mudança ficarem encobertas. O agente de mudança pode inadvertidamente se concentrar na consequência da ação subversiva, sem jamais perceber a causa-raiz do problema.

É imperativo que os agentes de mudança tenham conhecimentos sobre a teoria da complexidade e a teoria do caos, já que a tendência no século XXI é o uso cada vez mais frequente de teorias não lineares para explicar o funcionamento organizacional e suas mudanças. Rae (s.d.) concorda, afirmando:

> O caos já causou um efeito permanente nas ciências, embora ainda haja muito a... ser descoberto. Muitos cientistas creem que a ciência do século XX será conhecida por apenas três teorias: da relatividade, da mecânica quântica e do caos. Há aspectos do caos em tudo no mundo, das correntes oceânicas ao fluxo do sangue pelos vasos sanguíneos fractais, passando pelos galhos das árvores e os efeitos da turbulência. Não há como evitar a participação do caos na ciência moderna. Muita publicidade está sendo dada ao caos, na medida em que passou de uma teoria pouco conhecida a uma ciência completa por si só. Essa teoria mudou o rumo das ciências: aos olhos do público em geral, a física não é mais tão somente o estudo das partículas subatômicas em um acelerador de partículas de um bilhão de dólares, mas é o estudo de sistemas caóticos e de seu funcionamento (parágrafo 33).

ENVELHECIMENTO ORGANIZACIONAL: MUDANÇA COMO FORMA DE RENOVAÇÃO

As organizações passam pelos mesmos estágios de desenvolvimento das pessoas – nascimento, juventude, maturidade e velhice. À medida que as organizações envelhecem, sua estrutura aumenta, de modo a oferecer maior controle e coordenação. A organização mais jovem caracteriza-se por muita energia, movimento e, sem dúvida, mudança e adaptação constantes. As organizações com mais tempo de existência firmaram "limites delimitados", funcionam de forma ordenada e previsível e concentram-se em regras e regulamentos. A mudança fica limitada.

Não há dúvida de que as organizações precisam encontrar um equilíbrio entre estagnação e caos, nascimento e morte. No processo de maturidade, os empregados de uma organização podem se tornar prisioneiros de procedimentos, esquecer seus propósitos originais e permitir que os meios passem a ser os fins. Sem mudanças, a organização pode estagnar e morrer. Mais do que qualquer coisa, as organizações têm de manter o que irão fazer e não o que já fizeram.

Bayan (2012), Gordon (2012) e Owarish (2013), por exemplo, compartilharam impressões a respeito da Kodak, fundada em 1880 por George Eastman, e uma das empresas mais notáveis dos Estados Unidos, que ajudou a estabelecer o mercado de filme para câmeras e que acabou dominando o setor. No entanto, ela sofreu diversos problemas nas últimas quatro décadas – quase todos relacionados com o fato de ser uma organização envelhecida. O alto escalão administrativo da Kodak jamais percebeu completamente como o mundo ao seu redor estava mudando, aferrando-se a certas suposições muito tempo após elas se tornarem obsoletas (tal como que as impressões digitais jamais substituiriam as impressões de filme).

Além disso, a Kodak seguiu um padrão observado em muitas outras organizações envelhecidas que se deparam com a mudança tecnológica. Em primeiro lugar, elas tentam ignorar a nova tecnologia, na esperança de que ela acabe desaparecendo por conta própria. Em seguida, renegam abertamente tal tecnologia, usando diversas justificativas, como ser cara demais, lenta demais e complicada demais. Então, elas tentam prolongar a vida útil de uma tecnologia existente esforçando-se para criar sinergias entre a nova tecnologia e a antiga (como CD de fotos). Isso acaba atrasando ainda mais qualquer comprometimento sério com a nova ordem das coisas.

No fim, a Kodak não conseguiu perceber suas limitações, ignorou os dados e passou outros 15 anos em modo de negação, até que se tornou praticamente irrelevante no mercado. Com um único ano completo de lucro desde 2004, a Kodak acabou pedindo falência 2012, depois de 131 anos sendo a pioneira na indústria de filme fotográfico.

Philpot (2013) oferece outro exemplo, ao contar sobre a vertiginosa queda de mercado da Blackberry, que em 2010 detinha 40% do mercado de *smartphones* na América do Norte e que acabou com apenas 2% ao final de 2012. Philpot sugere que essa espiral da morte ocorreu em consequência da obsolescência acelerada e observa que atualmente a "vida útil" de qualquer modelo de negócio é mais curta do que nunca. Ela conclui afirmando que os líderes de hoje precisam saber como "manter um pé na atualidade e outro no futuro. Em outras palavras, a responsabilidade deles é de executar com sucesso seu atual modelo de negócio ao mesmo tempo em que também reinventam suas empresas para competir em um mercado que ainda estão por conhecer" (parágrafo 4).

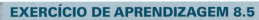

EXERCÍCIO DE APRENDIZAGEM 8.5

Organização jovem ou velha?

Reflita sobre a organização em que você atua ou o curso de enfermagem que você faz. Você acha que essa organização tem mais características de uma empresa jovem ou velha? Faça um diagrama com um *continuum* do nascimento até a morte, indicando em que ponto você localiza essa organização. O que ela tem feito para ser dinâmica e inovadora? Que outras coisas podem ser feitas? Você concorda que a maioria das organizações muda de forma imprevisível, ou discorda disso? Você saberia dar exemplos em apoio a suas conclusões?

INTEGRAÇÃO ENTRE PAPÉIS DE LIDERANÇA E FUNÇÕES ADMINISTRATIVAS NA MUDANÇA PLANEJADA

Não deve restar nenhuma dúvida de que habilidades de liderança e administração são necessárias para que mudanças planejadas alcancem sucesso. O administrador deve compreender o processo de planejamento e seus padrões, conseguindo aplicar os dois à situação de trabalho. Ele deve ser alguém que conheça as forças específicas que impulsionam e limitam a mudança em determinado ambiente e que consiga oferecer os recursos necessários à implementação da mudança. É ele o mecânico que implementa a mudança planejada.

Já o líder é o inventor ou o criador. Hoje, os líderes são obrigados a planejar em um sistema de saúde caótico, que muda em um ritmo frenético. A partir desse caos, o líder tem de identificar tendências e mudanças capazes de influenciar sua organização e as unidades que compõem e, de maneira pró-ativa, preparar-se para essas mudanças. Cabe a ele manter o foco no todo, ao mesmo tempo em que lida com cada uma das partes do sistema. No papel de inventor ou criador, o líder demonstra características como flexibilidade, confiança, tenacidade e capacidade de articular a visão, por meio de *insights* e raciocínio versátil. Ele deve procurar constantemente adaptar-se a interações mutáveis e imprevisíveis entre agentes e fatores ambientais, conforme descrito pelos teóricos da ciência da complexidade.

São necessárias habilidades de liderança e de administração para a mudança planejada. O agente de mudança tem uma função administrativa ao identificar situações em que a mudança é necessária e apropriada, bem como ao levantar dados sobre as forças que a impulsionam ou detêm, influenciando o plano de mudança. O líder é o modelo a ser seguido em uma mudança planejada.

Ele está aberto e receptivo a mudanças e as encara como um desafio e uma oportunidade de crescimento. Outros elementos cruciais para o sucesso das mudanças planejadas são as habilidades de liderança do agente de mudanças: comunicação interpessoal, gestão de grupo e capacidade de resolver de problemas.

Talvez a função mais necessária por parte de um líder seja sua atuação como o catalisador da mudança profissional e também da mudança organizacional. Muitas pessoas atraídas pela profissão acham, hoje, que seus valores e expectativas tradicionais não servem mais. Cabe ao líder auxiliar os funcionários a lidar com as oportunidades e os desafios das realidades da atual prática da enfermagem; a criar entusiasmo e paixão pela renovação profissional; a aceitar a mudança atual do lócus de controle no que diz respeito ao consumidor de atendimento de saúde; e a envolver-se no novo contexto social da prática da enfermagem.

CONCEITOS-CHAVE

- As mudanças não devem ser entendidas como ameaças, mas como desafio e possibilidade de fazer algo novo e inovador.
- A mudança só deve ser implementada por uma boa razão.
- Considerando-se que as mudanças interrompem a homeostasia ou o equilíbrio do grupo, a resistência deve ser esperada como elemento natural do processo de mudança.
- O nível de resistência à mudança costuma depender do tipo de mudança proposta. Mudanças tecnológicas encontram menos resistência que mudanças entendidas como sociais ou contrárias a costumes ou normas estabelecidos.
- É possível que o mais importante fator colaborador à resistência encontrada a mudanças seja a falta de confiança entre empregado e administrador ou entre empregado e organização.
- É mais fácil mudar o comportamento de uma pessoa que o de todo um grupo. É também mais fácil mudar níveis de conhecimento que atitudes.
- As mudanças devem ser planejadas e, depois, implementadas lentamente, não de forma esporádica ou repentina.
- Aqueles que podem ser afetados por uma mudança devem estar envolvidos em seu planejamento. Da mesma maneira, os empregados devem entender na totalidade a mudança e seu efeito sobre eles.
- A sensação de controle é essencial à sobrevivência em um ambiente de mudança.
- Amigos, familiares e colegas devem ser usados como uma rede de apoio durante a mudança.
- O agente de mudança tem as habilidades de liderança para resolver problemas e tomar decisões, além de boas habilidades interpessoais.
- Diferentemente da mudança planejada, a mudança por tendência não é planejada, sendo ainda acidental.
- Historicamente, muitas mudanças que ocorrem na enfermagem ou que influenciam a profissão são consequência de mudanças por tendência.
- As pessoas mantêm o *statu quo* ou o equilíbrio quando há forças que impulsionam e outras que limitam em qualquer campo. Para que ocorra uma mudança, o equilíbrio entre essas duas forças precisa ser alterado.
- Teorias emergentes, como a ciência da complexidade, sugerem que as mudanças são imprevisíveis, ocorrem aleatoriamente e dependem das relações em rápida evolução entre agentes e fatores no sistema, e que até mesmo pequenas alterações são capazes de afetar toda uma organização.
- As organizações são preservadas pelas mudanças e pela renovação constantes. Sem mudanças, a organização pode estagnar e morrer.

Capítulo 8   Mudança planejada   **177**

EXERCÍCIOS DE APRENDIZAGEM

EXERCÍCIO DE APRENDIZAGEM 8.6
Implementação de mudança planejada em clínica de planejamento familiar

Você é um enfermeiro de origem hispânica que recebeu recursos financeiros válidos por dois anos para instalar uma clínica de planejamento familiar em uma área pobre, habitada basicamente por hispânicos, em uma grande cidade. O projeto será avaliado ao término do aporte dos recursos financeiros para determinar se eles serão mantidos ou não. Como diretor do projeto, você dispõe dos recursos para selecionar e contratar três profissionais de saúde. Em suma, você será capaz de controlar a clínica à medida que tudo isso acontecer.

A idade média dos pacientes é de 14 anos e muitos são provenientes de famílias com apenas um dos pais. Além disso, a população com que você trabalhará apresenta elevado índice de desemprego, altas taxas de criminalidade, além de desconfiança em relação a figuras de autoridade. Você está bem ciente da existência de muitas forças limitadoras como desafio, mas bastante comprometido com a causa. Acredita que as taxas elevadas de gravidez na adolescência e a morbidade materno-infantil possam ser reduzidas.

Tarefa:
1. Identifique as forças limitadoras e impulsionadoras nessa situação.
2. Identifique metas realistas de curto e longo prazos para implementar essa mudança. O que, de forma realista, pode ser realizado em dois anos?
3. Como o diretor do projeto pode utilizar mais autoridade para aumentar as forças impulsionadoras nessa situação?
4. Será possível o recongelamento da mudança planejada, de modo que as mudanças permaneçam mesmo que os recursos financeiros não sejam mais repassados após os dois anos?

EXERCÍCIO DE APRENDIZAGEM 8.7
Manter o *statu quo* ou implementar mudanças?

Pressuponha que o estado de espírito e a produtividade estejam baixos na unidade da qual você é o novo chefe. Na tentativa de identificar a origem do problema, você realiza reuniões informais com os funcionários para discutir como eles percebem o funcionamento da unidade e para identificar os motivos da inquietação do local de trabalho. Você acredita que um dos principais fatores para tal seja a limitação das oportunidades profissionais para os funcionários. Cada turno tem um enfermeiro fixo. É assim que a unidade vem sendo gerenciada há muito tempo. Você gostaria de alternar o cargo de enfermeiro, mas está inseguro quanto aos sentimentos dos funcionários em relação à mudança.

Tarefa: utilizando as fases da mudança identificadas por Lewin (1951), identifique as ações que podem ser realizadas no descongelamento, no movimento e no recongelamento. Quais as principais barreiras a essa mudança? Quais as mais poderosas forças impulsionadoras?

EXERCÍCIO DE APRENDIZAGEM 8.8
Como você lidaria com esta reação à mudança?

Você é o enfermeiro-chefe de uma unidade cirúrgica cardiovascular. O posto de trabalho da unidade é pequeno, antiquado e desorganizado. Os funcionários queixaram-se durante algum tempo de que os escaninhos para prontuários no armário acima de suas escrivaninhas são de difícil alcance; que os profissionais de saúde, muitas vezes, ocupam o espaço de trabalho dos

(Continua)

178 **Unidade III** Papéis e funções no planejamento

funcionários no posto para discutir sobre os pacientes ou fazer anotações nos prontuários; que a luz de chamada apresenta sistema antiquado; e que suprimentos e formulários precisam ser guardados em outro local. Você solicita aos oito funcionários do posto na unidade que façam uma "lista de desejos", na qual enumerem como gostariam que o posto de enfermagem fosse remodelado a fim de se tornar mais eficiente e funcional.

A reforma foi concluída vários meses depois. Você está satisfeito com o novo posto de enfermagem, que incorporou o que cada um dos funcionários sugeriu como as três principais prioridades de mudança. Há um novo local, giratório, para guardar prontuários no centro do posto, com maior acesso para funcionários e profissionais de saúde. Um novo e moderno sistema de chamadas foi instalado. Foi construída uma sala pequena e sossegada para que os enfermeiros façam seus registros e suas reuniões, com locais especiais e modernos para guardar formulários ao alcance das mãos do enfermeiro-chefe e dos funcionários da unidade.

Quase que imediatamente, começam a chegar muitas queixas sobre as mudanças. Vários funcionários do posto acharam que o sistema informatizado de resposta a chamados dos pacientes os estava sobrecarregando, e apresentaram queixas de que as luzes de chamada dos pacientes não eram atendidas. Outros se queixaram de que, com a prateleira para prontuários fora da área imediata de trabalho, eles não poderiam mais ser monitorados, sendo retirados da unidade pelos médicos ou deixados na sala de registro pelos enfermeiros. Uma das funcionárias do posto deu queixa de ter sido machucada por um profissional da saúde que, de forma descuidada e rápida, girou a prateleira dos prontuários. Ela informou que só retornará ao trabalho se as antigas prateleiras forem recolocadas. O funcionário regular do turno diurno alegou que todos os formulários foram arquivados como se fossem para pessoas canhotas e que, após 20 anos, tinha o direito de guardá-los como preferia. Vários enfermeiros queixaram-se de que o posto de enfermagem "pertencia agora aos funcionários que nele trabalhavam", e que o acesso a telefones e a itens de trabalho burocrático estava limitado por eles. Surgiram rumores de que você teria favorecido mais os funcionários do posto do que outros profissionais de saúde.

Hoje, ao fazer as rondas de troca de plantões, você se deparou com o funcionário do plantão diurno do posto de enfermagem e o enfermeiro do mesmo turno envolvidos em uma conversa exaltada com o funcionário do posto e o enfermeiro do turno noturno. A cada final de tarde, o enfermeiro e o funcionário do posto organizam o posto de enfermagem da maneira que acham ser a mais eficiente e, todas as manhãs, o enfermeiro e o funcionário do posto do plantão diurno fazem tudo voltar ao lugar anterior. Todos acham que o outro plantão está fazendo de tudo para minar as tentativas dos demais de "arrumar" a organização do posto de enfermagem e que seu método de organização é o melhor. Os dois grupos de funcionários e profissionais pedem que você "impeça o outro plantão de sabotar seus esforços de mudar as coisas para melhor".

Tarefa: apesar de sua intenção de incluir as sugestões dos subordinados na mudança planejada, a resistência é alta e o estado de espírito dos empregados está cada vez pior. O nível de resistência pode ser entendido como uma reação normal e antecipada à mudança planejada? Em caso positivo, você intervirá no conflito? Como? Haveria alguma forma de reduzir a probabilidade desse alto grau de resistência?

EXERCÍCIO DE APRENDIZAGEM 8.9

A profissão de enfermagem e a mudança

Tarefa: se as profissões fossem classificadas de maneira similar às organizações, você acha que a enfermagem seria classificada (a) como uma organização envelhecida, (b) como algo em movimento e renovação constantes ou (c) como um sistema fechado que não reage bem às mudanças?

Capítulo 8 Mudança planejada **179**

EXERCÍCIO DE APRENDIZAGEM 8.10

Superando a resistência frente a uma mudança necessária

Você é o enfermeiro-chefe de uma unidade médica/cirúrgica. Recentemente, o seu hospital gastou milhões de dólares para implementar o uso do Código de Barras na Administração de Medicamentos (BCMA – Bar Code Medication Administration) a fim de reduzir erros de medicação e promover uma cultura de segurança para os pacientes. Neste sistema, o enfermeiro, usando um dispositivo móvel, escaneia a droga que planeja dar e compara com o registro de medicação do paciente para se certificar que a droga certa, na dose certa, está sendo dada no horário certo ao paciente certo. Em seguida, o enfermeiro escaneia a pulseira de identificação do paciente para assegurar que o paciente certo está recebendo a droga e, por fim, ele escaneia seu crachá para documentar quem está administrando a droga ao paciente. Se quaisquer dos códigos não conferirem, um sinal é disparado, alertando a discrepância ao enfermeiro.

Chamou a sua atenção, porém, que alguns enfermeiros estão driblando as funções de segurança incluídas no sistema por código de barras. Alguns deles, por exemplo, relutam em acordar os pacientes que estão dormindo para escanear seus códigos de barras na pulseira antes de administrarem medicamento intravenoso, e, em vez disso, estão simplesmente escaneando a etiqueta do carrinho. Outros estão desconsiderando o alerta do código de barras, supondo que se trata de algum tipo de defeito eletrônico. Certos enfermeiros administraram drogas a pacientes cujas pulseiras estavam borradas ou arrebentadas e que não se prestavam a serem escaneadas. Ainda outros estão carregando consigo múltiplas pílulas pré-escaneadas em uma bandeja ou estão anotando nos prontuários que as drogas foram dadas, ainda que tenham sido deixadas ao lado do leito. Por fim, você fica sabendo que um enfermeiro chegou a afixar cópias extras dos códigos de barras de uma paciente em sua pranicheta, para que possam ser escaneados mais depressa

Tarefa: apesar da orientação e do treinamento rigorosos envolvendo os códigos de barras, está claro que alguns funcionários desenvolveram "atalhos" em relação ao sistema, aumentando o risco de erros de medicação e de danos aos pacientes. Seus subordinados sugerem que, embora compreendam que a BCMA reduz os riscos aos pacientes, os equipamentos nem sempre funcionam, e que realizar as verificações adicionais de segurança na BCMA muitas vezes leva mais tempo do que eles levavam no passado, acabando por atrasar as medicações aos pacientes que precisam delas. Os funcionários afirmaram que vão tentar ser mais cuidadosos na implementação dos procedimentos da BCMA, mas você continua percebendo uma resistência por parte deles. Quais estratégias você poderia empregar agora para promover o recongelamento do novo sistema BCMA? Quais estratégias seriam mais eficientes: racionais-empíricas, de poder coercivo ou normativo-reeducativas? Apresente a lógica por trás da sua escolha.

REFERÊNCIAS

Amos, A., Johns, C., Hines, N., Skov, T., & Kloosterman, L. (2012). The handwriting on the wall: Program transformations utilizing effective change management strategies. *CANNT Journal*, 22(2), 31–35.

Bayan, R. (2012, January 20). *Elegy for Kodak: An American icon goes bankrupt*. Acessado em 15 de maio de 2013, em http://www.forbes.com/sites/ericsavitz/2013/02/25/ lessons-from-blackberrys-accelerated-obsolesence/

Bennis, W., Benne, K., & Chinn, R. (1969). *The planning of change* (2nd ed.). New York, NY: Holt, Rinehart, & Winston.

Burrowes, N., & Needs, A. (2009, January/February). Time to contemplate change? A framework for assessing readiness to change with offenders. *Aggression & Violent Behavior*, 14(1), 39–49.

Gordon, M. (2012). *The fall of Kodak: 5 lessons for small business*. Biznik. Acessado em 13 de maio de 2014, em http://biznik.com/articles/the-fall-of-kodak-5-lessons-for-small-business

Lewin, K. (1951). *Field theory in social sciences*. New York, NY: Harper & Row.

Massachusetts Institute of Technology (MIT) News. (2008, April 30). *Edward Lorenz, father of chaos theory and butterfly effect, dies at 90*. Acessado

180 Unidade III Papéis e funções no planejamento

em 12 de maio de 2013, em http://web.mit.edu/newsoffice/2008/obit-lorenz-0416.html

Mitchell, G. (2013). Selecting the best theory to implement planned change. *Nursing Management—UK, 20*(1), 32–37.

Norman, K. (2012). Leading service improvement in changing times. *British Journal of Community Nursing, 17*(4), 162–167.

Olson, E. E., & Eoyang, G. H. (2001). *Facilitating organization change: Lessons from complexity science.* San Francisco, CA: Jossey-Boss/Pfeiffer.

Owarish, F. (2013). *Strategic leadership of technology: Lessons learned.* E-Leader Singapore. Acessado em 14 de maio de 2013, em http://www.g-casa.com/conferences/ singapore12/papers/Owarish-2.pdf

Philpot, S. (2013, February 25). *Lessons from BlackBerry's accelerated obsolescence.* Forbes. Acessado em 14 de maio de 2014, em http://www.forbes.com/sites/ericsavitz/2013/02/25/lessons-from-blackberrys-accelerated-obsolesence/

Rae, G. (n.d.). *Chaos theory: A brief introduction.* Acessado em 13 de setembro de 2006, em http://www.imho.com/ grae/chaos/chaos.html

Salmela, S., Eriksson, K., & Fagerström, L. (2013). Nurse leaders' perceptions of an approaching organizational change. *Qualitative Health Research, 23*(5), 689–699.

Spetz, J., Burgess, J. F., & Phibbs, C. S. (2012). What determines successful implementation of inpatient information technology systems? *American Journal of Managed Care, 18*(3), 157–162.

Stonehouse, D. (2012). Resistance to change: The human dimension. *British Journal of Healthcare Assistants, 6*(9), 456–457.

9

Administração do tempo

... nada é especialmente difícil se puder ser dividido em pequenas tarefas.
—Henry Ford

... as coisas importantes jamais devem depender das menos importantes.
—Johann Wolfgang von Goethe

PONTOS DE LIGAÇÃO ESTE CAPÍTULO ABORDA:

BSN Essential II: Liderança básica de organizações e sistemas para atendimento de qualidade e segurança dos pacientes

BSN Essential VI: Comunicação e colaboração interprofissionais para melhorar os resultados de saúde dos pacientes

MSN Essential II: Liderança de organizações e sistemas

AONE Nurse Executive Competency I: Comunicação e desenvolvimento de relacionamentos

AONE Nurse Executive Competency II: Conhecimento sobre o ambiente de atendimento de saúde

QSEN Competency: Segurança

QSEN Competency: Trabalho em equipe e colaboração

OBJETIVOS DIDÁTICOS *O aluno irá:*

- analisar como o tempo é gerenciado tanto em termos pessoais quanto nas unidades de uma organização
- descrever a importância de reservar um tempo adequado para o planejamento diário e para o estabelecimento de prioridades
- descrever como as falácias de planejamento influenciam a percepção do tempo necessário para completar uma tarefa
- completar tarefas de acordo com o nível de prioridade atribuído a elas sempre que possível
- incluir etapas de avaliação no planejamento para que possa haver repriorização
- identificar elementos internos e externos de desperdício de tempo, bem como intervenções que podem ser feitas para reduzir o impacto deles
- preencher um inventário de tempo para aumentar a autopercepção ao estabelecer prioridades pessoais e ao gerenciar o próprio tempo
- identificar como novas aplicações tecnológicas como *e-mail*, a Internet, telecomunicações e redes sociais podem tanto facilitar quanto atravancar o gerenciamento pessoal do tempo
- envolver subordinados e seguidores na maximização do aproveitamento do tempo, e orientar o trabalho para que sua implementação e conclusão sejam bem-sucedidas

Outra parte do processo de planejamento é o planejamento a curto prazo. Esse planejamento operacional concentra-se na realização de tarefas menores. Os planos a curto prazo envolvem um período de uma hora a três anos e costumam ser menos complexos que os planos estratégicos ou de longo alcance. O planejamento a curto prazo pode ser feito todos os anos, trimestres, meses, semanas, dias ou até mesmo horas.

Unidade III Papéis e funções no planejamento

Os capítulos anteriores examinaram a necessidade de um planejamento prudente de recursos, como dinheiro, equipamentos, suprimentos e mão de obra. O tempo também é um recurso importante. Sobrecarga de trabalho e limites de tempo levam a aumento de erros, omissão de tarefas importantes e sensações generalizadas de tensão e ineficiência. Quando os líderes desejam delegar poder a outros para cumprir com tarefas pessoais e compartilhadas, eles precisam se tornar especialistas no planejamento e implementação de cumprimento de tarefas. Quando os administradores desejam chefiar diretamente os empregados e maximizar outros recursos, precisam antes de mais nada conseguir tempo para isso. Em outras palavras, ambos precisam se especializar em gerenciamento de tempo.

Gerenciamento de tempo pode ser definido como fazer uso ideal do tempo disponível. Homisak (2012) observa que muita gente com más habilidades de gerenciamento de tempo trabalha muitas horas sem descanso, culpando os outros por suas ineficiências e fazendo os outros trabalharem mais. A realidade é que cada pessoa recebe 86.400 segundos por dia para usar como bem entender, e quando eles são gastos, jamais podem ser recuperados. Homisak (p. 41) vai adiante e sugere que "convidamos todas as atividades em nossas vidas e, a menos que façamos escolhas diferentes, nada irá mudar".

Boas habilidades de gerenciamento de tempo permitem que o indivíduo empregue o tempo em coisas que realmente importam.

Sendo assim, as chaves para otimizar a gerenciamento de tempo precisam incluir a priorização de deveres, a gestão e o controle de crises, a redução do estresse e o equilíbrio do trabalho com o tempo pessoal (Homisak, 2012). Todas essas atividades exigem algum grau de habilidades de liderança aliadas com funções administrativas. Papéis da liderança e funções administrativas necessários a um gerenciamento eficiente do tempo são apresentados no Quadro 9.1.

QUADRO 9.1 Papéis da liderança e funções administrativas para administração do tempo

PAPÉIS DA LIDERANÇA

1. Ter consciência dos bloqueios e das barreiras pessoais para uma gestão eficiente de tempo.
2. Reconhecer como seus próprios sistemas de valores influenciam seu aproveitamento do tempo e as expectativas dos seguidores.
3. Agir como modelo a ser seguido, como apoiador e como recurso para os outros no estabelecimento de prioridades para o cumprimento de metas.
4. Ajudar os subordinados no trabalho cooperativo para maximizar o uso do tempo.
5. Evitar e/ou filtrar interrupções que impedem um controle eficiente do tempo.
6. Servir de modelo quanto à flexibilidade no trabalho cooperativo com outros que têm um estilo diverso de controle do tempo.
7. Apresentar comportamento calmo e tranquilo durante períodos de muita atividade na unidade.
8. Priorizar solicitações de tempo que estão em conflito e que se sobrepõem.
9. Determinar apropriadamente a qualidade do trabalho necessário em tarefas a ser concluídas.

FUNÇÕES ADMINISTRATIVAS

1. Priorizar adequadamente o planejamento diário para atingir as metas de curto e longo prazos da unidade.
2. Encontrar tempo de planejamento na agenda de trabalho.
3. Analisar como o tempo é gerenciado na unidade, utilizando estudos de análise das tarefas e de tempo e movimento.
4. Eliminar as barreiras ambientais para um controle eficiente do tempo dos funcionários.
5. Lidar com a parte burocrática de forma rápida e eficiente e manter organizada a área de trabalho.
6. Dividir as tarefas maiores em menores que possam ser realizadas com mais facilidade pelos membros da unidade.
7. Utilizar tecnologia apropriada para facilitar a agilidade na comunicação e na documentação.
8. Distinguir entre alocação inadequada de recursos humanos e uso ineficiente do tempo quando os recursos temporais se mostram inadequados para a conclusão de tarefas delegadas.

TRÊS ETAPAS BÁSICAS PARA ADMINISTRAR O TEMPO

Existem três etapas básicas no gerenciamento do tempo (Figura 9.1). A primeira exige prever tempo para o planejamento e o estabelecimento de prioridades. A segunda envolve a realização da tarefa mais prioritária (tal como determinado na etapa 1) sempre que possível, concluindo-se uma tarefa antes de iniciar outra. A última etapa requer que a pessoa priorize novamente as tarefas que serão realizadas com base em novas informações recebidas. Como se trata de um processo cíclico, todas as três etapas precisam ser feitas em sequência.

Usando o tempo para planejar e estabelecer prioridades

O planejamento é essencial caso um indivíduo queira administrar mediante eficiência, e não por crises. O antigo ditado "fracassar em planejar – planejar para fracassar" segue valendo. Os administradores que ainda não conhecem bem o gerenciamento do tempo podem subestimar a importância do planejamento regular, deixando de alocar o tempo necessário a ele.

Além disso, muitos indivíduos não dão tempo suficiente para que seus planos sejam postos em prática. Baiyun e Quanquan (2012) concordam, ressaltando que, embora muitos indivíduos façam planos, esses planos muitas vezes não são concluídos dentro do tempo previsto. E ainda que o tempo alocado para o funcionamento de seus planos se mostre repetidamente inadequado, muitos indivíduos continuam sendo otimistas de que suas novas previsões, que seguem as mesmas, serão realistas. Este fenômeno é conhecido como *falácias de planejamento*. Um estudante, por exemplo, que leva para casa todas as noites uma mochila cheia na expectativa de que todas as tarefas ou trabalhos contidos na mochila serão concluídos costuma estar ciente de que raramente conseguirá concluir mais do que um ou dois itens neste meio-tempo. Ainda assim, ele continua esperançoso de que dessa vez será diferente, e seu comportamento permanece inalterado.

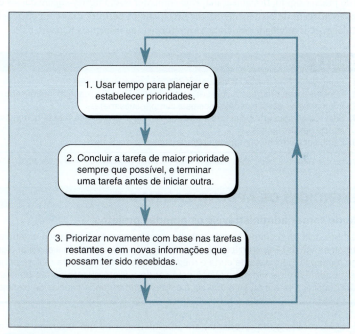

FIGURA 9.1 • Três etapas básicas do gerenciamento do tempo.

Pesquisadores sugerem que isso ocorre porque muitos indivíduos se esquecem de que no passado eles foram interrompidos inesperadamente, ou porque os indivíduos podem não levar em consideração todos os subcomponentes de uma tarefa quando estão planejando (Baiyun & Quanquan, 2012). Além disso, os indivíduos podem ter usado um foco estreito demais ao examinarem a tarefa ou podem ter desconsiderado subconscientemente lembranças de quanto tempo tarefas similares levaram no passado. A maioria das pessoas simplesmente deseja acreditar que tudo correrá bem com uma tarefa e que nenhum problema surgirá. Essa suposição pouco realista leva a graves erros de planejamento e a um mau gerenciamento do tempo.

Planejar é a primeira atividade no processo administrativo, porque a capacidade de ser organizado decorre de um bom planejamento. Durante o planejamento, deve haver tempo para se pensar sobre como os planos serão traduzidos em atos. Quem planeja deve fazer pausas e decidir como as pessoas, as atividades e os materiais serão reunidos para o alcance dos objetivos.

Muitos indivíduos acreditam que estão sendo improdutivos se reservam um tempo no início do dia para projetar um plano de ação, em vez de começarem a trabalhar imediatamente em suas tarefas. Sem um planejamento adequado, porém, eles têm dificuldade de começar, optando por administrar mediante crises. Além disso, quando as metas do dia não são descritas com clareza, pode não haver a sensação de realização ao final do dia.

Infelizmente, dois erros comuns do administrador novato são subestimar a importância de um plano diário e não investir o tempo adequado com o planejamento.

Similarmente, Pugsley (2009) sugere que muitos estudantes deixam de estabelecer um plano para concluírem suas atividades didáticas. Às vezes, isso ocorre porque eles não sabem ao certo o que esperar do produto final. Outras vezes, eles não sabem ao certo quais são os prazos de entrega das tarefas ou como subdividir grandes tarefas em componentes menores e mais acessíveis. Em todos esses casos, o resultado final é que a capacidade do estudante de alcançar o resultado almejado, dentro do prazo exigido, fica ameaçada. Para combater isso, Pugsley sugere que os estudantes adotem uma abordagem de planejamento "SMART", que os permite usar com eficiência cada período de estudo, quer as atividades didáticas sejam formais ou informais (Quadro 9.2).

| QUADRO 9.2 | A abordagem de estudo SMART |

1. Estabeleça [*Set*] metas claras e específicas a serem cumpridas.
2. *Registre* o seu progresso, pois um avanço mensurável lhe manterá interessado.
3. *Identifique* os passos necessários para cumprir suas metas.
4. Seja *realista* quanto a suas restrições de tempo e estabeleça metas que possam ser cumpridas dentro desses limites.
5. Estabeleça um cronograma *temporal* e planeje-se para ele.

Adaptado de: Pugsley, L. (2009, May). How to ... study effectively. Education for Primary Care, 20(3), 195–197.

EXERCÍCIO DE APRENDIZAGEM 9.1

Como tornar administráveis os grandes projetos

Lembre qual foi o último grande trabalho escolar que você fez. Você estabeleceu prazos mais curtos e médios? Repartiu a tarefa em tarefas menores de modo a eliminar alguma crise de último minuto? Que prazos de curta e média duração você fixou para realizar projetos importantes neste semestre ou trimestre? Você está sendo realista quanto ao tempo que será necessário para concluir a tarefa ou será que você está experimentando falácias de planejamento?

Quer você seja um estudante, um administrador ou um enfermeiro em atividade, o planejamento exige tempo; ele requer a capacidade de pensar, analisar dados, vislumbrar alternativas e tomar decisões. Exemplos de tipos de planos que um enfermeiro-chefe pode elaborar no planejamento diário incluem alocação de funcionários, tarefas de atendimento aos pacientes, coor-

Capítulo 9 Administração do tempo **185**

denação dos horários de intervalo de almoço e coordenação interdisciplinar do atendimento ao paciente. Exemplos de planejamento diário de um enfermeiro responsável por atendimento a pacientes graves incluem determinação de como os relatórios serão feitos e recebidos, momento e método certos usados para as primeiras investigações de pacientes, coordenação da administração de medicamentos, tratamentos e procedimentos, além da organização da documentação das atividades diárias.

Eficiência temporal no ambiente de trabalho

Alguns enfermeiros parecem desorganizados em suas tentativas de atender os pacientes. Isso pode ser consequência de um planejamento insatisfatório ou pode ser um sintoma de um ambiente de trabalho que não conduz a um gerenciamento eficiente do tempo. As sugestões a seguir, usando princípios da engenharia industrial, podem auxiliar o enfermeiro em cargo de chefia no planejamento de atividades de trabalho, sobretudo quando o ambiente impõe obstáculos à eficiência temporal:

- *Reuna todos os suprimentos e equipamento necessários antes de iniciar uma atividade*. Desintegrar mentalmente uma tarefa em partes antes do início da atividade pode ajudar o enfermeiro a identificar o que pode ser necessário à realização da atividade.
- *Agrupe atividades que pertencem a um mesmo lugar*. Se você percorre uma distância grande no corredor, tentar fazer várias coisas antes de retornar ao posto de enfermagem. Se você é um enfermeiro que atende em domicílios, agrupe as visitas aos pacientes conforme a localização geográfica sempre que possível para minimizar o período de deslocamento e maximizar o tempo com os pacientes.
- *Use estimativas de tempo*. Por exemplo, se você sabe que um medicamento intravenoso intermitente (*piggyback* IV) levará 30 minutos para ser administrado, planeje alguma outra atividade que possa ser realizada nesse intervalo de tempo.
- *Documente assim que possível suas intervenções de enfermagem após a realização de uma atividade*. Esperar até o final de um dia de trabalho para preencher documentação aumenta o risco de imprecisões e de dados incompletos.
- *Sempre tente encerrar um dia de trabalho no horário*. Ainda que isso nem sempre seja possível, delegar tarefas adequadamente aos outros e garantir que a meta de carga de trabalho de todos os dias seja razoável são duas estratégias importantes para alcançar essa meta.

Da mesma forma que os enfermeiros em cargos de chefia, os administradores de unidades precisam coordenar como seus deveres serão executados e descobrir métodos para simplificar o trabalho e torná-lo mais eficiente. Isso costuma incluir tarefas simples, como organizar a forma como os suprimentos são guardados ou determinar os horários mais eficientes para intervalos de almoço para os funcionário. Além disso, é responsabilidade do administrador garantir que as unidades disponham de estoques apropriados de equipamentos que os enfermeiros precisam para cumprir o seu trabalho. Isso diminui o tempo que se gasta tentando localizar suprimentos necessários.

Isso foi certamente o que aconteceu no Centro Médico Neepawa, em Manitoba, que em 2010 implementou uma estratégia de enfermagem chamada *Liberando tempo para atendimento: a ala produtiva* (Exame de Evidência 9.1). Ao fim e ao cabo, a meta do planejamento do trabalho e das atividades é facilitar maior produtividade e satisfação.

Exame de evidência 9.1

Fonte: *Fortier, J. (2012). More time for care. Canadian Nurse, 108(8), 22–27.*

Fortier contou uma história sobre a desorganização e a desunião que ela encontrou quando entrou para o quadro de enfermeiros do Centro Médico Neepawa, em Manitoba, em 2008. Fortier percebeu que os funcionários passavam tanto tempo procurando por materiais que os pacientes mal chegava a ser atendidos; que as alas e áreas de armazenamento eram caóticas; que um

(Continua)

relatório de rotatividade levava até 40 minutos; e que a comunicação entre os funcionários e os departamentos era deficiente.

Para combater o problema, o Centro Médico Neepawa implementou uma estratégia de enfermagem em 2010, chamada *Liberando tempo para atendimento: a ala produtiva*. Um dos muitos objetivos desse programa era aumentar a eficiência do atendimento gastando menos tempo na busca por materiais, para que sobrasse mais tempo para atendimento junto ao leito dos pacientes. Além disso, especialistas também ofereceram treinamento e materiais de suporte para os funcionários a respeito de gestão de tempo, e uma análise foi realizada sobre os fluxos de trabalho para que fatores ambientais que levavam os funcionários a desperdiçarem tempo pudessem ser identificados e resolvidos. Processos de fabricação "enxuta", como aqueles usados na Toyota para eliminar todas as tarefas realizadas pelos trabalhadores alheias à construção direta de veículos, foram aplicados nas unidades de trabalho em enfermagem com o objetivo de eliminar papelada desnecessária e procura por materiais. Os módulos de trabalho também foram simplificados e reorganizados.

Fortier percebeu que, embora o processo tenha exigido tempo e trabalho duro, os resultados claramente valeram a pena. O tempo disponível para o atendimento direto aumentou consideravelmente e a rotatividade de pessoal passou a ser quase inexistente.

Atos de planejamento diário que podem ser úteis para que o chefe da unidade identifique e utilize com mais eficiência o tempo como recurso incluem:

- Ao iniciar cada dia de trabalho, identifique as prioridades essenciais daquele dia. Identifique as ações específicas necessárias para sua realização e a ordem em que devem ser realizadas. Identifique também as ações específicas a serem implementadas para o alcance contínuo das metas de longo prazo.
- Determine o nível de realização esperado para cada tarefa priorizada. Uma abordagem de maximização ou de satisfação seria mais adequada ou mais razoável a cada meta identificada?
- Levante dados sobre os funcionários que realizarão tarefas com você. Designe tarefas que devem ser delegadas a profissionais capazes e desejosos de executá-la. Certifique-se de ter expressado com clareza suas expectativas sobre como e quando uma tarefa delegada tem de ser cumprida. (Delegar é assunto do Capítulo 20.)
- Revise os planos de curto e longo prazos da unidade com regularidade. Inclua colegas e subordinados na identificação dos problemas ou preocupações da unidade para que possam ter envolvimento total no planejamento das mudanças necessárias.
- Planeje as reuniões com antecipação. Prepare e distribua as agendas antecipadamente.
- Dedique tempo ao longo e ao final do dia para levantamento de dados sobre o progresso do cumprimento das metas estabelecidas para o dia e para determinar a ocorrência ou não de eventos imprevistos, bem como o recebimento ou não de informações novas que possam ter alterado o plano original. As realidades contínuas para o chefe de unidade incluem situações de trabalho que mudam constantemente e, com elas, o estabelecimento de novas prioridades e a adaptação das anteriores.

Fixar novas prioridades ou adaptar antigas, de modo a refletirem as situações do mundo em constante mudança, é uma realidade que sempre se mantém para o chefe de unidade.

- Faça intervalos planejados com regularidade. Planejar os intervalos periódicos em um dia de trabalho faz parte do gerenciamento de tempo e de tarefas de um indivíduo. Esses intervalos de trabalho permitem que os administradores e os funcionários se revigorem física e mentalmente.
- Usar um calendário eletrônico para organizar o seu dia pode ajudar a deixá-lo menos caótico. Pode ainda ser útil para identificar os lapsos de tempo livre que podem ser usados para seus intervalos.

EXERCÍCIO DE APRENDIZAGEM 9.2

Estabelecimento de prioridades diárias

Suponha que você é o enfermeiro na liderança de uma equipe com um técnico e um assistente de enfermagem no turno das 7h às 15h em um hospital de atendimento a pacientes graves. Vocês três são responsáveis pelo oferecimento de todos os cuidados a dez pacientes. Priorize a lista a seguir com dez tarefas a serem cumpridas nesta manhã. Use "1" para a primeira tarefa a ser realizada e "10" para a última. Esteja preparado para justificar suas prioridades.

___ Verificar os cartões/folhas de medicação em relação ao padrão ou ao Kardex.
___ Ouvir o relatório do turno da noite das 23h às 7h.
___ Fazer rondas rápidas para avaliar o relatório do plantão da noite e apresentar-se aos pacientes.
___ Instalar quatro medicamentos IV às 9h.
___ Organizar o horário dos intervalos menores e de almoço para os membros da equipe.
___ Fazer pré-operatório, às 8h45min, a paciente que irá para cirurgia às 9h.
___ Entregar as bandejas de café da manhã às 8h30min.
___ Reunir-se com membros da equipe para planejar a agenda do dia e esclarecer anotações.
___ Ler os prontuários dos pacientes que sejam novos para você.
___ Verificar resultados laboratoriais de glicose no sangue das 6h para administração de insulina às 7h30min.

Estabelecimento de prioridades e procrastinação

Considerando-se que a maioria dos indivíduos são soterrados por solicitações de tempo e energia, a etapa seguinte é a priorização, que pode ser o elemento-chave para o bom gerenciamento do tempo. Infelizmente, algumas pessoas não se conscientizaram da importância e da forma como hoje usam seu tempo.

Estabelecer prioridades é, talvez, a habilidade mais fundamental do bom gerenciamento do tempo, porque todas as ações têm algum tipo de importância relativa.

Uma forma simples de priorizar o que deve ser feito é dividir todas as solicitações em três categorias: "não fazer", "fazer mais tarde" e "fazer agora" (Quadro 9.3). Os itens em "não fazer" refletem possivelmente problemas que se resolvem sozinhos, já desatualizados ou mais bem administrados por outro indivíduo. O administrador desfaz-se de informações desnecessárias ou repassa-as à pessoa apropriada no momento certo. Seja qual for a situação, ele retirará coisas acumuladas desnecessárias de sua área de trabalho.

QUADRO 9.3 Três categorias de priorização

1. "Não fazer"
2. "Fazer mais tarde"
3. "Fazer agora"

Alguns itens do tipo "fazer mais tarde" refletem problemas comuns ou sem prazos imediatos; podem, assim, ser procrastinados. *Procrastinar* significa postergar alguma coisa adiar ou retardar desnecessariamente. Embora a procrastinação possa ser apropriada em alguns casos, a realidade é que na maioria das vezes trata-se de uma barreira ao gerenciamento eficiente do tempo.

A procrastinação é um problema de difícil solução, porque poucas vezes tem origem em uma só causa, podendo envolver uma combinação de atitudes disfuncionais, racionalizações e ressentimento. O fundamental na procrastinação é usá-la de forma apropriada e seletiva. A procrastinação raramente é apropriada quando feita para evitar uma tarefa só porque ela é muito exigente ou desagradável.

Antes de selecionar os itens a serem feitos "mais tarde", o líder-administrador precisa ter certeza de que os projetos maiores foram fragmentados em menores, e que determinado prazo e plano de implementação existam. O plano deve incluir prazos mais curtos, intermediários e longos. Da mesma forma, um líder-administrador não é capaz de ignorar alguns itens sem limites imediatos de tempo para sempre, precisando, sim, assumir compromissos com tempo definido, em um futuro próximo, para tratar dessas demandas.

As tarefas do tipo "fazer agora" costumam refletir as necessidades operacionais diárias de uma unidade. Podem incluir necessidades diárias de complementação de funcionários, lidar com falta de equipamento, cumprir prazos, realizar entrevistas de emprego e fazer avaliações de desempenho. Essas tarefas podem ainda representar itens que tenham sido adiados anteriormente.

EXERCÍCIO DE APRENDIZAGEM 9.3

Abordando a procrastinação pessoal

Reserve alguns momentos para refletir sobre as duas últimas semanas de sua vida. Que coisas você adiou? Essas coisas compõem um padrão? Por exemplo, você sempre posterga a redação de uma tarefa escolar até o último minuto? Você fica aguardando para realizar determinadas tarefas no trabalho até não poder mais evitá-las? O que você faz quando realmente não quer fazer algo? Come? Joga videogame? Assiste à televisão? Lê?

Tarefa: escreva um ensaio de uma página sobre pelo menos duas coisas que você procrastina. Depois, elabore duas estratégias para romper cada um desses hábitos.

Criação de listas

Para priorizar todos os itens do tipo "fazer agora", o administrador pode achar útil o preparo de uma lista por escrito. Lembre-se, porém, de que uma lista é um plano e não um produto, e que a criação da lista não é a meta final. A lista constitui um recurso de planejamento.

Embora o líder-administrador possa utilizar listas mensais ou semanais, elas também podem ser úteis para coordenar operações diárias. Essa lista diária, entretanto, não deve ser maior do que aquilo que pode ser feito de forma realista em um dia, porque isso pode desmotivar em vez de auxiliar o líder-administrador.

Além disso, embora o líder-administrador deva conhecer as tarefas diárias e planejá-las, nem sempre há necessidade de colocá-las nessa lista, porque podem apenas desviar a atenção de outras tarefas prioritárias. As listas devem proporcionar o tempo adequado a cada tarefa, com períodos reservados ao inesperado. Além disso, as pessoas que usam listas para ajudar na organização de seu dia precisam tomar cuidado para não confundir importância com urgência. Nem todas as coisas importantes são urgentes, nem todas as urgentes são importantes. Isso vale especialmente quando a urgência tem origem externa.

 Nem todas as coisas importantes são urgentes, nem todas as urgentes são importantes.

Além disso, o indivíduo deve revisar periodicamente suas listas de dias anteriores para verificar se tudo foi feito e concluído. Quando uma tarefa aparece em uma lista durante vários dias consecutivos, cabe a ele reexaminá-la, perguntando-se por que não foi realizada. Às vezes, algumas tarefas simplesmente precisam ser retiradas da lista. Isso ocorre quando uma tarefa apresenta baixa prioridade, ou quando ficaria melhor sendo feita por outra pessoa. Outras vezes, tarefas inconclusas presentes na lista devem ser descartadas porque deixaram de ser relevantes ou representam uma necessidade que não existe mais.

Por vezes, no entanto, itens na lista permanecem inconclusos porque não são fragmentados em passos ou tarefas que podem ser completados. Repartir uma grande tarefa em partes menores pode deixá-la muito mais acessível. Por exemplo, muitas pessoas com boas intenções começam a pensar em fazer as declarações de renda no começo do prazo de entrega, mas estão sobrecarregadas com algum projeto que não pode ser feito em um só dia. Quando preparar a declaração de renda não é algo repartido em várias tarefas menores, com prazos mais imediatos, pode ser procrastinado quase que para sempre.

Alguns projetos não são realizados porque não foram fragmentados em tarefas passíveis de serem concluídas.

Repriorização

A última etapa no gerenciamento do tempo é a repriorização. É comum as prioridades ou a lista de alguém, mudar durante um dia, uma semana ou mais devido ao recebimento de novas informações. Quando o indivíduo não dedica tempo para repriorizar os itens após a conclusão de alguma tarefa importante, outras prioridades estabelecidas antes podem não estar mais exatas. Além disso, apesar do planejamento cuidadoso, ninguém está livre de uma crise ocasional.

Não há planejamento capaz de evitar crises ocasionais.

Ocorrendo uma crise, a pessoa pode precisar deixar de lado as prioridades originais do dia e reorganizar, comunicar e delegar um novo plano que reflita as novas prioridades associadas ao evento inesperado que a causou.

EXERCÍCIO DE APRENDIZAGEM 9.4

Criação de listas de planejamento

Você costuma elaborar uma lista diária para organizar o que tem de ser feito? Mentalmente ou em papel, elabore uma lista com cinco itens que precisam ser realizados hoje. Estabeleça prioridades entre esses itens. Faça agora uma lista com cinco itens que precisam ser realizados nesta semana. Estabeleça prioridades também entre seus itens.

Como lidar com as interrupções

Todos os administradores são interrompidos, mas os de escalão inferior sofrem mais com isso. Em parte, isso se dá porque administradores de escalão inferior e intermediário estão mais envolvidos no planejamento diário que os de nível superior, interagindo de forma mais direta com uma quantidade maior de subordinados. Além disso, muitos administradores dos escalões mais baixos não possuem um ambiente de trabalho sossegado ou ajuda de secretários para a filtragem das interrupções. Interrupções frequentes resultam em tensão situacional e menor satisfação no trabalho. Os administradores têm de desenvolver habilidades de prevenção para evitar interrupções que ameacem o gerenciamento eficiente do tempo.

Os administradores de escalões inferiores sofrem mais interrupções que os de nível superior.

Para lidar com interrupções também é preciso ter habilidades de liderança. Os líderes servem de modelo de flexibilidade e de capacidade de reorganização quando novas informações ou tarefas emergem como prioridades. Os seguidores muitas vezes observam como seus líderes estão se saindo em meio a mudanças e até mesmo crises, e suas próprias reações muitas vezes refletem aquelas de seus líderes. É por isso que um chefe de enfermagem que se mostra incomodado ou fora de controle costuma encontrar esses mesmos sentimentos refletidos nos indivíduos que chefia.

Elementos de desperdício do tempo

São muitos os elementos de desperdício de tempo, e sua recorrência costuma variar de um indivíduo para o outro. Quatro elementos que nos fazem desperdiçar o tempo merecem atenção aqui (ver Quadro 9.4). O primeiro deles é supreendentemente a tecnologia, que costuma ser vista pela maioria das pessoas como um elemento que poupa tempo. De fato, a tecnologia pode e consegue poupar tempo. O *e-mail* serve de comunicação instantânea e assincrônica com múltiplas pessoas simultaneamente e a Internet proporciona um acesso quase ilimitado a conhecimento de ponta em termos globais. Além disso, redes sociais como Facebook, MySpace, Pinterest e Twitter acabaram criando novas oportunidades de comunicação em tempo real com vastas redes de usuários.

> **QUADRO 9.4 Elementos de desperdício de tempo**
>
> 1. Tecnologia (Internet, jogos *online*, *e-mail* e *sites* de redes sociais)
> 2. Socialização
> 3. Sobrecarga de papelada
> 4. Um sistema inadequado de arquivamento
> 5. Interrupções

Ainda assim, essa mesma tecnologia consome uma parte cada vez maior do nosso tempo. Muitas pessoas se veem fazendo buscas aleatórias na Internet ou brincando com jogos *online* para se distraírem das tarefas por fazer. Além disso, a necessidade de conferir e responder a tantos meios de comunicação diferentes (*e-mail*, *blackberries*, mensagens de voz, *pagers* e redes sociais) por si só já acaba consumindo um tempo precioso.

Svehaug (2013, parágrafo 17) especula que "muitos de nós caímos no buraco negro das redes sociais, e pode ser complicado encontrar um equilíbrio sem qualquer parâmetro vigente". Ela sugere o uso de despertadores de cozinha ou algum outro tipo de cronômetro para limitar o tempo que passamos nas redes sociais quando temos tarefas importantes a cumprir. O *site* Time Management Ninja (2013, parágrafo 10) concorda, sugerindo: "você não precisa conferir o seu *email* 100 vezes por dia. O *email* não é voltado para ser uma comunicação instantânea. Em vez disso, confira-o pela manhã, à tarde e ao final do dia".

Você não precisa conferir o seu *email* 100 vezes por dia.

Por fim, com toda essa tecnologia pode ficar difícil encontrar um equilíbrio apropriado entre a necessidade de interação virtual e frente a frente e entre trabalho e vida pessoal. O Time Management Ninja (2013) sugere que "não se desconectar" é um grande risco para o gerenciamento de tempo, já que ninguém pode ficar "ativo" o tempo todo. Pessoas que não se desconectam de seus trabalhos ou aparelhos eletrônicos acabarão por torrar sua energia e perder de vista os limites entre trabalho e vida pessoal.

Um segundo elemento é a socialização. A socialização com colegas durante o dia de trabalho pode desperdiçar um tempo considerável para as tarefas profissionais. Ainda que socializar possa ser útil ao atendimento de necessidades de relacionamentos ou formação de poder, pode retardar demais a produtividade. Isso fica claro no caso dos administradores que seguem uma política de portas abertas. Os subordinados podem ser desencorajados de usar o tempo do chefe com conversas desnecessárias das seguintes formas:

- *Não se mostre acessível demais.* Facilitar as coisas para os outros é ignorar você mesmo. Tente não "trabalhar" no posto de enfermagem se possível. Se precisar fazer registros, sente-se de costas para os demais. Se possuir uma sala, feche a porta. Solicite às pessoas que marquem horário para conversar com você. Esses são comportamentos que irão desestimular os socializadores casuais.
- *Interrompa.* Quando alguém fizer divagações e não chegar ao ponto central, interrompa e diga, com delicadeza: "Desculpa, mas não estou entendendo o que você quer dizer. O que é mesmo que você estava falando?".

- *Evite promover a socialização*. Ter várias cadeiras confortáveis na sala, algo para comer e cartazes nas paredes que levam a comentários, tudo isso encoraja a socialização no local de trabalho.
- *Seja breve*. Refreie seus próprios comentários mais prolongados e levante-se ao terminar. Isso sinalizará o final da conversa.
- *Agende as pessoas que incomodam*. Quando alguém possui um padrão de longas conversas e consegue prendê-lo no posto de enfermagem ou durante suas rondas, diga: "Não posso conversar agora, mas tenho um tempo livre às 11h. Por que não nos encontramos depois?". A não ser que a conversa seja importante, a pessoa que só quer conversar não marcará um horário de encontro. Se você quiser conversar e tiver tempo para isso, use os intervalos para socializar.

Outros elementos externos de desperdício do tempo que o administrador precisa vencer envolvem a sobrecarga de papéis e um sistema insatisfatório de arquivamento. Administradores costumam ter uma papelada enorme, inclusive memorandos organizacionais, solicitações de funcionários, relatórios de garantia de qualidade, relatórios de incidentes e avaliações dos pacientes. Considerando-se que essa papelada costuma ser redundante ou desnecessária, os administradores precisam se especializar em seu manuseio. Sempre que possível, a correspondência recebida deve ser lida no dia da chegada; ela será descartada ou arquivada conforme a data de sua execução. Tente ler cada correspondência recebida uma única vez.

Um sistema adequado de arquivamento é muito valioso para lidar com a papelada. Manter organizada a correspondência, em arquivos de fácil recuperação, em vez de prateleiras desorganizadas, poupa tempo quando o administrador tem de encontrar determinada informação. Pode ser recomendável também usar mais o computador e *emails* para diminuir o uso de papel e aumentar o tempo de resposta nas comunicações sensíveis ao tempo.

Por fim, interrupções podem causar bastante desperdício de tempo, já que a atenção precisa ser continuamente desviada da tarefa sendo realizada. Todos os administradores precisam reservar um tempo para atender telefonemas demorados ou para responder *e-mails*, e é importante não ser perturbado durante essas ocasiões, a menos que haja uma solicitação urgente esperando por resposta ou orientação para lidar com uma situação emergencial. "Depois que os funcionários percebem que o administrador leva a sério o tempo que ele reserva para certas tarefas e que não aceita nenhum tipo de interrupção, isso acaba se tornando uma prática-padrão" (Ashurst, 2013, p. 51).

GERENCIAMENTO DO TEMPO PESSOAL

Gerenciar o tempo pessoal refere-se, em parte, a autoconhecimento. A autopercepção é uma habilidade de liderança. No caso de pessoas com incertezas sobre suas metas de curto e longo prazos, o gerenciamento do tempo costuma ser uma dificuldade. Svehaug (2013) sugere que para otimizar o gerenciamento do tempo, cada pessoa deve dar um passo atrás e refletir sobre o que realmente deseja realizar e o tempo que dispõe e se é capaz de dedicar ao cumprimento dessa meta. A honestidade deve ser a chave na realização deste exercício, pois não existe resposta certa ou errada.

Gerenciar o tempo é difícil quando a pessoa está insegura acerca das prioridades de gerenciamento do tempo, inclusive metas pessoais de curto, médio e longo prazos.

Essas metas estruturam o que pode ser feito hoje, amanhã e no futuro. Apenas as metas, entretanto, não são suficientes; um plano concreto, com limites de tempo, é necessário. Planos elaborados em etapas factíveis são mais claros, realistas e passíveis de alcance. Estar consciente e estabelecer metas de acordo leva as pessoas a determinar a forma de investir seu tempo. Se não houver metas, o normal é os outros decidirem como elas devem gastar seu tempo.

Pense por um momento na semana anterior. Você realizou tudo que queria? Quanto tempo você, ou outros gastaram? Em sua prática clínica, passou muito tempo correndo atrás de suprimentos e remédios em vez de ensinando o paciente sobre o diabetes? Com frequência, decisões irrelevantes e atividades insignificantes assumem o lugar de propósitos verdadeiros. Sem dúvida, reorganizar o trabalho, esclarecer as descrições dos cargos ou mudar alguma coisa no tipo de sistema de atendimento pode reduzir alguns desses problemas. Permanece, porém, o mesmo princípio geral: enfermeiros profissionais conscientes e com metas e prioridades pessoais identificadas com clareza têm maior controle sobre como investem sua energia e o que realizam.

Quando as pessoas carecem de autopercepção, elas podem ter dificuldade em encontrar um equilíbrio entre o tempo que passam em prioridades pessoais e profissionais. De fato, um estudo com mais de 50 mil funcionários de diversas organizações industriais e de serviços descobriu que dois em cada cinco funcionários estavam insatisfeitos com o equilíbrio entre seu trabalho e suas vidas pessoais (Hansen, s.d.). Assim, o gerenciamento eficiente do tempo é uma parte essencial para se encontrar esse equilíbrio entre trabalho e vida pessoal.

Brans (2013), levando adiante o raciocínio desenvolvido por Benjamin Franklin mais de 300 anos atrás, sugere que há 12 hábitos que devem ser cultivados para a otimização do gerenciamento do tempo pessoal. Eles são apresentados no Quadro 9.5. Todos os 12 hábitos são voltados para a autopercepção em relação ao que é importante realizar na vida de cada um, para um foco contínuo sobre as coisas que realmente importam, para o cuidado de si mesmo e para a observação desses fatores de maneira ágil e consistente.

QUADRO 9.5 — Os 12 hábitos de Bran para dominar a gestão pessoal de tempo

Hábito 1: esforce-se para ser autêntico. Seja honesto consigo mesmo sobre as coisas que você deseja e por que faz determinadas coisas.
Hábito 2: favoreça relacionamentos de confiança. Cultive relacionamentos com pessoas em que você pode confiar e com as quais pode contar, e não se esqueça de fazer com que essas mesmas pessoas confiem e contem com você.
Hábito 3: mantenha um estilo de vida que lhe traga energia máxima. Exercite-se, coma bem e durma o suficiente.
Hábito 4: dê ouvidos a seus biorritmos e organize seu dia de acordo com eles. Preste atenção nas flutuações regulares em seus níveis de energia mental e física ao longo do dia e programe as tarefas de acordo com isso.
Hábito 5: estabeleça pouquíssimas prioridades e atenha-se a elas. Selecione no máximo duas coisas como suas prioridades e trabalhe nelas.
Hábito 6: recuse coisas que sejam inconsistentes com suas prioridades. Diga não para as outras pessoas quando as solicitações delas não forem uma prioridade sua e quando você não dispuser de tempo para ajudar.
Hábito 7: reserve tempo para um esforço concentrado. Programe um tempo todos os dias para trabalhar em uma única coisa.
Hábito 8: sempre procure maneiras de fazer as coisas melhor e mais depressa. Esteja atento a tarefas que você faz repetidas vezes e procure maneiras de aprimorar seus métodos.
Hábito 9: construa processos sólidos. Estabeleça processos duradouros, capazes de avançar sem a sua atenção.
Hábito 10: identifique os problemas com antecedência e resolva-os de imediato. Reserve algum tempo para refletir sobre o que está por vir e encare todos os problemas o mais cedo puder.
Hábito 11: divida suas metas em pequenas unidades de trabalho, e pense em uma unidade de cada vez. Passe a maior parte do seu tempo trabalhando na tarefa diante de você, e evite sonhar demais com a grande meta.
Hábito 12: conclua o que é importante e pare de fazer o que não vale mais a pena. Não pare de fazer aquilo que você considerou que valia a pena começar, a menos que haja um bom motivo para desistir.

Fonte: Adaptado de Brans, P. (2013, January 1). Twelve time management habits to master in 2013. Forbes, acessado em 20 de maio de 2014, em http://www.forbes.com/sites/patbrans/2013/01/01/twelve-time-management-habits-to-master-in-2013

Além de estar atento aos valores que influenciam a forma como as pessoas priorizam o uso do tempo, é preciso que as pessoas se conscientizem de sua tendência geral em realizar as tarefas de forma isolada ou combinada. Alguns preferem fazer uma coisa por vez, ao passo que outros costumam fazer duas ou mais, simultaneamente. Outros começam e concluem projetos no tempo certo, têm escrivaninhas organizadas e limpas, porque lidam com um documento apenas uma vez, sendo bastante estruturados. Há os que tendem a mudar os planos, a emprestar e pedir emprestadas coisas com frequência, a enfatizar mais as relações do que as tarefas, além de construir relacionamentos de longo prazo. É importante identificar o estilo preferido de gerenciamento do tempo e conscientizar-se de como essa orientação pode influenciar suas interações com os demais no local de trabalho. Parte importante do gerenciamento do tempo pessoal depende da autopercepção de como e quando uma pessoa é mais produtiva. Todos têm formas de desperdiçar tempo ou direcionar-se com clareza quanto a determinadas atividades.

Todas as pessoas têm algum tipo de trabalho que evitam ou têm métodos de gastar tempo.

Do mesmo modo, cada um trabalha melhor em determinados momentos do dia ou durante certos períodos. Svehaug (2013) chama esta descoberta de o seu *ponto ideal de produtividade*. As pessoas conscientes agendam tarefas difíceis ou complexas para os períodos de maior produtividade, deixando as mais simples ou rotineiras para os momentos menos produtivos. Para concluir, todos devem estar cientes como valorizam o tempo dos outros. Por exemplo, ser pontual vai além da cortesia comum. Da mesma maneira, atrasos refletem certa indiferença com o valor do tempo das outras pessoas.

A falta de pontualidade sugere que você não valoriza o tempo das outras pessoas.

Uso de um inventário do tempo

Como a maioria das pessoas têm uma percepção imprecisa do tempo gasto em determinada tarefa ou o tempo total de produtividade no dia, um inventário do tempo pode fornecer um *insight*. O Quadro 9.6 mostra um inventário do tempo. Ele possibilita que você compare o que planejou fazer, de acordo com seu agendamento, e que "adicione informações" sobre o que já fez.

Mattison (2013) observa que um dos maiores enganos que os estudantes cometem quando tentam se organizar é se esforçar para encaixar todas as suas responsabilidades dentro de uma única semana sem levar em consideração que um dia só tem 24 horas. "Passar sem dormir, sem tempo para relacionamentos, para se alimentar ou para se exercitar não é uma boa opção" (parágrafo 6).

Mattison sugere que, ao se usar o inventário de tempo, o período de sono deve ser plotado em primeiro lugar, e em seguida o tempo que é intransferível, como aulas e atividade clínica. Depois que isso é feito, os estudantes devem encaixar as coisas que são importantes para eles, como tempo com a família e para ir à igreja. Em seguida, tempo de estudo e intervalos planejados devem ser incluídos no inventário de tempo.

Uma vez que o maior benefício de um inventário do tempo é conseguir identificar padrões de comportamento, pode haver necessidade de ele ser mantido por vários dias, ou mesmo semanas. Pode ser útil repeti-lo todos os anos para verificar se ocorreram mudanças de comportamento. Lembre-se de que não há como "tirar da cartola", pedir emprestadas ou roubar mais horas no dia. Quando o tempo costuma ser usado de maneira ineficaz, o gerenciamento do tempo acaba sendo bastante estressante.

> ### EXERCÍCIO DE APRENDIZAGEM 9.5
>
> #### Como redigir um inventário do tempo
>
> Use o inventário do tempo apresentado no Quadro 9.6 para identificar suas atividades durante 24 horas. Registre as atividades no inventário com regularidade. Seja específico. Não confie em sua memória. Assinale os horários em que você é mais produtivo. Circule os horários em que você é menos produtivo. Não inclua os períodos de sono. Esse é um dia normal em sua vida? Você poderia modificar suas atividades durante os períodos de menor produtividade? Em caso positivo, como?

194 **Unidade III** Papéis e funções no planejamento

QUADRO 9.6	Inventário do tempo
5h	
6h	
6h30min	
7h	
7h30min	
8h	
8h30min	
9h	
9h30min	
10h	
10h30min	
11h	
11h30min	
12h	
12h30min	
13h	
13h30min	
14h	
14h30min	
15h	
15h30min	
16h	
16h30min	
17h	
17h30min	
18h	
18h30min	
19h	
19h30min	
20h	
20h30min	
21h	
21h30min	
22h	
23h	
24h	
1h	
2h	
3h	
4h	

INTEGRAÇÃO ENTRE PAPÉIS DA LIDERANÇA E FUNÇÕES ADMINISTRATIVAS NA ADMINISTRAÇÃO DO TEMPO

Há uma relação muito próxima entre estresse e gerenciamento de tempo. Gerenciá-lo de forma adequada é uma forma de reduzir o estresse e aumentar a produtividade. A situação atual do atendimento de saúde, a falta de profissionais de enfermagem e a redução dos reembolsos resultaram em muitas organizações de saúde tentando fazer mais com menos. Assim, o uso eficiente de recursos de gerenciamento de tempo torna-se até mais importante, permitindo aos administradores o alcance das metas pessoais e profissionais.

As habilidades de liderança necessárias para gerenciar os recursos de tempo estão muito associadas a habilidades de comunicação interpessoal. O líder é um recurso e um modelo a ser seguido pelos subordinados em relação ao gerenciamento do tempo. Conforme salientado em outras fases do processo administrativo, a habilidade de liderança de autopercepção é também necessária ao gerenciamento do tempo. Cabe às lideranças entender seu próprio sistema de valores e a influência deste em como usam o tempo e como esperam que os subordinados o utilizem.

As funções administrativas inerentes ao uso dos recursos do tempo de maneira sábia têm mais relação com a produtividade. O administrador precisa ser capaz de priorizar as atividades de funcionamento da unidade para satisfazer às necessidades de curto e longo prazos. Cabe ao líder-administrador começar uma análise do gerenciamento do tempo no nível da unidade, envolver os membros da equipe e obter sua cooperação para maximizá-lo, levando o trabalho ao final e a uma implementação de sucesso.

Os líderes-administradores de sucesso conseguem integrar habilidades de liderança e funções administrativas; alcançam as metas da unidade a tempo e de forma eficiente, em um esforço concentrado com os subordinados. Reconhecem o tempo como um recurso valioso na unidade e repartem a responsabilidade por seu uso com os subordinados. Mais importante, talvez, sejam os líderes-administradores integrados, com habilidades bem desenvolvidas de gerenciamento do tempo, com capacidade de manter um maior controle sobre as limitações de tempo e energia em sua vida pessoal e profissional.

CONCEITOS-CHAVE

- Uma vez que o tempo é um recurso finito e valioso, aprender a usá-lo com sabedoria é fundamental para uma administração eficiente.

- O gerenciamento do tempo pode ser reduzido a três etapas cíclicas: (a) ter tempo para planejar e estabelecer prioridades; (b) realizar a tarefa de maior prioridade e, sempre que possível, terminar uma para só então começar outra; e (c) novamente priorizar com base nas tarefas restantes e nas informações novas que possam ter sido recebidas.

- Reservar tempo no começo de cada dia para seu planejamento confere ao administrador tempo apropriado a ser gasto em tarefas altamente prioritárias.

- Muitas pessoas caem na armadilha das falácias de planejamento, quando se mostram otimistas demais a respeito do tempo que levarão para concluir uma tarefa.

- Elaborar listas é um recurso adequado no controle das tarefas diárias. Elas não podem ser mais longas do que aquilo que pode ser feito de forma realista em um só dia, tendo de incluir o tempo adequado para realizar cada item da lista e tempo para o inesperado.

- Uma causa comum da procrastinação é a falha em fragmentar tarefas maiores em menores para que o administrador possa fixar metas de curto, médio e longo prazos.

- Administradores de mais baixo escalão lidam com mais interrupções em seu trabalho do que administradores de alto escalão. Isso resulta em tensão situacional e menor satisfação no trabalho.

- Os administradores têm de aprender estratégias para manejar as interrupções decorrentes da socialização.

(Continua)

- Como o excesso de papelada é redundante e desnecessário, o administrador precisa desenvolver conhecimentos para priorizá-la, eliminando acúmulo no local de trabalho.
- Um sistema de arquivamento eficiente tem muito valor para quem lida com papelada.
- Gerenciamento de tempo pessoal tem a ver com "autoconhecimento". Gerenciar o tempo fica difícil quando a pessoa não tem certeza das prioridades, incluindo as metas de curto, médio e longo prazos.
- Ser pontual implica que você valoriza o tempo dos outros e cria um imperativo para que eles também valorizem o seu tempo.
- Um gerenciamento eficiente do tempo é essencial para se encontrar o equilíbrio entre vida profissional e vida pessoal.
- Usar um inventário do tempo é uma forma de entender como e quando uma pessoa é mais produtiva. Ajuda também a identificar elementos internos de desperdício do tempo.

EXERCÍCIOS DE APRENDIZAGEM

EXERCÍCIO DE APRENDIZAGEM 9.6

Um dia movimentado na agência de saúde pública

Você trabalha em uma agência de saúde pública. A política local é de disponibilizar no mínimo um enfermeiro ali todos os dias. Hoje é você quem fica no plantão. Das 13h às 17h, você será o enfermeiro de saúde pública na clínica de agendamento de vacinas; espera ter tempo para terminar os relatórios de fim de mês que precisam ser entregues às 17h. A agência não fecha no horário do almoço; você tem uma reunião-almoço com um grupo da Cancer Society até as 13h. O enfermeiro do escritório substituirá a recepcionista e atenderá aos telefonemas dos pacientes, e àqueles que aparecerem para consulta. Além do recepcionista, você pode delegar tarefas ao funcionário do escritório. Ele, porém, também atende os demais enfermeiros clínicos e costuma estar bastante ocupado. Enquanto você está no escritório tentando concluir os relatórios, ocorrem as seguintes interrupções:

8h30m: A supervisora, Anne, aparece e pede uma contagem de pacientes diabéticos e hipertensos atendidos no mês passado.

9h: Um paciente preocupado espera para vê-lo, pois quer falar sobre a filha que acaba de descobrir que está grávida.

9h: Três pacientes que apareceram no local aguardam entrevista para possível encaminhamento à clínica torácica.

9h30mim: O médico de saúde pública telefona e diz que precisa de alguém para fazer contato com sua família sobre a vacina do filho.

9h30mim: O departamento odontológico deixa 30 encaminhamentos e precisa dos prontuários desses pacientes.

10h: Um paciente confuso telefona para saber o que fazer sobre a cobrança que recebeu.

10h45mim: Seis famílias esperam desde às 8h30min para assinatura dos cupons de alimentação.

11h45mim: Um paciente telefona sobre uso de drogas; não sabe o que fazer. Ouviu falar dos Narcóticos Anônimos e deseja obter mais informações agora.

Tarefa: como lidar com todas as interrupções? Justifique suas decisões. Não se esqueça do almoço para você e para os dois funcionários do local, que também têm de almoçar. *Observação:* tente suas próprias soluções antes de ler a apresentada no final do livro.

Capítulo 9 Administração do tempo **197**

EXERCÍCIO DE APRENDIZAGEM 9.7

Priorizar de forma realista

Você é um enfermeiro que dá atendimento completo a quatro pacientes em uma unidade de ortopedia, no plantão das 7h às 15h. Considerando-se as informações dos pacientes, priorize suas atividades do plantão, em oito blocos de uma hora cada um. Certifique-se de incluir tempo para os relatórios, planejamento das atividades diárias, intervalos e almoço. Seja realista quanto ao que pode fazer. Quais atividades delegará para o próximo plantão? Quais metas gerais orientam seu gerenciamento do tempo? Quais valores ou prioridades pessoais foram fatores para o estabelecimento de suas metas?

Quarto 101 A	Sra. Jones	Ela tem 84 anos. Fratura do quadril esquerdo, secundária a queda em casa. Desorientada desde a internação, em especial à noite. Prescrição de uso de precauções contra quedas. Queixas frequentes. Recebe medicação IV para dor a cada 2 horas quando necessário. Sinais vitais e verificações da circulação, sensações e movimento nos dedos dos pés prescritos para cada duas horas. Cirurgia agendada para às 10h30mim. Medicações pré-operatórias agendadas para às 9h30mim e 10h. Consentimento ainda a ser assinado. Os parentes estarão aqui às 8h, com perguntas sobre a cirurgia e o período de recuperação. A paciente deverá voltar da cirurgia por volta das 14h30min. Necessidade de sinais vitais pós--operatórios a cada 15 minutos.
Quarto 101 B	Sra. Wilkins	Ela tem 26 anos. Fratura exposta do fêmur, com embolia gordurosa pós-operatória agora resolvida. Tração de Buck de cerca de cinco quilos. Hospitalizada há três semanas. Entediada e frustrada demais com a longa hospitalização. Preocupada com a colega de quarto que chama à noite e impede seu sono. Quer trocar de quarto. Pediu também para lavar o cabelo no banho de hoje. Tem medicação IV em uso a 100 mL/h. *Piggybacks** com antibióticos IV às 8h e 12h. Medicamentos via oral às 8h, 9h e 12h.
Quarto 102 A	Sr. Jenkins	Ela tem 47 anos. Tetraplégica T-6 por acidente automobilístico há 14 anos. Dois dias de pós-operatório por amputação acima do joelho devido a osteomielite. Cultura mostra estafilococo áureo resistente à meticilina. Isolamento rígido da ferida. Hospitalizado há duas semanas. Tem muito rancor e frustração expressos a quem quer que entre no quarto. Local IV vermelho e inchado. IV precisa ser reinstalada. Troca de curativo no local da cirurgia prescrita diariamente. Tratamentos com lâmpada de aquecimento recomendado para pequenas úlceras de pressão no cóccix. *Piggybacks* com antibióticos IV às 8h, 10h, 12h e 14h. Principal bolsa IV a esvaziar às 10h. Resultados de exames laboratoriais às 6h a serem passados ao médico pela manhã. Precisa de assistência completa para realizar as atividades cotidianas, como banho e refeições.
Quarto 103 A	Sr. Novak	Ele tem 19 anos. Grave laceração do manguito rotador no ombro esquerdo em partida de futebol americano. Há um dia do pós-operatório do reparo ao manguito rotador. Muito calado e retraído. Recusa remédio para dor, prescrito para uso a cada 2 horas, quando necessário. Diz poder aguentar a dor e não quer "encher o organismo com drogas". Quer ser recrutado para o time após o semestre. Sinais não verbais no rosto, queixas silenciosas e incapacidade para dormir sugerem presença de dor moderada. Médico diz ser muito pequena a possibilidade de ele jogar novamente, mas não contou isso ao paciente. A namorada está com frequência no quarto, junto ao paciente. Infusão IV a 150 mL/h. Antibióticos por IV às 8h e 14h. Ele não toma banho desde a internação, há dois dias.

*N. de R.T.: *Piggyback:* pequena bolsa para administrar medicação EV (IV) que é conectada num equipo em "Y", que já contém uma linha de infusão principal.

198 **Unidade III** Papéis e funções no planejamento

EXERCÍCIO DE APRENDIZAGEM 9.8

Criação de inventário de tempo por plantão

Você coordena o plantão das 15h às 23h em instituição de enfermagem especializada. É o único enfermeiro na unidade durante o plantão. Todos os demais funcionários que trabalham com você nesse plantão são técnicos ou auxiliares de enfermagem. As estatísticas da unidade informam 21 funcionários. Como coordenador, sua responsabilidade é designar tarefas no plantão, proporcionar os tratamentos necessários aos pacientes, administrar medicamentos IV e coordenar o trabalho dos membros da equipe. Nesse plantão, você terá de administrar tratamentos e/ou medicamentos aos seguintes pacientes:

Quarto 101 A	Gina Adams	Ela tem 88 anos. Demência senil. Residente nesta instituição há seis anos. Confusa – enfrenta os funcionários. Imobilizadores suaves nos pulsos bilateralmente. Apresenta pequena úlcera de pressão de grau 2 no cóccix que necessita de avaliação e troca de curativo a cada plantão.
Quarto 102 B	Gus Taylor	Ele tem 64 anos. Diabetes. Novo residente. Amputado recentemente acima do joelho, bilateralmente. Amputação do lado direito há duas semanas. Amputação do lado esquerdo há oito anos. Precisa de curativo no coto do lado direito neste plantão. Tem estafilococo áureo resistente à meticilina (MRSA) no local da ferida. Prescrição de isolamento da ferida. Antibióticos por IV às 16h e 22h nessa noite. Monitorar glicose do sangue às 16h30mim e às 21h, com cobertura da escala graduada.
Quarto 106 A	Marvin Young	Ele tem 26 anos. Lesão fechada na cabeça há cinco anos. Residente desde essa época. Apenas postura descerebrada. Não atende a ordens. Local da sonda alimentar PEG vermelho e inflamado. O médico ainda não foi avisado. Precisa de troca da bolsa de solução nutricional no plantão após o meio-dia.
Quarto 107 A	Sheila Abrood	Ela tem 93 anos. Declínio funcional. Recusa-se a comer. O médico escreveu ordem de não reanimá-la caso ocorra parada cardíaca ou respiratória, mas quer instalação de linha IV nessa tarde para minimizar desidratação na paciente. Os filhos estarão aqui nessa tarde e querem conversar sobre a condição da mãe.
Quarto 109 C	Tina Crowden	Ela tem 89 anos. Internada proveniente do hospital local, duas semanas de pós-operatório para artroplastia do quadril esquerdo. Antecipação da permanência – duas semanas. Chega de ambulância às 15h30mim. Precisa dos papéis e da avaliação administrativa prontos, e do plano de atendimento iniciado.

Agenda de medicamentos

Quarto 101 A – 16h e 20h

Quarto 101 B – 16h e 20h

Quarto 102 A – 17h e 21h

Quarto 103 B – 16h e 22h

Quarto 104 C – 17h, 18h e 21h

Quarto 106 B – 18h e 21h

Quarto 108 C – 21h

Quarto 109 C – 17h, 18h, 20h e 21h

Capítulo 9 Administração do tempo **199**

Tarefa: crie um inventário do tempo das 15h às 23h30min, usando blocos de tempo de uma hora. Planeje as atividades que desenvolverá em cada um dos blocos. Certifique-se de começar com atividades prioritárias para seu plantão. Além disso, lembre-se de que estará na passagem do plantão das 15h às 15h30min e das 23h às 23h30min e que precisa agendar o seu intervalo do jantar. Reserve tempo suficiente para planejar e lidar com o inesperado. Compare o inventário feito com o dos demais em aula. Vocês identificaram as mesmas prioridades? Seu foco ficou mais no atendimento profissional, técnico ou no conforto físico? Seu plano exige multitarefas? Seu inventário do tempo foi realista? Trata-se de uma carga de trabalho de que você pode dar conta?

EXERCÍCIO DE APRENDIZAGEM 9.9

Planeje seu dia

É o mês de outubro de seu segundo ano como coordenadora administrativa de enfermagem no departamento cirúrgico. Uma cópia de seu calendário de compromissos para segunda-feira, 27 de outubro, pode ser vista a seguir.

Você revisará os negócios inconclusos da sexta-feira anterior e dará atenção aos novos itens administrativos que chegaram a sua mesa esta manhã. (Os itens novos estão listados após o calendário de compromissos.) O funcionário de alas da unidade costuma estar livre à tarde para ajudá-la, por uma hora, e você tem um enfermeiro-chefe em cada plantão a quem pode delegar tarefas.

1. Designe uma prioridade a cada um dos itens, usando 1 para mais importante e 5 para menos importante.
2. Decida quando tratará de cada item, cuidando para não usar mais tempo do que o existente em sua agenda de compromissos.
3. Quando o problema tiver de ser resolvido de imediato, explique como fará isso (por exemplo, delegar, telefonar).
4. Justifique suas decisões.

Segunda-feira, 27 de outubro

8h	Chegada ao trabalho
8h15min	Rondas diárias com todos os chefes de enfermagem em sua área
8h30min	Continuação das rondas diárias com os enfermeiros-chefes
9h	Livre
9h30mim	Livre
10h	Reunião com chefe do departamento
10h30min	Comitê United Givers
11h	Continuação com United Givers
11h30mim	Livre
Meio-dia	Almoço
12h30mim	Almoço
13h	Reunião semanal com administrador – orçamento e relatório anual a serem apresentados
13h30mim	Livre
14h	Reunião com o serviço de controle de infecções
14h30min	Continuação da reunião
15h	Treinamento anti-incêndio e crítica ao treinamento
15h30min	Treinamento anti-incêndio e crítica ao treinamento

(Continua)

16h	Livre
16h30mim	Livre
17h	Final do plantão

Correspondência

Item 1

De parte do sr. Jones, gerente de pessoal

24 de outubro

Cara Joan:

Estou encaminhando os nomes de dois enfermeiros recém-formados interessados em trabalhar na sua área. Processei seus pedidos de emprego; parecem bem qualificados. Poderia reunir-se com eles logo que possível? Não gostaria de perder esses candidatos, e eles querem muito conseguir a confirmação definitiva de emprego.

Item 2

De parte de John Brown, agente de compras

23 de outubro

Joan:

Precisamos realmente nos reunir esta semana e encontrar um método de controle de materiais. Sua área vem utilizando três vezes mais capas de termômetro do que qualquer outra área. Será que estão realmente medindo muito mais temperaturas? Trata-se de um dentre outros itens que sua área usa em excesso. Estou aberto a sugestões.

Item 3

Roger Johnson, MD, chefe do departamento cirúrgico

24 de outubro

Sra. Kerr:

Sei que seu orçamento está pronto para ser apresentado, mas acabo de lembrar que esqueci de incluir um monitor de pressão arterial. Há outro item que possamos retirar? Passo aí na segunda de manhã e pensarei em algo até lá.

Item 4

23 de outubro

Sra. Kerr:

Os funcionários abaixo merecem aumento de salário por mérito, e preciso que eles façam e assinem as avaliações até terça à tarde: Mary Roccas, Jim Newman, Marge Newfield.

Sr. Jones, gerente de pessoal

Item 5

Roger Johnson, MD, chefe do departamento cirúrgico

23 de outubro

Sra. Kerr:

Os médicos apresentaram queixas acerca da disponibilidade de enfermeiros para acompanhá-los nas rondas. Creio que precisamos nos sentar com os médicos e os enfermeiros-chefes para discutir esse problema recorrente. Tenho tempo livre na segunda-feira à tarde.

Capítulo 9 Administração do tempo 201

Item 6

5h

Joan:,

Sally Knight (sua enfermeira regular da noite) solicitou uma folga para cuidar da mãe doente. Respondi a ela que poderia tirar as três próximas noites de folga. Ela deixará a cidade de avião às 21 horas para trocar de voo em São Francisco, de modo que você pode telefonar a ela se não concordar com a folga. No momento, não pude recusar seu pedido.

Nancy Peters, supervisora da noite.

P.S.: Você terá de encontrar substituto para ela para as próximas três noites.

Item 7

Para: Sra. Kerr

De: Administrador

Assunto: Queixa de paciente

Data: 23 de outubro

Favor investigar a seguinte queixa de paciente. Gostaria de ter um relatório sobre isso hoje à tarde.

Caro Senhor,

Minha mãe, Gertrude Boswich, foi paciente em seu hospital e preciso informar que nunca mais algum membro de minha família passará por essa instituição.

Ela foi operada na segunda-feira. Ninguém a banhou nos três dias seguintes. Além disso, ela não recebeu nada para comer durante dois dias, nem mesmo água. Que tipo de hospital você supervisiona?

Elmo Boswich

Item 8

Para: Joan Kerr

De: Nancy Newton, enfermeira-chefe

Assunto: Problemas no departamento radiológico

Data: 23 de outubro

Estamos com problemas para realizar procedimentos radiológicos agendados para os pacientes. Muitas vezes eles tiveram de ficar um dia a mais no hospital para que fossem feitos os exames radiológicos. Conversei diversas vezes com o chefe da radiologia, mas a situação não melhorou. Há algo que você possa fazer?

Item 9

Para: Todos os chefes de departamento

De: Almoxarifado

Assunto: Suprimentos

Data: 23 de outubro

O almoxarifado está sem os seguintes itens: clipes para papel, fraldas descartáveis e lápis. Estamos esperando uma carga para a próxima semana.

(Continua)

202 **Unidade III** Papéis e funções no planejamento

Mensagens telefônicas

Item 10

Sam Surefoot, Superior Surgical Supplies, Inc., retornou sua ligação das 7h50min, do dia 27 de outubro. Estará no hospital hoje à tarde para tratar de problemas com o equipamento defeituoso recebido.

Item 11

Donald Drinkley, do canal de TV 32, telefonou às 8h10min do dia 27 de outubro para informar que estará aqui às 11h30min para realizar reportagem sobre cirurgia cardíaca aberta.

Item 12

Lila Green, diretora de enfermagem no Hospital St. Joan, telefonou às 8h05min do dia 24 de outubro sobre encaminhamento por telefone relativo a Jane Jones, enfermeira. A sra. Jones candidatou-se a emprego aqui. Não é a que foi contratada no ano passado?

Item 13

Betty Brownie, Bluebird Troop 35, telefonou às 8h, em 27 de outubro, sobre a visita da tropa Bluebird a pacientes no Halloween, para brincadeiras. Ela telefonará novamente.

EXERCÍCIO DE APRENDIZAGEM 9.10

Como evitar crises

Há pessoas que sempre parecem administrar a partir de crises. Os cenários a seguir descrevem situações que poderiam ter sido evitadas com um melhor planejamento. Anote o que poderia ter sido feito para evitar a crise. Em seguida, crie pelo menos três alternativas para lidar com o problema (posto que ele já está presente).

- É o final de seu plantão de oito horas. Os membros de sua equipe estão prontos para sair. Você ainda não começou a fazer os registros dos seus seis pacientes, nem concluiu os totais de *input/output*, nem deu aos pacientes os medicamentos que deveriam ter recebido há uma hora. Os funcionários do próximo plantão estão aguardando o relatório de passagem de plantão.

- Você precisa usar o computador em casa para escrever seu ensaio semestral, que deve ser entregue até amanhã, mas sua mãe está conectada, fazendo o imposto de renda que precisa ser remetido até a meia-noite. A declaração de imposto provavelmente levará mais algumas horas.

- O disco rígido do seu computador dá problema quando você tenta imprimir seu trabalho de fim de semestre, que deve ser entregue amanhã.

- Um paciente idoso e frágil retira sua linha IV. Você faz seis tentativas durante uma hora para reiniciar a linha, mas não consegue. Você perdeu o intervalo do almoço e agora precisa optar entre almoçar ou terminar o plantão na hora certa.

REFERÊNCIAS

Ashurst, A. (2013). Time is of the essence: Working to a deadline. *Nursing & Residential Care, 15*(1), 50–52.

Baiyun, Q., & Quanquan, Z. (2012). An issue of public affairs management: The effect of time slack and need for cognition on prediction of task completion. *Public Personnel Management, 41*(5), 1–8.

Brans, P. (2013, January 1). *Twelve time management habits to master in 2013*. Forbes, acessado em 20 de maio de 2014, em http://www.forbes.com/sites/patbrans/2013/01/01/twelve-time-management-habits-to-master-in-2013

Fortier, J. (2012). More time for care. *Canadian Nurse, 108*(8), 22–27.

Hansen, R. S. (n.d.). *Is your life in balance? Work/life balance quiz. A quintessential careers quiz.* Acessado em 20 de maio de 2013, em http://www.quintcareers.com/work-life_balance_quiz.html

Homisak, L. (2012). Time and efficiency redux: How do you take better control of your time? *Podiatry Management, 31*(3), 41–44.

Mattison, M. (2013, Feb. 8). *Time management tips for nursing school.* Chamberlain School of Nursing. Acessado em 21 de maio de 2013, em http://blog.chamberlain.edu/2013/02/08/time-management-tips-for-nursing-school/

Pugsley, L. (2009, May). How to... study effectively. *Education for Primary Care, 20*(3), 195–197.

Svehaug, K. (2013, May 9). *3 easy steps for managing time and reaching your goals.* The Etsy Blog. Acessado em 21 de maio de 2013, em http://www.etsy.com/blog/en/2013/time-management/

Time Management Ninja (2013, March 8). *Beware: 10 time management rules that you are breaking.* Acessado em 21 de maio de 2014, em http://timemanagementninja.com/2013/03/beware-10-time-management-rules-that-you-arebreaking/reb

10

Planejamento fiscal

... os enfermeiros exercem sua profissão em um ambiente em que a economia e os custos do atendimento de saúde permeiam as discussões e afetam as decisões.
—Marian C. Turkel

... o problema com o orçamento é a dificuldade de se preencher uma brecha sem que se crie outra.
—Dan Bennett

PONTOS DE LIGAÇÃO ESTE CAPÍTULO ABORDA:

BSN Essential II: Liderança básica de organizações e sistemas para atendimento de qualidade e segurança dos pacientes
BSN Essential V: Políticas, finanças e ambientes regulatórios de atendimento de saúde
MSN Essential II: Liderança de organizações e sistemas
MSN Essential III: Melhoria da qualidade e segurança
MSN Essential VI: Políticas e defesa da saúde
QSEN Competency: Melhoria da qualidade
QSEN Competency: Segurança
AONE Nurse Executive Competency II: Conhecimento sobre o ambiente de atendimento de saúde
AONE Nurse Executive Competency V: Habilidades de negócios

OBJETIVOS DIDÁTICOS *O aluno irá:*

- antever, reconhecer e resolver com criatividade problemas com restrições orçamentárias
- computar com precisão a fórmula-padrão para calcular as horas de atendimento de enfermagem por paciente por dia (NCH/PPD)
- demonstrar consciência dos custos na identificação de necessidades organizacionais e de pessoal
- definir adequadamente a terminologia fiscal básica
- distinguir entre os três tipos principais de orçamento (de pessoal, operacional e de capital) e os dois métodos mais comuns de preparação de orçamentos (incremental e de base zero)
- identificar os pontos fortes e os pontos fracos dos orçamentos flexíveis
- reconhecer a necessidade de envolver os subordinados e seguidores no planejamento fiscal sempre que possível
- projetar um pacote de decisão para auxiliar o estabelecimento de prioridades fiscais
- descrever a motivação para o desenvolvimento de grupos de diagnósticos relacionados, de sistema de pagamento predeterminado (PPS) e outras iniciativas de atendimento gerenciado
- descrever o impacto resultante sobre os custos e a qualidade quando os reembolsos de saúde se afastaram de um sistema de saúde dominado por planos terceirizados de pagamento por serviços e migraram para programas de atendimento gerenciado com capitação
- descrever o impacto da crescente migração dos reembolsos de planos privados e estatais de um sistema baseado em volume para um sistema baseado em valor
- analisar como a disparada dos custos em saúde que tinham pouca relação com os resultados de saúde levaram a uma reforma abrangente desta área nos Estados Unidos em 2010

Capítulo 10 Planejamento fiscal **205**

- descrever os componentes-chave da *Patient Protection and Affordable Care Act* (PPACA, ou Lei da Proteção e Acessibilidade de Atendimento aos Pacientes), bem como seu plano de implementação entre 2010 e 2014
- reconhecer que as rápidas mudanças nas políticas federais e estaduais de reembolso dificultam em muito os planejamentos e orçamentos de longo prazo para as instituições de saúde
- descrever por que os enfermeiros precisam compreender e se envolver ativamente no planejamento fiscal e na reforma da saúde

Há pelo menos 30 anos, as organizações de atendimento de saúde vêm enfrentando desafios financeiros sem precedentes como resultado de reembolsos minguantes e custos crescentes. Controles regulatórios ficaram mais severos, as expectativas de qualidade continuam subindo e cada vez mais o público exige serviços de alta qualidade mediante um desembolso baixo ou nulo. No entanto, esforços abrangentes e sistemáticos para reformar este sistema claramente falido só ganharam impulso ao final da primeira década do século XXI. Mesmo assim, a convergência quanto às propostas de reforma foi limitada e fez com que a aprovação relativamente rápida de uma reforma nacional da saúde nos Estados Unidos em março de 2010 pegasse muitas pessoas de surpresa. A *Patient Protection and Affordable Care Act* (PPACA, ou Lei da Proteção e Acessibilidade de Atendimento aos Pacientes) ofereceu a primeira real esperança aos norte-americanos de reduções significativas no número de cidadãos sem seguro-saúde, de maior acesso a cobertura para pessoas com problemas preexistentes de saúde e de fornecimento obrigatório de planos empresariais aos funcionários por parte dos empregadores.

Além disso, o deslocamento nos reembolsos de *volume* para *valor* acabou acelerando a reforma da saúde, com a PPACA mencionando "valor" 214 vezes (Keckley, 2013). Em termos gerais, valor pode ser definido como uma função da qualidade, eficiência, segurança e custo. A ideia por trás da alteração do atual sistema de pagamento para um que se concentre em valor, ao invés de volume, era remover incentivos para atendimento redundante ou inapropriado. Estima-se atualmente que esses incentivos são responsáveis por até um quarto dos US$ 2,18 trilhões em gastos nacionais com saúde (Mitchell, 2013). As cláusulas da PPACA de reforma no pagamento incluem *aquisição baseada em valor* (VBP – *value-based purchasing*), *organizações de atendimento responsável* (ACOs – *accountable care organizations*), *pagamentos por pacote*, o *"medical home"** e o *mercado de planos de saúde*, todos os quais se baseiam em valor e são analisados mais adiante neste capítulo. Mitchell (2013) observa, porém, que mesmo com toda essa discussão sobre a migração do volume para o valor, apenas 10,9% dos gastos com saúde em 2012 por planos empresariais se baseou em "valor", em comparação com "volume", ou a quantidade de serviços realizados.

Ademais, críticos sugerem que, embora a PPACA seja um primeiro passo para corrigir os gastos indiscriminados em saúde e os problemas da qualidade do atendimento, os desafios do financiamento seguem existindo. Na verdade, muitos propuseram que os cortes são simplesmente reduções nos aumentos projetados e que mesmo com esses cortes, a estabilidade das organizações envolvidas na infraestrutura de saúde nos Estados Unidos enfrentará graves riscos (Exame de Evidência 10.1).

Exame de evidência 10.1

Fonte: Goozner, M. (2013). Dissecting the president's budget. Modern Healthcare, 43(15), 25.

Goozner critica o orçamento federal de 2013 relacionado com a saúde, observando que o presidente apelou para cortes adicionais de US$ 401 bilhões em programas de saúde ao longo da próxima década, com 75% destes cortes vindos do Medicare. As maiores reduções são na indústria farmacêutica e para prestadores de atendimento pós-intensivo, mas outros programas que enfrentam cortes consideráveis incluem pós-graduação em medicina e reembolso por serviços laboratoriais clínicos.

(Continua)

---

*N. de R.T.: *Medical home:* é um modelo ou filosofia de cuidado primário centrado no paciente, sendo os serviços (simples ou complexos) prestados no local onde o paciente se encontra e amparados num relacionamento forte e verdadeiro entre equipe e paciente.

Goozner ressalta, porém, que esses cortes são na verdade reduções sobre aumentos projetados. No plano presidencial, prevê-se que o Medicare aumentará de US$524 bilhões em 2014 para US$ 867 bilhões em 2023, que é o final da janela orçamentária usada por Washington. Isso representa um aumento de 65% durante esse período, ou seja, uma média superior a 6% ao ano, uma cifra que reflete um crescimento mais acentuado que o restante da economia, mesmo quando a inflação é levada em conta.

Goozner conclui que as reformas em andamento por meio da PPACA não prejudicarão os idosos nem abalarão a viabilidade financeira dos prestadores de atendimento, mas adverte que outras agências de saúde enfrentarão dificuldades. O Instituto Nacional de Saúde, por exemplo, receberá um aumento anual aproximado de apenas 2% ao longo da próxima década, para seu orçamento atual de US$ 31 bilhões – escassamente suficiente para compensar a inflação. Os Centros de Controle e Prevenção de Doenças crescerão de US$ 5,5 bilhões em 2013 para US$6,1 bilhões em 2023 – um aumento cumulativo de 11%, o que representa pouco mais do que um ponto percentual ao ano, em média; o orçamento da Agência de Recursos e Serviços de Saúde aumentará em 21,8%, ou cerca de 2% ao ano em média, para US$ 6,7 bilhões – novamente, mal compensando o ritmo da inflação.

Nas últimas três décadas, grandes mudanças também ocorreram no planejamento fiscal no âmbito das organizações em termos do escopo da responsabilização e dos encargos com custos e resultados. Até os anos 80, a administração em enfermagem costumava cumprir um papel limitado no planejamento fiscal em organizações de saúde. Os enfermeiros-administradores muitas vezes recebiam orçamentos com poucas justificativas, podendo contribuir muito pouco para as tomadas de decisão fiscais. Como a enfermagem era classificada como um "serviço que não produz retorno financeiro", a participação da classe ficou desvalorizada. Desde então, porém, as organizações de atendimento de saúde passaram a reconhecer a importância da participação da enfermagem no planejamento fiscal, e enfermeiros-administradores, no século XXI, precisam tornar-se especialistas em administração financeira. A realidade é que os orçamentos da enfermagem costumam ser responsáveis pela maior parcela dos gastos totais das instituições de saúde e a participação no planejamento fiscal passou a ser uma ferramenta fundamental e poderosa para a enfermagem.

Muitos enfermeiros, porém, veem o planejamento fiscal como o tipo mais difícil de planejamento. Isso muitas vezes é consequência de uma formação educacional inadequada ou de falta de treinamento em preparação de orçamentos e previsões. É importante lembrar que o planejamento fiscal é uma habilidade adquirida que se desenvolve com o uso.

O planejamento fiscal não é intuitivo; é uma habilidade aprendida que se desenvolve com a prática.

O planejamento fiscal também exige visão, criatividade e conhecimento suficiente das forças políticas, sociais e econômicas que moldam o atendimento de saúde. Assim, esse tipo de planejamento deve ser incluído nos currículos de cursos de enfermagem e em programas de preparação administrativa. Este capítulo aborda o papel do líder-administrador no planejamento fiscal, identifica tipos de orçamento e descreve o processo orçamentário. Os estudantes também examinarão os conceitos de reembolso no atendimento de saúde com atenção especial à recente mudança de reembolso baseado em volume para reembolso baseado em valor. Os papéis da liderança e as funções administrativas envolvidas no planejamento fiscal são apresentados no Quadro 10.1.

QUADRO 10.1 Papéis da liderança e funções administrativas no planejamento fiscal

PAPÉIS DA LIDERANÇA
1. Ser visionário na identificação ou na previsão de necessidades de curto e longo prazos da unidade, inspirando, assim, um planejamento fiscal mais pró-ativo que reativo.
2. Conhecer os fatores políticos, sociais e econômicos que modelam o planejamento fiscal no atendimento de saúde hoje.
3. Demonstrar flexibilidade no estabelecimento de metas fiscais, em um sistema de mudanças rápidas.
4. Antecipar, reconhecer e solucionar com criatividade problemas orçamentários.

5. Influenciar e inspirar os membros do grupo a serem ativos no planejamento fiscal de curto e longo prazos.
6. Reconhecer quando os limites fiscais resultam na incapacidade de atingir as metas da organização ou da unidade e comunicar isso com eficiência, obedecendo à cadeia de comando.
7. Garantir que a segurança do paciente não será prejudicada por contenção de custos.
8. Servir como modelo de liderança em esforços de reforma da saúde.
9. Preparar pró-ativamente os seguidores para a profusão de mudanças na saúde associadas com a reforma da saúde e a implementação da *Patient Protection and Affordable Care Act* (PPACA, ou Lei da Proteção e Acesso ao Atendimento para os Pacientes).

FUNÇÕES ADMINISTRATIVAS

1. Identificar a importância de planos fiscais de curto e longo prazos que reflitam as necessidades da unidade.
2. Articular e documentar com eficiência as necessidades da unidade em níveis administrativos superiores.
3. Levantar dados do ambiente interno e externo da organização ao fazer previsões de modo a identificar forças impulsionadoras e barreiras relativas ao planejamento fiscal.
4. Demonstrar conhecer orçamento e usar técnicas apropriadas para fazer um orçamento com eficiência.
5. Oportunizar aos subordinados a participação no planejamento fiscal.
6. Coordenar o planejamento fiscal no nível da unidade para que seja coerente com as metas e os objetivos da organização.
7. Levantar com precisão os dados sobre necessidades de funcionários, utilizando padrões predeterminados, ou um sistema estabelecido de classificação dos pacientes.
8. Coordenar os aspectos de monitoramento nos controle do orçamento.
9. Garantir que a documentação da necessidade de serviços do paciente e dos serviços prestados esteja clara e completa para facilitar o reembolso para a organização.
10. Colaborar com outros administradores da área da saúde para determinar pró-ativamente como as iniciativas de reforma da saúde como VBP, ACOs, pagamentos por pacotes, o "*medical home*" e o mercado de planos de saúde podem afetar a viabilidade organizacional e a prestação de serviços.

EQUILÍBRIO DE CUSTOS E QUALIDADE

Hoje, um complicador no planejamento fiscal das organizações de saúde envolve o cumprimento de duas metas: a contenção de custos e a qualidade do cuidado, as quais nem sempre têm um relacionamento linear. *Contenção de custos* refere-se à prestação eficiente e eficaz de serviços ao mesmo tempo em que se gera os recursos necessários para manutenção da produtividade organizacional. Conter custos é responsabilidade de todos os prestadores de cuidados de saúde e, hoje, a viabilidade da maioria dessas organizações depende de sua capacidade de usar seus recursos fiscais com sabedoria.

No entanto, uma boa relação de *custo-benefício* não é o mesmo que ser barato; *bom custo-benefício* significa a produção de bons resultados pela quantia de dinheiro gasta; em outras palavras, o produto vale o seu preço (Your Dictionary, 2013). Itens caros podem ter um bom custo-benefício e itens baratos podem não ter. A eficiência de custos leva em conta, então, fatores como duração antecipada do serviço, necessidade do serviço e disponibilidade de outras alternativas.

Além disso, em termos de atendimento de saúde, custo e qualidade não apresentam uma relação linear. Altos gastos não necessariamente resultam em um atendimento de alta qualidade. Às vezes, altos gastos representam uma duplicação de serviços, uma utilização exagerada de serviços e um uso de tecnologia que excede as necessidades de um paciente específico. Na verdade, inúmeros estudos conduzidos na última década examinaram a relação entre gastos mais altos e a qualidade e os resultados do atendimento, e descobriram que gastos mais altos não necessariamente resultam em melhor qualidade no atendimento de saúde.

 Gastar mais nem sempre equivale a melhores resultados na qualidade da saúde.

Essas descobertas também são válidas no nível macro. Os Estados Unidos gastam mais *per capita* em saúde do que qualquer outro país industrializado, mas seus resultados em termos de taxas de gravidez na adolescência, recém-nascidos com baixo peso e acesso a atendimento são piores do que os de muitos países que gastam consideravelmente menos. O problema, então, não é uma escassez de recursos; o problema é que não usamos os recursos de que dispomos com uma boa relação de custo-benefício.

RESPONSABILIDADE CONTÁBIL E PREVISÃO

Um aspecto essencial do planejamento fiscal é a *responsabilidade contábil*, que significa que todas as receitas, gastos, ativos e responsabilidades de uma organização são de responsabilidade de alguém. Como corolário, a pessoa com o controle ou a influência mais direta sobre qualquer um desses elementos deve ser vista como responsável por eles. No nível da unidade, esse compromisso costuma ser do chefe. Assim, ele deve participar ativamente do orçamento da unidade, ter um alto grau de controle sobre o que está incluído no seu orçamento, receber relatórios regulares de dados, comparando as despesas reais com as orçadas e responder pelos resultados financeiros da unidade operacional.

Uma vez que os chefes de unidade estão envolvidos nas operações diárias e sabem, em primeira mão, do seu funcionamento, costumam ter capacidade para prever tendências estatísticas de pacientes, além de necessidades de suprimentos e equipamentos para suas unidades. *Prever* envolve fazer um cálculo orçamentário informado, utilizando dados históricos.

O chefe de unidade pode, ainda, monitorar melhor e avaliar todos os aspectos do controle orçamentário de uma unidade. Da mesma forma que outros tipos de planejamento, é sua responsabilidade comunicar aos funcionários as metas do planejamento orçamentário. Quanto mais os funcionários compreendem as metas orçamentárias e os planos para atingi-las, maior a probabilidade de elas serem alcançadas. Infelizmente, muitos enfermeiros conhecem pouco sobre o modelo de orçamento de enfermagem usado pelo sistema hospitalar em que atuam.

COMPONENTES BÁSICOS DO ORÇAMENTO

Um *orçamento* é um plano financeiro que inclui despesas e receitas estimadas para um determinado período. A precisão comanda a validade de um orçamento; quanto mais exato o plano, melhor a instituição poderá planejar o uso eficiente de seus recursos.

O valor de um orçamento tem relação direta com sua precisão.

Considerando-se que, na melhor das hipóteses, um orçamento é uma previsão, um plano, e não uma regra, o planejamento fiscal exige flexibilidade, avaliação e revisão constantes. No orçamento, as despesas são classificadas como fixas ou variáveis, controláveis ou não. As despesas *fixas* não variam conforme o volume, como ocorre com as *variáveis*. Exemplos de despesas fixas podem incluir o pagamento de uma hipoteca de imóvel ou o salário de um administrador; por sua vez, despesas variáveis podem incluir a folha de pagamento dos empregados que trabalham por hora e o custo dos suprimentos.

EXERCÍCIO DE APRENDIZAGEM 10.1

Você aceitaria este presente?

Um dos oncologistas de sua unidade (dr. Sam Jones) ofereceu-lhe sua fotocopiadora mais antiga, já que o escritório dele está comprando outra. Como condição, exige que todos os oncologistas e radiologistas possam usar a máquina sem que tenham de pagar por isso.

Tarefa:
1. Justifique a aceitação ou a rejeição do presente. O que influenciou sua escolha?
2. Quais os custos fixos e variáveis?
3. Quais os custos controláveis e não controláveis?
4. Quais fatores determinam se há um bom custo-benefício em usar o presente do dr. Jones?
5. Quanto controle, como chefe de unidade, você teria sobre o uso da copiadora?

As despesas *controláveis* podem ser controladas ou diferenciadas pelo administrador, ao passo que as *não controláveis* não apresentam essa possibilidade. Por exemplo, o chefe da unidade consegue controlar a quantidade de empregados que trabalham em um determinado turno e o *mix* de funcionários; ele não é capaz, porém, de controlar a depreciação do equipamento, a quantidade e o tipo de suprimentos necessários pelos pacientes ou as horas extras que ocorrem em resposta a uma emergência. Uma lista da terminologia fiscal que deve ser conhecida pelo administrador encontra-se no Quadro 10.2.

QUADRO 10.2 Terminologia fiscal

Affordable Care Act – Oficialmente conhecida como *Patient Protection and Affordable Care Act* (Lei de Proteção e Acessibilidade de Atendimento aos Pacientes), esta lei foi promulgada em março de 2010 para garantir que todos os norte-americanos tenham acesso a seguro-saúde acessível mediante a redução de barreiras para obtenção de cobertura de saúde, bem como acesso a serviços de saúde necessários.

Aquisição Baseada em Valor (Value-Based Purchasing – VBP) – Uma metodologia de pagamento que recompensa a qualidade de atendimento mediante o pagamento de incentivos e transparência. Na VBP, o valor pode ser amplamente considerado como uma função da qualidade, da eficiência e do custo (Keckley, 2013).

Atendimento gerenciado – Termo usado para descrever planos de atendimento de saúde criados para conter o custo dos serviços de atendimento de saúde oferecidos aos usuários, ao mesmo tempo em que se mantém a qualidade do atendimento.

Ativos – Recursos financeiros que uma organização de atendimento de saúde recebe, como contas a receber.

Capitação – Sistema de pagamento futuro que paga a planos de saúde e provedores de atendimento de saúde uma quantidade fixa por segurado/mês para um conjunto definido de serviços, independentemente da quantidade (se houver) de serviços utilizados.

Centro de custos – Menor unidade funcional à qual pode ser atribuído um controle de custos e uma responsabilidade por esses. Uma unidade de enfermagem costuma ser considerada um centro de custos, embora possa haver outros centros em uma unidade (a ortopedia é um centro de custos, embora a sala de gesso costume ser considerada um centro separado de custos na ortopedia).

Códigos de Classificação Internacional de Doenças (CID) – Codificação usada para relatar a gravidade e o tratamento de doenças, enfermidades e lesões em pacientes a fim de determinar o reembolso apropriado. Atualmente em sua décima revisão, a CID-10 substituirá a CID-9 em outubro de 2014, e os hospitais serão obrigados a fazer esta transição para obedecerem às exigências da Health Insurance Portability and Accountability Act (HIPAA, ou Lei da Portabilidade e Responsabilidade de Seguro-Saúde) de 1996.

Custos controláveis – Custos que podem ser controlados ou que variam. Um exemplo poderia incluir quantidade de funcionários empregados, nível de habilidade necessário, níveis salariais e qualidade dos materiais.

Custos diretos – Custos que podem ser atribuídos à determinada fonte, como remédios e tratamentos. Custos identificáveis com clareza, como de bens ou serviços.

Custos indiretos – Custos que não podem ser diretamente atribuídos a uma área específica. São custos ocultos e costumam estar disseminados pelos vários departamentos. Serviços de manutenção são considerados custos indiretos.

Custos fixos – Custos que não variam conforme o volume. Exemplos desses custos são pagamento de hipotecas ou empréstimos.

Custos não controláveis – Despesas indiretas que não podem ser controladas ou variadas. Os exemplos podem incluir aluguel, energia elétrica e depreciação de equipamento.

Custos totais – Total de todos os custos diretos e indiretos.

Custos variáveis – Custos que variam conforme o volume. Os custos de folhas de pagamento são um exemplo.

Dados de referências – Informações históricas sobre dinheiro gasto, índice de acuidade, censo de pacientes, horas de atendimento e assim por diante. Essas informações são usadas como uma base sobre a qual necessidades futuras podem ser projetadas.

Despesas operacionais – Custos diários necessários para se manter um hospital ou instituição de saúde.

(Continua)

210 Unidade III Papéis e funções no planejamento

Equivalente a tempo integral (FTE – *full-time equivalent*) – Número de horas de trabalho para as quais um funcionário é designado durante uma semana. Por exemplo, FTE 1 = 5 dias de 8 horas, que é o mesmo que 40 horas de trabalho por semana. Um FTE pode ser dividido de diferentes formas. Por exemplo, dois empregados de um só turno, cada um trabalhando 20 horas por semana, igualam 1 FTE. Quando um cargo exige mais de cinco dias, com 40 horas por semana, o FTE pode ser superior a 1 para aquele cargo. Supondo que um cargo exija sete dias de trabalho, ou 56 horas, ele exigiria, assim, cobertura de FTE de 1,4 (56 divididos por 40 = 1,4). Isso significa que há necessidade de mais de uma pessoa para ocupar os cargos do FTE, durante sete dias.

Fluxo de caixa – Taxa de faturamento e despesa monetária.

Grupos de diagnósticos relacionados (DRGs – *diagnosis-related groups*) – Sistema de pagamento futuro que estabelece taxas, usado pelo Medicare para determinar as taxas de pagamento para internação hospitalar, com base no diagnóstico da internação. Cada DRG representa um tipo particular de caso para o qual o Medicare paga uma quantia fixa de dólares como reembolso. Esse valor fixo pode, na verdade, ser mais alto ou mais baixo que o custo do tratamento do paciente em determinado hospital.

Horas de produção – Quantidade total de tempo regular, horas extras e período provisório de tempo. Podem ser chamadas de horas reais.

Horas por paciente/dia (HPPD – *hours per patient-day*) – Horas de atendimento de enfermagem por paciente/dia para vários níveis de profissionais da enfermagem. As HPPDs são determinadas dividindo-se as horas totais de produção pelo número de pacientes.

Índice de gravidade – Medida estatística ponderada que tem a ver com a gravidade das doenças dos pacientes por determinado tempo. Os pacientes são classificados conforme a gravidade da doença, normalmente em 1 de 4 categorias. O índice é determinado tomando-se o total de gravidades e, depois, dividindo-o pelo número de pacientes.

Medicaid – Programa de assistência do governo federal dos Estados Unidos, para pagamento de serviços médicos em nome de determinados grupos de pessoas de baixa renda. Em geral, são pessoas que não têm seguridade social. Alguns grupos (por exemplo, idosos, cegos, deficientes, membros de famílias com filhos dependentes, além de algumas crianças e de mulheres grávidas) também se qualificam para essa cobertura quando sua renda e recursos são bastante baixos.

Medicare – Programa de seguro-saúde do país (EUA), autorizado pelo Title 18 do Social Security Act que oferece benefícios a pessoas com 65 anos de idade ou mais. Sua cobertura está também disponível a alguns grupos de pessoas com doenças decorrentes de catástrofes ou doenças crônicas, como pacientes com insuficiência renal que precisam de hemodiálise, independentemente da idade.

***Mix* de casos** – Tipos de pacientes atendidos por uma instituição. O *mix* de casos de um hospital costuma ser definido em variáveis relacionadas aos pacientes, tipo diagnóstico, características pessoais e padrões de tratamento.

***Mix* de funcionários** – Proporção de enfermeiros, técnicos e empregados não licenciados (por exemplo, um turno em uma unidade pode ter 40% de enfermeiros, 40% de técnicos e 20% de outros empregados). Há variação nas políticas de *mix* de funcionários entre hospitais.

Orçamento fixo – Estilo de orçamento baseado em um nível fixo e anual de volume, como a quantidade de dias/paciente ou exames/paciente realizados até chegar a um total orçamentário anual. Esses totais são, depois, divididos por 12, obtendo-se a média/mês. Esse tipo de orçamento não faz provisões relativas a variações mensais ou sazonais.

Organização com fins lucrativos – Organização em que os provedores de fundos têm um interesse de proprietário na organização. Eles têm ações da organização e ganham dividendos com base no que sobra quando o custo dos bens e da realização de negócios é subtraído da quantidade de dinheiro que ingressa.

Organização de manutenção da saúde (HMO – *health maintenance organization*) – Sob a perspectiva histórica, uma organização pré-paga que ofereceu atendimento de saúde a membros que se inscreveram como voluntários, em retorno a uma quantidade pré-fixada de dinheiro, com base por pessoa e por mês. Costuma ser chamada de organização de atendimento gerenciado (MCO – *managed care organization*).

Organização de provedor preferido (PPO – *preferred provider organization*) – Programa de financiamento e oferecimento de atendimento de saúde com um grupo de provedores, como médicos e hospitais, contratados para oferecer serviços com base em pagamento fixo por serviço. Oferece incentivos financeiros aos consumidores para que utilizem um grupo seleto de provedores de sua preferência, pagando menos pelos serviços. As empresas seguradoras costumam prometer às PPOs determinado volume de pacientes e pagamento imediato em troca de descontos nas taxas.

Organização sem fins lucrativos – Esse tipo de organização é financiado por fundos de várias origens, mas seus provedores não têm interesse como proprietários. Os lucros gerados nesse tipo de organização costumam ser canalizados para a expansão ou a aquisição de capital da organização.

Organizações de Atendimento Responsável (ACOs – Accountable Care Organizations) – Grupos de prestadoras de atendimento e fornecedoras de serviços que trabalham juntas para melhor coordenar o atendimento de pacientes no Medicare (sem incluir o Medicare Advantage) em seus diversos ambientes de atendimento.

Pagamento por pacote – Uma estrutura de pagamento em que diferentes prestadores de atendimento de saúde que estão tratando problemas de saúde iguais ou relacionados de um mesmo paciente recebem um montante geral pelos cuidados, em vez de receberem por cada tratamento, exame ou procedimento. Dessa forma, os prestadores são recompensados pela coordenação do atendimento, pela prevenção de complicações e erros e pela redução de exames e testes desnecessários ou redundantes (Healthcare.gov, 2013b).

Ponto de equilíbrio – Ponto em que a receita cobre as despesas. A maior parte das instituições de saúde tem custos fixos elevados. Uma vez que os custos fixos por unidade, em um modelo que não usa impostos per capita, diminuem com o volume, as instituições de saúde que seguem esse modelo precisam manter um volume elevado para diminuir os custos das unidades.

Programas de pagamento por desempenho (também conhecidos como P4P) – Incentivos são pagos a prestadores de atendimento para que alcancem um limiar planejado de desempenho clínico, geralmente um parâmetro de processo ou resultado associado a uma população específica de pacientes (Keckley, 2013).

Programas de pagamento por valor – Geralmente, estes pagamentos de incentivo são específicos de cada ambiente de atendimento (isto é, hospital com internação ou sem internação de pacientes, saúde domiciliar, clínicas de enfermagem avançada e diálise) e estão vinculados tanto a qualidade quanto a melhorias na eficiência (Keckley, 2013).

Razão custo-benefício – Relação numérica entre o valor de uma atividade ou procedimento, em termos de benefícios, e o valor do custo da atividade ou procedimento. A razão custo-benefício é expressa por uma fração.

Receita – Fonte de renda ou recompensa pelo oferecimento de determinado atendimento a um paciente.

Sistema de classificação de pacientes – Método para classificar os pacientes. São usados diferentes critérios para diferentes sistemas. Na enfermagem, os pacientes costumam ser classificados conforme a gravidade.

Sistema de pagamento predeterminado (PPS – *prospective payment system*) – Sistema de pagamento hospitalar com uma proporção de reembolso predeterminada por serviços realizados.

Sistema de pagamento por serviço (FFS – *fee-for-service*) – Sistema de reembolso pelo qual as empresas seguradoras reembolsam os provedores de serviços de saúde após realização dos serviços necessários.

Sistema de pagamento por terceiros – Sistema de financiamento do atendimento de saúde em que provedores oferecem serviços a pacientes e um terceiro, ou um intermediário (normalmente uma empresa seguradora ou instituição governamental), paga a conta.

Taxa de rotatividade – Taxa que retrata o afastamento de funcionários dos empregos por razões diferentes de morte ou aposentadoria. Trata-se de uma taxa calculada pela divisão do número de empregados que sai pelo número de empregados que trabalham na unidade, durante o ano, multiplicando-se esse quociente por 100.

Unidades de carga de trabalho – Na enfermagem, as cargas de trabalho costumam ser o mesmo que paciente/dia. Em algumas áreas, no entanto, as unidades de carga de trabalho podem referir-se ao número de procedimentos, exames, visitas a pacientes, injeções, etc.

ETAPAS DO PROCESSO ORÇAMENTÁRIO

O processo de enfermagem serve como modelo para as etapas do planejamento orçamentário:

1. A primeira etapa é *levantar dados* sobre as necessidades a serem atendidas no orçamento. Em geral, tal determinação deve refletir *input* de todos os níveis da hierarquia organizacional, uma vez que o orçar é mais eficiente quando todos os empregados que usam os recursos são envolvidos no processo. Uma mistura de necessidades da unidade, em termos de mão de obra, equipamento e despesas operacionais, pode ser compilada para determinar o orçamento da organização.

2. A segunda etapa é o *diagnóstico*. No caso do planejamento orçamentário, o diagnóstico seria a meta ou o que precisa ser realizado, que é criar um orçamento de bom custo-benefício que maximize o uso dos recursos disponíveis.

3. A terceira etapa é a elaboração de um *plano*. O plano orçamentário pode ser feito de muitas formas. Fixa-se um ciclo orçamentário em 12 meses, o chamado *orçamento do ano fiscal*. Esse ano fiscal, que pode ou não coincidir com o ano-calendário, costuma depois ser repartido em trimestres ou subdividido em períodos mensais ou semestrais. A maioria é feita para um ano, embora possa ser feito um *orçamento perpétuo*, de base contínua para cada mês, de modo que os dados para os 12 meses do orçamento futuro estejam sempre disponíveis.

Escolher uma estrutura ideal de tempo para o orçamento é igualmente importante. A possibilidade de erros aumenta se o orçamento tem uma projeção distante demais. Se for mais curto, pode haver dificuldades de compensação de grandes e inesperadas despesas ou compra de equipamento fundamental.

Um orçamento previsto com uma antecedência exagerada tem maior probabilidade de erro.

4. A quarta etapa é a *implementação*. Nela, monitoramento e análise contínuos ocorrem para evitar fundos inadequados ou excessivos ao término do ano fiscal. Na maior parte das instituições de saúde, as declarações mensais delineiam o orçamento projetado de cada departamento e seus desvios. Alguns administradores inflam de forma artificial os orçamentos do departamento como proteção contra cortes orçamentários feitos a partir dos escalões superiores. Quando vários departamentos costumam fazer isso, todo o orçamento da instituição pode ser ineficaz. Quando uma mudança importante no orçamento é indicada, deve-se repetir todo o processo orçamentário. Os administradores de escalão superior devem ficar atentos e corrigir projeções irreais antes de sua implementação.
5. A *avaliação* é a etapa final. O orçamento precisa ser analisado com periodicidade e ser modificado, conforme a necessidade, ao longo do ano fiscal. Todo chefe de unidade é responsável por possíveis desvios de orçamento em sua unidade. A maioria das unidades deve esperar algumas mudanças no orçamento antecipado; grandes desvios, porém, precisam ser examinados identificando às causas possíveis, sendo tomadas as providências necessárias para o controle da situação.

TIPOS DE ORÇAMENTO

O enfermeiro-administrador pode estar diretamente envolvido com três tipos de orçamento: de pessoal, operacional e financeiro.

Orçamento de pessoal

O maior gasto orçamentário é o de *orçamento com a mão de obra*, ou *com pessoal*, pois o atendimento de saúde requer bastante mão de obra. Para lidar com as estatísticas oscilantes e com a gravidade dos pacientes, os administradores têm de usar dados históricos sobre as oscilações de cada unidade para a previsão das necessidades de pessoal em curto e longo prazos. Da mesma forma, um administrador precisa monitorar atentamente o orçamento de pessoal para evitar falta ou excesso de mão de obra. Com a redução dos dias ou do volume de pacientes, ele precisa também reduzir custos com pessoal.

O maior dos gastos orçamentários é o de *orçamento com a mão de obra*, ou *com pessoal*, pois o atendimento de saúde requer bastante mão de obra.

Além da quantidade de funcionários, cabe ao administrador conhecer o *mix de funcionários*. Este componente tem a ver com a categoria funcional (percentuais) do pessoal disponível: enfermeiros, técnicos ou auxiliares de enfermagem. O administrador precisa estar atento à gravidade dos pacientes para que um nível mais econômico de cuidado de enfermagem que atenda às necessidades dos pacientes possa ser oferecido.

Capítulo 10 Planejamento fiscal

Embora a Unidade V deste livro discuta o número de contratações, é preciso abordar aqui, brevemente, como as necessidades de contratação são expressas no orçamento de pessoal. A maior parte das contratações baseia-se em um determinado *padrão*. Ele pode ser entendido como horas por paciente ao dia (unidades médicas), visitas mensais (agências de atendimento domiciliar) ou minutos por caso (a sala cirúrgica). Como as estatísticas dos pacientes, a quantidade de visitas ou os casos por dia nunca permanecerem constantes, o administrador deve estar preparado para alterar o número de funcionários diante de aumento ou redução do volume de trabalho. Algumas vezes, a população e o tipo de casos mudam, tornando desnecessário o padrão estabelecido. Por exemplo, uma sala de cirurgia que comece a fazer cirurgia cardíaca aberta envolve mais tempo de enfermagem por caso; assim, o padrão (número de minutos de enfermagem por caso) tem de ser ajustado. Normalmente, o padrão é ajustado, para mais ou para menos, uma vez por ano; o número de funcionários, porém, é ajustado diariamente, dependendo do volume.

A fórmula-padrão para o cálculo das horas de atendimento de enfermagem (NCH – *nursing care hours*) por paciente/dia (PPD – *per patient-day*) é mostrada na Figura 10.1. Um chefe de unidade em instituição de atendimento a pacientes graves pode usar essa fórmula no cálculo das necessidades diárias de funcionários. Suponha, por exemplo, que as horas de atendimento de enfermagem orçadas sejam de seis NCH/PPD; você está calculando o NCH/PPD do dia de hoje, 31 de janeiro. À meia-noite, será 1º de fevereiro. As estatísticas dos pacientes à meia-noite mostram 25 pacientes. Verificando o número de funcionários, você se depara com as seguintes informações:

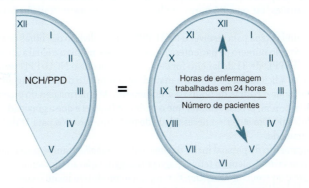

FIGURA 10.1 • Fórmula-padrão para cálculo de horas de enfermagem trabalhadas por paciente ao dia. Copyright ® 2006 Lippincott Williams & Wilkins. Instructor's Resource CD-ROM to Accompany Leadership Roles and Management Functions in Nursing, by Bessie L. Marquis and Carol J. Huston.

Turno/plantão	Funcionários de plantão	Horas trabalhadas
23h (30/1) às 7h (31/1)	2 enfermeiros	8 horas cada
	1 técnico	8 horas
	1 auxiliar	8 horas
7h às 15h	3 enfermeiros	8 horas cada
	2 técnicos	8 horas cada
	1 auxiliar	8 horas
	1 funcionário de ala*	8 horas

(Continua)

Unidade III Papéis e funções no planejamento

15h às 23h	2 enfermeiros	8 horas cada
	2 técnicos	8 horas cada
	1 auxiliar	8 horas
	1 funcionário de ala	8 horas
23h (31/1) às 7h (1/2)	2 enfermeiros	8 horas cada
	2 técnicos	8 horas cada
	1 auxiliar	8 horas

*N. de R.T.: Funcionário de ala: membro da equipe que auxilia em diversas atividades, como, por exemplo, nos transportes, na organização da documentação e registros; secretário, recepcionista.

O ideal seria calcular o NCH/PPD de 31 de janeiro da meia-noite à meia-noite, mas a maioria dos cálculos do número de funcionários, baseados nos turnos tradicionais de oito horas, é feita com início às 23h, terminando às 23h da noite seguinte. Nesse caso, aceita-se o cálculo do NCH/PPD de 31 de janeiro, usando-se dados numéricos a partir do plantão das 23h da noite passada até as 7h e das 7h às 15h, e das 15h às 23h de hoje. A primeira etapa do cálculo exige contagem das horas totais de atendimento de enfermagem trabalhadas em 24 horas (inclusive as horas do funcionário de ala/pavilhão). Isso pode ser calculado multiplicando-se o número total de funcionários de serviço a cada plantão pelas horas que cada um trabalhou em seu plantão. O total de cada plantão ou turno é depois somado para a obtenção da quantidade total de horas de enfermagem trabalhadas em todos os três plantões, ou seja, 24 horas. As horas de enfermagem trabalhadas em 24 horas totalizam 136 horas.

A segunda etapa para resolver o NCH/PPD exige a divisão das horas de enfermagem trabalhadas em 24 horas pelo número de pacientes. Nesse caso, esse número é igual a 25. Portanto, 136/25 = 5,44.

O NCH/PPD de 31 de janeiro foi de 5,44, menos que o NCH/PPD orçado de 6. Haveria a possibilidade de adicionar até 14 horas a mais de atendimento de enfermagem nas próximas 24 horas, mantendo ainda o padrão de horas de atendimento de enfermagem do orçamento. O administrador da unidade, porém, precisa lembrar que o padrão é flexível e que a gravidade dos pacientes e o *mix* de funcionários podem sugerir a necessidade de mais funcionários para 1º de fevereiro do que o NCH/PPD programado.

O orçamento de pessoal inclui o *tempo real de trabalho* (também chamado de *tempo de produção* ou *gasto com salário*), além do tempo pago pela organização ao funcionário para não trabalhar (*tempo não produtivo* ou *tempo de benefício*). O tempo não produtivo inclui o custo dos benefícios, a orientação de novos funcionários, a rotatividade de funcionários, períodos de licença e feriados e tempo de educação. Por exemplo, o turno médio de 8,5 horas inclui intervalo de almoço de 30 minutos e dois intervalos de 15 minutos. Assim, esse empregado tem 7,5 horas produtivas, com 1 hora de tempo não produtivo.

EXERCÍCIO DE APRENDIZAGEM 10.2

Cálculo do NCH/PPD

Calcule o NCH/PPD se as estatísticas da meia-noite forem de 25, mas utilize os seguintes dados como quantidade de horas trabalhadas:

da meia-noite ao meio-dia	2 enfermeiros	12 horas cada
	2 técnicos	12 horas cada
	1 auxiliar	12 horas
	1 funcionário de ala	5 horas
do meio-dia à meia-noite	3 enfermeiros	12 horas cada
	2 técnicos	12 horas cada
	1 auxiliar	12 horas
	1 funcionário de ala	12 horas

Calcule agora o NCH/PPD com os seguintes funcionários trabalhando:

da meia-noite ao meio-dia	3 enfermeiros	12 horas cada
	1 técnico	12 horas
do meio-dia à meia-noite	2 enfermeiros	12 horas cada
	1 técnico	12 horas
	1 funcionário de ala	4 horas

Orçamento operacional

O *orçamento operacional* é a segunda área de gastos que envolve todos os administradores. Reflete as despesas que mudam em resposta ao volume de serviço, como custo de energia elétrica, consertos e manutenção, e suprimentos. Enquanto os custos com pessoal lideram o orçamento do hospital, os com suprimentos vêm em segundo lugar, estando bem próximos um do outro.

Depois dos custos com pessoal, os suprimentos constituem o segundo componente mais importante do orçamento hospitalar.

Administradores de unidade eficientes devem ficar atentos aos tipos e às quantidades de suprimentos utilizados ali. Precisam ainda compreender a relação entre uso de itens e *mix* de pacientes, taxa de ocupação, necessidades tecnológicas e tipos de procedimentos realizados na unidade. Poupar itens não utilizados nas embalagens ou bandejas, diminuir estoques obsoletos e lentos, eliminar furtos e monitorar o uso descontrolado de itens e apropriação indébita; tudo isso representa potencial de poupança e redução de gastos. Outras formas de reduzir custo de suprimentos pode ser alugar o equipamento em vez de adquiri-lo, armazenar itens em consignação, inventário sem estocagem, do tipo *just-in-time*. As *requisições just-in-time* compõem um processo pelo qual o número de itens solicitados é entregue à organização pelos fornecedores somente quando forem necessários e imediatamente antes de seu uso.

EXERCÍCIO DE APRENDIZAGEM 10.3

Falta de suprimentos

Você é chefe de uma unidade em um hospital de atendimento a pacientes graves. Sabe que os funcionários ocasionalmente saem da instituição, ao término dos plantões, com itens esquecidos nos bolsos. Lembra-se da frequência com que, como enfermeiro sem cargo de chefia, levou rolos de esparadrapo para casa, seringas, lanternas e frascos de creme sem querer. Você lembra de ter devolvido alguns e ficado com outros.

Recentemente, porém, seu orçamento mostrou um aumento drástico e sem precedentes de falta de itens, incluindo gaze, manguitos de pressão sanguínea, estetoscópios, instrumentos cirúrgicos e kits de higiene pessoal. Ainda que esse aumento represente apenas uma fração do orçamento operacional total, você acha que há necessidade de identificar o motivo de seu uso. Uma auditoria nos prontuários e nas taxas cobradas dos pacientes revela que esses suprimentos não foram usados para atendimento a eles.

Quando você questiona os enfermeiros encarregados em busca de explicações, eles dizem que uns poucos empregados manifestaram abertamente terem pegado alguns itens menores, o que, na opinião deles, é algo esperado, uma espécie de benefício adicional do emprego. Os enfermeiros com quem você conversou não acreditam que se trate de um problema disseminado, não sendo capazes de documentar, objetivamente quais empregados estão envolvidos no sumiço dos suprimentos. Os enfermeiros sugerem que você peça a todos os empregados que documentem por escrito sempre que enxergarem colegas pegando suprimentos, entregando as informações a você, de forma anônima, para que sejam tomadas providências.

Tarefa: considerando que os suprimentos são um elemento muito importante de orçamento operacional, você acha que algo deve ser feito. Você precisa determinar o que fazer. Analise seus atos, em termos dos efeitos desejáveis e indesejáveis, sobre os empregados envolvidos em levar os suprimentos e sobre os que não agem assim. A quantidade de débitos fiscais nessa situação é um fator crítico? O tempo e a energia necessários para a eliminação desse problema valem a pena?

Orçamento de capital

O terceiro tipo de orçamento usado por administradores é o *orçamento de capital*. Nele, planeja-se a aquisição de prédios ou de equipamentos maiores, inclusive equipamentos de longa vida (normalmente, mais de cinco a sete anos) não utilizados em operações diárias, sendo mais caros que os itens operacionais. Os orçamentos de capital são compostos de planejamento de longo prazo, grandes aquisições e um componente orçamentário de curto prazo. O componente de grandes aquisições a longo prazo descreve futuras reposições e expansões organizacionais em um prazo superior a um ano. Exemplos desses tipos de gastos de capital podem incluir a compra de aparelho de tomografia com emissão de pósitrons ou reforma de uma ala importante do hospital. O componente de curto prazo desse tipo de orçamento inclui aquisições de equipamento durante o ciclo orçamentário anual, como sistemas de chamada, leitos hospitalares e carrinhos para medicamentos.

Muitas vezes, é preciso que o valor de um equipamento ultrapasse determinada quantia monetária para que ele seja designado como equipamento de capital. Essa quantia monetária varia de acordo com a instituição, mas em geral fica entre mil e 5 mil dólares. Os administradores costumam ter de preencher formulários de solicitação de equipamentos de capital específicos, anual ou semestralmente, justificando seus pedidos. "*Empecilhos orçamentários*" de capital são listados no Quadro 10.3.

> **QUADRO 10.3 Empecilhos orçamentários**
>
> - Enfrentar a dificuldade de fazer um cálculo orçamentário para o próximo ano sem jamais utilizá-lo.
> - Confiar nos números do orçamento deste ano como ponto de partida para o do próximo ano.
> - Negligenciar ou subestimar custos relativos a gastos de capital.
> - Ignorar a redução quantitativa de pacientes, esperando que seja uma tendência temporária.
> - Deixar de reservar dinheiro suficiente para gastos inesperados de capital.
>
> Fonte: Adaptado de Barr, P. (2005). Flexing your budget: Experts urge hospitals, systems to trade in their traditional budgeting process for a more dynamic and versatile model. Modern Healthcare, 35(37), 24, 26.

MÉTODOS PARA ELABORAR ORÇAMENTOS

A elaboração de orçamentos costuma ser classificada de acordo com a frequência e a base em que ocorre. Quatro métodos mais comuns de elaboração de orçamento incluem orçamento incremental (também conhecido como orçamento com aumentos percentuais pouco alterados), orçamento de base zero, orçamento flexível e orçamento de novos desempenhos.

Orçamento incremental

O *método incremental*, ou de *aumentos de percentuais pouco alterados*, é o método mais simples de elaboração de orçamentos. Multiplicando-se as despesas do ano em curso por determinado número, normalmente a taxa de inflação ou o índice de preços ao consumidor, pode-se projetar o orçamento para o ano seguinte. Embora seja um método simples e rápido, que exige pouca experiência em orçamentos por parte do administrador, costuma ser ineficiente do ponto de vista fiscal, uma vez que não há motivação para conter custos e nenhuma necessidade de priorizar programas e serviços. Historicamente, os hospitais sempre deram preferência ao uso de orçamento incremental no planejamento fiscal.

Orçamento de base zero

Em comparação, os administradores que utilizam o *orçamento de base zero* como método devem justificar novamente seu programa, ou necessidades, a cada ciclo orçamentário. Trata-se um método que não pressupõe de forma automática que, pelo fato de um programa ter sido custeado antes, ele deve continuar assim. Em consequência disso, esse processo de elaboração de orçamento requer muito trabalho por parte dos enfermeiros. O uso de *pacote de decisões* para estabelecer prioridades de custeio é uma característica central desse tipo de orçamento. Os principais componentes dos pacotes de decisão são apresentados no Quadro 10.4.

QUADRO 10.4 — Componentes importantes dos pacotes de decisão no orçamento de base zero

1. Lista de todos os objetivos ou atividades atuais e propostos no departamento
2. Planos alternativos para realização dessas atividades
3. Custos de cada alternativa
4. Vantagens e desvantagens de continuar ou interromper uma atividade

Segue um *exemplo* de pacote de decisões para implementação de programa obrigatório de vacinação contra hepatite B em um curso de enfermagem:

Objetivo: Todos os estudantes de enfermagem farão a série de vacinas contra hepatite B.

Forças motivadoras: A hepatite B é uma doença grave e incapacitante, com mortalidade expressiva. A Occupational Safety and Health Association (OSHA) exige que a vacinação contra a hepatite B seja oferecida aos funcionários da área da saúde (inclusive estudantes de enfermagem) que tenham uma expectativa razoável de estarem expostos a sangue no trabalho. A vacinação reduzirá muito o risco de contrair a doença. A atual série de vacinas acarreta poucos efeitos secundários. A escola de enfermagem pode ser responsabilizada se não atender às recomendações para vacinar todos os grupos de alto risco.

Forças limitadoras: A série de vacinas custa 175 dólares por aluno. Alguns não querem tomar vacinas e acreditam que isso viola a livre escolha. Ainda não está claro se a escola pode ser responsabilizada quando um aluno apresenta efeito secundário prejudicial decorrente da vacinação.

Alternativa 1: Exigir as vacinações. Uma vez que a escola de enfermagem não pode custear o pagamento da série, exigir que os alunos paguem por ela.

Vantagem: Nenhum custo para a escola. Todos os alunos se vacinam.

Desvantagem: Muitos alunos não podem arcar com os custos das vacinas e acham que a exigência infringe seu direito de controlar as escolhas relativas a seus corpos.

Alternativa 2: Não exigir a série de vacinas.

Vantagem: Ausência de custos a todos. Os alunos podem optar por vacinar-se e assumir a responsabilidade de proteger a própria saúde.

Desvantagem: Alguns alunos de enfermagem ficarão desprotegidos contra a hepatite B enquanto trabalharem em local clínico de alto risco.

Alternativa 3: Exigir as vacinas, mas repartir seu custo entre o aluno e a escola.

Vantagem: Menor custo para os alunos. Todos seriam vacinados.

Desvantagem: Custos e opções limitadas.

Pacotes de decisão e orçamento de base zero são vantajosos porque obrigam os administradores a estabelecer prioridades e a usar os recursos com maior eficiência. Esse método bastante prolongado e complexo também estimula a administração participativa, pois há necessidade de informações de colegas e subordinados para a análise adequada e a priorização das atividades de todas as unidades.

EXERCÍCIO DE APRENDIZAGEM 10.4

Elaboração de um pacote de decisões

Considerando-se o objetivo a seguir, elabore um pacote de decisões que o auxilie a estabelecer prioridades fiscais.

Objetivo: Ter um transporte confiável, econômico e conveniente para quando você ingressar, daqui a três meses, no curso de enfermagem.

Outras informações: Atualmente, você não possui carro e usa transporte público – barato e confiável, embora não muito conveniente. Seus atuais recursos financeiros são limitados, ainda que você possa qualificar-se a um empréstimo para compra de um carro, se for esse o desejo de

(Continua)

seus pais, que endossariam o empréstimo. A política de sua escola de enfermagem afirma que você precisa ter um carro disponível para ir de uma agência clínica a outra, fora das imediações. Você sabe que não se trata de algo obrigatório e que alguns estudantes têm uma política de caronas solidárias para atender aos compromissos clínicos.

Tarefa: identifique no mínimo três alternativas que atendam a seu objetivo. Escolha a melhor, com base em vantagens e desvantagens identificadas. Você pode acrescentar detalhes às informações apresentadas para ajudá-lo na solução do problema.

Orçamento flexível

Orçamentos flexíveis são orçamentos que se adaptam para cima e para baixo no transcorrer do ano dependendo do volume. Um orçamento flexível calcula quais deverão ser as despesas, dado o volume corrente. Isso funciona bem em muitas organizações de atendimento de saúde que lidam com variações em censo ou em necessidade de mão de obra que são difíceis de prever, mesmo que se use instrumentos de previsão baseada em dados históricos.

Orçamento baseado em desempenho

O quarto método de elaboração de orçamentos, o *orçamento baseado em desempenho*, enfatiza consequências e resultados, em vez de atividades ou produção. Assim, o administrador elabora orçamentos conforme a necessidade para obter determinados resultados, avaliando o sucesso do orçamento de acordo com esses resultados. Por exemplo, uma agência de enfermagem domiciliar fixa e mede determinados resultados em um grupo (por exemplo, pacientes diabéticos), como forma de estabelecer e justificar um orçamento.

VIAS CRÍTICAS

Vias críticas (também chamadas de *vias clínicas*, *vias de atendimento* ou ainda *caminhos críticos*) constituem uma estratégia para levantamento de dados, implementação e avaliação do custo-benefício do atendimento prestado ao paciente. Costumam ser previsões relativamente padronizadas do progresso do paciente em relação a um diagnóstico ou procedimento. Por exemplo, uma via crítica para determinado diagnóstico poderia sugerir uma permanência média de quatro dias, com algumas intervenções realizadas em alguns momentos ao longo da via (bastante semelhante ao diagrama PERT; ver página 23). O progresso do paciente que difere da via crítica leva, de imediato, a uma análise de variância.

Vias críticas são cursos predeterminados do progresso que os pacientes devem fazer após a internação hospitalar em relação a um diagnóstico específico ou após uma cirurgia determinada.

Criadas inicialmente na década de 1980 como recurso para reduzir a permanência nas instituições, as vias críticas ainda constituem um instrumento útil para monitorar da qualidade do atendimento. Conhecendo-se o custo de uma via crítica, há possibilidade de serem analisadas a eficiência de seus custos e as variações de custos associadas. Utilizando-se dados clínicos e de custos da variância, podem ser tomadas decisões de mudar a via, com projeções de resultados clínicos e financeiros.

A vantagem das vias críticas é o fato de constituírem um meio de padronizar o atendimento médico a pacientes com os mesmos diagnósticos. Seu ponto fraco, no entanto, está nas dificuldades que trazem em aceitar as diferenças – normalmente justificáveis – existentes entre os pacientes, bem como em responsabilizar-se por essas diferenças que escapam de suas vias. A documentação de uma via crítica significa mais serviço burocrático e a função de revisão analítica de uso em um sistema já sobrecarregado de custos administrativos. Apesar desses desafios, pesquisas sugerem que as vias críticas são capazes de padronizar o atendimento de acordo com as práticas mais recomendáveis baseadas em evidências, levando a melhores resultados para os pacientes.

REEMBOLSO DE ATENDIMENTO DE SAÚDE

Historicamente, as instituições de saúde usavam o orçamento incremental sem dar ênfase ao orçamento disponível. Uma vez que as seguradoras reembolsavam integralmente, sem quaisquer limites, havia pouca motivação para poupar custos, e as organizações não viam necessidade de justificar o que era cobrado. O reembolso baseava-se nos custos que eram parte do serviço oferecido, acrescidos de lucro (taxa por serviço [FFS – *fee-for-service*]), sem limites do total que poderia ser cobrado. Na verdade, com o FFS, quanto mais serviços eram oferecidos, maior a quantia que podia ser cobrada, encorajando um excesso de tratamento aos pacientes.

O resultado final do reembolso FFS sem controle foram custos exorbitantes do atendimento de saúde, assumindo de um percentual cada vez maior do produto interno bruto (PIB) a cada ano. Atualmente, os Estados Unidos gastam uma parcela maior do PIB em atendimento médico do que qualquer outra nação do mundo. "Depois de engolir uma fatia cada vez maior da nossa economia nacional ao longo das últimas três décadas, os gastos com saúde se estabilizaram nos últimos anos. Eles aumentaram de US$2,5 trilhões em 2009 para US$2,7 trilhões em 2011, mas enquanto fatia do PIB, eles permaneceram estáveis neste período de 3 anos" (Rosenberg, 2013, parágrafo 3). Porém, boa parte da recente estabilização nos gastos em geral com a saúde não se deveu a um aumento da eficiência, e sim aos efeitos da recessão, que fez muita gente perder seu emprego – e os benefícios vinculados e ele, levando 11,2 milhões de pessoas a perderem seus planos de saúde empresariais de 2007 a 2010.

Os Estados Unidos gastam uma parcela maior do seu produto interno bruto em atendimento médico do que qualquer outra nação do mundo.

MEDICARE E MEDICAID

O governo federal norte-americano tornou-se importante segurador de atendimento de saúde com a criação do Medicare e do Medicaid, em meados da década de 1960. O *Medicare* é um programa de seguro-saúde custeado pelo governo federal voltado aos idosos (mais de 65 anos de idade) e para alguns grupos com doenças crônicas ou outras decorrentes de catástrofes, independentemente da idade. O Medicare atualmente dá cobertura para itens e serviços a mais de 49 milhões de beneficiários, cerca de 16% da população norte-americana (Kaiser Family Foundation, 2013). Pouco mais de 83% dos inscritos são idosos, mais de 16% são deficientes e 0,9% apresenta doença renal em estágio terminal.

Entre 2000 e 2010, os gastos do Medicare cresceram tão ou mais depressa que os gastos da iniciativa privada (Urban Institute, 2012). Mas o número de inscritos no Medicare aumentou, ao passo que a cobertura dos planos privados encolheu. Além disso, projeta-se que a participação do Medicare crescerá acentuadamente nos próximos anos, como resultado do envelhecimento da população. De fato, Sahadi (2013) sugere que o número de beneficiários do Medicare que se filiarão no programa aumentará em 36%, ou seja, uma estimativa de 18 milhões de pessoas, entre 2012 e 2023. Essa tendência deve se manter, considerando-se que o número de integrantes da geração Baby Boomer completando 65 anos de idade deve aumentar de uma média de 7.600 por dia em 2011 para mais de 11 mil por dia em 2029 (Sahadi).

O *Medicare Parte A* é o programa de seguro hospitalar. O *Parte B* é o programa suplementar de seguro médico, que paga atendimento ambulatorial (inclusive serviços laboratoriais e radiológicos) e médico (ou outro provedor de atendimento primário). Já o *Parte C* (hoje chamado de *Medicare Advantage*) dá aos pacientes mais possibilidades de participação em planos de atendimento gerenciado. A parte mais recente, o *Medicare Parte D*, que começou a funcionar em 1º de janeiro de 2006, possibilita aos pacientes do Medicare a participação para aquisição de cobertura para medicação prescrita. Aproximadamente 12,6 milhões de beneficiários participam do Medicare Advantage e 39,33% participam do Medicare Parte D (Kaiser Family Foundation). Os custos desembolsados com beneficiários do Medicare no ano de 2013 são mostrados na Tabela 10.1.

Unidade III Papéis e funções no planejamento

TABELA 10.1 Custos do Medicare por beneficiário em 2013

PLANO DE COBERTURA MEDICARE	Custos
Parte B premium	Tipicamente US$104,90 por mês
Parte B dedutível	US$147 por ano
Parte A premium	A maioria das pessoas não paga um prêmio mensal para a Parte A. O custo para a Parte A é de até US$441 por mês
Parte A baixa hospitalar dedutível	Beneficiários pagam: • Dias 1-60: US$1.184 para cada período de benefício • Dias 61-90 US$296 cosseguro por dia de cada período de benefício • Dias 91 em diante: US$592 cosseguro por "dia de reserva vitalícia" após o 90º dia por cada período de benefício (até 60 d além da sua vida) • Após os dias de reserva vitalícia: todos os custos
Parte C	Prêmio mensal varia por plano
Parte D	Prêmio mensal varia por plano (consumidores de alta renda podem pagar mais, até US$66,60 além do prêmio do plano)

Fonte: Medicare.Gov. (2013). Medicare 2013 Costs at a Glance. Acessado em 26 de maio de 2013, em http://www.medicare.gov/your-medicarecosts/costs-at-a-glance/costs-at-glance.html

O *Medicaid* é um plano cooperativado de seguro-saúde, federal-estadual, voltado principalmente para os financeiramente indigentes (crianças e adultos de baixa renda), embora também forneça cobertura para atendimento médico e tratamento de longa duração para pessoas com deficiências, e auxílio com gastos em saúde e tratamento de longa duração para idosos de baixa renda. Entre 2011 e 2020, a projeção é de que os gastos do Medicaid crescerão entre 8,1% e 8,7% (Urban Institute, 2012). Aumentos nos gastos gerais do Medicaid continuarão sendo motivados pelo crescimento no número de participantes do programa em decorrência da *Affordable Care Act* (Lei do Atendimento Acessível). Tanto o Medicare quanto o Medicaid são coordenados pelos *Centers for Medicare and Medicaid Services* (CMS).

SISTEMA DE PAGAMENTO PREDETERMINADO

Com o advento do Medicare e do Medicaid e do reembolso por FFS, os custos com a saúde dispararam, já que grandes segmentos da população que anteriormente gozavam de pouca ou nenhuma cobertura de saúde começaram a acessar os serviços. Além disso, os prestadores de atendimento de saúde interpretaram que o governo tinha "bolsos fundos", o que sugeria reembolsos quase ilimitados, e começaram a prestar serviços tendo isso em vista. Em consequência disso, o governo começou a fixar regulamentos, exigindo que as organizações justifiquem a necessidade de serviços e monitorem sua qualidade. Os prestadores de atendimento de saúde foram obrigados, pela primeira vez, a enviar seus orçamentos e a justificar custos. Essa nova supervisão e a existência de controles externos tiveram efeito enorme sobre a indústria de atendimento de saúde.

A implementação dos grupos de diagnósticos relacionados (DRGs – *diagnosis related groups*), no começo da década de 1980, aumentou a necessidade de monitoramento da contenção de custos. Os DRGs eram agendamentos de pagamento predeterminado que refletiram custos históricos do tratamento de condições específicas de pacientes. DRGs por *Gravidade no Medicare* foram implementados em 2007 e vêm sendo atualizados anualmente desde então.

Além disso, os hospitais utilizam a CID para codificar doenças, sinais e sintomas e descobertas anormais. Atualmente em sua 10º revisão, a CID-10 substituirá a CID-9 em outubro de 2014, e os hospitais serão obrigados a fazer esta transição para obedecerem às exigências da HIPAA. A CID-10 fornecerá opções significativamente mais amplas de codificação para processos de tratamento, geração de relatórios e pagamento, incluindo mais de 68 mil códigos de modificação clínica, comparados aos 15 mil da CID-9 (Centers for Medicare & Medicaid Services, 2013).

Com os DRGs, os hospitais filiam-se ao sistema de pagamento predeterminado (PPS – *prospective payment system*), pelo qual recebem uma quantia específica para cada internação hospitalar de paciente do Medicare, independentemente do custo real do atendimento. Ocorrem exceções quando os provedores conseguem demonstrar que se trata de um paciente *excepcional*, o que significa que o custo do atendimento para ele justifica pagamento extra. O PPS e os esforços posteriores de contenção de custos levam a uma redução nas permanências hospitalares para a maioria dos pacientes.

Em consequência do PPS e da necessidade de conter custos, o tempo de permanência para a maioria das internações hospitalares diminuiu significativamente.

Muitos alegam que os padrões de qualidade diminuíram como resultado do PPS e que os pacientes recebem alta antes de estarem prontos para isso. É responsabilidade de administradores de enfermagem reconhecer quando a contenção de custos coloca em risco a segurança do paciente, agindo de forma adequada para assegurar ao menos um padrão mínimo de atendimento. O Capítulo 23 aprofunda a questão do PPS e seu impacto no controle da qualidade.

Mais uma vez, o governo afetou profundamente a administração do atendimento de saúde nos Estados Unidos quando aprovou a *Balanced Budget Act* (BBA, ou Lei do Orçamento Equilibrado) em 1997. Essa lei continha várias medidas de contenção de custos, incluindo redução no pagamento dos provedores para os participantes do programa tradicional do FFS do Medicare. A parte maior do que foi poupado resultou de limites nas taxas de aumento nos pagamentos de hospitais e médicos. Outra fonte importante de economia decorreu da reestruturação dos métodos de pagamento a hospitais de recuperação, algumas instituições de saúde, instituições de enfermagem especializada e serviços ambulatoriais. O BBA também autorizou, pela primeira vez, pagamentos a enfermeiros mais especializados e com funções ampliadas por serviços oferecidos por meio do Medicare, em 85% da agenda de valor cobrado por médicos.

O impacto cada vez maior do governo federal sobre o oferecimento de cuidados de saúde nos Estados Unidos deve ser reconhecido. Acompanhando esse aporte de recursos, há um aumento nas regulamentações para instituições que tratam esses pacientes, além de um sistema de recompensas à contenção de custos. Os provedores de atendimento de saúde estão enfrentando crises financeiras na medida em que tentam satisfazer às necessidades e serviços ilimitados de atendimento de saúde com reembolso fiscal limitado. A competitividade aumentou, reduziram-se os níveis de reembolso e os controles de uso aumentaram. Além disso, rápidas mudanças nas políticas federais e estaduais de reembolso dificultam planejamentos e orçamentos de longo prazo para as instituições de saúde.

O MOVIMENTO DE ATENDIMENTO DE SAÚDE GERENCIADO

Desde o início dos anos 90, o atendimento gerenciado vem sendo uma força dominante afetando a prestação de atendimento de saúde e os reembolsos. Em uma definição ampla, o *atendimento gerenciado* é um sistema que tenta integrar eficiência, acesso e custos do cuidado. Os denominadores comuns do atendimento gerenciado incluem uso de provedores de atendimento primário como "*guardiões*", com foco na prevenção, menor ênfase em atendimento hospitalar a pacientes internados, uso de diretrizes de prática clínica para provedores e *contratos seletivos* (pelos quais os provedores concordam com níveis menores de reembolso em troca de contratos com populações de pacientes). O atendimento gerenciado costuma utilizar formulários para controle de atendimento farmacológico, com foco no monitoramento e aperfeiçoamento contínuos da qualidade.

A *revisão crítica de uso* é outro componente comum do atendimento gerenciado. Trata-se de um processo usado por empresas de seguro para avaliar a necessidade de atendimento médico e para garantir que o pagamento será fornecido para o atendimento. A revisão crítica de uso costuma incluir pré-certificação e pré-autorização para tratamentos eletivos, revisão concorrente e, caso necessário, revisão retrospectiva para casos de emergência.

Outro marco do atendimento gerenciado é a *capitação*, pela qual os provedores recebem um pagamento mensal fixo, independentemente dos serviços usados pelo paciente durante o mês. Quando os custos do atendimento de saúde prestado a alguém são menores que a quantia capitada, o prestador de atendimento tem lucro. Mas quando os custos são maiores, ele tem prejuízo. Assim, a meta, no caso dos prestadores capitados, é providenciar que os pacientes recebam serviços essenciais para continuarem saudáveis ou evitar que adoeçam, de modo a eliminar o uso desnecessário de serviços de atendimento de saúde. Os críticos da capitação dizem que essa estratégia de reembolso leva ao subtratamento dos pacientes. Um resumo das características do atendimento gerenciado encontra-se no Quadro 10.5.

> **QUADRO 10.5 — Atendimento gerenciado**
>
> - Representa uma variedade ampla de alternativas de financiamento, com foco no controle de custos e na qualidade do atendimento de saúde, por meio de:
>   - Uso de painéis de provedores contratados de forma seletiva
>   - Limite dos benefícios a associados que usam os provedores não contratados
>   - Implementação de algum tipo de sistema de autorização
>   - Maior foco no atendimento primário do que em serviços de especialistas e internações
>   - Ênfase na saúde preventiva
>   - Confiança nas diretrizes de prática clínica para os provedores
>   - Revisão crítica regular do uso de recursos para atendimento de saúde
>   - Monitoramento e aperfeiçoamento contínuos da qualidade dos serviços de saúde
> - Os pacientes têm menos opções para escolher os provedores e serviços a que podem ter acesso em troca de pequena participação no pagamento e sem qualquer desconto.
> - As organizações de atendimento gerenciado costumam utilizar *guardiões* de atendimento primário para:
>   - Garantir que os serviços prescritos pelo provedor sejam necessários e adequados
>   - Garantir que os pacientes sejam atendidos em ambulatórios sempre que possível
>   - Racionalizar o atendimento por meio de filas e esperas de autorizações
>   - Estimular os provedores a seguir mais as vias de atendimento padronizado e as diretrizes clínicas de tratamento
> - O atendimento gerenciado baseia-se no conceito de *capitação*, pelo qual os provedores, antecipadamente, recebem pagamento mensal fixo, independentemente dos serviços usados pelo paciente durante o mês. Isso estimula que os provedores tratem menos e previnam mais, tendo em vista que seus ganhos diminuem à medida que o tratamento aumenta.

Tipos de organizações de atendimento gerenciado

Um dos tipos mais comuns de atendimento gerenciado (MCO – *managed care organization*) é a organização de manutenção da saúde (HMO – *health maintenance organization*). Uma HMO é um organismo corporativo com suporte financeiro de prêmios de seguradoras. Médicos e outros profissionais das HMOs praticam a medicina dentro de alguns limites financeiros, geográficos e profissionais a famílias e indivíduos filiados a uma HMO. A Health Maintenance Organization Act (Lei de Organização de Manutenção de Saúde) de 1973 autorizou o gasto de 375 milhões de dólares ao longo de cinco anos para montar e avaliar as HMOs em comunidades de todo o país. Embora essas organizações tenham se originado como uma alternativa aos planos de saúde tradicionais, algumas das maiores seguradoras privadas, inclusive a Blue Cross & Blue Shield e a Aetna, criaram HMOs dentro de suas organizações, ao mesmo tempo em que mantiveram os planos tradicionais de seguro contra danos.

Na discussão das HMOs, é importante lembrar a existência de três tipos dessas organizações, além de tipos diferentes de planos em seu âmbito a que as pessoas podem se filiar. Vários tipos de HMOs incluem (a) *funcionários*, (b) *associação independente de prática* (IPA – *independent practice association*), (c) *grupo* e (d) *rede*. Nas HMOs de *funcionários*, os médicos são pagos pela HMO e estão sob o controle direto da organização. Nas HMOs *IPA*, a organização tem um contrato com um grupo de médicos por meio de um intermediário para oferecimento de serviços a membros da organização. Na HMO de *grupo*, a organização tem contrato direto com um grupo independente de médicos. Na HMO de *rede*, ela faz contrato com múltiplas práticas de grupos de médicos independentes.

Os tipos de planos disponíveis nas HMOs costumam variar conforme o grau de opções disponíveis dos provedores aos associados. Dois desses planos incluem o *ponto de serviço* (POS – *point-of-service*) e a *organização de provedores exclusivos* (EPO – *exclusive provider organization*). Nos planos POS, o paciente tem a opção, no momento do serviço, de escolher um provedor fora da rede, embora pague um prêmio mais alto, além de ter uma pequena *participação no pagamento* (quantia de dinheiro que os associados desembolsam no momento da prestação do serviço) para usufruir dessa flexibilidade. Na opção EPO, os associados devem procurar atendimento com o provedor escolhido pela HMO, ou pagar eles mesmos todos os custos.

Outro tipo comum de MCO é a organização do provedor preferido (PPO – *preferred provider organization*). As PPOs prestam serviços na base de pagamento por serviço realizado, mas dão incentivos financeiros aos consumidores (pagam menos) quando usado o provedor preferido. Os provedores de atendimento ficam motivados a participar de uma PPO, porque isso lhes garante uma quantidade adequada de pacientes.

Mais de 70 milhões de norte-americanos se filiaram a HMOs e quase 90 milhões passaram a fazer parte de PPOs desde seu início (National Conference of State Legislatures [NCSL], 2011). Até o ano de 2010, a divisão de filiação por tipo de plano nos Estados Unidos era de 19% em HMOs, 58% em PPOs e 8% em planos POS (NCSL). Deve-se ressaltar que o "número de filiações em HMOs teve seu pico em 2001 e está caindo substancialmente em quase todas as áreas, embora o atendimento gerenciado permaneça sendo, em geral, um tipo dominante de atendimento e cobertura de saúde" (NCSL, parágrafo 2).

Atendimento gerenciado Medicare e Medicaid

Embora, historicamente, pacientes do Medicare e do Medicaid tenham ficado de fora do atendimento gerenciado sob a regra da *free choice of physician* (livre escolha do médico), essas restrições deixaram de valer nas décadas de 1970 e 1980. A consequência foi que esses pacientes puderam participar das HMOs e de outros tipos de programas de atendimento gerenciado ou controlado por meio do *Medicare Parte C* (antes Medicare + Programa de Preferência, hoje conhecido como Medicare Advantage). Para se filiar ao Medicare Advantage Plan, os pacientes precisam ter o Medicare Parte A e Parte B. O sistema de pagamento para esses programas (em funcionamento a partir de 1982) era do tipo predeterminado, e a HMO corria riscos no oferecimento de todos os benefícios em retorno de pagamento capitado.

As MCOs recebem reembolso por pacientes que podem usar o Medicare com base em uma fórmula, fixada pelos CMSs, que leva em conta idade, gênero, região geográfica e custo médio por paciente com determinada idade. Assim, o governo confere a si mesmo um desconto de 5% e o restante vai para as MCOs. A *BBA de* 1997 ampliou o papel dos planos particulares sob o Medicare + Choice, passando a incluir as PPOs, as *organizações patrocinadas pelos provedores* (PSOs – *provider-sponsored organizations*), os planos *particulares* com pagamento conforme o serviço (FFS –*fee-for-service*) e as *contas de poupanças médicas* (MSAs – *medical savings accounts*), aliados a planos de seguros altamente dedutíveis.

Os CMSs são, atualmente, os maiores compradores de atendimento gerenciado nos Estados Unidos. Do total de filiados ao Medicaid nos Estados Unidos em 2009, cerca de 72% dos participantes recebem benefícios do Medicaid por meio de atendimento gerenciado (NCSL, 2011). Além disso, todos os estados, exceto o Alaska e o Wyoming, possuem toda a população do Medicaid, ou parte dela, filiada a uma MCO (NCSL).

Os Centros de Serviços do Medicare e Medicaid são, atualmente, os maiores consumidores de atendimento gerenciado dos Estados Unidos.

OPINIÃO DOS PROPONENTES E CRÍTICOS DO ATENDIMENTO DE SAÚDE GERENCIADO

Os proponentes do atendimento gerenciado defendem que planos de atendimento de saúde pré-pagos, como os oferecidos pelas HMOs, diminuem os custos da saúde; oferecem mais benefícios aos pacientes que aqueles associados ao modelo FFS tradicional; mudam o atendimento, de maneira adequada, da internação ao atendimento ambulatorial; resultam em maior produtividade dos médicos e apresentam níveis de satisfação mais altos dos associados.

Os críticos, porém, sugerem que a participação em MCOs pode resultar em perda das relações médico-paciente existentes, opções limitadas de médicos para os consumidores, nível mais baixo de continuidade do atendimento, menor autonomia dos médicos, períodos de espera mais longos para o atendimento e confusão do consumidor acerca das várias regras a serem obedecidas. Uma queixa comum ouvida de associados ao atendimento gerenciado é que os serviços têm de ser pré-aprovados ou pré-autorizados por um guardião, ou que uma segunda opinião precisa ser obtida antes de uma cirurgia. Embora essa redução da autonomia dos consumidores acostumados ao FFS, com menos limites de escolha e acesso, seja difícil de ser aceita, esses limites de uso são necessários devido ao *perigo moral*, que é o risco de que o segurado venha a utilizar demais os serviços só porque as seguradoras arcarão com os custos. Como a participação no pagamento costuma ser pequena para pacientes de atendimento gerenciado, aumenta o risco de perigo moral.

Perigo moral refere-se à propensão de pacientes segurados utilizarem mais serviços médicos que o necessário, uma vez que sua seguradora cobre a maior parte dos custos.

Outro aspecto que complica o reembolso dos cuidados de saúde por meio de PPS, HMO ou PPO é a obrigatoriedade de uma documentação clara e completa da necessidade dos serviços e dos reais serviços prestados. O oferecimento dos serviços já não garante reembolso. Assim, a responsabilidade fiscal dos enfermeiros vai além do planejamento e da implementação; inclui o registro e a comunicação das atividades.

O oferecimento dos serviços já não garante reembolso.

É possível que a principal preocupação decorrente do avanço do atendimento gerenciado nos Estados Unidos seja a mudança nas relações entre seguradoras, médicos, enfermeiros e pacientes. O impacto total sobre o juízo clínico ao se associar salários de médicos e enfermeiros a bônus, incentivos e penalidades, criados para diminuir a utilização de serviços e recursos e aumentar os lucros, é ainda desconhecido. Sendo assim, jamais foi tão grande a necessidade de autoconsciência a respeito dos valores que orientam a prática profissional de cada enfermeiro.

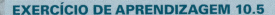

EXERCÍCIO DE APRENDIZAGEM 10.5

Oferecimento de atendimento com reembolso limitado

Você gerencia uma agência de atendimento de saúde domiciliar. Um de seus pacientes idosos tem diabetes dependente de insulina. Ele não tem apoio familiar, fala um inglês limitado e sabe pouco sobre a doença. Mora sozinho. Seu reembolso de uma agência governamental paga 90 dólares por visita. Uma vez que esse paciente precisa de muitos cuidados, você acha que sua instituição mereceria 130 dólares por visita. Qual será o impacto para sua agência se esse paciente for visitado duas vezes por semana, durante três meses? Como você pode recuperar as perdas financeiras? Como pode baixar o custo de cada visita e ainda atender às necessidades do paciente?

O FUTURO DO ATENDIMENTO DE SAÚDE GERENCIADO

O atendimento gerenciado ou controlado continua modificando as feições do atendimento de saúde nos Estados Unidos. A complexidade contratual e o uso do pagamento predeterminado no atendimento gerenciado dificultam ainda mais aos provedores a antecipação dos retornos financeiros potenciais e, consequentemente, a cobrança pelos serviços prestados e a coleta do reembolso. Na verdade, alguns críticos do atendimento gerenciado sugerem que profissionais e instituições de saúde arcam com muito mais riscos decorrentes dos custos do atendimento que as seguradoras.

Certos declínios na participação do atendimento gerenciado vem ocorrendo, em parte, porque esses planos já não são tão mais baratos aos consumidores, seus associados, nem às seguradoras que os oferecem. Além disso, é cada vez maior a frustração dos provedores com o reembolso limitado e atrasado pelos serviços oferecidos, havendo ainda a necessidade de justificar o porquê dos serviços prescritos. De fato, alguns prestadores de atendimento ingressaram com ações judiciais contra as seguradoras de atendimento gerenciado por atrasos e fata de pagamento por serviços prestados. Este fenômeno, conhecido como *ressaca do atendimento gerenciado*, fez com que alguns programas de atendimento gerenciado começassem a "dizer 'sim' a mais tratamentos, embora tenham repassado os custos aos consumidores na forma de prêmios mais caros, mais participação nos pagamentos e nas deduções" (Freundlich, 2009, parágrafo 1). Além disso, eles começaram a oferecer aos consumidores mais opções e flexibilidade em seus planos e a remover barreiras como auditores que autorizam e regulam o acesso ao atendimento de saúde e acordos de capitação (Freundlich).

Mesmo com essa ressaca, o atendimento gerenciado não desaparecerá, pelo menos não tão cedo. Ele continuará, no entanto, a se modificar. Não há dúvida de que a revisão dos marcos de reembolso do atendimento de saúde dos últimos 75 anos (Quadro 10.6) mostra mudanças drásticas no reembolso do atendimento de saúde em período relativamente curto, e mostra também que o atendimento gerenciado é apenas um dos esquemas que vêm mudando as feições do atendimento de saúde norte-americano.

QUADRO 10.6 — Marcos do atendimento de saúde nos Estados Unidos: 75 anos de reembolso

1929 Primeira HMO, a Ross-Loos Clinic, estabelecida em Los Angeles.

1929 Surgimento da Blue Cross, quando o Baylor University Hospital concordou em proporcionar a 1.500 professores até 21 dias de atendimento hospitalar a 6 dólares por ano.

1935 Aprovação da Social Security Act (Lei da Seguridade Social). Essa lei foi originalmente incluída no seguro-saúde compulsório para os estados que, como voluntários, quiseram participar. No entanto, a American Medical Association foi contra essa lei, e as provisões de seguro-saúde foram retiradas.

1942 Primeira lei de seguro hospitalar em todo o país; no entanto, apresentada no Congresso, não obteve aprovação.

1946 A Bill Burton Act (Lei de Bill Burton) promoveu desenvolvimento e renovação hospitalares após a Segunda Guerra Mundial. Liberou 75 milhões de dólares por ano, durante cinco anos, em auxílio à construção de hospitais.

1965 Aprovação do Medicaid e do Medicare, como parte da Lyndon's B. Johnson Great Society. Resultou em aumento de 50% no número de faculdades de medicina nos Estados Unidos.

1972 *Professional Standards Review Organizations* (PSROs), criadas pelo Congresso para prevenir hospitalização e utilização excessivas do Medicare e do Medicaid pelos pacientes.

1973 A Health Maintenance Act (Lei Manutenção da Saúde) autorizou o gasto de 375 milhões de dólares, ao longo de cinco anos, para estabelecer e avaliar as HMOs em comunidades no país.

1974 A National Planning Act (Lei do Planejamento Nacional) criou um sistema de agências municipais e estaduais de saúde, em grande parte custeadas pelo governo federal. Isso deu origem ao *Health Systems Agencies* (HSAs) a fim de inventariar os recursos de atendimento de saúde em todas as comunidades, oferecendo *Certificados de Necessidade* (Certificates of Need).

1974 A Employment Retirement Income and Security Act (ERISA, ou Lei da Renda e Segurança em Aposentadoria de Emprego) foi aprovada, apropriando-se, em geral, das regulamentações estaduais dos planos de benefícios de autosseguro de empregados.

1983 Estabelecimento dos DRGs, que mudaram a estrutura dos pagamentos do Medicare, de um sistema de reembolso de custos ajustado retrospectivamente para um preestabelecido e arriscado.

1986 Lei de 1986 aprovada. Passou a permitir que empregados demitidos, ou com horários reduzidos de trabalho, comprassem planos de grupo para si e suas famílias, por períodos limitados (até 60 dias para decidir).

1988 Promulgação da Medicare Catastrophic Coverage Act (MCCA, Lei de Cobertura de Catástrofes pelo Medicare), que ampliou consideravelmente os benefícios do Medicare, que passaram a incluir parte das despesas pessoais com médicos e medicamentos.

1989 O Sistema Medicare de pagamento de contas médicas foi modificado para uma escala de valor relativo baseada em recursos (RBRVS – *resource-based relative value scale*), com fases a serem iniciadas em 1992.

1993 O presidente William J. Clinton introduziu a Health Security Act (Lei da Segurança da Saúde), que garante acesso universal ao atendimento de saúde a todos os norte-americanos. A lei não obteve aprovação.

1996 A aprovação da Health Insurance Portability and Accountability Act (Lei da Portabilidade e Responsabilidade de Seguro-Saúde). Criou as *Contas de Poupanças Médicas* (MSAs – *Medical Savings Accounts*) e exigiu que o Department of Health and Human Services estabelecesse padrões nacionais para transações eletrônicas de atendimento de saúde e identificadores nacionais para provedores, planos de saúde e empregadores. Também envolveu a privacidade e a proteção de dados de saúde.

1997 Aproximadamente um quarto de norte-americanos associados às HMOs. Quase 6 milhões de beneficiários do Medicare são associados às HMOs. A Balanced Budget Act (Lei do Orçamento Equilibrado) concede aos estados a autoridade para implementar programas de atendimento gerenciado sem aprovação explícita do governo federal.

1999 Gastos com atendimento de saúde envolvendo cerca de 15% do PIB dos Estados Unidos, ultrapassando um trilhão dos gastos anuais com atendimento de saúde. Cerca de 37 milhões de norte-americanos estão sem seguro, e entre 50 e 70 milhões, com seguros inapropriados.

2001 Mais de 1,5 milhão de idosos, pacientes do Medicare HMO, são obrigados a encontrar novas formas de seguro, uma vez que as suas HMOs deixaram o programa Medicare após terem prejuízo com associados do sistema. Observa-se aumento da desilusão em relação ao atendimento gerenciado.

(Continua)

2003 A Medicare Prescription Drug, Improvement, and Modernization Act de 2003 é aprovado, oferecendo um programa voluntário de cobertura de medicamentos prescritos no programa Medicare.

2003 A Medicare Modernization Act (MMA, ou Lei da Modernização do Medicare) de 2003 é aprovada e comissiona o Instituto de Medicina para "identificar e priorizar opções para alinhar o desempenho com o pagamento no Medicare". Os relatórios do Instituto de Medicina proporcionaram a lógica para reconfigurar o sistema de pagamento por atendimento de saúde nos Estados Unidos, apoiando uma abordagem do tipo "pagamento por desempenho" (Keckley, 2013, p. 3)

2009 Comitês do Congresso dão início a debates ativos sobre um pacote abrangente de reforma da saúde. O presidente Barack Obama anuncia a liberação de quase US$ 600 milhões em financiamento para fortalecer centros de saúde comunitária que atenderão 500 mil pacientes adicionais e usarão tecnologia da informação para saúde (HealthReform.GOV, 2013).

2010 O projeto de lei do presidente Barack Obama para a Reforma da Saúde, intitulado *Patient Protection and Affordable Care Act* (PPACA, ou Lei da Proteção e Acessibilidade de Atendimento aos Pacientes), é aprovado, resultando em transformações amplas e irrestritas no sistema de saúde norte-americano e na introdução de uma nova Carta de Direitos do Paciente relacionada com a abrangência do seguro-saúde. São implementadas cláusulas relacionadas à eliminação de limites vitalícios sobre a cobertura do seguro-saúde, à extensão da cobertura de jovens adultos e ao oferecimento de nova cobertura a indivíduos não segurados por pelo menos seis meses devido a problema de saúde preexistente.

2011 O governo Obama lança a *Parceria pelos Pacientes: Melhor Atendimento, Menores Custos*, uma nova parceria público-privada (principais hospitais, empregadores, planos de saúde, médicos, enfermeiros e defensores dos pacientes, juntamente com governos estaduais e federal) para ajudar a melhorar a qualidade, a segurança e a acessibilidade do atendimento de saúde para todos os norte-americanos.

2011 As cláusulas da PPACA relacionadas à prestação de atendimento gratuito para idosos, ao estabelecimento de um *Programa de Transições de Atendimento Comunitário* e à criação de um novo Centro de Inovação de Medicare & Medicaid são colocadas em prática.

2012 A PPACA estabelece *programas de Aquisição Baseada em Valor* (*VBP – Value-Based Purchasing programs*) para hospitais no Medicare tradicional, fornece incentivos para que médicos se unam na formação da Organização de Responsabilização de Atendimento e oferece opções novas e voluntárias para seguro-saúde a longo prazo.

2013 A PPACA fornece novos financiamentos para programas estaduais do Medicaid que optam por abranger serviços preventivos para pacientes a custo baixo ou sem custo algum, amplia a autoridade de pagamentos conjuntos, aumenta os pagamentos para médicos de primeiros socorros e inicia inscrições abertas no Mercado de Planos de Saúde.

2014 As últimas cláusulas da PPACA são colocadas em prática fase a fase, incluindo a implementação do Mercado de Planos de Saúde, a proibição de discriminação devido a problemas de saúde preexistentes ou gênero, a eliminação de limites anuais sobre a cobertura de planos de saúde e a garantia de cobertura para indivíduos que participam de testes clínicos.

Para tratamento dos pacientes e para defendê-los adequadamente no século XXI, todos os enfermeiros devem ter pelo menos um entendimento básico de custos no atendimento de saúde. Precisam, ainda, saber como as estratégias de reembolso afetam direta ou indiretamente a sua prática. Somente assim poderão participar de forma ativa no planejamento fiscal pró-ativo e visionário necessário para sua sobrevivência no atual mercado de trabalho na área da saúde.

Todos os enfermeiros devem ter pelo menos um entendimento básico de custos no atendimento de saúde, além de saberem como as estratégias de reembolso afetam direta ou indiretamente a sua prática.

REFORMA DA SAÚDE E A LEI DE PROTEÇÃO E ACESSIBILIDADE DE ATENDIMENTO AOS PACIENTES

Em março de 2010, o presidente Barack Obama promulgou a PPACA (abreviação de *Patient Protection and Affordable Care Act*, ou Lei de Proteção e Acessibilidade de Atendimento aos Pacientes), que colocou em prática reformas abrangentes no seguro-saúde, a serem implementadas fase a fase durante um período de quatro anos. A lei incluiu uma nova *Carta de Direitos do Paciente* (ver Capítulo 6), implementada em 2010; uma cláusula para que beneficiados do Medicare obtivessem atendimento preventivo gratuito e descontos para aquisição de remédios patenteados para alguns

Capítulo 10 Planejamento fiscal **227**

pacientes usando o Medicare Parte D a partir de 20011, bem como a introdução de "pagamentos por pacote"; a inclusão, em 2012, de ACOs e outros programas para ajudar os médicos e outros profissionais de atendimento de saúde a trabalharem juntos para oferecerem um melhor atendimento; VBP para hospitais e inscrições abertas no *Mercado de Planos de Saúde*, a partir de outubro de 2013; e acesso ampliado à maioria dos norte-americanos a opções economicamente viáveis de plano de saúde em 2014 (Healthcare, 2013a).

Pagamentos por pacote

Aprovada em outubro de 2011 e implementada em 2013, a *Iniciativa de Pagamentos por pacotes* deu aos prestadores de atendimento flexibilidade para trabalharem juntos a fim de coordenar o atendimento para pacientes durante o curso de um mesmo episódio de doença. Em termos gerais, há quatro modelos definidos de *atendimento por pacotes*: três desses modelos envolvem pagamento retrospectivo e um deles é prospectivo. Nos modelos de pagamento retrospectivo, os CMS e os prestadores de atendimento estabelecem uma quantia-alvo de pagamento para um episódio definido de atendimento. Essa quantia-alvo refletiria um desconto sobre os custos totais para um episódio similar de atendimento conforme determinado pelos dados históricos. Assim, os participantes seriam pagos por seus serviços sob o sistema Original Medicare FFS, mas mediante um desconto negociado. Os modelos 2 e 3 podem incluir serviços laboratoriais clínicos e equipamentos médicos duráveis (Healthcare, 2013c).

A diferença do modelo de pagamento prospectivo é que o CMS faz um pagamento conjunto único e prospectivamente determinado para um hospital, abrangendo todos os serviços proporcionados pelo hospital, por médicos e outros profissionais durante a baixa de um paciente no hospital. "Médicos e outros profissionais enviariam solicitações de 'não pagamento' ao Medicare e seriam remunerados pelo hospital mediante o pagamento por pacotes" (Healthcare, 2013c, parágrafo 9).

Organizações de atendimento responsável

As Organizações de Atendimento Responsável (ACOs – Accountable Care Organizations) são grupos de prestadoras de atendimento e fornecedoras de serviços que trabalham juntas para melhor coordenar o atendimento de pacientes no Medicare (sem incluir o Medicare Advantage) em seus diversos ambientes de atendimento. A meta de uma ACO é prestar um atendimento ágil e de alta qualidade em um ambiente que seja verdadeiramente centrado no paciente e onde os pacientes e os prestadores de atendimento sejam parceiros nas tomadas de decisão.

Ainda que a participação de pacientes e prestadoras de atendimento seja voluntária no presente momento, o *Programa de Economias Partilhadas* do Medicare premiará ACOs que reduzirem o crescimento dos custos com atendimento de saúde enquanto obedecem a padrões de qualidade de atendimento e colocam os pacientes em primeiro lugar (Healthcare.gov, 2013a). ACOs só terão direito a essas economias partilhadas quando as economias superarem um índice mínimo partilhado e se igualarem ou superarem padrões de desempenho em qualidade. Economias partilhadas adicionais podem ser resgatadas por ACOs que incluírem beneficiários que recebem serviços de um Centro de Saúde ou Clínica de Saúde Rural com Qualificação Federal durante o ano de desempenho (Healthcare.gov, 2013a).

Aquisição hospitalar baseada em valor

A partir de 2013, pela primeira vez, o programa hospitalar de VBP (Value-Based Purchasing, ou Aquisição Baseada em Valor) pagou por serviços de tratamento de pacientes graves com internação hospitalar tomando por base a qualidade do atendimento, e não apenas a quantidade de serviços prestados (Healthcare.gov, 2013c). Na VBP, os prestadores de atendimento são responsabilizados pela qualidade e pelo custo dos serviços de saúde que oferecem, mediante um sistema de recompensas e consequências, sob a condição de atenderem a parâmetros pré-especificados de desempenho. Os incentivos são estruturados de forma a desencorajar atendimento inapropriado, desnecessário e caro (Keckley, 2013). Crucial para a VBP são as informações padronizadas, comparativas e transparentes sobre os resultados dos pacientes; o *status* do atendimento de saúde; a experiência do paciente (satisfação); e os custos (diretos e indiretos) dos serviços prestados (Keckley, 2013). Espera-se que a reforma do pagamento por VBP reduza os gastos do Medicare em quase US$ 214 bilhões nos dez primeiros anos de sua implementação.

O *medical home*

O *medical home*, também conhecido como *atendimento médico centrado no paciente* no domicílio (PCMH, *patient-centered medical home*), "é projetado em torno das necessidades dos pacientes e visa melhorar o acesso ao atendimento (como, por exemplo, por meio de horários estendidos de funcionamento e maior comunicação entre os prestadores de atendimento e os pacientes via *email* e telefone), aprimorar a coordenação do atendimento e elevar a qualidade em geral, ao mesmo tempo em que reduz custos" (NCSL, 2012, parágrafo 2). O *medical home* se apoia em uma equipe de prestadores de atendimento – tais como médicos, enfermeiros, nutricionistas, farmacêuticos e assistentes sociais – para integrar todos os aspectos do tratamento de saúde, incluindo a saúde física, a saúde comportamental, o acesso a serviços sociais baseados na comunidade e a gestão de problemas crônicos de saúde. A comunicação se dá por meio de uma bem desenvolvida tecnologia da informação aplicada à saúde, incluindo prontuários médicos eletrônicos.

A reforma do pagamento também representa uma parte fundamental da iniciativa do *medical home*, já que são oferecidos incentivos financeiros aos prestadores de atendimento para que se concentrem na qualidade dos resultados em pacientes, e não no volume de serviços que eles prestam. Embora o modelo ainda esteja evoluindo, a emissão de certificados nacionais e estaduais de acreditação de *medical home* já está disponível, facilitando o pagamento por parte de contribuintes públicos e privados (NCSL, 2012).

Mercados de plano de saúde

Até outubro de 2013, novos *mercados de plano de saúde*, também chamados de *bolsas*, foram criados para indivíduos sem acesso a planos de saúde empresariais, a serem implementados em janeiro de 2014. Pequenas empresas também estavam aptas a comprar planos de saúde com benefícios acessíveis e qualificados neste mercado competitivo. Em essência, os mercados de plano de saúde são supermercados de seguros *online* que não podem recusar clientes potenciais devido a problemas de saúde preexistentes (Zamosky, 2013). Cada plano de saúde no mercado oferece cobertura abrangente em termos de médicos, medicamentos e visitas hospitalares, e as opções podem ser comparadas com base em preço, benefícios e qualidade (Heathcare.gov, 2013d). Créditos fiscais são fornecidos para reduzir os custos com plano de saúde para indivíduos e famílias com renda inferior a um determinado nível.

INTEGRAÇÃO ENTRE PAPÉIS DA LIDERANÇA E FUNÇÕES ADMINISTRATIVAS NO PLANEJAMENTO FISCAL

Os administradores precisam compreender o planejamento fiscal, conscientizar-se de suas responsabilidades orçamentárias e atingir eficiência de custos no alcance das metas organizacionais. A capacidade de prever as necessidades fiscais da unidade, com sensibilidade em relação ao clima econômico, social e legal da organização, constitui função administrativa de alto nível. Eles precisam também de habilidade para articular as necessidades da unidade, por meio de um orçamento, garantindo corpo funcional de enfermagem adequado, além de suprimentos e equipamentos apropriados. Finalmente, precisam ser hábeis em monitorar aspectos do controle orçamentário.

As habilidades de liderança permitem que o administrador envolva todas as partes interessadas no desenvolvimento do orçamento e na implementação de reformas necessárias. Isso provavelmente nunca foi tão importante quanto hoje, tendo em vista o clima atual de reforma da saúde com iniciativas quase incontáveis e implementações já em andamento. Outras habilidades de liderança necessárias ao planejamento fiscal incluem flexibilidade, criatividade e visão de necessidades futuras. O líder habilidoso consegue antecipar limites ao orçamento e age de forma pró-ativa. Em contraste, muitos administradores deixam que os limites do orçamento ditem as alternativas. Em um período de recursos fiscais insuficientes, o líder deve ser criativo na identificação de alternativas que satisfaçam às necessidades do paciente.

Um líder habilidoso, entretanto, também garante que a contenção de custos não prejudique a segurança do paciente. Além disso, líderes assertivos articulam pessoas que garantem que os orçamentos de seus departamentos recebam aportes justos. Pelo fato de as lideranças serem capazes de delinear as necessidades orçamentárias da unidade de forma assertiva, profissional e pró-ativa, costumam obter uma distribuição justa de recursos para suas unidades.

CONCEITOS-CHAVE

- Planejamento fiscal, como todos os tipos de planejamento, é uma habilidade aprendida que melhora com a prática.

- Historicamente, a administração de enfermagem teve papel limitado na determinação da alocação de recursos nas instituições de saúde.

- O orçamento de mão de obra costuma responder pela maior parte das despesas das organizações de atendimento de saúde, pois o atendimento de saúde é um trabalho intensivo.

- Orçamentos de pessoal incluem o tempo real de trabalho (tempo produtivo ou despesas salariais) e o tempo em que o empregado não trabalha, mas é remunerado pela organização (tempo não produtivo ou de benefícios).

- Um orçamento é, na melhor das hipóteses, uma previsão ou antecipação. É um plano e não uma regra. Assim, deve ser flexível e aberto a avaliação e revisão contínuas.

- Um orçamento com previsão de longo prazo está aberto a mais erros. Se for para tempo mais curto, compensar grandes despesas inesperadas ou aquisições de equipamento capital pode ser difícil.

- A consequência desejada dos orçamentos é o uso maximizado dos recursos para que sejam satisfeitas as necessidades organizacionais de curto e longo prazos. Seu valor para as instituições tem relação direta com sua precisão.

- O orçamento operacional reflete despesas que aumentam ou diminuem, de forma predeterminada, refletindo as variações no volume dos serviços oferecidos.

- Orçamentos de capital planejam a aquisição de prédios ou equipamentos importantes. Incluem equipamento de longa vida (normalmente, além de cinco anos), não usado diariamente e mais caro que os itens operacionais.

- No orçamento de base zero, os administradores precisam justificar novamente seu programa ou necessidades a cada ciclo orçamentário. Usar o pacote de decisões para estabelecer prioridades é a chave do orçamento de base zero.

- Com o advento do reembolso estadual e federal pelos atendimentos de saúde na década de 1960, os provedores foram obrigados a submeter os orçamentos e os custos à aprovação dos pagadores, refletindo com mais precisão o custo real pelo oferecimento desses serviços.

- Com os grupos diagnósticos relacionados (DRGs), os hospitais filiam-se ao sistema de pagamento predeterminado (PPS – *prospective payment system*), pelo qual recebem uma quantia específica para cada internação hospitalar de paciente do Medicare, independentemente do custo real do atendimento. Quando o provedor é capaz de demonstrar que o caso de um paciente constitui uma exceção, essa regra não se aplica, pois os custos do atendimento para aquele paciente justificam pagamento extra.

- Os princípios-chave do atendimento gerenciado incluem o uso de provedores de atendimento primário como guardiões, foco na prevenção, menor ênfase no atendimento hospitalar com pacientes internados, uso de diretrizes de prática clínica para os provedores, contratos seletivos, capitação, revisão crítica da utilização, uso de formulários para controle de atendimentos farmacêuticos e monitoramento e aperfeiçoamento contínuos da qualidade.

- Os tipos de planos disponíveis nas HMOs costumam variar conforme o grau de opções disponíveis dos provedores aos associados.

- O atendimento gerenciado ou controlado alterou as relações entre seguradoras, médicos, enfermeiros e pacientes, com os provedores atualmente tendo de assumir muitas vezes um papel de agente para o paciente assim como para o fornecedor, para o hospital ou para um plano de prática particular.

- O oferecimento dos serviços já não garante reembolso. Uma documentação clara e completa da necessidade dos serviços e dos reais serviços oferecidos é necessária para que o reembolso ocorra.

(Continua)

- A *PPACA* (muitas vezes abreviada como *Lei do Atendimento Acessível*) de 2010 instaurou reformas abrangentes no seguro-saúde, a serem aplicadas em fases ao longo de um período de quatro anos.
- Com os pagamentos por pacote, os prestadores de atendimento acordam em aceitar um pagamento com desconto, seja retroativo ou predeterminado, o que representa um plano coordenado de atendimento para pacientes no transcorrer de um mesmo episódio de enfermidade.
- As Organizações de Atendimento Responsável (ACOs – Accountable Care Organizations) são grupos de prestadoras de atendimento e fornecedoras de serviços que trabalham juntas para melhor coordenar o atendimento de pacientes no Medicare (sem incluir o Medicare Advantage) em seus diversos ambientes de atendimento, com a expectativa de que a eficiência e a qualidade do atendimento resultarão em economias partilhadas.
- Na VBP, os prestadores de atendimento são responsabilizados pela qualidade e pelo custo dos serviços de saúde que oferecem, mediante um sistema de recompensas e consequências, sob a condição de atenderem a parâmetros pré-especificados de desempenho.
- O *medical home*, ou PCMH, se apoia em uma equipe de prestadores de atendimento para integrar todos os aspectos do tratamento de saúde por meio de uma bem desenvolvida tecnologia da informação aplicada à saúde, incluindo prontuários médicos eletrônicos.
- Os mercados de plano de saúde, também chamados de bolsas, são supermercados de seguros *online*, criados para indivíduos sem acesso a planos de saúde empresariais ou para pequenas empresas que desejam comprar planos de saúde com benefícios acessíveis e qualificados neste mercado competitivo.

EXERCÍCIOS DE APRENDIZAGEM

EXERCÍCIO DE APRENDIZAGEM 10.6

De que forma as políticas influenciam suas decisões?

Você é o supervisor noturno de um pequeno hospital rural particular. Entre seus papéis, é sua responsabilidade garantir o número de funcionários para o plantão a ser iniciado e a resolução de todos os problemas que não possam ser resolvidos no nível da unidade.

Hoje à noite, você recebe um telefonema para ir até o setor de emergência a fim de resolver a "queixa de um paciente". Ao chegar, encontra uma mulher hispânica, com cerca de 20 anos de idade, discutindo intensamente com o médico e o chefe de enfermagem da área de emergência. Quando você interfere, a paciente se apresenta como Teresa Garcia e diz: "Há alguma coisa errada com meu pai e eles não vão socorrê-lo porque só temos seguro-saúde Medicaid. Se tivéssemos plano de saúde privado, vocês estariam dispostos a fazer alguma coisa". O enfermeiro-encarregado interrompe, dizendo: "O pai de Teresa começou a vomitar há duas horas e perdeu os sentidos há 45 minutos, após uma bebedeira de 14 horas". O médico da emergência acrescentou: "O nível de álcool no sangue do sr. Garcia é de 0,25 (duas vezes e meia o nível necessário para que seja declarado legalmente intoxicado), sendo que o exame físico inicial não indica nada além de uma bebedeira, com necessidade de que ele durma. Além disso, já encontrei o sr. Garcia na emergência antes, e é sempre pela mesma razão. Ele não precisa de mais tratamento".

Teresa insiste nas solicitações de que "algo diferente deve ser feito desta vez", dizendo que acha que o hospital deve avaliar seu pai com mais cuidado. Intuitivamente, ela acha que algo terrível acontecerá ao pai se ele não for tratado logo. O médico da emergência fica mais bravo após esse comentário e diz a você: "Não vou perder meu tempo e minha energia com alguém que está bêbado; eu me recuso a solicitar mais exames laboratoriais caros ou radiografias para esse paciente. Se você quiser que algo mais seja feito, terá de encontrar outra pessoa para isso". Com isso, ele sai do setor de emergência e volta à sala de exames, onde outros pacientes esperam para ser atendidos. O enfermeiro da emergência vira-se para você e aguarda seu comando.

Tarefa: como você lida com essa situação? Sua decisão poderia ser mais fácil se não houvesse limites para a alocação de recursos? Seus valores pendem mais para que aja como agente do paciente ou da instituição?

Capítulo 10 Planejamento fiscal **231**

EXERCÍCIO DE APRENDIZAGEM 10.7

Equilíbrio de escolhas nos gastos orçamentários

Uma de suas metas como chefe de uma unidade de atendimento a pacientes críticos é preparar todos os enfermeiros para obterem certificação em suporte cardíaco avançado à vida. Atualmente, você tem cinco enfermeiros que precisam dessa certificação. Você pode contratar alguém para dar essas aulas no local e alugar um espaço por 800 dólares. Os custos, porém, serão descontados do orçamento de viagens e educação da unidade, e isso irá deixá-lo com menos recursos para o resto do ano fiscal. Será algo que demandará muito tempo, porque há necessidade de coordenar o preparo e a reprodução de materiais educativos do curso, bem como as providências para o aluguel do local. Uma aula para certificação ocorrerá em um futuro próximo, em uma cidade maior, a cerca de 240 km do hospital. O custo por participante será de 200 dólares. Além disso, haverá despesas de alojamento e viagem.

Tarefa: você tem várias decisões a tomar. A aula deverá ocorrer em seu hospital? Em caso positivo, como você irá organizá-la? Exigirá dos enfermeiros esse certificado ou simplesmente irá recomendá-lo? Se for uma exigência, a unidade custeará as despesas? Os enfermeiros receberão o salário/hora regular ao frequentarem a aula durante o horário de trabalho regular? Esse certificado apresenta um bom custo-benefício? Use um processo de grupo para tomar sua decisão.

EXERCÍCIO DE APRENDIZAGEM 10.8

Como atender às novas restrições orçamentárias?

Você dirige a agência local que atende pacientes doentes e muito idosos. Seus recursos provêm de doação de uma empresa privada, que exige uma contrapartida de fundos municipais e estaduais. Você recebeu uma carta do governo estadual que diz que os recursos enviados por ele serão reduzidos em 35 mil dólares a partir de duas semanas, quando será iniciado seu ano orçamentário. Isso significa que seus recursos privados também serão reduzidos em 35 mil dólares, uma perda de recursos total de 70 mil dólares. É impossível, agora, ir atrás de outra fonte de recursos.

Ao revisar o orçamento de sua agência, você percebe que, como em muitas outras, o orçamento tem muitas despesas com mão de obra. Mais de 80% referem-se a custos com pessoal, e você acha que os cortes precisam partir daí. Você pode reduzir a população de pacientes atendida, embora não queira fazer isso. Rapidamente, discute essa informação com seus funcionários; nenhum quer reduzir suas horas de trabalho voluntariamente, e ninguém planeja perder o emprego, em momento algum, ao longo do ano.

Tarefa: considerando a breve descrição de seu cargo e de cada um de seus cinco funcionários, decida como dará conta das novas limitações orçamentárias. Qual a justificativa para sua opção? Em sua opinião, qual decisão resultará na menor ruptura da agência e dos empregados? Tomar decisões em grupo, no caso de uma decisão fiscal, estaria correto? Decisões fiscais como essa podem ser tomadas sem julgamento de valores?

Seu cargo é de diretor de projetos. Como tal, coordena todas as atividades cotidianas da agência. Está ainda envolvido no planejamento a longo prazo, e grande parte de seu tempo é usada para garantir recursos financeiros futuros para que a agência continue. Como diretor de projetos, tem autoridade para contratar e dispensar funcionários. Você recém completou 30 anos de idade e tem um mestrado em administração de enfermagem e saúde. Gosta muito do trabalho e acha que vem se saindo bem no cargo desde o início, há quatro anos. Seu salário anual como funcionário em turno integral é de 80 mil dólares.

Empregado 1: Sra. Potter. Trabalha na agência desde sua inauguração, há sete anos. É uma enfermeira com 30 anos de experiência no trabalho com populações geriátricas em enfermagem de saúde pública, instituições de atendimento de saúde e trabalho particular. Planeja aposentar-se dentro de sete anos para viajar com o marido, homem de recursos e sem horário de trabalho. Ela possui muitos conhecimentos a serem compartilhados com os demais, embora pareça que, algumas vezes, se sinta superior a você devido à própria experiência e a sua pouca idade. Seu salário anual é de 65 mil dólares como funcionária em turno integral.

(Continua)

232   **Unidade III**   Papéis e funções no planejamento

Empregado 2: Sr. Boone. Tem bacharelado em enfermagem e em nutrição e administração de alimentos. Como enfermeiro e nutricionista, traz ao grupo uma experiência única, altamente necessária ao lidar com uma população de idosos com doenças crônicas e nutrição insatisfatória. Nos seis meses desde sua chegada à agência, mostrou ser confiável, sendo admirado e altamente respeitado pelo grupo. Seu salário anual é de 55 mil dólares como funcionário em turno integral.

Empregado 3: A srta. Barns é secretária-recepcionista na agência. Além de todos os deveres de secretaria, como datilografar/digitar, arquivar e transcrever material ditado, ela recebe as ligações telefônicas e orienta as pessoas que vão à agência em busca de informações. A eficiência dela é um enorme atributo para a agência. Seu salário anual para turno integral é de 26 mil dólares.

Empregado 4: A sra. Lake é técnica em enfermagem há 15 anos, com experiência de trabalho em várias instituições de saúde. Tem o dom especial de perceber as necessidades dos pacientes. Embora suas habilidades técnicas de enfermagem também sejam boas, sua agenda profissional costuma ter como foco pessoas idosas que precisam de companhia e apoio emocional. Sabe ensinar os pacientes porque sabe ouvi-los, tendo ainda notáveis habilidades comunicativas. São muitos os pacientes que a solicitam. É mãe solteira de seis filhos e você sabe que ela tem muita dificuldade em dar conta das obrigações financeiras. Seu salário anual, para turno integral, é de 48 mil dólares.

Empregado 5: A sra. Long é "auxiliar de enfermagem para idosos". Concluiu o curso de auxiliar, embora seu principal papel na agência seja ajudar os bem idosos no banho, no preparo das refeições, em dirigir automóveis e nas compras. O tempo que gasta fazendo os cuidados básicos reduziu o tempo médio de visitação de cada um dos membros de seu grupo em 30%. É viúva e usa o trabalho para satisfazer às suas necessidades sociais e de autoestima. Financeiramente, tem recursos suficientes, e o dinheiro que ganha não é motivo para seu trabalho. Ela trabalha três dias na semana e ganha 23 mil dólares por ano.

EXERCÍCIO DE APRENDIZAGEM 10.9

Identificar, priorizar e escolher metas de programas

Jane é a supervisora de um pequeno programa de recuperação cardíaca. O programa inclui ensino a pacientes cardíacos e um programa ambulatorial de recuperação por meio de exercícios. Devido ao reembolso limitado por terceiros/seguradoras pela educação dos pacientes, não há cobrança direta pela educação dos pacientes internados. Os participantes do programa ambulatorial pagam 180 dólares por mês para frequentarem três sessões semanais de uma hora cada, embora o retorno financeiro gerado por esse programa ainda deixe um *deficit* orçamentário geral de cerca de 4.800 dólares.

Hoje Jane foi requisitada ao escritório do administrador associado para discutir o orçamento para o próximo ano. Nessa reunião, o administrador disse que o hospital está passando por grandes dificuldades financeiras devido a uma diminuição nos reembolsos. Informou ainda que o programa precisa de suporte financeiro próprio no próximo ano fiscal; a alternativa será o corte dos serviços. Voltando a sua sala, Jane decidiu fazer uma lista das várias alternativas para resolver o problema e analisar os fatores que impulsionam e os que limitam. Essas alternativas incluem:

1. *Implementar uma taxa pela educação dos pacientes internados.* Isso eliminaria o *deficit* orçamentário, mas o custo teria de ser responsabilidade do paciente. (*Implicação:* apenas pacientes com recursos financeiros adequados seriam candidatos a receber educação essencial.)

2. *Reduzir os funcionários do departamento.* Atualmente há três funcionários no departamento, e seria impossível manter o mesmo nível de qualidade dos serviços com redução no número de funcionários.

3. *Reduzir ou limitar os serviços.* O programa de educação de pacientes internados ou programas de educação associados ao programa ambulatorial poderiam ser eliminados. No entanto, são todos considerados aspectos valiosos do programa.

4. A taxa pelo programa ambulatorial poderia ser aumentada. Isso reduziria facilmente a participação no programa, já que muitos participantes do programa ambulatorial não têm cobertura de plano de saúde para sua participação.

Tarefa: identifique ao menos cinco metas de programa e determine sua ordem de prioridade colocando-se no lugar de Jane. Com base nas prioridades estabelecidas, que alternativa você escolheria? Explique sua opção.

EXERCÍCIO DE APRENDIZAGEM 10.10

Abordagem de valores conflitantes

Você é mãe solteira de duas crianças com menos de cinco anos de idade, atualmente empregada como enfermeira em consultório pediátrico. Adora o que faz, mas a meta a longo prazo para sua carreira é tornar-se enfermeira altamente especializada em pediatria, com funções quase médicas. Você tem feito cursos em meio período, preparando-se para entrar na graduação no outono. Sua solicitação de admissão foi aceita, e o próximo ciclo de matrículas só ocorrerá daqui a três anos. O divórcio recente e o fato de ter sido designada a ficar com a custódia dos filhos resultaram na necessidade de reconsiderar seus planos.

Forças limitadoras: inicialmente, você planejou reduzir as horas de trabalho para meio período para aulas e estudo, o que, do ponto de vista financeiro, é atualmente impossível. Admite também que gastos com a mensalidade, com a matrícula e com a educação serão pesados no orçamento, mesmo que você continue trabalhando em período integral. Você não averiguou a disponibilidade de bolsas de estudo ou empréstimos, e perdeu o prazo para o próximo outono. Além disso, ainda não venceu a ansiedade e a culpa de deixar os dois filhos pequenos por mais tempo sem sua presença.

Forças motivadoras: você admite, no entanto, que a obtenção do certificado de enfermeira especializada em pediatria pode resultar em significativo aumento de salário, muito acima do que você ganha no consultório, o que permitiria recursos futuros para os filhos, coisa que, de outra forma, você não conseguiria. Além disso, admite que, embora não esteja insatisfeita com o emprego atual, tem muita capacidade ainda não utilizada, com baixo potencial de satisfação nesse trabalho a longo prazo.

Tarefa: o planejamento fiscal sempre exige estabelecimento de prioridades e, normalmente, isso é determinado por valores pessoais. Estabelecer prioridades torna-se ainda mais difícil quando há valores conflitantes. Identifique os valores envolvidos nesse caso. Elabore um plano que trate desses conflitos e que possa trazer os resultados mais almejados.

EXERCÍCIO DE APRENDIZAGEM 10.11

Como mudar este orçamento?

Hoje é 1º de abril, e você recebeu o rascunho de orçamento a seguir. Seus enfermeiros-encarregados estão solicitando mais um enfermeiro em cada plantão, pois houve um aumento drástico da gravidade dos casos nos últimos dois anos. O dr. Robb solicitou duas novas máquinas de movimento contínuo de membros para pacientes da ortopedia em pós-operatório para sua unidade, a um custo de 3 mil dólares por máquina. Além disso, você gostaria de ir a uma conferência nacional de ortopedia em Nova York, em agosto, com um custo projetado de 1.500 dólares. A taxa de inscrição é de 350 dólares, e o prazo termina logo.

	Orçamento anual	Despesas em março	Despesas anuais até o momento*	Quantia restante
Pessoal	300.000	25.000	175.000	125.000
Horas extras	50.000	3.800	50.000	0
Suprimentos	18.000	1.500	13.500	4.500
Viagem (funcionários)	2.200	0	1.700	500
Equipamento	5.000	0	5.000	0
Desenvolvimento de pessoal	1.000	200	800	200

*O ano fiscal inicia em 1º de julho.

(Continua)

Unidade III Papéis e funções no planejamento

Tarefa: como você lidará com essas solicitações com base no esboço orçamentário? Quais as despesas que você pode e deve deferir para o próximo ano fiscal? Em que área do orçamento suas projeções anteriores foram mais exatas? Em que área foram mais imprecisas? Que fatores podem ter contribuído para essas inexatidões? Eles eram controláveis ou previsíveis?

REFERÊNCIAS

Barr, P. (2005). Flexing your budget: Experts urge hospitals, systems to trade in their traditional budgeting process for a more dynamic and versatile model. *Modern Healthcare, 35*(37), 24, 26.

Centers for Medicare & Medicaid Services (2013). ICD-10. Acessado em 27 de maio de 2013, em http://www.cms.gov/Medicare/Coding/ICD10/index.html?redirect=/icd10

Freundlich, N. (2009, May 7). *Taking note: Provider backlash.* A Century Foundation Group Blog. Acessado em 25 de maio de 2013, em http://takingnote.tcf.org/2009/05/provider-backlash.html

Goozner, M. (2013). Dissecting the president's budget. *Modern Healthcare, 43*(15), 25.

Healthcare.gov (2013a). *Key features of the Affordable Care Act, by year.* Acessado em 27 de maio de 2013, em http://www.healthcare.gov/law/timeline/full.html

Healthcare.gov (2013b). *Payment bundling. Definition.* Acessado em 27 de maio de 2013, em http://www.healthcare.gov/glossary/p/payment-bundling.html

Healthcare.gov (2013c). *Improving care coordination and lowering costs by bundling payments.* Acessado em 27 de maio de 2013, em http://www.healthcare.gov/news/ factsheets/2011/08/bundling08232011a.html

Healthcare.gov. (2013d). *About the health insurance marketplace.* Acessado em 27 de maio de 2013, em http://www.healthcare.gov/marketplace/about/index.html

HealthReform.GOV. (2013). *Strengthening community health centers.* HealthReform.GOV-a U.S. Government Web site managed by the U.S. Department of Health & Human Services. Acessado em 25 de maio de 2013, em http://www.healthreform.gov/

Kaiser Family Foundation (2013). *Medicare beneficiaries as a percent of total population.* Acessado em 24 de maio de 2013, em http://kff.org/medicare/state-indicator/medicarebeneficiaries-as-of-total-pop/

Keckley, P. H. (2013). *Value-based purchasing: A strategic overview for health care industry stakeholders.* Deloitte. Acessado em 26 de maio de 2013, em http://www.deloitte.com/assets/Dcom-UnitedStates/Local%20 Assets/Documents/Health%20Reform%20Issues%20 Briefs/US_CHS_ValueBasedPurchasing_031811.pdf

Medicare.Gov. (2013). *Medicare 2013 Costs at a Glance.* Acessado em 26 de maio de 2013, em http://www.medicare.gov/your-medicarecosts/costs-at-a-glance/costs-at-glance.html

Mitchell, R. (2013, March 26). Slow progress on efforts to pay docs, hospitals for 'value,' not volume. *Kaiser Health News.* Acessado em 26 de maio de 2013, em http:// www.kaiserhealthnews.org/stories/2013/march/26/employers-value-volume-purchasing.aspx

National Conference of State Legislatures. (2011, May). *Managed care and the states.* Acessado em 25 de maio de 2013, em http://www.ncsl.org/Default.aspx?TabId=14470

National Conference of State Legislatures (2012, September). *The medical home model of care.* Acessado em 27 de maio de 2013, em http://www.ncsl.org/issues-research/health/the-medical-home-model-of-care.aspx

Rosenberg (2013, January 13). *The real reason Medicare costs will explode.* The Fiscal Times. Acessado em 26 de maio de 2013, em http://www.thefiscaltimes.com/ Articles/2013/01/13/The-Real-Reason-Medicarecosts-Will-Explode.aspx#page1

Sahadi. J. (2013, February 7). *The real Medicare spending problem.* CNN Money. Acessado em 25 de maio de 2013, em http://money.cnn.com/2013/02/07/news/economy/ medicare-spending/index.html

Urban Institute (2012, April). *Medicare, Medicaid and the deficit debate.* Acessado em 26 de maio de 2013, em http:// www.urban.org/UploadedPDF/412544-Medicaremedicaid-and-the-Deficit-Debate.pdf

Your Dictionary. (2013). *Cost effectiveness-definition.* LoveToKnow Corp. Acessado em 25 de maio de 2013, em http://www.yourdictionary.com/cost-effective

Zamosky, L. (2013, March 22). *What's ahead for the Affordable Care Act in 2013?* WEB MD. Acessado em 27 de maio de 2013, em http://www.webmd.com/health-insurance/news/20130322/affordable-careact-whats-next

Desenvolvimento da carreira profissional: de recém-formado à aposentadoria

... todos os que são contratados para um papel de liderança devem ter capacidade de crescer nesse papel.
—Carolyn Hope Smeltzer

... planos de carreira profissional têm a ver com onde você está hoje e, mais importante, com onde você quer estar amanhã.
— Phil McPeck

PONTOS DE LIGAÇÃO ESTE CAPÍTULO ABORDA:

BSN Essential I: Educação liberal para prática de enfermagem geral para bacharelado
BSN Essential II: Liderança básica de organizações e sistemas para atendimento de qualidade e segurança dos pacientes
BSN Essential VIII: Profissionalismo e valores profissionais
BSN Essential IX: Prática de enfermagem geral para bacharelado
MSN Essential I: Base das ciências exatas e humanas para o exercício profissional
MSN Essential II: Liderança de organizações e sistemas
MSN Essential IX: Prática de enfermagem geral avançada
AONE Nurse Executive Competency III: Liderança
AONE Nurse Executive Competency IV: Profissionalismo
AONE Nurse Executive Competency V: Habilidades empresariais

OBJETIVOS DIDÁTICOS *O aluno irá:*

- descrever o impacto de um programa de desenvolvimento de carreira profissional sobre o atrito de funcionários, futuras oportunidades de emprego, qualidade da vida no trabalho e competitividade organizacional
- distinguir entre os diferentes estágios da carreira
- distinguir entre as responsabilidades do empregado e do empregador pelo desenvolvimento da carreira profissional
- descrever três fases da orientação de longo prazo para o desenvolvimento da carreira profissional
- identificar apoio do alto escalão, planejamento e implementação sistemáticos e inclusão de atividades de aprendizado social como componentes essenciais dos programas de desenvolvimento administrativo
- reconhecer o aprendizado contínuo como uma expectativa e uma responsabilidade profissional
- definir competência e identificar estratégias para assegurá-la e mensurá-la
- identificar forças motivadoras e restritivas para certificação de especialista na enfermagem profissional
- identificar fatores que criam a necessidade atual e premente por programas de transição para o exercício profissional, para a retenção de enfermeiros recém formados e para sua preparação para o mercado de trabalho

- desenvolver um plano pessoal de carreira
- criar e/ou criticar um *curriculum vitae* quanto ao seu conteúdo, formato, gramática, pontuação, estrutura sequencial e uso de linguagem apropriada

Ser um profissional totalmente engajado exige comprometer-se com o desenvolvimento da carreira. *Desenvolvimento da carreira profissional* é um planejamento intencional, que exige revisão como um processo de vida crítico e deliberado que envolve tanto o indivíduo como o empregador. Proporciona aos indivíduos escolhas sobre as consequências da carreira, mais do que deixá-la ao acaso. Planejar a vida profissional refere-se a investigar a carreira, as oportunidades e as mudanças. Antes da década de 1970, as empresas faziam pouco para ajudar os empregados a planejar e desenvolver suas vidas profissionais. Hoje, o desenvolvimento da vida profissional dos subordinados é essencial ao sucesso organizacional, e a maioria das organizações aceita no mínimo parte da responsabilidade de ajudá-los nessa função.

Em sua maioria, as tentativas de desenvolver uma carreira nas organizações concentram-se mais no desenvolvimento administrativo do que em atividades que promovam aperfeiçoamento de empregados em áreas não administrativas. Considerando-se que mais de 80% dos empregados de uma organização não ocupam cargos administrativos, trata-se de uma parte negligenciada no desenvolvimento profissional.

O desenvolvimento de carreiras dentro de uma organização não deve se ater apenas aos funcionários administrativos.

Este capítulo examina as justificativas para desenvolver a carreira profissional dos empregados, sugere a existência de estágios da carreira profissional e enfatiza a necessidade de *coaching* de carreiras. O uso de investigação de competências, certificação profissional e programas de transição para a prática são identificados como estratégias para a administração de uma carreira, com a meta final de aprendizado para toda a vida. Por fim, currículos, reflexões e portfólios profissionais são discutidos como instrumentos para planejamento de carreiras. Os papéis da liderança e as funções administrativas para o desenvolvimento da vida profissional são apresentados no Quadro 11.1.

QUADRO 11.1 Papéis da liderança e funções administrativas associados ao desenvolvimento da vida profissional

PAPÉIS DA LIDERANÇA
1. Ter consciência dos valores pessoais que influenciam o desenvolvimento profissional.
2. Encorajar os empregados a assumirem responsabilidade pelo planejamento da própria carreira.
3. Identificar, estimular e desenvolver futuros líderes.
4. Mostrar interesse genuíno pelo planejamento da carreira profissional e pelo desenvolvimento da vida profissional de todos os empregados.
5. Estimular e apoiar o desenvolvimento de caminhos para carreira profissional na organização e fora dela.
6. Oferecer apoio às decisões pessoais sobre a vida profissional dos empregados, com base nas necessidades e nos valores de cada um.
7. Servir de modelo para o desenvolvimento profissional contínuo, por meio de certificação de especialista, educação continuada e desenvolvimento do portfólio.
8. Enfatizar a necessidade de os empregados desenvolverem a habilidade entendida como necessária para uma prática baseada em evidências.
9. Dar apoio a enfermeiros recém formados em sua transição para a prática, servindo de modelo positivo para eles e criando projetos de residência e estágio interno e externo em enfermagem.
10. Dar o exemplo mostrando que o aprendizado para a vida toda é uma expectativa e uma responsabilidade da profissão.
11. Encorajar os outros a darem continuidade à sua educação formal como parte dos degraus de sua carreira e de sua jornada profissional.

FUNÇÕES ADMINISTRATIVAS
1. Desenvolver políticas justas relacionadas a oportunidades de desenvolvimento profissional e comunicá-las com clareza aos subordinados.

2. Proporcionar recursos fiscais e tempo livre para o treinamento e o estudo dos subordinados.
3. Usar um sistema planejado de acompanhamento de curto e longo prazos e documentar todas essas tentativas.
4. Disseminar informações sobre carreiras e vagas de emprego.
5. Trabalhar com os empregados para estabelecer metas profissionais que atendam tanto a eles quanto às necessidades da organização.
6. Trabalhar em cooperação com outros departamentos no agendamento de liberação dos empregados para que assumam outros cargos na organização.
7. Encarar os programas de transição para a prática como uma estratégia de investimento para mitigar a rotatividade de enfermeiros e promover a satisfação dos empregados.
8. Orientar os empregados na criação de portfólios profissionais que demostrem reflexão e a manutenção de competência continuada.
9. Tentar encaminhar as vagas de emprego a profissionais capazes que buscam novas oportunidades de aprendizado.
10. Criar possibilidades de avanço na carreira.
11. Oferecer oportunidades para que profissionais de enfermagem mais antigos se "reinventem" a fim de renovar seu valor potencial para a organização e para seus colegas de trabalho.

ESTÁGIOS DA CARREIRA

Antes que os indivíduos consigam planejar um programa bem-sucedido de desenvolvimento profissional, eles precisam entender os estágios normais da carreira individual. Shirey (2009) sugere que há três fases ou estágios diferentes na carreira de enfermeiro: promessa, impulso e colheita. *Promessa* é a primeira fase e geralmente reflete os dez primeiros anos do emprego em enfermagem. Indivíduos nesse estágio têm menos experiência e tendem a passar por um choque de realidade como resultado. Tomar logo de início decisões sábias na carreira é crucial nessa fase. Os principais marcos a serem alcançados incluem socialização para o papel de enfermeiro (tornar-se alguém de dentro); a aquisição de conhecimento, habilidades, credenciais e base educacional; a exposição a uma variedade de experiências; a identificação dos pontos fortes e o aumento da autoconfiança; e o posicionamento para o futuro.

Impulso é a fase intermediária da carreira e geralmente reflete o enfermeiro com entre 11 a 29 anos de experiência. Enfermeiros nessa fase são profissionais experientes com vastos conhecimentos, habilidades, competências, credenciais e base educacional. É um período de conquistas e desafios, em que há um sentimento de finalidade, com o indivíduo muitas vezes atingindo um nível elevado de experiência, passando a ser um modelo para os outros. Os marcos a serem ultrapassados incluem um ganho ainda maior de confiança na própria competência; o desenvolvimento de experiência, de domínio das situações e de uma bagagem profissional; e a junção dos pontos fortes com a paixão profissional para se fazer ouvir. Porém, o desafio mais significativo para enfermeiros nessa fase é provavelmente a criação de possibilidades de avanço na carreira, para fugir da estagnação. O comprometimento com a aprendizagem contínua e uma disposição em aproveitar oportunidades inesperadas que se apresentam no decorrer do tempo costumam ser a chave para divergências na carreira neste momento da vida.

O último estágio, a *colheita*, começa ao final da carreira. Shirey rotula enfermeiros com 30 a 40 anos como tendo uma experiência "*privilegiada*" e os enfermeiros com mais de 40 anos de experiência como sendo profissionais de "*legado*". Embora sejam vistos como profissionais especializados, o valor dos enfermeiros em termos de experiência na fase da colheita pode começar a declinar caso os outros os percebam como obsoletos. Por isso, esses enfermeiros-líderes com experiência privilegiada ou de legado precisam se esforçar para uma "reinvenção" permanente a fim de renovarem seu valor potencial para seus colegas de trabalho. Assim, o sucesso é definido não apenas em termos de bagagem de conhecimentos, mas também pela capacidade de se manter atualizado e adaptável. O potencial para divergência de carreiras nesta fase é variável, dependendo das escolhas feitas na fase de impulso. Os marcos a serem conquistados incluem a elevação de seu domínio de práticas sábias para fazer avançar a profissão e a posição como um verdadeiro representante da profissão e o estabelecimento de um legado.

Finalmente, pode-se defender a existência de outro estágio na vida profissional dos enfermeiro: o do *reingresso*. Concomitantemente à falta de enfermeiros, muitos profissionais que estão afastados há muito tempo – embora possuidores do treinamento e da experiência necessários à profissão – podem retornar ao cenário profissional.

EXERCÍCIO DE APRENDIZAGEM 11.1

Investigação de estágios na vida profissional

Em grupo, discuta os estágios na vida profissional descritos por Shirley (2009). Qual deles reflete melhor sua situação atual? Em que estágios de suas carreiras estão os enfermeiros que você conhece (colegas, administradores, instrutores de enfermagem)? Você acha que enfermeiros e enfermeiras passam por estágios profissionais similares ou diferentes?

JUSTIFICATIVAS PARA O DESENVOLVIMENTO DE CARREIRA

A seguir, o Quadro 11.2 traz uma lista de justificativas para os programas de desenvolvimento profissional:

QUADRO 11.2   Justificativas para o desenvolvimento de uma carreira

1. Reduzir atrito com os empregados
2. Proporcionar oportunidades iguais de trabalho
3. Racionalizar o uso de funcionários
4. Melhorar a qualidade de vida profissional
5. Melhorar a competitividade da organização
6. Evitar obsolescência e desenvolver novas habilidades
7. Promover a prática baseada em evidências

- *Redução do atrito com os empregados*. O desenvolvimento da carreira profissional pode reduzir a rotatividade de empregados ambiciosos que de outra forma ficariam frustrados, buscando outros empregos devido à falta de promoção profissional.
- *Oportunidades iguais de trabalho*. As minorias e outros grupos com menos oportunidades terão melhores possibilidades de avançar em uma organização se forem identificados e se receberem desenvolvimento profissional mais precoce.
- *Racionalização do uso dos funcionários*. Quando empregados são mantidos em cargos cujas atividades se tornaram rotineiras, costuma ocorrer redução de sua produtividade. As pessoas têm melhor desempenho quando colocadas em cargos que combinam com elas e as oferecem novos desafios.
- *Melhoria da qualidade de vida no trabalho*. Os enfermeiros desejam ter cada vez mais controle sobre suas próprias carreiras. Eles estão menos dispostos a se darem por satisfeitos com qualquer cargo ou posição que se lhes ofereça. Eles desejam ter mais satisfação no seu emprego e mais opções de carreira.
- *Maior competitividade da organização*. Profissionais altamente preparados costumam preferir empresas com um bom histórico de desenvolvimento profissional. Durante períodos de escassez de enfermeiros, um programa reconhecido de desenvolvimento profissional pode ser o fator decisivo para que os profissionais escolham determinado cargo.
- *Promoção de medidas para evitar a obsolescência e adquirir novas habilidades*. Devido às rápidas mudanças nos cuidados de saúde, em especial em áreas de demandas do consumidor e tecnologia, os empregados podem achar que suas habilidades se tornaram obsoletas. Um programa bem-sucedido de desenvolvimento profissional começa com novo treinamento pró-ativo dos funcionários, dando-lhes as habilidades necessárias para que permaneçam atualizados em sua área e, assim, valiosos à organização. Alguns programas de desenvolvi-

mento profissional mais básicos, como planejamento financeiro e diploma de equivalência geral, podem ser os mais compensadores para o corpo funcional.
- *Promoção da prática baseada em evidências.* A prática baseada em evidências é hoje o padrão-ouro da prática da enfermagem; no entanto, muitos enfermeiros ainda carecem de habilidade e confiança para saber como usar as pesquisas e as melhores práticas para embasar a sua própria prática. Um administrador sábio é capaz de identificar *deficits* e usar o planejamento de carreira e o estabelecimento de metas para proporcionar tempo e recursos necessários para que adquiram essas habilidades.

RESPONSIBILIDADE INDIVIDUAL PELO DESENVOLVIMENTO DA CARREIRA

Apesar de muitos benefícios óbvios dos programas de desenvolvimento profissional, alguns enfermeiros jamais chegam a criar um plano pessoal de carreira ou a estabelecer metas que desejam alcançar durante suas carreiras. Ao invés disso, a enfermagem acaba se tornando apenas um emprego e não uma carreira. Esse ponto de vista limita as oportunidades de crescimento profissional e pessoal, pois o que não pode ser imaginado raramente se torna realidade. De fato, Shirey (2009, p. 400) sugere que "as carreiras extraordinárias não ocorrem por acaso; elas são cultivadas e planejadas". O impacto dos modelos positivos personificados pelos enfermeiros-líderes como influência dessa percepção é inestimável.

O desenvolvimento profissional começa com um levantamento de dados sobre si mesmo e o ambiente de trabalho, análise do emprego, educação, treinamento, busca e conquista de um emprego e de experiência profissional. Isso é conhecido como *planejamento da carreira*. Esse planejamento inclui avaliar os próprios pontos fortes e fracos, estabelecer metas, examinar oportunidades profissionais, preparar-se para futuras oportunidades e usar atividades adequadas de desenvolvimento.

O planejamento da vida profissional do enfermeiro costuma começar com uma decisão individual sobre o nível de formação, mas rapidamente se expande para o desenvolvimento de habilidades avançadas em uma área de prática da enfermagem. Mesmo para o enfermeiro que recém ingressou no curso, planejar a vida profissional inclui no mínimo um compromisso com o uso da prática baseada em evidências, com o aprendizado de novas habilidades ou o aperfeiçoamento da prática pelo uso de modelos e mentores, mantendo a atenção nas questões profissionais, envolvendo-se nelas e desenvolvendo a própria formação. Na melhor das hipóteses, deve incluir metas profissionais de longo prazo, além de um plano específico e detalhado para alcançá-las.

Cada enfermeiro deve desenvolver de forma pró-ativa um plano pessoal de carreira que proporcione oportunidades para novos aprendizados, desafios e trajetórias profissionais.

A RESPONSABILIDADE DA ORGANIZAÇÃO PELO DESENVOLVIMENTO DE CARREIRAS

As organizações também têm responsabilidades pelo desenvolvimento da carreira. Um das responsabilidades de uma organização com o desenvolvimento profissional é a criação de trajetórias de ascenção/planos de *carreira* ("uma sequência estruturada de cargos através da qual uma pessoa pode progredir dentro de uma organização") (BusinessDictionary.com, 2013a) para os funcionários. Deve ainda tentar combinar as vagas disponíveis com as pessoas adequadas. Isso inclui um levantamento preciso do desempenho e do potencial dos funcionários, a fim de estabelecer o oferecimento de orientação, educação e treinamento mais apropriados para a vida profissional. Outras responsabilidades organizacionais incluem:

- *Integrar necessidades.* O departamento de recursos humanos, a divisão de enfermagem, as unidades de enfermagem e o departamento de educação devem trabalhar e planejar em conjunto para combinar postos de trabalho com habilidades e talentos dos atuais empregados.

240 **Unidade III** Papéis e funções no planejamento

- *Estabelecer vias de crescimento profissional.* As vias de crescimento na profissão devem não apenas ser desenvolvidas, mas também comunicadas aos funcionários e implementadas com consistência. Ao criar vias de desenvolvimento profissional, cada cargo sucessivo em cada uma das vias deve possuir responsabilidades e deveres adicionais maiores que os dos cargos anteriores naquela via. Cada cargo ou trabalho na sucessão precisa ainda estar relacionado com as habilidades anteriores e utilizá-las.
  Uma vez criadas, as vias de desenvolvimento precisam ser comunicadas com eficiência a todos os empregados interessados. O que cada um deve fazer para progredir na profissão precisa estar bem claro. Embora várias formas de *planos de carreira* já existam há algum tempo, não têm sido muito utilizadas. E não se trata de uma situação apenas da enfermagem. Mesmo quando as organizações de atendimento de saúde criam e usam uma estrutura de desenvolvimento profissional, o sistema costuma fragmentar-se assim que o profissional sai de uma delas. Por exemplo, enfermeiros no nível de Enfermeiro Clínico 3 de um hospital perderão essa condição ao saírem da organização para assumir outro cargo.
- *Disseminar informações sobre a carreira profissional.* O departamento de educação, o de recursos humanos e o chefe de unidade são responsáveis por partilhar informações sobre a carreira; os empregados, no entanto, não devem ser estimulados a buscar metas irreais.
- *Divulgar vagas de trabalho.* Ainda que isso seja responsabilidade do departamento de recursos humanos, o administrador deve comunicar essas informações, mesmo quando isso significar que algum funcionário da unidade possa ser transferido para outra área. Verdadeiros administradores sabem quem precisa ser encorajado a se candidatar a outras vagas e quem está pronto para mais responsabilidades e desafios.
- *Avaliar os empregados.* Um dos benefícios de um bom sistema de avaliação são as informações importantes que ele oferece ao administrador sobre desempenho, potencial e capacidades de todos os seus funcionários. O uso de acompanhamento de curto e longo prazos dará aos administradores a percepção certa das necessidades e dos desejos dos empregados para que possa ser realizado o aconselhamento apropriado da carreira profissional.
- *Oferecer tarefas desafiadoras.* Uma experiência de trabalho planejada é um dos recursos mais poderosos para o desenvolvimento da carreira profissional. Inclui trabalhos que temporariamente exigem o máximo dos empregados, projetos temporários, indicação para comitês, mudança de turno ou plantão, indicação a diferentes unidades ou ser encarregado de turnos.
- *Oferecer apoio e encorajamento.* Uma vez que subordinados excelentes facilitam as tarefas dos administradores, estes costumam relutar em estimulá-los a buscar promoções na carreira dentro da organização ou a buscar experiências mais desafiadoras que estejam fora de seu controle. Sendo assim, muitos preferem deixar que o talento dos subordinados se acumule. É um papel da liderança exigir que os chefes olhem além da unidade ou do departamento imediato e analisem as necessidades de toda a organização. As lideranças reconhecem e compartilham talentos.
- *Desenvolver políticas de pessoal.* Um programa ativo de desenvolvimento profissional costuma resultar no reconhecimento de que algumas políticas e procedimentos de funcionários impedem o sucesso do programa. Quando isso se dá, a organização deve reexaminar essas políticas e fazer as mudanças necessárias.
- *Oferecer educação e treinamento.* O impacto da educação e do treinamento no desenvolvimento da carreira e na retenção do grupo de subordinados é assunto aprofundado no Capítulo 16. A necessidade de as organizações desenvolverem líderes e administradores também é parte desse capítulo.

O Quadro 11.3 traz uma comparação entre as responsabilidades da organização e do indivíduo para o desenvolvimento da vida profissional.

QUADRO 11.3	Responsabilidade pelo desenvolvimento da carreira
Planejamento da carreira (individual)	**Administração da carreira (organizacional)**
• Autoavaliar interesses, habilidades, pontos fortes, pontos fracos e valores • Determinar metas • Investigar a organização em busca de oportunidades • Examinar oportunidades externas • Desenvolver estratégias • Implementar planos • Avaliar planos • Reinvestigar e fazer novos planos sempre que necessário, no mínimo duas vezes ao ano	• Integrar as necessidades de cada empregado às da organização • Estabelecer, criar, comunicar e implementar vias de desenvolvimento profissional • Disseminar informações sobre a carreira profissional • Postar e comunicar vagas em aberto a toda organização • Levantar dados sobre as necessidades de desenvolvimento profissional dos empregados • Oportunizar experiência de trabalho para o desenvolvimento • Oferecer apoio e encorajamento • Desenvolver novas políticas de pessoal, pelo menos duas vezes ao ano ou mais, se necessário • Oferecer treinamento e educação

INSTRUTOR DA CARREIRA PROFISSIONAL

As organizações também têm responsabilidade em auxiliar os funcionários com orientação sobre suas carreiras. Gerentes de unidades, às vezes, assumem este papel, mas ele também pode ser cumprido por líderes informais dentro da organização que estão dispostos a atuar como mentores. Oferecer orientações sobre a vida profissional envolve ajudar os outros a identificar metas profissionais e opções de carreira para, então, elaborar um plano de carreira que permita o alcance dessas metas. A Executive Coaching Network (s.d.) sugere que os orientadores da carreira funcionam como "facilitadores, motivadores, consultores e comitês confiáveis que lidam com metas de negócios, interação entre as pessoas e questões autoadministrativas. Ao mesmo tempo em que as mudanças de comportamento costumam ser um foco importante, o orientador não é um terapeuta. O que ele faz não tem a ver com resolver problemas de personalidade; tem a ver com as pessoas fazendo coisas de maneira diferente no local de trabalho" (parágrafo 4). Raffals (s.d.) sugere que orientar a vida profissional de alguém envolve "possibilitar que os outros enxerguem novas perspectivas, tomem novas decisões, ajam de forma diversa e se movimentem para 'crescer' de maneira produtiva a partir dessas perspectivas e opções recém-expostas" (parágrafo 14).

EXERCÍCIO DE APRENDIZAGEM 11.2

Encorajamento e orientação profissional para alcance de metas

Em seu emprego, alguma vez uma pessoa o orientou, formal ou informalmente, para o desenvolvimento de sua carreira? Por exemplo, algum empregador falou-lhe sobre oportunidades educativas? Ofereceu reembolso de matrícula? Em caso positivo, como você ficou sabendo sobre essas políticas? Você já orientou profissionalmente (além de apenas estimular) alguém para que tentasse atingir metas educacionais ou da vida profissional? Compartilhe suas respostas a essas questões com todo o grupo.

A orientação para a vida profissional costuma envolver três etapas:

1. *Reunir dados.* Uma das melhores formas de reunir dados sobre os empregados é observar seu comportamento. Quando os administradores investem seu tempo observando os empregados, conseguem determinar quem tem boas habilidades de comunicação, quem é bem organizado, quem usa habilidades eficientes de negociação e quem trabalha de forma cooperativa. Os administradores devem ainda buscar informações sobre a experiência profissional anterior do empregado, apreciações de desempenho e experiências educacionais. Os dados devem incluir qualificações e credenciais acadêmicas. A maioria dessas informações pode ser encontrada na pasta do empregado. Finalmente, os próprios empregados são fonte de informações sobre suas necessidades e aspirações profissionais.

2. *Perguntar sobre possibilidades.* Como parte do planejamento da vida profissional, cabe ao administrador levantar dados com o departamento sobre possíveis mudanças, vagas ou transferências, além de desafios e oportunidades potenciais. Deve ainda antecipar o tipo de necessidade que está por vir, os projetos que são planejados e as mudanças que ocorrerão no número de funcionários e no orçamento. Após uma investigação criteriosa do perfil do empregado e de futuras oportunidades, os administradores analisam cada funcionário e fazem as seguintes perguntas: de que forma esse empregado pode ser auxiliado para se preparar melhor para tirar vantagens do futuro? Quem precisa ser encorajado a voltar a estudar, a buscar credenciais ou a fazer determinado curso? Que empregados precisam ser encorajados a se transferirem para um cargo com mais desafios, a receberem mais responsabilidades na unidade atual ou a passarem a outro turno ou plantão? Os administradores podem criar um ambiente estimulante para o desenvolvimento da vida profissional por meio da percepção da singularidade dos empregados.
3. *Realizar sessões de orientação.* As metas da orientação para a vida profissional incluem ajudar os empregados e aumentar sua eficiência, identificar oportunidades potenciais na organização e aperfeiçoar conhecimentos, habilidades e experiência. É importante não intimidá-los ao questionar sobre futuro e metas importantes. Embora não exista um procedimento padronizado para orientação à vida profissional, a ênfase deve recair no crescimento e no aperfeiçoamento do funcionário. O administrador pode auxiliar o empregado por meio de uma análise conjunta das futuras opções. As sessões de orientação dão ao administrador uma possibilidade de descobrir futuros administradores potenciais – empregados que devem começar a ser preparados para um futuro papel administrativo nas posteriores sessões de orientação para a vida profissional.

A orientação para a vida profissional pode ser algo de curto ou longo prazo. Na *orientação profissional de curto prazo*, o administrador faz perguntas com regularidade aos empregados para desenvolvê-los e motivá-los. Sendo assim, este tipo de orientação é uma parte espontânea do repertório de um administrador experiente.

A *orientação de longo prazo*, por sua vez, é uma ação administrativa planejada que ocorre enquanto o emprego existe. Uma vez que esse tipo de orientação pode ser longo, costuma ser negligenciado, a menos que o administrador utilize um plano sistemático de agendamento e um formulário para documentação. Considerando-se que empregados e administradores se movimentam bastante dentro da organização, a falta de uma manutenção de registros das necessidades profissionais dos empregados impede o desenvolvimento de uma carreira em enfermagem. No atual clima de reestruturação e enxugamento organizacionais, a equipe de um administrador precisa de ainda mais orientação, e a documentação dessa orientação para a vida profissional passa a ter papel cada vez mais importante. O Quadro 11.4 é um exemplo de formulário de orientação de longo prazo.

QUADRO 11.4 Exemplo de formulário de orientação profissional de longo prazo

Nome do empregado _____

Nome do supervisor _____

Data _____ Data da última entrevista de orientação _____

1. Que novos desafios e responsabilidades poderiam ter sido dados a este empregado para que ele fizesse uso de seus talentos especiais?
_____
_____

2. Que eventos na organização você prevê como influenciadores deste empregado? (Os exemplos seriam planos para passar a um grupo somente com enfermeiros, mudança no modo de oferecer atendimento ao paciente, maior ênfase no credenciamento pelo novo executivo da divisão de enfermagem, troca do sistema de medicação e alteração da proporção entre profissionais e não profissionais na composição do quadro de funcionários.)
_____
_____

Capítulo 11 Desenvolvimento da carreira profissional: de recém-formado à aposentadoria **243**

---

3. De que forma o empregado deve se preparar para atender a expectativas novas e em constante mudança?
    _____
    _____

4. Que sugestões e orientações específicas para o futuro você pode dar a este empregado? (Os exemplos incluem fazer determinados cursos para preparar-se para mudanças, sugerir enfaticamente que faça um curso para obter grau mais avançado, cogitar mudança do turno, levar o empregado a buscar desafios fora de sua unidade e sugerir que se inscreva para um novo cargo administrativo.)
    _____
    _____

5. Que recursos organizacionais específicos você pode oferecer a este empregado?
    _____
    _____

6. Que informações novas sobre planos, aspirações e potencial de longo prazo do empregado você conseguiu obter a partir da análise do registro de funcionários, de suas observações e desta entrevista?
    _____
    _____

7. Os planos organizacionais e profissionais da carreira defendidos por este empregado combinam com a visão que você tem para o futuro dele? Em caso negativo, em que há diferenças?
    _____
    _____

8. Que crescimento no desenvolvimento e na profissão ocorreu desde a última sessão de orientação?
    _____
    _____

9. Data da próxima entrevista de orientação profissional _____

A orientação profissional de longo prazo é, no entanto, uma etapa importante na construção de uma equipe eficiente, além de excelente estratégia para aumentar a produtividade e a retenção. O administrador eficiente precisa ter, no mínimo, uma sessão de orientação com cada empregado durante o ano, além de outras que possam ocorrer na entrevista de apreciação. Embora uma dessas últimas possa ocorrer, devem ser planejadas outras sessões em períodos de menos tensão. Essas orientações para a vida profissional oportunizam auxílio aos empregados para que tenham o crescimento e o desenvolvimento necessários à expansão de papéis e responsabilidades. Um importante papel da liderança é o desenvolvimento da equipe de funcionários. Esse interesse no futuro de cada empregado é fundamental para a retenção e a produtividade.

EXERCÍCIO DE APRENDIZAGEM 11.3

Orientação profissional de um profissional entediado

Você é um enfermeiro e líder de equipe em uma unidade de tratamento semi-intensivo. Uma das auxiliares de enfermagem designadas à sua equipe é bastante competente tecnicamente, sempre completando seu trabalho a tempo, mas costuma parecer entediada. A única ocasião em que ela parece animada com o trabalho é quando está auxiliando você ou o outro enfermeiro em tarefas mais complexas, como trocas de curativo em cateter venoso central, cateteres centrais de inserção periférica (PICC) e preparação de curativos complexos em ferimentos. Ela já comentou algumas vezes sobre sua meta a longo prazo de se tornar uma enfermeira, mas jamais verbalizou qualquer plano específico para conseguir isso. Embora ela seja bastante capacitada, sua formação educacional atual limita-se a um diploma de ensino médio que ela recebeu três anos atrás. Atualmente ela proporciona sustento em tempo integral para si mesma e para sua filha de três anos.

(Continua)

Tarefa:
1. Identifique perguntas que você pode fazer à auxiliar de enfermagem que poderiam fazer parte de uma orientação profissional de curto e longo prazos para essa funcionária.
2. Quais recursos podem ser explorados para apoiar essa funcionária na obtenção de ensino superior?
3. Qual modelo de liderança a ser seguido pode ser apresentado para encorajá-la na busca da metas para sua carreira?

DESENVOLVIMENTO ADMINISTRATIVO

Desenvolvimento administrativo é um sistema planejado de treinamento e desenvolvimento de pessoas para que adquiram habilidades, percepções e atitudes necessárias para lidar com as pessoas e trabalhar com eficiência na organização. Esse desenvolvimento costuma ser chamado de *planejamento da sucessão*. Muitos enfermeiros não sabem ao certo se possuem as habilidades necessárias para serem administradores eficientes, e falta-lhes a confiança de que as habilidades de tomada de decisão, de relacionamento interpessoal e organizacionais que eles aprenderam trabalhando enquanto membros da equipe de enfermagem possam ser traduzidas para a função administrativa.

Muitos enfermeiros acham que não têm conhecimentos e experiência necessários para se tornarem chefes.

Embora muitas dessas habilidades sejam de fato transferíveis, tornar-se um administrador eficiente não costuma ser algo intuitivo. Com o achatamento das hierarquias organizacionais, um aumento esperado de vagas de cargos de chefia em enfermagem devido a aposentadorias, além de um aumento contínuo das responsabilidades administrativas, novos líderes-administradores precisarão, provavelmente, de educação e treinamento formais como parte de um programa de desenvolvimento administrativo. Esse programa deve incluir uma forma de desenvolver atitudes apropriadas por meio da teoria da aprendizagem social, bem como um conteúdo adequado de teoria administrativa.

Huston (2008) sugere que o conjunto de habilidades necessárias para líderes-administradores no ano de 2020 será ainda mais complexo do que é hoje e que a enfermagem e as organizações de saúde contemporâneas precisam começar a criar agora mesmo os modelos educacionais e os programas de desenvolvimento de gestão necessários para preparar a próxima geração de líderes-administradores. As competências essenciais para líderes em enfermagem no ano de 2020 identificadas por Huston incluem ter uma perspectiva ou mentalidade global em relação a questões de atendimento de saúde e enfermagem como época de atuação profissional; habilidades tecnológicas que facilitem a mobilidade e a portabilidade das relações, interações e processos operacionais; habilidades especializadas de tomada de decisão fundamentadas em ciência empírica; a capacidade de criar culturas organizacionais que permeiem o atendimento de saúde de qualidade e a segurança de pacientes/trabalhadores; a compreensão e a intervenção quando apropriado nos processos políticos; habilidades colaborativas e de trabalho em equipe altamente desenvolvidas; a capacidade de equilibrar autenticidade e expectativas de desempenho; e a capacidade de vislumbrar e se adaptar pró-ativamente a um sistema de saúde caracterizado por mudanças rápidas e por caos.

O apoio a programas de desenvolvimento administrativo pela organização pode se dar de duas maneiras. Na primeira delas, os administradores de alto escalão precisam fazer mais do que arcar com o custo das aulas de desenvolvimento administrativo. Eles precisam criar uma estrutura organizacional que permita que os administradores coloquem em prática seu novo conhecimento. Assim, para que esses programas sejam eficazes, a organização tem de estar disposta a praticar um estilo administrativo que incorpore princípios sólidos de administração.

Em segundo lugar, os resultados do treinamento melhorarão se os executivos de enfermagem forem ativos no planejamento e no desenvolvimento de um programa sistemático e integrado. Sempre que possível, os administradores de enfermagem devem dar algumas aulas e, no mínimo, garantir que o programa apoie a filosofia do alto escalão. Do mesmo modo que se exige que os enfermeiros tenham certificados em atendimento a pacientes críticos antes de aceitarem cargos em

CTIs, eles devem participar de um programa de desenvolvimento administrativo antes da indicação a cargos de chefia. Isso exige a identificação e o aperfeiçoamento precoces de candidatos potenciais a tais cargos.

A primeira etapa do processo é a avaliação da atual equipe de chefia e a análise das possíveis necessidades futuras. A segunda etapa é estabelecer um programa de treinamento e desenvolvimento. Isso exige decisões como: Com que frequência o curso de chefia deve ser oferecido? Deve haver envolvimento de educadores de fora ou conta-se apenas com o ensino dado por pessoas da organização? Quem deve envolver-se no ensino da parte didática? Deve haver dois níveis de aulas, um para administradores de primeiro escalão e outro para os de escalão intermediário? Os cursos de desenvolvimento administrativo devem estar abertos a todos ou as pessoas devem ser recomendadas por alguém da administração? Além do conteúdo do curso formal, que outros métodos devem ser usados na formação de administradores? Devem ser usados outros métodos, como alternância de cargos, por meio de um sistema de substitutos, com a reunião de pessoas selecionadas a um administrador e a um treinador de administradores?

A inclusão de *atividades de aprendizagem social* também é um elemento valioso do desenvolvimento de administradores. Esse desenvolvimento somente obterá sucesso se os aprendizes tiverem todas as possibilidades de experimentar novas habilidades. Oferecer aos potenciais administradores apenas a teoria de manejo didático prepara-os de forma inadequada para as atitudes, as habilidades e as percepções necessárias para uma administração eficiente. Estudos de caso, jogos de chefia, análise transacional e treinamento de sensibilidades também são eficazes na mudança de atitudes e no aumento da autopercepção. Todas essas técnicas utilizam adequadamente as estratégias da teoria da aprendizagem social.

AVALIAÇÃO DE COMPETÊNCIA COMO PARTE DO DESENVOLVIMENTO DA CARREIRA PROFISSIONAL

A avaliação da competência e a certificação de especialização profissional fazem parte da administração da vida profissional. O BusinessDictionary.com (2013b) sugere que a definição de um *profissional* é "uma pessoa com certificação formal cedida por uma entidade profissional ou que pertence a uma profissão específica em virtude de ter concluído um curso obrigatório de estudos e/ou prática, e cuja competência geralmente pode ser avaliada por um conjunto estabelecido de padrões" (parágrafo 1).

Huston (2014) observa que, infelizmente, em muitos estados norte-americanos, um profissional de enfermagem é considerado como sendo competente a partir do momento em que é licenciado e, a menos que se prove o contrário, sua competência não é questionada novamente. No entanto, claramente, passar em um exame de licenciamento e continuar a trabalhar como profissional de enfermagem não garante a competência ao longo de uma carreira. A competência exige atualizações contínuas no conhecimento e na prática, e isso é difícil em um ambiente de atendimento de saúde caracterizado pelo rápido surgimento de novas tecnologias, por mudanças caóticas e por avanços clínicos contínuos.

O relatório *The Future of Nursing* (2010) do Instituto de Medicina (Institute of Medicine – IOM) concorda, sugerindo que hoje os graduados em enfermagem precisam ter competência em várias áreas, incluindo melhoria contínua da qualidade e da segurança de sistemas de atendimento de saúde; informática; prática baseada em evidências; conhecimento sobre sistemas complexos; habilidades e métodos de liderança e gestão para melhoria contínua; saúde populacional e gestão de atendimento baseado na população; e conhecimento, habilidades e atitudes sobre políticas de saúde (Cronenwett, 2011). No mínimo é de se perguntar quantos enfermeiros hoje atuantes seriam capazes de demonstrar competência em todas essas áreas.

A investigação, a manutenção e o suporte da *competência continuada* também é um desafio na enfermagem profissional. Huston (2014), por exemplo, observa que alguns enfermeiros desenvolvem altos níveis de competência em áreas específicas da prática de enfermagem como resultado de experiência de trabalho e especialização em detrimento de manterem-se atualizados em outras áreas de atuação. Além disso, os empregadores solicitam que os enfermeiros prestem atendimento em áreas de atuação alheias ao seu escopo de conhecimento, porque uma escassez de enfermeiros os encoraja a fazê-lo. Ademais, muitas avaliações atuais de competência se concentram mais em habilidades do que em conhecimento (Huston). Esse problema é complicado ainda mais pelo fato de não existirem quaisquer padrões nacionais de definição, mensuração ou exigência de competência continuada em enfermagem.

 Avaliações atuais de competência muitas vezes se concentram mais em habilidades do que em conhecimento.

Cabe aos administradores avaliar o nível de competência de cada funcionário como parte não somente da apreciação do desempenho, mas também como parte do desenvolvimento da carreira. Essa apreciação deve levar à elaboração de um plano que delineie o que o funcionário tem de fazer para chegar a determinadas competências no cargo atual e em cargos futuros. É comum, no entanto, que uma avaliação da competência concentre-s e apenas no fato de o funcionário ter ou não atingido níveis mínimos de competência que atendam aos padrões federais, estaduais ou organizacionais em vigência, e não em como ultrapassar esses níveis. Assim, investigação de competência e estabelecimento de metas no planejamento de uma carreira é tarefa pró-ativa, com o empregado identificando aquelas áreas potenciais de futuro crescimento e o administrador ajudando a identificar as estratégias úteis para que o empregado alcance as metas.

 A apreciação de competências e o estabelecimento de metas no planejamento de uma carreira devem ajudar o profissional a identificar como ultrapassar esses níveis de competência.

Certamente, alguma responsabilidade individual pela manutenção da competência e pelo aprendizado contínuo é sugerido pelo *Código de Ética para Enfermeiros com Enunciados Interpretativos* da Associação Norte-Americana de Enfermeiros (American Nurses Association – ANA), em sua determinação de que os enfermeiros são obrigados a prestar atendimento adequado e competente de enfermagem (ANA, 2001). As leis estaduais de exercício de enfermagem também delegam aos enfermeiros a responsabilidade de serem justos e prudentes em sua prática. Ambos padrões exigem que os enfermeiros tenham pelo menos alguma responsabilidade pessoal para com a avaliação contínua de sua competência profissional por meio de uma prática reflexiva (Huston, 2014).

Além disso, o relatório *O Futuro da Enfermagem* (2010) do Instituto de Medicina conclama as escolas de enfermagem e os enfermeiros a perseguirem o aprendizado. Foster (2012, p. 115) observa que as organizações de atendimento de saúde precisam proporcionar um ambiente que promova o aprendizado contínuo, com recursos para tornar isso uma realidade para os enfermeiros atuantes. "Isso ajudará a garantir que os enfermeiros se mostrem capazes e qualificados para lidar com populações diversas de pacientes que recebem o atendimento de enfermagem".

 O enfermeiro, individualmente, tem a obrigação profissional de buscar o aprendizado contínuo e de manter a competência.

EXERCÍCIO DE APRENDIZAGEM 11.4

A obrigatoriedade de educação continuada assegura a competência na enfermagem?

A maioria dos estados nos Estados Unidos impõe algum tipo de exigência de educação continuada para renovação da licença de enfermagem. Essas exigências costumam variar de algumas horas até 30 horas a cada 2 anos. Huston (2014) observa que a obrigatoriedade de educação continuada para documentar a sustentação da competência em enfermagem segue suscitando bastante polêmica, já que são poucas as pesquisas que demonstram alguma correlação entre a educação continuada, a competência continuada e resultados melhores no tratamento de pacientes. Além disso, muitas organizações profissionais já expressaram preocupação sobre a qualidade dos cursos de educação continuada para especialistas. Nessa mesma linha, não existe um consenso quanto ao número ideal de créditos anuais para garantir a competência.

Tarefa: em pequenos grupos, debata o uso da educação continuada como um parâmetro válido e confiável de sustentação da competência em enfermagem.

CERTIFICAÇÃO DE ESPECIALIZAÇÃO PROFISSIONAL

Certificação de especialização profissional é uma forma de o empregado poder demonstrar a conquista de competências avançadas. Para obter uma certificação profissional, os enfermeiros precisam atender a critérios de elegibilidade que podem incluir anos e tipos de experiência de trabalho, bem como níveis educacionais mínimos, licenças de atividade em enfermagem e aprovação em exames administrados nacionalmente (Huston, 2014). As certificações normalmente duram cinco anos.

Associações profissionais concedem certificados de especialização como um processo formal, mas voluntário, de demonstração de conhecimentos em determinada área da enfermagem. Por exemplo, a American Nurses Association (ANA) estabeleceu seu Programa de Certificação em 1973 para proporcionar reconhecimento explícito de êxito profissional em determinada área funcional ou clínica da enfermagem. O American Nurses Credentialing Center (ANCC), subsidiário da ANA, tornou-se uma corporação própria em 1991; desde então, certificou mais de 150 mil enfermeiros em todo o país e seus territórios, em mais de 40 áreas de especialização e prática avançada da enfermagem. Apenas em 2012, 16.575 indivíduos se inscreveram para sua certificação inicial (ANCC, 2012). Dentre outras organizações que oferecem certificados de especialização para enfermeiros estão a American Association of Critical Care Nursing, a American Association of Nurse Anesthetists, o American College of Nurse Midwives, o Board of Certification for Emergency Nursing e o Rehabilitation Nursing Certification Board.

Huston (2014) observa que são os enfermeiros-administradores de médio e alto escalão que cumprem o papel mais importante na criação de ambientes de trabalho que valorizam e recompensam a certificação. Os enfermeiros-administradores podem, por exemplo, conceder reembolso de mensalidades ou incentivos salariais para trabalhadores que buscam certificação. Isso é crucial, já que a maior barreira para que os enfermeiros obtenham certificação de especialista, conforme demonstrou um estudo recente, era o custo do exame, e a maior barreira à recertificação era a taxa de renovação (Haskins, Hnatiuk, & Yoder, 2011). Os administradores também podem demonstrar seu apoio pela certificação profissional pagando horas de trabalho aos empregados por períodos fora da jornada de trabalho individual para fazer o exame de certificação e ao prestarem reconhecimento público a funcionários que tenham obtido certificação de especialista.

Os administradores também devem encorajar os enfermeiros certificados a promoverem suas conquistas apresentando-se aos pacientes como profissionais com especialização, usando seus distintivos de certificação e exibindo publicamente suas credenciais (Haskins et al., 2011). Ao fazê-lo, o enfermeiro certificado atua como um líder e um modelo a ser seguido por outros enfermeiros que estão cogitando obter certificação de especialista. Além disso, Altman (2011) indica que muitos enfermeiros não buscam certificação por temerem fazer o teste ou por medo de fracassarem, e ela sugere que os enfermeiros-líderes podem cumprir um papel decisivo ajudando esses enfermeiros a superarem seus medos. Isso pode ser tão simples quanto oferecer recursos de estudo, conceder tempo longe do trabalho para estudar, apoiar verbalmente os enfermeiros durante sua jornada de certificação e prestar reconhecimento a funcionários que acabam obtendo certificação.

Benefícios pessoais da certificação de especialização

Os enfermeiros certificados muitas vezes encontram benefícios pessoais relacionados à obtenção de tal *status*, incluindo promoções mais rápidas no plano de carreira, oportunidades de avanço para a administração e a sensação pessoal ou profissional de realização (Knudson, 2013). Além disso, eles costumam ter um salário maior do que seus colegas não certificados. Nos Estados Unidos, enfermeiros com certificação de especialidade em atendimento crítico ganham em média US$18 mil a mais por ano do que seus colegas sem certificação (Certification: Promoting Excellence in Nursing, 2013). A diferença é ainda mais pronunciada no oeste do país, onde a diferença é de US$51 mil ao ano entre enfermeiros com e sem certificação de especialista em atendimento crítico. Alguns dos benefícios pessoais associados à certificação profissional são apresentados no Quadro 11.5.

QUADRO 11.5	Benefícios pessoais da certificação profissional

- Proporciona uma sensação de conquista e realização
- Comprova o conhecimento especializado e a competência para os colegas e pacientes
- Aumenta a credibilidade
- Aumenta a autoconfiança
- Promove maior autonomia de atuação
- Oferece mais oportunidades na carreira e maior competitividade no mercado de trabalho
- Pode resultar em incentivos salariais

Fonte: Huston, C. (2014). Assuring provider competence through licensure, continuing education, and certification. In C. Huston (Ed.), Professional issues in nursing (3rd ed.). Philadelphia, PA: Lippincott Williams & Wilkins 292–307.

Resultado do tratamento de pacientes e certificação de especialidade

Boltz, Capezuti, Wagner, Rosenberg e Secic (2013) sugerem que, embora existam muitos resultados profissionais positivos associados à obtenção de certificação, a relação entre certificados de especialização e melhores resultados no tratamento de pacientes é menos clara. Uma pesquisa conduzida por Krapohl, Manojlovich, Redman e Zhang (2010) não encontrou correlação alguma entre a proporção de enfermeiros certificados em uma unidade de tratamento intensivo e três resultados no tratamento de pacientes com participação decisiva de enfermeiros, embora o nível de escolaridade dos enfermeiros não tenha sido considerado. Porém, a associação entre a percepção dos enfermeiros quanto à delegação de poder e certificação no local de trabalho foi positiva. Boltz et al. (2013) mostraram uma relação inversa entre certificação e quedas de pacientes, mas nenhuma relação com quedas que causam lesão, prevalência de escaras adquiridas na unidade e prevalência de contenção física.

No entanto, um estudo conduzido por Kendall-Gallagher, Aiken, Sloane e Cimiotti (2011) revelou que a certificação de especialização em enfermagem estava associada com melhores resultados para os pacientes; contudo, a certificação não teve qualquer impacto sobre a mortalidade e o fracasso no socorro quando o enfermeiro não tinha diploma de bacharelado. Os pesquisadores sugeriram então que, como a certificação não é um substituto da formação educacional, talvez seja recomendável que os empregadores invistam na elevação dos níveis de escolaridade dos funcionários sem formação de terceiro grau, em vez de investirem em certificação de especialização para esses enfermeiros.

PRÁTICA REFLEXIVA E O PORTFÓLIO PROFISSIONAL

Kinsella (2010) sugere que a "prática reflexiva", um termo cunhado por Donald Schon, é uma das teorias mais populares do conhecimento profissional nos últimos 20 anos. *Prática reflexiva* é definida pelo Conselho de Enfermagem da Carolina do Norte (NCBN) (2011, parágrafo 7) como "um processo para a avaliação da própria prática a fim de identificar e buscar oportunidades de aprendizado para promover a competência continuada". Inerente ao processo está o exame e a incorporação desse aprendizado na sua própria prática. Tal autoavaliacão está ganhando popularidade como uma maneira de promover a prática profissional e manter a competência, o que prepara o terreno para a criação de um modelo reflexivo de portfólio de prática/profissional para a avaliação da competência.

Um *portfólio profissional*, que todos os enfermeiros devem possuir e manter, pode ser descrito como uma coletânea de materiais que documentem as competências do enfermeiro e sejam um exemplo de seus conhecimentos. O portfólio profissional geralmente contém alguns componentes fundamentais: informação biográfica; bagagem educacional; certificações obtidas e histórico empregatício; um *curriculum vitae* de uma ou duas páginas; um registro ou *checklist* de competências; metas pessoais e profissionais; experiências de desenvolvimento profissional; apresentações, conferências e publicações; atividades profissionais; atividades comunitárias; prêmios e honrarias; e cartas de agradecimento de pacientes, familiares, colegas e outros (Sherrod, 2007). As pessoas precisam ser seletivas ao coletar documentação das melhores realizações profissionais, a fim de não incluírem apenas materiais que exemplifiquem a competência e acentuem as conquistas.

 Todos os enfermeiros devem manter um portfólio que reflita seu crescimento profissional ao longo da carreira.

A manutenção de um portfólio profissional evita que se perca oportunidades de guardar documentos, já que enfermeiros profissionais devem sempre possuir documentação prontamente disponível para obterem promoções, candidatarem-se a um novo cargo ou a outro cargo no emprego atual. Sinclair, Bowen e Donkin (2013) observam, porém, que para o portfólio profissional ter verdadeiro valor, ele deve ser mais do que uma coleção de comprovações de conquistas; ele precisa incluir reflexão e ser usado ativamente como uma ferramenta para promover o crescimento profissional da carreira de seu autor. Somente então ele promoverá um processo cíclico contínuo de desenvolvimento profissional que sustente a manutenção de competência continuada.

EXERCÍCIO DE APRENDIZAGEM 11.5

Preparação de portfólio profissional

Tarefa:
1. Identifique as categorias de evidências que você usaria para organizar um portfólio profissional caso se dispusesse a criar um.
2. Identifique evidências específicas que você incluiria em cada uma dessas categorias. Quais evidências existem atualmente e o que precisaria ser criado?
3. Como você incorporaria um componente de reflexão na criação de um portfólio profissional pessoal?

PLANEJAMENTO DA CARREIRA E O ENFERMEIRO RECÉM FORMADO

Durante o atual desaquecimento da economia, muitos enfermeiros recém formados correm para encontrar um "emprego" – qualquer emprego – em enfermagem, esquecendo que até mesmo as primeiras decisões de colocação profissional são cruciais para colocar em prática planos de carreira a longo prazo. Shirey (2009) sugere que os recém formados precisam selecionar com sabedoria seu primeiro emprego e buscar posição em um local com uma sólida reputação de apoio aos seus profissionais e de excelência em múltiplas áreas.

Encontrar emprego em um local com programas de orientação, estágios, residências e bolsas também é importante para o recém formado, já que leva algum tempo para ganhar os conhecimentos e a autoconfiança que fazem parte de um enfermeiro experiente. Mentores e preceptores também devem estar presentes para ajudar o enfermeiro recém formado e para servirem de modelo de tomada de decisão e de prática clínica de alta qualidade e baseadas em evidências. Se o recém formado tiver uma experiência positiva e estimulante em seu primeiro emprego, ele ficará muito mais propenso a assumir futuros riscos na carreira, a buscar aprendizado pela vida toda e a ter a energia e o comprometimento para se envolver nas grandes questões da sua profissão.

Durante os primeiros anos de emprego, os recém formados também têm a responsabilidade de adquirir conhecimentos necessários para terem mais oportunidades no futuro e um leque mais amplo de opções na carreira. Isso inclui se especializar em uma ou mais áreas, obter certificações profissionais e permanecer bem informado a respeito das questões de enfermagem e atendimento de saúde. Este também é o momento em que a participação em associações profissionais tem grande valor, como resultado das oportunidades de monitoria e formação de redes de contato. Por fim, todos os recém formados devem cogitar sobre o momento oportuno de darem continuidade aos estudos formais como uma parte de sua escalada na carreira e de sua jornada profissional.

PROGRAMAS DE TRANSIÇÃO PARA A PRÁTICA/RESIDÊNCIAS PARA ENFERMEIROS RECÉM FORMADOS

As discussões vêm aumentando ao longo da última década a respeito da necessidade de programas de transição para a prática (também conhecidos como *residências*, *programas de extensão* ou *estágios*) para recém formados em cursos de enfermagem. Jones e West (2014) observam que enfermeiros recém formados muitas vezes começam a trabalhar com pouco mais do que algumas semanas de orientação, em contraste com a maioria das profissões, que exige estágios ou residências formais e frequentemente padronizados. Em grande parte, isso é um resultado residual do sistema tradicional de ensino de enfermagem, fundamentado em programas de aprendizagem e em treinamento hospitalar para a obtenção de um diploma em enfermagem.

Jones e West (2014) sugerem que o sistema de prestação de atendimento de saúde, por estar em constante mutação, por apresentar cada vez mais complexidade no tratamento de pacientes, por sua tecnologia em evolução e por seu foco na segurança dos pacientes, acabou elevando o patamar em termos das expectativas para os recém formados em enfermagem. Hoje, os recém formados precisam entrar no mercado de trabalho embalados, com habilidades bem desenvolvidas de raciocínio crítico e de resolução de problemas; com a capacidade de exercitar julgamento clínico com *know-how* para a prática a partir de uma perspectiva baseada em evidências e voltada a resultados; e com a capacidade de se desenvolverem efetivamente de novatos até especialistas competentes.

Expectativas tão elevadas, aliadas a um treinamento avançado inadequado que adota modelos de alunos-aprendizes, levam muitas vezes a altos níveis de rotatividade entre enfermeiros recém formados. Além disso, a segurança dos pacientes e a qualidade do tratamento são postas em cheque caso os recém formados não tenham as habilidades de raciocínio crítico ou as competências necessárias para aplicar julgamentos críticos a situações envolvendo pacientes. Jones e West (2014) sugerem que programas de transição para a prática servem de ponte para oferecer aos recém formados oportunidades de levarem os conhecimentos da escola de enfermagem para a prática, aplicando-os em uma situação de aprendizado clínico ampliado, intensivo e integrado, oferecendo ao mesmo tempo atendimento direto aos pacientes – bem ao modo como as residências médicas se baseiam na aplicação do aprendizado acadêmico no verdadeiro atendimento dos pacientes e na transição para o papel profissional.

Um programa de transição para a prática bem desenhado fortalece as habilidades e as competências dos recém formados e prepara esses enfermeiros novatos para as exigências de tratamento dos pacientes. Além do mais, uma abordagem sistemática à transição não apenas facilita que os recém formatos se sintam "*a bordo*" (integrados ao pessoal na unidade de enfermagem para oferecer atendimento direto aos pacientes) como também reduz a rotatividade de profissionais, pois diminui o fardo associado à preparação insuficiente para o ambiente de trabalho (Exame de Evidência, 11.1).

Exame de evidência 11.1

Fonte: Trepanier, S., Early, S., Ulrich, B., & Cherry, B. (2012). New graduate nurse residency program: A cost-benefit analysis based on turnover and contract labor usage. Nursing Economics, 30(4), 207-214.

O propósito deste estudo, que incluiu dados provenientes de 15 hospitais da Califórnia, Flórida, Geórgia, Nebraska, Missouri, Tennessee e Texas, foi conduzir uma análise de custo-benefício dos programas de residência para recém formados em enfermagem, utilizando taxas de rotatividade e uso de contratos temporários. Uma análise de dados secundários provenientes de 524 enfermeiros registrados recém formados foi conduzida, incluindo análises descritiva e de regressão passo a passo. As descobertas indicaram que os programas de residência para recém formados em enfermagem estavam associados a uma queda no índice de rotatividade em 12 meses de 36,08% para 6,41% ($p < 0,05$) e uma redução no uso contratos temporários de US$19.099 para US$5.490 por censo médio diário ($p < 0,05$). Essas análises de custo-benefício sugerem economias líquidas entre US$10 e US$50 por paciente/dia quando comparadas com métodos tradicionais de orientação. Os pesquisadores concluíram que os programas de residência em enfermagem oferecem uma abordagem inovadora e de custo-benefício favorável, e que devem ser valorizados como um investimento e não como uma despesa.

Capítulo 11 Desenvolvimento da carreira profissional: de recém-formado à aposentadoria **251**

Jones e West (2014) sugerem que os empregadores e a academia partilham uma obrigação de oferecerem pontes entre estudantes e enfermeiros atuantes e que a inclusão dos programas de transição para a prática é considerada cada vez mais uma expectativa do processo de ensino em enfermagem e do desenvolvimento de carreiras profissionais. De fato, o relatório *O Futuro da Enfermagem* (2010) do Instituto de Medicina (Institute of Medicine – IOM) identificou os programas/residências de transição para prática como uma das oito recomendações-chave para atualizar as contribuições de enfermagem às exigências da reforma da saúde. O IOM sugere que "conselhos estaduais de enfermagem, entidades de credenciamento e organizações de saúde devem tomar medidas para ajudar os enfermeiros a completarem programas de transição para a prática (residência em enfermagem) após terem concluído um pré-licenciamento ou um diploma de prática avançada ou quando estiverem fazendo a transição para novas áreas de prática clínicarel" (IOM, 2010, p. 280).

Existem diversos tipos de programas de transição para a prática (Jones & West, 2014). Há programas que se iniciam no último ano do curso de enfermagem e que se estendem até o licenciamento, embora esses programas não costumem ser voltados para residências baseadas no empregador, que muitas vezes se estendem por um ano e contam com uma experiência planejada, estruturada e monitorada. A maioria dos programas de transição para a prática é constituída de "novas classes de formados" sediadas em um hospital ou empregador (hospital) e que levam até um ano para serem concluídas. Ainda outros programas são voltados para recém formados que ainda não serão contratados, para que possam ganhar habilidades a fim de ingressarem mais facilmente no mercado de trabalho.

Programas tradicionais de transição para a prática (residências) são financiados e oferecidos por empregadores (geralmente hospitais). O hospital contrata um grupo de enfermeiros registrados recém formados e oferece um currículo ao longo dos primeiros seis meses a um ano depois de sua contratação. Os recém formados contratados recebem salário integral, embora não lidem com uma carga total da pacientes durante algum tempo no início de sua residência. Além disso, programas de transição para a prática também são encontrados em ambientes de tratamento não intensivo, como clínicas de primeiros socorros, clínicas de saúde comportamental, tratamento a longo prazo, atendimento domiciliar, locais para recuperação e realibitação, escola de enfermagem e saúde pública, e eles proporcionam exposição a trajetórias profissionais que os alunos talvez nem tivessem cogitado anteriormente, e também oferecem uma oportunidade para que empregadores de tratamento não intensivo cogitem a contratação de enfermeiros recém formados (Jones & West, 2014).

EXERCÍCIO DE APRENDIZAGEM 11.6

Abordando preocupações envolvendo a residência em enfermagem

Jones e West (2014) observam que, embora muitos grupos estejam trabalhando ativamente para assegurar que residências em enfermagem sejam oferecidas para promover uma base sólida para o desenvolvimento profissional dos enfermeiros, muitas dúvidas seguem existindo a respeito da alocação de recursos (humanos e fiscais).

Tarefa: escolha duas dentre as quatro perguntas a seguir e escreva um ensaio de uma página defendendo suas respostas.

1. Certas escolas já manifestaram preocupações de que os programas de transição para a prática estão roubando espaço dos métodos de preceptoria que historicamente sempre foram alocados para estudantes pré-licenciados. Você apoia esta realocação de recursos?

2. Os programas de transição para a prática residências devem ser um requisito para a conclusão do ensino em enfermagem?

3. Historicamente, as residências sempre representaram um custo assumido por hospitais ou empregadores. Este custo deveria ser compartilhado? Por quê?

4. Você participaria de um programa escolar de transição para a prática sem remuneração, se ele pudesse ajudá-lo a ganhar experiência? Você pagaria para participar?

PREPARAÇÃO DE *CURRICULUM VITAE*

Apesar das tentativas das organizações para ajudar os subordinados a identificarem necessidades, desejos e oportunidades na vida profissional, é a forma como os empregados representam a si mesmos que costuma determinar se as oportunidades profissionais desejadas se tornarão ou não realidade. Criar uma imagem positiva costuma depender de ter habilidades bem desenvolvidas de entrevistado (Capítulo 15) e um *curriculum vitae* bem preparado. O CV é um instrumento importante no desenvolvimento da vida profissional. É também um instrumento de sondagem usado pelos empregadores para escolher candidatos e tomar decisões sobre promoções; assim, manter um *curriculum vitae* profissional e atualizado é uma necessidade no planejamento da carreira dos profissionais de atendimento de saúde, tendo de ser levado a sério.

Estrutura de um *curriculum vitae*

Há vários estilos e formatos aceitos para CVs. Pelo fato de eles representarem, no entanto, o profissionalismo do candidato e os recrutadores os utilizarem para resumir as qualificações dos candidatos, devem ser preparados com profissionalismo, causar impressão e captar rapidamente a atenção do leitor. Seguem algumas diretrizes para o preparo de um *curriculum vitae*:

- Mantenha a concisão e a clareza em sua escrita.
- Digite o documento com um único formato de fonte que seja fácil de ler (tamanho 12 ou maior é recomendável).
- Use itens ou frases ponto a ponto.
- Inclua sua bagagem educacional, seu histórico profissional, premiações e honrarias recebidas, conquistas acadêmicas como publicações e apresentações e atividades de serviço comunitário.
- Não inclua informações pessoais como estado civil, idade, se possui filhos ou não, etnia ou afiliações religiosas.
- Maximize seus pontos fortes e minimize seus pontos fracos.
- Nunca minta nem exagere suas conquistas, pois isso pode botar a perder a sua credibilidade.
- Empregue boa gramática, pontuação correta e estrutura adequada nas frases. Erros tipográficos sugerem que o candidato pode não ser sério em relação à solicitação de emprego ou que a qualidade de seu trabalho esteja abaixo do padrão.
- Use papel branco ou *off-white* para imprimir seu *curriculum vitae*.
- Inclua uma carta de apresentação como capa (seja por correio ou por *e-mail*), endereçada a uma pessoa específica se possível, para se apresentar, destacando brevemente os pontos-chave do seu CV, e deixe uma primeira impressão positiva.

Estratégias adicionais para a preparação de *curriculum vitae* foram identificadas pela GE Healthcare (2009):

- Saiba o que você deseja fazer para poder preparar seu CV sob medida para a situação. Em outras palavras, identifique o emprego que você realmente deseja conquistar e então crie um CV centrado nas qualificações que você possui para desempenhar o cargo. A GE Healthcare sugere que quando os CVs não são preparados sob medida "você pode parecer alguém que enviou centenas de CVs, na ânsia de aceitar qualquer emprego que aparecer" (p. 79). Inclua um objetivo profissional ou uma declaração de meta específica para o seu emprego almejado.
- Saiba o que os recrutadores estão procurando. Procure pesquisar algumas descrições de cargos e observar os critérios de contratação do empregador. Então, crie um *curriculum vitae* que destaque essas qualificações e a experiência profissional que você possui nesse sentido.
- Dê destaque às suas realizações. Em média, um *curriculum vitae* recebe menos do que dez segundos de atenção por parte dos recrutadores, por isso você precisa fazer os pontos importantes se destacarem.

Uma amostra de *curriculum vitae* é apresentada na Figura 11.1.

> SUSAN CARMEL GUEVARA
> 628 Normal Street
> Chico, CA 95928
> Telefone residencial: (530) 555-3718
> sguevara@emailcontade.com
>
> META PROFISSIONAL: Exercer a enfermagem profissional em um ambiente avançado que ofereça desafios e oportunidades ao crescimento profissional e pessoal.
>
> FORMAÇÃO
> • Bacharel em Ciências da Enfermagem, California State University, Chic (CSUC), maio de 2009. California Public Health Certificate. Pontuação cumulativa de 3,48; pontuação de Enfermagem 3,54.
>
> MENÇÕES HONROSAS
> • Sigma Theta Tau International Society of Nursing, Kappa Omicron Chapter.
> • CSUC School of Nursing Scholarship Award 2000 e 2008.
> • Publicação de "AN Expression of Nursing. A Journal of Student Writing", na *newsletter* da Faculdade de Enfermagem da CSUC, 1º semestre de 2007.
>
> EXPERIÊNCIA PROFISSIONAL
> • De junho de 2006 até o momento:
> Atendente de enfermagem, Memorial Hospital, Chico, CA. Realiza atendimento direto ao paciente sob supervisão e orientação de enfermeiro. (Descrição do trabalho disponível mediante solicitação.)
>
> • De julho de 2004 a maio de 2006
> Auxiliar de enfermagem domiciliar/substituindo as folgas de cuidador. Sommers Elder Services, Chico, CA. Atendimento de saúde e trabalhos domésticos leves para idosos que não podem sair de casa e deficientes.
>
> REFERÊNCIAS: Disponíveis mediante solicitação.

FIGURA 11.1 • Exemplo de *curriculum vitae* de enfermagem.

INTEGRAÇÃO ENTRE PAPÉIS DA LIDERANÇA E FUNÇÕES ADMINISTRATIVAS NO DESENVOLVIMENTO DA CARREIRA PROFISSIONAL

Não há dúvidas de que o controle adequado da carreira profissional deve alavancar um desenvolvimento positivo, minorar desgastes, reduzir atritos e promover produtividade. As funções administrativas no desenvolvimento da carreira incluem disseminação de informações sobre vida profissional e divulgação de vagas de trabalho. O chefe deve ter um sistema bem organizado e planejado de desenvolvimento profissional para todos os empregados. Esse sistema deve incluir treinamento de longo prazo, uso apropriado de transferências e a forma como as promoções são tratadas. São políticas que devem ser justas e comunicadas de forma eficiente a todos os empregados.

Com a integração da liderança, os administradores ficam mais conscientes acerca de como os próprios valores moldam as decisões sobre a carreira profissional dos funcionários. Além disso, o líder-administrador mostra interesse real no desenvolvimento da carreira de todos os subordinados. O planejamento da vida profissional é estimulado, e os líderes potenciais são identificados e desenvolvidos. Os atuais líderes são recompensados ao verem aqueles a quem ajudaram se desenvolvendo, progredindo profissionalmente e desenvolvendo, por sua vez, habilidades de liderança e administração nos outros.

Os verdadeiros chefes reconhecem que, em todas as decisões profissionais, o empregado deve decidir quando está pronto para buscar promoções, voltar a estudar ou assumir responsabilidades maiores. Os líderes estão conscientes de que cada um percebe o sucesso de forma diferente. Embora os programas de desenvolvimento profissional beneficiem todos os empregados e a organização, há um bônus para o enfermeiro profissional. Quando esses enfermeiros têm a oportunidade de vivenciar um programa bem elaborado de desenvolvimento de vida profissional, costuma tornar-se evidente a maior viabilidade de compromisso com a vida profissional, bem como o aumento desse compromisso.

Unidade III   Papéis e funções no planejamento

CONCEITOS-CHAVE

- Há muitas consequências de um programa de desenvolvimento de carreira que justificam sua implementação.

- A sequência na vida profissional deve ajudar os chefes a administrarem essa vida profissional.

- Programas de desenvolvimento da carreira consistem em um conjunto de responsabilidades pessoais, chamadas planejamento da carreira, e em um conjunto de responsabilidades administrativas, chamado de administração da carreira profissional.

- É comum os empregados precisarem de encorajamento para fazerem planos mais formais em sua carreira a longo prazo.

- O planejamento da carreira deve incluir, pelo menos, um compromisso em utilizar a prática baseada em evidência; aprendizagem de novas habilidades ou aperfeiçoamento da prática pelo uso de modelos de papéis e mentores, estar sempre alerta às questões profissionais e nelas envolvidos, além de aperfeiçoamento de sua formação.

- A criação de caminhos ou a vias de desenvolvimento profissional é um elemento importante da gestão de carreiras nas organizações.

- Cabe aos administradores o planejamento de intervenções específicas que promovam o crescimento e o desenvolvimento de cada subordinado.

- A maioria das pessoas evolui por meio de estágios profissionais normais e previsíveis.

- A orientação da vida profissional envolve ajudar os outros a identificar metas profissionais e opções na carreira, além de criar um plano de carreira para alcançar essas metas. Essa orientação deve ocorrer a curto e longo prazos.

- A investigação de competências e o estabelecimento de metas no planejamento da carreira devem ajudar o empregado a identificar como ultrapassar níveis mínimos de competência necessária pelos padrões federais, estaduais ou organizacionais.

- Certificação de especialização profissional é uma forma pela qual o empregado pode demonstrar seu alcance avançado de competências.

- Para ter sucesso, o desenvolvimento administrativo deve ser planejado e ter o apoio da administração de alto escalão. Esse tipo de programa planejado é chamado de administração da sucessão.

- Quando atitudes e percepção apropriadas de administração são as metas de um programa de desenvolvimento administrativo, as técnicas de aprendizagem social precisam fazer parte das estratégias de ensino usadas.

- Existem diversos tipos de programas de transição para a prática, mas todos eles se concentram em ajudar os estudantes de enfermagem a darem o salto da escola para o emprego.

- A manutenção de um *curriculum vitae* profissional e atualizado é uma necessidade de planejamento da carreira do profissional da saúde, não devendo ser subestimado.

- Cartas de apresentação (por *e-mail* ou correio normal) devem ser sempre utilizadas ao se enviar um *curriculum vitae*. Elas servem para apresentar o candidato, destacando brevemente os pontos fortes do documento e causando uma primeira impressão positiva.

- Todos os enfermeiros devem manter um portfólio profissional (coletânea de materiais que documentem suas competências e exemplifiquem seus conhecimentos) que reflita o crescimento profissional ao longo de sua carreira.

Capítulo 11 Desenvolvimento da carreira profissional: de recém-formado à aposentadoria 255

 EXERCÍCIOS DE APRENDIZAGEM

EXERCÍCIO DE APRENDIZAGEM 11.7

Elaboração de um plano de carreira realista para 20 anos

Elabore um plano de carreira para 20 anos, levando em conta os limites das responsabilidades familiares, como casamento, filhos e pais na velhice. Solicite que alguém critique seu plano de carreira para determinar se ele é factível e se as linhas de tempo e as metas são realistas.

EXERCÍCIO DE APRENDIZAGEM 11.8

Listagem de políticas relativas a reembolso de despesas educacionais para avanço na carreira

Você foi indicado para um comitê de enfermeiros atuantes em sua agência de atendimento domiciliar de saúde para ajudar a elaborar um conjunto de políticas referentes a reembolso de despesas de funcionários para avanço educacional ou avanço na carreira. Os funcionários sugeriram que não há uniformidade nas concessões de apoio para avanço educacional e que não existem critérios para determinar quem deve ser elegível.

Tarefa: desenvolva uma lista com cinco a sete políticas referentes a quem ou o que deve ser elegível para reembolso de despesas educacionais para avanço na carreira. Mostre-se capaz de justificar seus critérios e suas políticas para as promoções.

EXERCÍCIO DE APRENDIZAGEM 11.9

Preparo de um *curriculum vitae*

O centro médico no qual você se candidatou a um cargo solicitou o envio de um *curriculum vitae* junto a seu pedido de emprego. Prepare um *curriculum vitae* profissional usando sua experiência e sua formação reais. Você pode usar qualquer estilo e formato. Esse documento será analisado quanto ao aspecto e à adequação profissionais do conteúdo nele incluído.

EXERCÍCIO DE APRENDIZAGEM 11.10

Construção de um programa de desenvolvimento administrativo

Você está atuando em um comitê *ad hoc* para construir um programa de desenvolvimento administrativo. Sua organização solicitou que os enfermeiros-chefes trabalhem com desenvolvimento de funcionários, tendo de planejar treinamento de uma semana e um programa educativo. Pelo fato de a organização custear o programa (ou seja, pagar os educadores e as horas dos funcionários), cabe a você selecionar conteúdo e métodos educacionais adequados que não ultrapassem 40 horas, incluindo o tempo real de orientação dada por um enfermeiro-chefe.

Tarefa: elabore e escreva esse plano, compartilhando-o com o grupo. Do plano devem constar horas, conteúdo e métodos educacionais.

EXERCÍCIO DE APRENDIZAGEM 11.11

Mapeamento da carreira profissional

Planejar a carreira profissional costuma ser uma tarefa facilitada quando se cria de um mapa da carreira como auxílio ao desenvolvimento de um plano-mestre a longo prazo. Use o guia da carreira profissional apresentado na Figura 11.2, juntamente com as responsabilidades individuais pelo desenvolvimento da carreira profissional delineadas no Quadro 11.3, para ajudá-lo a elaborar o plano pessoal descrito no Exercício de Aprendizagem 11.7.

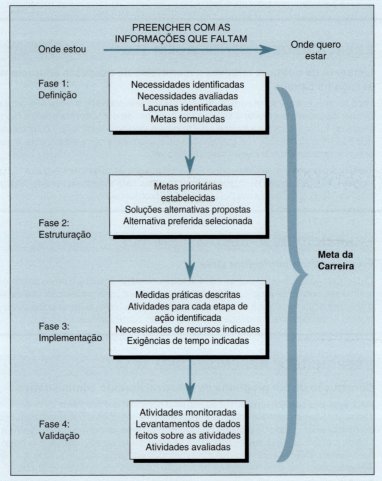

FIGURA 11.1 • Guia para planejamento de carreira de profissional da enfermagem.

REFERÊNCIAS

Altman, M. (2011). Let's get certified: Best practices for nurse leaders to create a culture of certification. *AACN Advanced Critical Care, 22*(1), 68–75.

American Nurses Association (ANA) (2001). *Code of ethics for nurses with interpretive statements.* Washington, DC: American Nurses Association.

American Nurses Credentialing Center. (2012). *American Nurses Credentialing Center—Annual report 2012.* Acessado em 23 de maio de 2013, em http://www.nursecredentialing.org/Documents/Annual-Reports-Archive/2012-AnnualReport.pdf

Boltz, M., Capezuti, E., Wagner, L., Rosenberg, M., & Secic, M. (2013). Patient safety in medical-surgical units: Can nurse certification make a difference? *MEDSURG Nursing, 22*(1), 26–37.

BusinessDictonary.com (2013a). *Career ladder.* Definition. Acessado em 24 de maio de 2013, em http://www.busindess-dictionary.com/definition/career-ladder.html

BusinessDictionary.com (2013b). *Professional.* Definition. Acessado em 23 de maio de 2013, em http://www.business-dictionary.com/definition/professional.html

Certification: Promoting Excellence in Nursing. (2013). *AACN Bold Voices, 5*(2), 13.

Cronenwett, L.R. (2011). *The future of nursing education.* Excerpted from Appendix I of the Future of Nursing: Leading Change, Advancing Health (Institute of Medicine, 2011). Acessado em 23 de maio de 2013, em http://www.iom.edu/~/media/Files/Activity%20Files/Workforce/Nursing/Future%20of%20Nursing%20Education.pdf

Executive Coaching Network. (n.d.). *What is executive coaching?* Acessado em 24 de maio de 2013, em http://www.execcoachnetwork.com.au/whatis.html

Foster, C. (2012). Institute of Medicine The Future of Nursing report, lifelong learning, and certification. *MEDSURG Nursing, 21*(2), 115–116.

GE Healthcare. (2009, March–April). Showcase yourself in resumé. *Healthcare Executive, 24*(2), 79.

Haskins, M., Hnatiuk, C., & Yoder, L. H. (2011). Medical-surgical nurses' perceived value of certification study. *MEDSURG Nursing, 20*(2), 71–93.

Huston, C. (2008, November). Preparing nurse leaders for 2020. *Journal of Nursing Management, 16*(8), 905–911.

Huston, C. (2014). Assuring provider competence through licensure, continuing education, and certification. In C. Huston (Ed.), *Professional issues in nursing* (3rd ed.). Philadelphia, PA: Lippincott Williams & Wilkins 292–307.

Institute of Medicine (IOM). (2010). *The future of nursing: Leading change, advancing health.* Washington, DC: The National Academies.

Jones, D., & West, N. (2014). *New graduate RN transition to practice programs.* Chapter 10. In C. Huston (Ed.), *Professional issues in nursing* (3rd ed.). Philadelphia, PA: Lippincott Williams & Wilkins 156–169.

Kendall-Gallagher, D., Aiken, L. H., Sloane, D. M., & Cimiotti, J. P. (2011). Nurse specialty certification, inpatient mortality, and failure to rescue. *Journal of Nursing Scholarship, 43*(2), 188–194.

Kinsella, E. (2010). Professional knowledge and the epistemology of reflective practice. *Nursing Philosophy, 11*(1), 3–14.

Knudson, L. (2013). Nursing certification provides recognition for nurses, employers. *AORN Journal, 97*(3), C1–C10.

Krapohl, G., Manojlovich, M., Redman, R., & Zhang, L. (2010). Nursing specialty certification and nursing-sensitive patient outcomes in the intensive care unit. *American Journal of Critical Care, 19*(6), 490–499.

North Carolina Board of Nursing (NCBN) (2011). *Continuing competence.* Acessado em 24 de maio de 2013, em http:// www.ncbon.com/content.aspx?id=664

Raffals, R. (n.d.) *What is coaching?* Acessado em 24 de maio de 2013, em http://www.awakenthemagic.com/coach/whatis.html

Sherrod, D. (2007). Professional portfolio: A snapshot of your career. *Nursing 2007 Career Directory, 37*, 18.

Shirey, M. (2009, September). Building an extraordinary career in nursing: Promise, momentum, and harvest. *Journal of Continuing Education in Nursing, 40*(9), 394–402.

Sinclair, P., Bowen, L., & Donkin, B. (2013). Professional nephrology nursing portfolios: Maintaining competence to practice. *Renal Society of Australasia Journal, 9*(1), 35–40.

Trepanier, S., Early, S., Ulrich, B., & Cherry, B. (2012). New graduate nurse residency program: A cost-benefit analysis based on turnover and contract labor usage. *Nursing Economics, 30*(4), 207–214.

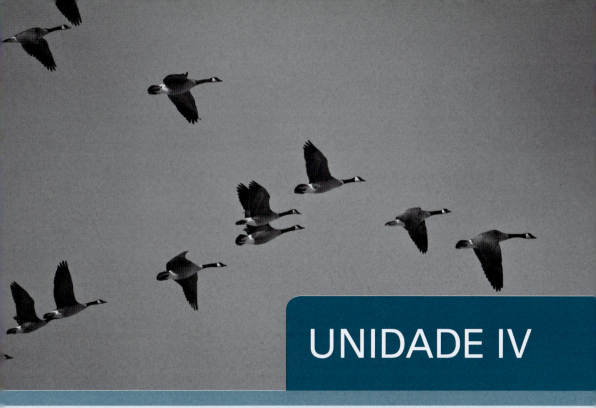

UNIDADE IV

Papéis e funções na organização

12

Estrutura organizacional

... A era da hierarquia corporativa tradicional em forma de pirâmide atuando como um modelo viável de negócios está chegando ao fim.
—Michael Hugos

... em um mundo em constante mudança, as organizações precisam mudar com a mesma certeza que as pessoas mudam. Os anos mais recentes são testemunhas de um aumento do "achatamento" das organizações, uma tendência de encolhimento da estrutura organizacional, pela remoção de camadas hierárquicas.
—Charles R. McConnell

PONTOS DE LIGAÇÃO ESTE CAPÍTULO ABORDA:

BSN Essential II: Liderança básica de organizações e sistemas para atendimento de qualidade e segurança dos pacientes

BSN Essential VI: Comunicação e colaboração interprofissionais para melhorar os resultados de saúde dos pacientes

BSN Essential VIII: Profissionalismo e valores profissionais

MSN Essential II: Liderança de organizações e sistemas

MSN Essential III: Melhoria da qualidade e segurança

MSN Essential VII: Colaboração interprofissional para melhorar os resultados de saúde de pacientes e da população

QSEN Competency: Trabalho em equipe e colaboração

QSEN Competency: Melhoria da qualidade

QSEN Competency: Segurança

AONE Nurse Executive Competency I: Comunicação e desenvolvimento de relacionamentos

AONE Nurse Executive Competency II: Conhecimento sobre o ambiente de atendimento de saúde

AONE Nurse Executive Competency IV: Profissionalismo

AONE Nurse Executive Competency V: Habilidades empresariais

OBJETIVOS DIDÁTICOS *O aluno irá:*

- descrever como a estrutura de uma organização facilita ou impede a comunicação, a flexibilidade e a satisfação no trabalho
- identificar as características de uma burocracia, conforme definida por Max Weber
- identificar relações entre cargos de linha e STAFF, alcance de controle, unidade de comando e cadeias em escala no organograma
- descrever os componentes da estrutura informal organizacional, incluindo relações interpessoais entre funcionários, a formação de grupos primários e secundários e líderes de grupos sem autoridade formal
- distinguir entre a administração de alto escalão, de escalão intermediário e de primeiro escalão
- comparar e contrastar a tomada de decisão centralizada e descentralizada
- analisar como a posição no gráfico organizacional se relaciona com a centralidade
- descrever componentes comuns dos modelos de administração compartilhada e distinguir entre administração compartilhada e tomada de decisão participativa

- contrastar autoridade individual, responsabilidade e comprometimento em determinados cenários
- identificar estratégias apropriadas que o líder/administrador pode empregar para criar uma cultura organizacional construtiva
- descrever as características dos comitês efetivos e dos membros de comitês
- definir "pensamento em grupo" e discutir o impacto do pensamento em grupo sobre as decisões organizacionais e os riscos assumidos
- identificar sintomas de organizações mal projetadas
- descrever as características das organizações de saúde com designação de *Magnet* que exemplificam as 14 forças do magnetismo
- oferecer exemplos potenciais de grupos de interesse das organizações

A Unidade III proporcionou uma fundamentação sobre planejamento, a primeira fase do processo administrativo. A segunda fase desse processo é a *organização*, assunto desta unidade. Nessa fase, são definidas as relações, delineados os procedimentos, preparados os equipamentos e designadas as tarefas. Organizar também envolve estabelecer uma estrutura formal que proporcione a melhor coordenação ou uso possível dos recursos para o alcance dos objetivos da unidade. Este capítulo analisa como a estrutura de uma organização facilita ou impede a comunicação, a flexibilidade e a satisfação no trabalho. O Capítulo 13 examina o papel da autoridade e do poder na organização e como ele pode ser usado para que as metas dos indivíduos, das unidades e da organização sejam atingidas. O Capítulo 14 explica como podem ser organizados os recursos humanos para que se estabeleça o atendimento ao paciente.

ESTRUTURA ORGANIZATIONAL FORMAL E INFORMAL

Fayol (1949) sugeriu que uma organização está formada quando a quantidade de empregados é grande a ponto de haver a necessidade de um supervisor. Organizações são necessárias porque podem realizar muito mais do que apenas um indivíduo. Uma vez que as pessoas passam a maior parte de suas vidas em organizações sociais, pessoais e profissionais, precisam compreender como se estruturam essas organizações – formação, métodos de comunicação, canais de autoridade e processos de tomada de decisão.

Cada organização tem uma estrutura formal e outra informal. "Essencialmente, na organização formal, a ênfase recai sobre as posições organizacionais e o poder formal, ao passo que na organização informal, o foco se concentra nos funcionários, em seus relacionamentos e no poder informal que é inerente no âmbito desses relacionamentos" (Education Portal, 2003–2013, parágrafo 3). Além disso, a estrutura formal costuma ser bastante planejada e visível, ao passo que a informal não tem planejamento, estando normalmente oculta.

A *estrutura formal*, por meio da departamentalização e da divisão do trabalho, proporciona o arcabouço para a definição de autoridade, responsabilidade e comprometimento do administrador. Em uma estrutura formal bem definida, papéis e funções estão claros e organizados de forma sistemática, com pessoas diferentes tendo papéis distintos, com cargos e hierarquia evidentes.

***Estrutura organizacional* refere-se ao modo como é formado um grupo, suas linhas de comunicação e os meios pelos quais se canaliza a autoridade e são tomadas as decisões.**

A *estrutura informal* costuma ser uma rede social que se forma naturalmente entre os funcionários. O Education Portal (2003–2013) sugere que é a estrutura informal que preenche as lacunas com conexões e relacionamentos que ilustram como os funcionários formam redes entre si para realizarem as tarefas. Como as estruturas informais costumam ser baseadas em camaradagem, elas muitas vezes resultam em uma reação mais imediata por parte dos indivíduos, poupando tempo e esforço das pessoas (Schatz, 2013). As pessoas também recorrem à estrutura informal quando a estrutura formal deixa de ser eficiente, o que acontece muitas vezes à medida que uma organização cresce ou passa por mudanças sem fazer uma reavaliação de sua hierarquia ou de seus grupos de trabalho (Schatz).

A estrutura informal conta com sua própria rede de comunicação, conhecida como *boca a boca*. O Education Portal (2003–2013) sugere que a comunicação boca a boca é o cerne da organização informal; trata-se das conversas que se estabelecem na sala de descanso, pelos corredores, durante caronas e em pausas no trabalho, permitindo que os relacionamentos de grupos informais se desenvolvam. Além disso, os *sites* de redes sociais e a comunicação eletrônica como *e-mail* e mensagens de texto também são usados para facilitar a comunicação entre membros de grupos informais.

Embora a comunicação boca a boca seja veloz e possa facilitar o fluxo de informações para cima, para baixo e horizontalmente, é difícil controlá-la ou interrompê-la. Por haver pouca responsabilização pelas mensagens transmitidas, a comunicação boca a boca muitas vezes se torna fonte de rumores e boatos.

A estrutura informal também tem seus próprios líderes. Além disso, tem seus próprios canais de comunicação, geralmente conhecidos como boca a boca.

É preciso que as pessoas se conscientizarem da existência da autoridade informal e de linhas de comunicação em todos os grupos, mesmo que nunca sejam reconhecidas formalmente. A ênfase deste capítulo, no entanto, é identificar componentes da estrutura organizacional, papéis da liderança e funções administrativas associadas à estrutura organizacional formal, além do uso adequado de comitês, para que sejam alcançados os objetivos da organização (Quadro 12.1).

QUADRO 12.1 Papéis da liderança e funções administrativas associados à estrutura organizacional

PAPÉIS DA LIDERANÇA

1. Avaliar a estrutura organizacional com frequência para determinar se cargos administrativos podem ser eliminados, de modo a reduzir a cadeia de comando.
2. Encorajar e orientar os empregados a obedecerem à cadeia de comando, aconselhando os que não o fizerem.
3. Oferecer apoio a funcionários em cargos de assessoria.
4. Servir de modelo de responsabilidade e comprometimento para os subordinados.
5. Ajudar o corpo funcional a ver como seus papéis são coerentes com a missão, a visão e as metas da organização, e como os complementam.
6. Facilitar uma estrutura de grupo informal e construtiva.
7. Estimular a comunicação de baixo para cima.
8. Fortalecer uma cultura organizacional positiva entre grupos de trabalho e subculturas que facilite o compartilhamento de valores e metas.
9. Promover a tomada participativa de decisões e o governo compartilhado para o fortalecimento dos empregados.
10. Usar os comitês para facilitar as metas de grupo e não para retardar decisões.

FUNÇÕES ADMINISTRATIVAS

1. Conhecer a estrutura interna da organização, inclusive a autoridade dos funcionários e dos departamentos e suas responsabilidades na organização.
2. Facilitar uma estrutura de grupo informal e construtiva.
3. Proporcionar ao corpo funcional um gráfico preciso das unidades na organização e ajudar a interpretá-lo.
4. Sempre que possível, manter a unidade de comando.
5. Esclarecer a unidade de comando sempre que houver confusão.
6. Acompanhar as queixas dos subordinados, de baixo para cima, ao longo da cadeia de comando.
7. Estabelecer um alcance adequado do controle.
8. Buscar criar uma cultura organizacional construtiva e um clima organizacional positivo.
9. Usar a organização informal para alcançar as metas organizacionais.
10. Usar a estrutura de comitês para aumentar a qualidade e a quantidade de trabalho realizado.
11. Trabalhar, sempre que for apropriado, para alcançar um nível de excelência organizacional condizente com a organização e que esteja apto à condição de ser elegível para o *status magnet* ou algum outro reconhecimento de excelência.
12. Identificar e analisar continuamente os interesses de apoiadores na organização.

TEORIA E BUROCRACIA ORGANIZATIONAL

Max Weber, cientista social alemão, é conhecido como o pai da teoria organizacional. Reconhecido em todo o lugar como o criador da fórmula clássica das características da *burocracia*, que escreveu a partir da posição vantajosa de um administrador e não de um estudioso. Na década de 1920, Weber testemunhou o crescimento das organizações em grande escala e previu, com correção, que esse crescimento exigiria um conjunto mais formal de procedimentos para os administradores. Sua definição de burocracia, publicada após sua morte, é ainda a mais influente no assunto.

Esse autor postulou "tipos ideais" de autoridade ou razões pelas quais indivíduos, ao longo da história, obedecem aos comandantes. Uma delas, a *autoridade legal-racional*, baseou-se na crença da legitimidade do padrão de regras normativas e nos direitos dos que se tornam autoridades, os quais, atendendo a essas regras, emitem ordens. Assim, obedecia-se a um conjunto impessoal de regras, estabelecidas de forma legal, e não a um comandante pessoal. É esse tipo de autoridade que compõe a base do conceito de burocracia de Weber.

O autor defendeu que a maior virtude da burocracia – na verdade, possivelmente sua característica definidora – era um método institucional de aplicação de regras gerais a casos específicos, tornando justos e previsíveis, dessa forma os atos administrativos. Outras características das burocracias identificadas por Weber incluem:

- Deve haver uma clara *divisão do trabalho* (ou seja, todo trabalho tem de ser dividido em unidades que podem ser assumidas por indivíduos ou grupos de indivíduos competentes para dar conta do trabalho).
- Deve existir uma *hierarquia de autoridade* bem definida, em que os superiores estão separados dos subordinados; com base nessa hierarquia, remunera-se o trabalho, reconhece-se a autoridade, concedem-se privilégios e oferecem-se promoções.
- É preciso que haja regras impessoais e *impessoalidade nas relações interpessoais*. Em outras palavras, os burocratas não estão livres para agir como bem entenderem. As regras burocráticas propiciam aos superiores o controle sistemático dos subordinados, limitando, assim, as oportunidades de comportamento arbitrário e o favoritismo pessoal.
- Deve haver um sistema de procedimentos para lidar com as situações de trabalho (isto é, atividades regulares para a realização de uma tarefa).
- Deve estar em funcionamento um sistema de regras que abranja os direitos e os deveres de cada cargo.
- A escolha da vaga e de quem será promovido baseia-se na competência técnica.

A burocracia foi o instrumento ideal para controlar e rotinizar a energia e a produção prolífica da Revolução Industrial. Todavia, o trabalho de Weber não considera a complexidade para administrar as organizações no século XXI. Ele escreveu em um período em que a motivação do empregado era vista como garantida; além disso, e sua simplificação dos papéis dos administradores e dos empregados não analisou as relações bilaterais entre estes, predominantes na maioria das organizações de nossos dias.

Desde as pesquisas desse autor, os teóricos da administração aprenderam muito sobre comportamento humano, e a maior parte das organizações modificou suas estruturas e criou configurações organizacionais alternativas que reduziram a rigidez e a impessoalidade. No entanto, quase cem anos após os achados de Weber, os componentes da estrutura burocrática ainda podem ser encontrados na configuração de inúmeras organizações de grande porte.

Pesquisas recentes sugerem que mudar a estrutura de uma organização de forma a aumentar a autonomia e o fortalecimento do trabalho dos enfermeiros levará também ao atendimento mais eficiente do paciente.

COMPONENTES DA ESTRUTURA ORGANIZACIONAL

Weber ainda tem os créditos pela criação do gráfico organizacional, que revela a estrutura de uma organização. Uma vez que esse gráfico (Figura 12.1) retrata uma organização, o administrador bem informado é capaz de obter muitos dados a partir de sua leitura. Esse tipo de gráfico pode ajudar a identificar papéis e suas expectativas.

Pela observação de certos elementos, como quais departamentos se reportam diretamente ao diretor-presidente, o administrador novato faz algumas inferências sobre a empresa. Quando alguém se reporta, por exemplo, a um administrador de médio escalão em vez de a um diretor executivo, isso sugere que esta pessoa tem menos *status* e influência do que alguém que se reporta a um indivíduo superior no gráfico organizacional. Os administradores que compreendem a estrutura e as correlações em uma organização conseguem tomar decisões rápidas e entender muito melhor o ambiente organizacional.

Relações e cadeia de comando

O organograma define as relações na instituição. Relações formais, linhas de comunicação e autoridade aparecem no gráfico em linhas cheias. Esses cargos *lineares* podem ser representados por linhas cheias horizontais ou verticais. Linhas cheias horizontais representam a comunicação entre pessoas com esferas similares de responsabilidade e poder, embora com funções diferentes. Linhas cheias verticais entre cargos denotam a *cadeia de comando* oficial, as vias formais de comunicação e autoridade. As pessoas com maior autoridade para tomar decisões localizam-se na parte superior; aquelas com menor autoridade estão na parte inferior. O nível do cargo no gráfico também significa *status* e poder.

As linhas pontilhadas ou tracejadas do gráfico representam cargos no *quadro de pessoal*. Como são cargos de assessoria, um dos membros desses cargos dá informações e assistência ao administrador ou chefe, embora tenha autoridade limitada. Utilizados para aumentar sua esfera de influência, os cargos de assessoria permitem que o administrador desempenhe mais atividades e tenha maiores interações. Esses cargos ainda possibilitam a especialização, algo impossível de ser alcançado sozinho por qualquer administrador ou chefe. Embora os cargos de assessoria possam tornar mais eficientes os funcionários da linha de produção, as organizações podem funcionar sem eles.

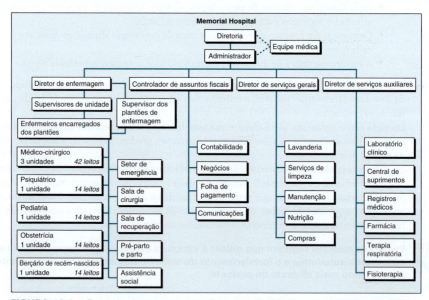

FIGURA 12.1 • Exemplo de organograma. Copyright ® 2006 Lippincott Williams & Wilkins. Instructor's Resource CD-ROM to Accompany Leadership Roles and Management Functions in Nursing, by Bessie L. Marquis and Carol J. Huston.

Os cargos de *consultor* ou *assessor* não possuem autoridade legítima inerente. Os especialistas clínicos e os diretores do quadro de funcionários, quando em cargos de chefia, não costumam ter a autoridade que faz parte de uma relação administrativa. Cumprir com as expectativas de um cargo de pessoal pode, portanto, torna-se mais difícil, porque normalmente sua autoridade formal é limitada. Uma vez que apenas aos cargos administrativos se atribui autoridade para tomar decisões, os de pessoal podem resultar em um uso ineficiente dos serviços de apoio, a menos que as descrições e as responsabilidades do trabalho para esses cargos sejam explicadas com clareza.

A *unidade de comando* é indicada por uma linha vertical cheia entre os cargos no gráfico organizacional. Essa ideia fica melhor descrita com a existência de uma pessoa/chefe que representa um gerente a quem se reportam os empregados, estando estes sob sua responsabilidade. Isso simplifica muito a relação entre administrador e empregado, pois este precisa manter somente um número mínimo de relações, aceitando a influência de apenas uma pessoa como seu supervisor imediato.

A unidade de comando é difícil de ser mantida em algumas grandes organizações de saúde, uma vez que a natureza do atendimento de saúde requer uma abordagem multidisciplinar.

Com frequência, os enfermeiros sentem que possuem vários chefes, pois o atendimento de saúde costuma envolver uma abordagem multidisciplinar. Dentre os indivíduos adicionais a quem os enfermeiros talvez precisem se reportar estão o supervisor imediato, o paciente, a família do paciente, a administração central e o médico. Todos possuem algo a acrescentar ao controle do trabalho do enfermeiro. Weber estava certo ao determinar que ausência de autoridade de comando resulta em certo conflito e perda de produtividade. Isso é frequentemente demonstrado quando os funcionários da área de saúde ficam confusos em relação à unidade de comando.

EXERCÍCIO DE APRENDIZAGEM 12.1

Quem é o chefe?

Em grupos ou individualmente, analise as questões a seguir e produza um relato oral ou escrito a esse respeito:

1. Você já trabalhou em uma organização em que as linhas de autoridade não eram claras? Já foi membro de uma organização social em que isso tenha ocorrido? Como isso teria interferido no funcionamento da organização?
2. Você acha que a regra "um chefe/uma pessoa" seja uma boa ideia? Os funcionários de hospitais costumam ter vários chefes? Se você já trabalhou em uma situação em que teve mais de um chefe, qual foi a consequência disso?

Alcance do controle

O *alcance do controle* também pode ser determinado a partir do gráfico organizacional. A quantidade de pessoas que se reportam diretamente a algum chefe representa o alcance de seu controle e determina a quantidade de interações esperadas. Assim, há uma relação inversa entre o alcance de controle e o número de escalões na hierarquia de uma organização, ou seja, quanto mais estreito o alcance, maior será o número de escalões em uma organização (Juneja, 2013).

Há divisão entre os teóricos quanto ao alcance ideal de controle de qualquer chefe ou administrador. Foram testadas fórmulas quantitativas para a determinação do alcance ideal de controle, com variações sugeridas de três a cinco empregados. Na verdade, o alcance ideal de controle em uma organização depende de diversos fatores, tais como a natureza do trabalho, as capacidades do administrador, sua maturidade, a complexidade da tarefa e o escalão em que o trabalho se dá dentro da organização. A quantidade de pessoas que se reportam diretamente a qualquer supervisor deve ser a que maximize a produtividade e a satisfação do empregado.

Um excesso de funcionários se reportando a um único administrador leva a um atraso nas decisões, enquanto o inverso resulta em uma organização ineficiente e inchada no alto escalão.

266 Unidade IV Papéis e funções na organização

Até a década passada, o princípio de alcances de controle mais restritos na administração de alto escalão era bastante aceito, com variações levemente mais amplas em outros níveis. De fato, Juneja (2013) indica que a maioria dos teóricos modernos da gestão sugere um alcance de controle ideal como sendo de 15 a 20 subordinados por administrador, quando comparados aos seis subordinados por administrador apregoados no passado. Hoje, com mais pressões financeiras sobre as organizações de atendimento de saúde para que continuem financeiramente solventes e com os avanços da tecnologia de comunicação eletrônica, muitos aumentaram a amplitude de controle e reduziram a quantidade de níveis administrativos nas organizações. Isso costuma ser chamado de *achatamento da organização*.

Níveis administrativos

Nas grandes organizações, costuma haver vários níveis de administradores ou chefes. Os *administradores de alto escalão* veem a organização como um todo, coordenando influências internas e externas e, em geral, tomando decisões com poucas diretrizes ou estruturas. Exemplos de administradores de alto escalão incluem o executivo-chefe de operações (COO – *chief operating officer*), o CEO e o administrador de enfermagem no cargo mais alto. A nomenclatura atual dos enfermeiros-administradores de alto escalão varia; podem ser chamados de vice-presidentes de enfermagem ou de serviços de atendimento ao paciente, administradores de enfermagem, diretores de enfermagem, enfermeiros-encarregados, administradores-assistentes de serviços de atendimento ao paciente ou executivos-chefes de enfermagem.

Alguns enfermeiros-encarregados de alto escalão podem ser responsáveis por outros departamentos que não o de enfermagem. Por exemplo, um enfermeiro-encarregado de alto escalão pode ser supervisor do departamento de terapia respiratória, de fisioterapia e terapia ocupacional. Da mesma forma, o executivo-chefe pode ter vários títulos, como o de presidente ou diretor. Cabe lembrar apenas que o executivo-chefe é a pessoa com o cargo mais alto na hierarquia organizacional, sendo o enfermeiro-encarregado de alto escalão aquele que ocupa o cargo mais alto na enfermagem. As responsabilidades comuns aos administradores de alto escalão incluem determinar a filosofia organizacional, estabelecer políticas e criar metas e prioridades para a alocação de recursos. Os administradores ou chefes de alto escalão precisam muito das habilidades de liderança e não se envolvem em operações de rotina, no que se destacam os chefes de escalões inferiores.

Os *administradores* ou *chefes de nível* ou *escalão intermediário* coordenam os esforços dos níveis inferiores na hierarquia, servindo de elemento de ligação entre administradores de escalão superior e inferior. Eles executam operações diárias, embora estejam ainda envolvidos no planejamento de longo prazo e no estabelecimento de políticas da unidade. Exemplos desse tipo de chefe ou administrador incluem supervisores de enfermagem, enfermeiros-encarregados, enfermeiros com cargos administrativos e chefes de unidade.

Hoje, ocorrem muitas fusões e aquisições de instituições de saúde, sendo que níveis reduzidos de administradores costumam ficar aparentes nessas organizações consolidadas. Consequentemente, muitas instituições de atendimento de saúde ampliaram o escopo de responsabilidade para os administradores de médio escalão, dando a eles o título de "diretor" como forma de indicar novos papéis. O antigo termo *diretor de enfermagem*, ainda utilizado em hospitais menores para denominar a chefia de enfermagem, agora é usado em várias organizações de atendimento de saúde para denotar o administrador de escalão intermediário. A proliferação de títulos entre administradores de cuidados de saúde tornou imperativo que as pessoas compreendam os papéis e as responsabilidades que acompanham cada cargo.

Os *administradores de primeiro escalão* preocupam-se com o fluxo de trabalho de sua unidade. Lidam com problemas imediatos nas operações cotidianas da unidade e com necessidades organizacionais e pessoais dos funcionários. Sua eficiência influencia muito a organização. Esses chefes de primeiro escalão precisam de boas habilidades administrativas. Uma vez que seu trabalho está muito próximo dos pacientes e das equipes de atendimento de saúde, eles ainda têm uma excelente oportunidade de praticar papéis da liderança que influenciarão sobremaneira a produtividade e a satisfação dos subordinados. Exemplos de chefes de primeiro escalão incluem enfermeiros de atendimento primário, gerenciadores ou administradores de casos e enfermeiros-encarregados. Em várias organizações, todos os enfermeiros registrados são considerados chefes de primeiro escalão. Todos os enfermeiros, em qualquer situação, devem administrar a si mesmos e aos que estão sob seus cuidados. Uma ideia geral dos cargos de alto escalão, de escalão intermediário e de primeiro escalão encontra-se na Tabela 12.1.

TABELA 12.1 Níveis de chefia ou administradores

	Alto escalão	*Escalão intermediário*	*Primeiro escalão*
Exemplos	Diretor-chefe de enfermagem Diretor-chefe executivo Diretor-chefe de financeiro	Supervisor de unidade Chefe de departamento Diretor	Enfermeiro-encarregado Chefe de equipe Enfermeiro primário
Alcance da responsabilidade	Vê a organização como um todo, bem como as influências externas	Concentra-se em fazer a integração das necessidades cotidianas no nível da unidade com as necessidades no nível da organização	Concentra-se basicamente nas necessidades cotidianas no nível da unidade
Foco no planejamento principal	Planejamento estratégico	Combinação de planejamento de longo e curto alcance	Planejamento operacional de curto alcance
Fluxo da comunicação	Com mais frequência, de cima para baixo, embora receba *feedback* dos funcionários diretamente ou por meio dos chefes de escalão intermediário	De baixo para cima e de cima para baixo, com grande centralização	Com maior frequência, de baixo para cima; conta com os chefes de nível intermediário para transmitir a comunicação para os administradores de alto escalão

Uma das responsabilidades dos líderes na fase organizacional é examinar periodicamente a quantidade de pessoas na cadeia de comando. Com frequência, as organizações adicionam níveis até que haja administradores em excesso. Assim, o administrador de enfermagem deve ponderar cautelosamente as vantagens e desvantagens de adicionar mais um nível de chefia. Por exemplo, a existência de um enfermeiro-encarregado em cada plantão auxilia ou atrapalha a tomada de decisão? A existência desse cargo resolve ou cria problemas?

Centralização

Centralização, ou a localização de um cargo no gráfico organizacional, é determinada pela distância organizacional. Os empregados com uma distância organizacional relativamente pequena podem receber mais informações do que os que estão localizados mais na periferia. É por isso que os chefes de escalão intermediário costumam ter uma visão mais ampla da organização do que os chefes de outros níveis administrativos. Um chefe ou administrador de nível intermediário tem um grau maior de centralização, pois recebe informações de baixo para cima, de cima para baixo e horizontalmente.

 Centralização diz respeito à localização de um cargo no gráfico da organização onde tipos de comunicação variados e frequentes ocorrem.

Uma vez que toda comunicação envolve um emissor e um receptor, as mensagens podem não ser recebidas com clareza em função do cargo na hierarquia ocupado pelo emissor. Da mesma maneira, *status* e poder costumam influenciar a capacidade do receptor em ouvir uma informação com exatidão. Um exemplo do efeito do *status* sobre a comunicação é encontrado na "síndrome do diretor". A maior parte das pessoas ainda não esqueceu o pânico que sentia quando, em idade escolar, era chamada à sala do diretor. Pensamentos do tipo "o que foi que eu fiz?" povoavam sua mente. Até mesmo adultos sentem desconforto ao se comunicarem com pessoas com *status* superior. Isso pode ter a ver com medo ou respeito, mas ambos interferem na clareza da comunicação. As dificuldades na comunicação de baixo para cima e de cima para baixo são mais bem explicadas no Capítulo 19.

Unidade IV Papéis e funções na organização

EXERCÍCIO DE APRENDIZAGEM 12.2

A mudança está chegando

Este exercício de aprendizagem refere-se ao gráfico organizacional apresentado na Figura 12.1. Considerando-se a expansão do Memorial Hospital, a Junta Diretiva fez várias mudanças que exigem alterações nesse gráfico. Os diretores acabaram de anunciar as seguintes mudanças:

- O nome do hospital foi mudado para Hospital Geral e Centro Médico Memorial.
- Foi oficializada a aprovação do estado para a realização de cirurgia cardíaca aberta.
- Uma das unidades médico-cirúrgicas existentes será remodelada, passando a ser dividida em duas unidades de cuidados críticos (uma para coronárias e cirurgia cardíaca aberta, com seis leitos, e outra para cirurgia e trauma, também com seis leitos).
- Um diretor clínico de meio período será responsável pelo atendimento médico em cada unidade de cuidados críticos.
- O título de administrador do hospital foi mudado para diretor-executivo.
- Contratou-se um administrador associado para o hospital.
- Criou-se um novo departamento educativo para todo o hospital.
- A antiga unidade pediátrica será remodelada, passando a constituir uma ala pediátrica com sete leitos e uma unidade de recuperação também com sete leitos.
- O novo título do diretor de enfermagem é vice-presidente de serviços de atendimento ao paciente.

Tarefa: quando o hospital é visto como um sistema amplo e aberto, é possível visualizar as áreas em que podem ocorrer problemas. Em especial, há necessidade de serem identificadas mudanças antecipadas no departamento cirúrgico e a forma como tais mudanças afetam a organização como um todo. Descreva todas essas mudanças no gráfico organizacional antigo, delineando os cargos funcionais e lineares. Justifique suas decisões. Por que você colocou o departamento de educação no local que você escolheu? Qual foi a lógica usada em sua divisão de autoridade? Em sua opinião, em que pontos há potencial para conflito no novo gráfico organizacional? Por quê?

Sendo assim, é importante estar consciente de como a estrutura formal influencia as relações e a comunicação em geral. Isso é ainda mais verdadeiro uma vez que as organizações modificam sua estrutura com frequência, resultando em novas linhas de comunicação e relações do tipo quem se reporta a quem. A menos que se entenda como interpretar um gráfico organizacional formal, haverá confusão e ansiedade quando da reestruturação da organização.

EXERCÍCIO DE APRENDIZAGEM 12.3

Culturas e hierarquias

Sua experiência na secretaria de saúde do município durante seis meses deixou-o impressionado com a médica que administra o local. Ela parece verdadeiramente preocupada com o bem-estar dos pacientes. Organiza chá para os novos funcionários mensalmente para discutir a filosofia do departamento e seu estilo administrativo. Diz ter uma política de portas abertas, de modo que os empregados são sempre bem-vindos a visitá-la.

Desde sua nomeação como enfermeiro-encarregado da clínica de imunizações, no plantão vespertino, você passou a se preocupar com um problema persistente. Os funcionários da limpeza costumam passar parte da noite dormindo, ainda no horário de serviço, ou socializando por longos períodos. Você partilhou as preocupações com o supervisor da secretaria de saúde duas vezes. Na noite anterior, encontrou esses mesmos funcionários em um momento de socialização. Isso o incomoda, pois a clínica precisa estar muito bem limpa. Por vezes, os banheiro públicos ficam tão desorganizados que deixam você e seus funcionários envergonhados. Você

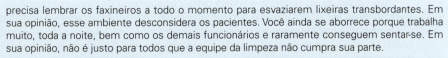

precisa lembrar os faxineiros a todo o momento para esvaziarem lixeiras transbordantes. Em sua opinião, esse ambiente desconsidera os pacientes. Você ainda se aborrece porque trabalha muito, toda a noite, bem como os demais funcionários e raramente conseguem sentar-se. Em sua opinião, não é justo para todos que a equipe da limpeza não cumpra sua parte.

Ao se dirigir ao estacionamento hoje à noite, o administrador de saúde faz uma pausa para conversar e perguntar como estão as coisas. Você lhe conta o problema com os funcionários da limpeza? Isso segue de forma correta a cadeia de comando? Você acha que há um conflito entre a cultura da unidade de limpeza e a cultura da unidade de enfermagem? O que fazer? Liste opções e alternativas. Decida o que fazer e justifique-se.

Obs.: tente solucionar esse problema antes de consultar o Apêndice para verificar uma possível solução.

É sempre apropriado sair da cadeia de comando? Com certeza, existem situações isoladas nas quais a cadeia de comando deve ser quebrada. Essas raras condições, entretanto, costumam envolver a ética. Na maior parte dos casos, os que são ultrapassados na cadeia de comando devem ser avisados com antecedência. Lembrar-se sempre de que a unidade de comando confere à organização um sistema funcional de diretrizes e ordens de como proceder, de modo a aumentar a produtividade e reduzir os conflitos.

LIMITAÇÕES DOS ORGANOGRAMAS

Uma vez que organogramas apresentam apenas as relações formais, é limitado o que podem revelar sobre uma instituição. O gráfico não mostra a estrutura informal da organização. Cada instituição conta com uma estrutura informal dinâmica, que pode ser motivadora e poderosa. Os líderes informados jamais subestimam sua importância, porque a estrutura informal inclui as relações interpessoais dos empregados, a formação de grupos primários e secundários e a identificação de líderes de grupo sem autoridade formal.

Esses grupos são importantes nas organizações, pois dão aos trabalhadores uma sensação de pertencimento. Além disso, eles têm muito poder, podendo facilitar ou sabotar mudanças planejadas na organização. Sua capacidade de determinar as normas e o comportamento aceitos nas unidades tem muito a ver com a socialização dos novos empregados. Líderes informais costumam ser encontrados entre empregados antigos ou pessoas em *posições estratégicas*, como secretários de chefes de enfermagem. É normal que a organização informal decorra de atividades sociais ou relações que se dão fora do ambiente de trabalho.

Os organogramas são ainda limitados em sua capacidade de mostrar o grau de autoridade de cada cargo linear. *Autoridade* é definida como o poder oficial para agir. É o poder conferido pela organização para dirigir o trabalho de outros. Um administrador tem autoridade para contratar, despedir ou disciplinar outras pessoas.

Porém, igualar *status* com autoridade costuma causar confusão. A distância até o topo da hierarquia da organização costuma determinar o grau de *status*: quanto mais perto do topo, mais alto o *status*. Este também é influenciado por habilidades, formação, especialização, nível de responsabilidade, autonomia e salário combinado para o cargo. É comum as pessoas terem uma posição sem a autoridade devida.

Pelo fato de as organizações serem ambientes dinâmicos, os organogramas tornam-se logo obsoletos. Grover (1999–2013) sugere que a maioria das organizações permanece em constante mudança, com pessoas assumindo novos cargos, sendo contratadas e sendo demitidas; por isso, tentar manter atualizado um organograma é quase impossível.

É também possível que o organograma descreva mais como as coisas devem ser, quando, na verdade, a organização ainda funciona de acordo com uma estrutura antiga, porque os empregados ainda não aceitaram as novas linhas de autoridade.

Além disso, os organogramas podem definir com excesso de rigidez os cargos das pessoas que trabalham em tal organização (Grover, 1999-2013). Alguns funcionários podem examinar o organograma e observar que as responsabilidades vinculadas a eles não levam em conta a realidade de que às vezes precisam ajudar em tarefas que não são uma parte formal das funções de seu cargo.

Outra limitação do organograma de uma organização é que, embora defina autoridade, não define responsabilidade e comprometimento. Uma *responsabilidade* constitui um dever ou uma tarefa designada. É a implementação de um trabalho. Por exemplo, uma responsabilidade comum a vários enfermeiros-encarregados é estabelecer os pacientes que serão alocados a cada enfermeiro diariamente. Os administradores devem sempre receber responsabilidades acompanhadas da devida autoridade. Quando a autoridade não está à altura da responsabilidade, ocorre confusão de papéis entre os envolvidos. Por exemplo, os supervisores podem ter a responsabilidade de manter padrões elevados de atendimento profissional entre os funcionários sob sua responsabilidade. Se eles não recebem a autoridade para disciplinar os empregados quando necessário, essa responsabilidade é praticamente impossível de ser implementada.

O *comprometimento* assemelha-se à responsabilidade, mas é algo interno. Sendo assim, estar comprometido significa que as pessoas concordam em ser, do ponto de vista moral, responsáveis pelas consequências de seus atos. Portanto, um indivíduo não pode ser comprometer por outro. A sociedade nos considera comprometidos com as responsabilidades a nós conferidas, sendo esperado das pessoas que aceitem as consequências de seus atos. Um enfermeiro que informa um erro na medicação evidencia comprometimento com as responsabilidades inerentes a seu cargo. O Quadro 12.2 apresenta as vantagens e as desvantagens do organograma.

O administrador precisa compreender as inter-relações e as diferenças entre esses três termos. Uma vez que é tão importante que o uso da autoridade, a solidificação do poder e a perspicácia política funcionem com eficiência em qualquer estrutura, esses itens são discutidos em maior profundidade no Capítulo 13.

QUADRO 12.2 Vantagens e limitações do organograma

VANTAGENS

1. Mapeia linhas de autoridade de tomada de decisão.
2. Ajuda as pessoas a compreenderem suas tarefas e as dos colegas de trabalho.
3. Revela a administradores e novos funcionários sua posição na organização.
4. Contribui para uma estrutura organizacional sólida.
5. Mostra as linhas formais de comunicação.

LIMITAÇÕES

1. Apresenta somente as relações formais.
2. Não indica graus de autoridade.
3. É difícil de manter atualizado.
4. Pode mostrar as coisas mais como deveriam ser ou costumavam ser, e menos como realmente são.
5. Pode limitar demais as funções de cada cargo.
6. Pode suscitar confusão entre autoridade e *status*

TIPOS DE ESTRUTURAS ORGANIZACIONAIS

Tradicionalmente, os departamentos de enfermagem utilizam um dos seguintes padrões de estruturação: burocrático, específico (*ad hoc*), de matriz, horizontal ou suas várias combinações. O tipo de estrutura utilizado em qualquer instituição de saúde influencia padrões de comunicação, relações e autoridade.

Capítulo 12 Estrutura organizacional **271**

Estruturas lineares

As configurações organizacionais *burocráticas* costumam ser chamadas de *estruturas lineares* ou *organizações lineares*. As que apresentam autoridade funcional podem ser chamadas de *organizações funcionais*. Esses dois tipos de estruturas organizacionais são encontrados com frequência em grandes instituições de saúde e costumam ter certa semelhança com a configuração original de Weber para as organizações eficientes. Devido à familiaridade da maior parte das pessoas com essas estruturas, ocorre pouca tensão associada a sua orientação relativa a essas organizações. Nessas estruturas, autoridade e responsabilidades estão definidas com clareza, o que leva à eficácia e à simplicidade das relações. O organograma apresentado na Figura 12.1 é uma estrutura linear e funcional.

As configurações formais apresentam algumas desvantagens. Costumam causar monotonia, alienar os empregados e dificultar o ajuste rápido a circunstâncias inusitadas. Outro problema com essas estruturas é sua obediência à comunicação conforme a cadeia de comando, o que limita a comunicação de baixo para cima. Os bons líderes encorajam este tipo de comunicação para compensarem a desvantagem. Quando, porém, os cargos lineares estão definidos com clareza, não obedecer à cadeia de comando para a comunicação de baixo para cima costuma ser inadequado.

Configuração específica

A configuração específica (*ad hoc*) é uma modificação da estrutura burocrática, sendo usada às vezes de forma temporária para facilitar a realização de um projeto em uma organização linear formal. Esse tipo de estrutura é uma forma de vencer a inflexibilidade da estrutura linear, uma maneira de os profissionais lidarem com quantidades cada vez maiores de informações disponíveis. As estruturas *ad hoc* usam uma abordagem de equipes de projetos ou de tarefas e costumam ter essas equipes desfeitas quando o projeto é concluído. Suas desvantagens são redução da força na cadeia formal de comando e menor lealdade do empregado à organização.

Estrutura de matriz

Uma estrutura do tipo *organização em matriz* é criada para dar ênfase a produto e função. Função é descrita como a totalidade das tarefas necessárias para fabricar o produto; e produto, como o resultado final da função. Por exemplo, bons resultados do paciente são o produto; educação dos funcionários e um bom time de funcionários podem ser as funções necessárias para que o resultado seja produzido.

A estrutura organizacional de matriz tem uma cadeia de comando vertical e horizontal. A Figura 12.2 apresenta tal estrutura e mostra que o gerente de enfermagem de serviços ginecológicos pode reportar-se tanto ao vice-presidente de serviços maternos e ginecológicos (gerente de produtos) quanto ao vice-presidente de serviços de enfermagem (gerente funcional). Embora haja menos regras formais e menos níveis hierárquicos, uma estrutura de matriz também tem desvantagens. Por exemplo, nessa estrutura, as tomadas de decisão podem ser lentas em função da necessidade de compartilhar informações, podendo causar confusão e frustração aos funcionários devido a sua configuração hierárquica de dupla autoridade. A principal vantagem da centralização de conhecimentos e experiência costuma ser sobrepujada pela complexidade da comunicação necessária a essa configuração.

Organização por linhas de serviço

Similar à configuração por matriz, a organização por linhas de serviço pode ser usada em algumas instituições de grande porte no tratamento das carências que são endêmicas às grandes organizações burocráticas tradicionais. *Linhas de serviço*, por vezes chamadas de *organizações centradas no atendimento*, são menores em escala se comparadas a grandes sistemas burocráticos. Por exemplo, nessa configuração organizacional, as metas gerais são determinadas pela organização maior, mas a linha de serviços decide os processos a serem usados para o cumprimento das metas.

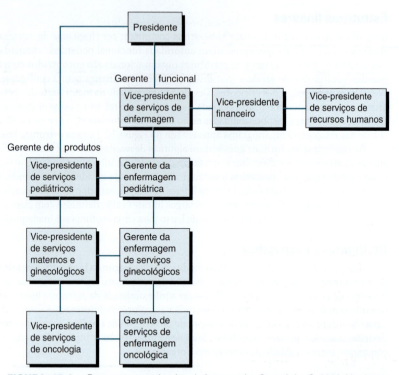

FIGURA 12.2 • Estrutura organizacional tipo matriz. Copyright ® 2006 Lippincott Williams & Wilkins. Instructor's Resource CD-ROM to Accompany Leadership Roles and Management Functions in Nursing, by Bessie L. Marquis and Carol J. Huston.

Configurações horizontais

As *configurações organizacionais horizontais* são uma tentativa de retirar as camadas hierárquicas da cadeia de comando e descentralizar a organização. Assim, um único administrador ou supervisor controlaria um grande número de subordinados e teria um grande alcance de controle (Juneja, 2013). Em períodos em que as organizações estão em boa situação financeira, é fácil adicionar camadas à organização para que o trabalho seja feito; quando, porém, elas começam a enfrentar problemas financeiros, costumam analisar essa hierarquia em busca de cargos a serem eliminados.

Nas *organizações horizontais*, ainda permanece uma autoridade linear; no entanto, pelo fato de a estrutura ser horizontal, pode haver mais autoridade e poder de decisão onde o trabalho é executado. A Figura 12.3 apresenta uma estrutura de organização horizontal. Muitos administradores têm dificuldades de abandonar o controle, e tipos de organizações estruturadas de forma muito horizontal costumam manter muitas características burocráticas.

TOMADA DE DECISÃO NA HIERARQUIA DA ORGANIZAÇÃO

A hierarquia de tomada de decisão, ou pirâmide, costuma ser chamada de *cadeia escalar* (de gradação). Uma revisão do organograma apresentado na Figura 12.1 permite determinar onde são tomadas as decisões na hierarquia administrativa. Embora todo administrador tenha alguma autoridade para decidir, o tipo e o nível da decisão são determinados pelo cargo do administrador no organograma.

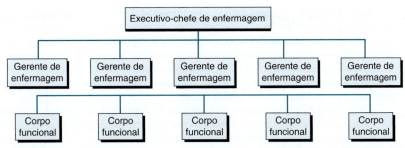

FIGURA 12.3 • Estrutura de uma organização horizontal. Copyright ® 2006 Lippincott Williams & Wilkins. Instructor's Resource CD-ROM to Accompany Leadership Roles and Management Functions in Nursing, by Bessie L. Marquis and Carol J. Huston.

Nas organizações com *processo decisório centralizado*, apenas alguns administradores no topo hierárquico tomam as decisões. Em outras palavras, a visão ou o pensamento de um ou poucos indivíduos na organização norteia as metas organizacionais e o modo como essas metas são cumpridas. A execução das decisões nas organizações centralizadas é bastante ágil.

O processo decisório descentralizado dispersa a tomada de decisão pela organização, possibilitando a solução dos problemas no nível administrativo prático mais inferior. Normalmente, isso significa que os problemas podem ser resolvidos no mesmo nível em que ocorrem, ainda que alguns atrasos possam ocorrer na tomada de decisões caso o problema precise ser transmitido através de diversos escalões para chegar ao indivíduo apropriado para resolvê-lo. Em geral, porém, as organizações de maior porte beneficiam-se de processos decisórios descentralizados.

Isso ocorre porque as questões complexas que precisam ser resolvidas podem receber melhor tratamento se enfrentadas por uma variedade de pessoas de áreas diferentes com experiência e conhecimento diferentes. Deixar que, nas grandes organizações, essas decisões sejam tomadas por uns poucos superiores sobrecarrega-os demais, podendo resultar em atrasos devastadores ao processo decisório.

Normalmente, quanto maior a organização, maior a necessidade de descentralizar o processo decisório.

Rai (2013), no entanto, sugere que o processo decisório centralizado pode funcionar bem, e de fato funciona, em organizações onde o quadro funcional deseja mais direção, orientação e coordenação de atividades por parte do alto escalão. Rai observa que o uso de regras e procedimentos burocráticos pode, na verdade, ser saudável para uma organização, já que isso minimiza os conflitos entre cargos e esclarece o que se espera de cada função.

GRUPOS DE INTERESSE

Os *stakeholders*, ou *grupos de interesse*, são as entidades no ambiente de uma organização que desempenham um papel em sua força e desempenho, ou que são por ela influenciadas. Os terceiros podem ser internos e externos, com possibilidade de incluir indivíduos e grandes grupos, com metas comuns ou diversificadas. Os *grupos de interesse internos*, por exemplo, podem incluir o enfermeiro em um hospital ou o nutricionista em uma instituição de atendimento especial. Exemplos de *partes interessadas externas* em hospital para pacientes graves podem incluir escola local de enfermagem, agências de atendimento domiciliar de enfermagem e provedores de cuidados gerenciados que tenham contratos com os consumidores locais. Mesmo a câmara de comércio de uma cidade pode ser considerada uma parte interessada em uma organização de atendimento de saúde.

Todas a organizações precisam ser entendidas como parte de uma comunidade maior de partes interessadas.

Essas partes têm interesse no que a organização faz, embora possam ter ou não poder de influenciá-la para proteger seus interesses. Estes são variados, podendo haver coincidência ou não entre eles em relação a alguns aspectos. Não são as organizações que escolhem os grupos nelas interessadas; são estas que optam por ter uma parcela nas decisões da organização. Esses elementos interessados podem ter uma influência apoiadora ou ameaçadora nas tomadas de decisão das organizações. As organizações que tomam muitas decisões podem enfrentar muitas partes interessadas, com metas e interesses variados e conflitantes.

Como parte da mudança planejada, assunto do Capítulo 8, e da tomada de decisão, discutida no Capítulo 1, a *análise dos grupos de interesse* é um aspecto importante do processo administrativo. Tal análise deve ser feita quando há necessidade de esclarecimento das consequências de decisões e mudanças. Além da identificação dos grupos que serão afetados por uma mudança, há necessidade de sua priorização e da determinação de sua influência. Líderes astutos sempre devem estar cientes de quem são suas partes interessadas e do impacto que podem ter sobre sua organização. Uma descrição de possíveis grupos de interesse de um hospital comunitário local é apresentada no Quadro 12.3.

QUADRO 12.3 Exemplos de grupos de interesse em um hospital comunitário local

Grupos de interesse externos	Grupos de interesse internos
Comerciantes locais	Empregados de hospitais
Faculdades e universidades da região	Médicos
Empresas seguradoras e HMOs	Pacientes
Líderes comunitários	Famílias dos pacientes
Sindicatos	Presidentes de sindicatos
Organizações profissionais	Conselhos de administração

CULTURA ORGANIZACIONAL

Cultura organizacional é a soma de valores, linguagem, tradições, costumes e elementos intocáveis de uma organização – as poucas questões presentes em uma organização que não estão abertas a discussão ou mudança. Por exemplo, a logomarca do hospital, criada pelo conselho de administração, é um item que não deve ser atualizado ou modificado.

De modo similar, o BusinessDictionary.com (2013) define cultura organizacional como "os valores e comportamentos que contribuem para o ambiente social e psicológico singular de uma organização. A cultura organizacional inclui as expectativas, as experiências, a filosofia e os valores que mantêm coesa uma organização, e são expressos em sua autoimagem, em seu funcionamento interno e em suas interações com o mundo externo e em suas expectativas futuras. Ela se baseia no compartilhamento de atitudes, crenças, costumes e regras escritas e tácitas que se desenvolvem com o tempo e são consideradas válidas" (parágrafo 1). Essas duas definições têm em comum um senso de complexidade e importância da cultura organizacional.

A cultura de uma organização é um sistema de símbolos e interações peculiares. São formas de pensar, comportar-se e acreditar que os membros de uma unidade da organização têm em comum.

No entanto, a cultura de uma organização não deve ser confundida com o *clima organizacional* – a forma como os empregados percebem uma organização. Por exemplo, um empregado pode perceber uma organização como justa, amigável e informal, ou como formal e bastante estruturada. A percepção pode ser precisa ou imprecisa, sendo que as pessoas de uma mesma organização podem ter diferentes percepções dessa organização. Assim, uma vez que o clima organizacional é a forma como os indivíduos veem a organização, seu clima e sua cultura podem ser diferentes.

Embora levantar dados sobre a cultura da unidade seja uma das funções do administrador, construir uma cultura positiva, sobretudo no caso de já existir uma negativa, exige habilidades interpessoais e de comunicação de um líder. Cabe ao líder assumir papel ativo na criação de um tipo de

Capítulo 12 Estrutura organizacional **275**

cultura organizacional que garanta o sucesso. Quanto mais arraigada a cultura e o padrão dos atos, mais desafiador será o processo de mudança para o líder. Diante da condição arraigada da cultura, o sucesso em construir uma nova cultura costuma exigir outra liderança e/ou assistência pelo uso de análise externa.

Muitas organizações de atendimento de saúde, por exemplo, seguem relatando dificuldades em estabelecer uma cultura em que a prática baseada em evidências (*evidence-based practice* – EBP) seja a norma. Isso se dá muitas vezes porque a alta gerência ou os líderes da organização não assumem um papel ativo na ênfase da importância dessa mudança de cultura ou não proporcionam os recursos adequados (fiscais ou humanos) para sustentar a mudança cultural. O Exame de Evidência 12.1 detalha um estudo de caso em que as habilidades de liderança de visão, agente de mudança e desenvolvimento de equipes foram requisitos cruciais para um esforço bem-sucedido para incorporar a EBP à cultura organizacional existente.

Exame de evidência 12.1

Fonte: Plath, D. (2013). Organizational processes supporting evidence-based practice. Administration in Social Work, 37(2), 171–188.

Esta pesquisa examinou os processos organizacionais que apoiaram e facilitaram uma abordagem de EBP em uma grande organização não governamental australiana de serviços humanitários. Empregou-se uma metodologia de estudo de caso, incorporando diversas fontes de dados para embasar uma compreensão do contexto e dos processos da organização. Baseados na sua compreensão do que fora feito e do que poderia ser feito dentro da organização, os participantes discutiram estratégias para arregimentar os funcionários por toda a organização na implementação da EBP. Embora houvesse opiniões divergentes quanto até que ponto essas estratégias já estavam evidentes na organização, os participantes se manifestaram a respeito da necessidade de uma cultura organizacional onde os funcionários compreendam, apreciem e sintam-se parte da implementação da EBP. Uma liderança forte, uma administração focada e o *marketing* da EBP foram identificados como estratégias para se alcançar tal cultura.

Fundamentalmente, essas estratégias visam deixar os funcionários da linha de frente mais envolvidos com o processo de EBP, promovendo dentro da organização uma cultura em que as evidências provenientes de pesquisas são valorizadas e usadas para embasar a prática. Essas estratégias sustentam-se em uma liderança forte que envolve a comunicação de uma visão para a EBP por toda uma gama de fóruns espalhados pela organização. Essa visão para a EBP está alinhada ao mesmo tempo com resultados eficientes para os clientes e com a satisfação dos funcionários, sempre apoiando-se em uma base sólida de evidências. Tais enunciados de visão organizacional precisam estar respaldadas pela alocação de recursos para sustentar a disseminação de evidências científicas e a produção de arcabouços e instrumentos de prática para os funcionários da linha de frente. O pesquisador concluiu que, em organizações de serviços humanitários, uma responsabilidade considerável pela implementação da EBP recai sobre a alta gerência, onde a liderança e o comprometimento de recursos são requisitos na mudança cultural.

Quando as organizações são muito grandes, elas têm ainda vários sistemas de valor diferentes e concorrentes que criam *subculturas*. Essas subculturas modelam percepções, atitudes e crenças, além de influenciar a forma como seus membros abordam e executam papéis e responsabilidades individuais. Assim, um desafio especial do enfermeiro que é líder-administrador consiste em reconhecer essas subculturas e fazer o necessário para criar normas e prioridades comuns. Os administradores devem ser capazes de levantar dados sobre a cultura de sua unidade e escolher estratégias administrativas que encorajem uma cultura comum. Essa transformação exige esse levantamento de dados pelo administrador, além de diretrizes de líderes.

Grande parte da cultura de uma organização não está disponível em um local em que possa ser acessada pelos funcionários, tendo de ser relatada a eles por outras pessoas. Por exemplo, sentimentos relativos a negociações coletivas, níveis de formação de enfermeiros, autonomia da enfermagem e relações entre enfermeiros e médicos são diferentes entre as organizações. Essas crenças e valores, porém, raramente estão escritos ou são parte de uma filosofia. Assim, além de criar uma cultura construtiva, um dos papéis importantes dos líderes é ajudar os subordinados a compreenderem a cultura da organização. O Quadro 12.4 identifica as perguntas que os líderes e os subordinados devem fazer ao levantarem dados sobre a cultura da organização.

QUADRO 12.4 Levantamento organizacional

QUAL O AMBIENTE FÍSICO DA ORGANIZAÇÃO?

1. É atraente?
2. Parece existir nele uma manutenção adequada?
3. Os postos de enfermagem são cheios de pessoas ou barulhentos?
4. Há um saguão de tamanho apropriado? Há locais mais calmos?
5. Há cadeiras suficientes para as famílias na sala de refeições?
6. Há salas de reunião em número suficiente? Existe biblioteca? Uma capela ou local de culto?

QUAL O AMBIENTE SOCIAL DA ORGANIZAÇÃO?

1. Há muitas amizades que continuam fora da organização?
2. Acontece algum piquenique ou confraternização ao longo do ano a que compareçem os empregados?
3. Em geral, as relações entre os empregados parecem cordiais?
4. Os plantões e os departamentos, em geral, parecem se dar bem?
5. Há departamentos insatisfeitos ou não muito apreciados?
6. Os empregados se tratam pelo primeiro nome, entre eles, colegas de trabalho, médicos, enfermeiros-encarregados e supervisores?
7. Como os empregados tratam os pacientes e as visitas?

ATÉ QUE PONTO A ORGANIZAÇÃO OFERECE SEU APOIO?

1. Existe reembolso de atividades educacionais?
2. Há boas refeições e de baixo custo à disposição dos empregados?
3. Existem locais adequados de descanso para os empregados?
4. Há recursos financeiros disponíveis para que os empregados participem de *workshops*?
5. Existe reconhecimento do esforço extraordinário dos empregados?
6. A organização assume todos os gastos das confraternizações anuais ou outros eventos sociais?

COMO É A ESTRUTURA DE PODER DA ORGANIZAÇÃO?

1. Quem detém o maior poder na organização?
2. Quais os departamentos reconhecidos como de maior poder? Quais os departamentos reconhecidos como de menor poder?
3. Há refeições gratuitas para algum tipo de empregado? Existem locais de estacionamento especiais para empregados?
4. Alguém carrega um dispositivo de chamada móvel consigo? Os empregados usam crachás? São usados alertas sonoros para algumas funções?
5. A quem pertence o escritório mais amplo?
6. Quem jamais é tratado pelo primeiro nome?

ATÉ QUE PONTO A ORGANIZAÇÃO É SEGURA?

1. O estacionamento é bem iluminado, facilitando a chegada e a saída dos empregados à noite?
2. Existe um comitê de segurança ativo e envolvido?
3. Há necessidade de equipe de segurança ou guardas?

COMO É O AMBIENTE DE COMUNICAÇÃO?

1. A comunicação com os escalões superiores costuma ser escrita ou verbal?
2. Existe bastante comunicação informal?
3. Há comunicação boca aboca? Ela é confiável?
4. Em que local são trocadas informações importantes? No estacionamento? No vestiário dos médicos? No setor cirúrgico? No posto de enfermagem? Na cafeteria? Durante cirurgias ou partos?

QUAIS OS TABUS DA ORGANIZAÇÃO? QUEM SÃO SEUS HERÓIS?

1. Existem regras e políticas especiais que jamais podem ser desobedecidas?
2. Há assuntos ou ideias proibidas?
3. Existem relações que não podem ser ameaçadas?

ADMINISTRAÇÃO COMPARTILHADA: MODELO ORGANIZACIONAL PARA O SÉCULO XXI?

A *administração compartilhada* (ou gestão compartilhada), uma das estruturas organizacionais mais inovadoras e idealistas, foi criada na metade da década de 1980 como alternativa à estrutura organizacional burocrática tradicional. Costuma-se utilizar um tipo horizontal de estrutura organizacional para descrever a administração compartilhada, mas há algumas diferenças, como pode-se constatar na Figura 12.4. Na administração compartilhada, o comando da organização é repartido entre membros do conselho de diretores, enfermeiros, médicos e administradores. Ocorre, assim, alteração nos canais de tomada de decisão e comunicação. As estruturas de grupo, sob a forma de *comitês de prática conjunta*, são criadas para que assumam o poder e o compromisso com o processo decisório, com a comunicação profissional, adquirindo uma estrutura igualitária.

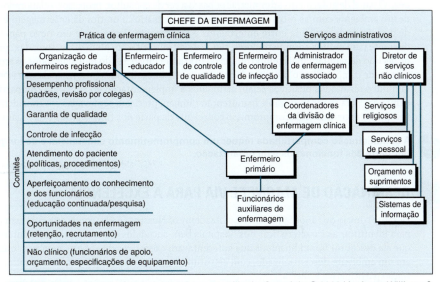

FIGURA 12.4 • Modelo de administração compartilhada. Copyright ® 2006 Lippincott Williams & Wilkins. Instructor's Resource CD-ROM to Accompany Leadership Roles and Management Functions in Nursing, by Bessie L. Marquis and Carol J. Huston.

Nas organizações de atendimento de saúde, a administração compartilhada fortalece quem decide, com o consequente fortalecimento da autoridade dos enfermeiros e do controle sobre sua prática. A administração compartilhada proporciona, assim, mais controle aos enfermeiros sobre a sua prática, pelo fato de ser um sistema de administração baseado no comprometimento dos profissionais. Esta delegação de poder aos funcionários é fundamental para administração compartilhada, assim como nas tomadas de decisão colaborativas (Bennett, Ockerby, Begbie, Chalmers & O'Connell, 2012).

 A meta expressa da administração compartilhada é fortalecer os empregados no sistema de tomadas de decisão.

Embora os fundamentos da administração compartilhada sejam encontrados na administração participativa, não se trata da mesma coisa. *Administração participativa* implica que seja permitida a participação de outras pessoas nas tomadas de decisão relativas ao que está sob controle de outro indivíduo. Assim, o ato de "permitir" a participação identifica a autoridade real e final do participante.

Não existe um modelo único de administração compartilhada, ainda que todos os modelos salientem o fortalecimento dos enfermeiros de atendimento primário. Em geral, os assuntos relativos à prática da enfermagem são de responsabilidade dos enfermeiros e não dos administradores, sendo utilizados conselhos de enfermagem para organizar a administração. Esses conselhos, eleitos nos níveis organizacional e das unidades, utilizam um formato de congresso como modo representativo de governo, sendo formado por um presidente e um grupo de pessoas escolhidas.

Geralmente, os conselhos de governança incluem um conselho de prática de enfermagem, um conselho de pesquisa e um conselho de desenvolvimento profissional e/ou educativo, um conselho de qualidade ou melhoria do desempenho em enfermagem e um conselho de liderança. Às vezes, as organizações também contam com um conselho de retenção. Esses conselhos participam do processo decisório e de coordenação do departamento de enfermagem, oferecendo sugestões por meio do processo de administração compartilhada em todas as demais áreas em que se dá o atendimento de enfermagem.

A quantidade de organizações de atendimento de saúde que estão usando modelos de administração compartilhada segue aumentando. Há, porém, um importante impedimento à implementação da administração compartilhada, que é a relutância dos administradores em modificar seus papéis. O papel de enfermeiro-administrador passa a ser de consultor, professor, colaborador e criador de um ambiente com as estruturas e os recursos necessários à prática da enfermagem e à tomada de decisão compartilhada entre enfermeiros e organização. Trata-se de um novo papel bastante diferente para muitos administradores, sendo de difícil aceitação. Além disso, tomadas consensuais de decisão demandam mais tempo que as do tipo autocrático, sendo que nem todos os enfermeiros gostam de compartilhar o processo decisório e as responsabilidades internas pelas decisões. Embora muitos resultados positivos sejam atribuídos à implementação do comando compartilhado, as demandas para sua introdução e manutenção também precisam ser levadas em consideração, uma vez que há necessidade de compromisso consciente de parte dos funcionários e da organização.

A administração compartilhada requer um comprometimento substancial e de longo prazo por parte dos funcionários e da organização.

DESIGNACÃO DE *MAGNET* E VIA PARA A EXCELÊNCIA

Durante o início dos anos 80, a American Academy of Nursing (AAN) começou a conduzir pesquisas para identificar as características dos hospitais bem-sucedidos em recrutar e reter enfermeiros. O que ela descobriu foram hospitais que apresentavam executivos de enfermagem bem qualificados, em um ambiente descentralizado, com estruturas organizacionais que enfatizavam uma administração participativa e aberta.

Um desejo de reconhecer formalmente esses hospitais de ótimo desempenho foi tornado realidade quando a *American Nurses Association* (ANA) estabeleceu o *American Nurses Credentialing Center* (ANCC) em 1990. Mais tarde naquele mesmo ano, o Conselho Diretor da *ANA* aprovou a fundação do *Programa de Reconhecimento de Hospitais Magnet de Excelência em Serviços de Enfermagem*. O termo Magnet foi usado para designar organizações que eram capazes de atrair e reter enfermeiros profissionais. "O *status* de *magnet* não é um prêmio ou uma medalha. Na verdade, trata-se de uma credencial de reconhecimento organizacional de excelência em enfermagem" (ANCC, 2013b, parágrafo 2). Ser uma instituição-*magnet* exige uma mudança cultural, já que a organização como um todo precisa demonstrar comprometimento com a excelência (Budin, 2012).

Ganhar a designação de hospital-*magnet* não é fácil. Atualmente, somente cerca de 6,9% de todos os hospitais registrados nos Estados Unidos conquistaram o *status* ANCC Magnet Recognition® (ANCC, 2013b). Para alcançar essa designação, uma organização precisa criar e promover uma cultura abrangente de prática profissional. Em seguida, deve fazer uma solicitação ao ANCC, enviar os documentos completos que demonstrem o atendimento aos padrões do *Scope and Standards for Nurse Administrators*, da American Nurses Association (ANA), e passar por uma avaliação local que investigue as informações contidas na documentação enviada e levante dados sobre a presença das "14 forças de atração" (Quadro 12.5) na organização (Pinkerton, 2008). A condição de *magnet* é conferida por quatro anos, após o que a organização deve candidatar-se novamente.

Atualmente, o reconhecimento de *magnet* é concedido tanto para organizações individuais (não apenas hospitais) quanto para sistemas (Pinkerton, 2008). Para conquistar a designação na

Capítulo 12 Estrutura organizacional **279**

condição de um sistema, o sistema precisa não apenas manter as 14 forças de atração de *magnet* exigidas para organizações individuais como precisa também demonstrar a modelagem empírica de cinco componentes-chave: liderança transformacional; delegação de poder estrutural; prática profissional exemplar; inovação de conhecimentos e aprimoramentos; e resultados de qualidade empírica (Pinkerton). Além disso, como todas as partes do sistema são julgadas como uma só quando se está buscando a designação como sistema, se uma única entidade dentro do sistema fracassar, toda a candidatura do sistema será negada (Pinkerton).

> **QUADRO 12.5** As 14 forças de atração para a condição de hospital-*magnet*
>
> 1. Qualidade das lideranças de enfermagem
> 2. Estrutura organizacional
> 3. Estilo de liderança
> 4. Políticas e programas de pessoal
> 5. Modelos profissionais de atendimento
> 6. Qualidade do atendimento
> 7. Aperfeiçoamento da qualidade
> 8. Consultoria e recursos
> 9. Autonomia
> 10. A comunidade e o hospital
> 11. Enfermeiros como professores
> 12. A imagem da enfermagem
> 13. Relações interdisciplinares
> 14. Desenvolvimento profissional

Uma motivação para que uma organização deseje obter a condição de *magnet* é o vínculo claro entre essa designação e a melhoria dos resultados finais. O *US News & World Report* utiliza a designação de Magnet como um importante designador de excelência em sua avaliação de quase 5 mil hospitais para ranquear e divulgar os melhores centros médicos em 16 especialidades. Doze dentre os 17 centros médicos no exclusivo *US News Best Hospitals in America Honor Roll*, e todos os 12 no *US News Best Children's Hospital Honor Roll*, eram organizações com reconhecimento ANCC Magnet (ANCC, 2013a).

Além disso, o ANCC estabeleceu o programa *Via para a Excelência* em 2003, baseado nas descobertas do Texas Nurse-Friendly™ Program para hospitais pequenos e de áreas rurais. A designação de *Via para a Excelência* presta reconhecimento a organizações de atendimento de saúde e instituições de tratamento a longo prazo por ambientes de prática positiva onde os enfermeiros se destacam (ANCC, 2013c). Para ganharem a designação de *Via para a Excelência*, as organizações precisam passar por um rigoroso processo de revisão que confere 12 práticas-padrão essenciais para um ambiente ideal de enfermagem. "Os candidatos conduzem um processo de revisão para documentar por completo a integração desses padrões nas práticas, políticas e cultura da organização. A designação de Via de Excelência só pode ser alcançada se os enfermeiros da organização em questão confirmarem os dados e outras evidências encaminhadas, por meio de um levantamento independente e confidencial. Este elemento crítico exemplifica o tema da delegação de poder para que os enfermeiros se façam ouvir" (ANCC, 2013c, parágrafo 2).

> **EXERCÍCIO DE APRENDIZAGEM 12.4**
>
> **Por que trabalhar para eles?**
>
> Uma lista atualizada de hospitais-*magnet* e suas informações de contato podem ser encontradas no *site* do ANCC: http://www.nursecredentialing.org/Magnet/FindMagnetFacility
>
> **Tarefa:** escolha um desses hospitais e prepare um relatório por escrito de uma página sobre como esse hospital em especial demonstra a excelência exemplificada pela condição de magnetismo. Esboce no mínimo cinco "forças de magnetismo". Você gostaria de trabalhar para esse hospital?

ESTRUTURA DOS COMITÊS EM UMA ORGANIZAÇÃO

São também responsabilidades dos administradores a criação e a implementação de estruturas adequadas de comitês. Quando estruturados de forma insatisfatória, os comitês podem não ser produtivos para a organização, além de frustrar seus membros. Há, no entanto, muitos benefícios e justificativas para comitês bem estruturados. Para compensar certa dificuldade na comunicação organizacional criada por estruturas lineares e de pessoal, os comitês são muito usados para facilitar a comunicação de baixo para cima. A natureza das organizações formais comanda a necessidade de os comitês auxiliarem nas funções administrativas. Além disso, na medida em que as organizações buscam renovar antigas estruturas burocráticas, pode ser tarefa dos comitês abrir o caminho para uma maior participação dos funcionários no comando da organização. Os comitês podem ser consultivos ou dotados de uma função coordenadora ou informal. Geram ideias e raciocínio criativo para a solução de problemas organizacionais ou o aperfeiçoamento dos serviços, e costumam melhorar a qualidade e a quantidade do trabalho realizado. Além disso, são capazes de reunir habilidades e conhecimentos específicos, ajudando a reduzir a resistência às mudanças.

Pelo fato de se comunicarem de baixo para cima e de cima para baixo, além de encorajarem a participação de empregados interessados ou afetados, os comitês auxiliam a organização a receber *feedback* valioso e informações importantes.

Entretanto, todos esses benefícios positivos só podem ser obtidos se os comitês forem organizados e liderados de forma adequada. Se usados inadequadamente, tornam-se obstáculos ao processo organizacional, constituindo gasto de energia, tempo e dinheiro, podendo retardar decisões e atos. Um dos papéis da liderança inerentes ao trabalho das organizações é garantir que os comitês não sejam usados para evitar ou retardar decisões, mas para facilitar as metas da organização. O Quadro 12.6 traz os fatores a serem levados em conta na organização de comitês.

QUADRO 12.6 — Fatores a serem considerados na organização de comitês e nas nomeações

- O comitê deve ser composto por pessoas que queiram contribuir em termos de compromisso, energia e tempo.
- Os membros devem ter uma variedade de experiências profissionais e antecedentes educacionais. A composição deve assegurar, porém, conhecimentos e experiências suficientes para a realização da tarefa.
- Os comitês devem ter membros suficientes para a realização das tarefas designadas, embora nem tantos a ponto de impossibilitarem os debates. O ideal envolve entre seis e oito membros.
- Tarefas e responsabilidades, inclusive mecanismos de relato, precisam ser definidos com clareza.
- As designações de tarefas devem ocorrer antecipadamente, com expectativas claras de que o trabalho designado será assunto da próxima reunião.
- Todos os comitês devem ter agendas escritas e presidentes que realmente sejam atuantes.

RESPONSABILIDADES E OPORTUNIDADES DO TRABALHO EM COMITÊS

Os comitês significam muitas oportunidades e responsabilidades para o líder-administrador. Ele precisa conhecer bem as dinâmicas de grupo, porque as reuniões representam importante comprometimento de tempo. Administradores agem como membros, líderes ou presidentes de comitês. Considerando-se que comitês tomam decisões importantes, os administradores precisam usar as oportunidades disponíveis nas reuniões para ficarem mais visíveis em grandes organizações. Cabe ao administrador a responsabilidade de escolher estratégias adequadas de poder, como ir às reuniões bem preparado e utilizar habilidades em processos de grupo para influenciar e obter poder nesses encontros.

Outra responsabilidade envolve a criação de um ambiente nas reuniões de comitê da unidade que leve a decisões conjuntas. É importante encorajar interações isentas de *status* e poder. Da mesma forma, organizar as cadeiras de modo apropriado – por exemplo, em círculo – aumenta a motivação para a expressão oral dos membros do comitê. O administrador responsável também está ciente de que funcionários de culturas diferentes podem ter necessidades diferentes nos grupos; por essa razão, os comitês multiculturais devem ser a norma. Além disso, uma vez que diferenças de gênero são cada vez mais reconhecidas como tendo um papel na solução de problemas, na comunicação e no poder, deve-se tentar ao máximo incluir homens e mulheres nos comitês.

Quando da escolha de membros de comitês, a diversidade cultural e de gênero deve ser sempre a meta.

O administrador não deve contar demais com os comitês, nem usá-los como método para atrasar a tomada de decisão. Quando os comitês têm muitos compromissos, os funcionários se cansam, e os comitês podem tornar-se instrumentos insatisfatórios de concretização do trabalho. Uma alternativa para diminuir o tempo de trabalho em comitês é a designação de tarefas individuais, com reunião de todo o comitê apenas para o relato de progressos.

No papel de líder, há uma oportunidade para influências importantes na eficiência de comitês e grupos. Um líder dinâmico inspira as pessoas a colocar a alma no trabalho em prol de uma meta comum. As lideranças demonstram seu comprometimento com uma administração participativa por meio do trabalho nos comitês. São eles que mantêm o rumo desses comitês. Esses podem ser presididos por um membro eleito pelo grupo, indicado pelo administrador, ou ter no comando o chefe de departamento ou unidade. A partir dos processos de grupo também podem surgir lideranças informais.

É importante que o administrador esteja ciente da possibilidade de ocorrência de um pensamento em grupo na estrutura de qualquer grupo ou comitê. Ocorre *pensamento em grupo* quando os elementos do grupo deixam de correr riscos apropriados por meio de discordância, desafios ou levantamentos criteriosos da discussão. Quando o administrador ou chefe tem envolvimento ativo no trabalho de grupo ou comitê, há menos possibilidade de ocorrer pensamento em grupo. O papel de um líder inclui ensinar os membros a evitarem uma ideia de grupo igual, demonstrando raciocínio crítico e sendo um modelo a ser seguido ao permitir que suas ideias sejam desafiadas.

EFICIÊNCIA ORGANIZACIONAL

Não existe a "melhor" forma de estruturar uma organização. Variáveis, como tamanho da organização, capacidade de seus recursos humanos e nível de comprometimento dos empregados, devem ser sempre consideradas. Independentemente do tipo de estrutura organizacional utilizado, algumas exigências mínimas podem ser identificadas:

- A estrutura deve ser definida com clareza para que os empregados saibam do que fazem parte e a quem recorrer em busca de assistência.
- A meta deve ser construir o mínimo de níveis administrativos possível, com a menor cadeia de comando possível, eliminando-se assim atrito, estresse e inércia.
- Os funcionários de cada unidade devem conseguir entender em que local se encaixa o que fazem nas tarefas organizacionais comuns.
- A estrutura organizacional deve facilitar a comunicação é não dificultá-la.
- A estrutura organizacional deve facilitar o processo decisório que irá resultar no melhor desempenho profissional.
- O corpo funcional deve ser organizado de forma a estimular os grupos informais e desenvolver um senso de comunidade e pertinência.
- Os serviços de enfermagem devem ser organizados para facilitar o desenvolvimento de futuras lideranças.

Apesar de conhecerem as dificuldades burocráticas, é difícil para algumas organizações afastarem-se totalmente desse modelo. Entretanto, é possível que, em consequência de pesquisas sobre os chamados hospitais-polo que mostram resultados melhores em pacientes e no recrutamento e retenção de funcionários, haja esforços cada vez maiores para que as organizações sejam redesenhadas e reestruturadas para serem mais flexíveis e descentralizadas. Ainda assim, continua lenta a evolução na direção dessas metas.

INTEGRAÇÃO ENTRE PAPÉIS DA LIDERANÇA E FUNÇÕES ADMINISTRATIVAS ASSOCIADOS À ESTRUTURA ORGANIZACIONAL

Líderes-administradores integrados precisam ver a estrutura da organização como uma espécie de mapa rodoviário que informa como ela funciona. Sem uma estrutura organizacional, as pessoas trabalham em ambientes caóticos. A estrutura torna-se um instrumento importante para facilitar e incrementar a produtividade.

Os líderes-administradores com discernimento compreendem tanto a estrutura da organização para a qual trabalham como as partes interessadas externas. O líder-administrador integrado, porém, vai além do entendimento pessoal da configuração das grandes organizações. Ele assume a responsabilidade de garantir que os subordinados também compreendam a estrutura organizacional em geral e a estrutura de cada unidade. O líder pode fazer isso servindo de recurso e de modelo aos subordinados. A atuação como um modelo a ser seguido inclui demonstrar comprometimento e uso adequado da autoridade.

O administrador eficiente reconhece as dificuldades inerentes aos cargos de assessoria e faz uso de habilidades de liderança para oferecer apoio a quem ocupa tais cargos. Isso pode ser feito garantindo-se autoridade suficiente que permita aos assessores a execução das tarefas inerentes a seus papéis.

O ato de liderar requer que os problemas sejam acompanhados por meio dos canais competentes, que a comunicação de baixo para cima seja estimulada e que a estrutura da unidade seja avaliada periodicamente, para determinar se pode ser reconfigurada ou não, de modo a possibilitar mais tomadas de decisão em níveis inferiores. O líder-administrador integrado também facilita as estruturas grupais informais e construtivas. É importante que os administradores conheçam a cultura e as subculturas da organização. Além disso, é importante que os líderes promovam a criação de uma cultura construtiva conjunta com os subordinados.

É papel do administrador avaliar os tipos de estrutura organizacional e de comando, implementando os que causam mais impacto positivo no departamento. Por sua vez, é habilidade dos líderes a modelagem da autoridade compartilhada, necessária à criação de modelos mais modernos de estrutura e administração organizacionais.

Como parte de comitês, essa oportunidade precisa ser utilizada para obter influência para apresentar as necessidades dos pacientes e do corpo funcional com adequação. O líder-administrador integrado participa das reuniões bem preparado e contribui com comentários e ideias ponderados. O comportamento do líder ao raciocinar de forma crítica e servir de modelo desencoraja o pensamento único em grupos de trabalho e comitês.

O líder-administrador integrado também evita julgamentos, encorajando todos os membros de um comitê a participarem e contribuírem. Uma função importante do administrador é garantir que se realize um trabalho apropriado nos comitês, que continuem produtivos e não sejam usados para atrasar processos decisórios. É papel do líder envolver os funcionários no processo decisório organizacional, seja informalmente, seja por meio de modelos mais formais de configuração organizacional, como a administração compartilhada. O líder-administrador integrado entende a organização e reconhece o que pode ser moldado ou organizado, bem como o que deve continuar como está. Assim, fica claro o dinamismo da interação entre o administrador e a organização.

CONCEITOS-CHAVE

- Muitas organizações de saúde modernas ainda são configuradas em torno de um modelo linear ou de funcionários, com muitos dos atributos de uma burocracia; há, entretanto, um movimento na direção de menos configurações burocráticas, como os sistemas *ad hoc*, de matriz ou centrados no atendimento.

- Uma burocracia, conforme Max Weber, caracteriza-se por uma cadeia de comando, regras e regulamentos claros, especialização das tarefas, divisão do trabalho e impessoalidade das relações.

- Um organograma mostra relações formais, canais de comunicação e autoridade por meio de cargos lineares e funcionais, cadeias escalares e alcance do controle.

- Unidade de comando significa que cada pessoa deve ter apenas um patrão ou chefe para que haja menos confusão e mais produtividade.

- Centralidade refere-se ao grau de comunicação de determinado cargo administrativo.

- Na tomada de decisão centralizada, as decisões são tomadas por alguns administradores de alto escalão. Na tomada de decisão descentralizada, as decisões são tomadas de modo difuso na organização, e os problemas são resolvidos no nível administrativo mais inferior de prática.

- A estrutura organizacional afeta a forma como as pessoas percebem seus papéis e o *status* a elas conferido por outros na organização.

- Uma estrutura organizacional tem eficiência quando a configuração é comunicada com clareza, quando há o mínimo possível de administradores ou chefes para o cumprimento das metas, quando a comunicação é facilitada, quando as decisões são tomadas no nível mais inferior possível, quando grupos informais são encorajados e futuros líderes são formados.

- As entidades de ambiente de uma organização que desempenham algum papel, ou que são influenciadas pela organização, são chamadas de partes interessadas ou terceiros.

- Autoridade, responsabilidade e comprometimento são diferentes em termos de sanções oficiais, autodirecionamento e integração moral.

- Cultura organizacional é a soma de crenças, história, tabus, relações formais e informais e padrões de comunicação de uma organização.

- As subunidades das grandes organizações também possuem uma cultura; essas subculturas podem oferecer apoio ou estar em conflito com outras culturas na organização.

- Os grupos informais estão presentes em todas as organizações. Costumam ser poderosos, ainda que não tenham autoridade formal. Esses grupos determinam normas e auxiliam os membros no processo de socialização.

- Administração compartilhada refere-se à configuração organizacional que fortalece enfermeiros de atendimento primário, tornando-os parte das tomadas de decisão sobre atendimento de pacientes e conferindo-lhes comprometimento e responsabilidade em sua prática.

- A condição de hospital-*magnet* é conferida pelo ANCC a hospitais que apresentam executivos de enfermagem bem qualificados, em um ambiente descentralizado, com estruturas organizacionais que enfatizam uma administração participativa e aberta. Organizações designadas como *magnet* demonstram melhores resultados no tratamento dos pacientes e níveis mais elevados de satisfação entre os enfermeiros do que organizações sem este *status*.

- A designação de Via para a Excelência, também conferida pelo ANCC, presta reconhecimento às organizações de atendimento de saúde com iniciativas inerentes de qualidade na criação de um ambiente positivo de trabalho, conforme definido por enfermeiros e embasado por pesquisas.

- Comitês em demasia em uma organização sinalizam uma estrutura organizacional configurada de modo insatisfatório.

- Os comitês devem ter uma quantidade adequada de membros, agendas preparadas, tarefas delineadas com clareza e uma liderança eficiente se quiserem ser produtivos.

- Ocorre pensamento em grupo quando há conformidade demais às normas de grupo.

EXERCÍCIOS DE APRENDIZAGEM

EXERCÍCIO DE APRENDIZAGEM 12.5

Reestruturação profunda

Você supervisiona uma agência de atendimento domiciliar de enfermagem. Há 22 enfermeiros sob seu controle. Hoje, em uma reunião, John Dao, o enfermeiro-chefe, informou-lhe que seu alcance de controle precisa ser ajustado para ganhar eficiência. Assim, ele decidiu achatar a organização e descentralizar o departamento. Para tanto, planeja designar três de seus funcionários coordenadores de plantão/turno que "agendarão as visitas aos pacientes para todos os enfermeiros de plantão, responsabilizando-se por esses enfermeiros". Ele acha que essa reestruturação lhe dará mais tempo para implementar um programa contínuo de melhoria de qualidade e promover o desenvolvimento dos funcionários.

Embora você esteja satisfeito com a oportunidade de começar esses novos projetos, não tem tanta certeza quanto às expectativas de papel dos novos coordenadores de plantões e como isso mudará a descrição de seu trabalho. Na verdade, você teme que isso seja apenas um precursor da eliminação do seu cargo. Esses coordenadores se reportarão a você? Em caso positivo, você terá autoridade direta linear ou funcional? Quem será responsável pela avaliação do desempenho dos enfermeiros agora? Quem cuidará dos problemas disciplinares dos empregados? O quanto estarão envolvidos os coordenadores de plantões no planejamento estratégico ou na determinação do orçamento para o próximo ano? Que tipos de treinamento administrativo serão necessários para que os coordenadores de plantões se preparem para seu novo papel? Será você a pessoa mais adequada para treiná-los?

Tarefa: existe aqui um grande potencial de conflitos. Em pequenos grupos, elabore uma lista de dez perguntas (sem incluir as arroladas no exercício de aprendizagem) que você quer fazer ao enfermeiro-chefe na próxima reunião para esclarecer as expectativas de papel. Discuta os recursos e as habilidades aprendidos nas unidades anteriores que possam tornar essa mudança de papel menos traumática a todos os envolvidos.

EXERCÍCIO DE APRENDIZAGEM 12.6

Solução de problema: a busca da administração compartilhada

Você supervisiona o departamento de serviços cirúrgicos de um hospital sem sindicato. Os funcionários de sua unidade estão cada vez mais frustrados com as políticas da instituição em relação às proporções de funcionários, ao pagamento por plantões telefônicos e às ordens médicas, mas sentem ter oportunidades limitadas para dar um *feedback* que modifique essa situação. Você gostaria de aproveitar a oportunidade e mudar para um modelo de administração compartilhada de tomada de decisão para solucionar essa questão e outras semelhantes, mas não sabe bem como começar.

Tarefa: suponha que você é o supervisor nesse caso. Responda as seguintes perguntas:

1. Quem eu devo envolver na discussão e até que ponto?
2. Como determino se a estrutura imensa da organização oferece apoio à administração compartilhada? Como determino se partes interessadas externas sofreriam algum impacto? Como determino se a cultura e a subcultura organizacionais apoiariam ou não um modelo de administração compartilhada?
3. Que tipos de conselhos de enfermagem poderiam ser criados para oferecer um arcabouço estrutural para uma operação?
4. Quem seriam os membros desses conselhos de enfermagem?
5. Que mecanismos de apoio teriam de ser implantados para garantir o sucesso desse projeto?
6. Qual seria meu papel como supervisor na identificação e na solução das preocupações dos empregados em um modelo de administração compartilhada?

Capítulo 12 Estrutura organizacional **285**

EXERCÍCIO DE APRENDIZAGEM 12.7

O rumo encontrado

Você acaba de concluir a graduação e trabalha no plantão das 15 às 23h, na unidade pediátrica de um grande hospital metropolitano. Você se frustrou, porque teve muitos orientadores em seu período de orientação, sendo que cada um falou sobre a rotina da unidade com pequenas variações. Além disso, o enfermeiro-encarregado regular acaba de ser promovido, passando para outra unidade. O cargo de enfermeiro-encarregado em sua unidade está sendo ocupado por dois enfermeiros que trabalham em meio período.

Você não está à vontade no trabalho e não sabe a quem recorrer ou fazer perguntas. Imaginando que o organograma de sua organização seja semelhante ao da Figura 12.1, esboce um plano de ação adequado a sua situação. Apresente esse plano ao grande grupo.

EXERCÍCIO DE APRENDIZAGEM 12.8

Pensando na cadeia de comando

Em um exercício escrito, escolha um dos itens a seguir para ser examinado em profundidade:

1. O que contribuiu para a produtividade dos comitês dos quais você já participou?
2. Alguma vez você fez parte de um comitê que recomendou alguma autoridade superior junto à qual jamais deveria agir? Qual foi o efeito no grupo?

EXERCÍCIO DE APRENDIZAGEM 12.9

Participação e produtividade

Você é o enfermeiro-encarregado do plantão das 15h às 23h em uma unidade cirúrgica. Foi escolhido para presidir o comitê de segurança da unidade. Mensalmente, faz uma reunião rápida do comitê, com participação dos demais membros. A principal responsabilidade desse comitê é relatar ao escalão superior todas as questões de segurança identificadas. Ultimamente, detectou-se um aumento de incidentes com picada de agulha de injeção; o comitê está tentando resolver esse problema.

O comitê é composto de dois assistentes de enfermagem, um funcionário da unidade, dois enfermeiros de atendimento primário e dois técnicos. Todos os plantões e culturas funcionais estão representados. Nos últimos dias, você percebeu que as reuniões não ocorrem de forma satisfatória, porque um dos membros do grupo, Mary, começou a monopolizar o tempo da reunião. Seu foco principal é o perigo do HIV e parece mais interessada em apontar culpados no caso das picadas de agulha do que em encontrar uma solução ao problema.

Você já teve uma conversa particular com Mary sobre suas frequentes interrupções nos negócios do comitê. Embora ela tenha pedido desculpas, manteve o comportamento. Você constatou que isso está chateando alguns membros do grupo, deixando-os inquietos, e acha que o grupo apresenta pouco progresso.

Tarefa: com seus conhecimentos sobre estrutura e eficiência de comitês, esboce as etapas que você implementaria para facilitar uma maior participação do grupo e tornar o comitê mais produtivo. Seja específico e explique exatamente o que faria em uma próxima reunião para evitar que Mary assumisse os rumos da reunião.

Unidade IV Papéis e funções na organização

EXERCÍCIO DE APRENDIZAGEM 12.10

Tentando encontrar uma cultura organizacional que se encaixe

Joanie Smith é uma mãe solteira de 32 anos de idade, com dois filhos, que daqui a três meses receberá seu diploma em um curso local de auxiliar de enfermagem. Joanie acumulou algumas dívidas para concluir sua formação em enfermagem. Dois empregos lhe foram oferecidos depois da sua graduação: um em um hospital local de médio porte (Community Center Hospital) e um em uma cidade grande a uma certa distância (Metropolitan City Hospital). Ambas ofertas de emprego são para a unidade de obstetrícia, que é a área de atuação preferida por Joanie, já que ela sonha em um dia voltar aos estudos e se formar como enfermeira-parteira.

Pesquisas mostram que os dois hospitais são totalmente credenciados e contam com um bom quadro médico, e Joanie só ouviu elogios de ambos por parte de pessoas em quem ela confia.

Tarefa: coloque-se no lugar desta enfermeira. Sabendo o pouco que você sabe sobre Joanie e sobre os hospitais, que tipo de informação adicional você deve coletar para conseguir decidir qual dessas organizações é mais recomendável? Qual avaliação em particular da cultura organizacional você pode fazer para conseguir tomar uma decisão melhor?

REFERÊNCIAS

American Nurses Credentialing Center. (2013a). *ANCC Magnet recognition program overview*. Acessado em 29 de maio de 2013, em http://www.nursecredentialing.org/Magnet/ProgramOverview.aspx

American Nurses Credentialing Center. (2013b). *Growth of the program*. Acessado em 28 de maio de 2013, em http://www.nursecredentialing.org/MagnetGrowth.aspx

American Nurses Credentialing Center. (2013c). *Pathway program overview.* Acessado em 29 de maio de 2013, em http://www.nursecredentialing.org/Pathway/AboutPathway

Bennett, P. N., Ockerby, C., Begbie, J., Chalmers, C., G., & O'Connell, B. (2012). Professional nursing governance in a large Australian health service. *Contemporary Nurse: A Journal for the Australian Nursing Profession*, 43(1), 99–106.

Budin, W. C. (2012). A commitment to excellence. *Journal of Perinatal Education*, 21(1), 3–5.

BusinessDictionary.com (2013). *Organizational culture. Definition.* Acessado em 29 de maio de 2013, em http://www.businessdictionary.com/definition/organizational-culture.html

Education Portal (2003–2013). *Characteristics of informal organizations: The grapevine & informal groups.* Acessado em 30 de maio de 2013, em http://education-portal.com/academy/lesson/characteristics-of-informal-organizations-the-grapevine-informal-groups.html

Fayol, H. (1949). *General and industrial management* (C. Storrs, Trans.). London: Isaac Pittman and Sons.

Grover, S. (1999–2013). *What are limitations to using an organizational chart?* eHow money. Acessado em 30 de maio de 2013, em http://www.ehow.com/info_8484657_limitations-using-organizaional-chart.html

Juneja, H. (2013). *Span of control in an organization.* Selfgrowth.com. Acessado em 30 de maio de 2013, em http://www.selfgrowth.com/articles/Span_of_Control_in_an_Organization.html

Pinkerton, S. (2008, September–October). The MAGNET view: Pursuing ANCC magnet recognition as a system or individual organization... American Nurses Credentialing Center. *Nursing Economics*, 26 (5), 323–324.

Plath, D. (2013). Organizational processes supporting evidence-based practice. *Administration in Social Work*, 37(2), 171–188.

Rai, G. S. (2013). Job satisfaction among long-term care staff: Bureaucracy isn't always bad. *Administration in Social Work*, 37(1), 90–99.

Schatz, T. (2013). *Basic types of organizational structure: Formal & informal.* Chron. Acessado em 30 de maio de 2013, em http://smallbusiness.chron.com/basic-types-organizational-structureformal-informal-982.html

13

Poderes organizacional, político e pessoal

... quase todos os homens conseguem suportar a adversidade, mas quando se quer testar o caráter de um homem, basta dar poder a ele.
—Abraham Lincoln

... "Ser poderoso é como ser uma dama. Se você diz às pessoas que você o é, você não é."
—M. Thatcher

PONTOS DE LIGAÇÃO ESTE CAPÍTULO ABORDA:

BSN Essential II: Liderança básica de organizações e sistemas para atendimento de qualidade e segurança dos pacientes

BSN Essential V: Políticas, finanças e ambientes regulatórios de atendimento de saúde

BSN Essential VI: Comunicação e colaboração interprofissionais para melhorar os resultados de saúde dos pacientes

BSN Essential VIII: Profissionalismo e valores profissionais

MSN Essential II: Liderança de organizações e sistemas

MSN Essential VI: Políticas e defesa da saúde

MSN Essential VII: Colaboração interprofissional para melhorar os resultados de saúde de pacientes e da população

QSEN Competency: Trabalho em equipe e colaboração

AONE Nurse Executive Competency I: Comunicação e desenvolvimento de relacionamentos

AONE Nurse Executive Competency II: Conhecimento sobre o ambiente de atendimento de saúde

AONE Nurse Executive Competency III: Liderança

AONE Nurse Executive Competency IV: Profissionalismo

AONE Nurse Executive Competency V: Habilidades empresariais

OBJETIVOS DIDÁTICOS *O aluno irá:*

- avaliar como a dinâmica de poder na unidade familiar durante a infância pode afetar a percepção de poder nutrida por um adulto, bem como a capacidade de usá-lo apropriadamente
- explorar a influência do gênero no modo como um indivíduo percebe o poder e a política
- distinguir entre poder legítimo, de recompensa, coercivo, de especialista, de referência, carismático, autocentrado e de informação
- reconhecer a necessidade de criar e manter uma pequena lacuna entre autoridade e poder
- identificar e usar estratégias apropriadas para aumentar sua base de poder pessoal
- usar o poder em nome de outras pessoas, e não sobre elas
- fortalecer subordinados e seguidores proporcionando a eles oportunidades de sucesso
- descrever como avaliar e construir alianças e coalisões políticas por meio de redes de contato
- usar as estratégias políticas apropriadas para resolver problemas na unidade
- usar cooperação ao invés de competição e evitar manifestações explícitas de poder e de autoridade sempre que possível
- explorar fatores que levaram historicamente a um poder limitado da enfermagem como profissão

- identificar as forças motrizes vigentes, bem como estratégias específicas, para aumentar a base de poder da profissão de enfermagem
- identificar estratégias políticas que o administrador novato pode usar para anular os efeitos negativos da política organizacional
- atuar como um modelo a ser seguido de um enfermeiro emponderado

O Capítulo 12 revisou a estrutura organizacional e apresentou o *status*, a autoridade e a responsabilidade em diferentes níveis da hierarquia organizacional. Neste capítulo, a organização será examinada com maior profundidade, dando-se ênfase às funções administrativas e aos papéis da liderança inerentes ao uso eficiente da autoridade, ao estabelecimento de uma base de poder, ao emponderamento dos funcionários e ao impacto da política organizacional no poder. Além disso, fatores que historicamente contribuíram para o poder limitado dos enfermeiros como profissão são apresentados, bem como as forças motrizes vigentes para modificar este fenômeno. Por fim, este capítulo introduz estratégias que tanto o indivíduo quanto a profissão de enfermagem como um todo podem usar para aumentar sua base de poder.

A palavra *poder* tem origem no verbo latino *potere* (ser capaz); poder, assim, pode ser corretamente definido como aquilo que possibilita a alguém alcançar metas. Também pode ser definido como a capacidade de agir ou a força e a potência para realizar algo. Huston (2008, p. 58) sugere que "é quase impossível alcançar metas organizacionais e pessoais sem uma base adequada de poder. É ainda mais difícil ajudar subordinados, pacientes ou clientes a alcançarem suas metas quando não se dispõe de poder, já que o acesso e o controle sobre recursos geralmente têm a ver com o grau de poder que se possui".

Ter poder proporciona a alguém o potencial de mudar atitudes e comportamentos de indivíduos e grupos.

A *autoridade*, ou direito de comandar, acompanha todos os cargos administrativos, sendo fonte de poder legítimo, embora componentes administrativos de autoridade e poder também sejam, até certo ponto, necessários para uma liderança de sucesso. O administrador que usa autoridade, poder e estratégias políticas com sabedoria é mais eficiente no alcance de metas pessoais, da unidade e da organização. Da mesma forma, líderes poderosos conseguem levantar o ânimo dos funcionários, porque delegam mais e compõem um espírito de equipe. Os seguidores, assim, passam a fazer parte do crescimento e do entusiasmo da organização conforme seu próprio *status* é fortalecido. Os papéis da liderança e as funções administrativas inerentes ao uso da autoridade e do poder são apresentados no Quadro 13.1.

QUADRO 13.1 Papéis da liderança e funções administrativas associadas à compreensão do poder organizacional, político e pessoal

PAPÉIS DA LIDERANÇA
1. Criar uma atmosfera que promova a obediência em resposta à autoridade.
2. Admitir a existência da pirâmide dupla de poder entre a organização e seus empregados.
3. Usar uma *persona* poderosa e o poder de referência para aumentar o respeito e reduzir o medo nos subordinados.
4. Reconhecer quando é mais adequado ter a autoridade questionada ou questionar a autoridade.
5. Estar pessoalmente à vontade com o poder na arena política.
6. Delegar poder aos outros sempre que possível.
7. Auxiliar os funcionários a utilizarem estratégias políticas apropriadas.
8. Funcionar como modelo de enfermeiro que teve o poder aumentado.
9. Lutar para eliminar uma percepção de falta de poder entre os outros.
10. Manter-se vigilante usando o poder de forma criteriosa e consciente.
11. Servir de modelo de habilidade política no desenvolvimento de consenso, inclusão e envolvimento dos seguidores.
12. Compor alianças e coalizões dentro e fora da enfermagem.

> **FUNÇÕES ADMINISTRATIVAS**
> 1. Usar a autoridade para garantir que sejam alcançadas as metas da organização.
> 2. Usar estratégias políticas complementares ao funcionamento da unidade e da organização.
> 3. Construir uma base de poder apropriada ao papel administrativo designado.
> 4. Criar e manter uma pequena lacuna entre autoridade e poder.
> 5. Conhecer a essência e o uso apropriado do poder.
> 6. Manter a credibilidade pessoal junto aos subordinados.
> 7. Evitar o uso do poder sobre os outros, preferindo o poder em nome dos outros sempre que possível.
> 8. Demonstrar a capacidade de assumir riscos sensatos ao tomar decisões com implicações políticas.
> 9. Usar poder de recompensa, poder coercivo, poder legítimo e poder do especialista quando apropriado para influenciar positivamente o cumprimento de metas organizacionais.
> 10. Evitar demonstrações visíveis de poder legítimo e de uso exagerado de comandos.
> 11. Compreender a estrutura organizacional em que trabalha, atuar com eficiência dentro desta estrutura e lidar efetivamente com as políticas inerentes à instituição.
> 12. Promover a identificação e o reconhecimento dos subordinados.

COMO ENTENDER O PODER

O poder é algo que pode ser temido e venerado, ou ser algo que não merece confiança. Costuma ser mal entendido. Nossa primeira experiência com o poder costuma ocorrer na unidade familiar. Como os papéis infantis se assemelham aos papéis mais tardios dos subordinados e como a posição de poder paterno assemelha-se à de chefia, o modo como os adultos encaram a relação entre administrador e subordinado muitas vezes é influenciado pelo modo como o poder era usado na unidade familiar e pelo impacto pouco reconhecido do gênero sobre as dinâmicas familiares. Uma experiência familiar de poder positiva ou negativa pode afetar muito a capacidade da pessoa de lidar com sistemas de poder na vida adulta.

Gênero e poder

Líderes bem-sucedidos não perdem de vista a influência do gênero sobre o poder. Knudson-Martin (2013) sugere que uma pressuposição subjacente à terapia de casais é que relacionamentos íntimos devem apoiar mutuamente cada parceiro, e embora praticamente nenhum casal discorde desta pressuposição durante a terapia, poucos casais alcançam este ideal, com a maior parte dos desequilíbrios estando relacionado ao gênero. Knudson-Martin indica que o poder masculino geralmente não provém de atos explícitos de dominação, e sim de uma proeminência velada das prioridades, necessidades e desejos dos homens que se manifestam como ordinárias e naturais. Além disso, as mulheres muitas vezes contribuem para este desequilíbrio de poder ao se mostrarem muito mais complacentes e submissas do que seus parceiros masculinos.

Tal relutância das mulheres em acolherem o poder nos relacionamentos pode ser explicada por sua socialização ao papel feminino. Algumas mulheres, em especial, podem nutrir conotações negativas em relação ao poder, sem jamais aprender a utilizá-lo de maneira construtiva. Tradicionalmente, de fato, sempre se esperou que as mulheres demonstrassem, na melhor das hipóteses, ambivalência quanto à ideia de poder, ou mesmo uma recusa em alcançá-lo. Isso se dava porque muitas mulheres eram socializadas para encarar o poder de um modo diferente que os homens.

Como resultado, algumas mulheres encaram o poder como um jogo de dominância *versus* submissão; associado a qualidades pessoais, e não a conquistas; e dependente de atributos pessoais ou físicos, e não de habilidade. Além disso, algumas mulheres acreditam que não possuem poder inerente, e que, na verdade, precisam confiar nos outros para adquiri-lo. Assim, ao invés de se sentirem capazes de alcançar e exercer o poder, elas podem sentir que este as controla (Huston, 2014). O resultado final acaba sendo que inúmeras mulheres permanecem inábeis na arte do processo político.

No entanto, a visão histórica das mulheres como menos poderosas que os homens parece estar mudando. No sociedade atual, as pessoas estão encontrando novas formas para que os líderes, qualquer que seja seu gênero, conquistem e exerçam o poder. Essas mudanças estão ocorrendo entre as mulheres, em sua forma de ver outras mulheres com poder, nas hierarquias organizacionais e entre subordinados e colegas do sexo masculino (Huston, 2014). De fato, habilidades que eram frequentemente vinculadas a características femininas, tais como habilidade política no desenvolvimento de consenso, inclusão e envolvimento, agora são vistas como pontos fortes no mundo corporativo. Esses atributos certamente não se limitam às mulheres, mas é notável que os mesmos atributos que outrora fechavam as portas corporativas e criavam uma *barreira invisível*, por assim dizer, agora são bem-vindos por todos na sala da diretoria.

Hoje, as diferenças de gênero relacionadas ao poder estão diminuindo, e o mundo corporativo está começando a ver novas formas para que os líderes conquistem e exerçam o poder.

EXERCÍCIO DE APRENDIZAGEM 13.1

O poder é diferente para homens e mulheres?

Existem pesquisas que mostram diferenças entre a visão masculina e a feminina de poder e como os outros encaram homens e mulheres em cargos de autoridade. Em sua opinião, há diferenças de gênero na forma como as pessoas são encaradas quando detêm poder? Quem, em sua opinião, era o mais poderoso em sua família quando você era pequeno? Por que você acha que essa pessoa era mais poderosa? Se estiver fazendo o trabalho em grupo, quantos em seu grupo citaram figuras poderosas masculinas e quantos citaram figuras poderosas femininas? Discuta em grupo e depois vá à biblioteca ou use a internet para tentar encontrar estudos recentes que sustentem sua visão.

Poder e impotência

Ao se determinar se o poder é desejável, pode ser útil analisar o seu oposto: a *impotência*. As pessoas, em sua maioria, têm aversão à impotência, e cada vez mais há um reconhecimento de que as consequências da falta de poder podem até mesmo incluir problemas de saúde e morbidade. O estresse combinado com pouco poder de decisão, por exemplo, está associado a risco de ataque cardíaco em homens mais velhos (Stress Combined with Little Decision Making, 2013).

Todo mundo precisa dispor de algum controle na vida, e quando isso não acontece, o resultado final costuma ser um indivíduo mandão e cheio de regras, desesperado por obter algum grau de poder ou controle. O líder-administrador que se sente impotente muitas vezes acaba desenvolvendo um estilo de gestão ineficiente, mesquinho, ditatorial e cheio de regras. Eles podem tornar-se líderes opressores, punitivos e rígidos na tomada de decisão ou esconder informações dos outros, sendo difícil trabalhar com tais pessoas. Isso sugere que, embora o ditado de que o poder corrompe possa ser verdadeiro para certas pessoas, também pode ser correto afirmar que a impotência desperta no mínimo o mesmo potencial para corrupção.

É possível que o poder traga ainda mais poder em um ciclo ascendente, ao passo que a ausência de poder serve apenas para gerar mais impotência.

Em contraste, o indivíduo verdadeiramente poderoso conhece o poder que possui e não tem a necessidade de exibi-lo abertamente. Pelo contrário, seu poder fica evidente no respeito e na cooperação de seus seguidores. Pelo fato de os poderosos terem credibilidade em apoio a seus atos, eles têm uma capacidade maior de conseguir que as coisas sejam realizadas, podendo reforçar sua base.

Aparentemente, então, o poder tem um lado positivo e outro negativo. O negativo é o aspecto "eu ganho, você perde" do domínio ante a submissão. O positivo é o que ocorre quando uma pessoa exerce influência em nome de alguém ou alguma coisa, em vez de sobre alguém ou alguma coisa. O poder, portanto, não é bom ou mau; o importante é como ele é usado e para quais propósitos.

Tipos de poder

Para que uma liderança seja eficaz, normalmente alguma medida de poder precisa apoiá-la. Isso é válido para grupos sociais informais e formais. Mindtools (1996-2013), em sua obra clássica, postula que há várias bases ou fontes para a existência de poder: poder de recompensa, poder de punição ou coercitivo, poder legítimo, poder do especialista e poder de referência.

O *poder de recompensa* é obtido pela capacidade de assegurar favores ou recompensar outros indivíduos com o que quer que valorizem. O arsenal de recompensas que um administrador pode usar para que os empregados trabalhem em prol das metas organizacionais é muito amplo. A liderança positiva, por meio de recompensas, tende a desenvolver muita lealdade e devoção aos líderes.

O *poder punitivo*, ou *coercitivo*, oposto ao de recompensas, baseia-se no medo da punição quando as expectativas do chefe não são satisfeitas. Ele pode conseguir obediência por meio de ameaças (normalmente implícitas) de transferência, suspensão, rebaixamento ou demissão. O chefe que evita ou ignora deliberadamente um empregado está exercitando poder pela punição, da mesma forma que aquele que reprova ou diminui um empregado.

Poder legítimo é o que advém do cargo. A autoridade também é chamada de poder legítimo. Trata-se de poder obtido por um título ou cargo oficial na organização. A capacidade de criar sentimentos de obrigação ou responsabilidade é inerente ao poder legítimo. Conforme já discutido, a socialização e a cultura dos subordinados influenciarão, até certo ponto, a quantidade de poder de um administrador em decorrência do cargo.

O *poder do especialista* é obtido por meio de conhecimentos, habilidades técnicas ou experiência. Possuir conhecimentos importantes permite que o administrador obtenha poder sobre outros que precisam desses conhecimentos. Esse tipo de poder fica limitado a uma área de especialização. Por exemplo, uma pessoa com muitos conhecimentos técnicos em música terá poder apenas nessa área e não em outra especialidade. Quando Florence Nightingale utilizou a pesquisa para quantificar a necessidade de enfermeiros na Crimeia (mostrando que, quando enfermeiros estavam presentes, menos soldados morriam), estava utilizando suas pesquisas para demonstrar conhecimentos técnicos sobre necessidades de saúde dos feridos.

Poder de referência é aquele que uma pessoa possui porque outros se identificam com ela ou com o que simboliza. Esse poder também ocorre quando alguém transmite a outros sentimentos de aceitação ou aprovação pessoal. Pode ser conseguido por meio da associação com os detentores de poder. As pessoas podem desenvolver esse tipo de poder quando os outros as percebem como poderosas. Essa percepção pode se basear em carisma pessoal, na forma como o líder fala ou age, nas organizações a que pertence ou nas pessoas com quem está associado. As pessoas a quem os outros aceitam como modelos de papel ou líderes desfrutam de poder de referência. Os médicos usam o poder de referência de forma eficiente; a sociedade, em geral, os enxerga como poderosos, e eles, cuidadosamente, mantêm essa imagem.

Embora correlacionado com o poder de referência, o *poder carismático* é distinguido por alguns do poder de referência. O poder de referência é obtido somente por meio de associação com outros poderosos, ao passo que o poder carismático é um tipo mais pessoal de poder.

Outro tipo de poder, que muitas vezes é acrescido às fontes de poder de French e Raven é o *poder de informação*. Essa fonte de poder é obtida quando as pessoas têm informações de que outros precisam para alcançar suas metas. As várias fontes de poder estão resumidas na Tabela 13.1.

TABELA 13.1 Fontes de poder

Tipo	*Fonte*
De referência	Associação a outros
Legítimo	Cargo
Coercitivo	Medo
De recompensa	Capacidade de prestar favores
Do especialista	Conhecimento e habilidade
Carismático	Pessoal
Da informação	A necessidade de informações

A LACUNA ENTRE PODER E AUTORIDADE

Se autoridade é o direito de comandar, uma pergunta lógica é: "Por que algumas vezes os empregados não seguem as ordens?". Galinski, Magee, Ena Inesi e Gruenfeld (2009) sugerem que isso pode ocorrer porque as pessoas no poder são propensas desconsiderar ou, no mínimo dos mínimos, a interpretar mal os pontos de vista daqueles que carecem de autoridade. Por exemplo: "os ditadores muitas vezes exibem um comportamento extremado que é de muitas formas prejudicial a suas nações; os administradores são frequentemente acusados de não compreenderem os pontos de vista de seus subordinados; e o parceiro dominante em um relacionamento é muitas vezes acusado de ser insensível às necessidades do outro" (Galinski et al., 2009, parágrafo 1). Quando os seguidores sentem que seus desejos e vontades são irrelevantes e que a pessoa no comando se concentra apenas em sua própria perspectiva, a motivação inata que eles têm de serem bons seguidores acaba diminuindo.

Claramente, então, o direito de comandar não garante que empregados atendam às ordens. A distância que, às vezes, existe entre um cargo de autoridade e a resposta do subordinado é chamada de *lacuna entre autoridade e poder*. O termo *poder do chefe* pode explicar a reação dos subordinados à autoridade do administrador. Quanto maior o poder que os subordinados percebem no chefe, menor é a distância entre o direito de esperar determinadas coisas e a consequente realização dessas expectativas pelos outros.

O efeito negativo de uma maior lacuna entre autoridade e poder é a possibilidade do caos na organização. Se todas as ordens forem questionadas, haverá pouca produtividade. É um direito da organização esperar que suas metas sejam alcançadas. Uma das dinâmicas centrais da civilização é a de que sempre haverá umas poucas figuras de autoridade impulsionando a maioria a atingir determinado padrão de desempenho.

Nos Estados Unidos, as pessoas são socializadas bem cedo para reagirem às figuras de autoridade. Em muitos casos, as crianças são condicionadas a aceitarem as ordens dos pais, dos professores e dos líderes comunitários. O enfermeiro-educador tradicional é descrito como uma figura autoritária que exige obediência incondicional. Os educadores que possuem uma lacuna bem pequena entre autoridade e poder reforçam a dependência e a obediência, enfatizando a pior das calamidades – a morte do paciente. Assim, alunos de enfermagem podem ser socializados para serem extremamente cautelosos e relutarem ao fazer julgamentos autônomos de enfermagem.

Devido a esses tipos de socialização precoce, a lacuna entre a autoridade do administrador e a reação do empregado a essa autoridade tende a ser relativamente pequena. Em outros países, essa lacuna pode ser maior ou menor, dependendo de como as pessoas são socializadas para reagir à autoridade. Essa dependência da autoridade, que começa com nossos pais e mais tarde se transfere aos empregados, pode ser um recurso importante nas mãos dos administradores.

Embora a lacuna entre autoridade e poder ainda seja pequena, ela sofreu um aumento nos últimos 30 anos. O movimento feminista e as agitações estudantis da década de 1960 tiveram um papel nesse aumento. Essa lacuna maior tornou-se evidente quando um universitário da década de 1970 questionou sua mãe, perguntando por que ela não protestava quando estava na universidade, ao que ela respondeu: "Eu não sabia que podia".

De tempos em tempos, a autoridade deve ser questionada, seja pelo líder, seja pelos subordinados. Isso fica claro na área da saúde com o crescente questionamento por parte dos consumidores com relação à autoridade exercida pelos médicos – muitos dos quais acham que têm autoridade para comandar. A Figura 13.1 mostra a dinâmica das relações na organização e a reação à autoridade e ao poder.

Como diminuir a lacuna entre autoridade e poder

Às vezes, os subordinados sentem-se incomodados por exercícios bastante evidentes de autoridade (que deveriam ser usados apenas como último recurso). Considerando-se que o uso excessivo de ordens pode sufocar a cooperação, ordens diretas e desrespeitosas devem ser utilizadas raramente.

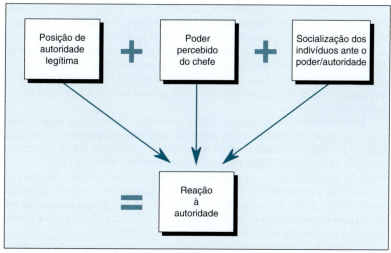

FIGURA 13.1 • Interdependência da reação à autoridade. Copyright ® 2006 Lippincott Williams & Wilkins. Instructor's Resource CD-ROM to Accompany Leadership Roles and Management Functions in Nursing, by Bessie L. Marquis and Carol J. Huston.

EXERCÍCIO DE APRENDIZAGEM 13.2

Poder e autoridade

Recorde da sua infância. Você cresceu com uma lacuna muito pequena entre autoridade e poder? Sua visão de autoridade e poder mudaram desde a infância? Você acha que as crianças de hoje têm uma lacuna entre autoridade e poder igual à sua quando criança? Traga exemplos que sustentem suas respostas.

 Demonstrações evidentes de autoridade devem ser usadas como um último recurso.

Uma forma de o líder reduzir a lacuna é fazer um esforço honesto para conhecer cada subordinado e preocupar-se com cada um como um indivíduo único. Isso tem importância especial, pois cada um tem uma tolerância limitada à autoridade, e os subordinados conseguem tolerá-la melhor quando creem que os líderes se preocupam com eles como indivíduos.

O administrador deve dar informações suficientes sobre as metas da organização e da unidade aos subordinados para que estes compreendam como seus esforços e os do chefe contribuem para a conquista de uma meta. O administrador encurta a lacuna entre autoridade e poder quando os seguidores (a) percebem que ele está realizando um bom trabalho, (b) acreditam que a organização busque o melhor para eles e (c) não se sentem controlados pela autoridade.

Finalmente, o administrador precisa ser percebido como uma pessoa com credibilidade para que não aumente a lacuna entre autoridade e poder. Todos os administradores ou chefes começam as reuniões com os subordinados decididos a acreditarem neles. Isso, mais uma vez, tem origem no processo de socialização que leva as pessoas a acreditarem na sinceridade do que dizem aqueles que detêm o poder. A deferência à autoridade ficará arruinada, porém, se os administradores tratarem os empregados sem cuidado, forem desonestos ou parecerem incapazes de realizar suas tarefas. Quando um administrador perde credibilidade, diminui o poder inerente ao cargo.

Fry (2013) concorda, sugerindo que contar a verdade é crucial para o líder. "Quando a confiança na organização é baixa, os funcionários voltam-se a seus chefes para descobrir o que está acontecendo. Se você não sabe a resposta, diga isso a eles. Se você *sabe*, compartilhe o máximo de informações que puder" (Fry, p. 33).

Unidade IV Papéis e funções na organização

Outra dimensão da credibilidade que influencia as relações entre autoridade e poder é *fazer promessas futuras*. Ante a necessidade de fazer promessas, o melhor é *prometer menos*. Os administradores jamais devem garantir recompensas futuras, a menos que tenham controle sobre todas as variáveis possíveis. Quando revogam promessas futuras, perdem credibilidade aos olhos dos subordinados. Administradores, entretanto, devem distribuir recompensas hoje para angariar apoio, pois isso os torna mais honestos e traz mais poder à sua autoridade legítima. Um cenário que exemplifica as diferenças entre distribuir favores futuros e fazê-lo no momento presente é apresentado a seguir.

Um enfermeiro solicita um dia de folga para ir a um casamento, e você consegue encontrar um substituto para ele. Você faz uso do poder do cargo para recompensar o funcionário, dando-lhe a folga. O enfermeiro fica agradecido, o que aumenta o seu poder. Outro enfermeiro pede, com três meses de antecedência, folgas todas as terças-feiras do verão para fazer um curso. Embora você tenha lhe prometido isso, no primeiro dia de junho, três enfermeiros deixam a instituição, o que impossibilita o cumprimento da promessa. Esse enfermeiro fica muito aborrecido, e você perde credibilidade e poder. Teria sido melhor se você não tivesse garantido o pedido original (prometer menos), ou o tivesse deixado na dependência de vários fatores. Se a situação não tivesse se modificado e se os enfermeiros não tivessem saído da instituição, o pedido poderia ser atendido. Há menor perda de confiança entre administrador e subordinados quando se promete menos do que quando algo prometido é rescindido, desde que o subordinado acredite que o chefe fará o máximo para atender a sua solicitação.

EXERCÍCIO DE APRENDIZAGEM 13.3

A lacuna entre autoridade e poder no papel de estudante

Você é estudante no último ano do curso de enfermagem, completando suas práticas finais de liderança. Sua tarefa de hoje é assumir a liderança de uma pequena equipe composta por uma enfermeira, um técnico em enfermagem e uma auxiliar de enfermagem. A enfermeira preceptora concordou em deixar que você a substitua neste papel de liderança, ainda que ela vá supervisionar seus esforços e oferecer suporte durante todo o dia.

Quase imediatamente após o relatório de troca de turno, uma paciente acende a luz de chamada e lhe diz que seus lençóis precisam ser trocados, pois ela teve incontinência no leito. Como você está iniciando a sua ronda das 8 da manhã e já está atrasado, você pergunta à auxiliar de enfermagem se ela tem tempo de fazer a tarefa. Ela imediatamente responde: "Estou ocupada e você é o estudante... resolva você mesmo. Será uma boa experiência de aprendizado para você". Quando você tenta explicar o seu papel de liderança durante aquele dia, ela dá as costas, dizendo que de qualquer forma não tem tempo.

Poucos minutos depois, um médico adentra a unidade. Ele quer falar com o enfermeiro a respeito da sua paciente. Quando você lhe informa que você é o estudante de enfermagem encarregado da sua paciente durante aquele dia, ele responde: "não, eu quero falar com o enfermeiro de verdade".

Você se sente frustrado com o surgimento desta lacuna entre autoridade e poder, e procura a enfermeira registrada para formular um plano para diminuir esta lacuna.

Tarefa: identifique pelo menos quatro estratégias que você pode usar para reduzir o tamanho dessa lacuna entre autoridade e poder. Você envolveria a enfermeira registrada no seu plano? Você prevê que precisará lidar com lacunas similares entre autoridade e poder depois de recém formado?

Emponderamento dos subordinados

O emponderamento dos empregados é um marco da liderança transformacional. Emponderar significa capacitar, desenvolver ou possibilitar. *Emponderar*, tal como discutido no Capítulo 2, pode ser definido como descentralizar o poder. Ocorre emponderamento quando os líderes comunicam sua visão, os empregados têm oportunidade de mostrar o melhor de seus talentos e aprendizagem e criatividade são estimuladas. O emponderamento planta as sementes da liderança, do coleguismo, do autorrespeito e do profissionalismo.

 Indivíduos podem nascer medianos, mas permanecer mediano é uma escolha.

O emponderamento também pode ser tão simples quanto garantir que todos os indivíduos na organização sejam tratados com dignidade. Fry (2013, p. 33) sugere que os líderes-administradores: "jamais devem fazer que não veem o *bullying* indiscriminado, a negatividade, as fofocas, a impontualidade e a divisão desequilibrada da carga de trabalho. Em vez disso, eles devem indicar aos funcionários os padrões de prática, o código de ética e a missão, a visão e os valores (tanto da organização quanto dos ambientes de prática do líder-administrador)".

No entanto, o emponderamento não é um processo simples, com apenas uma etapa; é, sim, um processo complexo que consiste em responsabilidade pelo desejo individual de obter poder, além do desejo da organização e de suas lideranças. Individualmente, todos os profissionais da saúde têm características profissionais, inclusive responsabilidade pela educação continuada, participação em organizações profissionais, ativismo político e, acima de tudo, senso de valor a respeito de seu trabalho. Além disso, o enfermeiro precisa trabalhar em um ambiente que estimule o aumento de poder, e esse processo precisa incluir um estilo eficiente de liderança.

Rao (2012) concorda, observando que, embora muito se fale sobre o emponderamento, é muito mais difícil alcançá-lo na vida real. Ele argumenta que em sua maior parte, os esforços dos enfermeiros em aprimorar a prática profissional ocorrem por meio de um fortalecimento estrutural, em vez de pelos igualmente importantes fortalecimentos psicológico e social. Rao sugere que para os enfermeiros atuarem como profissionais, eles precisam estar emponderados para tomarem medidas e reagirem a desafios usando a habilidade e o conhecimento profissionais. A menos que os enfermeiros sintam-se emponderados para agir, eles recorrerão demais a estruturas burocráticas bastante rígidas, em vez de se orientarem por seu próprio poder profissional (Exame de Evidência 13.1).

Exame de evidência 13.1

Fonte: Rao, P. R. (2012). The contemporary construction of nurse empowerment. Journal of Nursing, 44(4), 396-402.

O propósito deste artigo foi descrever como a construção de emponderamento pelos enfermeiros acabou definindo seletivamente o modo pelo qual o conceito é aplicado à prática de enfermagem, e também destacar as interações complexas que definem o emponderamento de enfermeiros. A literatura revisada foi selecionada a partir de trabalhos publicados em língua inglesa nos campos de enfermagem, administração e estudos femininos, de 1960 a 2010.

As descobertas da pesquisa sugerem que o emponderamento dos enfermeiros é crucialmente importante para a prática de enfermagem e que os enfermeiros que trabalham em organizações de atendimento de saúde precisam se sentir fortalecidos para atuar, caso contrário acabam recorrendo demais a estruturas burocráticas bastante rígidas, em vez de se orientarem por seu próprio poder profissional. Limitar os enfermeiros dessa forma é negar o poder profissional que sua função lhes proporciona e restringir sua capacidade de alcançar resultados extraordinários usando o seu próprio "jogo de cintura".

Rao observa, porém, que isso não implica que os enfermeiros são impotentes até que sejam emponderados por outrem. Quando o emponderamento na enfermagem é vinculado a imagens de opressão de enfermeiros, Rao argumenta que isso acaba validando a construção de enfermeiros como uma profissão destituída de poder, o que só faz diminuir o poder profissional gozado atualmente pelos enfermeiros. Ao invés disso, Rao sugere que os esforços dos enfermeiros de aprimorar a prática profissional por meio do emponderamento devem ir além do emponderamento estrutural, englobando também os emponderamentos psicológico e social. Os chefes de enfermagem, por exemplo, devem se concentrar na mobilização de poder para promover a prática profissional dos enfermeiros e destacar a contribuição essencial deles a suas organizações e comunidades.

Uma maneira que os líderes têm de fortalecer seus subordinados é delegando tarefas que oportunizam aprendizagens, possibilitando-lhes a satisfação comum, oriunda das realizações. Conferir poder não é render-se ao poder de direito, inerente a um cargo, nem tampouco é delegar autoridade ou sua imensa responsabilidade e comprometimento. As ações de funcionários mais empoderados, em vez disso, são escolhidas com liberdade, são próprias e envolvem um comprometimento em nome da organização, sem necessidade de pedidos ou exigências para que sejam assim.

O empoderamento cria e mantém um ambiente de trabalho que tem a ver com valores, como facilitar a escolha do empregado de investir em ações pessoais e delas se apropriar, com resultados positivos à missão da organização.

Não ter compromisso com o empoderamento constitui uma barreira à criação de um ambiente que fortaleça os funcionários de uma organização. Outras barreiras incluem uma crença organizacional rígida na autoridade e no *status*. Além disso, os sentimentos pessoais de um administrador quanto ao efeito potencial do empoderamento sobre o próprio poder também podem impedir o processo de fortalecimento.

Quando as barreiras da organização são minimizadas ou eliminadas, o líder-administrador deve elaborar estratégias na unidade para fortalecimento dos funcionários. A estratégia mais simples é ser um modelo de enfermeiro que passou pelo processo de empoderamento, com aumento do poder pessoal. Outra estratégia é auxiliar os funcionários a construírem sua própria base de poder. Isso pode ser feito mostrando-lhes como ampliar seu poder pessoal, de especialista e referencial. Pode também ocorrer empoderamento quando os subordinados são envolvidos no planejamento e na implementação de mudanças e quando acreditam ter alguma contribuição a dar ao que está por lhes acontecer, além de certo controle sobre o ambiente em que trabalharão futuramente.

EXERCÍCIO DE APRENDIZAGEM 13.4

Diversidade cultural

Em sua opinião, a diversidade cultural poderia constituir um desafio no empoderamento dos enfermeiros? Pense em formas pelas quais as várias culturas podem encarar poder e empoderamento de maneira diversa. Se você conhece pessoas de outras culturas, pergunte a elas como as pessoas poderosas ou em cargos de autoridade são encaradas em sua cultura e compare as informações com as de sua própria cultura.

MOBILIZAÇÃO DO PODER DOS ENFERMEIROS

Enquanto a profissão de enfermeiro não tiver assento à mesa de criação de políticas de saúde pública, todos os enfermeiros e líderes-administradores ficarão limitados ao seu poder pessoal. Huston (2014) sugere que a enfermagem não tem sido a força que poderia ser na arena política, afirmando que os enfermeiros têm se mostrado mais reativos que pró-ativos no trato das decisões e legislação políticas, agindo mais após os fatos do que participando da criação e do apoio às leis. A autora cita, entretanto, várias forças impulsionadoras que devem aumentar a base de poder da enfermagem (Quadro 13.2).

QUADRO 13.2 As cinco forças impulsionadoras para aumento da base de poder dos enfermeiros

1. Momento oportuno
2. Dimensão da profissão de enfermagem
3. Poder de referência dos enfermeiros
4. Aumento contínuo da base de conhecimentos e da educação dos enfermeiros
5. Perspectiva única da enfermagem
6. Desejo de mudança de consumidores e provedores

Fonte: Huston, C. (2014). The nursing profession's historic struggle to increase its power base. In C. Huston (Ed.), Professional issues in nursing (3rd ed.). Philadelphia, PA: Lippincott Williams & Wilkins. Used with permission 310–326.

- *Momento oportuno.* Os erros relatados em nosso sistema médico, a quantidade de pessoas sem planos de saúde e os problemas com o sistema de seguro-saúde são todos motivos que levam consumidores e legisladores a desejar ouvir os enfermeiros na tentativa de solucionar a crise no atendimento de saúde. "O público claramente deseja um melhor sistema de saúde, e os enfermeiros desejam ser ver aptos a prestar atendimento de enfermagem de alta qualidade. Ambos são elementos poderosos para a mudança, e novos enfermeiros estão ingressando na profissão em um momento em que sua energia e seus conhecimentos serão mais valorizados do que nunca" (Huston, 2014, p. 317).
- *Dimensão da profissão de enfermagem.* Os números têm grande importância política, e os referentes à enfermagem profissional constituem seu maior trunfo. Os Estados Unidos têm três milhões de enfermeiros, o que representa um número impressionante de votos.
- *Poder de referência dos enfermeiros.* A profissão da enfermagem conta com bastante poder de referência como resultado do alto grau de confiança e credibilidade que o público deposita nela. Na verdade, os enfermeiros ficam na primeira posição quase todos os anos na pesquisa da Organização Gallup sobre honestidade profissional e padrões éticos desde que os enfermeiros foram incluídos pela primeira vez no levantamento em 1999.
- *Aumento contínuo da base de conhecimentos e da educação dos enfermeiros.* Há mais enfermeiros com título de mestre e doutor do que antes. Além disso, mais enfermeiros estão ingressando em funções de prática avançada, como especialistas em enfermagem clínica, enfermeiros-parteiros certificados, enfermeiros anestesistas ou enfermeiros-líderes em prática clínica. Se conhecimento significa poder, os que o possuem conseguem influenciar os demais, adquirindo credibilidade e poder.

"Além do mais, liderança, administração e teoria política estão entrando cada vez mais no currículo dos cursos de graduação em enfermagem, embora a maioria dos enfermeiros ainda não possua diploma de graduação. Essas são habilidades que se aprendem, e coletivamente, o conhecimento da profissão de enfermagem sobre liderança, política, negociação e finanças está aumentando. Isso só fará aumentar a influência da profissão de enfermagem em outras áreas" (Huston, 2014, p. 318).

- *Perspectiva única da enfermagem.* Há muito tempo a enfermagem vem sendo reconhecida como tendo forte componente de atenção pelos indivíduos. Se combinarmos isso com o aumento recente de conhecimentos científicos e raciocínio crítico na enfermagem, temos um duo de arte e ciência que traz uma perspectiva singular ao campo do atendimento de saúde.
- *Desejo de mudança de consumidores e provedores.* Reestruturações e enxugamentos no atendimento de saúde espalharam cada vez mais preocupações entre os consumidores. O público tem preocupação com quem está cuidando de sua saúde e deseja receber um atendimento qualificado.

Huston (2014) também elaborou um plano de ação para que a enfermagem profissional construa sua base de poder (o Quadro 13.3 apresenta um resumo desse plano). Este plano de ação inclui as seguintes estratégias:

QUADRO 13.3 Plano de ação para aumentar o poder da enfermagem profissional

1. Colocar mais enfermeiros em cargos que influenciam as políticas públicas.
2. Parar de agir como vítimas.
3. Aumentar o nível de compreensão que os enfermeiros possuem de todos os esforços políticos no atendimento de saúde.
4. Compor coalizões dentro e fora da enfermagem.
5. Promover mais pesquisas para fortalecimento da prática baseada em evidências.
6. Oferecer apoio a líderes da enfermagem.
7. Dar atenção às orientações para formar os futuros líderes e a sucessão de lideranças.

Fonte: Huston, C. (2014). The nursing profession's historic struggle to increase its power base. In C. Huston (Ed.), Professional issues in nursing (3rd ed.). Philadelphia, PA: Lippincott Williams & Wilkins. Used with permission 310–326.

- *Colocar mais enfermeiros em cargos que influenciam as políticas públicas.* Cargos assim constituem o ápice do ativismo político. Huston (2014, p. 319) argumenta que "os enfermeiros estão singularmente qualificados para cargos públicos, porque eles têm a maior experiência em primeira mão dos problemas enfrentados por pacientes no sistema de saúde atual, bem como uma capacidade excepcional de traduzir a experiência de atendimento de saúde para o público em geral. Como resultado, mais enfermeiros precisam buscar este papel. Além disso, como o público respeita e confia nos enfermeiros, aqueles que optam por concorrer a cargos públicos costumam ser eleitos. O problema, então, não é que os enfermeiros não sejam eleitos... o problema é que não há enfermeiros suficientes concorrendo a cargos públicos".
- *Parar de agir como vítimas.* Os enfermeiros infelizes tendem a parecer vítimas. Isso não é o mesmo que dizer que os enfermeiros não foram vitimizados no passado, mas que precisam tratar a causa de sua infelicidade e tentar diminuir esse problema. Podem confrontar as situações, mudar de cargo ou seguir outra via profissional. Pessoas motivadas, com preocupações profissionais, ajudarão a trazer poder à enfermagem.
- *Aumentar o nível de compreensão que os enfermeiros possuem de todos os esforços políticos no atendimento de saúde.* Isso significa envolvimento com as bases da criação do conhecimento – informar-se melhor como consumidores e provedores de atendimento de saúde, com compromisso com a força coletiva. Breslin (2012) concorda, observando que ser politicamente ativo é parte de nossa responsabilidade como enfermeiros.

A mudança da visão que os enfermeiros têm do poder e da política talvez seja a chave mais importante para uma participação pró-ativa, ao invés de reativa, no ambiente político.

- *Compor coalizões dentro e fora da enfermagem.* A política de saúde ocorre em uma rede virtual de participantes, profissões e organizações, tanto local quanto nacionalmente. Os enfermeiros nem sempre se saíram bem compondo colisões políticas com outros profissionais interdisciplinares com desafios similares. Além de pertencer a organizações profissionais de enfermagem, os enfermeiros precisam chegar a grupos diferentes, com as mesmas metas e preocupações. Esta arregimentação de interdependência e força pela quantidade é o que acaba ajudando a profissão a alcançar as suas metas.

O sucesso depende não apenas de quem você conhece, mas também de quem conhece você! (Collins, 2012)

- *Promover mais pesquisas para fortalecimento da prática baseada em evidências.* Grandes passos foram dados para se pesquisar as práticas de enfermagem que fazem diferença nos resultados de tratamento de pacientes (pesquisas sobre sensibilidade à enfermagem), mas outros passos precisam ser dados. Os enfermeiros têm de usar as pesquisas para mostrar que as habilidades de enfermagem são fundamentais para um atendimento de saúde competente. Além disso: "para desenvolver e sustentar a prática baseada em evidências na enfermagem será preciso uma quantidade bem maior de enfermeiros com mestrado e doutorado, bem como partir para a prática em um nível educacional similar ao de outras profissões" (Huston, 2014, p. 323).
- *Oferecer apoio a líderes da enfermagem.* Em vez de apoiar os esforços de liderança de seus próprios líderes, os enfermeiros costumam encará-los como anormais, e isso tem imposto um alto custo pessoal ao inovador. Além disso, os enfermeiros costumam resistir a mudanças impostas por seus próprios líderes, preferindo observar os líderes em medicina ou outras disciplinas relacionadas à saúde. Assim, a divisão no campo da enfermagem muitas vezes vem de dentro da própria profissão (Huston, 2014).
- *Oferecer monitoria a futuros líderes em enfermagem e planejar a sucessão da liderança.* As profissões dominadas por mulheres, como a enfermagem, costumam exemplificar a *síndrome da abelha-rainha*. A abelha-rainha é uma mulher que luta para ter sucesso; quando o obtém, recusa-se a ajudar outras mulheres a conseguirem o mesmo. Isso leva a um fortalecimento inadequado de novos líderes por parte dos líderes mais antigos e estabelecidos. Um fortalecimento crescente e adequado dos outros, a orientação dos mais jovens e a garantia de sucessão na liderança são necessidades indubitáveis para o aperfeiçoamento da liderança

em enfermagem. Lembre-se que "são os jovens quem detêm não apenas as chaves para o presente, mas também a esperança para o futuro. A profissão de enfermagem é responsável por assegurar a sucessão da liderança e é moralmente obrigada a fazê-lo com os indivíduos mais brilhantes e qualificados" (Huston, 2014, p. 323).

ESTRATÉGIAS PARA CONSTRUIR UMA BASE DE PODER PESSOAL

Além de auxiliar no fortalecimento da profissão, lideranças e administradores de enfermagem precisam compor uma base de poder pessoal para promover as metas organizacionais, desempenhar o papel de líder, executar as funções administrativas e satisfazer as metas pessoais. Até mesmo um administrador novato, ou mesmo um enfermeiro recém-formado, pode começar a construir uma base de poder pessoal de várias formas. Comportamentos costumeiros, resultantes de antigas lições, passividade e foco em alvos errados podem ser substituídos por novos comportamentos para a obtenção de poder. Seguem algumas sugestões de estratégias para aumento de poder.

Manter a energia pessoal

Poder e energia caminham juntos. "Para cuidar dos outros você precisa antes de mais nada cuidar de si mesmo. O autocuidado é provavelmente uma das práticas mais importantes que um enfermeiro precisa cultivar para permanecer com os pés no chão, não se desgastar e lidar com o estresse da enfermagem" (Creative RN, 2013, parágrafo 1). Líderes eficientes usam o tempo necessário para retomar assuntos, refletir, descansar e divertir-se quando cansados. Os administradores que não cuidam de si mesmos começam a cometer erros de julgamento que podem resultar em consequências políticas terríveis. Usar o tempo para relacionamentos importantes e desenvolvimento de interesses externos é essencial para que outros recursos estejam disponíveis como suporte quando as forças políticas da organização consomem energia.

Você precisa cuidar de si mesmo antes que possa cuidar dos outros.

Apresentar um quadro de poder aos outros

Aquilo que as pessoas aparentam e a forma como agem e falam influenciam a visão que os outros desenvolvem de indivíduos poderosos ou de indivíduos sem poder. Fry (2013) sugere que os líderes em enfermagem devem escolher sua atitude e seus comportamentos com sabedoria, já que os funcionários estão sempre ouvindo e observando cada movimento seu. O enfermeiro que se destaca e é equilibrado, assertivo, articulado e tem boa apresentação deixa evidente um quadro de poder e controle pessoais. O administrador que parece uma vítima sem dúvida irá tornar-se uma. Quando os indivíduos reservam tempo para se cuidar, eles transpiram confiança. Isso fica aparente não apenas no modo como se vestem e agem, mas também no modo como interagem com os outros (Huston, 2008).

Pagar para ver

Recém-chegados que se destacam e parecem poderosos são os que atuam mais, trabalham bastante e contribuem com a organização. Não ficam atentos ao relógio ou ao "horário de seus plantões ou turnos". Vão a reuniões e aproveitam oportunidades no trabalho; participam ativamente de comitês, trabalhando bastante nos plantões noturnos e de fins de semana e feriados, realizando as tarefas sem queixas. Uma base de poder é construída com trabalho sério e não com manobras superficiais, fáceis ou rápidas. Além disso, Huston (2008) sugere que é importante ser um jogador de equipe. "Demonstrar interesse genuíno pelos outros, ter consideração pelas necessidades e desejos das outras pessoas e oferecer apoio aos outros sempre que possível são todos componentes da inteligência emocional" (p. 61).

Determinar os poderosos na organização

Compreender as estruturas de poder formais e informais e trabalhar com elas são estratégias importantes para construir uma base pessoal de poder. As pessoas têm de conhecer suas limitações

300   **Unidade IV**   Papéis e funções na organização

e buscar aconselhamento adequado. Devem ser conhecidos os nomes e os rostos dos que detêm poder formal e informal. Os poderosos de uma estrutura informal costumam ter difícil identificação em relação àqueles da estrutura formal. No trabalho com poderosos, procure semelhanças e valores comuns, evitando o foco nas diferenças.

Aprender a linguagem e os símbolos da organização

Toda organização tem sua própria cultura e sistema de valores. Watkins (2013) observa que a cultura organizacional é "a história" em que as pessoas da organização estão imersas, e os valores e rituais que reforçam esta narrativa. Ele também concentra sua atenção na importância dos símbolos e na necessidade de compreendê-los – incluindo as linguagens idiossincráticas usadas nas organizações. Os novos membros devem entender essa cultura e socializar-se na organização se quiserem construir uma base de poder. Desconhecer os tabus institucionais costuma resultar em embaraço ao recém-chegado.

Aprender o uso das prioridades da organização

Todos os grupos têm metas e prioridades próprias para o alcance dessas metas. Os que desejam construir uma base de poder precisam conhecer as metas organizacionais e usar essas prioridades e metas para satisfazer às necessidades administrativas. Por exemplo, uma das necessidades de um novo administrador em um posto de serviços comunitários pode ser elaborar programas educacionais sobre quimioterapia, pois alguns casos designados de novos pacientes incluem essa função do enfermeiro. Quando o controle fiscal for a prioridade, o administrador deverá mostrar a seus superiores como os custos desses programas educacionais serão compensados por outros lucros. Quando as relações públicas entre médicos e pacientes forem uma prioridade, caberá ao administrador justificar a mesma exigência em termos de serviços adicionais a pacientes e médicos.

Aumentar as habilidades e os conhecimentos profissionais

Uma vez que se espera um bom desempenho profissional dos empregados, o desempenho de cada um deve ser extraordinário para fortalecer o poder. Uma forma de ser extraordinário é aumentar habilidades e conhecimentos profissionais a um nível especializado. Ter os conhecimentos e as habilidades que faltam aos outros aumenta a base de poder pessoal. A excelência que reflete conhecimento e demonstra habilidade intensifica a credibilidade do enfermeiro e determina a visão que os outros terão dele.

Manter uma visão ampla

A visão é uma das ferramentas mais importantes que um líder possui em seu kit. Quando comunicada efetivamente, ela serve como a força motriz para alcançar metas (The Importance of Vision, 2013). Uma vez que as pessoas são colocadas em unidades ou departamentos, elas costumam desenvolver uma visão limitada do todo organizacional. Aqueles que constroem o próprio poder sempre enxergam para cima e para os lados. O administrador de sucesso reconhece não somente como cada unidade se encaixa no todo organizacional, mas como a instituição como um todo se encaixa no esquema de toda a comunidade. Pessoas sem visão raramente adquirem muito poder.

Usar especialistas e procurar aconselhamento

Os novatos devem buscar modelos a serem seguidos. Os *modelos a serem seguidos* são indivíduos experientes e competentes que os outros desejam imitar (Huston, 2008). Ainda que talvez não haja qualquer relacionamento interpessoal considerável, pode-se aprender bastante a respeito de liderança bem-sucedida, administração e tomadas de decisão observando-se e imitando-se modelos positivos. Ao procurar outros indivíduos atrás de aconselhamento, as pessoas demonstram que estão dispostas a jogar para a equipe, que são cautelosas e que desejam obter uma opinião especializada antes de prosseguir, e que não são novatos apressados que pensam que conhecem todas as respostas. Alinhar-se aos veteranos certos da organização é excelente para a construção de poder.

Ser flexível

Bossong (2013) sugere que um dos maiores recursos que um *quarterback* de futebol americano possui é sua capacidade de determinar ao início de cada jogada um plano B instantâneo baseado em sua leitura imediata do que ele enxerga ou sente. O mesmo vale para a liderança. Grandes líderes compreendem o poder da flexibilidade. Quem quiser adquirir poder deve construir uma reputação como alguém capaz de comprometer-se. O novato com o firme propósito de não se comprometer é visto como insensível às necessidades organizacionais.

Desenvolver visibilidade e voz na organização

Os novatos precisam se tornar membros ativos de comitês ou grupos reconhecidos pela organização como influentes. Ao trabalhar em grupo, não devem monopolizar o tempo do comitê. Além disso, os líderes e administradores iniciantes precisam desenvolver a habilidade de observar, ouvir e expressar-se verbalmente. Suas contribuições orais ao comitê devem ser valiosas e bem articuladas.

Líderes-administradores experientes também devem lutar pela visibilidade e por se fazerem ouvir. Bossong (2013) sugere que os administradores devem passar algum tempo junto a todos os funcionários, não se atendo a relatórios diretos. Administradores que se mantêm distanciados demais dos trabalhadores na hierarquia organizacional podem ter uma visão turvada ou distorcida. Bossong sugere que administradores de todos os escalões da hierarquia devem sair de seus escritórios e tentar interagir com todos na organização. Quando os trabalhadores não conhecerem seus administradores, não confiam neles.

Aprender a ser mais valorizado

Aceitar elogios é uma arte. Deve-se mostrar cortesia, mas certamente não passividade quando elogiado por um esforço extraordinário. Além disso, as pessoas devem deixar que os outros saibam que elas obtiveram algum reconhecimento profissional especial. Isso pode ser feito sem alarde, refletindo o respeito próprio de alguém talentoso e singular.

Manter o senso de humor

Humor adequado é bastante eficiente. A capacidade de rir de si mesmo e não se levar a sério demais é um elemento dos mais importantes na formação do poder. Brody (2011) ressalta que o humor muitas vezes alivia o estresse ou a tensão, sobretudo o estresse inerente que acompanha a liderança. O humor permite que o líder relaxe para que possa se afastar do desafio e observar as circunstâncias por uma perspectiva diferente.

Empoderar os outros

Os líderes precisam fortalecer outras pessoas; e os subordinados devem fortalecer seus líderes. Quando os enfermeiros se fortalecem de forma recíproca, obtêm poder de referência. Cada enfermeiro e a profissão como um todo não conseguem sua porção de poder quando permitem que outros o dividam e enfraqueçam. Os enfermeiros conseguem fortalecer outros enfermeiros partilhando conhecimento, mantendo a coesão, valorizando a profissão e oferecendo apoio recíproco.

Estratégias de construção de poder e estratégias políticas estão resumidas no Quadro 13.4.

QUADRO 13.4   Estratégias de liderança: desenvolvimento de poder e de habilidade política

Estratégias de construção de poder	Estratégias políticas
Manter a energia pessoal	Desenvolver habilidades adequadas de aquisição
Apresentar uma *persona* poderosa	Comunicar-se com discernimento
Pagar para ver	Tornar-se pró-ativo
Determinar quem é poderoso	Assumir a autoridade
Aprender a cultura organizacional	Trabalhar em rede
Usar as prioridades organizacionais	Expandir os recursos pessoais

(Continua)

Aumentar habilidades e conhecimento
Ter uma visão ampla
Usar especialistas e procurar aconselhamento
Ser flexível
Ter visibilidade e voz
Aprender a ser mais valorizado
Manter um senso de humor
Fortalecer os outros

Manter a capacidade estratégica
Permanecer sensível às pessoas, ao momento oportuno e às situações
Promover as identidades dos subordinados
Satisfazer as necessidades da organização

EXERCÍCIO DE APRENDIZAGEM 13.5

Como construir poder como enfermeiro iniciante

Você é enfermeiro há três anos. Há seis meses, saiu do cargo de enfermeiro-encarregado do turno do dia em um dos hospitais locais para aceitar outro cargo em uma agência de saúde pública. Você tem muitas saudades de seus amigos do hospital e considera a maioria dos enfermeiros de saúde pública mais velhos e reservados. Porém, você adora trabalhar com os seus pacientes e decidiu que esta é a área à qual deseja dedicar a sua carreira para o resto da vida. Embora acredite ter algumas ideias boas, está ciente de que, pelo fato de serem novas, é provável que não consiga agir ainda como agente de mudança. Chegará o momento em que você desejará ser promovido a supervisor e passar a ser uma força poderosa, estimulando o crescimento na agência. Você decide que pode dar alguns passos para construir uma base de poder, e passa um fim de semana elaborando seu plano de construção de poder pessoal.

Tarefa: elabore um plano para construir poder. Cite de seis a dez exemplos de etapas que você precisaria para construir uma base de poder na nova organização. Justificar cada escolha. (Não se atenha a fazer uma seleção a partir das listas em geral no texto; esboce as ações específicas a implementar.) Talvez seja útil levar em conta os pontos fortes da própria comunidade e os seus a fim de resolver este exercício de aprendizagem.

A POLÍTICA DO PODER

A *política* é a arte de usar com sabedoria o poder legítimo. Requer tomadas de decisão claras, assertividade, comprometimento e desejo de expressar as próprias visões. Ela requer também que se seja mais pró-ativo que reativo, demandando firmeza. Mulheres em cargos de poder nas instituições de saúde de hoje têm maior probabilidade de admitir suas capacidades inatas, sustentando o uso eficiente do poder.

Também é importante que os administradores compreendam a política no contexto da organização para a qual trabalham. Depois que o empregado constrói uma base de poder por meio de muito trabalho, aumento de poder pessoal e conhecimento da organização, precisa desenvolver habilidades de política do poder. Afinal, o poder pode não ser permanente, tendo chances de oscilar. Por exemplo, as pessoas costumam perder o poder adquirido em uma organização porque cometem erros políticos. Mesmo líderes maduros, uma vez ou outra, cometem erros nessa área.

Embora o poder seja um recurso disponível universalmente, ele não tem uma qualidade finita, podendo tanto ser perdido como ganho.

É desnecessário que se discutam a ética ou o valor da política organizacional, pois há políticas em todas as organizações. Sendo assim, os enfermeiros gastam energia e continuam impotentes quando se recusam a aprender a arte e a habilidade das manobras políticas. As políticas se dividem quando ocorrem fofocas, rumores ou estratégias sem ética.

Dá-se muita atenção ao aperfeiçoamento da competência, mas muito pouco tempo é usado na aprendizagem dos meandros do comportamento político. A estratégia mais importante a ser

Capítulo 13 Poderes organizacional, político e pessoal **303**

aprendida é a da "leitura do ambiente" (isto é, entender as relações na organização) por meio de observação, escuta, leituras, distanciamento e análise.

Já que poder implica interdependência, os enfermeiros precisam não apenas compreender a estrutura da organização em que trabalham, mas também devem ser capazes de agir com eficiência nessa estrutura, inclusive de lidar realmente com a política inerente à instituição. Somente quando entendem poder e política é que os administradores conseguem identificar limitações e potencial de mudança.

Entender o próprio poder pode ser assustador, sobretudo quando "ataques" (ou oposição) de várias frentes conseguem diminuí-lo. Diante da ocorrência desses ataques, as pessoas em cargos de poder podem ser minadas, regredindo, em vez de progredindo, e sendo mais reativas que pró-ativas. As estratégias políticas a seguir ajudarão o administrador iniciante a deixar de lado os efeitos negativos da política organizacional:

- *Torne-se um especialista em lidar com a informação e a comunicação.* Esteja ciente de que os fatos podem ser apresentados de forma sedutora e fora de contexto. Seja cauteloso ao aceitar os fatos tal como apresentados, porque informações costumam ser modificadas para atender a outros interesses. Os administradores devem desenvolver a arte de obter informações e questionar os outros. Retarde as decisões até coletar e analisar informações apropriadas e precisas. Não fazer as tarefas necessárias pode levar a decisões com consequências políticas desastrosas.

  Os administradores não podem cair nas próprias armadilhas quando discutem algo que pouco conhecem. Astúcia política na comunicação é uma habilidade a ser dominada, e o administrador que a possui diz "não sei" diante da indisponibilidade de informações. Podem advir graves consequências quando informações erradas são partilhadas com pessoas erradas, no momento errado. Determinar quem deve saber, quanto deve saber e quando deve saber exige muita habilidade.

  Um dos erros políticos mais graves que alguém pode cometer é mentir a outras pessoas em uma organização. Diferentemente de ter informações e recusar-se a divulgá-las, o que pode constituir boa estratégia política, a mentira destrói a confiança, e os líderes jamais devem subestimar o poder da confiança.

- *Seja um tomador de decisões pró-ativo.* Os enfermeiros têm uma longa história como elementos de reação, a ponto de terem tido pouco tempo para aprender a ser pró-ativos. Ainda que reagir seja melhor que ser passivo, ser pró-ativo significa realizar melhor e com mais rapidez e eficiência o próprio trabalho. Os líderes pró-ativos preparam-se para o futuro em vez de esperarem por ele. Ao perceberem as mudanças se aproximando do sistema de atendimento de saúde, preparam-se para recebê-las, mais que para combatê-las.

  Assumir a autoridade é uma forma de tornar-se pró-ativo. Parte do poder é a imagem dele; uma estratégia política poderosa também envolve imagem. Em vez de pedir permissão, os líderes a tem como garantida. Ao pedirem permissão, as pessoas podem, na verdade, estar pedindo que alguém assuma a responsabilidade por elas. Se algo não está proibido expressamente em uma organização ou descrição do trabalho, o líder com poder pressupõe que pode fazê-lo. Enfermeiros com sabedoria política criam novos cargos ou papéis em um cargo, pressupondo, gradativamente, que conseguem realizar coisas que ninguém mais faz. Em outras palavras, eles enxergam uma necessidade organizacional e começam a dar conta dela. A organização, por não fazer sua parte, permite a expansão do papel. É preciso que as pessoas estejam cientes de que, se assumirem a autoridade e algo der errado, serão responsabilizadas; trata-se de uma estratégia com alguns riscos.

- *Expanda os recursos pessoais.* Pelo fato de as organizações serem dinâmicas e o futuro ser impossível de prever, o enfermeiro pró-ativo prepara-se para o futuro, ampliando seus recursos pessoais. Esses recursos incluem estabilidade econômica, mais educação e uma base de habilidades maior. O nome que alguns dão a essa estratégia política é "ter capacidade de manobra", isto é, a pessoa evita a limitação de opções. Pessoas com "dinheiro no banco e gasolina no carro" têm certa liberdade política para agir que outros não têm. As pessoas perdem poder quando outros na organização sabem que não podem financiar uma mudança no trabalho ou quando perdem as habilidades necessárias para isso. Aqueles que ficam dependentes financeiramente de um cargo perdem influência política. Da mesma forma, o enfermeiro que não desenvolveu outras habilidades ou que não buscou mais educação perde a força política que decorre da capacidade de encontrar um emprego qualificado em outro local.

- *Desenvolva alianças e coalizões políticas*. Muitas vezes, os enfermeiros podem aumentar seu poder e sua influência formando coalisões e alianças (redes de contato) com outros grupos, sejam eles formados por colegas, preceptores ou subordinados, sobretudo quando essas alianças são com colegas de fora da organização. Assim, mantêm-se informados sobre acontecimentos atuais e têm a consultoria de outros quando querem conselhos e indicação de rumos. Embora o trabalho em rede funcione entre vários grupos, para o enfermeiro-administrador, alguns grupos têm tanto valor quanto associações de enfermagem municipais ou estaduais. Há mais poder e influência política no trabalho realizado em grupo do que no realizado isoladamente. Quando uma pessoa enfrenta oposição política de outros indivíduos na organização, o poder do grupo é muito útil.

Os enfermeiros precisam ser representados em massa, de alguma forma, antes que sejam capazes de exercer um impacto considerável sobre as decisões que influenciam diretamente sua própria profissão.

- *Seja sensível ao momento oportuno*. Líderes de sucesso são sensíveis à adequação e ao momento certo para agir. A pessoa que solicita a ida a uma conferência cara de enfermagem na mesma tarde em que o supervisor acaba de fazer um tratamento dentário demorado tipifica alguém sem sensibilidade ao momento oportuno. Além de ser capaz de escolher o melhor momento, o líder eficiente deve desenvolver habilidades em outras áreas, como saber o momento adequado para não fazer nada. Por exemplo, no caso de um empregado problemático que está a três meses da aposentadoria, é o próprio tempo que resolverá a situação.. O administrador com sensibilidade também aprende quando deve parar de pedir algo; é quando está diante do momento imediatamente anterior àquele em que o supervisor dirá um firme "não", o momento em que continuar a pressionar o assunto é pouco adequado do ponto de vista político.
- *Promova a identificação dos subordinados*. Um administrador ou chefe pode promover a identificação de subordinados de várias formas. Um simples "obrigado" por uma tarefa bem feita funciona bem se dito diante de outra pessoa. Chamar a atenção pelos esforços adicionais dos subordinados é o mesmo que "Olha só o bom trabalho que conseguimos realizar". Enviar aos subordinados notas sinceras de elogio é outra forma de valorizar e promover. Recompensar a excelência é uma estratégia política eficiente.
- *Encare as metas pessoais e da unidade em termos da organização*. Mesmo atividades extraordinárias e com visibilidade somente resultam no poder desejado se usadas para o cumprimento das metas organizacionais. Trabalho árduo por si só, apenas para lucro pessoal, é uma falha política. Com frequência, os administradores iniciantes raciocinam somente em termos de suas necessidades e problemas, em vez de verem o todo. Além disso, é costume que as pessoas busquem soluções fora delas, em vez de tentar encontrá-las por si só. Identificado o problema, uma política mais adequada é levar o problema e uma solução proposta ao superior, em vez de apresentar apenas o problema. Mesmo que a solução apresentada não seja aceita, será valorizada a tentativa.
- *"Deixe o ego bem guardado em casa"*. Ainda que atos políticos possam ser negativos, é preciso tentar não os levar para o lado pessoal, pois você pode ser colocado sob fogo cruzado. Do mesmo modo, é bom ter cautela ao aceitar créditos por todos os sucessos políticos, já que você poder ter apenas estado no lugar certo no momento certo. É preciso estar preparado para cometer erros políticos. A chave para o sucesso é o rebote rápido.

EXERCÍCIO DE APRENDIZAGEM 13.6

Como transformar limões em limonada

O texto que segue baseia-se em um acontecimento real. Os protagonistas incluem Sally Jones, diretora de enfermagem; Jane Smith, administradora e executiva do hospital; e Bob Black, administrador-assistente do hospital. Sally está no cargo, no Memorial Hospital, há dois anos. Implementou muitas mudanças no departamento de enfermagem, sendo, em geral, respeitada pelo administrador, pelos enfermeiros e pelos médicos da instituição.

A situação atual envolve o recém-contratado Bob Black. Antes, o hospital era pequeno demais para ter um administrador-assistente, mas agora ele cresceu e o cargo foi criado. Um dos departamentos sob responsabilidade de Bob é o de pessoal e folha de pagamento. Até agora, a enfermagem, abrangendo 45% de todo o corpo funcional, tem feito o próprio recrutamento, as entrevistas e a seleção. Desde sua contratação, Bob mostra sinais claros de que deseja aumentar seu poder e sua autoridade. Ele propôs contratar mais um funcionário para realizar a maior parte do trabalho funcional do departamento de enfermagem, embora a administração de enfermagem consiga fazer as escolhas finais para a contratação. Bob propôs que seu departamento fizesse uma triagem inicial dos candidatos, em busca de referências, e assim por diante. Sally está cada vez mais frustrada ao tratar dessas outras áreas a cargo de Bob. Tendo acabado de receber sua proposta mais recente, ela solicitou uma reunião com Jane Smith e Bob para a discussão do plano.

Tarefa: que perigo existe, se realmente existir algum, para Sally Jones na proposta de Bob? Explique duas estratégias políticas que, em sua opinião, Sally poderia usar na reunião que está prestes a ocorrer. Há possibilidade de se chegar a uma solução boa para ambas as partes nesse conflito? Em caso positivo, como? Não havendo esse tipo de solução, o que Sally pode conseguir?

Observação: tente resolver este caso antes de ler a solução apresentada no Apêndice.

INTEGRAÇÃO ENTRE PAPÉIS DA LIDERANÇA E FUNÇÕES ADMINISTRATIVAS NA COMPREENSÃO DO PODER ORGANIZACIONAL, POLÍTICO E PESSOAL

A capacidade de obter e usar o poder de forma explícita é fundamental para o sucesso do administrador. Enfermeiros jamais terão os recursos garantidos se não conseguirem poder de manipular os recursos necessários com legitimidade. Para tal, os administradores devem ser capazes de encurtar a lacuna entre autoridade e poder, construir uma base pessoal de poder e minimizar as políticas negativas da organização.

Um dos papéis mais importantes de liderança no uso do poder e da autoridade é o fortalecimento dos subordinados. O líder reconhece a dupla pirâmide de poder e confirma o poder dos outros, inclusive o de subordinados, colegas de trabalho e administradores de níveis superiores.

O essencial para o estabelecimento e a manutenção da autoridade e do poder na organização é o líder-administrador conseguir realizar quatro tarefas distintas:

- Manter uma lacuna pequena entre autoridade e poder.
- Fortalecer os subordinados sempre que possível.
- Usar a autoridade sempre que necessário, de maneira que os subordinados vejam o que acontece na organização.
- Quando necessário, implementar estratégias políticas para manter o poder e a autoridade.

Integrar o papel da liderança e as funções administrativas reduz o risco de mau uso do poder. Poder e autoridade serão empregados para aumentar o respeito ao cargo e à enfermagem em geral. O líder que está à vontade com o poder garante que a meta das manobras políticas seja a cooperação e não o ganho pessoal. O administrador de sucesso que integrou o papel do líder não quer ter poder sobre os outros; quer, sim, fortalecê-los. É imperativo que os líderes-administradores tenham habilidades na arte da política e no uso de estratégias políticas se quiserem sobreviver no mundo corporativo da indústria do atendimento de saúde. É o uso dessas estratégias que permite a obtenção dos recursos organizacionais e das metas da enfermagem.

CONCEITOS-CHAVE

- Poder e autoridade são componentes necessários da liderança e da administração.
- A reação de uma pessoa à autoridade é condicionada muito cedo, por meio de figuras e experiências de autoridade na unidade familiar.
- A distância que às vezes existe entre um cargo de autoridade e a resposta do subordinado é chamada de lacuna entre autoridade e poder.
- O emponderamento dos empregados é um marco da liderança transformacional. Emponderar significa capacitar, desenvolver ou possibilitar.
- O poder tem um lado positivo e outro negativo.
- Por tradição, as mulheres foram socializadas para entender o poder de forma diferente que os homens. Estudos recentes, porém, mostram que diferenças de gênero relativas a poder estão mudando aos poucos.
- O poder de recompensa é obtido pela capacidade de assegurar recompensas aos outros.
- O poder de coerção baseia-se no medo e na punição.
- O poder legítimo é aquele inerente ao cargo de uma pessoa.
- O poder do especialista é obtido por meio de conhecimentos e habilidades.
- O poder referencial é obtido pela associação com outras pessoas.
- O poder carismático é consequência de uma *persona* dinâmica e poderosa.
- O poder da informação é obtido quando alguém tem informações necessárias a outros indivíduos.
- As profissões dominadas por mulheres costumam exemplificar a *síndrome da abelha-rainha*. A abelha-rainha é uma mulher que luta para ter sucesso; quando o obtém, recusa-se a ajudar outras mulheres a conseguirem o mesmo.
- Até mesmo um administrador novato ou um enfermeiro recém formado podem começar a construir uma base de poder usando as táticas apropriadas de construção de poder.
- O poder obtido pode ser perdido quando alguém tem ingenuidade política ou fracassa em usar estratégias políticas adequadas.
- A política existe em todas as organizações e os líderes-administradores têm de aprender sua arte e suas características próprias.
- A profissão de enfermagem nunca chegou a ter a força política que poderia ter, já que, historicamente, ela tem se mostrado mais reativa do que pró-ativa ao lidar com decisões políticas necessárias e com legislações.
- Inúmeras forças motrizes estão atuando para aumentar a base de poder da profissão de enfermagem, incluindo o aproveitamento do momento oportuno, a dimensão da profissão, o poder de referência dos enfermeiros, os níveis educacionais crescentes dos enfermeiros, a perspectiva singular da enfermagem e o desejo de mudança por parte dos consumidores e dos prestadores de atendimento.

EXERCÍCIOS DE APRENDIZAGEM

EXERCÍCIO DE APRENDIZAGEM 13.7

Como empoderar seus funcionários

Após cinco anos como enfermeiro de saúde pública, você acaba de ser indicado a supervisor da região oeste do departamento de saúde local. Há um supervisor para cada região, um diretor de enfermagem e um diretor-assistente. Oito enfermeiros se reportam diretamente a você. Sua organização parece ter poucas barreiras para evitar o empoderamento dos empregados; no entanto, conversando com aqueles que se reportam a você, eles costumam expressar, com frequência, sentimentos de impotência em relação à capacidade de colocar em prática mudanças duradouras relativas aos pacientes ou alterações nas políticas da organização. Sua primeira mudança planejada, então, é o desenvolvimento de estratégias de empoderamento dos empregados.

Tarefa: elabore uma estratégia política para o sucesso do empoderamento dos funcionários que se reportam diretamente a você. Leve em conta os três elementos necessários ao processo de empoderamento: características profissionais de seus funcionários, ambiente de apoio e liderança eficiente. Dentre elas, qual está em sua esfera de controle? Onde está o perigo de seu plano ser sabotado? Que tática de mudança você pode usar para aumentar a probabilidade de sucesso?

EXERCÍCIO DE APRENDIZAGEM 13.8

Amizades e verdade

Você é um administrador de escalão intermediário em um departamento de saúde pública. Uma de suas melhores amigas, Janie, é enfermeira e está sob seu comando. Hoje Janie telefonou, dizendo que machucou as costas ontem, durante uma visita domiciliar, após escorregar no chão molhado da varanda de uma casa. Disse que os donos da casa não souberam da queda e que não houve testemunhas do acidente. Acaba de voltar da consulta médica, e o médico recomendou seis semanas de repouso no leito. Ela pede que você dê entrada aos papéis para o salário ser pago enquanto estiver de licença, já que ela não tem dias de sobra para isso.

Logo após a conversa telefônica com Janie, você faz um intervalo na cafeteria e escuta uma conversa entre Jon e Lacey, dois outros membros do seu departamento. Jon diz que ele e Janie estavam esquiando na noite passada e que ela caiu, machucando as costas. Ele planeja telefonar para ela para ter notícias.

No começo, você se sente magoado e traído por Janie, porque acha que ela mentiu. Quer telefonar para ela e tirar tudo a limpo. Planeja negar a licença. Está furioso porque ela o colocou nessa posição. Você também está ciente de que será difícil comprovar que a lesão de Janie não tem nada a ver com o trabalho.

Tarefa: como você deve proceder? Quais são as ramificações políticas se esse incidente não for tratado de forma adequada? Como usar seu poder e autoridade ao lidar com esse problema?

EXERCÍCIO DE APRENDIZAGEM 13.9

Tomada de decisões: conflito e dilema

Você dirige uma pequena clínica de saúde para nativos norte-americanos. Além de você e de um médico em meio período, seus únicos profissionais são dois enfermeiros. Os demais funcionários são nativos que foram treinados por você.

Pelo fato de a enfermeira Bennett, de 26 anos, bacharel em enfermagem, ter muitos anos de experiência no trabalho em uma grande agência de saúde comunitária no sudoeste, ela conhece muitos problemas dos pacientes. Trabalha bastante e tem muito conhecimento. Ocasionalmen-

(Continua)

308 **Unidade IV** Papéis e funções na organização

te, sua assertividade é confundida com autoritarismo entre os funcionários nativos. Todos, no entanto, respeitam sua capacidade de discernimento.

O outro enfermeiro, Mikiou, de 34 anos, é nativo. Começou como profissional médico para atendimento em combate na Guerra do Golfo e participou de vários programas externos para ascender na carreira até conseguir fazer o exame para obter o registro em enfermagem. Não tem o grau de bacharel. Seus conhecimentos de enfermagem são ocasionalmente limitados, e ele tende a ser bastante informal ao desempenhar as tarefas. É, porém, competente e jamais evidenciou insegurança nos julgamentos. Seu bom humor costuma reduzir tensões na clínica. A população nativa tem muito orgulho dele e, por isso, ele tem uma relação muito boa com ela. Não é especialmente competente como modelo, porque seus hábitos de saúde deixam muito a desejar, e se ausenta com frequência do trabalho.

A enfermeira Bennett acha Mikiou intolerável. Ela tem tentado trabalhar com ele, embora com dificuldades, porque não o respeita. Como diretora da clínica, você tentou várias maneiras de resolver esse problema. Você está feliz por ter a enfermeira Bennett no quadro funcional. É difícil encontrar profissionais com sua qualificação que queiram morar em reservas nativas americanas. Por outro lado, para que a ideia de saúde entre os nativos realmente funcione, eles mesmos precisam ser qualificados e colocados em agências para que, um dia, possam dirigir suas próprias clínicas. É difícil achar nativos norte-americanos com formação que queiram voltar à reserva. Você agora está diante de um dilema administrativo. A enfermeira Bennett disse que Mikiou tem de sair, ou ela fará isso. Pediu que você decidisse.

Tarefa: faça uma lista dos fatores que contam nessa decisão. Quais as questões de poder (se for o caso) envolvidas? Qual será a escolha menos danosa? Justifique sua decisão.

EXERCÍCIO DE APRENDIZAGEM 13.10

Luta pelo poder

Você é líder de equipe em uma unidade médico-cirúrgica de um pequeno hospital comunitário. Seu plantão vai das 15 às 23h. Ao sair da sala da passagem de plantão, John, o líder da equipe diurna, conta que a sra. Jackson, paciente terminal com câncer, decidiu sair do hospital, "contrariando determinações médicas". John diz que já conversou com o médico dessa paciente, que manifestou preocupação com a possibilidade de ela passar a ter um controle inadequado da dor em casa, ficando dependente do apoio da família. Ele acredita que ela morrerá em poucos dias se sair da instituição. Deixou, porém, as prescrições domiciliares e ordem para uma consulta de acompanhamento.

Imediatamente, você vai ao quarto dessa paciente para levantar dados da situação. A paciente diz que o doutor informou da possibilidade de morte em seis semanas e que ela deseja passar esse tempo em casa com seu cachorrinho, companheiro constante por anos. Além disso, tem muitas coisas para "organizar". Diz ter plena consciência das preocupações médicas e que já fora informada pelos enfermeiros do plantão diurno que sair "contrariando determinações médicas" pode resultar em recusa do plano de saúde em pagar a hospitalização em curso. A paciente diz que partirá dentro de 15 minutos, assim que chegar sua carona para casa.

Quando você vai ao posto de enfermagem para obter uma cópia das prescrições domiciliares e da consulta de acompanhamento marcada pelo médico, o funcionário do posto diz que "a política da instituição informa que pacientes que saem contrariando ordens médicas têm de fazer contato direto com o médico para obter as prescrições e a consulta de acompanhamento, porque não estão recebendo alta de forma legal. O hospital não tem obrigação de oferecer esse serviço. Essa foi uma escolha da paciente, que agora tem de arcar com as consequências". O funcionário se recusa a entregar as cópias das prescrições e da consulta, mantendo o prontuário da paciente consigo. Sem pegar o prontuário que está com ele, você não tem acesso imediato às prescrições.

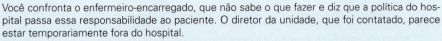

Você confronta o enfermeiro-encarregado, que não sabe o que fazer e diz que a política do hospital passa essa responsabilidade ao paciente. O diretor da unidade, que foi contatado, parece estar temporariamente fora do hospital.

Você está fora de si. Acha que a paciente tem "direito" às prescrições, porque o médico as redigiu supondo que você as receberia antes da saída dela. Você sabe também que, se os medicamentos não forem fornecidos pelo hospital, há pouca probabilidade de a sra. Jackson ter os recursos para obedecer às prescrições. Cinco minutos mais tarde, a paciente surge no posto de enfermagem, junto à amiga. Diz que está indo embora e que quer as prescrições da alta.

Tarefa: a luta pelo poder, nesse cenário, envolve você, o funcionário do posto de enfermagem, o enfermeiro-encarregado e a política organizacional. O funcionário do posto, nesse cenário, tem poder formal ou informal? Que alternativas de ação você tem? Quais os custos ou as consequências de cada alternativa possível? O que você deve fazer?

EXERCÍCIO DE APRENDIZAGEM 13.11

O ego e a cadeia de comando

Você é enfermeiro-encarregado do plantão diurno de uma unidade de terapia intensiva. Uma de suas enfermeiras, Carol, acaba de pedir uma semana de folga para ir a uma conferência. Quer usar o período de férias a ela designado para esse compromisso, e ela mesma pagará as despesas. A conferência será daqui a um mês, e você fica um tanto irritado, porque Carol não solicitou isso mais cedo. O pedido dela entra em conflito com um período de férias que você já concedeu a outro enfermeiro, que o solicitou três meses atrás.

Você nega o pedido a Carol, explicando que precisará dela nessa semana. Ela protesta, dizendo que a conferência educativa beneficiará a unidade e repetindo que os custos serão por conta própria. Você usa de firmeza e cordialidade ao recusar. Mais tarde, Carol vai ao supervisor da unidade para solicitar o mesmo período de ausência. Embora ele apoie sua decisão, você acha que a enfermeira passou por cima de sua autoridade de forma inadequada no trato da questão.

Tarefa: as ações de Carol foram apropriadas ao passar por cima de você para resolver seus problemas? O ego tem alguma coisa a ver com a sua resposta? Como você vai lidar com Carol? Decida sua abordagem e justifique-a.

REFERÊNCIAS

Bossong, J. (2013, May 19). *6 keys to leadership flexibility*. Wordpress. Acessado em 31 de maio de 2013, em http://johnbossong.com/2013/05/19/6-keys-to-leadership-flexibility/

Breslin, J. (2012). Democrat? Republican? I'm a nurse first. *Michigan Nurse*, 85(5), 4.

Brody, R. (2011, April 12). *Leaders need sense of humor*. EzineArticles.com. Acessado em 1º de junho de 2013, em http://ezinearticles.com/?Leaders-Need-Sense-Of-Humor&id=6171144

Collins, B. (2012). Networking and the power of being connected. *Journal of Environmental Health*, 75(3), 4–5.

Creative RN (2013, March 27). *3 Easy self-care practices for nurses*. Acessado em 1º de junho de 2013, em http://www.creativern.com/2013/03/27/3-easy-self-carepractices/

Fry, B. (2013). Power up your leadership: Straight talk for nurse managers. *Canadian Nurse*, 109(5), 32–33.

Galinski, A. D., Magee, J. C., EnaInesi, M., & Gruenfeld, D. H. (2009). Losing touch. Power diminishes perception and perspective. *Kellogg insight: focus on research*. Acessado em 19 de dezembro de 2009, em http://insight.kellogg.northwestern.edu/index.php/Kellogg/article/losing_touch

Huston, C. (2008, April). Eleven strategies for building a personal power base. *Nursing Management*, 39(4), 58–61.

Huston, C. (2014). The nursing profession's historic struggle to increase its power base. In C. Huston (Ed.), *Professional issues in nursing* (3rd ed.). Philadelphia, PA: Lippincott Williams & Wilkins 310–326.

Knudson-Martin, C. (2013). Why power matters: Creating a foundation of mutual support in couple relationships. *Family Process*, 52(1), 5–18.

Mindtools (1996-2013). French and Raven's Five Forms of Power. Understanding Where Power Comes From in the Workplace. Acessado em 27 de outubro de 2013, em http://www.mindtools.com/pages/article/ newLDR_56.htm

Rao, A. (2012). The contemporary construction of nurse empowerment. *Journal of Nursing Scholarship*, 44(4), 396–402.

Stress Combined with Little Decision-Making Power Linked to Heart Attack Risk in Men (2013). *Occupational Health*, 65(1), 4.

The Importance of Vision. (2013, January 13). Acessado em 1º de junho de 2013, em http://winningleadership.wordpress.com/2013/01/13/the-importance-of-vision/

Watkins, M. (2013, May 15). What is organizational culture? And why should we care? Acessado em 1º de junho de 2013, em http://blogs.hbr.org/cs/2013/05/what_is_organizational_culture.html

Como organizar o atendimento de pacientes

... hoje, mais do que nunca, os pacientes precisam ser tranquilizados de que são, de fato, o foco da equipe de atendimento de saúde.
—Joan Shinkus Clark

... os enfermeiros foram além do papel de cuidadores para se tornarem integradores, coordenadores de atendimento e especialistas em eficiência que estão reprojetando a experiência do paciente por meio de modelos inovadores de serviço de atendimento.
—Linda Beattle

PONTOS DE LIGAÇÃO ESTE CAPÍTULO ABORDA:

BSN Essential II: Liderança básica de organizações e sistemas para atendimento de qualidade e segurança dos pacientes

BSN Essential VI: Comunicação e colaboração interprofissionais para melhorar os resultados de saúde dos pacientes

BSN Essential V: Políticas, finanças e ambientes regulatórios de atendimento de saúde

MSN Essential II: Liderança de organizações e sistemas

MSN Essential III: Melhoria da qualidade e segurança

MSN Essential VII: Colaboração interprofissional para melhorar os resultados de saúde de pacientes e da população

QSEN Competency: Trabalho em equipe e colaboração

QSEN Competency: Atendimento centrado no paciente

QSEN Competency: Melhoria da qualidade

QSEN Competency: Segurança

AONE Nurse Executive Competency I: Comunicação e desenvolvimento de relacionamentos

AONE Nurse Executive Competency II: Conhecimento sobre o ambiente de atendimento de saúde

OBJETIVOS DIDÁTICOS *O aluno irá:*

- distinguir entre vários tipos de sistemas de cuidado de pacientes, incluindo atendimento integral do paciente, enfermagem funcional, enfermagem de equipe, enfermagem modular, enfermagem primária e gerenciamento de casos
- discutir os eventos históricos que levaram à evolução de tipos diferentes de modelos de atendimento de pacientes
- debater as forças impulsionadoras e restritivas para substituir o papel de enfermeiro primário pelo de enfermeiro registrado
- distinguir entre atendimento gerenciado e administração de atendimento baseado na população
- identificar os resultados almejados em programas de gerenciamento de doenças e o papel que o gestor de casos desempenha na busca desses resultados
- distinguir entre gestores de casos de enfermagem e navegadores de enfermagem
- analisar como a reorganização do trabalho pode afetar as relações sociais em uma unidade
- explicar qual efeito o *mix* de funcionários tem sobre a organização do trabalho e a organização do atendimento de pacientes

Unidade IV Papéis e funções na organização

- identificar fatores que precisam ser avaliados antes de se iniciar uma mudança em um sistema de atendimento de pacientes
- delinear as novas funções que estão expandindo o papel dos enfermeiros, que deixam de ser cuidadores para serem integradores, coordenadores de atendimento e especialistas em eficiência, como gestores de casos, navegadores de enfermagem e líderes em enfermagem clínica
- descrever os conceitos básicos do atendimento centrado nos pacientes e nos familiares
- descrever as competências básicas esperadas do líder em enfermagem clínica, conforme descritas pela American Association of Colleges of Nursing

Os administradores de alto escalão são os mais propensos a influenciar a filosofia e os recursos necessários para que qualquer sistema de serviços de saúde seja bem-sucedido, já que sem uma filosofia sustentadora e sem recursos adequados, as melhores intenções não bastarão para salvar tal sistema. São os administradores de primeiro escalão e de escalão intermediário porém, que exercem maior influência, em geral, na fase de organização do processo administrativo, no nível da unidade ou do departamento. É nesses espaços que os chefes planejam como será feito o trabalho, modelam o clima organizacional e determinam como será organizada a prestação do atendimento ao paciente.

Além disso, o líder-administrador da unidade determina a melhor maneira de planejar as atividades de trabalho para que as metas da organização sejam atingidas com mais eficácia e concretude. Isso envolve o uso sábio de recursos e a coordenação das atividades com outros departamentos, já que a forma de organizar as atividades pode impedir ou facilitar a comunicação, a flexibilidade e a satisfação no trabalho.

Para que as funções organizacionais sejam produtivas e facilitem a satisfação das necessidades da organização, o líder precisa conhecer bem a organização e seus membros. As atividades somente terão sucesso se sua configuração atender às necessidades do grupo. Os papéis e as funções do líder-administrador na organização dos grupos de atendimento ao paciente são apresentados no Quadro 14.1.

QUADRO 14.1 Papéis da liderança e funções administrativas associados à organização do atendimento ao paciente

PAPÉIS DA LIDERANÇA

1. Avaliar periodicamente a eficiência da estrutura organizacional de oferecimento de cuidados ao paciente.
2. Determinar se há ou não recursos e apoio adequados antes de realizar mudanças na organização do atendimento ao paciente.
3. Examinar o elemento humano na reconfiguração do trabalho e oferecer apoio ao corpo funcional durante a adaptação à mudança.
4. Inspirar o trabalho do grupo na direção de esforços de equipe.
5. Inspirar os subordinados a atingir níveis mais altos de formação, experiência técnica clínica, competência e experiência em uma prática diferenciada.
6. Assegurar que os modelos escolhidos de prestação de atendimento de saúde aperfeiçoem a prática da enfermagem profissional.
7. Encorajar e apoiar o uso de modelos de atendimento de enfermagem que maximizem as capacidades de cada membro na equipe de saúde.
8. Assegurar congruência entre a missão e a filosofia organizacionais e o sistema de atendimento de pacientes selecionado para uso.
9. Garantir que o paciente e seus familiares sejam o foco do atendimento de saúde, qualquer que seja o sistema de saúde sendo usado.

FUNÇÕES ADMINISTRATIVAS

1. Fazer mudanças na configuração do trabalho para facilitar o alcance das metas organizacionais.
2. Escolher um sistema de atendimento de saúde mais adequado às necessidades dos pacientes atendidos, bem como às especialidades do *mix* de funcionários.
3. Usar pesquisas científicas e literatura atualizada para analisar as mudanças propostas nos modelos de prestação de atendimento de enfermagem.
4. Usar um sistema de prestação de atendimento que maximize os recursos humanos e físicos, além do tempo dispendido.

5. Garantir que os funcionários não profissionais sejam treinados e supervisionados na prestação do atendimento.
6. Organizar as atividades de trabalho para atingir metas organizacionais.
7. Agrupar as atividades para facilitar a comunicação e a coordenação nos departamentos e entre eles.
8. Organizar o trabalho para que tenha a melhor relação custo-benefício possível.
9. Identificar apropriadamente os geradores de custo dentre as doenças de alto custo e com alta taxa de utilização, e abordá-los com alta eficiência pelos ambientes de atendimento.
10. Explorar oportunidades de usar gestores de caso, navegadores de enfermagem e enfermeiros clínicos líderes (CNLs) para melhor integrar e coordenar o atendimento.

MODELOS TRADICIONAIS DE ORGANIZAÇÃO DO ATENDIMENTO AO PACIENTE

As cinco formas mais conhecidas de organizar o atendimento de enfermagem ao paciente são atendimento integral do paciente, enfermagem funcional, enfermagem de equipe e modular, enfermagem primária e gerenciamento de casos (Quadro 14.2). Cada um desses tipos básicos sofreu modificações que resultaram em novos termos. Por exemplo, enfermagem primária era antes enfermagem de método de casos, hoje chamada, com frequência, de *modelo de prática profissional*. A enfermagem de equipe é algumas vezes conhecida como *parceiros no atendimento* ou *parceiros de serviço ao paciente*, e os gestores de caso assumem diferentes títulos, dependendo do local em que fazem o atendimento.

QUADRO 14.2 Métodos tradicionais de prestação de atendimento ao paciente
Atendimento integral ao paciente
Enfermagem funcional
Enfermagem de equipe ou modular
Enfermagem primária (*primary nursing*)
Gerenciamento de casos

Um exame mais criterioso mostra que muitos desses modelos mais modernos de sistemas de atendimento ao paciente são apenas versões recicladas, modificadas ou retificadas de modelos mais antigos. Na verdade, às vezes é difícil encontrar um sistema de atendimento legitimamente original ou que não tenha partes de outros em seu projeto. Embora alguns desses sistemas de atendimento tenham sido desenvolvidos para organizar o atendimento em hospitais, a maioria deles pode ser adaptada para outros ambientes. A escolha de um modelo organizacional envolve habilidades e disponibilidade dos profissionais empregados, recursos, gravidade do paciente e natureza do trabalho a ser realizado.

Muitos dos modelos mais modernos de sistemas de atendimento ao paciente são apenas versões recicladas, modificadas ou retificadas de modelos mais antigos.

Enfermagem de atendimento integral ao paciente ou enfermagem por método de caso

O *atendimento integral ao paciente* é o modo mais antigo de organização dos cuidados ao paciente. Com esse tipo de atendimento, os enfermeiros assumem total responsabilidade durante seu horário de trabalho pelo atendimento a todas as necessidades dos pacientes a eles confiados. O *atendimento integral de enfermagem ao paciente* às vezes é chamado de *método de caso por atribuição*, já que os pacientes podem ser designados como casos, bem ao modo como a enfermagem de cuidados privados vem sendo historicamente realizada.

Na verdade, na virada do século XIX, o atendimento integral ao paciente era o modelo predominante do atendimento de enfermagem. Os cuidados ao paciente costumavam ser oferecidos na casa deste, sendo responsabilidade do enfermeiro cozinhar, limpar a casa e outras atividades específicas do paciente e da família, além do atendimento de enfermagem tradicional. Durante a

Grande Depressão da década de 1930, as pessoas não conseguiram mais pagar atendimento domiciliar e começaram a usar os hospitais para o atendimento antes oferecido em casa pelos enfermeiros particulares. Nessa época, enfermeiros e estudantes eram os cuidadores em hospitais e agências de saúde pública. Com o crescimento dos hospitais nas décadas de 1930 e 1940, o oferecimento de atendimento integral continuou a ser o principal meio de organizar o cuidado do paciente.

Esse método de confiar pacientes aos enfermeiros é ainda muito empregado em hospitais e agências de enfermagem domiciliar. Essa estrutura organizacional confere aos enfermeiros bastante autonomia e responsabilidade. Designar pacientes é simples e direto, não exigindo o planejamento necessário aos outros métodos de oferecimento de cuidados. As linhas de responsabilidade e comprometimento são claras. Teoricamente, o paciente recebe atendimento holístico e não fragmentado durante o tempo de serviço do enfermeiro.

Cada enfermeiro que cuida do paciente pode, porém, alterar o regime de atendimento. Assim, havendo três plantões ou turnos, o paciente recebe três abordagens diferentes de atendimento, normalmente resultando em confusão para ele. Para manter a qualidade do atendimento, esse método exige profissionais altamente habilitados, podendo, então, custar mais do que outras formas de atendimento. Os opositores do método dizem que algumas tarefas feitas pelo cuidador principal (enfermeiro) podem ser realizadas por alguém com menos treinamento e, assim, a um custo menor. Um diagrama estrutural desse método é apresentado na Figura 14.1.

A maior desvantagem do atendimento integral ao paciente aparece quando o enfermeiro não é preparado corretamente ou tem pouca experiência para oferecer esse tipo de atendimento. Nos primórdios da enfermagem, apenas enfermeiros registrados prestavam atendimento; agora, muitos hospitais designam técnicos de enfermagem, bem como trabalhadores não licenciados em saúde, para prestar boa parte do atendimento de enfermagem. Como o enfermeiro designado conjuntamente pode ter uma pesada carga de pacientes, podem existir poucas oportunidades de supervisão, e isso pode resultar em atendimento inseguro.

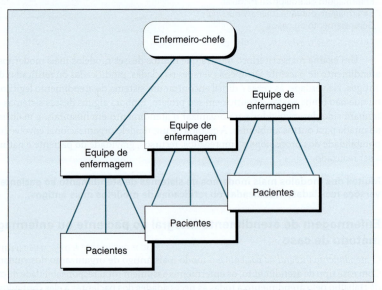

FIGURA 14.1 • Estrutura do método de caso ou atendimento integral ao paciente.

Método funcional

O *método funcional* de atendimento ao paciente originou-se basicamente na Segunda Guerra Mundial e na rápida construção de hospitais em consequência da Lei Hill Burton. Com a grande demanda de enfermeiros na Europa e nos Estados Unidos, ocorreu uma escassez de enfermeiros e foram necessários funcionários auxiliares ao atendimento dos pacientes. Esses trabalhadores, relativamente sem habilidades, foram treinados para realizar tarefas simples, tornando-se proficientes por repetição. Coube aos funcionários a execução de algumas tarefas em detrimento do atendimento de pacientes específicos. Exemplos de tarefas da enfermagem funcional incluíam verificação da pressão sanguínea, administração de medicamentos, troca da roupa de cama e banho dos pacientes. Os enfermeiros passaram a gerentes do atendimento de saúde em vez de cuidadores diretos, e o *"atendimento por meio de outros"* passou a ser a expressão usada em referência a esse método de atendimento de enfermagem. A estrutura da enfermagem funcional pode ser vista na Figura 14.2.

Essa forma de organizar o atendimento ao paciente surgiu como temporária, já que, com o final da guerra, pensava-se que os hospitais não mais precisariam de funcionários auxiliares. Entretanto, o grande número de nascimentos e o consequente aumento populacional logo após a Segunda Guerra deixaram os Estados Unidos com poucos enfermeiros. Assim, o emprego de funcionários com níveis diferentes de habilidades e formação proliferou-se à medida que novas categorias de trabalhadores da saúde foram criadas. Atualmente, a maioria das organizações de atendimento de saúde continua empregando trabalhadores em saúde de muitas formações educacionais e níveis de habilidade.

A maior parte dos administradores vê na enfermagem funcional uma maneira econômica de oferecer atendimento. Isso vale quando o atendimento holístico e qualificado não é encarado como essencial. A maior vantagem da enfermagem funcional é sua eficiência; as tarefas são feitas com rapidez, com pouca confusão relativa às responsabilidades. A enfermagem funcional possibilita o oferecimento de atendimento com uma quantidade mínima de enfermeiros. Além disso, em várias áreas, como no centro cirúrgico, essa estrutura funcional proporciona bons resultados, estando ainda muito em evidência. Instituições de saúde de longo prazo também costumam usar uma abordagem funcional no atendimento de saúde.

Na década passada, porém, aumentou o uso de *funcionários auxiliares sem licença* (UAP – *unlicensed assistive personnel*), também conhecidos como *pessoal auxiliar de enfermagem*, nas organizações de saúde. Muitos administradores de enfermagem acham que confiar as tarefas mais simples a esses funcionários libera os profissionais da enfermagem para fazerem tarefas que requeiram mais habilidades, sendo assim mais econômico; há os que dizem, entretanto, que o tempo necessário para supervisionar o auxiliar invalida a economia de tempo que possa ter ocorrido. A maior parte dos administradores modernos rejeita, sem dúvida, o uso da enfermagem funcional, embora a tendência a designar tarefas a funcionários, mais do que a profissionais da enfermagem, lembra, pelo menos em parte, a enfermagem funcional.

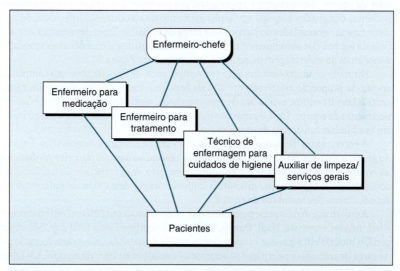

FIGURA 14.2 • Estrutura organizacional da enfermagem funcional. Copyright ® 2006 Lippincott Williams & Wilkins. Instructor's Resource CD-ROM to Accompany Leadership Roles and Management Functions in Nursing, by Bessie L. Marquis and Carol J. Huston.

316 **Unidade IV** Papéis e funções na organização

Esse tipo de enfermagem pode levar ao atendimento fragmentado e à possibilidade de ignorar as necessidades prioritárias do paciente. Além disso, como alguns trabalhadores podem se sentir pouco desafiados e sem estímulo em seus papéis, a enfermagem funcional também pode resultar em baixa satisfação no trabalho. Ademais, ela pode apresentar uma pior relação custo-benefício devido à necessidade de contar com muitos coordenadores. É comum que os empregados tenham o foco em suas próprias tarefas, tendo menos interesse nos resultados como um todo.

EXERCÍCIO DE APRENDIZAGEM 14.1

Transição para o atendimento integral ao paciente

A maior parte dos estudantes de enfermagem começa seu treinamento clínico realizando alguma forma de atendimento funcional de enfermagem para depois passar ao atendimento integral ao paciente, com um pequeno número de pacientes. Relembre suas primeiras experiências clínicas como estudante. Quais tarefas eram mais fáceis de aprender? Como você conseguiu dominá-las? Dominar as tarefas demandou muito tempo? Foi difícil fazer a transição para o atendimento integral ao paciente? Em caso positivo, por quê? Que habilidades foram mais difíceis de serem aprendidas ao oferecer o atendimento integral ao paciente? Você previa a necessidade de aprender habilidades adicionais para sentir-se à vontade no papel de provedor de atendimento integral como enfermeiro? Que habilidades de nível mais alto (não funcionais), em sua opinião, são de aprendizado mais difícil, aumentando o tempo necessário para que você se sinta confiante?

Enfermagem de equipe

Apesar de uma escassez duradoura de quadros profissionais de enfermagem nos anos 50, muitas pessoas acreditavam que um sistema de atendimento de pacientes precisava ser desenvolvido para reduzir a fragmentação do atendimento que acompanhava a enfermagem funcional. A *enfermagem de equipe* foi o resultado. Na enfermagem de equipe, auxiliares ou atendentes colaboram na prestação do atendimento a um grupo de pacientes sob a direção de um enfermeiro profissional. Como líder da equipe, o enfermeiro é responsável por conhecer a condição e as necessidades de todos os pacientes designados à equipe e pelo planejamento do atendimento individual. Seus deveres variam conforme as necessidades do paciente e a carga de trabalho. Esses deveres incluem auxiliar os membros da equipe, dar atendimento direto ao paciente, ensinar e coordenar as atividades do paciente. A estrutura da enfermagem de equipe é apresentada na Figura 14.3.

Por meio de muita comunicação em equipe, pode-se dar atendimento completo aos pacientes, apesar da proporção relativamente alta de funcionários auxiliares. Essa comunicação é informal entre o líder da equipe e cada um de seus membros, sendo formal em conferências regulares de planejamento de equipe. Uma equipe não deve ter mais do que cinco pessoas, caso contrário reverterá em mais linhas funcionais de organização.

A enfermagem de equipe costuma ser associada à liderança democrática. É dado aos membros do grupo o máximo possível de autonomia na realização das tarefas a eles confiadas, embora sejam da equipe a responsabilidade e o comprometimento. A necessidade de habilidades excelentes de comunicação e coordenação dificulta a implementação desse tipo de enfermagem e exige muita autodisciplina dos membros da equipe.

A enfermagem de equipe possibilita que os membros contribuam com conhecimentos técnicos e habilidades especiais. Nagi, Davies, Williams, Roberts e Lewis (2012, p. 56) observam que "em geral, o modelo em equipe abrange todos os níveis de habilidades e é caracterizado por uma divisão da carga de trabalho e pelo papel supervisório/avaliativo do líder de equipe". Os líderes das equipes devem, então, fazer uso do que conhecem sobre cada membro e suas habilidades quando da designação de tarefas. Reconhecer o valor de cada empregado e proporcionar autonomia aos membros da equipe resulta em grande satisfação no trabalho.

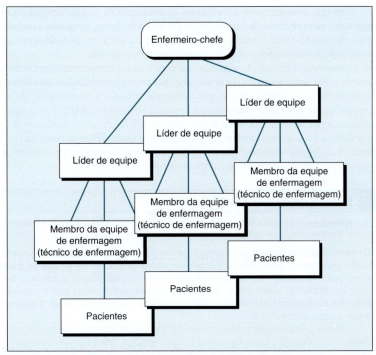

FIGURA 14.3 • Estrutura organizacional da enfermagem de equipe. Copyright ® 2006 Lippincott Williams & Wilkins. Instructor's Resource CD-ROM to Accompany Leadership Roles and Management Functions in Nursing, by Bessie L. Marquis and Carol J. Huston.

As desvantagens desse tipo de enfermagem associam-se basicamente à implementação imprópria, mais do que à própria filosofia. Com frequência, o tempo é insuficiente ao planejamento e à comunicação no atendimento por equipe. Isso pode levar a linhas pouco nítidas de responsabilidade, a erros e a atendimento fragmentado ao paciente. Para que seja eficiente, o líder deve ser um profissional excelente, com boas habilidades de comunicação, organização, administração e liderança.

O papel multidisciplinar do líder de equipe

Uma das recomendações do relatório *O Futuro da Enfermagem*, do Instituto de Medicina, foi ampliar as oportunidades para que enfermeiros liderem e difundam esforços colaborativos de melhoria com médicos e outros membros da equipe de atendimento de saúde para aprimorar os ambientes de prática (Robert Wood Johnson Foundation, 2011). Atualmente, algumas organizações de atendimento de saúde incorporam farmacêuticos, assistentes sociais, terapeutas ocupacionais, fonoaudiólogos e outros trabalhadores em saúde como parte da equipe multidisciplinar para garantir que um atendimento abrangente e holístico possa ser prestado a cada paciente, embora a responsabilidade pela liderança das equipes costume recair com o enfermeiro.

Nagi et al. (2012) observam, porém, que desde então problemas de implementação são comuns em equipes multidisciplinares ou multiprofissionais; respeito mútuo e colaboração não são prevalentes; nem todos os funcionários gostam de trabalhar em equipes; e é comum haver necessidade de esclarecer problemas funcionais envolvendo responsabilidade clínica, liderança e compreensão entre profissionais. Carlyle, Crowe e Deering (2012) concordam, ressaltando que tanto no ambiente de tratamento mental com internação quanto sem internação, a enfermagem costuma ser prestada por equipes multidisciplinares, sob a suposição de que todas as disciplinas estão atuando dentro de um modelo comum de atendimento. No entanto, Carlyle et al. (2012) sugerem que muitas vezes não é isso que acontece.

Além disso, assim como a tradicional enfermagem de equipe, as equipes multidisciplinares exigem um meio eficiente de comunicação a respeito de metas, progresso e problemas de pacientes. Muitas vezes não é fácil encontrar oportunidades para que a equipe toda se encontre, devido a turnos de trabalho diferentes e outros compromissos profissionais.

Como se não bastasse, é comum surgir desafios para determinar quem devem ser os membros da equipe. No tratamento de traumatismos, por exemplo, o trabalho em equipe há muito tempo é considerado uma expectativa, já que a avaliação inicial e a ressuscitação de vítimas de trauma costuma apresentar maior taxa de sucesso quando desempenhada por uma equipe organizada de traumatologia (Speck, Jones, Barg, & McCunn, 2012). Ainda assim, conforme detalhado no Exame de Evidência 14.1, a concordância geral a respeito de quem detém as posições cruciais nessa equipe e quais funções elas cumprem varia entre os membros da equipe; em especial, a importância do enfermeiro como um membro da equipe pode não ser reconhecida.

Exame de evidência 14.1

Fonte: Speck, R. M., Jones, G., Barg, F. K., & McCunn, M. (2012). Team composition and perceived roles of team members in the trauma bay. Journal of Trauma Nursing, 19(3), 133-138.

Os pesquisadores usaram duas estratégias de coleta de dados qualitativos neste estudo: observação participante e entrevistas semiestruturadas. Membros da equipe de traumatismo foram observados na ala de traumatologia de um centro traumatológico acadêmico de nível 1 durante mais de 300 horas. Além disso, 32 entrevistas semiestruturadas foram conduzidas com membros das equipes de traumatismo (médicos, enfermeiros, médicos em treinamento, residentes e estudantes de medicina).

Os pesquisadores descobriram que os líderes das equipes (médicos e médicos em treinamento) consideravam os enfermeiros como membros vitais e insubstituíveis da equipe. Ainda assim, os estudantes de medicina e os residentes-júnior nem sequer consideravam os enfermeiros como membros da equipe. Essa descoberta ganhou novo grau de complicação quando os enfermeiros descreveram como costumavam receber instruções e orientações por parte dos membros-júnior da equipe de traumatismo durante esses casos. Esses pesquisadores sugeriram que esse descompasso pode ser atribuível a um sistema em que os estudantes de medicina e os residentes ficam constantemente pulando de uma especialidade para outra, sem um modelo consistente de como os líderes das equipes enxergam os enfermeiros. Outra explicação pode estar relacionada com a já consagrada inconsistência entre enfermeiros e médicos no que diz respeito a *status*, autoridade, gênero, treinamento e responsabilidades de atendimento a pacientes, e atitudes discrepantes relativas à colaboração entre médicos e enfermeiros.

Enfermagem modular

A enfermagem de equipe, de acordo com a configuração original, passou por modificações nos últimos 30 anos. A maior parte desse tipo de enfermagem jamais foi praticada em sua forma mais pura; mais comum tem sido uma combinação entre a estrutura de equipe e a funcional. Tentativas mais recentes de refinar e aprimorar a enfermagem de equipe resultaram em muitos modelos, incluindo a enfermagem modular.

 A maior parte da enfermagem de equipe jamais foi praticada em sua forma mais pura, e sim como uma combinação entre a estrutura de equipe e a funcional.

A *enfermagem modular* utiliza uma miniequipe (dois ou três membros, dos quais no mínimo um é enfermeiro), com os membros da equipe de enfermagem modular às vezes sendo chamados de *duplas de atendimento*. Na enfermagem modular, as unidades de atendimento aos pacientes costumam ser divididas em módulos ou distritos, e as tarefas se baseiam na localização geográfica dos pacientes.

Manter a equipe pequena e tentar designar os funcionários sempre que possível à mesma equipe deve permitir ao enfermeiro mais tempo de planejamento e coordenação dos elementos da equipe. Além disso, uma equipe pequena requer menos comunicação, o que proporciona aos membros melhor uso do tempo para atividades de atendimento direto ao paciente.

Enfermagem primária e equipes interprofissionais de atendimento primário de saúde

Enfermagem primária

A *enfermagem primária*, também conhecida como *enfermagem baseada no relacionamento*, surgiu ao final dos anos 60, e utiliza alguns conceitos do atendimento integral ao paciente, trazendo o enfermeiro de volta à cabeceira do paciente para oferecer atendimento clínico. Segundo Manthey (2009), "os princípios básicos da enfermagem primária foram revolucionários: pela primeira vez na enfermagem hospitalar, responsabilidade e autoridade explícitas em relação a pacientes específicos foram atribuídas a um enfermeiro (cuja licença permite legalmente a tomada de decisões independentes quanto ao atendimento de enfermagem). Nunca antes na história da enfermagem hospitalar havia sido permitido tamanho controle profissional do enfermeiro assistencial sobre as práticas de enfermagem" (p. 36). Isso exigiu uma grande reengenharia organizacional nas unidades, nas estruturas administrativas e na filosofia gerencial, bem como uma desafiadora transformação das funções e das relações no ponto de atendimento de pacientes (Manthey, 2009).

Na enfermagem primária, o *enfermeiro primário* (ou enfermeiro principal) assume, em tempo integral, a responsabilidade de planejar o atendimento de um ou mais pacientes, desde a internação hospitalar, ou início do tratamento, até a alta, ou término do tratamento. Durante as horas de trabalho, o enfermeiro primário presta atendimento direto integral a esse paciente. Quando o enfermeiro primário não está de serviço, *enfermeiros associados*, que seguem o plano de atendimento estabelecido pelo primeiro, prestam o atendimento. Muitos especialistas já sugeriram que o papel do enfermeiro primário deve limitar-se a enfermeiros registrados; no entanto, Manthey (2009) argumenta que a enfermagem primária pode ser bem-sucedida com um *mix* de habilidades diversas, da mesma forma como a enfermagem de equipe ou qualquer outro modelo pode ser bem-sucedido com membros exclusivamente formados por enfermeiros. A estrutura da enfermagem primária pode ser vista na Figura 14.4.

A enfermagem primária pode ser bem-sucedida com um *mix* de habilidades diversas, da mesma forma como a enfermagem de equipe ou qualquer outro modelo pode ser bem-sucedido com membros exclusivamente formados por enfermeiros.

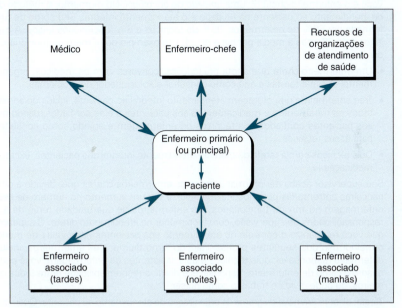

FIGURA 14.4 • Estrutura da enfermagem primária. Copyright ® 2006 Lippincott Williams & Wilkins. Instructor's Resource CD-ROM to Accompany Leadership Roles and Management Functions in Nursing, by Bessie L. Marquis and Carol J. Huston.

320 **Unidade IV** Papéis e funções na organização

Embora criada originalmente para uso em hospitais, a enfermagem primária presta-se à enfermagem domiciliar, à enfermagem em asilos e a outras instituições que prestam atendimento de saúde. Uma responsabilidade integral do enfermeiro primário é estabelecer uma comunicação clara entre o paciente, o médico, os enfermeiros associados e outros membros da equipe. Embora o enfermeiro primário faça o plano, busca-se *feedback* dos outros na coordenação do atendimento ao paciente. A combinação entre uma comunicação interdisciplinar clara de grupo e o atendimento consistente e direto do paciente feito por uns poucos funcionários de enfermagem possibilita um atendimento holístico.

Embora a satisfação no trabalho seja alta na enfermagem primária, trata-se de um método de difícil implementação devido ao grau de responsabilidade e autonomia necessário por parte do enfermeiro primário. Por essas mesmas razões, entretanto, assim que os enfermeiros desenvolvem habilidades no oferecimento de atendimento de enfermagem primária, sentem-se desafiados e recompensados.

As desvantagens do método, da mesma forma que na enfermagem de equipe, estão basicamente em sua implementação inadequada. Um enfermeiro primário preparado de forma inadequada ou incompetente pode não conseguir coordenar uma equipe multidisciplinar, ou identificar necessidades complexas, ou mesmo mudanças na condição do paciente. Muitos enfermeiros podem não se sentir à vontade nesse papel ou, de início, não ter a experiência e as habilidades necessárias a ele. Embora um grupo de funcionários composto somente por enfermeiros não seja comprovadamente mais caro que outros modelos de enfermagem, fica às vezes difícil recrutar e manter enfermeiros em número suficiente, sobretudo em períodos de carência desse profissional. Outros desafios na implementação de enfermagem primária incluem "períodos mais curtos de permanência, aumento do número de posições em meio período e turnos com duração variada, combinados à necessidade pragmática duradoura de prestar atendimento holístico e coordenado a seres humanos" (Manthey, 2009, p. 37). Estes empecilhos logísticos podem ser mais bem resolvidos por decisões no âmbito de cada unidade, chegando-se a consensos entre um quadro funcional unificado e coeso (Manthey, 2009).

EXERCÍCIO DE APRENDIZAGEM 14.2

Como se reorganizar para dar conta de uma mudança na equipe de funcionários

Você é o enfermeiro-chefe de uma unidade de oncologia. No momento, o método de prestação de atendimento ao paciente na unidade é o atendimento integral. Seu corpo de funcionários é formado por 60% de enfermeiros, 35% de técnicos e 5% funcionários leigos. A capacidade de leitos é de 28, mas a média por dia é de 24. Um exemplo do número de funcionários por turno/dia é o seguinte:

- Um enfermeiro-chefe que anota prescrições, conversa com os médicos, organiza o atendimento, designa tarefas e age como consultor e solucionador de problemas.

- Três enfermeiros que oferecem atendimento integral ao paciente, incluindo administração de todos os tratamentos e medicamentos aos pacientes a eles confiados, dando medicação IV aos pacientes confiados aos técnicos de enfermagem e agindo como consultores clínicos para esses técnicos.

- Dois técnicos com a tarefa de oferecer atendimento integral aos pacientes, exceto administrar medicação IV.

Seu supervisor acaba de informar a todos os enfermeiros-chefes que, devido a dificuldades financeiras enfrentadas pelo hospital, decidiu-se por um aumento no número de assistentes de enfermagem no *mix* de funcionários. Os enfermeiros de sua unidade terão de assumir mais responsabilidades de supervisão, com foco menor no atendimento direto. O supervisor solicitou que você reorganize o controle do atendimento aos pacientes na unidade de modo a ser feito o melhor uso dos seguintes profissionais do turno diurno: três enfermeiros, inclusive o atual enfermeiro responsável; dois técnicos e dois assistentes de enfermagem. Você pode apagar do quadro o cargo de enfermeiro-responsável e dividir a responsabilidade entre todos os três enfermeiros, ou pode dividir o trabalho como quiser.

Tarefa: elabore um novo diagrama da organização de atendimento ao paciente. Quem será mais afetado com essa reorganização? Avalie suas justificativas, tanto para a seleção da sua escolha quanto para a rejeição das demais opções. Explique como você implementará essa mudança planejada.

Capítulo 14 Como organizar o atendimento de pacientes **321**

Equipes interprofissionais de atendimento primário de saúde

Assim como a enfermagem de equipe, o atendimento primário se expandiu para equipes interdisciplinares. Sibbald, Wathen, Kothari e Day (2013) observam que as *equipes de atendimento primário de saúde (primary health-care teams* – PHCTs) são equipes interdisciplinares que incluem, entre outros, médicos, enfermeiros, fisioterapeutas, terapeutas ocupacionais e assistentes sociais, que trabalham colaborativamente para prestar um atendimento coordenado aos pacientes. "Os modelos baseados em equipe do atendimento por PHCT foram criados para alcançar (e trabalhar rumo a) diversos benefícios ao sistema de saúde, aos prestadores de atendimento de saúde e aos pacientes, incluindo uma melhor coordenação do atendimento, maior foco conjunto na resolução de problemas e na tomada de decisões e um comprometimento com o atendimento centrado nos pacientes" (Sibbald et al., p. 129). Os resultados almejados pelas PHCTs são uma redução da mortalidade e uma melhoria da qualidade de vida dos pacientes, uma redução dos custos com atendimento de saúde e uma experiência profissional mais gratificante para o trabalhador em saúde.

Os desafios à implementação de atendimento primário de saúde da PHCT espelham muitos dos desafios vistos no atendimento de saúde mais tradicional, incluindo barreiras em sua formação; superação da tradicional hierarquia dominada por médicos na determinação de quem deve liderar a equipe; mal-entendidos quanto a funções a serem desempenhadas; e determinação da estrutura e da função da equipe. Além disso, como a equipe interprofissional suscita diferentes pontos de vista, experiências de vida e conhecimento das práticas baseadas em evidências, a determinação de qual conhecimento é mais importante no atendimento dos pacientes pode ser confusa. Pesquisas de Sibbald et al. (2013) descobriram que na maioria das PHCTs, poucos são os indivíduos (residentes, médicos sêniores e enfermeiros) que ativamente levam descobertas e conhecimentos científicos à equipe e a profissionais de saúde aliados. Sibbald et al. sugerem que essas responsabilidades interequipes podem ser mais bem utilizadas como recursos de informação.

Gerenciamento de casos

O gerenciamento de casos é outra configuração de trabalho proposta para o atendimento às necessidades do paciente. Ele é definido pela Case Management Society of America (CMSA) como "um processo colaborativo que levanta dados, planeja, implementa, coordena, monitora e avalia as opções e os serviços para o atendimento das necessidades de saúde individuais, por meio de comunicação e de recursos disponíveis para a promoção de resultados de qualidade com boa relação de custo-benefício" (CMSA, 2008-2012, parágrafo 58).

No gerenciamento de casos, os enfermeiros lidam com cada paciente individualmente, identificando os profissionais, os tratamentos e os ambientes de atendimento com o melhor custo-benefício possível. Isso exige que o gestor de casos faça análises profundas e identifique quaisquer barreiras à conformidade que possam passar despercebidas a outros prestadores de atendimento (Primary Care—the New Frontier for Case Managers, 2013). Além disso, o gestor de casos ajuda os pacientes a acessarem recursos comunitários, a aprenderem sobre seu regime medicamentoso e seu plano de tratamento e a que obtenham exames e procedimentos recomendados.

Embora os encaminhamentos de gerenciamento de casos costumem começar em um cenário de internação do paciente em hospitais, com o tempo de permanência e a margem de lucro por confinamento usados como medidas de eficiência, o gerenciamento de casos na era do atendimento administrado ou gerenciado costuma atingir também o atendimento ambulatorial. De fato, é provável que os novos lares médicos sugeridos como parte da *Patient Care Protection and Affordable Care Act* (Lei da Proteção de Atendimento ao Paciente e do Atendimento Acessível) venham a usar gestores de caso extensivamente.

Historicamente, porém, o foco do gerenciamento de casos tem sido episódico ou um elemento de orientação no tratamento da doença em ambulatórios e locais de atendimento pós-agudo para pessoas sem seguro-saúde. *O gerenciamento de casos graves* integra o uso das funções administrativas e de planejamento da alta, podendo ocorrer na unidade, ser designado por paciente, baseado na doença ou administrado como um caso pelo enfermeiro primário.

Os gestores de caso fazem isso utilizando *vias críticas* (Capítulo 10) e *planos de ação multidisciplinares* (MAPs – *multidisciplinary action maps*) para o planejamento dos cuidados do paciente. O MAP de atendimento é uma combinação de *via crítica* e *plano de atendimento de enfermagem*. Além disso, indica o número de vezes em que devem ocorrer as intervenções de enfermagem. Todos os provedores de atendimento de saúde obedecem ao MAP para facilitar os resultados de enfermagem. Se um paciente se desvia do plano normal, ocorre indicação de uma *variação*. Uma variação é qualquer ocorrência capaz de alterar o progresso do paciente ao longo da via crítica normal.

Devido às grandes expectativas de papel e alcance dos conhecimentos necessários para ser um gestor ou administrador de casos, alguns especialistas afirmam que esse papel deve ser reservado a enfermeiros de prática avançada ou com treinamento avançado, ainda que não costume ser esse o caso atualmente nos locais de prática. Na verdade, a certificação por conselho como um gestor de casos está disponível para qualquer pessoa com um diploma de quatro anos na área de saúde ou serviços humanos, tendo completado experiência supervisionada em gerenciamento de casos, saúde ou saúde comportamental como parte de suas exigências de graduação (Commission for Case Management Certification, 2013).

Algumas pessoas consideram que o papel de gestor de casos deve ser reservado a enfermeiros de prática avançada ou com treinamento avançado.

Outros desafios de implementação associados à enfermagem de gerenciamento de casos giram em torno de um mal-entendido relacionado com a tarefa específica do gestor de casos, já que este papel envolve diferentes funções em diferentes ambientes (Gray & White, 2012). Em certos ambientes, por exemplo, os gestores de casos participam do atendimento direto ou fazem comunicação direta com os pacientes. Em outros, o gestor de caso é um defensor dos pacientes, ainda que o paciente talvez não tenha qualquer conhecimento direto ou interação com este indivíduo.

Smith (2011) sugere que a maioria dos enfermeiros acaba experimentando alguma ambiguidade no cargo e conflito de funções assim que assume o papel de gestor de casos, sobretudo devido à definição inadequada do cargo, a desafios éticos inesperados e a uma falta de conhecimento prévio sobre o papel do gestor de casos. Gray e White (2012) sugerem que o papel de enfermeiro gestor de casos precisa ser claro e conciso antes que o atendimento possa ser prestado de forma eficaz, no nível correto e de modo a produzir melhores resultados no tratamento dos pacientes.

EXERCÍCIO DE APRENDIZAGEM 14.3

Desenvolvimento de um plano de gerenciamento de caso

Jimmy Jansen tem 44 anos e tem diabetes tipo 1. Recentemente, foi encaminhado à agência de atendimento domiciliar de saúde para gerenciamento de caso, com acompanhamento feito em sua própria casa. Está com múltiplas complicações em decorrência do diabetes melito, incluindo o surgimento recente de cegueira e neuropatia periférica. Sua perna esquerda foi amputada abaixo do joelho no ano passado em decorrência de uma gangrena no pé. Ele não consegue usar a prótese no momento, porque tem uma úlcera pequena no local do coto. O prontuário informa que "obedece de forma intermitente" ao exame de glicose no sangue e à administração da insulina no passado, apesar da visita de um enfermeiro de saúde comunitária semanalmente no ano anterior. Sua função renal piorou de forma progressiva nos últimos seis meses e há antecipação da necessidade de se começar logo a hemodiálise.

Sua história social revela que recentemente se separou da esposa, não tendo contato com o filho adulto que mora em outro estado. Não trabalha há mais de 10 anos e não possui plano de saúde a não ser o Medicaid. A casa em que mora é pequena, e ele diz que não consegue mantê-la desde a saída da esposa. Jamais foi feita uma avaliação normal da segurança da casa. Além disso, ele admite que não se alimenta direito, porque agora precisa cozinhar. Não pode dirigir e diz: "Não sei como irei à clínica para limpar o sangue na máquina para os rins".

Tarefa: o sr. Jansen tem vários problemas que seriam minorados mediante intervenção do gerenciamento de caso.

1. Faça uma lista de cinco diagnósticos de enfermagem que você usaria para priorizar suas intervenções no caso desse paciente.

2. Em seguida, faça uma lista de no mínimo cinco metas que você gostaria de alcançar no planejamento do atendimento do sr. Jansen. Certifique-se de que as metas reflitam resultados realistas do paciente.
3. Que encaminhamentos você faria? Que intervenções você mesmo implementaria? Envolveria outras disciplinas no plano de atendimento?
4. Qual seu plano de acompanhamento e avaliação?

GERENCIAMENTO DE DOENÇAS

Um papel cada vez mais assumido por gestores de caso é coordenar programas de gerenciamento de doenças. O gerenciamento de doenças, também conhecido como *atendimento de saúde com base na população* e *melhoria continuada da saúde*, é uma abordagem abrangente e integrada ao atendimento e ao reembolso de doenças crônicas de alto custo.

A meta do gerenciamento de doenças é tratar as doenças ou condições com um máximo de eficiência em todos os locais de tratamento, independentemente de padrões típicos de reembolso. Assim, um *continuum* de atendimento a doenças crônicas é estabelecido, incluindo a detecção e a intervenção precoces, o que evita ou reduz a exacerbação da doença, episódios agudos (conhecidos como *impulsionadores de custos*) e uso de recursos caros, como atendimento hospitalar a pacientes, fazendo do gerenciamento preventivo e pró-ativo de casos duas áreas importantes a serem enfatizadas. Além disso, programas de gerenciamento de doenças incluem o acompanhamento dos resultados do paciente. Dessa maneira, as metas para o gerenciamento de doenças estão concentradas na integração de componentes e no aperfeiçoamento de resultados a longo prazo.

Em programas de gerenciamento de doenças, doenças comuns de alto custo que utilizam recursos elevados ao serem identificadas e grupos populacionais passam a ser alvo da implementação. Esta é uma das diferenças mais importantes entre gerenciamento de casos e gerenciamento de doenças. No *atendimento baseado na população*, o foco está nas "vidas abrangidas", ou populações de pacientes, mais do que em cada paciente. A meta no gerenciamento de doenças é o atendimento do número ideal de vidas abrangidas necessárias ao alcance da eficiência operacional e econômica. Em outras palavras, o gerenciamento de doenças é eficaz quando os impulsionadores de custos são reduzidos ao mesmo tempo em que as necessidades dos pacientes são atendidas.

O oferecimento de atendimento excelente e com bom custo-benefício a cada paciente é essencial ao sucesso de um programa de gerenciamento de doenças; todavia, o foco do planejamento, da implementação e da avaliação baseia-se na população de pacientes.

Outros aspectos essenciais dos programas de gerenciamento de doenças incluem o uso de uma equipe de atendimento de saúde multidisciplinar, com especialistas na área, a escolha de grandes grupos de pessoas para reduzir escolhas erradas, o uso de diretrizes clínicas – vias clínicas padronizadas que reflitam as melhores práticas comprovadas por pesquisas, como guias de prática do provedor de cuidados – e o uso de sistemas integrados de gerenciamento de dados para o acompanhamento do progresso do paciente nos locais de atendimento, além de possibilitar a melhora continuada e ininterrupta dos algoritmos de tratamento. Aspectos comuns dos programas de gerenciamento de doenças são apresentados do Quadro 14.3.

Uma coisa é clara: o gerenciamento de doenças continua a evoluir como forma de organizar o atendimento ao paciente. Isso é especialmente verdadeiro no caso do setor estatal, que só começou a acolher de verdade os projetos de demonstração de gerenciamento de doenças no início do século XXI, muitos dos quais se tornaram iniciativas de destaque, em um esforço de prestar melhores resultados a melhores preços. O gerenciamento de doenças continua a ser uma promessa importante como estratégia de promoção de atendimento qualificado e com bom custo-benefício no futuro, e esse tipo de gerenciamento têm todas as condições para se expandir em alcance e quantidade. Da mesma maneira, enfermeiros em papéis de gestores de caso continuarão a assumir papéis novos e ampliados como elementos centrais no desenvolvimento, na coordenação e na avaliação de programas futuros de gerenciamento de doenças.

324 Unidade IV Papéis e funções na organização

> **QUADRO 14.3** | **Aspectos comuns de programas de gerenciamento de doenças**
>
> 1. Oferecer um método completo e integrado de cuidado e reembolso de doenças crônicas comuns e de alto custo.
> 2. Focar a prevenção, além da detecção precoce, e a intervenção de doenças para evitar episódios agudos de custo elevado, mas oferecer atendimento e reembolso completos.
> 3. Ter como alvo grupos de pessoas (classificadas demograficamente), mais do que indivíduos.
> 4. Empregar uma equipe de atendimento multidisciplinar de saúde, incluindo especialistas.
> 5. Usar diretrizes clínicas padronizadas – vias clínicas que reflitam pesquisas sobre a melhor prática para orientar os cuidadores.
> 6. Utilizar sistemas integrados de controle de dados para acompanhar o progresso do paciente nos locais de atendimento de saúde e possibilitar o aperfeiçoamento continuado e ininterrupto dos algoritmos de tratamento.
> 7. Empregar enfermeiros profissionais no papel de gestores de caso ou coordenadores de programas.

EXERCÍCIO DE APRENDIZAGEM 14.4

Pesquisa de programas de gerenciamento de doenças

Pesquise programas de gerenciamento de doenças. Quais doenças crônicas foram mais representadas nos programas de gerenciamento de doenças identificados por você? Quais instituições (empresas de planos privados de saúde, seguradoras de atendimento gerenciado, governos, empresas farmacêuticas, empresas privadas, etc.) patrocinaram esses programas? Qual o processo de encaminhamento? Os programas têm acreditação? Os enfermeiros são utilizados como gerenciadores de caso ou coordenadores dos programas? Quais as diretrizes clínicas padronizadas usadas no programa? Elas se baseiam em evidências?

Tarefa: escolha um dos programas encontrados e escreva um resumo de uma página sobre o que você descobriu.

COMO SELECIONAR O MELHOR MODO DE ORGANIZAÇÃO DO ATENDIMENTO AO PACIENTE

A maior parte das organizações de atendimento de saúde faz uso de um ou mais modos de organização dos atendimentos ao paciente. Ao mesmo tempo que nem todo o atendimento deve ser feito por enfermeiros, o sistema de atendimento escolhido deve basear-se na gravidade do paciente, e não em sua condição econômica por si só. Além disso, os conhecimentos e as habilidades necessários para determinadas atividades com certas populações devem sempre ser o verdadeiro elemento impulsionador para a escolha dos modelos apropriados de prestação de atendimento. Os departamentos de enfermagem precisam organizar o atendimento ao paciente com base no melhor método para cada situação.

Muitos departamentos têm uma história de escolha de métodos de organização do atendimento ao paciente com base no modo popular mais conhecido e não na determinação objetiva do melhor método para aquela unidade ou departamento.

Quando uma avaliação do atual sistema revela deficiências, o administrador tem de examinar os recursos disponíveis e compará-los aos recursos necessários à mudança. Administradores de enfermagem costumam eleger para a mudança um sistema que exija percentual maior de enfermeiros para depois descobrirem que os recursos são inadequados, resultando em fracasso da mudança planejada. Uma das responsabilidades do líder na organização do atendimento ao paciente é determinar a disponibilidade de recursos e o apoio para as mudanças propostas. Deve haver comprometimento da administração de alto escalão e da maioria dos profissionais da enfermagem para que a mudança tenha sucesso. Como o atendimento de saúde é multidisciplinar, o sistema de atendimento utilizado causará forte impacto sobre vários outros fora da unidade de enfermagem; assim, os afetados por uma mudança no sistema precisam envolver-se em seu planejamento. As mudanças influenciam

Capítulo 14 Como organizar o atendimento de pacientes **325**

outros departamentos, bem como os médicos e os consumidores de cuidados de saúde. Talvez o mais importante de tudo seja o fato de que a filosofia da divisão de serviços de enfermagem consiste em um suporte ao modelo de atendimento escolhido.

Outro erro que costuma ser cometido na troca de modos de prestação de atendimento ao paciente é não compreender na íntegra como ele deve funcionar ou ser implementado. Cabe aos administradores fazer as pesquisas necessárias e conhecer bem a implementação correta do sistema se desejam o sucesso da mudança. Também é importante lembrar que nem todos os enfermeiros querem um emprego com desafios, com autonomia de tomadas de decisão pessoal. São muitas as forças que interagem ao mesmo tempo nas situações de configuração do trabalho do empregado. A satisfação não advém apenas da concretização do papel, mas das relações sociais e interpessoais. Sendo assim, o enfermeiro que é líder e administrador precisa estar ciente de que a reconfiguração do trabalho que acabar com a coesão do grupo pode resultar em aumento dos níveis de insatisfação no trabalho.

Nem todos os enfermeiros querem um emprego com desafios, com autonomia de tomadas de decisão pessoal.

Não se trata de uma mudança pequena. O líder-administrador deve levar em conta os seguintes itens ao avaliar o atual sistema e pensar em uma mudança:

- O método de atendimento do paciente está oferecendo o nível de cuidados enunciado na filosofia da organização? O método facilita ou cria obstáculos para outras metas organizacionais?
- A prestação de atendimento ao paciente está organizado para ter bom custo-benefício?
- O sistema de atendimento satisfaz o paciente e as famílias dos pacientes? (Satisfação e atendimento qualificado são diferentes; ambos podem ser oferecidos, um sem a presença do outro.)
- A organização do atendimento ao paciente oferece algum grau de realização e satisfação para os funcionários da enfermagem?
- O sistema possibilita a implementação do processo de enfermagem?
- O sistema promove e apoia a profissão de enfermeiro como independente e interdependente?
- O método facilita a comunicação adequada entre todos os membros da equipe de atendimento de saúde?
- De que forma uma mudança no sistema de atendimento do paciente alterará o processo decisório individual e em grupo? Quem será afetado? A autonomia aumentará ou diminuirá?
- Como ficarão as interações sociais e as relações interpessoais?
- Os empregados encararão de forma diferente sua unidade de trabalho? Ocorrerá alguma mudança de uma unidade parcial de trabalho para uma total? (Por exemplo, o atendimento integral ao paciente seria uma unidade de trabalho, ao passo que a enfermagem de equipe seria uma unidade parcial.)
- A mudança exigirá mais ou menos habilidades e capacidades do cuidador?
- A mudança reconfigurada mudará a forma como os empregados recebem um retorno sobre o desempenho, seja por autoavaliação, seja por outras pessoas?
- Os padrões de comunicação mudarão?

A escolha do modelo organizacional mais adequado para oferecer atendimento ao paciente em cada unidade ou organização depende das habilidades e experiências técnicas dos empregados, da disponibilidade de enfermeiros profissionais, dos recursos econômicos da organização, da gravidade dos pacientes e da complexidade das tarefas a serem realizadas.

Novos modelos de atendimento de saúde e de funções de enfermagem

Beattie (2009) sugere que surgiram certos modelos de atendimento de saúde que estão ampliando o papel dos enfermeiros, que estão deixando de ser cuidadores e passando a ser integradores, coordenadores de atendimento e especialistas em eficiência, responsáveis por revisar a experiência dos pacientes. Um documento, intitulado *Modelos Inovadores de Atendimento de Saúde: Identificando Novos Modelos que Alavancam Efetivamente os Enfermeiros*, foi publicado pela Health Workforce Solutions em 2009. Este documento sugere que os enfermeiros formam a espinha dorsal de quase todos esses novos modelos, e que oito temas comuns podem ser identificados entre os modelos de atendimento mais bem-sucedidos. Eles são apresentados no Quadro 14.4.

Além disso, três papéis emergentes são detalhados neste capítulo: enfermeiros navegadores, Líderes em Enfermagem Clínica (Clinical Nurse Leaders – CNLs) e enfermeiros que trabalham em ambientes que acolhem atendimento centrado em pacientes e em familiares.

QUADRO 14.4 Temas comuns encontrados entre os modelos emergentes de atendimento

1. Elevação do papel dos enfermeiros e transição de cuidadores para "integradores de atendimento".
2. Adoção de uma abordagem em equipe para o atendimento interdisciplinar.
3. Transposição do *continuum* de atendimento para fora das instalações de atendimento primário.
4. Definição do lar como um ambiente de atendimento.
5. Foco nos usuários contumazes de atendimento de saúde, sobretudo nos adultos mais velhos.
6. Foco mais agudo no paciente, incluindo um envolvimento ativo do paciente e de seus familiares no planejamento do atendimento e do tratamento, e uma maior adaptabilidade a desejos e necessidades dos pacientes.
7. Aproveitamento da tecnologia.
8. Melhoria da satisfação, da qualidade e dos custos.

Enfermeiros navegadores

O papel de *enfermeiro navegador* é relativamente novo para enfermeiros profissionais. Os enfermeiros navegadores ajudam os pacientes e os familiares a navegarem pelo complexo sistema e saúde, fornecendo informações e apoio durante o enfrentamento de sua enfermidade (Llewellyn, 2013). A navegação de enfermagem geralmente ocorre em ambientes clínicos especializados, como os voltados para oncologia, nos quais um navegador de enfermagem para câncer de mama pode trabalhar com uma mulher desde o momento em que ela é diagnosticada até toda a duração do seu tratamento.

Espera-se também que os enfermeiros navegadores fiquem cada vez mais visíveis com os novos Intercâmbios de Seguros (Mercados de Planos de Saúde) que serão instaurados na esteira da reforma da saúde (Llewellyn, 2013). Neste caso, espera-se que os consumidores procurem os navegadores de enfermagem para saberem mais sobre aquisição e cobertura de planos de saúde junto ao mercado. Críticos sugerem, porém, que esta função precisa ser definida mais especificamente para que se faça uma distinção entre os papéis que os gestores de casos e os navegadores de enfermagem cumprirão na próxima década.

O enfermeiro clínico líder

Muitos dos novos modelos de atendimento aos pacientes incluem o enfermeiro como um especialista clínico na liderança de outros membros de uma equipe de parceiros. A American Association of Colleges of Nursing (AACN), por exemplo, identificou um novo papel de enfermagem no início dos anos 90, aquele do Enfermeiro Clínico Líder (Clinical Nurse Leader – CNL), que é mais adaptável às realidades do sistema moderno de saúde. O CNL, na condição de um generalista avançado com diploma universitário em enfermagem, deve oferecer liderança clínica no ponto de atendimento em todos os ambientes de saúde, implementar prática baseada em evidências e estratégias de melhoria da qualidade, lidar com a prática clínica e criar e administrar microssistemas de atendimento que sejam adaptáveis às necessidades de atendimento de saúde de indivíduos e familiares (AACN, 2007).

O papel do CNL, contudo, não envolve administração ou gerenciamento. Na verdade, o CNL "assume responsabilidade pelos resultados de saúde de um grupo específico de clientes dentro de uma unidade ou ambiente, por meio da assimilação ou aplicação de informações baseadas em pesquisas para projetar, implementar e avaliar planos de atendimento aos clientes" (AACN, 2007, p. 6). O CNL, então, é o prestador e o gestor no ponto de atendimento para indivíduos e coortes, e como tal, ele projeta, implementa e avalia o atendimento dos clientes coordenando, delegando e supervisionando o atendimento prestado pela equipe de atendimento de saúde (AACN).

O CNL também cumpre um papel-chave na colaboração com equipes interdisciplinares. Susan B. Hasmiller, uma consultora em enfermagem com o selo Robert Wood Johnson Senior Advisor for Nursing, sugeriu que o CNL, enquanto líder dessas equipes, identifica estratégias de análise de risco e os recursos necessários para garantir a prestação segura de atendimento, e então se apoia em prática centrada nos pacientes e baseada em evidências e em dados de desempenho para tomar as decisões necessárias (Robert Wood Johnson Foundation [RWJ], 2009). Como tal, o CNL demonstra "enorme promessa" em reprojetar o modo como o atendimento de saúde é prestado (RWJ, parágrafo 1).

Além disso, a agência norte-americana Veterans Health Administration foi uma das primeiras a adotar o papel de CNL, implementando a iniciativa de CNL por todos os seus ambientes. Nesta agência, os CNLs atuam como o ponto de contato em equipes de atendimento de pacientes e são líderes no sistema de atendimento de saúde. "Este papel revolucionário está gerando um impacto cada vez mais positivo no resultado de tratamentos de pacientes e na satisfação na carreira profissional para muitos enfermeiros funcionais" (US Department of Veterans Affairs, 2013, parágrafo 2).

Cuidado centrado no paciente e nos familiares

Ainda que não seja um modelo de cuidado centrado especificamente no paciente, o cuidado centrado no paciente e nos familiares representa, de fato, uma mudança no paradigma de atendimento e influencia fortemente o modo como o cuidado deve ser prestado. Abraham e Moretz (2012) sugerem que o cuidado centrado no paciente e nos familiares é uma abordagem inovadora em relação ao planejamento, à prestação e à avaliação do atendimento de saúde, baseada em parcerias mutuamente benéficas entre pacientes, familiares e prestadores de atendimento de saúde.

A filosofia do cuidado centrado no paciente se baseia na premissa de que o atendimento deve ser organizado primeiro e acima de tudo em torno das necessidades dos pacientes (Planetree, 2013). O Instituto para o Atendimento Centrado no Paciente e nos Familiares (Institute for Patient-and Family-Centered Care – IPFCC) (2013) concorda, sugerindo que o atendimento centrado no paciente e nos familiares é uma abordagem para o planejamento, a prestação e a avaliação do atendimento de saúde, baseada em parcerias mutuamente benéficas entre prestadores de atendimento de saúde, pacientes e familiares, redefinindo, assim, as relações no atendimento de saúde.

O Instituto de Medicina identificou o cuidado centrado nos pacientes como um dos seis pontos para reprojetar o atendimento de saúde e como uma maneira de prestar um atendimento "que seja respeitoso e adaptável a preferências, necessidades e valores de cada paciente, assegurando, assim, que os valores dos pacientes norteiem todas as decisões clínicas" (Warren, 2012). Os conceitos básicos do cuidado centrado no paciente e nos familiares são mostrados no Quadro 14.5.

| QUADRO 14.5 | Conceitos básicos do cuidado centrado no paciente e nos familiares |

- O cuidado dos pacientes é organizado primeiro e acima de tudo em torno das necessidades dos pacientes.
- As perspectivas de pacientes e familiares são ouvidas e suas escolhas são honradas.
- Os prestadores de atendimento de saúde comunicam-se aberta e honestamente com pacientes e familiares para fortalecê-los e torná-los verdadeiros parceiros nas decisões de seu tratamento saúde.
- Pacientes, familiares e prestadores de atendimento de saúde colaboram a respeito do projeto de instalações e a implementação do atendimento.
- A voz do paciente e de seus familiares faz-se ouvir tanto no âmbito da organização e das políticas quanto no planejamento estratégico do sistema de saúde.

Fonte: Planetree (2013); Moretz and Abraham (2012); Abraham and Moretz (2012); Institute for Patient-and Family-Centered Care (IPFCC) (2013).

Warren (2012) observa que a *Planetree* e o IPFCC têm sido dois dos mais proeminentes pioneiros no desenvolvimento e promoção do cuidado centrado no paciente e nos familiares. De acordo com sua declaração de missão, "a Planetree é uma organização sem fins lucrativos que fornece educação e informação em uma comunidade colaborativa de organizações de atendimento de saúde, facilitando esforços para criar cuidado centrado no paciente em ambientes de tratamento" (Planetree, 2013, parágrafo 15). O modelo Planetree encoraja o uso de cores e iluminação suaves e tecidos

328 **Unidade IV** Papéis e funções na organização

semelhantes aos caseiros, além de música nos quartos dos pacientes e nas áreas comuns, bem como oportunidades para que pacientes e familiares saibam mais sobre suas enfermidades a fim de promover a participação em seu tratamento.

Fundado em 1992, o IPFCC é uma organização sem fins lucrativos que oferece a prestadores e instituições de atendimento de saúde informações e conceitos básicos norteadores relacionados com o cuidado centrado no paciente e nos familiares. Esses conceitos incluem: visitação aberta; presença de familiares durante todos os procedimentos; comunicação e colaboração entre pacientes, familiares e funcionários no planejamento do tratamento, rondas multidisciplinares e troca de enfermeiros junto ao leito; disponibilidade de informações em centrais de recursos para pacientes e familiares; e o uso de conselheiros para pacientes e familiares em esforços de melhoria do desempenho e da segurança (IPFCC, 2013).

Abraham e Moretz (2012) sugerem que, embora a responsabilidade pelo avanço do cuidado centrado no paciente e nos familiares não recaia exclusivamente sobre os ombros dos enfermeiros, estes precisam agir como catalisadores para iniciar e integrar as práticas de parceria entre prestadores de atendimento, pacientes e familiares no cuidado cotidiano. Moretz e Abraham (2012, p. 106) concordam, sugerindo que "qualquer que seja o papel de alguém na enfermagem – clínico, educacional, administrativo – é possível capitanear a mudança centrada nos pacientes e familiares para que uma verdadeira colaboração com pacientes e familiares se torne algo arraigado à cultura organizacional". Isso exige da liderança habilidades de visão, mudança planejada, construção de equipes e colaboração.

EXERCÍCIO DE APRENDIZAGEM 14.4

Transferindo o foco da cultura organizacional para os pacientes e os familiares

Tarefa: a adoção de cuidado centrado no paciente e nos familiares muitas vezes requer uma alteração da cultura organizacional para que pacientes e familiares sejam verdadeiramente reconhecidos como parceiros no atendimento, quer seja junto ao leito ou no âmbito institucional do planejamento estratégico. Também é preciso que sejam reconsideradas muitas das regras e barreiras que costumam existir e impor obstáculos para que pacientes e familiares consigam ser participantes ativos nas decisões de atendimento.

Tarefa: a seguir, selecione uma das regras/procedimentos/situações comuns em hospitais e escreva um ensaio de uma página delineando por que ela não seria consistente com uma abordagem de atendimento centrado no paciente e nos familiares. Inclua em sua análise uma possível alteração na regra/procedimento/situação para melhor refletir os conceitos básicos apresentados no Quadro 14.5.

1. O horário de visita se encerra às 21h, a menos que alguém esteja disposto a "dar um jeitinho".

2. Somente uma visita por vez pode entrar nas unidades de tratamento intensivo, e apenas por 20 minutos a cada hora.

3. Superfícies de descanso planas e confortáveis não estão prontamente disponíveis para familiares que desejam passar as noite nos quartos dos pacientes.

4. Os médicos costumam fazer a ronda pelos pacientes entre 7 e 8h da manhã, antes da chegada dos familiares.

5. As transferências de relatório ocorrem a portas fechadas, sem a participação dos familiares.

6. As salas de estar para pacientes são pequenas demais para acomodar todas as visitas durante as horas de pico.

7. Os funcionários reclamam que os pacientes se indispõem a seguir o plano de tratamento, em vez de perguntarem se os próprios pacientes se envolveram na determinação do plano de tratamento.

8. De madrugada, os refeitórios só permitem a entrada de funcionários.

INTEGRAÇÃO ENTRE PAPÉIS DA LIDERANÇA E FUNÇÕES ADMINISTRATIVAS NA ORGANIZAÇÃO DO ATENDIMENTO DE PACIENTES

Organizar é uma das mais importantes funções administrativas. O trabalho tem de ser organizado para que as metas da organização sejam mantidas. As atividades devem ser agrupadas para que recursos, pessoas, materiais e tempo sejam completamente utilizados. O líder-administrador integrado compreende que a organização e a filosofia de enfermagem da unidade, além da disponibilidade de recursos, influenciam bastante o tipo de sistema de prestação de atendimento ao paciente escolhido e o potencial de sucesso da futura reconfiguração do trabalho.

O líder-administrador integrado é responsável pela seleção e pela implementação de um sistema que facilite o cumprimento das metas da unidade. Todos os membros do grupo de trabalho devem ser auxiliados com esclarecimento dos papéis, especialmente quando ocorre reconfiguração do trabalho ou se implementa um novo sistema de atendimento ao paciente. Esse esforço de equipe na prática do trabalho aumenta a produtividade e a satisfação profissional. A ênfase deve estar na busca de soluções para uma organização insatisfatória do trabalho e não na busca de culpados.

Não existe o "melhor" modo de organizar o cuidado ao paciente. A integração entre papéis da liderança e funções administrativas garante que o tipo de modelo escolhido trará atendimento qualificado e satisfação dos empregados. Também garante que a mudança no modo de atendimento somente será tentada com os recursos adequados, a justificativa apropriada e a atenção à forma como afetará a coesão do grupo. Historicamente, a enfermagem adota modelos de cuidado ao paciente baseados em eventos da sociedade (por exemplo, escassez de enfermeiros, proliferação de tipos de profissionais de atendimento de saúde) em vez de modelos bastante pesquisados, com eficiência comprovada, que promovam a prática profissional. O papel do líder exige que o principal foco do cuidado ao paciente seja a promoção de um modelo profissional de prática que também diminua custos e melhore os resultados do paciente.

Considerando-se a escassez projetada de trabalhadores, muitas organizações de atendimento de saúde estão preocupadas com uma possível falta de trabalhadores nessa área para prestar atendimento usando-se os mesmos modelos que são usados atualmente. As agências de atendimento de saúde precisam começar agora a explorar como funções mais novas de enfermagem, como gestores de casos, enfermeiros navegadores e enfermeiros clínicos líderes (CNLs), podem ser usadas para melhor integrar e coordenar o cuidado – antes, e não depois que todas as respostas e soluções estiverem estabelecidas. À medida que várias forças se unem para mudar o futuro do atendimento de saúde, é adequado que todos os membros da profissão sejam mais sábios, saiam de seus esquemas de pensamento e descubram formas inovadoras de organizar e oferecer aos clientes um atendimento que seja centrado nos pacientes e familiares, dentro e fora dos ambientes de cuidado a pacientes agudos.

> **CONCEITOS-CHAVE**
> - O atendimento integral ao paciente, pelo uso de método de designação de casos, é a forma mais antiga de organizar o cuidado ao paciente, sendo, ainda, muito utilizada.
> - A organização da enfermagem funcional exige a realização de tarefas específicas por diferentes funcionários de enfermagem.
> - A enfermagem de equipe costuma usar um enfermeiro-líder que coordena membros da equipe com vários graus de preparação e habilidades no cuidado de um grupo de pacientes.
> - O uso de uma equipe multidisciplinar aumenta as chances de que o atendimento seja abrangente e holístico, embora a responsabilidade pela liderança da equipe ainda costume recair sobre o enfermeiro.
> - A enfermagem modular usa miniequipes, formadas geralmente por um enfermeiro e por trabalhadores não licenciados em saúde, para prestar atendimento a pequenos grupos de pacientes, que costumam estar centralizados geograficamente.
> - A enfermagem de atendimento primário é organizada de modo que o paciente esteja no centro da estrutura. Cabe a um enfermeiro, por 24 horas, a responsabilidade pelo planejamento e coordenação do cuidado.

(Continua)

- Equipes interprofissionais agora também prestam atendimento na forma de PHCTs. Geralmente, essas equipes incluem, entre outros, médicos, enfermeiros, fisioterapeutas, terapeutas ocupacionais e assistentes sociais colaborativamente para prestar atendimento coordenado aos pacientes.
- Gerenciamento de caso é um processo colaborativo que levanta dados, planeja, implementa, coordena, monitora e avalia as opções e os serviços para satisfazer às necessidades de saúde por meio da comunicação e dos recursos disponíveis, de modo a promover resultados qualificados e com bom custo-benefício.
- Embora historicamente o foco no gerenciamento de caso seja o paciente, individualmente, o gestor de caso de um programa de gerenciamento de doenças planeja o atendimento para populações ou grupos de pacientes com a mesma doença crônica.
- O plano de ação multidisciplinar (MAP) de atendimento é a combinação de uma via crítica e um plano de cuidado de enfermagem, a não ser pelo fato de mostrar os momentos em que devem ocorrer as intervenções de enfermagem, além das variações.
- Os sistemas de atendimento podem envolver elementos de várias configurações presentes naquele sistema que estiver em uso em qualquer organização.
- A estrutura de atendimento de saúde de cada unidade deve facilitar o cumprimento das metas da organização, ter bom custo-benefício, satisfazer o paciente, proporcionar satisfação para os enfermeiros, permitir a implementação do processo de enfermagem e possibilitar uma comunicação adequada entre os provedores de atendimento de saúde.
- Quando o trabalho é reconfigurado, costumam ocorrer consequências para os funcionários que precisam ser consideradas. Interações sociais, grau de autonomia, capacidades e habilidades necessárias, avaliação do empregado e padrões de comunicação costumam ser afetados pela reconfiguração do trabalho.
- O *enfermeiro navegador* auxilia os pacientes e os familiares a navegarem pelo complexo sistema de saúde, fornecendo informações e suporte enquanto enfrentam uma enfermidade.
- O CNL é um enfermeiro experiente diplomado em universidade que assume liderança clínica em todos os ambientes de atendimento de saúde, que implementa prática baseada em evidências e estratégias de melhoria da qualidade, que lida com a prática clínica e que cria e administra microssistemas de atendimento que são adaptáveis às necessidades de saúde dos indivíduos e familiares.
- A filosofia do atendimento centrado no paciente e nos familiares se baseia na premissa de que o atendimento deve ser organizado primeiro e acima de tudo em torno das necessidades dos pacientes e dos familiares.

EXERCÍCIOS DE APRENDIZAGEM

EXERCÍCIO DE APRENDIZAGEM 14.6

Como criar um programa de redução de resistências

Você trabalha em uma unidade de cuidados intensivos em que há um grupo de enfermeiros. A unidade funciona em turnos de 12 horas, sendo que cada enfermeiro recebe um ou dois pacientes, dependendo das necessidades de enfermagem do paciente. A unidade sempre usou confiar pacientes a enfermeiros por meio do sistema de atendimento integral. Recentemente, o chefe da unidade informou os enfermeiros de que todos os pacientes da unidade seriam confiados a um gestor de caso, na tentativa de maximizar o uso dos recursos e reduzir o tempo de permanência na unidade. São muitos os enfermeiros na unidade que se ressentem com o gestor de caso e acham que isso diminuiu sua autonomia e seu controle sobre o atendimento aos pacientes. Estão resistentes à necessidade de documentar as variações para os MAPs de atendimento e, em geral, não colaboram, embora não a ponto de uma insubordinação.

Embora você sinta ter perdido autonomia, também acha que o gestor de caso é eficiente na coordenação do atendimento para apressar a alta dos pacientes. Acha que, no momento, o clima na unidade está tenso. O chefe e o gestor de caso o procuraram e solicitaram sua ajuda para convencer os demais enfermeiros a aceitarem a mudança.

Tarefa: com seus conhecimentos sobre mudança planejada e gerenciamento de caso, elabore um plano para reduzir a resistência.

Capítulo 14 Como organizar o atendimento de pacientes **331**

EXERCÍCIO DE APRENDIZAGEM 14.7

Modelos de prestação de atendimento ao paciente em sua área

Em grupo, pesquise os tipos de modelos de prestação de atendimento ao paciente usados em sua área. Não limite a pesquisa a hospitais. Se possível, faça entrevistas com enfermeiros de diversos sistemas de atendimento. Partilhe o relato das descobertas com seus colegas. Quantos modelos diferentes foram encontrados? Qual o método mais usado nas instituições de saúde de sua região? Ele varia em relação aos modelos identificados com maior frequência na literatura de enfermagem atual?

EXERCÍCIO DE APRENDIZAGEM 14.8

Como implementar um sistema de atendimento gerenciado

Você dirige uma instituição de atendimento domiciliar que recentemente adotou o sistema de atendimento gerenciado. Antes, havia necessidade apenas de uma prescrição do médico para a autorização do Medicare. Hoje, a aprovação deve vir da organização de atendimento gerenciado (MCO – *managed care organization*). Antes, os enfermeiros com certificados em saúde pública (todos com bacharelado) agiam como gestores de caso em relação aos casos a eles confiados. Agora, o gestor de caso da MCO assumiu esse controle, criando muito conflito entre os profissionais. Além disso, há pressão dos diretores para corte de gastos, utilizando mais funcionários não profissionais, com menos habilidades, para alguns cuidados domiciliares. Você sabe que se não fizer isso sua agência não sobreviverá.

Você visitou outras agências do mesmo tipo e pesquisou opções criteriosamente. Decidiu que precisa utilizar algum tipo de método de equipe.

Tarefa: elabore um plano e um prazo de implementação. No plano, discuta quem será mais afetado por suas mudanças. Como agente de mudança, qual será seu papel mais importante?

EXERCÍCIO DE APRENDIZAGEM 14.9

O candidato a enfermeiro clínico líder

Você é o coordenador de uma unidade médica/cirúrgica em um pequeno hospital de tratamento intensivo. Um dos seus maiores desafios administrativos tem sido a implementação da prática baseada em evidências no âmbito da unidade. Os enfermeiros do seu quadro funcional têm acesso a muitos recursos de atendimento de saúde por meio de suas estações de trabalho informatizadas. Além disso, um provedor computadorizado é usado no seu hospital, o qual inclui *links* para as melhores práticas e para diretrizes clínicas padronizadas. Ainda assim, você está ciente de que alguns dos seus funcionários continuam fazendo as coisas do jeito antigo, apesar de repetidos *workshops* mostrando as melhores formas de integrar novas evidências com sua prática clínica. Você nutre esperanças de que conseguirá resolver este problema contratando alguém com as habilidades de liderança necessárias para capitanear o esforço de mudança, além das habilidades necessárias para direcionar os funcionários em seus novos papéis.

Hoje, ao retornar ao seu escritório, você encontra a ficha de uma candidata à emprego que é líder em enfermagem clínica (CNL). Ela recentemente concluiu seu curso de CNL como parte de um programa de mestrado; portanto, sua experiência clínica é limitada ao que ela aprendeu na escola de enfermagem. Porém, você está ciente de que sua bagagem educacional deve tê-la preparado para liderar um esforço de mudança na unidade a fim de promover decisões baseadas em evidências e prática voltada para resultados.

Você também tem a ficha de uma candidata a emprego que possui mestrado em enfermagem e muitos anos de experiência clínica como enfermeira e chefe de enfermagem, embora ela esteja recém retornando de um período de cinco anos longe da prática profissional para cuidar de um familiar adoentado. Ela completou sua tese de mestrado como parte de sua graduação em enfermagem 20 anos atrás; assim, você sabe que ela possui ao menos algum conhecimento em pesquisa na área de enfermagem e em sua tradução para a prática. Devido a suas restrições orçamentárias, você só pode contratar uma dessas candidatas.

(Continua)

Unidade IV Papéis e funções na organização

Tarefa: identifique as forças impulsionadoras e restritivas para contratar a CNL ou para contratar a enfermeira com conhecimentos clínicos e científicos. Você acredita que a experiência clínica limitada da CNL afetaria sua capacidade de atuar como líder e como agente de mudanças na unidade? Será que a CNL possui a habilidade administrativa que você precisa na sua nova contratação? Você acredita que a CNL estaria mais bem preparada como líder neste esforço de mudança? Justifique a sua escolha de contratação entre as candidatas e sugira estratégias que você poderia usar para ajudar essa pessoa a adquirir as habilidades de liderança, administração e de mudança que estão faltando para alcançar os resultados que você almeja.

REFERÊNCIAS

Abraham, M., & Moretz, J. (2012). Implementing patient-and family-centered care: Part I—Understanding the challenges. *Pediatric Nursing*, 38(1), 44–47.

American Association of Colleges of Nursing. (2007, February). *White paper on the education and role of the clinical nurse leader.* Acessado em 22 de dezembro de 2009, em http://www.aacn.nche.edu/Publications/WhitePapers/CNL2-07.pdf

Beattie, L. (2009). *New health care delivery models are redefining the role of nurses.* Nursezone.com. Acessado em 2 de junho de 2013, em http://www.nursezone.com/nursing-news-events/morefeatures/New-Health-Caredelivery-Models-arerredefining-the-Role-of-Nurses_29442.aspx

Carlyle, D. D., Crowe, M. M., & Deering, D. D. (2012). Models of care delivery in mental health nursing practice: A mixed method study. *Journal of Psychiatric & Mental Health Nursing*, 19(3), 221–230.

Case Management Society of America. (2008–2012). *Glossary/FAQs. Case management—Definition.* Acessado em 2 de junho de 2013, em http://www.cmsa.org/Consumer/GlossaryFAQs/tabid/102/Default.aspx

Commission for Case Management Certification. (2013). *Certification & renewal.* Acessado em 3 de junho de 2013, em http://ccmcertification.org/node/428

Gray, F. C., & White, A. (2012). Concept analysis: Case management role confusion. *Nursing Forum*, 47(1), 3–8.

Institute for Patient-and Family-Centered Care (IPFCC). (2013). *Institute for patient-and family centered care.* Acessado em 3 de junho de 2013, em http://www.ipfcc.org/

Llewellyn, A. (2013, April 15). *Nurse navigators: How do they differ from case managers?* Dorland Health. Acessado em 3 de junho de 2013, em http://www.dorlandhealth.com/ cip_weekly/Nurse-Navigators-How-Do-They-Differ-From-Case-Managers_2734.html

Manthey, M. (2009). The 40th anniversary of primary nursing: Setting the record straight. *Creative Nursing*, 15(1), 36–38.

Moretz, J., & Abraham, M. (2012). Implementing patient-and family-centered care: Part II—Strategies and resources for success. *Pediatric Nursing*, 38(2), 106–171.

Nagi, C., Davies, J., Williams, M., Roberts, C., & Lewis, R. (2012). A multidisciplinary approach to team nursing within a low secure service: The team leader role. *Perspectives in Psychiatric Care*, 48(1), 56–61.

Planetree (2013). *About us.* Acessado em 3 de junho de 2013, em http://planetree.org/?page_id=510

Primary Care—The New Frontier for Case Managers? (2013). *Case Management Advisor*, 24(5), 49–51.

Robert Wood Johnson Foundation. (2009). *Clinical nurse leaders as agents of change.* Acessado em 2 de junho de 2013, em http://www.rwjf.org/en/about-rwjf/newsroom/ newsroom-content/2009/02/clinical-nurse-leaders-as-agents-of-change.html

Robert Wood Johnson Foundation. (2011). *Initiative on the future of nursing. IOM recommendations.* Acessado em 2 de junho de 2013, em http://thefutureofnursing.org/recommendations

Sibbald, S. L., Wathen, C., Kothari, A., & Day, B. (2013). Knowledge flow and exchange in interdisciplinary primary health care teams (PHCTs): An exploratory study. *Journal of the Medical Library Association*, 101(2), 128–137.

Smith, A. C. (2011, August). Role ambiguity and role conflict in nurse case managers: An integrative review. *Professional Case Management*, 16(4), 182–196.

Speck, R. M., Jones, G., Barg, F. K., & McCunn, M. (2012). Team composition and perceived roles of team members in the trauma bay. *Journal of Trauma Nursing*, 19(3), 133–138.

US Department of Veterans Affairs. (2013). *VA partners with you for career success.* Acessado em 3 de junho de 2013, em https://www.vacareers.va.gov/careers/nurses/quality-initiatives.asp

Warren, N. (2012). Involving patient and family advisors in the patient and family-centered care model. *MEDSURG Nursing*, 21(4), 233–239.

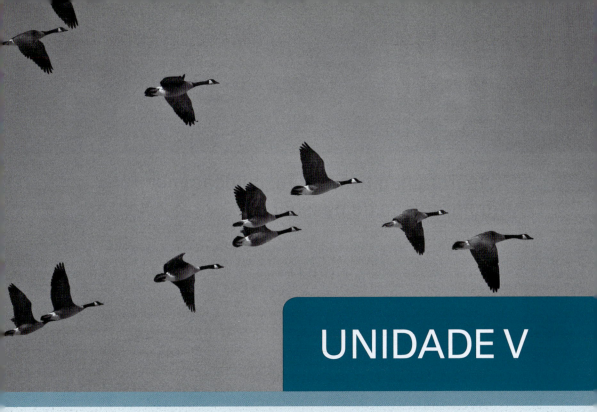

UNIDADE V

Papéis e funções na contratação de funcionários

15

Recrutamento, seleção, colocação e doutrinação de pessoal

... A seleção de pessoal é tão crucial que nada mais – nem liderança, nem desenvolvimento de equipes, nem treinamento, nem incentivos financeiros, nem a gestão da qualidade total – é capaz de compensar más decisões contratuais...
—Gerald Graham

... Sempre me cerquei das melhores pessoas na realização de seu trabalho, porque não quero aprender o que eles conhecem melhor do que eu.
—Shirley Sears Chater

PONTOS DE LIGAÇÃO ESTE CAPÍTULO ABORDA:

BSN Essential II: Liderança básica de organizações e sistemas para atendimento de qualidade e segurança dos pacientes

BSN Essential VI: Comunicação e colaboração interprofissionais para melhorar os resultados de saúde dos pacientes

BSN Essential V: Políticas, finanças e ambientes regulatórios de atendimento de saúde

BSN Essential VIII: Profissionalismo e valores profissionais

MSN Essential II: Liderança de organizações e sistemas

MSN Essential VII: Colaboração interprofissional para melhorar os resultados de saúde de pacientes e da população

QSEN Competency: Trabalho em equipe e colaboração

QSEN Competency: Segurança

AONE Nurse Executive Competency I: Comunicação e desenvolvimento de relacionamentos

AONE Nurse Executive Competency II: Conhecimento sobre o ambiente de atendimento de saúde

AONE Nurse Executive Competency V: Habilidades empresariais

OBJETIVOS DIDÁTICOS *O aluno irá:*

- descrever fatores de oferta e procura na escassez de enfermeiros
- determinar quantidade e tipos de funcionários necessários para concretizar a filosofia, atender às responsabilidades de planejamento fiscal e executar o sistema de atendimento ao paciente escolhido pela organização
- identificar variáveis que afetam a capacidade de uma organização de conseguir recrutar candidatos para vagas de emprego
- delinear a relação entre recrutamento e retenção
- descrever técnicas de entrevista de emprego que reduzem a subjetividade e aumentam a confiabilidade e a validade do processo de entrevista
- desenvolver perguntas apropriadas para entrevista de emprego a fim de determinar se um candidato é qualificado e está disposto a atender às exigências de um cargo
- distinguir entre questionamentos legais e ilegais em entrevistas de emprego
- analisar como os valores e as preferências pessoais afetam as decisões de seleção para vagas de emprego

- levar em consideração as necessidades organizacionais e os pontos fortes dos funcionários para tomar as decisões sobre alocação de pessoal
- selecionar atividades apropriadas a serem incluídas na indução e orientação de funcionários

Após planejar e organizar, contratar funcionários e alocá-los em suas funções é a terceira fase do processo administrativo. Nessa fase, o líder-administrador os recruta, seleciona, emprega e doutrina para o alcance das metas organizacionais. Essas etapas, mostradas no Quadro 15.1, costumam ser sequenciais, embora cada uma apresente alguma interdependência das demais.

QUADRO 15.1   **Etapas sequenciais da formação do quadro de funcionários**

1. Determinar quantidade e tipos de funcionários necessários para concretizar a filosofia, cumprir com as responsabilidades de planejamento fiscal e executar o sistema de atendimento ao paciente escolhido pela organização.
2. Recrutar, entrevistar, selecionar e contratar os funcionários com base nos padrões de desempenho estabelecidos na descrição do trabalho.
3. Usar os recursos da organização para induzir e orientar.
4. Determinar se cada empregado está socializado de forma adequada em relação aos valores da organização e às normas da unidade.
5. Usar horários criativos e flexíveis, com base nas necessidades de atendimento do paciente, para aumentar a produtividade e a retenção.

Compor o quadro de funcionários é uma fase especialmente importante do processo administrativo nas organizações de saúde, uma vez que em cada uma delas costuma ter uma grande carga de trabalho (ou seja, necessita de muitos funcionários para concretizar suas metas). Além disso, muitas funcionam durante 24 horas, 365 dias por ano, com demandas e necessidades variadas de clientes. Essa imensa força de trabalho deve refletir um equilíbrio adequado entre profissionais competentes e altamente habilitados e empregados auxiliares.

A força de trabalho precisa ainda refletir a diversidade de gênero, cultura, etnia, idade e linguagem das comunidades atendidas. Ausência de diversidade de etnia, gênero e idade na força de trabalho vem sendo associada a *disparidades de saúde* nas populações atendidas (Huston, 2014b). A importância disso é inestimável.

Este capítulo examina as tendências nacionais e regionais na composição dos quadros de profissionais de enfermagem. Aborda ainda as funções preliminares na contratação, a saber: determinação das necessidades de funcionários e recrutamento, entrevista, seleção e alocação dos funcionários. Além disso, o capítulo revisa duas funções na doutrinação dos funcionários: induzir e orientar. As funções do administrador e os papéis do líder inerentes a essas responsabilidades na formação do quadro funcional são apresentados no Quadro 15.2.

QUADRO 15.2   **Papéis da liderança e funções administrativas associados a funções preliminares de formação do quadro de pessoal**

PAPÉIS DA LIDERANÇA
1. Planejar as futuras necessidades de contratar funcionários de maneira pró-ativa, conhecendo a história e os atuais acontecimentos associados a essa necessidade.
2. Identificar e recrutar pessoas talentosas para a organização.
3. Encorajar e buscar a diversidade nas contratações.
4. Estar ciente das preferências pessoais durante o processo pré-emprego.
5. Tentar encontrar a melhor combinação entre os talentos singulares dos empregados e as necessidades da organização.
6. Revisar periodicamente os programas de indução e orientação para certificar-se de que atendem às necessidades da unidade.
7. Garantir que cada empregado novo compreenda as políticas organizacionais de forma adequada.
8. Buscar continuamente a criação de um ambiente de trabalho que promova a retenção e a satisfação do empregado.
9. Promover contratações baseadas em critérios de preferência, em vez de em requisitos mínimos.

(Continua)

> **FUNÇÕES ADMINISTRATIVAS**
> 1. Garantir que haja uma força de trabalho habilitada em número adequado para o cumprimento das metas da organização.
> 2. Repartir responsabilidades pelo recrutamento de funcionários com os recrutadores da organização.
> 3. Planejar e estruturar atividades apropriadas para as entrevistas.
> 4. Usar técnicas que aumentem a validade e a confiabilidade do processo de entrevista.
> 5. Aplicar os conhecimentos das exigências legais de entrevista e seleção para garantir que a organização não seja injusta nas práticas de contratação.
> 6. Desenvolver critérios estabelecidos para fins de seleção de funcionários.
> 7. Usar conhecimentos das necessidades organizacionais e dos pontos fortes dos empregados para tomar as decisões sobre alocação.
> 8. Interpretar as informações no manual do empregado e oferecer os dados necessários para revisão deste.
> 9. Participar ativamente da orientação dos empregados.

COMO PREVER NECESSIDADES DE CONTRATAÇÃO

Prever com exatidão a necessidade de contratar funcionários é uma habilidade essencial do administrador, porque permite evitar crises relativas ao número de funcionários. Os administradores precisam conhecer a origem do corpo de enfermeiros, a quantidade de estudantes matriculados em escolas da localidade, o tempo normal de permanência no emprego dos funcionários recentemente contratados, os períodos de pico de saída de empregados e os momentos em que os censos diários dos pacientes aumentam. Além disso, é preciso levar em consideração o sistema de atendimento ao paciente utilizado, a formação e o nível de conhecimentos dos funcionários que constituirão a equipe, os limites orçamentários, as necessidades e as disponibilidades históricas de contratação, bem como a diversidade da população de pacientes atendida.

Os administradores também precisam contar com uma compreensão razoavelmente sofisticada do reembolso de seguradoras terceirizadas, já que isso exerce um efeito significativo sobre as contratações nas organizações de saúde contemporâneas. Por exemplo, à medida que o reembolso governamental e das empresas privadas diminuiu na década de 1990, muitas organizações de atendimento de saúde – em especial os hospitais – começaram um enxugamento, substituindo enfermeiros por profissionais de nível médio. Até mesmo hospitais que não fizeram enxugamento de pessoal no período pouco fizeram para recrutar enfermeiros com qualificação. O enxugamento de funcionários e a falta de visão dos hospitais quanto a recrutamento e retenção contribuíram para o começo de uma escassez aguda de enfermeiros qualificados em muitos locais de cuidados de saúde no final da década de 1990.

O enxugamento de funcionários e a falta de visão dos hospitais quanto a recrutamento e retenção contribuíram para o começo de uma escassez aguda de enfermeiros qualificados em muitos locais de atendimento de saúde no final da década de 1990.

Cabe ao administrador conscientizar-se do papel desempenhado pela economia nacional e local na formação do quadro de funcionários. Historicamente, ocorrem carências de enfermeiros quando a economia tem picos de produtividade e recessão econômica, pois muitos enfermeiros desempregados retornam à força de trabalho e enfermeiros em meio turno voltam aos empregos em horário integral. Porém, trata-se tão somente de uma orientação, na medida em que carências na força de trabalho, como a que hoje ocorre na enfermagem, costumam acontecer independentemente do cenário econômico. Há pouca dúvida, no entanto, de que as carências atualmente projetadas seriam ainda piores caso não tivéssemos passado por uma crise econômica, já que a recessão levou muitos enfermeiros em meio período a retornarem a empregos em tempo integral e ainda outros a retardarem sua aposentadoria.

Historicamente, quando a economia melhora, ocorrem carências de enfermeiros. Quando a economia passa por maus períodos, as vagas para enfermeiros também diminuem.

HÁ HOJE UMA ESCASSEZ DE ENFERMEIROS?

Os administradores de atendimento de saúde há muito estão sensibilizados para a importância dos recursos físicos (tecnologia, espaço) e financeiros para o sucesso da prestação de serviços. Entretanto, é a escassez de recursos humanos que provavelmente constitui o maior desafio para grande parte das organizações de saúde hoje. Na verdade, o mundo está passando por uma escassez internacional de enfermeiros, ainda que isso tenha sido obscurecido por inúmeros fatores, acima de tudo pela recessão global.

Os economistas sugerem que como resultado dessa recessão, muitos enfermeiros que planejavam a aposentadoria decidiram por adiar sua decisão; muitos enfermeiros que estavam trabalhando em meio período passaram a trabalhar em tempo integral; e alguns enfermeiros que estavam longe da profissão há cinco anos ou mais retornaram à mão de obra. Os economistas chamam essa situação de *bolha de empregos em enfermagem* e alertam que "todas as bolhas acabam estourando" (Schaeffer, 2013, p. 3). Isso certamente poderia ocorrer caso a economia viesse a melhorar fortemente, levando esses enfermeiros a se aposentar ou a reduzir suas cargas de trabalho. Uma escassez considerável de enfermeiros poderia surgir literalmente do dia para a noite.

Schaeffer (2013) observa que 712.000 vagas de emprego adicionais em enfermagem serão criadas entre 2010 e 2020 e que neste mesmo período 495.500 cargos ficarão vagos devido à aposentadoria de enfermeiros. Esta projeção é bem mais acanhada do que as projeções feitas no início deste século, que previam um *deficit* de aproximadamente 1 milhão de enfermeiros até 2002, mas ainda é substancial o suficiente para gerar preocupações.

A partir daí, seria razoável pressupor que todo e cada enfermeiro, bem como potencial enfermeiro, seria valorizado e tratado como uma *commodity* em escassez atualmente. Porém, sabemos que isso não é verdade. Muitos enfermeiros recém formados hoje relatam dificuldades em encontrar emprego. Por que isso está acontecendo? Em alguns casos, isso reflete uma resistência por parte das organizações de atendimento de saúde em contratar mais pessoal durante uma recessão econômica, sobretudo pessoal mais inexperiente que talvez requeira orientação e treinamentos prolongados. Em vez disso, as organizações de atendimento de saúde estão buscando contratar enfermeiros experientes, com certificações de especialidade em mãos, capazes de assumir uma carga total de pacientes logo após a contratação. Mas é de se questionar, porém, se esta não é uma visão míope, já que é muito provável que estas organizações estarão desesperadas para contratar aqueles mesmos recém formados daqui a alguns anos quando a economia melhorar e grandes grupos de enfermeiros decidirem novamente abandonar a profissão ou reduzir suas cargas de trabalho.

Fatores de oferta e procura que levam à escassez

Será difícil achar uma solução para as projeções de escassez, já que a falta de enfermeiros será agravada por fatores de oferta e procura. As *Projeções de Emprego de 2010 a 2020 da Agência de Estatísticas do Trabalho*, lançadas em fevereiro de 2012, sugerem que a área de enfermagem será a ocupação líder em termos de crescimento até 2020, responsável por uma em cada cinco novas vagas de trabalho criadas em 2012 (AACN, 2012). E a tendência é que esta demanda continue a crescer ou se acelerar. Além disso, a demanda será impulsionada pelos avanços tecnológicos no atendimento do paciente e por uma ênfase maior no atendimento preventivo de saúde. Ademais, o aumento no número de idosos na população exigirá mais cuidado de enfermagem.

Os fatores de oferta de mão de obra que contribuirão para a escassez de enfermeiros incluem o envelhecimento da força de trabalho e índices inadequados de matrículas em cursos de enfermagem. Há um *deficit* de estudantes se matriculando em cursos de enfermagem para substituir os enfermeiros que estão se aposentando. Ironicamente, a quantidade inadequada de novos enfermeiros não advém de uma escassez de matriculados em cursos de enfermagem. O problema está no fato de haver recursos inadequados para dar educação de enfermagem aos interessados na profissão.

De fato, a American Association of Colleges of Nursing (AACN) (2012) relata que em 2011, as escolas norte-americanas de enfermagem recusaram 75.587 candidatos qualificados a curso de formação de enfermeiros devido a insuficiência de professores, de locais clínicos, de espaço em sala de aula, de preceptores clínicos e de orçamento. Na verdade, quase dois terços das escolas de enfermagem que responderam à enquete indicaram a escassez de professores como um motivo para não aceitar todos os candidatos qualificados em seus cursos (AACN, September, 2012).

O envelhecimento dos professores universitários também contribui para a atual carência de enfermeiros. A média etária dos professores universitários continua a subir, restringindo o número de anos produtivos que os educadores de enfermagem podem lecionar. McNeal (2012) observa que a maioria dos 32 mil educadores de enfermagem nos Estados Unidos tem 55 anos ou mais. Esse dado está em franco contraste com outras disciplinas acadêmicas em que apenas 35% estão acima dos 54 anos de idade; e nas ciências da saúde, apenas 29% dos professores universitários têm mais de 54 anos de idade (McNeal).

É de se perguntar de onde virão os professores universitários para lecionar aos novos enfermeiros que serão necessários para acabar com a atual escassez. Os salários dos professores de enfermagem também ficaram para trás em relação aos dos enfermeiros empregados em ambientes clínicos, tornando ainda mais difícil atrair e manter enfermeiros graduados e doutorados em ambientes acadêmicos. Claramente, então, levando-se em conta o tempo necessário para formar professores com mestrado e doutorado na área, a escassez de professores universitários podem acabar se revelando o maior obstáculo para resolver o problema da escassez de enfermeiros (Huston, 2014a). Sem dúvida, será preciso haver planejamento a longo prazo e intervenções agressivas durante algum tempo para garantir que uma força de trabalho adequada e altamente qualificada seja disponibilizada para o atendimento das necessidades de saúde dos cidadãos norte-americanos.

A escassez de professores universitários de enfermagem provavelmente será o maior obstáculo para resolver o problema da escassez de enfermeiros.

RECRUTAMENTO

Recrutamento é o processo de procura dinâmica, ou de atração de candidatos a cargos existentes, devendo ser um processo contínuo. Em organizações complexas, o trabalho deve ser feito por grupos de pessoas; portanto, a capacidade da organização de alcançar suas metas e objetivos está diretamente relacionada à qualidade de seus funcionários. Infelizmente, alguns administradores se sentem ameaçados por pessoas brilhantes e talentosas, cercando-se de indivíduos medíocres. Líderes-administradores sábios cercam-se de pessoas capazes, motivadas e com alto potencial.

Além disso, as organizações devem lembrar que os fatores não monetários são tão ou mais importantes no recrutamento de novos funcionários. Antes de iniciar o recrutamento, as organizações precisam identificar motivos pelos quais um funcionário em potencial iria preferir trabalhar para elas do que para uma concorrente. Geralmente, as organizações consideradas como os melhores lugares para trabalhar têm duas características: são organizações "financeiramente em forma" cuja liderança "nunca deixa a peteca cair para manter as receitas e a satisfação dos pacientes sempre subindo" (Best Places, 2012, parágrafo 3).

O enfermeiro recrutador

O administrador ou chefe pode envolver-se mais ou menos com o recrutamento, a entrevista e a seleção de pessoal, dependendo (a) do porte da instituição, (b) da existência de um departamento de pessoal independente, (c) da presença de um enfermeiro-recrutador na organização e (d) do uso de uma chefia de enfermagem centralizada ou descentralizada.

Em geral, quanto mais descentralizada a chefia de enfermagem e menos complexo o departamento de pessoal, maior o envolvimento de administradores de escalão inferior na seleção de funcionários para unidades ou departamentos. Na decisão de contratar ou não um enfermeiro-recrutador, ou descentralizar a responsabilidade do recrutamento, a organização tem de pesar custos e benefícios. Os custos incluem mais que as considerações financeiras. Por exemplo, um custo adicional para que uma organização empregue um enfermeiro-recrutador pode significar a consequente falta de interesse dos chefes no processo de recrutamento. A organização perde quando os administradores ou chefes relegam suas responsabilidades coletivas e individuais ao enfermeiro-recrutador.

Quando esse profissional é utilizado, precisa haver uma relação cooperativa entre chefias e recrutadores. Os administradores precisam estar cientes dos limites do recrutamento, e o recrutador precisa estar ciente das necessidades e da cultura de cada departamento. Ambos devem entender a filosofia da organização, os programas de benefício, a escala salarial e outros fatores que influenciam a retenção dos funcionários.

Recrutamento e retenção

Recrutar uma quantidade adequada de enfermeiros torna-se mais fácil quando a organização se localiza em uma comunidade progressista, com várias escolas de enfermagem, e quando tem boa reputação pela qualidade do atendimento ao paciente e práticas justas de emprego. As dificuldades podem ser maiores no recrutamento de enfermeiros em áreas rurais que historicamente apresentam menos profissionais de saúde *per capita* que as áreas urbanas. Além disso, algumas organizações de saúde acham necessária a realização de recrutamento externo, em parte pela falta de atenção dada à retenção.

Considerando-se o alto custo da maioria dos programas de recrutamento, as organizações de atendimento de saúde costumam buscar métodos mais baratos para alcançar esta meta. Uma das melhores maneiras de manter uma equipe adequada de empregados é a propaganda oral, ou seja, a recomendação que funcionários satisfeitos e felizes fazem da própria organização. O recrutamento, entretanto, não é o elemento principal para um corpo funcional adequado a longo prazo. Reter significa criar um ambiente de trabalho que leve os funcionários a desejarem permanecer na instituição, o que ocorre somente quando há esse ambiente.

No entanto, é normal, e até mesmo desejável, que haja alguma rotatividade. A *rotatividade* infunde ideias novas na organização. Ela também reduz a possibilidade de um *pensamento em grupo*, em que todos partilham processos de pensamento, valores e metas similares. Uma rotatividade excessiva ou desnecessária, todavia, diminui a capacidade organizacional de produzir seu produto final, além de envolver mais custos. Esses custos costumam incluir despesas com recursos humanos para anunciar as vagas e entrevistar os candidatos; taxas de recrutamento, como bônus inicial; maior uso de enfermeiros em viagem, horas extras e substituições temporárias para o trabalhador que saiu; perda de produtividade, além dos custos do tempo de treinamento para fazer com que o empregado novo alcance a eficiência desejada.

Sem dúvida, o líder-administrador deve reconhecer o elo entre retenção e recrutamento. O administrador de médio escalão muitas vezes é o que exerce o maior impacto na criação de um clima social positivo para promover a retenção. Além disso, quanto maior a combinação entre o que o enfermeiro quer de um emprego e o que este pode oferecer, maior a chance de ele se manter nesse emprego.

> ### EXERCÍCIO DE APRENDIZAGEM 15.1
> **Exame de anúncios de recrutamento**
> Escolha um dentre os seguintes:
> 1. Em pequenos grupos, examine vários periódicos de enfermagem que tenham anúncios de trabalho. Selecione três anúncios que lhe pareçam interessantes. O que informam, ou o que os destaca dos demais? São usados termos-chave similares em todos eles? Quais são os bônus ou os incentivos oferecidos para atraírem enfermeiros profissionais qualificados?
> 2. Escolha uma instituição de saúde na sua região. Escreva um anúncio ou um cartaz de recrutamento que descreva com exatidão a instituição e a comunidade. Compare seu anúncio ou folheto de recrutamento concluído com os elaborados pelas demais pessoas do grupo.

A ENTREVISTA COMO INSTRUMENTO DE SELEÇÃO

Uma *entrevista* pode ser definida como uma interação verbal entre indivíduos com uma finalidade definida. Embora outros instrumentos, como testes e verificação de referências, possam ser usados, a entrevista costuma ser aceita como a base do processo de contratação, apesar de suas limitações bem conhecidas em termos de confiabilidade e validade.

As finalidades ou metas da entrevista de seleção são triplas: (a) o entrevistador quer obter informações suficientes para determinar a adequação do candidato ao cargo disponível; (b) o candidato obtém informações adequadas para tomar uma decisão inteligente sobre aceitar ou não o cargo que pode lhe ser oferecido; e (c) o entrevistador quer fazer a entrevista de modo a, independentemente do resultado, fazer com que o candidato ainda respeite a empresa e tenha dela uma boa impressão.

Há muitos tipos de entrevistas e formatos para conduzi-las. Elas podem ser divididas, por exemplo, entre entrevistas não estruturadas, semiestruturadas e estruturadas. Uma entrevista *não estruturada* exige pouco planejamento, porque as metas para contratar podem não ser claras, as perguntas não são preparadas antes e, muito comumente, o entrevistador fala mais que o candidato. A entrevista não estruturada segue sendo o instrumento de seleção mais comum em uso hoje (McKay, 2009).

Entrevistas semiestruturadas exigem algum planejamento, já que o fluxo se concentra e é direcionado para tópicos principais, ainda que haja alguma flexibilidade nesta abordagem. Já a *entrevista estruturada* exige mais planejamento, porque as perguntas devem ser elaboradas com antecedência quando têm a ver com exigências específicas do cargo, devem ser dadas informações sobre as habilidades e as qualidades necessárias, devem ser recebidos exemplos da experiência do candidato e deve ficar determinado o desejo ou a motivação do candidato para realizar o trabalho. O entrevistador que faz uso de um formato estruturado faz a todos os candidatos as mesmas perguntas essenciais.

Limitações das entrevistas

O principal problema de uma entrevista é a subjetividade. A maior parte dos entrevistadores tem certeza de poder vencer essa subjetividade e encarar a entrevista como recurso confiável de recrutamento, apesar do seu elemento de subjetividade. Na verdade, McKay (2009) alerta que conduzir uma entrevista é muito mais difícil do que as pessoas pensam, e muita gente se considera melhor entrevistador do que realmente é. "Também existe uma crença de que fazer uma entrevista é o mesmo que conversar com as pessoas, e que para isso basta estabelecer um bom diálogo. A entrevista de seleção é muito mais do que uma conversa, e bons conversadores não necessariamente são bons entrevistadores" (McKay, parágrafo 3).

Muita gente se considera melhor entrevistador do que realmente é.

Descobertas científicas sobre a validade e a confiabilidade das entrevistas variam; contudo, as descobertas a seguir são geralmente aceitas:

- O mesmo entrevistador classificará consistentemente o entrevistado sempre da mesma maneira. Assim, a *confiabilidade de um mesmo entrevistador* é alta.
- Se dois entrevistadores diferentes fizerem entrevistas não estruturadas com o mesmo candidato, não haverá consistência entre os resultados. Sendo assim, a *confiabilidade entre os entrevistadores* é bastante baixa em entrevistas não estruturadas.
- A confiabilidade entre os entrevistadores é superior quando a entrevista é *estruturada*, pois o mesmo formato é utilizado por todos os entrevistadores.
- Mesmo quando a entrevista tem *confiabilidade* (ou seja, quando mede com consistência a mesma coisa), ela pode não ter validade. Há *validade* quando a entrevista mede aquilo que ela se propõe a medir, o que, neste caso, é o potencial de produtividade como empregado. Entrevistas estruturadas têm mais validade do que as não estruturadas e, por isso, são melhores para prever o desempenho no cargo e a eficiência em geral do que as entrevistas não estruturadas.

O'Brien e Rothstein (2011) observam, porém, que mesmo com uma entrevista estruturada e com validade estabelecida, a confiabilidade entre entrevistadores pode ser baixa. Isso é especialmente válido quando os entrevistadores precisam preencher escalas de avaliação, já que a variação é lugar-comum em termos ou de leniência ou de rigor de avaliação por diferentes entrevistadores. Isso acaba obscurecendo verdadeiras diferenças em termos de validade (veja o Exame de Evidência 15.1).

Capítulo 15 Recrutamento, seleção, colocação e doutrinação de pessoal **341**

Exame de evidência 15.1

Fonte: O'Brien, J., & Rothstein, M. G. (2011). Leniency: Hidden threat to large-scale, interview-based selection systems. Military Psychology (Taylor & Francis Ltd), 23(6), 601–615.

Os pesquisadores observaram os desafios de se tomar decisões de seleção contratual quando entrevistas individuais de diferentes locais são agrupadas, e quando a seleção ocorre em um processo de cima para baixo, mesmo quando formatos de entrevista estruturada são usados. Esses desafios são agravados quando as avaliações de diferentes entrevistadores não são comparáveis, por exemplo, porque os entrevistadores variam em termos de validade de seus julgamentos ou tendem a usar escalas de avaliação de maneiras diferentes.

Neste estudo, os pesquisadores investigaram a variabilidade no desempenho de entrevistadores individuais, incluindo tanto a validade quanto a taxa de erros. Os dados foram coletados junto a avaliações em entrevistas e resultados de desempenho em treinamento básico de 2.552 candidatos, somados a respostas de questionários de 59 entrevistadores que avaliaram candidatos em entrevistas conduzidas em diversos locais pelo Canadá.

Um guia para entrevistas foi fornecido em materiais de referência usados pelos entrevistadores. O guia incluía perguntas a serem feitas por cada entrevistador e áreas de conteúdo a serem abordadas como parte do processo de entrevista. Os entrevistadores foram treinados, usaram escalas ancoradas de avaliação e tomaram notas como parte do processo. A partir daí, a validade e a taxa de erros foram avaliadas usando-se modelos de regressão logística multivariados.

Este estudo não encontrou qualquer evidência de que os entrevistadores tenham variado na validade de seus julgamentos. Isso corroborou indícios prévios sobre os possíveis efeitos de intervenções relacionadas a estruturação, como treinamento em desempenho como entrevistador. Porém, os entrevistadores exibiram, de fato, variação em seu uso das escalas de avaliação. Esta descoberta sugere que a estrutura de uma entrevista pode ter um efeito limitado sobre o julgamento do entrevistador.

Os pesquisadores concluíram que uma preocupação exclusiva com a validade da entrevista pode contribuir para negligenciar os outros resultados e propriedades importantes das entrevistas, em detrimento do sistema de seleção em geral. Quando, por exemplo, a validade de entrevistadores individuais é estimada, aqueles que são lenientes ou rigorosos não são avaliados segundo conjuntos equivalentes e comparáveis de entrevistadores, obscurecendo verdadeiras diferenças em termos de validade. Isso sugere que os administradores de sistemas de seleção em larga escala devem dedicar especial atenção ao uso consistente e preciso das escalas de avaliação por parte dos entrevistadores, caso contrário as decisões de seleção podem ser negativamente afetadas.

- Boas avaliações em entrevistas não têm relação com desempenhos posteriores de alto nível no trabalho.
- A validade é aumentada quando há uma abordagem de equipe à entrevista.
- As atitudes e as preferências dos entrevistadores influenciam sobremaneira a forma de classificar os candidatos. Embora possam ser seguidas etapas para diminuir a subjetividade, esta não pode ser totalmente eliminada.
- O entrevistador é mais influenciado por informações desfavoráveis que favoráveis. As informações negativas têm peso maior que as positivas sobre o candidato.
- Os entrevistadores tendem a chegar a conclusões sobre a contratação de candidatos já no início da entrevista profissional. As decisões costumam já estar formadas a poucos minutos do começo de uma entrevista.
- Em entrevistas não estruturadas, o entrevistador tende a conversar mais, ao passo que nas estruturadas, conversa-se menos. A meta deveria sempre ser proporcionar ao candidato a oportunidade de falar mais.

Além disso, Sutherland (2012) sugere que entrevistas não permitem que os candidatos demonstrem suas habilidades clínicas, e os entrevistadores correm o risco de penderem suas decisões segundo "primeiras impressões". Ademais, os entrevistadores podem ficar excessivamente impressionados por sinais superficiais como compostura, jeito de falar e aparência física (Sutherland).

Independentemente dos problemas inerentes, as entrevistas ainda são muito empregadas como instrumento para seleção. O conhecimento das limitações das entrevistas e o uso das descobertas de pesquisas atualizadas permitem que os entrevistadores realizem entrevistas que possam ter aumento do valor de previsão.

Como elemento de previsão do desempenho no trabalho e da eficiência geral, a entrevista estruturada é muito mais confiável que a não estruturada.

Como superar as limitações de uma entrevista

Há pesquisas sobre entrevistas que ajudam os administradores a desenvolver estratégias para superar as limitações associadas a elas. As estratégias a seguir ajudarão o administrador a elaborar um processo de entrevista com mais confiabilidade e validade.

Usar uma abordagem de equipe

Fazer com que mais de uma pessoa entreviste os candidatos reduz preferências. O envolvimento dos funcionários na contratação pode ser entendido como um *continuum* desde sua ausência até uma abordagem de equipe, com a participação dos funcionários da unidade na hora da decisão de contratar. Ao contratar um administrador ou chefe, é eficaz utilizar enfermeiros mais habilitados como parte da equipe de entrevistadores, sobretudo se esses profissionais forem suficientemente maduros para representar os interesses e as necessidades da unidade, mais do que seus próprios.

Elaborar um formato estruturado de entrevista para cada classificação de cargo

Os administradores devem obter uma cópia da descrição das tarefas do cargo e conhecer as exigências de formação e experiência para cada vaga de trabalho antes das entrevistas. Pelo fato de cada cargo ter diferentes exigências, as entrevistas devem ser elaboradas tendo cada cargo em mente. A mesma entrevista estruturada deve ser utilizada para todos aqueles que se candidatam à mesma classificação de cargo. Uma entrevista estruturada bem feita usa perguntas tanto abertas quanto fechadas e proporciona muito tempo para o entrevistado se expressar. A entrevista estruturada tem vantagens, uma vez que permite ao entrevistador ser consistente e evitar desvios da entrevista. O'Brien e Rothstein (2011) alertam, porém, que embora as entrevistas estruturadas sejam muitas vezes consideradas como uma panaceia, diferenças individuais no desempenho de cada entrevistador persistem até mesmo em face da mais rigorosa estrutura. O Quadro 15.3 é um exemplo de entrevista estruturada.

QUADRO 15.3 Exemplo de entrevista estruturada

MOTIVAÇÃO
Por que você se candidatou a um emprego nesta empresa?

ELEMENTOS FÍSICOS
Você tem alguma limitação física que o impede de realizar as tarefas do cargo?
Quantos dias você se ausentou do trabalho no último ano em que esteve empregado?

FORMAÇÃO
Qual foi sua média de notas na escola de enfermagem?
Que atividades extracurriculares, cargos, prêmios constituíram sua vida escolar?
Para fins de verificação, seu histórico escolar está bem identificado no formulário de solicitação de emprego?

PROFISSIONAL
Em que estados você tem licença para atuar?
Algumas dessas licenças estão com você?
Quais os seus certificados?
De que organizações profissionais que tenham algum valor para o cargo desejado você participa hoje?

EXPERIÊNCIA MILITAR
Quais suas atuais obrigações militares?
Que tarefas realizadas no exército, em sua opinião, prepararam-no para este cargo?

Capítulo 15 Recrutamento, seleção, colocação e doutrinação de pessoal 343

ATUAL EMPREGADOR

De que forma você conseguiu seu emprego atual?
Que cargo você ocupa hoje? Que titulação você tinha quando assumiu o cargo que ocupa agora?
Quais suas atuais responsabilidades de supervisão?
Como você descreve seu supervisor imediato?
Dê alguns exemplos de sucesso no atual cargo?
Como você se relaciona com o empregador atual?
Como você se relaciona com os colegas atuais?
De que você mais gosta no emprego atual?
De que você menos gosta?
Podemos entrar em contato com seu atual empregador?
Por que você quer trocar de emprego?
Para fins de verificação, seu nome ainda é o mesmo de quando você começou a trabalhar em seu emprego atual?

CARGO(S) ANTERIOR(ES)

Faça as mesmas perguntas sobre empregos não tão antigos. Dependendo do tempo e do tipo de outros cargos que teve o candidato, o entrevistador não costuma revisar o histórico profissional envolvendo cargos anteriores ao que o candidato ocupa.

PERGUNTAS ESPECÍFICAS PARA ENFERMEIROS

Do que você mais gosta na enfermagem?
Do que você menos gosta?
Qual a sua filosofia de enfermagem?

CARACTERÍSTICAS PESSOAIS

Que características pessoais você mais valoriza?
Que características pessoais lhe causam mais dificuldade?

METAS PROFISSIONAIS

Quais são suas metas profissionais?
Como você se vê daqui a dez anos?

CONTRIBUIÇÕES À ORGANIZAÇÃO

O que você pode oferecer a esta empresa, unidade ou departamento?

PERGUNTAS GENÉRICAS

O que você gostaria de saber sobre a empresa?
E sobre o cargo?
Que outras perguntas você gostaria de fazer?

EXERCÍCIO DE APRENDIZAGEM 15.2

Como criar outros critérios para entrevistas

Você é enfermeiro de cuidado domiciliar com muitos casos de famílias de baixa renda que moram em bairros mais pobres. Devido à transferência de emprego de seu marido, você acaba de sair do emprego mantido há três anos para assumir outro igual em um distrito diferente, também em saúde pública. A supervisora de sua agência pediu sua ajuda para entrevistar e escolher um substituto para você. Cinco candidatos atendem aos critérios mínimos. Cada um deles tem dois anos de experiência em cuidado a pacientes graves, são bacharéis em enfermagem e têm credenciais do governo em saúde pública. Uma vez que você conhece melhor do que ninguém as exigências do cargo, a supervisora pediu que você elaborasse outros critérios e um conjunto de perguntas a cada candidato.

Tarefa:

1. Use uma grade decisória (ver a Figura 1.3, na p. 40) para elaborar os demais critérios. Pondere os critérios para que os candidatos tenham um escore final.
2. Elabore um guia de entrevista com cinco perguntas adequadas a fazer aos candidatos.

Usar descrições de situações para determinar a capacidade de decisão

Use casos para determinar a capacidade de decisão. Além de obter respostas a determinadas perguntas, a entrevista também deve ser usada para determinar a capacidade de decisão do candidato. Isso pode ser feito expondo-se situações que exijam habilidades para solucionar problemas e tomar decisões. O mesmo conjunto de situações deve ser usado com cada categoria de empregado. Por exemplo, um conjunto pode ser criado para recém formados, enfermeiros de cuidado crítico, secretários de unidade, enfermeiros habilitados a atender diversos tipos de paciente e profissionais de nível médio. As situações de cuidado ao paciente, conforme mostra o Quadro 15.4, exigem juízo clínico e são úteis para essa finalidade.

QUADRO 15.4 — Exemplo de questões de entrevista que utilizam situações de caso

A cada candidato recém formado que busca emprego no Country Hospital serão apresentadas as seguintes questões:

CASO 1

Você trabalha no turno da noite em uma unidade cirúrgica. O sr. Jones voltou da unidade de cuidados pós-anestésicos após artroplastia de quadril, há duas horas. Enquanto esteve na sala de recuperação, recebeu 10 mg de sulfato de morfina intravenoso para dor na incisão. Há 30 minutos, queixou-se de dor leve no local, mas adormeceu. Agora está acordado, com queixa de dor moderada a grave no mesmo local. Suas ordens incluem o seguinte para aliviar a dor: 8 a 10 mg de sulfato de morfina, em *push* IV a cada três horas. Já se passaram duas horas e meia desde o último medicamento para dor. O que você faria?

CASO 2

Uma das técnicas de enfermagem de sua equipe parece especialmente cansada hoje. Mais tarde, ela comenta que seu bebê a manteve acordada a noite inteira. Quando você pergunta a respeito do nível de glicose no sangue que deveria ter sido obtido com uma picada no dedo da sra. White (82 anos de idade), ao meio-dia, ela olha para você aturdida e responde, depressa que foi de 150. Mais tarde, quando você entra no quarto da sra. White, ela informa que não se lembra de alguém ter verificado seu nível de glicose no sangue ao meio-dia. O que você deve fazer?

Conduzir diversas entrevistas

Os candidatos devem ser entrevistados mais de uma vez, em dias alternados. Isso evita que sejam aceitos ou rejeitados simplesmente porque tiveram um dia bom ou ruim. Independentemente do número de entrevistas feitas, a pessoa deve ser entrevistada até que tenham sido respondidas todas as perguntas, deixando a impressão de terem sido obtidas todas as informações para se tomar uma decisão correta.

Oferecer treinamento em técnicas eficientes de entrevista

O treinamento deve concentrar-se em habilidades de comunicação e aconselhamento em planejamento, realização e controle de entrevistas. Não é justo esperar que um chefe tome decisões adequadas ao contratar se ele jamais passou por um treinamento apropriado sobre técnicas de entrevista. Entrevistadores sem habilidade costumam permitir que dados subjetivos influenciem a avaliação da contratação mais do que dados objetivos. Além disso, entrevistadores sem preparo podem fazer perguntas capazes de serem interpretadas como discriminatórias ou ilegais.

Planejar, conduzir e controlar a entrevista

Planejar a entrevista com antecipação é essencial ao seu posterior sucesso como recurso de seleção. Se outros entrevistadores tiverem de estar presentes, precisam chegar na hora determinada. O planejamento também deve incluir tempo adequado para a entrevista. Antes dela, todos os entrevistadores devem revisar o formulário do candidato, anotando perguntas referentes às informações ali contidas. Embora haja necessidade de muita prática, o uso consistente de uma sequência planejada para a entrevista redundará em um processo relaxado e espontâneo. Segue sugestão de formato para entrevista:

1. Apresente-se e cumprimente o candidato.
2. Declare algo breve sobre a organização e os cargos disponíveis.
3. Esclareça o cargo a que a pessoa está se candidatando.
4. Discuta as informações do formulário preenchido pelo candidato e esclareça ou amplie o que for necessário.
5. Discuta as qualificações do empregado e continue a entrevista estruturada.
6. Se o candidato parecer qualificado, converse um pouco mais sobre a organização e o cargo.
7. Explique os procedimentos posteriores de contratação, como exame físico e data da contratação. Se ainda for levar um tempo para a vaga ser preenchida, explique como e quando será avisado dos resultados da entrevista.
8. Conclua a entrevista.

Tente criar e manter um ambiente confortável ao longo da entrevista, mas jamais esqueça de que é o entrevistador quem a conduz. Se a entrevista começou bem e o candidato está à vontade, é possível que siga de maneira harmoniosa. Durante a ocasião, o administrador deve fazer pausas frequentes para permitir que o candidato faça perguntas. O formato deve sempre encorajar e incluir bastante tempo para as perguntas do candidato. Com frequência, os entrevistadores conseguem inferir muito sobre os candidatos por meio de suas perguntas.

Lembre-se de que é o entrevistador quem controla a entrevista e dá seu tom.

Quando se ganha experiência, vai ficando mais fácil dar continuidade à conversa, fazer as perguntas conforme um guia para entrevistas estruturadas e manter a entrevista dentro do assunto, mas de forma amigável. Os métodos a seguir ajudam a alcançar as metas da entrevista:

- Faça somente perguntas relacionadas ao cargo.
- Use perguntas abertas e fechadas que exijam mais do que respostas do tipo "sim" e "não".
- Faça pausas de alguns segundos após o candidato parecer ter terminado, antes de passar à pergunta seguinte. Isso dará a ele a oportunidade de se expressar mais.
- Mais tarde, na entrevista, retome aqueles tópicos sobre os quais o candidato forneceu poucas informações.
- Faça uma pergunta por vez.
- Repita parte da resposta do candidato quando houver necessidade de mais dados.
- Faça perguntas de forma clara, mas não indique verbal ou não verbalmente a resposta correta. Caso contrário, ao observar os olhos e a linguagem corporal do entrevistador, um candidato astuto pode identificar as respostas esperadas.
- Sempre pareça interessado no que o candidato tem a dizer. O candidato jamais deve ser interrompido, nem as palavras do entrevistador devem implicar crítica ou impaciência em relação a ele.
- Use uma linguagem que seja apropriada para o candidato. Termos ou modo de falar que levem os candidatos a achar que o entrevistador o está diminuindo ou falando a esmo são inadequados.
- Mantenha um registro por escrito de todas as entrevistas. As anotações garantem a exatidão e funcionam como um registro escrito para que o candidato seja lembrado. Mantenha as anotações ou use uma lista de verificação de forma mínima para que não seja criado um clima desconfortável.

Além disso, McNamara (s.d.) sugere que:

- Os candidatos devem ser envolvidos na entrevista o quanto antes possível.
- Dados factuais devem ser suscitados antes que se faça perguntas sobre questões polêmicas (tais como sentimentos e conclusões).

- Perguntas baseadas em fatos devem ficar espaçadas ao longo da entrevista para evitar que os respondentes fiquem dispersos.
- O entrevistador deve fazer perguntas sobre o presente antes de fazer perguntas sobre o passado ou o futuro.
- Deve-se permitir que o candidato conclua a entrevista com informações que deseje acrescentar ou comentar em relação a suas impressões da entrevista.

Quando a entrevista estiver terminando, o entrevistador deve certificar-se de ter todas as perguntas respondidas e ter obtido informações pertinentes. Normalmente, os candidatos não obtêm o emprego no final da primeira entrevista, a menos que sejam muito qualificados e o mercado de trabalho seja tal que outro candidato venha a ser difícil de encontrar. Na maioria dos casos, os entrevistadores têm de analisar as impressões causadas pelos candidatos, comparar essas percepções com as dos membros da equipe de seleção e incorporá-las a outros dados disponíveis sobre o candidato. É importante, porém, deixar os candidatos saberem se têm alguma chance ao cargo e para quando podem esperar uma decisão.

Quando o candidato obviamente não tem as qualificações necessárias, o entrevistador jamais deve dar falsas esperanças, mas aconselhar a pessoa, assim que possível, dizendo-lhe que não possui as qualificações adequadas ao cargo. Esses candidatos devem acreditar que tiveram um tratamento justo. O entrevistador deve, porém, manter consigo os registros das razões exatas da rejeição para casos de processos judiciais por discriminação.

Avaliação da entrevista

Os entrevistadores devem planejar um tempo após a entrevista para avaliar o desempenho do candidato durante o processo. Anotações da entrevista devem ser revisadas assim que possível, e pontos necessários devem ser esclarecidos ou ampliados. O uso de formulário para registrar a avaliação da entrevista é uma boa ideia. O item final no formulário de relatório da entrevista é uma recomendação a favor ou contra a contratação. Com relação a esse parecer, dois aspectos devem ter maior peso:

- *As exigências do cargo*. Independentemente do quão interessantes ou simpáticas forem as pessoas, a menos que tenham as habilidades básicas para o trabalho, não terão sucesso em atender às expectativas do cargo. Da mesma forma, aqueles com qualificação excessiva ficarão insatisfeitos no cargo.
- *Preferências pessoais*. Devido à impossibilidade da eliminação total de preferências pessoais inerentes a uma entrevista, é importante que o entrevistador examine quaisquer sentimentos negativos ocorridos durante o processo. É comum o entrevistador descobrir que os sentimentos ou as sensações negativas não tinham relação com os critérios necessários ao sucesso no cargo.

Aspectos legais de uma entrevista*

A organização deve garantir que o formulário dos candidatos não contenha perguntas que violem leis trabalhistas. Da mesma forma, eles precisam evitar desrespeito que contrarie a legislação durante as entrevistas. Nada pode ser perguntado com referência a idade, estado civil, filhos, raça, preferência sexual, condição financeira ou de crédito, país de origem ou religião.

Perguntas sobre idade, estado civil, filhos, raça, preferência sexual, situação financeira ou crédito, nacionalidade ou religião são ilegais, porque podem parecer discriminatórias.

Além das leis federais, muitos estados têm leis específicas relativas a informações que podem ou não ser obtidas durante o processo de entrevista. Por exemplo, alguns estados proíbem perguntas sobre a capacidade reprodutiva da mulher ou suas atitudes em relação a planejamento familiar.

---

*N. de R.T.: Os aspectos legais descritos referem-se ao contexto norte-americano, podendo, alguns desses, encontrarem situação semelhante no contexto brasileiro.

Capítulo 15 Recrutamento, seleção, colocação e doutrinação de pessoal **347**

A Tabela 15.1 traz uma lista de assuntos que costumam fazer são parte do processo de entrevista ou do formulário do candidato, com exemplos de perguntas aceitáveis e inaceitáveis.

TABELA 15.1	Perguntas aceitáveis e inaceitáveis em entrevistas	
Assunto	*Perguntas aceitáveis*	*Perguntas inaceitáveis*
Nome	Se o candidato trabalhou para alguma organização usando outro nome. Se os registros escolares apresentam nome diferente. Se o candidato tem outro nome.	Perguntas sobre o nome que indiquem ancestralidade, país de origem, ou estado civil ou criminal.
Estado civil e familiar	Se o candidato é capaz de aceitar horários específicos de trabalho ou possui compromissos que possam dificultar a assiduidade. Fazer perguntas como se o candidato tivesse sido aceito.	Qualquer pergunta sobre estado civil, bem como quantidade ou idade dos filhos. Informações sobre como os filhos são cuidados. Perguntas sobre gravidez.
Endereço ou local em que mora	Local em que reside e há quanto tempo mora na cidade ou no estado.	Endereços e sobrenomes anteriores ou parentesco com pessoas com quem mora o candidato, ou se a casa é própria ou alugada.
Idade	Se tem mais de 18 anos, ou declaração de que a contratação está sujeita à idade. Pode-se perguntar se o candidato tem entre 18 e 70 anos.	Perguntas sobre idade específica ou data de nascimento.
Local de nascimento	Pode-se solicitar prova de cidadania.	Local de nascimento do candidato, do cônjuge, ou de algum parente.
Religião	Não são permitidas perguntas.	
Raça ou cor	Pode-se solicitar, mas não como critério de emprego.	Todas as perguntas sobre raça são proibidas.
Caráter	Perguntas sobre o que pensa quanto à aptidão para realizar as tarefas do cargo.	Perguntas relativas a prisões ou condenação por crime.
Parentes	Parentes empregados na empresa. Nomes e endereços dos pais, se o candidato for menor de idade.	Perguntas sobre com quem o candidato mora ou sobre número de dependentes.
Aviso em caso de emergências	Nome e endereço de uma *pessoa* para contato.	Nome e endereço de um *parente* para contato.
Organizações	Organizações profissionais.	Solicitação de uma lista de todas as associações a que pertence.
Referências	Referências profissionais ou sobre caráter.	Referências religiosas.
Condição física	Pode-se perguntar a todos os candidatos se eles conseguem dar conta das exigências físicas do cargo.	Os empregadores devem estar preparados para justificar todas as exigências físicas ou mentais. Perguntas específicas relativas a deficiências são proibidas.
Fotografias	Declaração de que uma foto pode ser solicitada *após* a contratação.	Exigência de que uma foto seja entregue *antes* da entrevista ou da contratação.
País de origem	Se necessário para desempenhar as tarefas do cargo, os idiomas que o candidato fala, lê ou escreve.	Perguntas sobre local de nascimento, língua materna, ancestralidade, data da chegada aos Estados Unidos.
Formação	Acadêmica, profissional ou vocacional. Escolas que frequentou. Capacidade de ler, falar e escrever em línguas estrangeiras.	Perguntas sobre ligação religiosa ou racial de uma escola. Perguntas sobre datas do histórico escolar.
Sexo	Pergunta ou restrição ao emprego é apenas para qualificação vocacional *bona fide* interpretada com muita limitação pela justiça.	Não se pode solicitar o sexo no formulário. Sexo não pode ser usado como fator em decisões de contratação.
Classificação quanto a crédito	Sem perguntas.	Perguntas sobre propriedade de carro ou casa também são proibidas.
Outras	Pode-se avisar que informações incorretas ou omissão de fatos podem ser causa de demissão.	

Os administradores que guardam registros das entrevistas e recebem os candidatos com uma atitude aberta e sem preconceitos pouco têm a recear no que tange a acusações de discriminação. É preciso lembrar que cada candidato deve se sentir bem ao término da entrevista e sair com a sensação de esta ter sido uma experiência positiva. É responsabilidade do líder assegurar que essa meta seja alcançada.

DICAS AO ENTREVISTADO

Da mesma forma que há coisas que o entrevistador precisa fazer para preparar e realizar a entrevista, há outras que os entrevistados devem fazer para aumentar a possibilidade de a entrevista ser uma experiência que traga satisfação e esclarecimentos a ambas as partes (Quadro 15.5). O entrevistado também precisa preparar-se antecipadamente para a entrevista. Se você obtiver cópias da filosofia e do organograma da organização a que você está se candidatando, conhecerá um pouco sobre as prioridades dela, ajudando-o a identificar as perguntas a serem feitas ao entrevistador. Falar com pessoas que já trabalham na organização pode ajudar a determinar se a filosofia da empresa é implementada na prática.

QUADRO 15.5 Dicas de entrevista aos candidatos a emprego

1. Preparar-se com antecipação para a entrevista.
2. Conseguir cópias da filosofia e do organograma da organização a que você está se candidatando.
3. Agendar uma reunião para a entrevista.
4. Vestir-se com profissionalismo e de maneira mais formal.
5. Preparar respostas a perguntas potenciais antecipadamente.
6. Chegar cedo no dia da entrevista.
7. Cumprimentar formalmente o entrevistador e somente se sentar após permissão.
8. Estender a mão ao entrevistador ao cumprimentá-lo assim que entrar na sala e sorrir.
9. Durante a entrevista, sentar-se com tranquilidade, ficar atento e fazer anotações somente quando totalmente necessárias.
10. Não mascar chiclete, mostrar inquietação, sentar-se de forma relaxada demais ou mexer no cabelo, nas chaves ou na caneta.
11. Fazer perguntas adequadas sobre a organização ou o cargo específico ao qual você está se candidatando.
12. Evitar abordagem tipo "O que você pode fazer por mim?" e concentrar-se em seus talentos e interesses peculiares que combinem com a organização.
13. Responder às perguntas com a maior honestidade e confiança possíveis.
14. Apertar a mão do entrevistador ao final da entrevista e agradecer-lhe pelo seu tempo.
15. Enviar uma nota de agradecimento breve e datilografada ao entrevistador nas 24 horas após a entrevista.

Agende uma reunião para a entrevista. Não se deixe levar para uma entrevista sem uma preparação, como quando você entrega o formulário do candidato ou busca informações com o departamento de recursos humanos. Você deverá estar vestido com mais profissionalismo e precisará de tempo para refletir e preparar-se para a entrevista.

Pratique respostas a perguntas potenciais de entrevistas. É difícil responder de forma espontânea às perguntas da entrevista sobre sua filosofia de enfermagem, pontos positivos e negativos pessoais, bem como sobre suas metas profissionais se você não tiver pensado nisso tudo antes.

No dia da entrevista, chegue uns dez minutos antes para ter tempo de organizar seus pensamentos e aprontar-se mentalmente. Esteja preparado para sentir um certo nervosismo (o que é perfeitamente normal). Cumprimente formalmente o entrevistador (não use o primeiro nome) e sente-se apenas quando ele der permissão para isso. Não deixe de estender a mão ao entrevistador ao cumprimentá-lo assim que entrar na sala e sorrir. Sorrir reduz sua ansiedade e a do entrevistador. Lembre-se de que muitos entrevistadores tomam suas decisões logo no início da entrevista; as primeiras impressões têm muita importância.

Durante a entrevista, sente-se com tranquilidade, fique atento e faça anotações somente quando totalmente necessárias. Não masque chiclete, não mostre inquietação, não se sente de forma relaxada demais nem fique mexendo no cabelo, nas chaves ou na caneta. Vista-se de forma mais conservadora e certifique-se de ter uma boa apresentação. Faça perguntas adequadas sobre a organização ou o cargo específico ao qual você está se candidatando. Perguntas sobre salário, benefícios e oportunidades de crescer no cargo devem surgir mais tarde na entrevista. Evite a abordagem do tipo "O que você pode fazer por mim?" e concentre-se em seus talentos e interesses peculiares que combinem com a organização. Responda as perguntas com a maior honestidade e confiança possíveis. Evite digressões e jamais minta. Responda que não sabe, quando for o caso. Além disso, se precisar de alguns momentos para pensar em uma pergunta complicada antes de respondê-la, peça-os.

Ao final da entrevista, aperte a mão do entrevistador e agradeça pelo tempo usado na conversa com você. É sempre adequado esclarecer o momento em que as decisões de contratação serão tomadas e a forma de avisar-lhe sobre os resultados da entrevista. Também pode ser recomendável enviar um breve bilhete de agradecimento ao entrevistador; por isso, não se esqueça de anotar o seu cargo correto e a grafia do seu nome antes de sair.

O Departamento de Trabalho de Connecticut (2002–2012) também sugere que os candidatos devem fazer uma avaliação da entrevista assim que ela for concluída. Essa avaliação deve incluir reações à entrevista, incluindo o que foi bem e o que não foi tão bem. Além disso, os candidatos devem avaliar o que aprenderam com a experiência e o que podem mudar em entrevistas futuras.

SELEÇÃO

Após o recrutamento dos candidatos, o preenchimento dos formulários de emprego e a entrevista, a etapa seguinte no processo de pré-contratação é a seleção. A *seleção* é o processo de escolher entre os candidatos aquele mais bem qualificado para um trabalho ou cargo. Esse processo envolve a verificação das qualificações do candidato, sua história profissional, bem como decidir se há ou não uma boa afinidade entre suas qualificações e as expectativas da organização. Determinar se há "afinidade" entre um empregado e uma organização costuma ser algo difícil.

Exigências de formação e credenciais

Leve em conta as exigências de formação educacional e as credenciais para cada categoria de trabalho, desde que haja alguma relação entre elas e o sucesso no emprego. Quando essas exigências forem muito rígidas, a vaga pode ficar em aberto por algum tempo. Além disso, pessoas com capacidade de atender às exigências de formação educacional ou às credenciais ao cargo podem não ser aceitas. Assim, muitas organizações contam com uma lista de *critérios preferenciais* para um cargo e uma segunda lista de *critérios mínimos*. Além disso, também é comum as organizações aceitarem *critérios substitutos* em lugar dos preferenciais. Por exemplo, um cargo pode exigir bacharelado, mas a preferência pode ser por alguém com mestrado. Entretanto, cinco anos de experiência como enfermeiro podem substituir o mestrado.

Claramente, há um movimento entre os empregadores do setor de saúde para contratar mais enfermeiros com pelo menos diploma de bacharelado e estimular os já contratados a buscarem diplomas de terceiro grau (Trossman, 2012). Os executivos de enfermagem valorizam a contribuição de todos os enfermeiros no cuidado de pacientes, mas eles querem assegurar que os funcionários sejam capazes de superar os desafios que se impõem e que o cuidado aos pacientes seja otimizado. Com pesquisas corroborando que níveis educacionais mínimos fazem a diferença e que existe uma correlação entre a quantidade de enfermeiros com bacharelado e formação superior e os resultados no tratamento de pacientes, é difícil apoiar que níveis superiores de educação não sejam usados como critérios preferenciais, ou mesmo critérios mínimos na contratação de enfermeiros (Trossman).

Além disso, o programa Magnet Recognition Program® da American Nurses Credentialing Center (ANCC) exige que os líderes e administradores de enfermagem tenham um diploma na área, seja de bacharelado ou de graduação (Trossman, 2012). Além disso, a partir de junho de 2013, os candidatos ao programa Magnet precisam apresentar um plano de ação e estabelecer um alvo de alcançar uma taxa de 80% de enfermeiros bacharelados ou com diploma de nível superior até 2020. (Trossman).

Verificação de referências e análise de antecedentes

Todos os formulários de candidatos ao emprego devem ser examinados quanto a estarem ou não completos e para a determinação de o candidato estar ou não qualificado ao cargo. É bastante importante verificar as credenciais acadêmicas e profissionais de todos os candidatos ao cargo. Em um mercado de trabalho competitivo, os candidatos podem fracassar diante da pressão de "enfeitar demais" suas qualificações. Após a determinação de que um candidato é qualificado, referências são exigidas, e o histórico profissional é verificado. Além disso, uma análise de antecedentes muitas vezes é solicitada.

Sem dúvida, um formulário sólido e referências excelentes não garantem, necessariamente, desempenho também excelente no cargo; mas uma revisão criteriosa dos formulários dos candidatos e a verificação de referências podem ser úteis para que seja evitada uma decisão desastrosa no momento de contratar. O ideal é, sempre que possível, fazer a verificação das credenciais e da história profissional antes da entrevista. Alguns administradores preferem entrevistar primeiro para não perderem tempo processando o formulário de solicitação de emprego quando a entrevista resultar na decisão de não contratar, mas essa é uma escolha pessoal. Um cargo jamais deve ser preenchido antes que a ficha do candidato e suas referências sejam confirmadas.

 Jamais os cargos devem ser preenchidos sem que as informações do formulário e as referências sejam confirmadas.

Ocasionalmente, telefonemas em busca de mais detalhes revelam informações não solicitadas sobre o candidato à vaga. Informações obtidas por outros métodos somente serão utilizadas para rejeitar um candidato diante de alguma razão justificada para desqualificá-lo. Por exemplo, quando um candidato potencial informa, por desejo próprio, dados sobre suas infrações no trânsito, ou quando essas informações são descobertas por outros meios, elas não podem ser usadas para rejeitá-lo a menos que o cargo exija o uso de veículo.

Verificações obrigatórias de antecedentes também se tornaram lugar-comum em ambientes de atendimento de saúde. Isso ocorreu porque os prestadores de atendimento de saúde têm acesso a pacientes vulneráveis e a informações de saúde e financeiras protegidas (Avoiding Bad Hires, 2013). No entanto, pairam preocupações sobre quem pode estar supervisionando essas verificações e se os responsáveis por elas são verdadeiramente qualificados para avaliação de risco. Em alguns casos, os responsáveis pelas investigações de antecedentes são recrutadores administrativos sem qualquer experiência prévia em atendimento de saúde, que talvez nem entendam a dinâmica envolvida na contratação de prestadores de atendimento de saúde (Avoiding Bad Hires).

Para complicar ainda mais a questão, em 2012 foram lançadas algumas diretrizes pela Equal Employment Opportunity Commission (EEOC) que só faltaram banir as verificações de antecedentes criminais, afirmando que a recusa em contratar alguém com ficha criminal poderia constituir discriminação ilegal se tais decisões afetassem de modo desproporcional grupos minoritários (Avoiding Bad Hires, 2013). A EEOC também sugeriu que qualquer decisão de não contratação deve estar "relacionada ao cargo e ser consistente com a necessidade empresarial" e deve levar em consideração fatores como a natureza e a gravidade de cada crime cometido, o tempo decorrido desde a condenação e a relevância do crime em relação ao cargo almejado.

Teste pré-emprego

O teste pré-emprego normalmente só é usado quando tal teste está diretamente relacionado com a capacidade de realizar uma função específica, embora o uso de testes de personalidade esteja se tornando bem mais comum em organizações de atendimento de saúde. Curry (2011) sugere que a avaliação dos traços básicos de personalidade de um candidato a emprego e sua compatibilidade com a cultura de uma organização faz toda a diferença em seu sucesso como funcionário. "Funcionários que se encaixam bem com o pessoal e com a cultura clínica apresentam maior longevidade do

Capítulo 15 Recrutamento, seleção, colocação e doutrinação de pessoal **351**

que novos contratados com níveis mais elevados de habilidades, mas personalidades menos compatíveis" (Curry 2011, p. 141). Isso acontece porque candidatos que não conseguem se alinhar com seus colegas de trabalho geralmente não se comprometem de corpo e alma com a organização e, por isso, apresentam taxas mais elevadas de rotatividade.

Embora esses testes não constituam uma ferramenta exclusiva de seleção, eles podem, quando unidos à entrevista e à verificação de referências excelentes, informar mais sobre um candidato, para que seja feita a melhor escolha. Porém, processos legais oriundos de implementação e interpretação alegadamente impróprias do teste pré-emprego já levaram alguns empregadores a acabar com esses testes.

Exame físico como recurso na seleção

O exame médico costuma ser exigido para as contratações. Ele determina se o candidato está apto a atender às exigências para determinado trabalho e obtém um registro da condição física dos candidatos após a contratação. Esse exame também pode ser usado para identificar candidatos com potencial de apresentar problemas de assiduidade, ou capazes de usar a justiça, por vários motivos, em busca de seguro-saúde.

Apenas os escolhidos para contratação precisam fazer o exame admissional, quase sempre pago pelo empregador. Se esse exame revelar informações que desqualifiquem o candidato, ele não é contratado. A maioria dos empregadores associa os cargos a algumas exigências de saúde ou condição física.

Como selecionar

Ao determinar a pessoa mais adequada para contratação, o administrador precisa estar seguro de que os mesmos padrões foram usados para avaliar todos os candidatos. A seleção final deve estar baseada em critérios estabelecidos e não em juízos de valor e preferências pessoais.

Com frequência, os cargos são preenchidos com candidatos internos. Podem ser cargos bem de início de carreira ou administrativos. Os candidatos internos devem passar pelas entrevistas da mesma forma que os candidatos externos; algumas empresas, porém, dão consideração especial e preferência aos próprios empregados. Todas as empresas devem ter diretrizes e políticas relativas a transferências e promoções.

Como concluir uma seleção

Tomada uma decisão, cabe ao administrador a conclusão do processo pré-emprego. Isso é feito da seguinte forma:

1. Fazer contato com os candidatos logo que possível, agradecendo-lhes a participação e informando que serão avisados das decisões.
2. Os candidatos não contratados serão avisados logo que possível. Devem ser dadas razões sempre que adequado (por exemplo, formação educacional ou experiência de trabalho insuficiente) e deve ser dito aos candidatos se serão considerados para outros cargos futuramente, se mais uma vez se candidatarem.
3. Os candidatos aprovados devem ser informados por escrito sobre benefícios, salário e cargo. Isso evita mal-entendidos entre o que os candidatos compreenderam e o que lhes foi dito pelo enfermeiro-recrutador ou entrevistador.
4. Os candidatos que aceitarem o cargo devem ser informados sobre os procedimentos pré--emprego, como o exame físico, além de serem informados sobre a data de início do trabalho.
5. Pode-se exigir a confirmação por escrito da intenção dos candidatos de aceitarem o cargo.

Uma vez que selecionar envolve um processo de redução (isto é, diminuir o número de candidatos para determinado cargo), a pessoa que toma a decisão final tem muita responsabilidade. Essas decisões têm consequências de longo alcance para a organização e para as pessoas envolvidas. Por isso, o processo seletivo deve ser o mais objetivo possível. O processo de seleção é apresentado na Figura 15.1.

Unidade V Papéis e funções na contratação de funcionários

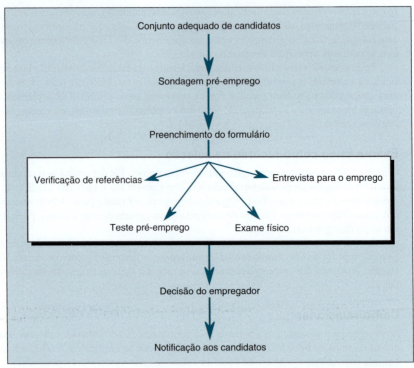

FIGURA 15.1 • O processo de seleção.

EXERCÍCIO DE APRENDIZAGEM 15.3

Como tomar uma decisão de contratação e como avaliar seu impacto

Você é o enfermeiro-chefe de uma unidade cirúrgica, cargo que ocupa há seis anos. Você se sente à vontade no papel e conhece bem seus funcionários. Recentemente, a enfermeira responsável pelo turno da manhã foi embora. Duas funcionárias suas, Nancy e Sally, candidataram-se ao cargo.

Nancy, a enfermeira mais velha, está na organização há oito anos, mas em seu departamento apenas há cinco anos. Tem 12 anos de experiência em enfermagem para pacientes graves. Realiza as tarefas com competência e tem boas inter-relações pessoais com os outros funcionários, os pacientes e os médicos. Embora seu nível motivacional seja adequado ao cargo atual, demonstra pouca criatividade ou iniciativa em ajudar na unidade cirúrgica para criar uma reputação de excelência. Também não demonstra as habilidades específicas de previsão ou planejamento do futuro.

Sally, uma profissional com pouco mais de 30 anos, está na organização e na unidade há três anos. Tem sido uma força positiva de propulsão de muitas mudanças ocorridas. É excelente em clínica e altamente respeitada pelos médicos e pelos demais funcionários. Os mais velhos, no entanto, parecem não gostar muito dela, porque percebem que já tentou várias mudanças, papel que coloca antes da "realização de suas tarefas".

As duas profissionais são bacharéis e atendem a todas as qualificações para o cargo. Provavelmente ainda ficarão mais uns cinco anos no novo cargo. Não há antecedentes para auxiliar na sua decisão.

É sua responsabilidade escolher. Se não utilizar tempo de trabalho no hospital como critério principal de seleção, muitos empregados antigos podem não aceitar bem isso nem a escolha de Sally, podendo ficar desmotivados. Você sabe que Nancy tem limitações em pensar para a frente e que a unidade pode não evoluir e desenvolver-se sob sua liderança da mesma forma que poderia sob o comando de Sally.

Tarefa: identifique como seus próprios valores afetarão sua decisão. Classifique seus critérios de escolha e tome uma decisão sobre o que fazer. Determine o impacto de sua decisão sobre os funcionários, as relações interpessoais e a organização.

COLOCAÇÃO

Líderes experientes conseguem colocar um empregado novo em um cargo, dentro de sua esfera de atuação, em que aquele tenha uma chance razoável de sucesso. Unidades e departamentos de enfermagem criam subculturas com normas, valores e métodos de realização das tarefas que lhes são próprios. É possível que uma pessoa se adapte bem em um grupo estabelecido, ao passo que outra pessoa com as mesmas qualificações jamais se sinta parte do grupo.

Além disso, vários cargos em uma unidade ou departamento exigem habilidades diferentes. Por exemplo, em um hospital, habilidades para decidir podem ser mais importantes no turno em que a liderança for menos forte; habilidades de comunicação podem ser mais desejadas no turno em que haja muita interação entre diversos funcionários da enfermagem.

Com frequência, os recém-chegados têm sentimentos de fracasso devido a uma colocação inadequada na organização. Isso pode valer para um empregado experiente, recém-contratado, ou para um novato. A colocação apropriada é importante para o funcionamento da organização, da mesma forma que para o sucesso do empregado. Se inadequada, pode resultar em redução da eficiência organizacional, mais atritos, ameaças à integridade da empresa e frustração de ambições pessoais e profissionais.

Por sua vez, uma colocação acertada reforça o crescimento pessoal, cria um clima motivador para o funcionário, maximiza a produtividade e aumenta a possibilidade de as metas da organização serem alcançadas. Administradores capazes de combinar os pontos fortes do funcionário com as exigências do cargo facilitam o funcionamento da unidade, alcançam metas da organização e satisfazem às necessidades do funcionário.

EXERCÍCIO DE APRENDIZAGEM 15.4

Quais os dois formados que você escolheria, e por quê?

Você supervisiona uma unidade cirúrgica de cuidados críticos. Durante os últimos anos, tem experimentado colocar quatro enfermeiros recém formados diretamente em sua unidade, sendo dois formados no primeiro semestre e dois no segundo. São enfermeiros oriundos do curso local de bacharelado em enfermagem. Você estabelece contato constante com os professores e com os chefes anteriores dos candidatos antes de escolher.

De modo geral, a experiência tem funcionado bem. Apenas dois recém formados não conseguiram se tornar enfermeiros de cuidado a pacientes graves. Foram posteriormente transferidos de volta a suas unidades, após passarem dois anos em uma área médicocirúrgica intensiva.

Devido à motivação e ao entusiasmo, os recém formados têm complementado bem sua equipe de cuidado a pacientes graves. Você credita o sucesso desse projeto ao programa bem planejado e estruturado de orientação e formação, com duração de quatro meses, a uma escolha criteriosa e a uma colocação no turno adequado.

(Continua)

Neste semestre, você limitou mais a escolha para quatro candidatos aceitáveis e bem qualificados. Planeja colocar um no plantão das 15h às 23h e outro no das 23h às 7h da manhã. Está em sua sala, revisando a cultura de cada plantão ou turno e suas anotações sobre os quatro candidatos. Tem as seguintes informações:

Plantão das 15 às 23h: corpo funcional bastante determinado, formado apenas por mulheres; 85% enfermeiras e 15% técnicas em enfermagem. É seu grupo de maior competência clínica. São enfermeiras altamente respeitadas por todos e, ainda que os médicos se desentendam com elas, também costumam dizer-lhe como são competentes. São conhecidas como um grupo que não brinca muito e que não recebe bem os novos membros. No entanto, logo que o novato adquire sua confiança, oferecem muito apoio. Não toleram quem não alcance seus padrões elevados. Os recém formados que não se saíram bem estavam nesse grupo.

Turno das 23 às 7h: grupo muito coeso e apoiador. Ainda que os enfermeiros, em geral, sejam competentes, é nesse turno que estão funcionários clinicamente mais fracos. É, porém, o grupo com as melhores avaliações de familiares e pacientes. Cuidam muito bem de todos e têm muito afeto e compaixão. Cada recém formado colocado ali obteve sucesso. Dentre os enfermeiros desse grupo, 30% são homens. O grupo tende a ser muito unido, com uma significativa quantidade de atividades sociais extra-hospitalares.

Seus quatro candidatos são:

- *John:* 30 anos, casado e sem filhos. Com muita experiência em setor de emergência como técnico em emergências médicas. Parece um pouco reservado. Suas metas profissionais incluem dois anos em atendimento crítico, três anos em setor de emergência e, depois, tornar-se comissário de bordo. Os instrutores elogiam seus julgamentos independentes, mas o veem como alguém um tanto isolado durante o curso. Seus ex-empregadores classificam-no como pensador independente e bastante capacitado.

- *Sally:* solteira, 22 anos de idade. Clínica e academicamente é a melhor da turma, embora sem muita experiência profissional. Tem apenas dois anos como estagiária no verão, em um centro médico, com uma boa avaliação de seu trabalho. Os instrutores acham que precisa de mais maturidade e habilidades interpessoais, mas têm elogios a seu julgamento clínico. Ela não quer trabalhar em uma unidade médico-cirúrgica normal; acha que é capaz de se adaptar ao atendimento de pacientes graves.

- *Joan:* Uma mulher madura e divorciada, sem filhos. Apresenta muita experiência de trabalho em saúde como conselheira, embora com limitações em experiência clínica (apenas o curso de enfermagem). Seus ex-empregadores elogiam sua atenção aos detalhes e sua competência em geral. Os instrutores elogiam suas habilidades interpessoais, sua maturidade e sua inteligência. Quer muito trabalhar em outro local, caso não seja escolhida. Tem um comprometimento de longo prazo com a enfermagem.

- *Mary:* casada, 28 anos e dinâmica, com dois filhos. Foi técnica de enfermagem antes e voltou a estudar para obter a graduação. Não se saiu tão bem academicamente devido aos compromissos com o trabalho e a família. Ex-empregadores e professores comentam sua energia, organização e habilidades interpessoais. Parece ter menos habilidades para tomar decisões independentes em comparação com os demais. Já trabalhou em uma unidade de cuidado a pacientes graves.

Tarefa: escolha os dois recém formados e coloque-os no turno adequado. Justifique suas decisões.

DOUTRINAÇÃO

Como função do administrador, a *doutrinação* refere-se a uma adaptação planejada e orientada de um empregado à organização e ao ambiente de trabalho. Embora as palavras "indução" e "orientação" sejam usadas com frequência para descrever essa função, o processo em si inclui três fases separadas: indução, orientação e socialização. Como socializar faz parte do processo de desenvolvimento dos funcionários e da formação de grupos, será assunto do próximo capítulo.

Capítulo 15 Recrutamento, seleção, colocação e doutrinação de pessoal

Doutrinar denota uma abordagem muito mais ampla ao processo de adaptação ao emprego que somente induzir ou orientar. A doutrinação visa (a) criar atitudes favoráveis à organização, à unidade e ao departamento; (b) fornecer as informações e a formação educacional necessárias para o sucesso no cargo; e (c) incutir gradualmente um sentimento de pertencimento e aceitação. Programas eficazes de doutrinação resultam em maior produtividade, menos violações a regras, menos atrito e mais satisfação do empregado. O processo começa assim que a pessoa foi escolhida para o cargo e continua até que conheça as normas e os valores do grupo de trabalho. Um exemplo de conteúdo de doutrinação é apresentado no Quadro 15.6. Programas eficientes de doutrinação ajudam os empregados a tomarem posse do emprego com sucesso.

QUADRO 15.6 Conteúdo da doutrinação do empregado

1. História, missão e filosofia da organização
2. Serviços da organização e área de serviços
3. Estrutura da organização, incluindo chefes de departamento, com uma explicação das funções dos vários departamentos
4. Responsabilidades do empregado perante a organização
5. Responsabilidades da organização perante o empregado
6. Informações sobre folha de pagamento, inclusive como se dão os aumentos e quando acontecem (empresas mais modernas ou sindicalizadas publicam as escalas de pagamento de todos os funcionários)
7. Regras de conduta
8. Passeio pela empresa e pelo departamento para o qual irá o funcionário
9. Horários de trabalho, políticas e épocas de contratação de funcionários
10. Se for o caso, explicações sobre acordo coletivo
11. Planos de benefícios, incluindo seguro de vida, seguro-saúde e seguro-desemprego
12. Programas de segurança e contra incêndio
13. Programas de desenvolvimento dos funcionários, incluindo cursos internos e de educação continuada para relicenciamento
14. Políticas de promoção e transferências
15. Sistema de apreciação do empregado
16. Tarefas que pertencem à carga de trabalho
17. Apresentação do sistema de registro de seleção
18. Revisão das políticas e dos procedimentos
19. Exigências legais específicas, como manutenção de licença atualizada e relato de acidentes
20. Apresentação aos colegas de trabalho
21. Estabelecimento de um sentimento de pertencimento e aceitação, mostrando interesse real pelo novo empregado

Observação: grande parte desse conteúdo pode fazer parte do manual do empregado, e os regulamentos sobre incêndio e segurança podem ser mostrados em um vídeo. O uso apropriado de vídeos, ou outros tipos de mídia, pode ser muito útil na estruturação de um bom programa de orientação. Todos os programas de doutrinação devem ser monitorados para que seja confirmado se atingiram ou não as metas. A maioria precisa pelo menos de uma revisão anual.

Indução

A *indução*, primeira fase da doutrinação, ocorre depois que o empregado foi escolhido, mas antes de desempenhar o papel no cargo. Esse processo inclui todas as atividades que informam o novo empregado sobre as políticas e os procedimentos do emprego e dos funcionários.

As atividades de indução costumam ser realizadas durante as funções de colocação e pré-emprego dos funcionários, ou podem ser parte das atividades de orientação. Indução e orientação, entretanto, são diferentes, e os novos empregados encontram problemas quando conteúdos desses programas são omitidos. O fator mais importante é fornecer as informações apropriadas ao empregado.

Os manuais do funcionário, elementos importantes da indução, costumam ser elaborados pelo departamento de pessoal. Os administradores, no entanto, devem conhecer as informações desses manuais, dando sua contribuição para sua elaboração. A maior parte desses manuais traz um formulário que deve ser assinado pelo empregado, confirmando que o recebeu e leu. O formulário assinado passa a fazer parte da ficha do empregado.

O manual é importante porque os empregados não conseguem assimilar todas as informações de uma só vez, daí a necessidade de serem lidas posteriormente. Dar ao empregado um manual, no entanto, não é suficiente para que ocorra uma compreensão verdadeira. As informações precisam ser acompanhadas de uma discussão por várias pessoas durante o processo de emprego, inclusive pelo chefe de pessoal e pela equipe de desenvolvimento de pessoal no período da doutrinação. O elo mais importante na promoção de um entendimento real das políticas de pessoal é a chefia imediata.

Orientação

A indução fornece informações gerais sobre a organização ao empregado; as atividades de *orientação* são mais específicas do novo cargo. O Quadro 15.7 traz um exemplo de agenda de orientação de duas semanas. As organizações podem usar vários tipos de programas de orientação. Por exemplo, o primeiro dia de orientação pode ocorrer sob o comando da equipe do departamento de pessoal do hospital, incluindo um passeio pela instituição e todos os itens da indução mostrados no Quadro 15.6.

QUADRO 15.7 Exemplo de um cronograma de duas semanas de orientação para enfermeiros experientes

PRIMEIRA SEMANA

Primeiro dia, segunda-feira:
8h-10h	Recepção pelo departamento de pessoal, manuais do empregado distribuídos e discutidos
10h-10h30min	Café e frutas; recepção pelo departamento de desenvolvimento de pessoal
10h30min-12h	Orientações gerais pelo departamento de desenvolvimento de pessoal
12h-12h30min	Passeio pela empresa
12h30 min-13h30min	Almoço
13h30min-15h	Filmes sobre incêndio e segurança; treinamento em HIPAA
15h-16h	Chá da tarde e apresentação ao supervisor de cada unidade

Segundo dia, terça-feira:
8h-10h	Reportar-se a cada unidade
	Tempo com o supervisor da unidade, apresentação ao preceptor selecionado
10h-10h30min	Café com o preceptor
10h30min-12h	Orientação geral sobre políticas e procedimentos
12h-12h30min	Almoço
12h30 min-16h30min	Prontuários médicos eletrônicos
Terceiro dia, quarta-feira:	Dia inteiro agendado para estar com preceptor na unidade
Quarto dia, quinta-feira:	Dia inteiro agendado para estar com preceptor na unidade
Quinto dia, sexta-feira:	Manhã com preceptor, tarde com supervisor de desenvolvimento de pessoal para um fechamento

SEGUNDA SEMANA

De segunda-feira a quarta-feira	Trabalho com preceptor no turno e na unidade designados, gradativamente assumindo mais responsabilidades
Quinta-feira	Designação de 80% das tarefas normais com assistência e supervisão do preceptor
Sexta-feira	Carga de trabalho executada normalmente. Pelo menos uma reunião de 30 minutos com o supervisor imediato para discutir o progresso

A fase seguinte ao programa de orientação pode ocorrer no departamento de desenvolvimento de pessoal, no qual elementos que preocupam todos os empregados, como segurança contra incêndio, prevenção de acidentes e promoção da saúde são apresentados. A terceira fase pode ser de orientação individual sobre cada departamento. A essa altura, departamentos específicos, como de nutrição, farmácia e enfermagem, serão responsáveis pelo desenvolvimento dos próprios programas. Um exemplo de distribuição de responsabilidades de atividades de orientação pode ser visto no Quadro 15.8.

> **QUADRO 15.8 Responsabilidades de orientação**
>
> 1. Departamento de Pessoal ou Recursos Humanos: realiza funções de salário e folha de pagamento, formulários de seguro, exames físicos, formulários de retenção do imposto de renda, passeio pela organização, responsabilidades do empregado com a organização e vice-versa, além das relações entre o trabalho e a administração e plano de benefícios.
> 2. Departamento de Desenvolvimento de Pessoal: fornece e revisa o manual do funcionário; discute a filosofia e a missão da organização; revisa a história da organização; faz apresentações de vídeo dos vários departamentos e seu funcionamento (não sendo possível o uso de meios de informação eletrônicos, apresenta os vários chefes de departamento e explica suas funções); discute a estrutura da organização, programas contra incêndio e de segurança, certificação de reanimação cardiopulmonar e suas verificações; discute programas educativos e de treinamento disponíveis e revisa políticas e procedimentos selecionados, incluindo políticas de medicamentos, tratamento e registro em prontuários.
> 3. A Unidade Individual: realiza passeio pelo setor, apresentações, revisão das políticas da unidade diferentes das gerais, revisão das políticas e dos procedimentos da unidade sobre horários e número de funcionários, designação de tarefas, políticas de promoção e transferência e estabelecimento de um sentimento de pertencimento, aceitação e socialização.

Pelo fato de a indução e a orientação envolverem muitas pessoas diferentes de vários departamentos, devem ser coordenadas e planejadas com critério, para que as metas previamente estabelecidas sejam alcançadas. As metas gerais da indução e da orientação incluem auxiliar os empregados, fornecendo-lhes informações que suavizem a transição para o novo ambiente de trabalho e a nova equipe de atendimento de saúde.

O propósito do processo de orientação é fazer o funcionário se sentir como parte da equipe. Isso reduz o desgaste e ajuda os novos funcionários a ganharem independência mais depressa em suas novas funções.

É importante ficar atento à produtividade e à retenção enquanto é planejado, estruturado e avaliado o programa de orientação. As organizações devem periodicamente levantar dados sobre o programa de indução e orientação à luz das metas da organização; programas que não atendem a tais metas devem ser reestruturados. Por exemplo, quando os empregados, de forma consistente, têm perguntas sobre o programa de benefícios, essa parte do processo de indução deve ser avaliada.

Com frequência, muitas pessoas com parte da responsabilidade pela indução e pela orientação "transferem os encargos" dos fracassos ou pontos falhos no programa. É responsabilidade conjunta do departamento de recursos humanos, do departamento de desenvolvimento de pessoal e de cada unidade de serviços de enfermagem oferecer um programa de doutrinação que satisfaça às necessidades dos empregados e da empresa.

Houve uma época em que os administradores de organizações de atendimento de saúde, especialmente hospitais, não cumpriam com o papel que lhes cabia na orientação dos novos empregados. Achavam que entre o departamento de pessoal/recursos humanos e o de desenvolvimento de pessoal o novo empregado ficaria completamente orientado. Isso costumava frustrar esses novos contratados, porque, ainda que recebessem uma visão geral da empresa, pouco aprendiam sobre cada unidade. Uma vez que todas as unidades têm suas idiossincrasias, o novo empregado sentia-se inadequado e incompetente. A tendência mais moderna é o chefe da unidade assumir maior responsabilidade para individualizar a orientação.

Ele deve desempenhar um papel central na orientação do novo funcionário. Um programa adequado de orientação minimiza a possibilidade de violações a regras, injustiças e desentendimentos; reforça sentimentos de pertencimento e aceitação; e promove entusiasmo e ânimo.

INTEGRAÇÃO ENTRE PAPÉIS DA LIDERANÇA E FUNÇÕES ADMINISTRATIVAS NO RECRUTAMENTO, SELEÇÃO, COLOCAÇÃO E DOUTRINAÇÃO DO EMPREGADO

A produtividade tem relação direta com a qualidade dos funcionários de uma empresa. Um recrutamento ativo permite que as instituições contratem os funcionários mais qualificados para os cargos. Após o recrutamento desses candidatos, os administradores – usando critérios específicos – têm uma responsabilidade fundamental para que o melhor candidato seja contratado. Para garantir que todos os candidatos sejam avaliados conforme os mesmos padrões e que preferências pessoais sejam minimizadas, o administrador ou chefe deve ter talento para entrevistar, além de usar outros processos seletivos.

Os papéis da liderança nas funções preliminares de contratação de funcionários incluem planejar para dar conta das necessidades futuras de funcionários e manter-se à frente das mudanças no campo do atendimento de saúde. Por um bom tempo, a previsão de escassez de enfermeiros acabará impondo desafios de formação de pessoal. Há necessidade também de liderança no processo de entrevista para garantir que todos os candidatos sejam tratados de forma justa e que a entrevista finalize com eles ainda com atitudes positivas relativas à organização. Uma vez que as lideranças têm total ciência das nuances, dos pontos fortes e dos pontos fracos em sua esfera de autoridade, conseguem colocar os recém-chegados em áreas que ofereçam o maior potencial de sucesso.

A integração entre papéis da liderança e funções administrativas na organização assegura relações positivas com o público, porque os candidatos sabem que terão tratamento justo. Além disso, há mais probabilidade de que o grupo de candidatos seja suficiente, uma vez que as necessidades futuras são planejadas de maneira pró-ativa. O líder-administrador utiliza o processo de seleção e colocação como forma de aumentar a produtividade e a retenção, alcançar as metas da empresa e atender às necessidades dos novos funcionários.

O líder-administrador integrado também sabe que um programa de indução e orientação bem planejado e implementado constitui excelente investimento dos recursos da empresa. Oportuniza a modelagem de um espírito de equipe e infunde entusiasmo pela empresa nos empregados. As impressões dos recém-chegados a uma organização durante esse período permanecerão com eles por muito tempo. Se forem positivas, serão lembradas nos momentos difíceis que costumam ocorrer quando os empregos são mantidos por longo tempo.

CONCEITOS-CHAVE

- A primeira etapa do processo de contratação de funcionários é determinar o tipo e a quantidade de funcionários necessários.

- Inúmeros fatores estão contribuindo para uma projeção de grave escassez de enfermeiros, tais como o envelhecimento da mão de obra em enfermagem, a aceleração da demanda por enfermeiros profissionais, taxas insuficientes de matrículas em cursos de enfermagem e o envelhecimento dos professores de enfermagem.

- O sucesso no recrutamento de uma força adequada de trabalho depende de muitas variáveis, inclusive de recursos financeiros, de equipe adequada de enfermeiros, de salários competitivos, da fama da empresa, da boa localização da empresa e das condições da economia nacional e local.

Capítulo 15 Recrutamento, seleção, colocação e doutrinação de pessoal

- Métodos eficientes de recrutamento incluem anúncios, dias dedicados aos profissionais e uso informal de membros da empresa como exemplos de funcionários satisfeitos.
- Apesar das limitações em termos de confiabilidade e validade, as entrevistas de emprego continuam sendo amplamente usadas como método para seleção de funcionários para contratação.
- As limitações das entrevistas de emprego são reduzidas quando uma abordagem estruturada é usada ao se fazer perguntas aos candidatos.
- A entrevista deve atingir as metas do candidato, bem como as do administrador ou chefe.
- Os administradores precisam ter habilidades para planejar, conduzir e controlar as entrevistas.
- Devido a várias leis federais de proteção aos direitos dos candidatos a vagas de trabalho, os entrevistadores precisam conhecer os limites legais das entrevistas.
- A seleção deve basear-se nas exigências do cargo; esses critérios precisam ser elaborados antes do começo do processo seletivo.
- Cabe aos administradores realizar um recrutamento pró-ativo e contratar os funcionários que representem uma diversidade etária, sexual, cultural, étnica e linguística em resposta à crescente diversidade das comunidades atendidas por suas organizações.
- Os administradores devem colocar os novos funcionários em departamentos, unidades e turnos em que tenham as melhores oportunidades de sucesso.
- A doutrinação consiste em indução, orientação e socialização dos funcionários.
- Um programa de orientação bem preparado e executado educa os novos empregados sobre os comportamentos desejados e as metas esperadas da organização e, de maneira dinâmica, envolve o supervisor imediato do novo funcionário.

EXERCÍCIOS DE APRENDIZAGEM

EXERCÍCIO DE APRENDIZAGEM 15.5

Levantamento de preferências individuais nas entrevistas

Você é o enfermeiro-encarregado do turno da tarde no andar de atendimento a pacientes graves de um hospital. É seu primeiro cargo de chefia; você se formou há 18 meses em universidade local, tendo bacharelado em enfermagem. Seu supervisor imediato pediu que entrevistasse dois candidatos que se formarão daqui a três meses. Ele acha que ambos têm qualificações. Uma vez que o cargo à disposição pertence a seu plantão, ele quer que a decisão de contratar seja sua.

Os dois candidatos parecem igualmente qualificados, tanto na experiência acadêmica como na profissional. Na tarde anterior, você entrevistou Lisa e ficou muito impressionado. Hoje à noite, entrevistou John. Na entrevista, não parou de pensar que já o conhecia de algum outro lugar, mas não conseguiu lembrar-se de onde. A entrevista transcorreu bem e você também ficou bem impressionado com ele.

Após a saída de John, você repentinamente lembrou que uma de suas colegas de curso namorara o rapaz e que ele participara de algumas festas de sua turma. Você também recorda que em várias ocasiões ele pareceu abusar do álcool, lembrança que o incomoda e que suscita uma dúvida quanto ao que fazer. Você sabe que amanhã o supervisor quer informar sua decisão aos candidatos.

Tarefa: decida o que fazer. Embase sua decisão com uma justificativa apropriada. Explique como determinou quem contratar. Qual o alcance do papel desempenhado por seus valores pessoais na decisão?

360 Unidade V Papéis e funções na contratação de funcionários

EXERCÍCIO DE APRENDIZAGEM 15.6

Como fortalecer este processo de orientação?

Como novo enfermeiro-chefe, uma de suas metas é diminuir desentendimentos. Você planeja fazer isso aumentando a retenção, diminuindo assim custos com a orientação de novos empregados. Além disso, acha que maior retenção significa funcionários mais satisfeitos.

Estudando suas anotações de entrevistas de demissão de funcionários, parece que a escolha dos novos raramente cria neles lealdade com a unidade; em vez disso, a unidade é usada para obter experiência para outros cargos. Você acha que uma das dificuldades de socialização dos novos funcionários deve fazer parte do programa de orientação de sua unidade. A agência oferece duas semanas de orientação (80 horas) quando o novo empregado ainda não cumpre o horário de trabalho. São chamadas de *horas não produtivas* e pagas pelo departamento de educação. Sua unidade tem o seguinte cronograma de duas semanas para orientar os novos empregados:

Primeira semana

Segunda e terça-feira:	das 9 às 17h	Aulas
Quarta, quinta e sexta-feira:	das 7 às 11h	Execução de tarefas com acompanhamento de alguém da unidade

Segunda semana

Segunda e terça-feira:	das 7h às 15h30min	Designado à unidade com um funcionário
Quarta, quinta e sexta-feira:		Colocado no turno em que trabalhará para ser orientado a respeito dele

Após essas duas semanas de orientação, os novos empregados já devem trabalhar com 75% da produtividade, durante duas a três semanas e, depois, em horário integral. A exceção é a orientação dos enfermeiros recém-formados. Eles passam mais uma semana, das 7 às 15h, nesta atividade, além de uma semana na qual são colocados no turno a eles designado, antes de serem parte real do corpo funcional.

Seu administrador de enfermagem permitiu que você alterasse o programa de orientação como quisesse, desde que não aumentasse o tempo não produtivo e garantisse que o empregado receba as informações necessárias para cumprimento das exigências legais e funcionais em segurança.

Tarefa: existe alguma forma de você fortalecer a orientação dos novos empregados em relação a sua unidade? Elabore seus planos (se houver) e justifique suas decisões.

EXERCÍCIO DE APRENDIZAGEM 15.7

Como escolher seu lugar na força de trabalho

Você é estudante de bacharelado em enfermagem, com formatura daqui a três meses. Você sabe que, em sua maioria, os hospitais que atendem pacientes graves nas redondezas não estão contratando recém formados, ainda que haja algumas vagas em um pequeno hospital rural a 60 quilômetros de onde você mora. Na comunidade local também há algumas vagas em enfermagm domiciliar, saúde pública, saúde comunitária, telessaúde e gerenciamento de casos. Você precisa arranjar um emprego o mais rápido possível, pois é pai solteiro e contraiu uma dívida considerável na busca por seu diploma de enfermagem.

Sua meta profissional é trabalhar em um ambiente hospitalar ágil e dinâmico que exija habilidades avançadas para o tratamento de pacientes graves, como em atendimento de emergência, UTI ou traumatologia, mas você ainda não obteve as certificações de especialidade de que precisa para isso, e, de qualquer forma, não há vagas nessas unidades para recém formados no presente momento. Você gostou muito da autonomia e da interação com os pacientes encontradas no estágio que fez em saúde pública como parte de sua formação; além disso, o horário de segunda a sexta dos enfermeiros em saúde pública lhe atrai mais, já que você tem filhos pequenos. O salário, porém, seria consideravelmente inferior do que se você trabalhasse em um ambiente de atendimento intensivo, e você não sabe se ele seria suficiente para seu sustento. Além disso, o período de orientação em instituição de saúde pública é bem curto.

Capítulo 15 Recrutamento, seleção, colocação e doutrinação de pessoal **361**

Por fim, você sempre se interessou por oncologia pediátrica, uma especialidade indisponível a menos que você seja realocado para um centro médico a 320 quilômetros de onde você mora atualmente. Há oportunidades para avanço e desenvolvimento profissional lá, mas você provavelmente teria de assumir primeiro um cargo no turno da noite na unidade geral médico-cirúrgica, para garantir sua posição.

Tarefa:

1. Determine como você crescerá profissionalmente, tomando uma decisão sobre onde trabalhará.

2. Faça uma lista com dez fatores a serem analisados quanto a seus desejos, necessidades e obrigações.

3. Que critérios de avaliação você pode criar ao analisar o processo utilizado para tomar sua decisão, além da decisão em si?

EXERCÍCIO DE APRENDIZAGEM 15.8

Questões éticas ao contratar funcionários

Você é o enfermeiro-chefe de uma unidade de tratamento intensivo e está entrevistando Sam, candidato a enfermeiro-encarregado no plantão intermediário. Sam é atualmente supervisor de unidade no Memorial Hospital, outro hospital local e principal concorrente do seu. Suas razões para sair são pessoais.

Além de bem qualificado para o cargo, Sam tem sólidas habilidades administrativas e clínicas. O turno intermediário precisa de um administrador firme, com excelentes habilidades clínicas, o que é encontrado nesse candidato. Você acha que tem sorte por tê-lo como candidato.

Um pouco antes de concluir a entrevista, Sam fecha a porta, baixa a voz e parece segredar que tem algo importante a dizer sobre os planos de expansão e reorganização da unidade de tratamento crítico do Memorial. Diz que contará tudo a você se for contratado.

Tarefa: como você reagiria a Sam? Deve contratá-lo? Identifique as questões importantes nessa situação. Embase sua decisão de contratação, justificando-a com base neste capítulo e em outras leituras.

EXERCÍCIO DE APRENDIZAGEM 15.9

Reduzindo sua ansiedade quanto a possíveis perguntas em entrevistas de emprego

Tarefa: faça uma lista de três ou quatro perguntas de entrevista de emprego que lhe podem ser feitas quando você estiver recém formado, e que lhe deixem mais inseguro. Em seguida, compartilhe suas perguntas com um pequeno grupo de colegas. Trabalhem juntos para identificar respostas boas e más para essas perguntas de entrevista de emprego. Cada indivíduo do grupo deve ter a chance de ouvir as opiniões dos demais sobre as perguntas que mais lhe deixam ansioso.

EXERCÍCIO DE APRENDIZAGEM 15.10

Sua melhor entrevista

Tarefa: você se lembra da sua primeira entrevista de emprego? Como você avaliaria suas habilidades como entrevistado? Alguma vez você já teve a responsabilidade de entrevistar alguém para uma vaga de emprego? Quais são os pontos fortes e os pontos fracos que você identifica em si mesmo no processo de entrevista de emprego, tanto na posição de entrevistador quanto de entrevistado? Caso você já tenha contratado alguém no passado, como você avalia o desempenho dessa pessoa como funcionário? Ela se revelou mais ou menos competente do que no momento em que você a entrevistou?

REFERÊNCIAS

American Association of Colleges of Nursing (AACN). (2012, August). *Nursing shortage*. Acessado 7 de junho de 2013, em http://www.aacn.nche.edu/Media/FactSheets/NursingShortage.htm

Avoiding Bad Hires Requires Healthcare Insight, Auditing. (2013). *Healthcare Risk Management, 35*(2), 19.

'Best Places': Financially Fit, Employee-Oriented, Reform-Ready. (2012). *Modern Healthcare*, 8–14.

Connecticut Department of Labor, Project Management Office. (2002–2012). *Tips for job seekers. Employment interviewing*. Acessado 7 de junho de 2013, em http://www.ctdol.state.ct.us/progsupt/jobsrvce/intervie.htm

Curry, I. (2011). Getting the right employees, getting rid of the wrong ones. *Podiatry Management, 30*(1), 141–143.

Huston, C. (2014a). The current nursing shortage. In *Professional issues in nursing: Challenges and opportunities* (3rd ed.). Philadelphia, PA: Lippincott Williams & Wilkins 68–85.

Huston, C. (2014b). Diversity in the nursing workforce. In *Professional issues in nursing:*

Challenges and opportunities (3rd ed.). Philadelphia, PA: Lippincott Williams & Wilkins 136–155.

McKay, R. A. (2009, February 21). *The hiring interview is not a conversation*. Acessado em 29 de dezembro de 2009, em http://www.e-bizarticles.com/the-hiring-interview-is-not-a-conversation.html

McNamara, C. (n.d.). *General guidelines for conducting interviews*. Free Management Library. Acessado 6 de junho de 2013, em http://managementhelp.org/evaluatn/intrview.htm

McNeal, G. J. (2012, spring). The nurse faculty shortage. *The ABNF Journal, 23*(2), 23.

O'Brien, J., & Rothstein, M. G. (2011). Leniency: Hidden threat to large-scale, interview-based selection systems. *Military Psychology (Taylor & Francis Ltd), 23*(6), 601–615.

Schaeffer, R. (2013, May–July). The Nursing Shortage....Fact or Fiction?. (2013). *Arizona Nurse, 66*(2), 3.

Sutherland, C. (2012). How clinical observation enhances recruitment and selection. *Nursing Management—UK, 19*(7), 34–37.

Trossman, S. (2012). Have BSN? Will hire. *American Nurse, 44*(4), 1–6.

Socialização e educação de pessoal para a formação de equipes em uma organização aprendiz

... ambientes ricos em educação continuada amadurecem o desenvolvimento, o estado de espírito e a retenção dos funcionários.
— Diane Postlen-Slattery e Kathryn Foley

... como parte do processo de aprendizagem durante toda a vida, as lideranças em enfermagem usarão cada vez mais mentores e orientadores pessoais que as ajudarão a aperfeiçoar recursos e habilidades e a identificar novas lentes por meio das quais possam ver as preocupações ou os assuntos do momento.
—Karen S. Haase-Herrick

PONTOS DE LIGAÇÃO   ESTE CAPÍTULO ABORDA:

BSN Essential I: Educação liberal no bacharelado para o exercício da enfermagem generalista

BSN Essential II: Liderança organizacional básica e sistemas para a qualidade do cuidado e segurança dos pacientes

BSN Essential III: Conhecimento acadêmico para prática baseada em evidências

BSN Essential VI: Comunicação e colaboração interprofissionais para melhorar os resultados de saúde dos pacientes

BSN Essential VIII: Profissionalismo e valores profissionais

MSN Essential I: Base das ciências exatas e humanas para a prática

MSN Essential II: Liderança de organizações e sistemas

MSN Essential IV: Tradução e integração do conhecimento acadêmico em prática

MSN Essential VII: Colaboração interprofissional para melhorar os resultados de saúde de pacientes e da população

QSEN Competency: Prática baseada em evidências

QSEN Competency: Trabalho em equipe e colaboração

AONE Nurse Executive Competency I: Comunicação e desenvolvimento de relacionamentos

AONE Nurse Executive Competency III: Liderança

AONE Nurse Executive Competency IV: Profissionalismo

OBJETIVOS DIDÁTICOS   *O aluno irá:*

- descrever as características das organizações aprendizes
- distinguir entre educação e treinamento
- selecionar uma sequência apropriada de eventos para o planejamento educacional
- identificar problemas que podem ocorrer quando a responsabilidade pelo desenvolvimento de pessoal é compartilhada
- selecionar estratégias educacionais apropriadas para facilitar o aprendizado em diferentes situações
- analisar os critérios que devem ser usados para avaliar as atividades de desenvolvimento de pessoal

- demonstrar conhecimento sobre as necessidades do adulto aprendiz comparadas às necessidades da criança aprendiz e descrever estratégias didáticas que melhor atendem às necessidades de ambos os grupos de aprendizes
- explicar a diferença entre motivação para aprender e prontidão para aprender
- aplicar os princípios da teoria da aprendizagem social
- identificar estratégias que podem ser usadas para ajudar o pessoal a lidar com as transições entre funções
- selecionar estratégias para ajudar na socialização do enfermeiro recém formado no papel de enfermeiro
- explicar por que enfermeiros experientes podem ter dificuldade na transição de uma função para outra
- comparar e contrastar os papéis de mentor, preceptor e modelo de conduta
- escolher critérios para a seleção de preceptores capazes de gerar bons resultados em transições de cargos de seus protegidos
- desenvolver técnicas de orientação (*coaching*) capazes de aprimorar o aprendizado
- abordar os desafios singulares de formação de uma equipe coesa por meio de educação e socialização quando se está lidando uma força de trabalho diversa

As organizações de saúde enfrentam grandes desafios para manterem atualizadas as habilidades da força de trabalho e um corpo funcional competente. Isso é especialmente válido em épocas de conhecimento exponencial e aplicações ilimitadas de novas tecnologias. Sendo assim, a qualificação dos funcionários e a garantia de uma competência continuada são tarefas cruciais e desafiadoras para a maioria das organizações no século XXI.

Este capítulo começa apresentando o conceito de *organização aprendiz* e passa ao exame dos vários componentes do desenvolvimento dos empregados. A educação e o treinamento são diferenciados entre si, assim como os modelos de conduta, os preceptores e os mentores. As necessidades do adulto aprendiz são exploradas, e o conceito de orientação como recurso de desenvolvimento de funcionários é introduzido. É enfatizado também o papel da organização, dos líderes-administradores e dos departamentos de desenvolvimento de funcionários na criação de uma cultura que apoia e promove a prática baseada em evidências. Por último, examina-se a necessidade de se construir uma equipe coesa, inclusive a de uma força de trabalho com diversidade cultural. Os papéis de liderança e as funções administrativas associadas com a socialização e o ensino dos funcionários para o desenvolvimento de equipes são mostrados no Quadro 16.1.

QUADRO 16.1 Papéis da liderança e funções administrativas associados a socialização e educação do pessoal para a construção de equipes

PAPÉIS DA LIDERANÇA
1. Esclarecer as normas e os valores do departamento a todos os novos empregados.
2. Inspirar espírito de equipe entre os empregados.
3. Funcionar como um modelo a todos os empregados e como um mentor para selecionar empregados.
4. Encorajar a função do mentor entre os funcionários mais antigos e os mais novos.
5. Observar cuidado somente sinais de deficiência de conhecimentos ou habilidades nos novos empregados e interferir com adequação.
6. Auxiliar os empregados a desenvolverem estratégias pessoais de enfrentamento da transição de papéis.
7. Aplicar princípios de aprendizagem de adultos quando ajudar os empregados a aprenderem novas habilidades ou informações.
8. Orientar espontaneamente os empregados a respeito de deficiências de conhecimentos e habilidades.
9. Ser sensível às necessidades peculiares de socialização e educação de um corpo funcional, cultural e etnicamente diversificado.
10. Promover continuamente aspectos da organização aprendiz para os empregados.
11. Auxiliar os funcionários de enfermagem a vencer as barreiras organizacionais para uma prática eficiente baseada em evidências.
12. Encorajar e apoiar os trabalhadores em sua busca por seguir aprendendo por toda a vida, tanto individual quanto coletivamente.

FUNÇÕES ADMINISTRATIVAS

1. Estar ciente e esclarecer as metas da unidade e da organização para todos os empregados.
2. Esclarecer as expectativas do papel a todos os empregados.
3. Usar sanções positivas e negativas, de forma adequada, para socializar os empregados novos.
4. Selecionar os preceptores cuidadosamente e encorajar modelos de conduta positivos entre os funcionários mais experientes.
5. Oferecer métodos de atendimento das necessidades especiais de orientação dos recém-formados, de enfermeiros internacionais e de enfermeiros experientes que estão trocando de papéis.
6. Trabalhar com o departamento educacional na elaboração de responsabilidade comum e individual para o desenvolvimento dos funcionários.
7. Garantir a existência de recursos adequados para o desenvolvimento dos funcionários e tomar as decisões apropriadas quanto à alocação de recursos em períodos de contenção fiscal.
8. Assumir responsabilidade pelo controle fiscal e da qualidade das atividades de desenvolvimento dos funcionários.
9. Assegurar que todos os funcionários tenham competência para os papéis que lhes foram confiados.
10. Dar contribuições à formulação de políticas de desenvolvimento dos empregados.
11. Assegurar que a organização forneça os recursos para a promoção de uma prática de enfermagem baseada em evidências.

A ORGANIZAÇÃO APRENDIZ

Há toda uma literatura em apoio à ideia de que o aprendizado deve extrapolar os limites da aprendizagem individual e de que as empresas que buscam a aprendizagem como elemento essencial de sua filosofia obterão mais sucesso. Essa ideia foi apresentada pela primeira vez por Senge (1994), que chamou essas instituições de organizações aprendizes. Como o aprendizado é visto como uma parte importante da qualidade, essas organizações veem o aprendizado como a chave para o futuro dos indivíduos e de si mesmas. Além disso, elas promovem uma visão compartilhada e um aprendizado coletivo a fim de criar mudanças organizacionais positivas e necessárias.

A organização aprendiz promove uma visão compartilhada e um aprendizado coletivo a fim de criar mudanças organizacionais positivas e necessárias.

As principais características do modelo de organização aprendiz de Senge (cinco disciplinas) incluem:

- *Sistemas de pensamento*. O organização encoraja os funcionários a verem a si mesmos como conectados à organização inteira, e as atividades laborais são vistas como tendo um impacto além do individual. Isso cria uma noção de comunidade e desenvolve um comprometimento por parte dos trabalhadores individuais não apenas com a organização, mas também entre si.
- *Domínio pessoal*. Cada funcionário está comprometido em aperfeiçoar suas capacidades pessoais. Esse aprendizado pessoal e profissional está, assim, integrado à equipe e à empresa.
- *Aprendizado em equipe*. É através da colaboração dos membros das equipes que as organizações aprendizes alcançam suas metas.
- *Modelos mentais*. A meta da organização aprendiz é cultivar o desenvolvimento organizacional por meio do pensamento diverso. A partir daí, pressuposições nutridas pelos indivíduos são desafiadas, já que isso liberta os indivíduos do pensamento tradicional e promove seu potencial integral de aprendizado.
- *Visão compartilhada*. Quando todos os funcionários da organização aprendiz compartilham uma visão comum, eles ficam mais dispostos a colocar de lado suas metas e necessidades pessoais em favor de um foco mais centrado no trabalho em equipe e na colaboração.

Desde Senge, muitos teóricos aprofundaram os estudos sobre as organizações aprendizes. Green, Reid e Larson (2012), por exemplo, sugerem que a base conceitual de um sistema de aprendizado acelerado apresenta ao mesmo tempo aspectos humanos e tecnológicos. Os fatores humanos incluem os grupos de interesse motivados por um desejo de aprimorar continuamente o sistema para os pacientes. Os aspectos tecnológicos incluem a busca e o uso de dados sólidos e atualizados para orientar as decisões clínicas e administrativas, baseando-se em evidências e em sistemas de extração de informações que são acessíveis no sistema como um todo, permitindo que o aprendizado permeie por toda a organização.

Glaser e Overhage (2013) concordam, indicando que a base para uma organização aprendiz na área da saúde é o desenvolvimento contínuo do conhecimento – a formação de um "circuito fechado de aprendizado" em que as informações geradas por pesquisas clínicas são metodicamente capturadas e traduzidas em evidências que podem fornecer a base para aprimorar o atendimento dos pacientes. Glaser e Overhage sugerem que, embora alguns indivíduos ainda encarem as organizações aprendizes como um ideal, elas devem ser vistas como um imperativo, e ressaltam que "muitas organizações já estão envolvidas em uma reformulação e uma reequipagem constantes de si mesmas, talvez buscando inconscientemente aquele ideal de se tornar uma organização aprendiz" (Glaser & Overhage, 2012, p. 62).

Além disso, em setembro de 2012, o Instituto de Medicina (2012) lançou um relatório de 4 mil páginas, *O Melhor Atendimento ao Menor Custo: o Caminho para o Aprendizado Contínuo no Atendimento de Saúde Norte-Americano*. Neste relatório o Instituto delineou uma série de recomendações para aprimorar o sistema de saúde nos Estados Unidos. Uma das principais recomendações era recompensar os prestadores de atendimento pelo aprendizado contínuo e pela qualidade. Esta busca pelo aprendizado contínuo e pela qualidade cria um sistema de atendimento de saúde capaz de aprender e de evoluir com a interação com cada paciente (Glaser & Overhage, 2013).

DESENVOLVIMENTO DO CORPO FUNCIONAL

Este reconhecimento pelas organizações aprendizes de que o aprendizado não acaba nunca e que elas têm pelo menos alguma responsabilidade pelo desenvolvimento de seus funcionários explica em parte o crescimento dos programas de desenvolvimento de pessoal. Uma organização aprendiz não somente atende aos requisitos para as licenças, relativos a educação e treinamento, mas estimula o crescimento individual e apoia atividades de desenvolvimento dos empregados, financeira e filosoficamente

Contudo, esta promoção do crescimento e do aprendizado dos funcionários não se deve exclusivamente a motivos altruístas da organização. O nível de conhecimento e as capacidades dos funcionários muitas vezes determinam a quantidade de funcionários necessários para que se cumpram as metas de uma unidade. Portanto, quanto mais bem treinados e mais competentes os funcionários, menos empregados são necessários, o que, por sua vez, poupa dinheiro da empresa e aumenta sua produtividade.

Desenvolver funcionários é um método com bom custo-benefício para aumentar a produtividade.

Treinar *versus* educar

Educação e treinamento são dois componentes do desenvolvimento de pessoal. Os administradores historicamente sempre tiveram mais responsabilidade em garantir que os funcionários recebessem treinamento adequado do que em cumprir metas educacionais. Um equilíbrio mais equânime foi alcançado nas duas últimas décadas.

Treinamento pode ser definido como um método organizado para garantir que as pessoas tenham conhecimentos e habilidades para determinado fim e que adquiram os conhecimentos necessários para realizarem as tarefas do cargo. Conhecer pode exigir mais habilidades afetivas, motoras ou cognitivas.

Para auxiliar os funcionários em suas necessidades de treinamento, o administrador precisa antes de tudo determinar quais são essas necessidades. Isso exige mais que apenas perguntar aos empregados quais são seus *deficits* de conhecimento ou dar-lhes uma lista ou um teste sobre habilidades; exige uma observação criteriosa pelo administrador e pelo preceptor para que as deficiências sejam identificadas e corrigidas antes que prejudiquem a socialização do empregado. Esta é uma função da liderança. Quando essas deficiências não são logo corrigidas, outros empregados costumam criar um clima de não aceitação que impede a assimilação do novo empregado.

Já a *educação* é mais formal e abrange muito mais que o treinamento. Enquanto o treinamento tem uma utilização imediata, a educação visa o desenvolvimento das pessoas em um sentido mais amplo. Admitir necessidades educacionais e encorajar buscas de mais educação são papéis e responsabilidades do líder. Os administradores podem ser solicitados a dar aulas ou cursos; entretanto, a não ser que tenham conhecimentos técnicos específicos, não costumam ser responsáveis pela educação formal do empregado.

Responsabilidades do departamento de educação

O desenvolvimento dos funcionários é uma ampla área de responsabilidades de muitos membros na organização. Suas funções oficiais, porém, costumam ficar instaladas em um departamento de educação. Como a maioria dos departamentos de educação possui autoridade funcional ou consultiva, em vez de uma linha de autoridade no organograma, o pessoal educacional geralmente tem pouca ou nenhuma autoridade formal sobre aqueles a quem são oferecidos os programas educacionais. Do mesmo modo, o chefe da unidade pode ter pouca autoridade sobre os funcionários do departamento de educação. Devido à ambiguidade das funções que se sobrepõem e às dificuldades inerentes a cargos lineares e funcionais, é importante que essas responsabilidades pela educação e pelo treinamento sejam identificadas e recebam a autoridade necessária para levar adiante tais programas.

Para que as atividades de desenvolvimento sejam bem-sucedidas, é preciso delinear e comunicar a autoridade e a responsabilidade de todos os componentes da educação e do treinamento.

Em algumas organizações, a responsabilidade pelo desenvolvimento de pessoal é descentralizada. Isso se deu em consequência de preocupações financeiras, percepção da necessidade de socializar novos empregados no nível da unidade e reconhecimento da relação entre competência e produtividade. Algumas dificuldades associadas à descentralização do desenvolvimento de pessoal incluem o conflito criado pela *ambiguidade dos papéis* sempre que duas pessoas partilham responsabilidades. Essa ambiguidade, às vezes, diminui quando os encarregados do desenvolvimento de pessoal e os administradores descrevem a diferença entre treinar e educar.

Outras dificuldades advindas da responsabilidade compartilhada por administradores, funcionários do departamento de pessoal e educativo para a formação, educação e treinamento dos funcionários são a falta frequente de uma avaliação do custo-benefício e uma escassa prestação de contas da qualidade e dos resultados das atividades educacionais. Seguem sugestões que podem ajudar a vencer essas dificuldades inerentes ao sistema de desenvolvimento de funcionários quando existe autoridade compartilhada:

- O departamento de enfermagem precisa garantir que todos os envolvidos na formação, na educação e no treinamento dos funcionários contratados entendam e executem suas responsabilidades nesse processo.
- Se um administrador alheio à área de enfermagem é responsável pelo departamento de desenvolvimento de pessoal, é preciso haver uma contribuição por parte do departamento de enfermagem na formulação das políticas de desenvolvimento e na elaboração dos deveres.
- Deve-se formar um comitê de assessoria, com representantes dos escalões mais alto, intermediário e inicial; do desenvolvimento de pessoal; e do departamento de recursos humanos. Representantes de todas as categorias dos funcionários que recebem educação ou treinamento devem participar desse comitê.
- O compromisso dos vários participantes do programa de desenvolvimento de pessoal deve ser informado com clareza.
- É preciso que se use algum método para determinar custo e benefício dos vários programas.

TEORIAS SOBRE O APRENDIZADO

Todos os administradores são responsáveis pelo aperfeiçoamento do desempenho dos funcionários por meio do ensino. Assim, precisam ser conhecidas as teorias básicas de aprendizagem. Compreender as teorias de ensino-aprendizagem permite que os administradores estruturem o treinamento e utilizem técnicas de ensino que modifiquem o comportamento do funcionário e melhorem a competência, que é a meta de qualquer desenvolvimento de pessoal.

Teoria de aprendizagem do adulto

Muitos administradores tentam ensinar adultos por meio de estratégias pedagógicas ou de aprendizagem infantil. Esse tipo de ensino costuma não ser eficiente para aprendizes maduros, uma vez que eles têm necessidades especiais. Knowles (1970) desenvolveu o conceito de *andragogia*, ou *aprendizagem de adultos*, separando estratégias de aprendizagem de adultos do conceito de *pedagogia*, ou *aprendizagem de crianças*. Knowles sugeriu que o momento em que um indivíduo alcança um autoconceito de autodireção essencial é o momento em que ele psicologicamente se torna um adulto (Atherton, 2011).

Os aprendizes adultos são pessoas maduras e autodirecionadas que aprenderam muito com experiências de vida e que estão centradas na solução de problemas existentes em seus ambientes imediatos. Isso acontece porque os aprendizes adultos precisam saber por que necessitam aprender alguma coisa antes que se disponham a isso. Além disso, Knowles acreditava que os adultos precisam ser responsáveis por suas próprias decisões e ser tratados como capazes de autodireção (Atherton, 2011).

A teoria de aprendizagem de adultos contribui muito com a forma como os adultos são atualmente ensinados em programas de desenvolvimentos de pessoal. A Tabela 16.1 mostra como os ambientes didáticos de crianças e adultos (pedagógico e andragógico) costumam diferir entre si. O Quadro 16.2 identifica as implicações da obra de Knowles para treinadores e educadores.

TABELA 16.1 Características e ambiente de aprendizagem da pedagogia e da andragogia

Pedagogia	*Andragogia*
Características	
O aprendiz é dependente.	O aprendiz é autodirecionado.
O aprendiz precisa de recompensas externas e de punição.	O aprendiz tem motivação interna.
A aprendizagem do aprendiz é inconsequente ou limitada.	As experiências do aprendiz são valorizadas e variadas.
É centrada no conteúdo.	É centrada na tarefa ou no problema.
É voltada ao professor.	Automotivação elevada
	Ambiente de aprendizagem
A atmosfera é autoritária.	A atmosfera é relaxada e informal.
É estimulada a competição.	Estimula-se a colaboração.
O professor estabelece as metas.	O professor e os alunos estabelecem as metas.
As decisões são tomadas pelo professor.	As decisões são tomadas pelo professor e pelos alunos.
O professor é quem fala o tempo todo.	Os alunos processam as atividades e fazem perguntas sobre projetos.
O professor avalia.	O professor, o próprio aluno e os colegas avaliam.

QUADRO 16.2 Implicações da obra de Knowles para treinadores e educadores

- Uma atmosfera de abertura e respeito ajudará a identificar o que quer o adulto aprendiz e quais suas necessidades de aprendizagem.
- Os adultos gostam muito de participar das experiências de aprendizagem e de planejá-las.
- Os adultos devem ser envolvidos na avaliação de seu progresso.
- Técnicas experimentais funcionam melhor com os adultos.
- Os erros são oportunidades de aprendizagem para o adulto.
- Quando o valor da experiência de um adulto é rejeitado, ele mesmo se sente rejeitado.
- A disposição dos adultos a aprender aumenta quando reconhecem a necessidade de aprender (como na reação a um problema).
- Adultos precisam de oportunidade para aplicar o que aprenderam logo após o aprendizado.
- Levantar dados sobre as necessidades é imperativo na aprendizagem do adulto.

Embora a maioria dos adultos aprecie e se orgulhe em ser tratado como adulto em termos de aprendizado, há alguns obstáculos no aprendizado de adultos que não existem para as crianças. Como o aprendizado tende a se voltar para a resolução de problemas conforme vamos envelhecendo, os adultos perdem oportunidades de curtir o aprendizado em si mesmo. De forma similar, os adultos muitas vezes encontram mais obstáculos externos ao aprendizado, incluindo tempo, energia e barreiras institucionais. Estes e outros obstáculos ao aprendizado de adultos são mostrados no Quadro 16.3, juntamente com os curingas ou forças motivadoras que encorajam o aprendizado para adultos.

QUADRO 16.3 — Obstáculos e curingas para a aprendizagem de adultos

OBSTÁCULOS À APRENDIZAGEM
Barreiras institucionais
Tempo
Autoconfiança
Obstáculos situacionais
Reação da família
Obstáculos individuais especiais

CURINGAS PARA A APRENDIZAGEM
Automotivação elevada
Autodirecionamento
Experiência como aprendiz
Bagagem de experiências relacionadas ao conhecimento
Pontos positivos individuais

Teoria social da aprendizagem

A *teoria da aprendizagem social* também é uma parte importante das organizações aprendizes, já que sugere que nós aprendemos a partir de nossas interações com os outros em um contexto social. (Esta é uma parte do desenvolvimento do trabalho em equipe e do modelo mental em organizações aprendizes.) Albert Bandura, um psicólogo social, costuma levar o crédito pelo desenvolvimento da teoria da aprendizagem social nos anos 70. Bandura (1977) acreditava que o reforço direto não podia responder por todos os tipos de aprendizado, e que, em vez disso, a maioria das pessoas aprende seu comportamento por experiência e observação diretas, um mecanismo conhecido como *aprendizado* ou *modelagem observacional* (Cherry, 2013).

Na verdade, Bandura acreditava que quatro processos separados estavam envolvidos na aprendizagem social. Primeiro, as pessoas aprendem em consequência da experiência direta dos efeitos de seus atos. Segundo, o conhecimento costuma ser obtido por meio de experiências vicárias, como quando são observadas as ações de outra pessoa. Terceiro, as pessoas aprendem por meio de juízos emitidos por outras pessoas, em especial quando a experiência dos outros é limitada. Quarto, as pessoas avaliam a profundidade das novas informações pensando e utilizando as lógicas indutiva e dedutiva. Para que o aprendizado observacional tenha sucesso, os indivíduos precisam estar motivados para imitar o comportamento que foi modelado (Cherry, 2013). A Figura 16.1 descreve o processo da teoria social da aprendizagem.

Outras teorias de aprendizagem

Os conceitos de aprendizagem a seguir também podem ajudar o líder-administrador a atender às necessidades de aprendizagem dos empregados em organizações aprendizes:

- *Disposição ou prontidão para aprender*. Tem a ver com fatores de maturidade e experiência nos antecedentes do aprendiz que influenciam a aprendizagem, não devendo ser confundidos com motivação para aprender. *Maturidade* significa que o aprendiz recebeu os pré-requisitos para o estágio seguinte da aprendizagem. Os pré-requisitos podem ser comportamentos ou aprendizagem anterior. *Fatores experienciais* são habilidades previamente adquiridas, necessárias à próxima fase da aprendizagem.

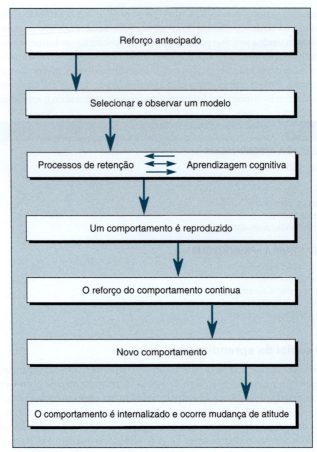

FIGURA 16.1 • O processo da teoria social de aprendizagem.

- *Motivação para aprender*. Quando os aprendizes são informados antes sobre os benefícios de aprenderem determinado conteúdo e adotarem novos comportamentos, é maior a possibilidade de se sentirem motivados a ir às aulas e a aprender. Dizer aos empregados as razões e, especificamente, como os programas de educação ou treinamento irão beneficiá-los é função administrativa essencial no desenvolvimento dos funcionários.
- *Reforço*. Uma vez que as primeiras tentativas de quem aprende costumam não dar bons resultados, é essencial a presença de um preceptor. Bons preceptores conseguem reforçar um comportamento desejado. Aprendido o comportamento ou a habilidade, há necessidade de reforço contínuo até sua internalização.
- *Aprendizagem por tarefas*. Aprender tarefas complicadas torna-se mais fácil quando elas são divididas em partes, começando pelas mais simples até ser alcançada a mais difícil. É necessário, porém, combinar a *aprendizagem das partes* com a *aprendizagem do todo*. No aprendizado de habilidades motoras, a *prática espaçada* é mais eficiente que a *prática em massa*.
- *Transferência de aprendizagem*. A meta do treinamento é transferir a nova aprendizagem ao local de trabalho. Para que isso ocorra, primeiramente deve existir muita semelhança entre o contexto do treinamento e o trabalho, na medida do possível. Em segundo lugar, a prática adequada é uma obrigação e o *superaprendizado* (aprendizagem repetida até um grau em que fica difícil esquecer) é recomendado. Em terceiro lugar, o treinamento precisa incluir situações diversas para que o conhecimento seja generalizado. Em quarto lugar, sempre que possível, aspectos ou etapas importantes em um processo precisam ser identificadas. Final-

mente, o aprendiz deve compreender os princípios básicos que subjazem às tarefas e como uma variedade de situações modificará a forma como se realiza a tarefa. O que se aprende em sala de aula somente será transferido com uma prática adequada em situação simulada ou real e com um entendimento apropriado dos princípios subjacentes.
- *Alcance da memória*. A eficácia das atividades de desenvolvimento dos funcionários depende, até certo ponto, da capacidade dos participantes em reter as informações. Estratégias eficientes incluem oportunidade de ensaio repetido, agrupamento de itens a serem aprendidos (três ou quatro elementos para apresentações orais e de quatro a seis para visuais), apresentação do material de forma bem organizada e *amálgama*.*
- *Amálgama*. Isso se dá quando dois itens independentes de informação são apresentados e, em seguida, agrupados em uma unidade. Embora a mente seja capaz de lembrar apenas um número limitado de unidades de dados, enfermeiros com experiência conseguem amalgamar mais dados nas unidades que os iniciantes.
- *Conhecimento dos resultados*. Pesquisas demonstram que as pessoas aprendem mais rápido quando informadas de seu progresso. Conhecer os resultados pode ser automático, imediato e importante à tarefa que está sendo executada. As pessoas precisam sentir que progrediram e saber como estão se saindo quando avaliadas em relação aos resultados esperados.

INVESTIGAÇÃO DE NECESSIDADES DE DESENVOLVIMENTO DE PESSOAL

Embora os administradores possam não se envolver na implementação de todos os programas educativos, eles são responsáveis pela identificação das necessidades de aprendizagem. Quando há escassez de recursos educacionais, pode haver necessidade de sacrificar os desejos dos empregados em relação a programas educativos específicos para que sejam atendidas as necessidades de competência e novas aprendizagens. Uma vez que administradores e funcionários conseguem identificar de forma diversa as necessidades de aprendizagem, deve-se fazer um levantamento de necessidades educacionais antes da criação de programas.

As atividades de desenvolvimento de pessoal costumam ser realizadas por uma destas razões: estabelecer competências, atender a novas necessidades de aprendizagem e satisfazer interesses que os funcionários possam ter no aprendizado em áreas específicas.

Muitas atividades de desenvolvimento de pessoal são geradas para garantir que os funcionários, em cada nível, tenham competência para dar conta dos deveres que lhes foram confiados no cargo. *Competência* é definida como possuir as capacidades para atender às exigências de determinado papel. As organizações de atendimento de saúde usam muitos recursos para determinar a competência. Licença de juntas estaduais, certificados nacionais e revisão do desempenho são alguns métodos usados para atender às exigências de competência (Huston, 2014a). Outros métodos incluem listas de verificação, auditorias de registros e avaliação feita por colegas. Muitos desses métodos estão explicados na Unidade VII. Com fins de desenvolvimento de pessoal, é importante lembrar que, em caso de competências deficientes, deve ser implementada alguma atividade para desenvolver os funcionários de modo a serem corrigidas essas deficiências. Outra necessidade de aprendizagem que costuma afetar as organizações de saúde é o atendimento aos novos desafios tecnológicos e científicos. Muito dos recursos educacionais de um administrador será utilizado para o atendimento a essas novas necessidades de aprendizagem.

Algumas empresas implementam programas de treinamento porque são modernas, muito bem anunciadas e vendidas ao público. Programas educativos são caros e somente devem ser implementados diante de uma necessidade evidente.

Além da criação de justificativa para programas educativos, o uso de um plano de levantamento de dados será útil ao atendimento das necessidades do aprendiz. A sequência que deve ser usada no desenvolvimento de um programa educacional é mostrada no Quadro 16.4.

---

*Amálgama no campo da psicologia e da aprendizagem significa uma estratégia adotada quando informações são agrupadas para facilitar a memorização.

| QUADRO 16.4 | Sequência para o desenvolvimento de um programa educacional |

1. Identificar conhecimentos ou habilidades desejados que os funcionários devem possuir.
2. Identificar o nível atual de conhecimentos ou habilidades.
3. Determinar deficiências de conhecimento e habilidades desejados.
4. Identificar recursos disponíveis ao atendimento dessas necessidades.
5. Fazer o máximo uso dos recursos disponíveis.
6. Avaliar e testar resultados após o uso de recursos.

AVALIAÇÃO DAS ATIVIDADES DE DESENVOLVIMENTO DE PESSOAL

Uma vez que o desenvolvimento de pessoal inclui a participação e o envolvimento de muitos departamentos, pode ser bastante difícil controlar essas atividades com eficiência. Seria muito fácil para o departamento de pessoal, os administradores de nível intermediário e o departamento educacional transferirem a responsabilidade entre si no que tange a atividades de desenvolvimento de pessoal.

Além disso, a avaliação do desenvolvimento de pessoal consiste em mais do que apenas solicitar que os participantes de um curso preencham um formulário de avaliação no final, pedir a assinatura no formulário do manual do empregado ou designar um preceptor a cada novo empregado. Essa avaliação deve incluir os seguintes critérios:

- *Reação do aprendiz.* Como o aprendiz percebeu a orientação, a aula, o treinamento ou o preceptor?
- *Mudança de comportamento.* Que mudança de comportamento ocorreu em consequência da aprendizagem? A aprendizagem foi transferida? Testar alguém ao término do programa de treinamento ou educação não confirma a ocorrência de mudança de comportamento. É preciso haver um método de acompanhamento para que se observe se ocorreu ou não uma mudança de comportamento.
- *Impacto organizacional.* Ainda que costume ser difícil medir como as atividades de desenvolvimento dos funcionários afetam a organização, deve-se tentar medir esse critério. Exemplos de medidas incluem levantar dados sobre a qualidade do atendimento, erros com medicação, acidentes, qualidade do julgamento clínico, rotatividade e produtividade.
- *Custo-benefício.* Todas as atividades de desenvolvimento dos funcionários devem ser quantificadas de alguma forma. Este pode ser esse o aspecto mais negligenciado na prestação de contas do desenvolvimento de pessoal. Todas as atividades de desenvolvimento de pessoal devem ser avaliadas quanto a controle de qualidade, impacto na instituição e eficácia de custos. Isso sempre é válido, independentemente de as atividades de treinamento e educação serem realizadas pelo administrador, pelo preceptor, pelos departamentos de pessoal ou educacional.

EXERCÍCIO DE APRENDIZAGEM 16.1

Como elaborar um plano de ensino

Há três anos, você trabalha em uma agência de enfermagem domiciliar. Nesse período, a gravidade dos casos designados a você aumentou muito e, em sua opinião, ensinar os auxiliares de atendimento domiciliar está mais difícil, já que o equipamento de que precisam tem uso cada vez mais complexo. Os auxiliares de atendimento domiciliar de saúde parecem motivados a aprender, mas você acha que parte da dificuldade está em como apresentar o material. Muitos auxiliares têm conhecimentos limitados dos procedimentos de enfermagem.

Um de seus clientes é o sr. Jones, que não tem familiares. Sua companhia seguradora aprovou uma visita de auxiliar de atendimento domiciliar de saúde em dias alternados para banho e ajuda na deambulação com o andador. Devido a sua doença respiratória crônica grave, ele precisa deambular com oxigênio, embora não precise dele ao descansar. Hoje você marcou uma sessão com a auxiliar domiciliar do sr. Jones para demonstrar como conectar e desconectar o oxigênio, com demonstração de retorno, e como usar o andador. A auxiliar é muito competente em habilidades básicas de higiene, embora nem sempre utilize uma boa mecânica corporal ao atender o paciente, mostrando-se intimidada com o novo equipamento.

Tarefa: usando seus conhecimentos sobre as teorias de aprendizagem apresentadas neste capítulo, elabore um plano de ensino para esse auxiliar. Ofereça a justificativa apropriada ao planejamento.

RESPONSABILIDADES COMPARTILHADAS NA IMPLEMENTAÇÃO DA PRÁTICA BASEADA EM EVIDÊNCIAS

O Capítulo 11 abordou a responsabilidade individual por uma prática profissional baseada em evidências. A organização, todavia, bem como os indivíduos, têm responsabilidades pela promoção das melhores práticas. Uma forma de demonstrar o compromisso organizacional em se tornar uma organização aprendiz inclui promover e facilitar a prática profissional baseada em evidências, já que é comum os enfermeiros encontrarem barreiras às praticas baseadas em evidências nas organizações.

Ao discutir esses limites organizacionais, Prevost (2014) delineia várias dificuldades enfrentadas pelos enfermeiros quando tentam usar as melhores práticas, incluindo acesso inadequado a resultados de pesquisas e falta de apoio administrativo. Prevost sugere que as organizações devem empregar as estratégias apresentadas no Quadro 16.5 para encorajar decisões tomadas com base em evidências no estabelecimento das melhores práticas clínicas:

QUADRO 16.5 Estratégias para promover decisões tomadas com base em evidências no estabelecimento das melhores práticas clínicas

- Elaborar e aperfeiçoar políticas e procedimentos baseados em pesquisas.
- Obter consenso a partir de uma equipe interdisciplinar, por meio do desenvolvimento de protocolos, árvores de decisão, padrões de atendimento e diretrizes institucionais de prática clínica e outros mecanismos do tipo.
- Tornar acessíveis os resultados de pesquisas por meio de bibliotecas e recursos de informática.
- Oferecer apoio da organização, como tempo para pesquisar e assistência educacional, mostrando aos funcionários como interpretar as estatísticas das pesquisas e utilizar esses achados.
- Encorajar a cooperação entre os profissionais.
- Quando possível, contratar enfermeiros-pesquisadores ou consultores para auxiliar os funcionários.

Embora tenha ocorrido muito progresso no desenvolvimento de especialistas em pesquisas para coletar e fazer a crítica dos achados na adoção da prática baseada em evidências, há ainda muito a ser feito pelas organizações e pelos departamentos de desenvolvimento de funcionários. As culturas organizacionais muitas vezes não oferecem apoio ao enfermeiro que busca e que utiliza pesquisas para mudar práticas antigas, enraizadas na tradição (Prevost, 2014). É o líder-administrador integrado que deve criar e apoiar uma cultura organizacional que valoriza e que utiliza pesquisas científicas para aprimorar a prática clínica.

Facilitar a prática baseada em evidências é responsabilidade comum do enfermeiro, da organização, dos líderes-administradores e dos departamentos de educação e desenvolvimento de pessoal.

SOCIALIZAÇÃO E RESSOCIALIZAÇÃO

Além do treinamento e da educação do pessoal, o líder-administrador também é responsável pela socialização dos funcionários em suas funções e na organização. Porém, esta função não se restringe ao líder-administrador; o departamento de educação, sobretudo durante a orientação, outros funcionários e muitos membros de uma organização também têm a responsabilidade de auxiliar na socialização dos funcionários. Assim, *socialização* diz respeito ao aprendizado dos comportamentos que acompanham cada função por instrução, observação e tentativa e erro.

374 **Unidade V** Papéis e funções na contratação de funcionários

Socialização e o novo enfermeiro

A primeira socialização relativa ao papel de enfermeiro ocorre durante o curso de enfermagem e continua após a formatura. Como os administradores e os professores de enfermagem podem nutrir valores diferentes e como ambos podem se envolver na socialização do novo enfermeiro, há um potencial para que o novo enfermeiro desenvolva conflito e frustração, o que muitas vezes é chamado de *choque de realidade*. Na verdade, o primeiro ano de emprego costuma ser considerado o período mais difícil na carreira de um enfermeiro (Martin & Wilson, 2011).

Existem vários mecanismos, porém, que facilitam a transição entre os papéis do recém formado. *Socialização antecipada*, realizada nos locais de estudo da enfermagem, ajudará a preparar os novos profissionais para seus papéis. Os administradores, no entanto, não devem pressupor que essa socialização venha a ocorrer. Em vez disso, devem oferecer oportunidades de compartilhamento e esclarecimento de valores e atitudes sobre o papel do enfermeiro em programas de orientação. O uso do processo de grupo é um mecanismo excelente que promove o compartilhamento que dá apoio aos recém formados, ajudando-os a se recuperarem do choque de realidade.

Além disso, os administradores devem ficar alertas para quaisquer sinais ou sintomas de estresse no cargo e de *sobrecarga de função* em novos enfermeiros; eles devem intervir oferecendo-se para ouvir esses recém formados e ajudando-os a desenvolver comportamentos apropriados para lidar com a situação. Além disso, os administradores precisam admitir a intensidade da experiência prática dos enfermeiros iniciantes, encorajá-los a ter uma vida equilibrada, fortalecer o ambiente de trabalho, ter tolerância zero ao desrespeito e lutar para criar modelos de relações de trabalho que promovam a interdependência entre médicos e enfermeiros.

Martin e Wilson (2011) vão um passo além; eles sugerem que os administradores devem criar ativamente um ambiente de trabalho que inclua duas coisas: auxílio para que os novos enfermeiros se adaptem à cultura da enfermagem e auxílio para que eles desenvolvam as habilidades de que precisam para atuarem como enfermeiros profissionais. Em seu estudo fenomenológico, Martin e Wilson descobriram que todos recém formados descreveram aspectos significativos à sua aculturação profissional, incluindo expectativas irrealistas, uma ânsia por perfeccionismo e ter de aprender a trabalhar em um ambiente estressante. No entanto, eles também observaram que o estabelecimento de relações com seus colegas ajudou a determinar o seu nível de adaptação à cultura da enfermagem, bem como a duração e a qualidade de seu avanço de novatos para iniciantes avançados para enfermeiros competentes (ver Exame de evidência 16.1).

Exame de evidência 16.1

Fonte: *Martin, K., & Wilson, C. B. (2011). Newly registered nurses' experience in the first year of practice: A phenomenological study.* International Journal For Human Caring, 15(2), 21–27.

Uma amostra de conveniência propositiva ($n = 7$) foi escolhida entre enfermeiros recém formados que atuavam há pelo menos um ano em um ambiente de tratamento intensivo, e que haviam participado de um "programa de transições" intensivo para ajudar no ingresso dos recém graduados na prática de enfermagem. O programa de transições era um curso dinâmico de duas semanas que proporcionava ao enfermeiro recém formado uma variedade de experiências para ajudar na transição do estudo da enfermagem para a prática profissional. Essas experiências incluíam atividades interativas em sala de aula sobre tópicos como delegação, gestão de tempo, resolução de conflitos, gestão de mudanças, comunicação e estilos de personalidade, reconhecimento da arte da enfermagem, a importância do cuidado pessoal na transição para a prática de enfermagem e a oportunidade de praticar atendimento em formato de pequenos grupos e atividades envolvendo habilidades laboratoriais.

Entrevistas semiestruturadas com gravação de áudio foram conduzidas pelo pesquisador principal até que fosse alcançada redundância nos dados. A pergunta norteadora da entrevista neste estudo foi: "Me conte sobre a sua experiência como enfermeiro novato durante o seu primeiro ano de atuação". Um processo em sete etapas para análise de dados usando investigação fenomenológica interpretativa foi escolhido como um arcabouço para abordar os dados.

As descobertas do estudo sugeriram dois temas que eram congruentes com o contexto literário e teórico em que o estudo se situou: a adaptação à cultura da enfermagem e o desenvolvimento de responsabilidades pessoais. A adaptação à cultura da enfermagem para esses enfermeiros novatos era às vezes uma jornada traiçoeira, e suas histórias eram congruentes com o arcabouço teórico de Kramer (1974) referente ao choque de realidade. A adaptação também estava vinculada ao nível de atenção recebida em relacionamentos com colegas e membros de equipes interprofissionais, como médicos.

A segunda categoria, o desenvolvimento de responsabilidades pessoais, incluía a sobrevivência como um enfermeiro novato, a animação em se tornar um iniciante avançado e o sucesso ao alcançar a prática competente. Novamente, a adaptação estava vinculada à qualidade das relações experimentadas no atendimento.

Os administradores precisam ainda garantir que alguns valores dos enfermeiros novatos tenham apoio e encorajamento para que os valores profissionais e acadêmicos possam se misturar. Os novos profissionais têm de compreender a natureza universal da transição de papéis, sabendo que ela não se limita aos enfermeiros. Dar uma aula sobre transição de papéis pode ajudar a socializar os recém formados.

 É importante lembrar que ninguém está imune a uma perda de idealismo e comprometimento como resposta ao estresse no local de trabalho.

Além disso, alguns hospitais desenvolveram períodos prolongados de orientação para enfermeiros recém formados, com duração entre seis semanas e seis meses. Essa orientação prolongada, que também pode ser o *estágio* ou *residência*, contrasta bastante com o período comum de orientação de duas semanas para a maioria dos outros empregados. Nesse período, os enfermeiros que acabam de concluir o curso costumam trabalhar com preceptor e, pouco a pouco, assumem tarefas com pacientes iguais às dos preceptores. Estágios ainda mais longos, conhecidos como *residências de enfermagem*, são examinados no Capítulo 11.

EXERCÍCIO DE APRENDIZAGEM 16.2

Investigação da exaustão emocional em recém formados

Converse com pelo menos quatro profissionais que trabalham como enfermeiros há pelo menos três meses e no máximo três anos. Certifique-se de que pelo menos dois deles sejam recém formados e outros dois trabalhem há no mínimo 18 meses. Pergunte-lhes sobre a socialização ao trabalho de enfermeiro após a conclusão do curso. Algum deles passou por dificuldades na transição do ambiente acadêmico para a prática clínica? Quanto tempo isso durou? Eles se recuperaram? Em caso positivo, como isso aconteceu? Partilhe suas descobertas com outros membros do grupo.

EXERCÍCIO DE APRENDIZAGEM 16.3

Grandes influências

Quem ou o que foi a maior influência em sua socialização no papel de enfermeiro? Foram usadas sanções positivas ou negativas? Escreva um ensaio curto (três ou quatro parágrafos), descrevendo essa socialização. Se for apropriado, compartilhe com o grupo.

Ressocialização e o enfermeiro experiente

Ocorre *ressocialização* quando os indivíduos são obrigados a aprender valores, habilidades, atitudes e regras sociais novos em consequência de mudanças no tipo de trabalho que realizam, no alcance da responsabilidade que têm e no local de trabalho em si. Dentre aqueles que precisam ser ressocializados com frequência estão os enfermeiros experientes que trocam de local de atuação, seja na mesma organização, seja em uma nova, e os enfermeiros que assumem novos papéis.

A *transição de especialista para novato*, por exemplo, é bastante difícil. Muitos enfermeiros são transferidos ou mudam de emprego porque não encontram mais desafios no que fazem. Isso, porém, resulta na necessidade de assumir um papel de aprendiz no novo ambiente. O funcionário designado para orientar o enfermeiro que está na transição de papéis deve estar ciente das dificuldades que ele terá. A falta de conhecimentos dos funcionários transferidos sobre a nova área jamais deve ser minimizada; sempre que possível, os conhecimentos específicos que eles trazem da área de trabalho anterior devem ser reconhecidos e usados.

Outra transição que também é difícil é a do *conhecido para o desconhecido*. Em novos cargos, os funcionários não apenas precisam aprender novas habilidades de trabalho como também precisam trabalhar frequentemente em um ambiente desconhecido. Devem ser elaborados e disponibilizados materiais de orientação nos departamentos para os quais os enfermeiros são transferidos com maior frequência. Além de oferecer conteúdo necessário ao desenvolvimento dos funcionários, esses programas de orientação devem se concentrar em esforços para promover a autoestima desses enfermeiros enquanto aprendem as habilidades necessárias ao novo papel.

Os chefes de departamento que recebem transferências frequentes devem preparar uma orientação especial para enfermeiros experientes que chegam a seus departamentos.

A transição para um novo cargo causaria menos estresse se houvesse programas elaborados para facilitar a modificação e a expansão dos papéis. Por exemplo, quando um enfermeiro muda do setor clínico para o de obstetrícia, não conhece as normas do grupo, fica inseguro quanto a valores e comportamentos a esperar e passa da condição de especialista para a de iniciante. Tudo isso cria muita *tensão de papéis*. Esse mesmo tipo de *tensão de função* ocorre quando enfermeiros experientes vão para outra organização ou saem de um local de trabalho com internação de pacientes e passam a atuar em outro, voltado à comunidade. Com frequência, os enfermeiros sentem-se impotentes durante as transições de papéis, o que pode culminar em raiva e frustração enquanto tentam socializar-se em um papel diferente.

Programas criados para ajudar o enfermeiro na transição a um novo cargo devem ir além da orientação; precisam abordar os valores e os comportamentos específicos necessários aos novos papéis. Os valores e as atitudes esperados no papel de enfermeiro de uma instituição de atendimento especial podem ser muito diferentes daqueles esperados no de enfermeiro do setor de traumas. Os administradores não devem pressupor que o enfermeiro experiente tenha ciência das atitudes esperadas para o novo papel.

Além disso, funcionários que adotam novos valores costumam passar por tensão de função, e os administradores tem de apoiar os funcionários durante esta ressocialização de valores. Membros do grupo de referência podem usar sanções negativas, dizendo coisas como: "Ora, aqui nós não acreditamos em fazer isso". Isso pode levar funcionários experientes mas novos no cargo a considerarem os valores nutridos em outras funções de enfermagem como perniciosos ou errados. Assim, o administrador deve fazer tudo a seu alcance para que antigos valores não sejam diminuídos. Empresas excelentes têm líderes que se responsabilizam pela modelagem de valores dos novos empregados. Instilando e esclarecendo valores da organização, os administradores promovem um corpo funcional homogêneo que age como uma equipe.

Valores e atitudes podem ser fonte de conflito quando os enfermeiros aprendem novos papéis.

A socialização e a orientação de novos administradores

É provável que aspecto nenhum da vida profissional de um funcionário tenha tanta influência sobre a produtividade e a retenção quanto a qualidade da supervisão evidenciada pelo administrador ou chefe imediato. Infelizmente, a orientação e a socialização dos novos chefes costumam ser negligenciadas pelas empresas. Além disso, muitas configurações reestruturadas de organizações hospitalares criaram papéis diferentes e ampliados para os chefes já existentes, sem garantir, porém, que eles estivessem adequadamente preparados para essas novas funções.

Há cada vez mais reconhecimento de que bons administradores não surgem na força de trabalho a não ser que exista muito planejamento consciente de parte da empresa.

Capítulo 16 Socialização e educação de pessoal para a formação de equipes em uma ... **377**

Um programa de desenvolvimento de administradores deve ser contínuo, e as pessoas devem receber alguma instrução sobre desenvolvimento administrativo antes de serem indicadas a algum cargo de chefia. Quando alguém assume um cargo enquanto o antigo ocupante ainda está disponível para orientá-lo, esse período deve ser relativamente breve. O ex-administrador ou chefe costuma ficar até uma semana trabalhando diretamente com o novo ocupante do cargo em especial quando este conhece a organização. Uma orientação breve por parte do que está saindo dá ao novo administrador indicado oportunidade de obter o controle da unidade com rapidez, além de estabelecer seu próprio estilo administrativo. Quando recrutado de fora da empresa, o novo administrador pode precisar de um período mais longo de orientação.

Com frequência, um novo chefe será indicado a uma vaga ou a um cargo recém-criado na empresa. Independentemente da situação, não haverá alguém disponível para orientar essa pessoa. Nesses casos, o superior imediato do novo chefe indica alguém para auxiliá-lo na aprendizagem do novo papel. Pode ser o chefe de outra unidade, o supervisor do chefe ou alguém da unidade familiarizado com os deveres e os papéis de chefia.

A orientação dos novos chefes não deve terminar após a breve apresentação das várias tarefas. Todo novo chefe precisa de rumo, diretrizes, bem como de orientação e desenvolvimento contínuos ao longo do primeiro ano no novo papel. Essas diretrizes vêm de várias fontes na empresa:

- *O superior imediato do novo chefe*. Pode ser o supervisor da unidade, quando o chefe novo for um enfermeiro-encarregado, ou pode ser o diretor de enfermagem, se o novo chefe for um supervisor de unidade. O superior imediato deve marcar sessões regulares com o novo chefe para a continuação do processo de orientação.
- *Um grupo de colegas do novo chefe*. Deve haver um grupo administrativo na organização a quem o novo chefe possa pedir consultoria e conselhos. Ele deve ser estimulado a usar o grupo como recurso.
- *Um mentor*. Se alguém na empresa decide ser o mentor do novo chefe, essa decisão será altamente benéfica à empresa. Embora os mentores não possam ser escolhidos, a empresa pode encorajar os chefes ou administradores experientes a procurarem pessoas de quem possam ser os mentores.

Enfermeiros clínicos que recentemente tenham assumido papéis administrativos costumam sentir certa culpa ao diminuírem o envolvimento com o atendimento direto ao paciente. Quando empregados e médicos veem um administrador-enfermeiro assumir o papel de cuidador, costumam fazer comentários desagradáveis, do tipo "Ah, trabalhando como um verdadeiro enfermeiro hoje?". Isso tende a reforçar o conflito de valores do enfermeiro no novo papel.

Os enfermeiros que assumem novos cargos com mais responsabilidades também costumam passar pelo estresse de papel criado pela *ambiguidade de papéis* e pela sobrecarga de funções. A ambiguidade de papéis descreve o estresse que ocorre quando não há clareza quanto às expectativas deste. A *sobrecarga de funções*, uma fonte comum de estresse para os enfermeiros administradores, ocorre quando as demandas da função são excessivas. Além disso, à medida que os enfermeiros assumem cargos com mais *status*, as descrições de suas tarefas tendem a ficar cada vez mais imprecisas. Assim, esclarecer os papéis torna-se um recurso importante no processo de ressocialização.

Socialização de enfermeiros estrangeiros

Uma solução para a escassez de enfermeiros é o recrutamento ativo de enfermeiros de outros países. Huston (2014c) sugere que a obrigação ética para com o enfermeiro estrangeiro não se encerra com sua chegada em um novo país. Na verdade, o país que o está acolhendo deve fazer todo o possível para garantir que o enfermeiro imigrante seja assimilado no novo ambiente de trabalho e na nova cultura.

Habilidades linguísticas, por exemplo, costumam ser um problema considerável para os enfermeiros estrangeiros, e isso é agravado ainda mais pelas gírias locais e pelas abreviações que são uma parte comum da enfermagem. Interpretações errôneas de comportamento não verbal podem tor-

378 Unidade V Papéis e funções na contratação de funcionários

nar esse cenário ainda mais complicado. Além disso, enfermeiros nascidos em outros países podem encontrar dificuldades em se encaixar na cultura de uma unidade organizacional e, com isso, se ver incapazes de estabelecer uma noção de vida em comunidade dentro da organização. Por fim, muitos enfermeiros estrangeiros acabam enfrentando dissonância cultural, profissional e psicológica associada a ansiedade, saudade e isolamento.

Newton, Pillay, e Higginbottom (2012) concordam, ressaltando que, embora a maioria dos enfermeiros estrangeiros se realoquem buscando aumentar sua renda e seu *status* profissional, isso muitas vezes cai por terra após a realocação. Na verdade, enfermeiros formados em outros países enfrentam um deslocamento cultural em consequência das diferenças de comunicação e de linguagem, da sensação de serem excluídos e das diferenças nos programas de enfermagem. O resultado final é um processo de perda de habilidades e discriminação que atravanca ainda mais a transição e acaba por desmoralizar esses enfermeiros (Newton et al., 2012).

Bae (2011) observa que os desafios que esses enfermeiros estrangeiros enfrentam afetam não apenas suas experiências de adaptação, mas também sua taxa de retenção e a qualidade do seu atendimento a pacientes. Enfermeiros estrangeiros que conseguiram se adaptar às culturas que os receberam apresentam maior satisfação em seus empregos, têm melhor qualidade de vida e permanecem por mais tempo nos cargos; portanto, é importante que eles tenham suporte e assistência adequados em sua adaptação a um novo país (Bae, 2011).

Como esclarecer as expectativas do cargo por meio de modelos de conduta, preceptores e mentores

Uma estratégia adicional para promover a socialização e a ressocialização, além de esclarecer as expectativas do cargo, é usar modelos de conduta, preceptores e mentores. O Webster's New World College Dictionary (2010) define *modelo de conduta* como alguém que é atipicamente eficiente ou inspirador em alguma função social, cargo, etc., servindo, assim, de modelo para os outros. Modelos de conduta na enfermagem são aqueles funcionários experientes e competentes. A relação entre o novo empregado e o modelo é passiva (isto é, os empregados sabem que os modelos são muito capacitados e tentam imitá-los, mas não procuram, de forma dinâmica, essa imitação). Um dos aspectos mais empolgantes em modelos é o efeito cumulativo. Quanto maior a quantidade de modelos excelentes disponíveis para imitação aos novos empregados, maiores as possibilidades destes se saírem bem nisso.

Um *preceptor* é um enfermeiro experiente que oferece conhecimentos e apoio emocional, bem como esclarecimento sobre expectativas do papel, em uma relação do tipo individual. Um preceptor eficiente consegue modelar um papel e ajustar o ensino a cada aprendiz conforme a necessidade. Eventualmente, a combinação entre um preceptor e o orientando não é boa. Esse risco diminui quando os preceptores querem conscientemente assumir essa responsabilidade e quando fazem cursos educacionais que lhes ensinam seus deveres e responsabilidades. Além disso, os preceptores devem possuir um conhecimento adequado sobre teorias de ensino de adultos.

As organizações que utilizam preceptores para ajudar os novos empregados a esclarecer seus papéis e melhorar o nível de habilidades precisam ter cuidado para não os utilizar em excesso, a ponto de se cansarem ou perderem a motivação. E mais, as tarefas de trabalho confiadas ao preceptor devem ser reduzidas sempre que possível para que ele possa dedicar tempo apropriado para auxiliar o orientando na solução de problemas e na aprendizagem. Pagar incentivos aos preceptores reforça o quanto a organização valoriza seu papel.

Por fim, a maioria das organizações pode evitar muitos dos riscos potenciais dos programas envolvendo preceptores (a) escolhendo criteriosamente os preceptores, (b) escolhendo somente preceptores que queiram muito servir de modelos de conduta, (c) preparando preceptores para seu papel mediante aulas formais sobre ensino de adultos e outros conceitos de aprendizado social e (d) monitorando de perto o preceptor e seu supervisionado com pessoal experiente em desenvolvimento e supervisão de funcionários, para garantir que a relação siga sendo benéfica e produtiva para ambos.

Capítulo 16 Socialização e educação de pessoal para a formação de equipes em uma ... **379**

EXERCÍCIO DE APRENDIZAGEM 16.4

Critérios para ser preceptor

Você foi escolhido para representar sua unidade em um comitê para a elaboração de um programa de uso de preceptores para o departamento de enfermagem. Uma das primeiras metas desse comitê é elaborar critérios para a escolha dos preceptores.

Tarefa: em grupos, selecione um mínimo de cinco e um máximo de oito critérios que sejam apropriados à escolha de preceptores em sua unidade. Você estabeleceria exigências educacionais ou de experiência mínimas? Que personalidade ou traços comportamentais você procura? Que critérios descritos podem ser medidos?

EXERCÍCIO DE APRENDIZAGEM 16.5

Preceptor pela primeira vez

Você é um enfermeiro recém formado em seu primeiro emprego como enfermeiro em uma unidade de oncologia. Você foi designado a ser orientado por Steve, um enfermeiro experiente e funcionário de longa data na unidade. Esta, porém, é a primeira experiência de Steve como preceptor.

Steve é um clínico especializado, e você fica impressionado pela qualificação de suas avaliações e por como seus diagnósticos de enfermagem parecem intuitivos. Steve é um modelo de conduta para você em termos de enfermeiro clínico especializado.

Steve, porém, parece ter dificuldade em ensinar no papel de preceptor. Ele cumpre seu trabalho rapidamente e muitas vezes sem dar explicações – ainda que você esteja bem ao seu lado. Ele também mostra resistência em permitir que você pratique muitas das habilidades básicas e das tarefas para as quais você está qualificado, sugerindo que, em vez disso, você deve ficar apenas observando-o em ação e aprendendo seus movimentos. Quando você questiona Steven sobre esta prática, ele lhe reassegura que lhe acha competente e que você será um bom enfermeiro, mas declara que não se sente à vontade "deixando você fazer as coisas por conta própria".

Você está ficando cada vez mais frustrado com esta relação com seu preceptor e teme que não esteja ganhando a experiência de que precisará para atuar de forma autônoma como enfermeiro quando sua orientação se encerrar, daqui a seis semanas. Por outro lado, você também valoriza a oportunidade de trabalhar tão de perto com um clínico tão habilidoso e incrível modelo de conduta.

Tarefa: determine o que você deve fazer. Quais metas estão norteando a sua decisão? Quais são os riscos e os benefícios potenciais do seu plano?

Mentores assumem função até mais ampla no uso da educação como forma de esclarecer papéis. Madison (2014) descreve o papel de mentor como uma relação interativa distinta entre dois indivíduos que ocorre mais comumente em um cenário profissional. Embora algumas pessoas empreguem os termos *preceptor* e *mentor* como sinônimos, isso não está correto. Por exemplo, os preceptores costumam receber tarefas, enquanto os verdadeiros mentores escolhem livremente quem orientarão. O mentor toma uma decisão consciente de auxiliar um protegido a alcançar a condição de especialista e a desenvolver ainda mais a carreira. Preceptores têm uma relação relativamente curta com a pessoa que lhes foi confiada; já a relação entre um mentor e quem é por ele auxiliado é mais longa e intensa.

Schira (2007), conforme resumido por Madison (2014), descreve as fases típicas na relação entre mentor e discípulo. A primeira fase inclui a identificação e o vínculo com uma pessoa mais experiente no local de trabalho. Uma relação de monitoria pode ser estabelecida quando há uma "química" presente que promove confiança recíproca e abertura. A segunda fase inclui ensinar, servir de modelo e transmitir conhecimento dos bastidores, promovendo uma sensação de competência e de confiança. A intensidade da relação pode se elevar para novos patamares durante esta fase de aprendizado, de escuta e de compartilhamento. A terceira fase inclui uma noção de mudança e de crescimento conforme a monitoria começa a se aproximar de uma conclusão. A intensidade diminui à medida que o discípulo começa a se aproximar da independência. O último estágio encontra tanto o discípulo quanto o mentor alcançando uma relação diferente e independente, que, quando bem-sucedida, se baseia em características positivas e de coleguismo. O Quadro 16.6 descreve os estágios da relação entre mentor e discípulo.

> **QUADRO 16.6** Estágios na relação entre mentor e discípulo
>
> 1. Identificação e vínculo
> 2. Aprendizado e escuta
> 3. Mudança e deslocamento
> 4. Monitoria de outros
>
> *Fonte: Schira, M. (2007). Leadership: A peak and perk of professional development.* Nephrology Nursing Journal: Journal of the American Nephrology Nurses' Association, 34*(3), 289–294.*

Um mentor, mais do que ninguém, consegue introduzir gradualmente os valores e as atitudes que são parte de cada papel. Isso se dá porque mentores realizam seu papel por meio do exemplo. A moral sólida e a fibra ética de um mentor encorajam os discípulos a pensarem de forma crítica e a se posicionarem sobre dilemas éticos no local de trabalho. Tornar-se um mentor exige compromisso com uma relação pessoal. Exige ainda o ensino de habilidades e um interesse genuíno, além de uma crença nas capacidades alheias. Um mentor pode ter vários papéis na relação mentor-discípulo. Ele costuma ser um modelo e um visionário. Aos olhos do discípulo, o mentor é um indivíduo que abre as portas de uma organização, alguém que o discípulo pode usar como caixa de ressonância de ideias, ou alguém que apoia ou soluciona problemas. Ele costuma ser como um professor ou conselheiro em assuntos relativos à vida profissional. Por último, Madison (2014) afirma que a relação é ao mesmo tempo intensa e carinhosa.

Nem todo enfermeiro terá a sorte de ter um mentor que facilite todos os seus novos papéis profissionais. A maior parte já deve se considerar satisfeita se encontrar um ou dois durante sua vida.

COMO VENCER AS DEFICIÊNCIAS MOTIVACIONAIS

Às vezes, ocorrem dificuldades na socialização ou na ressocialização por deficiências de motivação. Deve ser implementado um programa planejado que corrija as deficiências, utilizando sanções positivas e negativas.

Sanções positivas

Sanções positivas podem ser utilizadas como um processo interativo ou educativo de socialização. Quando planejadas de forma deliberada, tornam-se educativas. As oferecidas informalmente, porém, por meio do processo de grupo, ou grupo de referência, usam o processo social interativo. O grupo de referência estabelece normas de comportamento e, depois, aplica sanções para garantir que os novos membros adotem as normas do grupo antes de serem aceitos por ele. Essas sanções informais constituem um recurso muito poderoso de socialização e ressocialização no local de trabalho. O administrador precisa estar ciente do comportamento ideal para o papel que está recompensando e do comportamento do novo empregado que os funcionários mais antigos na instituição estão recompensando.

Sanções negativas

Sanções negativas, assim como recompensas, oferecem indicadores que permitem às pessoas uma avaliação consciente de seu desempenho e uma modificação do comportamento, quando necessária. Para que as sanções de qualquer tipo sejam eficazes, precisam resultar na internalização dos valores organizacionais por aquele que aprende o papel.

As sanções negativas costumam ser aplicadas de forma sutil e encoberta. Gozações com o recém formado relativas à inadequação de algumas habilidades ou descrédito quanto a seu desejo de usar planos de atendimento de enfermagem constituem uma sanção negativa muito eficaz que pode ser usada pelos membros que desejam moldar o comportamento individual conforme as normas do grupo. Isso não significa que sanções negativas jamais devam ser usadas. Os empregados novos devem saber quando seu comportamento não constitui elemento aceitável a seu papel. As sanções usadas, entretanto, precisam ser mais construtivas que destrutivas.

O administrador precisa conhecer as normas do grupo, estar atento às sanções usadas por este para a conformação dos recém-chegados e interferir quando as normas não forem apropriadas.

ORIENTAÇÃO COMO ESTRATÉGIA DE ENSINO

O chamado *coaching*, ou orientação, como forma de desenvolvimento e treinamento de pessoal, é mais uma estratégia de ensino do que uma teoria de aprendizagem. É um dos instrumentos mais importantes para fortalecimento dos subordinados, mudança de comportamento e desenvolvimento de uma equipe coesa. Talvez seja o papel mais difícil a ser dominado por um administrador. *Orientar* significa ajudar alguém a atingir um nível excelente de desempenho. A ênfase recai sempre em auxiliar o empregado a reconhecer melhores opções, esclarecer afirmações e crescer.

Pode ser algo de curto ou longo prazo. A *orientação de curto prazo* é eficiente como recurso de ensino, auxílio à socialização e forma de lidar com problemas a curto prazo. A *orientação de longo prazo* é um recurso de gerenciamento da carreira e de tratamento de problemas disciplinares; seu uso no tratamento de problemas disciplinares é diferente e será assunto de outros capítulos. A orientação de curto prazo costuma envolver oportunidades espontâneas de ensino. O Exercício de Aprendizagem 16.6 é um exemplo de como um administrador pode usar a orientação de curto prazo para guiar o empregado em um novo papel.

EXERCÍCIO DE APRENDIZAGEM 16.6

A queixa de Paul

Paul é enfermeiro-encarregado em um setor cirúrgico, no turno das 15h às 23h. Certo dia, chegou ao trabalho alguns minutos antes da hora, como ocasionalmente acontece, para conversar com a supervisora Mary antes de pegar alguns prontuários. Normalmente, Mary está em sua sala nesse horário. Paul gosta muito de conversar com ela sobre alguns problemas administrativos no trabalho, já que é relativamente novo no papel de enfermeiro-encarregado, tendo indicado há três meses. Hoje ele pede a Mary um minuto para discutir um problema de pessoal.

Paul: Sally está se tornando um verdadeiro problema para mim. Faz intervalos longos e não tem entendido algumas prescrições de medicamentos.

Mary: O que você quer dizer com "intervalos longos" e não "tem entendido"?

Paul: Nos últimos dois meses, usou mais 15 minutos para jantar por três noites na semana, e deixou de observar mudanças nas prescrições medicamentosas oito vezes.

Mary: Você falou com ela?

Paul: Sim, e ela disse que estava no andar como enfermeira há quatro anos e que jamais alguém a criticara. Verifiquei seus registros pessoais e não há referências a esse tipo de problema, mas suas avaliações de desempenho são apenas medíocres.

Mary: O que recomenda a respeito dela?

Paul: Poderia informá-la de que não tolerarei seus jantares mais longos e desempenho insatisfatório no trabalho.

Mary: O que você está preparado para fazer se o desempenho não melhorar?

Paul: Posso dar um aviso de alerta por escrito e, finalmente, despedi-la caso o trabalho continue abaixo dos padrões.

Mary: Bem, é uma opção. Que outras existem? Você acha que Sally realmente entende suas expectativas? Acha que ela poderá ficar ressentida com você?

(Continua)

Paul: Suponho que poderia me sentar com ela e explicar exatamente quais são essas expectativas. Desde que fui indicado como enfermeiro-encarregado, converso com todos os enfermeiros do plantão, mas acho que os antigos sabem o que se espera deles nessa unidade. Ando ansioso com meu novo papel; jamais imaginei que Sally se ressentiria em relação a meu cargo.

Mary: Acho que essa é uma boa primeira opção. Talvez Sally tenha interpretado o fato de você não conversar com ela, como ocorreu com os demais, como uma rejeição. Após ter outra conversa com Sally, avise-me sobre as consequências.

Análise: a supervisora orientou Paul quanto a uma opção mais adequada como primeira escolha para resolver esse problema. Embora tenha escolhido ajudar Paul por meio de perguntas e assistência orientada, Mary jamais "assumiu" ou direcionou esse funcionário, deixando-o achar ele mesmo a melhor solução. Em consequência da conversa, Paul fez várias reuniões individuais com todos os seus funcionários e partilhou suas expectativas com eles. Também solicitou a ajuda de todos para que o plantão transcorresse dentro da normalidade. Embora tenha começado a ver uma melhora no desempenho de Sally, deu-se conta de que ela era uma funcionária marginalizada que poderia precisar de muita orientação. Voltou a conversar com Mary e esboçou seus planos para melhorar mais ainda a atuação de Sally. Mary reforçou a forma como Paul lidou com o problema, cumprimentando-o por seus atos.

COMO SATISFAZER ÀS NECESSIDADES CULTURAIS DE UM CORPO FUNCIONAL CULTURALMENTE DIVERSIFICADO

No século XXI, líderes de enfermagem devem estar preparados para trabalhar com uma força de trabalho mais diversificada. Conforme Huston (2014b), há três tipos principais de diversidade na força de trabalho: etnia, gênero e geração. A criação de uma organização que celebre, e que não meramente tolere, uma força de trabalho diversificada é uma tarefa da liderança e requer atividades de aprendizagem bem planejadas. Deve haver também oportunidades em número suficiente para que os funcionários possam começar a admitir os próprios preconceitos e preferências.

A heterogeneidade do corpo funcional em um cenário de ensino-aprendizagem pode tanto reforçar o grupo como criar dificuldades. Fatores como gênero, idade, proficiência na língua local e cultura podem afetar o sucesso e a aprendizagem cooperativa nos grupos. Ainda que cumprir com as metas educacionais de um corpo funcional heterogêneo possa ser uma tarefa demorada e repleta de desafios de comunicação, isso precisa ser feito. É essencial que todos os enfermeiros contem com habilidades para trabalharem bem com um quadro funcional culturalmente diverso. Administradores e chefias devem respeitar a diversidade cultural e admitir os benefícios de contarem com enfermeiros de várias culturas em seu corpo funcional.

Os responsáveis por educar devem ficar atentos ao fato de que os aprendizes portadores de estilos de aprendizagem e antecedentes culturais diferentes podem perceber a sala de aula e a instrução de forma diferente daqueles aprendizes que jamais experimentaram uma cultura distinta da dominante nos Estados Unidos. Os administradores devem ainda levar em conta estilos de aprendizagem e necessidades de um preceptor para os enfermeiros formados há mais tempo. Estes aprendem de forma diversa dos recém-formados e reagem bem ao ato de contar histórias reais. Seja ensinando em uma sala de aula, seja junto ao leito do paciente, há várias coisas que os responsáveis pelo desenvolvimento de pessoal podem fazer para facilitar o processo de aprendizagem, como proporcionar tempo suficiente para que o aprendiz responda às perguntas e repetir as informações não compreendidas.

EXERCÍCIO DE APRENDIZAGEM 16.7

Considerações culturais ao ensinar

Você é enfermeiro-encarregado do turno intermediário de um grande setor cirúrgico. Recentemente, um funcionário de longa data e muito capaz aposentou-se, e o chefe da unidade substituiu-o por Nan, de 23 anos, sem antecedentes de trabalho na área da saúde, além de ser uma imigrante recém-chegada. Ela fala inglês com sotaque, mas pode ser entendida com facilidade. Ela é inteligente, embora não muito assertiva.

> Nan recebeu orientação do funcionário da unidade durante duas semanas, consistindo de momentos em sala de aula e trabalho direto com o funcionário que se aposentaria. Está por conta própria há duas semanas, e você se dá conta de que o período de orientação foi insuficiente. Na noite passada, após seu décimo erro, você a repreendeu com firmeza e Nan começou a chorar.
>
> Você está frustrado com essa situação. Sua unidade estava bastante movimentada no período, com retorno de cirurgias e cirurgiões fazendo as rondas e deixando várias prescrições. No entanto, você acha que Nan tem muito potencial. Você percebe que há muito a aprender nesse cargo e, para alguém sem antecedentes na área da saúde, aprender os termos específicos, os nomes dos médicos e a rotina da unidade é difícil. Você passa a manhã elaborando um plano de treinamento para ela.
>
> **Tarefa:** usando seus conhecimentos sobre as teorias de aprendizagem, explique seu plano de ensino e justifique-o corretamente. De que forma a falta de informações de Nan sobre o país e a falta de socialização influenciam sua aprendizagem?

INTEGRAÇÃO ENTRE LIDERANÇA E ADMINISTRAÇÃO NA FORMAÇÃO DE EQUIPES POR MEIO DA SOCIALIZAÇÃO E DA EDUCAÇÃO DO PESSOAL EM UMA ORGANIZAÇÃO APRENDIZ

A nova tendência nas organizações é encorajar a formação de equipes e proporcionar um ambiente de aprendizagem com apoio continuado. A ciência do atendimento de saúde e a tecnologia mudam tão depressa que, sem habilidades adequadas de ensino-aprendizagem e serviços educacionais, as organizações ficarão para trás. Da mesma maneira, ficou claro, no novo milênio, que equipes, mais do que indivíduos, funcionam com maior eficiência. O aprendizado conjunto e para a organização torna a soma da equipe mais importante do que o indivíduo, e o local de trabalho mais produtivo quando há compatibilidade de equipe.

O líder-administrador integrado sabe que um programa bem planejado e implementado de desenvolvimento dos empregados é uma parte importante daquilo que constitui uma organização aprendiz. O líder-administrador admite a responsabilidade final por desenvolver os funcionários e utiliza teorias de ensino apropriadas para auxiliar no ensino e treinamento do pessoal. Além disso, ele compartilha a responsabilidade de investigar quais são as necessidades educacionais, a qualidade educacional e o comprometimento fiscal de todas as atividades de desenvolvimento de pessoal.

O líder-administrador integrado é também alguém que encoraja a aprendizagem continuada de parte de todos em uma empresa, sendo modelo para o eterno aprendiz. Isso tem grande importância na promoção da prática da enfermagem baseada em evidências. O enfermeiro-líder deve utilizar essa prática e disponibilizar recursos de pesquisas ao pessoal. Compreende que, construindo e apoiando conhecimentos em equipe, colabora para gerar conhecimentos coletivos maiores que a contribuição de um só indivíduo.

Talvez não exista outro elemento da administração com mais influência na redução de sérios desgastes que a socialização bem-sucedida dos empregados em relação aos valores da organização. A socialização, componente essencial da introdução do empregado em uma organização, é um processo complexo voltado à aquisição de atitudes apropriadas, cognição, emoções, valores, motivações, habilidades, conhecimentos e padrões sociais necessários ao enfrentamento do ambiente social e profissional. A socialização é diferente da indução ou da orientação, tendo mais impacto do que elas na produtividade e na retenção subsequentes. Pode também ser útil à formação de lealdade e espírito de equipe. É o momento para introduzir gradualmente no empregado o orgulho por estar na organização e na unidade. Esse tipo de aprendizagem afetiva torna-se a base para o aumento posterior da satisfação e da motivação.

Como parte da socialização, o líder-administrador integrado apoia os funcionários durante transições difíceis de um cargo para outro. O uso de mentores e da modelagem de papéis é estimulado e são esclarecidas as expectativas dos papéis. O administrador admite que empregados que não são apoiados e socializados na empresa não criarão a lealdade necessária no competitivo mercado de trabalho. Ele sabe que a criação de um ambiente de trabalho positivo em que haja respeito interdisciplinar ajudará o pessoal em suas transições de papéis.

384 Unidade V Papéis e funções na contratação de funcionários

Por fim, cabe a ele garantir um uso consciente de todos os recursos para o desenvolvimento do pessoal. Um dos focos de desenvolvimento de pessoal deve ser manter os auxiliares atualizados com novos conhecimentos e garantir que todos os empregados continuem competentes para desempenharem seus papéis. Por meio da integração do papel de líder e das funções administrativas do desenvolvimento do pessoal, o administrador consegue colaborar com os responsáveis pela educação e outras pessoas para que as necessidades de aprendizagem dos empregados da unidade sejam atendidas.

CONCEITOS-CHAVE

- A filosofia das organizações aprendizes é a ideia de que a aprendizagem coletiva vai além dos limites da aprendizagem individual, trazendo benefícios ao indivíduo e à empresa.
- O líder é um modelo eterno para o aprendiz.
- Treinamento e educação são elementos importantes de desenvolvimento do pessoal.
- Todas as atividades de desenvolvimento de pessoal devem ser avaliadas quanto ao controle de qualidade e à responsabilidade fiscal.
- Existe uma responsabilidade comum de promover a prática baseada em evidências.
- Chefes e funcionários do departamento de desenvolvimento partilham a responsabilidade de educar e treinar os empregados.
- Devem ser levadas em conta as teorias de aprendizagem e os princípios de ensino quando se busca sucesso nas atividades de desenvolvimento dos empregados.
- A teoria da aprendizagem social sugere que as pessoas aprendem a maioria dos comportamentos por meio de experiência direta e observação.
- A socialização das pessoas em seus papéis ocorre com todos os profissionais e é um processo sociológico normal.
- Socialização e ressocialização costumam ser áreas negligenciadas no processo de formação.
- Recém formados, enfermeiros estrangeiros, novos administradores e enfermeiros experientes em novos papéis apresentam necessidades peculiares de socialização.
- As dificuldades de socialização normalmente giram em torno de expectativas de cargo não esclarecidas (ambiguidade de papéis), de uma incapacidade em atender às exigências do trabalho ou de deficiências motivacionais. Tensão do papel e sobrecarga de papéis aumentam o problema.
- Os termos modelo de conduta, preceptor e mentor não são sinônimos, e todos têm função importante como auxiliares da socialização dos empregados.
- Pessoas de culturas e faixas etárias diferentes podem apresentar necessidades diferentes de socialização e aprendizagem.

EXERCÍCIOS DE APRENDIZAGEM

EXERCÍCIO DE APRENDIZAGEM 16.8

Como aceitar mais responsabilidades

Você é um enfermeiro atuante e experiente em uma unidade especializada de atendimento ambulatorial. Hoje, um instrutor de uma escola de enfermagem da localidade foi até você e perguntou sobre seu interesse em se tornar preceptor de um estudante de enfermagem, como

Capítulo 16 Socialização e educação de pessoal para a formação de equipes em uma ... **385**

parte da rotatividade clínica de liderança-administração, com duração de dez semanas. O instrutor diz que não haverá instrutores no local e que o aluno teve somente uma exposição mínima a habilidades de atendimento a pacientes graves. O estudante terá de trabalhar bem próximo a você, apenas os dois. A escola de enfermagem não paga por esse papel, mas o instrutor afirma que ficaria feliz em escrever uma carta de agradecimento para seu arquivo pessoal e que estaria à disposição, a qualquer momento, para resolver as dúvidas que venham surgir.

A unidade não diminui a carga de trabalho dos preceptores, embora ofereça créditos de serviço na revisão anual da competência. O supervisor da unidade afirma ser sua escolha, mas alerta que seu auxílio também será solicitado, daqui a seis semanas, para orientar um enfermeiro que será transferido para a unidade. Seus sentimentos estão confusos quanto a aceitar ou não o papel. Embora você goste de ter alunos na unidade e desempenhar o papel de professor, você não sabe ao certo se conseguirá manter sua desgastante carga normal de trabalho e ainda oferecer aos alunos o tempo necessário para que aprendam. Você está convencido da necessidade de "dar algo em troca à profissão". Pessoalmente, acredita que os enfermeiros tenham de dar mais apoio recíproco, mas está muito preocupado acerca da sobrecarga de trabalho.

Tarefa: decida se aceitará ou não o papel. Você colocaria alguma restrição ao instrutor, ao aluno ou ao seu supervisor como uma condição para aceitar o papel? Quais as forças impulsionadoras mais importantes para sua decisão? Quais as forças mais importantes que o desviaram de aceitar o papel? Que critérios de avaliação você elaboraria para avaliar se sua decisão final foi boa ou ruim?

EXERCÍCIO DE APRENDIZAGEM 16.9

Como abordar questões de ressocialização

Você é um dos coordenadores de atendimento em uma agência de atendimento domiciliar. Um de seus deveres inclui orientar os novos empregados que chegam à agência. Recentemente, o ocupante do mais alto cargo de enfermagem contratou Brian, enfermeiro experiente em atendimento a pacientes graves, para ser mais um membro em sua equipe. Ele pareceu bastante disposto a aprender, evidenciando grande entusiasmo. Confidenciou estar cansado de atender pacientes graves e desejoso de um maior envolvimento com pacientes por períodos maiores, bem como de casos envolvendo famílias.

Durante sua orientação, você se deu conta da excelência das habilidades clínicas do rapaz, embora suas habilidades de comunicação terapêutica fossem inferiores às do restante da equipe. Você debateu isso com Brian e explicou a importância da comunicação para obter a confiança dos pacientes da agência, dizendo-lhe ainda que a confiança era fundamental para que as necessidades dos pacientes e as metas da agência fossem atendidas. Você sugeriu a Brian alguns livros que poderiam ajudá-lo em relação a isso.

Após um programa de orientação de três semanas, ele começou a trabalhar sem supervisão. Já se passaram quatro semanas. Recentemente, você recebeu uma queixa de um dos enfermeiros e outra de um paciente sobre as habilidades insatisfatórias de comunicação de Brian. Ele se mostrou frustrado e não obteve a confiança dos colegas no grupo de trabalho. Você suspeita que um dos demais ficou ressentido pelas habilidades clínicas superiores do rapaz, ao passo que outros acreditam que ele não tenha compreendido seu novo papel, ficando até impacientes em relação a ele. Você está realmente preocupado com a possibilidade de Brian não estar se adaptando.

Tarefa: será que esse problema poderia ser evitado? Decida o que você pode fazer. Elabore um plano para ressocializar Brian no novo papel e fazer com que ele se sinta um elemento importante no grupo.

386 **Unidade V** Papéis e funções na contratação de funcionários

---

EXERCÍCIO DE APRENDIZAGEM 16.10

Solução eficiente de problemas interpessoais

Você trabalha no Memorial Hospital há três meses e começou a se sentir bastante confiante no novo papel. Um dos enfermeiros mais antigos que trabalha em seu turno, porém, constantemente coloca em cheque sua formação como enfermeiro. Sempre que você pede ajuda para resolver um problema ou aprender uma nova habilidade, essa pessoa diz: "Não te ensinaram nada no curso?". Seu enfermeiro-encarregado fez uma avaliação positiva de seus três meses, mas você está cada vez mais na defensiva quanto aos comentários do outro enfermeiro.

Tarefa: explique como você planeja avaliar a exatidão dos comentários do enfermeiro com mais tempo na casa. Você poderia estar contribuindo para o problema? Como enfrentará essa situação? Envolverá outras pessoas? Quais esforços você pode fazer para melhorar sua relação com esse colega de trabalho?

EXERCÍCIO DE APRENDIZAGEM 16.11

Como mudar as necessidades de aprendizagem

As necessidades de aprendizagem e a maturidade dos que estão em aula costumam influenciar o conteúdo do curso e os métodos de ensino. Faça uma retrospectiva e reflita sobre como suas necessidades de aprendizagem e o nível de maturidade mudaram desde que você começou o curso de enfermagem. Pensando na situação como um todo, você e os demais estudantes, no começo do curso, pareciam mais crianças ou aprendizes adultos? Compare as características da pedagogia e da andragogia de Knowles (1970) para determinar isso.

As estratégias pedagógicas de ensino são adequadas a estudantes iniciantes de enfermagem? Em caso positivo, em que momento o estudante de enfermagem faz uma transição de aprendiz-criança a aprendiz-adulto? Quais os modos de ensino que, em sua opinião, seriam os que mais propiciam a aprendizagem no caso de aluno de enfermagem no começo do curso? Isso muda à medida que os estudantes vão concluindo as disciplinas do curso? Justifique suas opiniões.

REFERÊNCIAS

Atherton, J. S. (2011). *Learning and teaching; Knowles' andragogy: An angle on adult learning.* Acessado em 8 de junho de 2013, em http://www.learningandteaching.info/learning/knowlesa.htm

Bae, S. H. (2011). Organizational socialization of international nurses in the New York metropolitan area. *International Nursing Review, 59*(1), 81–87.

Bandura, A. (1977). *Social learning theory.* Englewood Cliffs, NJ: Prentice-Hall.

Cherry, K. (2013). *Social learning theory. An overview of Bandura's social learning theory.* About. com: Psychology. Acessado em 8 de junho de 2013, em http://psychology.about.com/od/developmentalpsychology/a/sociallearning.htm

Glaser, J., & Overhage, J. M. (2013). The role of healthcare IT: Becoming a learning organization. *Healthcare Financial Management, 67*(2), 56.

Greene, S., Reid, R., & Larson, E. (2012). Implementing the learning health system: From concept to action. *Annals of Internal Medicine, 157*(3), 207–210.

Huston, C. (2014a). Assuring provider competence through licensure, continuing education and certification. In C. Huston (Ed.), *Professional issues in nursing* (3rd ed.). Philadelphia, PA: Lippincott Williams & Wilkins 292–307.

Huston, C. (2014b). Diversity in the nursing workforce. In C. Huston (Ed.), *Professional issues in nursing* (3rd ed.). Philadelphia, PA: Lippincott Williams & Wilkins 136–155.

Huston, C. (2014c). Importing foreign nurses to meet America's demand for nurses. In *Professional issues in nursing: Challenges and opportunities* (3rd ed.). Philadelphia, PA: Lippincott Williams & Wilkins 86–106.

Institute of Medicine. (2012, September). *Best care at lower cost: The path to continuously learning health care in America.* Acessado em 8 de junho de 2013, em http://www.iom.edu/Reports/2012/Best-Careat-Lower-Cost-The-Path-to-Continuously-Learning-Health-Carein-America.aspx

Knowles, M. (1970). *The modern practice of adult education: Andragogy versus pedagogy.* New York, NY: Association Press.

Kramer, M. (1974). *Reality shock: Why nurses leave nursing.* St. Louis, MO: CV Mosby.

Madison, J. (2014). Socialization and mentoring. In C. Huston (Ed.), *Professional issues in nursing* (3rd ed.). Philadelphia, PA: Lippincott Williams & Wilkins 121–135.

Martin, K., & Wilson, C. B. (2011). Newly registered nurses' experience in the first year of practice: A phenomenological study. *International Journal For Human Caring, 15*(2), 21–27.

Newton, S., Pillay, J., & Higginbottom, G. (2012). The migration and transitioning experiences of internationally educated nurses: A global perspective. *Journal of Nursing Management, 20*(4), 534–550.

Prevost, S. S. (2014). Defining evidence-based best practices. In C. Huston (Ed.), *Professional issues in nursing* (3rd ed.). Philadelphia, PA: Lippincott Williams & Wilkins 18–29.

Schira, M. (2007). Leadership: A peak and perk of professional development. *Nephrology Nursing Journal: Journal of the American Nephrology Nurses' Association, 34*(3), 289–294.

Senge, P. (1994). *The fifth discipline: The art and practice of the learning organization*. New York, NY: Currency Doubleday.

Webster's New World College Dictionary. (2010). As cited in *Your Dictionary*. Wiley Publishing, Cleveland, Ohio. *Role model: Definition*. Usado por acordo com John Wiley & Sons, Inc. Acessado em 8 de junho de 2013, em http://www.yourdictionary.com/role-model

17

Necessidades de alocação de pessoal e políticas de organização de horários

... a definição e a quantificação exata do trabalho da enfermagem são fundamentais para a identificação das exigências adequadas destes recursos.

—Graf, Millar, Feilteau, Coakley e Erickson

... para os enfermeiros, a alocação de pessoal é tudo. Ela determina o atendimento dos pacientes, seu próprio bem-estar físico, emocional e mental, a natureza dos seus locais de trabalho e se eles optarão ou não por permanecer na profissão.

—QuadraMed Corporation (2013)

PONTOS DE LIGAÇÃO ESTE CAPÍTULO ABORDA:

BSN Essential II: Liderança básica de organizações e sistemas para qualidade do cuidado e segurança dos pacientes

BSN Essential IV: Gestão de informações e aplicação de tecnologia no cuidado de pacientes

BSN Essential VI: Comunicação e colaboração interprofissionais para melhorar os resultados de saúde dos pacientes

BSN Essential V: Políticas, finanças e ambientes regulatórios de atendimento de saúde

MSN Essential II: Liderança de organizações e sistemas

MSN Essential III: Melhoria da qualidade e segurança

MSN Essential V: Informática e tecnologias de cuidado de saúde

QSEN Competency: Cuidado centrado no paciente

QSEN Competency: Trabalho em equipe e colaboração

QSEN Competency: Melhoria da qualidade

QSEN Competency: Segurança

QSEN Competency: Informática

AONE Nurse Executive Competency I: Comunicação e desenvolvimento de relacionamentos

AONE Nurse Executive Competency II: Conhecimento sobre o ambiente de cuidado de saúde

AONE Nurse Executive Competency III: Liderança

AONE Nurse Executive Competency IV: Profissionalismo

AONE Nurse Executive Competency V: Habilidades empresariais

OBJETIVOS DIDÁTICOS *O aluno irá:*

- usar uma abordagem baseada em evidências na determinação das necessidades de alocação de pessoal
- distinguir entre alocação centralizada e descentralizada, citando as vantagens e as desvantagens de cada uma
- identificar variáveis organizacionais que afetam as quantidades necessárias de funcionários para cumprir com as metas da organização
- usar fórmulas padronizadas de classificação de pacientes para determinar as necessidades de pessoal com base na gravidade dos pacientes

Capítulo 17 Necessidades de alocação de pessoal e políticas de organização de horários   389

- calcular as horas de cuidado de enfermagem por paciente-dia em um período de 24 horas, bem como as estatísticas sobre pacientes
- usar com precisão fórmulas de alocação de pessoal para evitar excesso e escassez de funcionários
- explicar a relação entre carga horária flexível e autodeterminação de horários para elevar a satisfação no emprego
- identificar as forças motivadoras e as restritivas para a implementação de proporções mínimas obrigatórias de pessoal em hospitais de tratamento intensivo
- dar exemplos de como as diferenças de valores entre as gerações (geração de veteranos, *baby boomers*, geração X e geração Y) podem afetar as necessidades e os desejos de alocação de pessoal e horários de trabalho
- reconhecer a necessidade de diversidade na força de trabalho para atender às necessidades singulares em termos culturais e linguísticos representadas nas populações de pacientes atendidos
- selecionar as políticas apropriadas de pessoal para uma determinada situação
- analisar as políticas de alocação mínima de pessoal e de carga horária que uma agência deve ter

Além de selecionar, desenvolver e socializar seu pessoal, os administradores precisam determinar a disponibilidade quantitativa e qualitativa apropriada de funcionários para que se atenda as necessidades diárias da unidade e as metas da organização. Essas determinações de pessoal devem se basear em resultados de pesquisas que correlacionam o *mix* de funcionários, a quantidade necessária de funcionários e os resultados no tratamento dos pacientes.

Além disso, como os padrões de contratação e as políticas de horários de trabalho afetam diretamente a vida de todos os empregados, é importante que sua administração seja ao mesmo tempo justa e econômica. Este capítulo examina métodos diferentes para determinar necessidades de pessoal, comunicar planos de alocação de recursos humanos e políticas de horários de trabalho. Além disso, a responsabilidade da unidade fiscal é debatida, com amostra de fórmulas e instruções para o cálculo das necessidades diárias de pessoal.

É enfatizada a responsabilidade do chefe em relação a estabelecer a um número adequado e bem informado de funcionários, assim como as políticas de horário. Enfatiza-se, também, a necessidade de uma reavaliação periódica da filosofia de quantidade de funcionários para o atendimento preconizado. Há um foco nas responsabilidades de liderança no desenvolvimento da confiança, por meio de procedimentos justos de alocação de recursos humanos e elaboração de horários de trabalho. A legislação recente relativa a exigências obrigatórias quanto a número de funcionários também é debatida, incluindo o papel do administrador para garantir que a organização seja capaz de facilitar as mudanças exigidas por lei. As funções do administrador e os papéis do líder inerentes a essas responsabilidades são apresentados no Quadro 17.1.

QUADRO 17.1	Papéis da liderança e funções administrativas associados a alocação de pessoal e distribuição de horários

PAPÉIS DA LIDERANÇA
1. Identificar métodos criativos e flexíveis de alocação de funcionários que atendam às necessidades dos pacientes, dos empregados e da organização.
2. Conhecer métodos e instrumentos modernos de distribuição de horários e alocação de funcionários.
3. Assumir a responsabilidade por alocar funcionários de forma a desenvolver confiança e encorajar uma abordagem de equipe.
4. Servir de modelo no uso de evidências para tomar decisões apropriadas de distribuição de horários e alocação de funcionários.
5. Estar atento a fatores externos que causem impacto na alocação de pessoal em unidades ou organizações.
6. Estar eticamente comprometido com pacientes e empregados para uma alocação adequada e segura.
7. Encorajar a diversidade de ideias, gêneros, idades e culturas no pessoal de enfermagem.
8. Planejar-se de modo pró-ativo para os períodos de escassez de funcionários para que as metas de atendimento dos pacientes sejam alcançadas.

(Continua)

9. Comunicar os cronogramas de trabalho e as políticas de horário de trabalho de maneira clara e eficiente para os funcionários.
10. Avaliar se e como os valores gerados pelos trabalhadores causam impacto sobre suas necessidades e tentar adequá-las.

FUNÇÕES ADMINISTRATIVAS

1. Proporcionar quantidade adequada de funcionários para atendimento das necessidades dos pacientes conforme a filosofia da organização e as necessidades baseadas em evidências.
2. Usar metas da organização e instrumentos de classificação de pacientes para minimizar carência e excesso de funcionários conforme oscilações na quantidade e na gravidade dos pacientes.
3. Agendar os horários dos funcionários com responsabilidade fiscal.
4. Periodicamente, examinar o padrão de produtividade da unidade para determinar a necessidade ou não de mudanças.
5. Garantir que as políticas de horários não estejam contrariando leis trabalhistas estaduais e federais, políticas da organização e contratos com sindicatos.
6. Assumir compromisso com o controle fiscal e de qualidade da alocação de pessoal.
7. Avaliar procedimentos e políticas de alocação de pessoal e elaboração de horários com regularidade.
8. Elaborar e implementar políticas justas e uniformes de horários e comunicá-las com clareza aos empregados.
9. Selecionar instrumentos de alocação de funcionários baseados na gravidade dos casos, a fim de reduzir a subjetividade e promover a objetividade na determinação da gravidade dos pacientes.

RESPONSABILIDADES DO ADMINISTRADOR DA UNIDADE QUANTO AO ATENDIMENTO DE NECESSIDADES DE PESSOAL

A exigência comum nas organizações de cuidado de saúde de se trabalhar no turno da noite, no intermediário, nos fins de semana e nos feriados muitas vezes é estressante e frustrante para alguns enfermeiros. Os chefes precisam fazer o possível para que os empregados sintam que têm algum controle sobre horários, opções de turno e políticas de dimensionamento de pessoal. Cada organização tem as suas expectativas quanto à responsabilidade do chefe no planejamento de recursos humanos a longo e curto prazos relativo ao número diário de funcionários. Embora muitas empresas hoje utilizem funcionários e computadores para cálculo do número correto de funcionários, a responsabilidade geral sobre o horário continua uma função importante dos administradores de primeiro escalão e de escalão intermediário.

ALOCAÇÃO CENTRALIZADA E DESCENTRALIZADA DE PESSOAL

Algumas organizações descentralizam a alocação de funcionários, fazendo com que os chefes de unidade tomem as decisões sobre os horários de trabalho. Outras usam a *alocação centralizada* de recursos humanos, em que as decisões quanto ao número de empregados são tomadas por chefes em um escritório central ou centro de alocação de recursos humanos. Esses centros podem ou não ter os cargos ocupados por enfermeiros; de qualquer forma, a pessoa com autoridade deve ser um enfermeiro, mesmo que haja um funcionário específico executando essa atividade cotidianamente.

Em empresas com *alocação descentralizada* de recursos humanos, o chefe da unidade costuma ser o responsável pela cobertura de todas as ausências de funcionários, reduzindo-os nos períodos com menos pacientes ou gravidade, aumentando-os nos períodos com mais pacientes ou maior gravidade, preparando horários mensais na unidade e horários de feriados e férias. A administração da enfermagem é bastante descentralizada na maior parte dos hospitais, com muita variação no número de funcionários entre as unidades de atendimento aos pacientes.

As vantagens da alocação descentralizada de funcionários incluem o chefe da unidade compreender as necessidades da unidade e dos funcionários bastante bem, o que leva a maior possibilidade de tomadas de decisão importantes quanto ao número de funcionários. Além disso, os funcionários sentem ter um controle maior do ambiente de trabalho, uma vez que conseguem levar as solicitações pessoais de horários diretamente ao supervisor imediato. E mais, horários e número

Capítulo 17 Necessidades de alocação de pessoal e políticas de organização de horários

de funcionários descentralizados levam a mais autonomia e flexibilidade, reduzindo, assim, os desentendimentos entre os enfermeiros.

A alocação descentralizada de pessoal, no entanto, traz o risco de os empregados serem tratados de modo desigual ou inconsistente. E mais, o chefe de unidade pode ser visto como alguém que reparte recompensas ou punições, escolhendo o horário dos funcionários. Essa alocação toma tempo do chefe e costuma promover mais "pedidos especiais" que a alocação centralizada. Sem dúvida, entretanto, a maior dificuldade com a alocação descentralizada está em garantir decisões altamente qualificadas sobre o assunto em toda a empresa.

Na alocação centralizada de recursos humanos, o papel do chefe fica limitado a pequenos ajustes e a oferecer *input*. Por exemplo, ele comunica necessidades especiais de funcionários e ajuda a conseguir os funcionários necessários quando há mudanças relativas a doenças e mudanças repentinas nas estatísticas de pacientes. Assim, o chefe continua a ter nessa alocação a responsabilidade final de garantir a disponibilidade de funcionários em número adequado para que sejam atendidas as necessidades da organização.

A alocação centralizada de pessoal é mais justa para todos, porque as políticas tendem a ser utilizadas com mais consistência e imparcialidade. Além disso, ela libera os executivos de nível intermediário para realizarem outras funções administrativas. Este tipo de alocação possibilita, ainda, o uso mais eficiente (melhor custo-benefício) de recursos, porque, quanto maior o número de unidades a serem consideradas, mais fácil fica lidar com as variações nas estatísticas dos pacientes e as necessidades de mais funcionários. Essa modalidade centralizada, porém, não oferece tanta flexibilidade ao empregado, não considerando também seus desejos ou necessidades especiais. Além disso, os administradores ainda podem ficar menos sensíveis ao controle do orçamento de pessoal quando têm uma responsabilidade limitada sobre a elaboração de horários e a alocação de funcionários. Os pontos fortes e as limitações da alocação centralizada e descentralizada de pessoal estão resumidos no Quadro 17.2.

QUADRO 17.2 Pontos fortes e limitações da alocação centralizada e descentralizada de pessoal

	Pontos fortes	Limitações
Alocação descentralizada	• O administrador retém mais controle sobre a alocação de pessoal na unidade • O pessoal é capaz de levar solicitações diretamente a seu administrador específico • Proporciona maior autonomia e flexibilidade para membros individuais do pessoal	• Pode resultar em mais pedidos especiais e em tratamento arbitrário de certos funcionários • Pode não apresentar bom custo-benefício para a organização, já que as exigências de alocação de pessoal não são encaradas de uma maneira holística • Consome mais tempo do administrador da unidade
Alocação centralizada	• Proporciona uma visão da organização como um todo em termos de necessidade de pessoal, o que encoraja uma alocação otimizada de recursos humanos • As políticas de alocação de recursos humanos tendem a ser aplicadas de forma mais consistente e imparcial • Apresenta melhor relação de custo-benefício do que a alocação descentralizada • Além disso, libera os executivos de nível intermediário para realizarem outras funções administrativas	• Proporciona menor flexibilidade para o trabalhador e pode não levar em consideração seus desejos ou necessidades especiais • Os administradores podem ficar menos sensíveis ao controle do orçamento de pessoal quando têm uma responsabilidade limitada sobre a elaboração de horários e a alocação de funcionários

É importante lembrar que alocação centralizada e descentralizada não significam o mesmo que tomada de decisão centralizada e descentralizada. Por exemplo, um administrador pode trabalhar em uma empresa que tenha a alocação de funcionários centralizada e as tomadas de decisão organizacionais descentralizadas. Independentemente de a organização ter alocação centralizada ou descentralizada de pessoal, todos os chefes de unidade precisam compreender as opções e os procedimentos dessa alocação e aceitar as responsabilidades fiscais decorrentes.

A alocação descentralizada de pessoal e de horários leva a uma maior autonomia e flexibilidade, mas a alocação centralizada de pessoal é mais justa para todos, porque as políticas tendem a ser utilizadas com mais consistência e imparcialidade.

COMO ATENDER ÀS OBRIGATORIEDADES NA ALOCAÇÃO DE PESSOAL

Na medida da avaliação do sistema de atendimento de saúde, os enfermeiros-administradores precisam conhecer as novas recomendações e leis que afetam os funcionários. Muitos estados nos Estados Unidos, apoiados por organizações profissionais de enfermagem, avançaram rumo à imposição de exigências de contratação de enfermeiros licenciados, e um estado (Califórnia) promulgou uma lei que exige índices mínimos de pessoal e que afeta hospitais e instituições de longa permanência. Na verdade, até o ano de 2013, 15 estados (CA, CT, IL, ME, MN, NJ, NV, NY, NC, OH, OR, RI, TX, VT e WA), além do Distrito de Colúmbia, promulgaram lei e/ou adotaram regulamentações voltadas para a contratação de enfermeiros (American Nurses Association [ANA], 2013).

Conforme a Assembly Bill 394, aprovada em 1999 e elaborada criteriosamente pela California Nurses Association, todos os hospitais na Califórnia tiveram de atender às proporções mínimas de número de funcionários, mostradas no Quadro 17.3, a partir em 1º de janeiro de 2004 (California Nurses Association, 17,3). As proporções criadas pelo California Department of Health Services representam a quantidade máxima de pacientes que deve ficar sob os cuidados de um enfermeiro para atendimento em qualquer circunstância.

QUADRO 17.3 Proporções mínimas de funcionários para hospitais na Califórnia vigentes em janeiro de 2004 e em janeiro de 2008

Unidade	Proporção mínima de enfermeiro por pacientes em janeiro de 2004	Proporção mínima de enfermeiro por pacientes em janeiro de 2008
Atendimento crítico/UTI	1:2	1:2
UTI neonatal	1:2	1:2
Sala de cirurgia	1:1	1:1
Trabalho de parto	1:2	1:2
Pré-parto	1:4	1:4
Pós-parto duplo	1:4	1:4
Pós-parto individual	1:6	1:6
Pediatria	1:4	1:4
Semi-intensivo	1:4	1:3
Médico-cirúrgico	1:6	1:5
Oncologia (inicial)	1:5	1:4
Psiquiatria	1:6	1:6
Setor de emergência	1:4	1:4
Telemetria e unidades especializadas	1:5	1:4

Fonte: National Nurses United (2010–2013). RN to patient ratios. Acessado em 9 de junho de 2013, em http://www.nationalnursesunited.org/page/-/files/pdf/ratios/basics-unit-0704.pdf

Proponentes da legislação sobre proporções mínimas de funcionários dizem que elas são necessárias porque os níveis atuais de funcionários em vários hospitais são tão reduzidos que tanto os enfermeiros quanto os pacientes sentem as consequências (Huston, 2014a). Além disso, têm surgido na imprensa vários artigos comprovando quantidades gravemente inadequadas de profissionais em hospitais e instituições de atendimento especial. Organizações profissionais de enfermeiros, como a American Nurses Association (ANA), manifestaram preocupação quanto ao efeito de um número insatisfatório de funcionários sobre a saúde e a segurança dos enfermeiros e os resultados ao paciente.

Capítulo 17 Necessidades de alocação de pessoal e políticas de organização de horários

Há, pois, necessidade de se garantir um número adequado de pessoal para assegurar um atendimento que, no mínimo, seja seguro ou, espera-se, ainda melhor. Os proponentes de regulamentos estaduais sobre proporções entre enfermeiros e pacientes sugere que elas protegem os elementos mais básicos da saúde pública, tidos como garantidos, e defendem que o governo precisa assumir a responsabilidade pelo oferecimento de atendimento seguro de saúde a todos os norte-americanos (Huston, 2014a).

Há, todavia, argumentos contrários às proporções de empregados de saúde e pacientes. Huston (2014a) ressalta que atual carência de enfermeiros dificulta o preenchimento das lacunas diante da existência das proporções e estas, simplesmente, funcionam como um remendo para problemas maiores de qualidade no atendimento. Além disso, apenas os números não garantem um melhor atendimento ao paciente, uma vez que nem todos os enfermeiros possuem níveis equivalentes de experiência e habilidades clínicas. Há ainda o argumento de que o número de funcionários pode, na verdade, reduzir as proporções, já que podem ser usadas como um critério máximo ou muito rígido quando as instituições não quiserem fazer ajustes relativos à gravidade dos pacientes ou ao nível de habilidades dos enfermeiros registrados.

Além disso, alguns críticos sugerem que a obrigatoriedade das proporções pode criar significativos custos de oportunidade, capazes de limitar os empregadores e os pagadores quanto a reações às forças do mercado; em consequência, eles podem não conseguir obter as vantagens do suporte tecnológico aperfeiçoado ou responder às mudanças na gravidade dos pacientes. Além disso, as proporções obrigatórias de pessoal podem causar conflitos entre enfermeiros e hospitais que de outra forma não chegariam a ocorrer.

O importante, porém, é que as proporções mínimas de funcionários basicamente não teriam sido propostas se antes não tivessem ocorrido abusos no número de funcionários para o atendimento e os declínios consequentes na qualidade do atendimento ao paciente. A implementação e a subsequente avaliação das proporções obrigatórias de número de funcionários nos estados devem acarretar um melhor entendimento do debate contínuo sobre a necessidade dessas mesmas proporções obrigatórias.

As proporções mínimas de funcionários basicamente não teriam sido propostas se antes não tivessem ocorrido abusos no número de funcionários para o atendimento e os declínios consequentes na qualidade do cuidado ao paciente.

EXERCÍCIO DE APRENDIZAGEM 17.1

Como comparar proporções de funcionários

Muitos estados estão atualmente cogitando a adoção de leis para imporem proporções mínimas de funcionários, e, por isso, estão monitorando de perto as consequências dessas leis em estados que já as adotaram.

Tarefa: compare as atuais proporções de funcionários usadas na instituição em que você trabalha ou presta atendimento como aquelas mostradas no Quadro 17.3. Que comparação pode ser feita entre elas? Há alguma tentativa de legislar sobre proporções mínimas de funcionários no estado em que você mora? Quem ou o que você antevê como uma barreira maior à implementação das proporções de funcionários em seu estado?

OPÇÕES DE ALOCAR E ORGANIZAR HORÁRIOS

Considerando-se estar além dos objetivos deste livro a discussão de todas as opções criativas disponíveis relativas a número de funcionários e horários, apenas algumas são discutidas aqui. Aquelas usadas com maior frequência são mostradas no Quadro 17.4.

Cada tipo de organização de horários apresenta vantagens e desvantagens. Os turnos de 12 horas se tornaram lugar-comum nos hospitais de tratamento intensivo, muito embora ainda haja um debate buscando determinar se a ampliação dos turnos resulta ou não em aumento da taxa de erros devido à fadiga. Em sua revisão da literatura, Geiger-Brown e Trinkoff (2010) descobriram que os enfermeiros que trabalham em turnos de 12 horas estão relacionados com taxas mais elevadas de erros no tratamento de pacientes; de lesões por inserção de agulhas; de distúrbios musculoesqueléticos envolvendo pescoço, ombros e costas; de fadiga; e de sonolência ao volante, como resultado da privação de sono.

> **QUADRO 17.4** Opções comuns de alocação de funcionários e horários em organizações de atendimento de saúde
>
> - Turnos de dez ou 12 horas.
> - Premiação por trabalho nos fins de semana.
> - Grupos de funcionários em meio período para turnos em fins de semana, feriados e férias.
> - Um corpo de funcionários clínicos que permita conhecer, a longo prazo, os horários futuros de trabalho, já que ocorre a repetição de um padrão fixo de número de funcionários de semanas em semanas. A Figura 17.1 mostra um padrão-mestre da quantidade de funcionários que se repete a cada quatro semanas.
> - Trabalho compartilhado.
> - Permitir que os enfermeiros troquem os horários de trabalho entre si.
> - Carga horária flexível.
> - Uso de funcionários suplementares de listas externas e grupos flutuantes.
> - Autoalocação de horários por parte dos funcionários.
> - Leilão de turnos ou plantões, possibilitando que os enfermeiros "deem lances" em vez de ser exigido trabalho extra obrigatório.

FIGURA 17.1 • Cronograma-mestre em ciclos de quatro semanas. Copyright ® 2006 Lippincott Williams & Wilkins. Instructor's Resource CD-ROM to Accompany Leadership Roles and Management Functions in Nursing, by Bessie L. Marquis and Carol J. Huston.

A Associação de Enfermeiros do Estado da Geórgia (2012) concorda, sugerindo que turnos de 12 horas podem causar estresse e fadiga indevidos em profissionais de atendimento de saúde, e que isso é especialmente válido no caso de profissionais mais velhos. Por isso, muitas organizações limitam o número de dias consecutivos de turnos de dez a 12 horas que um enfermeiro pode fazer, ou o número de horas que podem ser trabalhadas em determinado dia.

Ainda assim, muitos enfermeiros relatam um elevado nível de satisfação com esta opção de cronograma, já que acabam trabalhando menos dias por semana e contam com mais tempo consecutivo para lazer e obrigações pessoais. Além disso, algumas agências pagam horas extras por qualquer turno maior do que oito horas, enquanto outras não o fazem. Turnos estendidos de trabalho também oferecem uma solução para as dificuldades de cuidados com os filhos, já que eles reduzem

Capítulo 17 Necessidades de alocação de pessoal e políticas de organização de horários **395**

o número de dias de trabalho. Estryn-Béhar e Van der Heijden (2012) sugerem que, embora esses turnos estendidos pareçam ser uma resposta para os conflitos entre trabalho e vida familiar para os enfermeiros, o risco à saúde e à qualidade do atendimento vem sendo bastante subestimado, pois turnos de dez e 12 horas levam a taxas mais elevadas de desgaste, equívocos e problemas de saúde aos enfermeiros (Exame de Evidência 17.1).

Exame de evidência 17.1

Fonte: Estryn-Béhar, M., & Van der Heijden, B. I. (2012). Effects of extended work shifts on employee fatigue, health, satisfaction, work/family balance, and patient safety. Work, 41, 4283–4290.

O objetivo deste estudo foi realizar uma análise secundária de uma grande base de dados europeia, coletada em 2003, a fim de determinar o efeito do cronograma de trabalho sobre esses três parâmetros (equilíbrio entre trabalho/família, saúde e segurança), após serem levados em consideração diversos fatores de risco. Um questionário envolvendo cronograma de trabalho foi enviado para 77.681 enfermeiros em três tipos de instituições de atendimento de saúde: hospitais (N =147), asilos de enfermagem (N = 185) e instituições de atendimento domiciliar (N = 76). A taxa de resposta foi de 51,7% (N = 39,898). Dados adequados foram obtidos junto a 25.924 para completar a análise multivariada, incluindo 20 variáveis explanatórias simultaneamente.

O estudo descobriu que os enfermeiros que trabalhavam em turnos noturnos de 12 horas manifestavam satisfação com o horário de trabalho para sua vida privada. Por outro lado, enfermeiros que trabalhavam em turnos alternados e em turnos noturnos de dez horas manifestavam mais dificuldades com sua vida privada e familiar. Os enfermeiros que trabalhavam em turnos de 12 horas durante o dia e aqueles que trabalhavam em turnos alternados manifestavam mais interrupções e perturbações no trabalho, alta demanda quantitativa e elevada carga física.

O estado de saúde dos enfermeiros que trabalhavam em turnos de dez ou 12 horas estava pior do que o dos enfermeiros que trabalhavam em turnos de oito horas. Eles também manifestavam uma maior sensação de cansaço, apresentavam pior qualidade e menor quantidade de sono, estavam mais temerosos de cometerem erros e apresentavam altos escores de desgaste. Assim, ainda que os enfermeiros frequentemente optassem por trabalhar em turnos noturnos ou em turnos de 12 horas a fim de reduzirem seus conflitos entre trabalho e vida privada, isso se dava em detrimento de sua própria saúde e segurança.

Além disso, os pesquisadores observaram que há preocupações legítimas com a segurança dos funcionários e dos pacientes em ambientes com horários de trabalho estendidos. De fato, turnos que excedem 8 horas de trabalho acabam acarretando um maior risco de acidentes; especificamente, o risco depois de 12 horas é duas vezes maior que depois de oito horas.

Os pesquisadores concluíram que, embora a implementação de turnos de 12 horas pareça ser a resposta para os conflitos entre trabalho e vida familiar para os enfermeiros, gerando, por isso, problemas de recrutamento para os administradores, o risco à saúde e à qualidade do cuidado vem sendo bastante subestimado. Eles sugerem que as organizações devem desenvolver medidas como ampliação da oferta de creches para os filhos dos profissionais, a permissão de cochilos durante o turno da noite e a redução das trocas de turno com pouca antecedência.

Outra alternativa cada vez mais comum para a alocação de funcionários e os horários de trabalho é o uso de enfermeiros suplementares, como *enfermeiros de agências* ou *enfermeiros itinerantes*. Trata-se de profissionais empregados diretamente por um intermediário de enfermagem externo e que trabalham por uma remuneração mais alta (normalmente, duas a três vezes mais que um enfermeiro com emprego regular), sem os benefícios. Ao mesmo tempo em que esse tipo de profissional alivia um pouco os horários de trabalho, especialmente em uma reação a aumentos imprevistos na gravidade ou na quantidade dos pacientes, seu uso continuado é caro e pode resultar em uma continuidade insatisfatória do atendimento de enfermagem.

Alguns hospitais criaram seu próprio corpo funcional suplementar, contratando empregados diaristas e criando os *grupos flutuantes*. Os funcionários diaristas costumam ter flexibilidade na escolha de quando trabalhar e se querem ou não trabalhar. Em troca dessa flexibilidade, embora recebam pagamento mais alto, normalmente não recebem benefícios.

Os grupos de funcionários flutuantes costumam ser formados por empregados que concordam em trabalhar em múltiplas unidades para que possam fazer horas adicionais durante períodos de estatísticas altas ou escassez de funcionários. Esses grupos são apropriados para preenchimento de vagas funcionais intermitentes, mas, da mesma forma que o uso de listas de funcionários disponíveis ou de funcionários de determinada agência, não representam uma resposta à necessidade constante de mudança na quantidade de funcionários conforme as estatísticas. Além disso, muitos funcionários sentem-se pouco à vontade com as flutuações caso não tenham sido adequadamente orientados em relação à nova unidade. Os funcionários flutuantes precisam ser capazes de realizar as competências básicas da unidade na qual flutuam a fim de cumprirem com suas obrigações legais e morais como cuidadores.

Os funcionários flutuantes precisam ser capazes de realizar as competências básicas da unidade na qual flutuam a fim de cumprirem com suas obrigações legais e morais como cuidadores.

EXERCÍCIO DE APRENDIZAGEM 17.2

Como escolher entre turnos ou plantões de oito ou 12 horas

Você é o chefe de uma unidade de tratamento intensivo. Muitos enfermeiros vieram até você solicitando turnos de 12 horas. Outros disseram que pediriam transferência da unidade se esses turnos fossem implementados. Você está avaliando a exequibilidade e o custo-benefício do uso do turno de oito horas e do de 12 horas para que os funcionários possam optar pelo desejado.

Tarefa: isso criaria um "pesadelo" na elaboração dos horários? Você limitaria a quantidade de turnos ou plantões de 12 horas que seus funcionários poderiam fazer em uma semana? Pagaria horas extras para as quatro horas finais do turno ou plantão de 12 horas? Deixaria os funcionários escolherem livremente entre os dois tipos de turno? Que outros problemas poderiam advir da mescla de turnos de oito e 12 horas?

Algumas organizações estão tentando atender às necessidades de uma força diversificada de trabalho usando a flexibilidade de horários e o autoagendamento. O sistema de *horários flexíveis* permite aos funcionários a escolha de horários que melhor atendam suas necessidades pessoais, juntamente com as responsabilidades profissionais. Anteriormente, essa flexibilidade de horário estava disponível apenas a enfermeiros em papéis que não exigiam uma cobertura contínua. Os enfermeiros mais habilitados, porém, hoje têm condições de participar de sistemas de horários flexíveis, por meio de horários pré-agendados para começo dos turnos ou plantões. Essa variação no início dos turnos ou plantões pode ser maior ou menor que um dia de trabalho normal de oito horas. Quando um hospital usa essa flexibilidade, há empregados entrando e saindo das unidades nos mais variados horários. Embora esse sistema crie mais opções aos empregados, pode haver dificuldade de coordenação para o chefe, podendo facilmente resultar em excesso ou falta de funcionários.

O *autoagendamento* permite que os enfermeiros de uma unidade trabalhem em conjunto para elaborar seus próprios horários, em vez de estes serem montados pela chefia. Com esse sistema, os empregados costumam receber fluxogramas com horários de trabalho para quatro a seis semanas, que têm de ser preenchidos com várias semanas de antecipação do começo de seu horário de trabalho. O enfermeiro-administrador precisa, então, revisar o agendamento para ter certeza quanto ao atendimento a todas as diretrizes e exigências. Embora o autoagendamento dê aos enfermeiros um controle maior do ambiente de trabalho, não é de fácil implementação. O sucesso depende das habilidades de liderança do chefe em apoio aos funcionários, além de implicar paciência e perseverança ao longo da implementação.

Um dos métodos mais modernos de redução de escassez de funcionários e que ainda permite aos enfermeiros algum controle sobre o agendamento de turnos extras, além de reduzir as horas extras obrigatórias, é o *leilão de turnos*. Na maioria das organizações que utilizam leilão de turnos, um preço inicial é estabelecido para um turno ou plantão. Este valor pode, por exemplo, ultrapassar o salário-hora de alguns enfermeiros, e eles podem dar lances um pouco mais baixos para ganhar o direito de cumprir o plantão com as horas extras. Em geral, a empresa escolhe o enfermeiro que deu o lance mais baixo para o plantão, mas algumas podem negar esse tipo de ação aos enfermeiros que costumam fazer muitas horas extras (Huston, 2014b).

É claro que todos os padrões de horários e alocação de funcionários, dos mais tradicionais aos mais criativos, apresentam falhas. Assim, quaisquer mudanças nas políticas atuais devem ser avaliadas com cautela quando de sua implementação. Considerando-se que todos os padrões de horários e alocação de funcionários causam forte impacto na vida pessoal, na produtividade e no orçamento dos empregados, é sensato haver um mês de experiência com as mudanças, com uma avaliação ao término do período para determinar o impacto em custos financeiros, retenção, produtividade, controle de riscos e satisfação do empregado e do paciente.

> **EXERCÍCIO DE APRENDIZAGEM 17.3**
>
> **Dilema dos feriados no autoagendamento de horários de trabalho**
>
> Você se formou no ano passado em um programa de enfermagem e ficou entusiasmado ao conseguir o emprego que mais desejava. A unidade em que trabalha tem um supervisor bastante moderno que acredita no fortalecimento do corpo de enfermeiros. Há seis meses, após muita orientação, a unidade deu início ao autoagendamento dos horários de trabalho. Você gostou muito da liberdade e do controle que isso proporciona sobre suas horas de trabalho. Houve algumas dificuldades menores entre os funcionários e, ocasionalmente, a unidade ficou com funcionários a mais ou a menos. No todo, porém, o autoagendamento de horários parece funcionar bem.
>
> Hoje (15 de setembro) você compareceu ao trabalho no turno das 15 às 23h, após dois dias de folga, e constatou que o horário para os próximos feriados (Ação de Graças e Natal) já foi divulgado, com a maioria dos funcionários já tendo marcado os dias de trabalho e as folgas. Quando você analisa com cuidado, parece que ninguém agendou trabalho na véspera do Natal, no dia de Ação de Graças e no Natal. Você fica muito preocupado, porque o autoagendamento inclui responsabilidade por uma cobertura apropriada. Há ainda alguns enfermeiros, inclusive você, que não fizeram seu registro na agenda de trabalho, mas mesmo que todos os enfermeiros restantes trabalhassem nos três feriados, a cobertura desses dias ficaria prejudicada.
>
> **Tarefa:** que papel de liderança (se for o caso) você precisa assumir para resolver esse dilema? Deve ignorar o problema e agendar-se para um só feriado e deixar que o supervisor resolva a questão? Lembre-se de que você é um novato, tanto em experiência quanto na unidade. Liste as opções disponíveis para a tomada de decisão que lhe restam, usando justificativas em apoio à sua decisão e planejando o rumo de seus atos.

INSTRUMENTOS DE MENSURAÇÃO DA CARGA DE TRABALHO

As exigências para alocar funcionários a turnos ou plantões baseiam-se em qualquer unidade-padrão de medida da produtividade usada em determinada unidade. Uma fórmula para calcular as *horas de atendimento de cada enfermeiro por paciente-dia* (NCH/PPD – *nursing care hours per patient--day*) é apresentada na Figura 17.2. Trata-se de uma fórmula simples, ainda amplamente empregada. Nela, todos os funcionários, enfermeiros e auxiliares são tratados da mesma forma para a determinação das horas de atendimento de enfermagem, sem distinção quanto ao nível de gravidade dos pacientes. Esses dois fatores, por si só, podem resultar em um quadro incompleto, ou mesmo inexato, das necessidades de atendimento de enfermagem, e o uso do NCH/PPD como instrumento de mensuração da carga de trabalho pode ser muito limitado, uma vez que pode não representar a realidade dos locais de atendimento a pacientes internados, em que ocorrem oscilações no número de funcionários, visto que o pessoal flutua não apenas entre os turnos, mas dentro do próprio turno de trabalho.

Como resultado, os *sistemas de classificação de pacientes* (PCSs – *patient classification systems*), também conhecidos como *gestão de volume de trabalho*, ou *instrumentos de gravidade dos pacientes*, foram criados na década de 1960. Oakes (2012) sugere que os sistemas de gravidade dos pacientes oferecem uma linguagem de que os enfermeiros precisam para tornar o seu trabalho visível em todos os níveis de sua organização. A QuadraMed Corporation (2013) vai um passo além, sugerindo que é crucial alcançar um equilíbrio ideal entre a alocação de enfermeiros e a gravidade dos pacientes para a viabilidade financeira de uma organização de atendimento de saúde.

Um PCS agrupa os pacientes de acordo com características específicas que medem a gravidade da doença, em uma tentativa de determinar a quantidade de funcionários necessários e seu nível de formação para um atendimento adequado aos pacientes. Uma vez que outras variáveis no sistema causam impacto nas horas de trabalho dos enfermeiros, costuma ser impossível transferir um PCS de uma instituição a outra. Em vez disso, cada sistema básico de classificação tem de ser modificado para se adequar a cada uma delas.

$$\text{NCH/PPD} = \frac{\text{Horas de enfermagem trabalhadas em 24 horas}}{\text{Número de pacientes}}$$

FIGURA 17.2 • Fórmula padrão para cálculo das horas de trabalho dos enfermeiros (NCH – *nursing care hours*) por paciente/dia (PPD – *per patient-day*). Copyright ® 2006 Lippincott Williams & Wilkins. Instructor's Resource CD-ROM to Accompany Leadership Roles and Management Functions in Nursing, by Bessie L. Marquis and Carol J. Huston.

PCSs são específicos de cada instituição e precisam ser modificados a fim de refletir as singularidades do pessoal e da população de pacientes de cada organização de atendimento de saúde.

Há vários tipos de instrumentos de mensuração tipo PCS. O PCS com *indicador crítico* utiliza indicadores mais abrangentes, como banho, dieta, medicamentos e líquidos intravenosos, além de posicionamento para categorizar as atividades de atendimento de pacientes. O tipo *tarefas cumulativas* exige que o enfermeiro anote a frequência de ocorrência de atividades específicas, tratamentos e procedimentos para cada paciente. Por exemplo, um PCS do tipo atividades cumulativas ou somatório de atividades pode querer saber do enfermeiro se um paciente precisou de seu tempo para ensino, eliminação ou higiene. Os dois tipos de PCSs costumam ser preenchidos antes de cada turno, embora o tipo somatório de tarefas tenha mais itens para preencher que o tipo baseado em incidentes críticos ou critérios.

Adotado um PCS adequado, as horas de atendimento de enfermagem relativas a cada classificação de paciente precisam ser registradas. Embora uma quantidade adequada de horas de atendimento para cada classificação costume ser sugerida pelas empresas que comercializam os PCSs, cada instituição é única e deve determinar em que grau o sistema de classificação precisa ser adaptado a ela. A QuadraMed Corporation (2013) observa que o principal objetivo do sistema de gravidade é fazer com que a subjetividade abra caminho para a objetividade. Munida desses dados, as organizações podem alocar funcionários de acordo com necessidades documentadas, ao invés de conveniência percebida, diminuindo assim a desconfiança, promovendo a colaboração e levando as finanças e a gestão de pacientes rumo a uma meta comum.

Além disso, Oakes (2012) ressalta a importância das organizações interpretarem corretamente os dados sobre gravidade. Quando dados robustos embasam o planejamento, as previsões e as tomadas de decisão, as organizações podem compreender melhor como as cargas de trabalho em enfermagem contribuem para a eficiência financeira e para a produtividade. "Acima de tudo, os enfermeiros têm a capacidade, via um instrumento de avaliação de gravidade, de se tornarem informadores-chave do planejamento organizacional e de demonstrarem quanto trabalho é necessário, o tipo de trabalho e quando ele será necessário" (Oakes 2012, p. 11).

É importante lembrar, porém, que a alocação de recursos humanos de acordo com um PCS nem sempre significa que esta alocação é adequada ou que será percebida como adequada. Na verdade, não é incomum que se perceba a alocação de funcionários como adequada um dia e que ela seja considerada inadequada no dia seguinte, ainda que haja o mesmo número de pacientes e de funcionários.

Não é incomum que se perceba a alocação de funcionários como adequada um dia e que ela seja considerada inadequada no dia seguinte, ainda que haja o mesmo número de pacientes e de funcionários.

Capítulo 17 Necessidades de alocação de pessoal e políticas de organização de horários **399**

É óbvio que os PCSs não resolverão todos os problemas relativos à necessidade de funcionários, uma vez que todos os sistemas apresentam características especiais e possuem falhas. Embora alguns proporcionem uma melhor definição dos problemas, cabe às pessoas na organização julgar e usar as informações obtidas pelo sistema com adequação para resolver as dificuldades relativas à quantidade de funcionários necessários por turno ou plantão. A Tabela 17.1 apresenta um exemplo de sistema de classificação.

TABELA 17.1	Classificação do atendimento ao paciente utilizando quatro níveis de intensidade do atendimento de enfermagem			
Área de atendimento	**Categoria 1**	**Categoria 2**	**Categoria 3**	**Categoria 4**
Alimentação	Alimenta-se sozinho ou precisa de um pouco de encorajamento para obter o alimento	Necessita de ajuda na preparação da bandeja com os alimentos; pode precisar de estímulo	Não consegue alimentar-se sozinho, mas consegue mastigar e engolir	Não consegue alimentar-se sozinho e pode ter dificuldade para deglutir
Higiene pessoal	Quase completamente autossuficiente	Precisa de alguma ajuda para banhar-se, fazer a higiene oral, pentear o cabelo, e assim por diante	Não consegue fazer muito por si mesmo	Totalmente dependente
Excreção	Levanta e chega ao banheiro sozinho ou quase sozinho	Precisa de alguma ajuda para sair da cama e chegar ao banheiro ou no uso do urinol	Na cama, precisa da comadre ou do urinol colocado; pode conseguir virar-se ou erguer-se parcialmente	Totalmente dependente
Conforto	Autossuficiente	Precisa de alguma ajuda com ajuste da posição ou da cama (p. ex., sondas, IVs)	Incapaz de virar-se sem ajuda, beber, ajustar a posição das extremidades, e assim por diante	Totalmente dependente
Saúde geral	Bem – quanto a procedimento diagnóstico, tratamento simples, ou procedimento cirúrgico (dilatação e curetagem, biópsia e fratura leve)	Sintomas leves – mais que uma doença leve, debilidade leve, leve reação emocional, leve incontinência (não mais que uma vez por turno)	Sintomas agudos – reação emocional grave a doença ou cirurgia, mais de uma doença grave, problema médico ou cirúrgico, incontinência grave ou frequente	Criticamente doente – pode ter reação emocional intensa
Tratamentos	Simples – deambulação supervisionada, mobilização, curativo simples, preparo para exames que não requeiram medicamento, reforço de curativo cirúrgico, curativos transparentes absorventes, sinais vitais uma vez por turno	Qualquer tratamento de categoria 1 mais que uma vez a cada turno, cuidado de cateter Foley, colocação e retirada; irrigações da bexiga, banho de assento, compressas, procedimentos para exames que exijam medicamentos ou acompanhamentos, enema simples para evacuar, sinais vitais de 4 em 4 horas	Qualquer tratamento mais que duas vezes a cada turno, IVs com medicamentos, curativos complicados, procedimentos estéreis, cuidados de traqueostomia, enemas, aspiração, alimentação por sonda, sinais mais frequentes que a cada 4 horas	Qualquer procedimento elaborado ou delicado que requeira dois enfermeiros, sinais vitais com mais frequência que de 2 em 2 horas
Medicamentos	Simples, de rotina, sem precisar de pré ou pós-avaliação; medicamentos não mais que uma vez por turno	Diabético, cardíaco, hipotenso, hipertenso, diuréticos, anticoagulantes, medicamentos quando necessários, mais que uma vez por turno, medicamentos precisam de pré ou pós-avaliação	Grande quantidade de medicamentos de categoria 2; controle do diabetes refratário (precisa ser monitorado mais que de 4 em 4 horas)	Medicamentos extensivos de categoria 3; IVs com observação e regulação frequente e atenta

(Continua)

400 **Unidade V** Papéis e funções na contratação de funcionários

TABELA 17.1	Classificação do atendimento ao paciente utilizando quatro níveis de intensidade do atendimento de enfermagem *(Continuação)*			
Área de atendimento	*Categoria 1*	*Categoria 2*	*Categoria 3*	*Categoria 4*
Ensino e apoio emocional	Acompanhamento de rotina: orientar pacientes quanto aos efeitos colaterais e adversos com reações emocionais	Ensino inicial de cuidado de ostomias; diabetes recente; sondas que serão colocadas por algum tempo; condições que requerem grande mudança em práticas para comer, viver ou excretar; pacientes com reações adversas leves a sua doença (p. ex., depressão, exigência explícita)	Itens de categoria 2 mais intensos; ensino de pacientes apreensivos ou levemente resistentes; cuidado de pacientes confusos ou desorientados	Ensino de pacientes resistentes, cuidado e apoio a pacientes com reação emocional intensa

Além disso, o administrador de escalão intermediário tem de ficar atento a forças internas ou externas que afetam as necessidades da unidade sem se refletirem no sistema de classificação do cuidado ao paciente. Exemplos dessas forças podem incluir aumento repentino de estudantes de enfermagem ou medicina na unidade, nível de habilidades inferior dos recém formados ou dificuldades culturais e linguísticas de enfermeiros estrangeiros há pouco contratados. O sistema de classificação da organização pode se revelar impreciso, ou as horas alocadas a cada categoria ou classificação de paciente podem ser imprecisas (para mais ou para menos). Isso não implica que os administradores de unidade não devem ser responsabilizados pela unidade-padrão de medida; na verdade, eles têm de estar cientes de motivos justificáveis para as variações.

Alguns futuristas sugerem que mais cedo ou mais tarde os *sistemas de mensuração de carga de trabalho* vão substituir os sistema de alocação de funcionários baseados na gravidade dos casos ou que os dois serão usados como um instrumento híbrido para determinar as necessidades de alocação de pessoal. A mensuração da carga de trabalho é uma técnica que avalia tanto o desempenho no trabalho quanto os níveis necessários de recursos. Assim, ela vai além do diagnóstico ou nível de gravidade do paciente e examina a quantidade específica de horas de cuidado necessárias para o atendimento das necessidades de determinada população. Conclui-se que os sistemas de mensuração da carga de trabalho agregam dados estatísticos, horas de atendimento, gravidade e atividades do paciente. Embora sejam complicados, os sistemas de mensuração da carga de trabalho realmente prometem uma previsão precisa dos recursos de enfermagem necessários para a alocação eficiente de pessoal nos hospitais.

Independentemente do instrumento usado para medir o volume de trabalho (NCH/PPD, PCS, sistema de mensuração do volume de trabalho, etc.), as unidades usadas para a mensuração do volume de trabalho precisam ser revisadas periodicamente, além de adaptadas sempre que necessário. Isto é uma função da liderança e uma responsabilidade administrativa.

EXERCÍCIO DE APRENDIZAGEM 17.7

Como calcular necessidades de funcionários

Você utiliza um PCS para auxiliar nas necessidades diárias de alocação de funcionários. A seguir, estão as horas de atendimento de enfermagem necessárias para cada nível de gravidade de paciente por turno:

Capítulo 17 Necessidades de alocação de pessoal e políticas de organização de horários

	Categoria I Nível de gravidade	Categoria II Nível de gravidade	Categoria III Nível de gravidade	Categoria IV Nível de gravidade
NCH/PPD necessário por turno-dia	2,3	2,9	3,4	4,6
NCH/PPD necessário para o turno da tarde	2,0	2,3	2,8	3,4
NCH/PPD necessário para o turno da noite	0,5	1,0	2,0	2,8

Quando você chega ao trabalho hoje pela manhã, tem os seguintes pacientes:

Um paciente na categoria I do nível de gravidade

Dois pacientes na categoria II do nível de gravidade

Três pacientes na categoria III do nível de gravidade

Um paciente na categoria IV do nível de gravidade

Observe que você tem ou excesso ou escassez de funcionários durante mais da metade das horas de trabalho de uma pessoa para reduzir ou aumentar a quantidade de funcionários. Por exemplo, no caso de enfermeiros nos turnos de oito horas, seu número deve estar acima ou abaixo de mais do que quatro horas para excluir ou adicionar funcionários.

Tarefa: calcule as necessidades relativas ao número de funcionários para o turno diurno. Você tem um enfermeiro e um técnico trabalhando em turnos de oito horas e um funcionário do setor trabalhando por quatro horas. Você está com excesso ou escassez de funcionários?

Se você tivesse a mesma quantidade de pacientes, mas com outros níveis de gravidade (como os mostrados a seguir), as necessidades relativas ao número de funcionários seriam as mesmas?

Dois pacientes na categoria I de nível de gravidade

Dois pacientes na categoria II do nível de gravidade

Três pacientes na categoria III do nível de gravidade

Nenhum paciente na categoria IV de nível de gravidade

A RELAÇÃO ENTRE HORAS DE CUIDADO DE ENFERMAGEM, GRUPO DE FUNCIONÁRIOS E QUALIDADE DO CUIDADO

Atualmente, é difícil encontrar um periódico de enfermagem que não traga, no mínimo, um artigo sobre a relação entre horas de cuidado de enfermagem, grupo de funcionários, qualidade do cuidado e resultados do paciente. Isso se dá como reação ao *boom* "de reestruturação" e "reengenharia" ocorrido em muitos hospitais que atendiam pacientes graves na década de 1990. Reestruturação e reengenharia foram feitas para reduzir custos, aumentar a eficiência, diminuir desperdício e retrabalho e remodelar a forma de oferecer cuidados (Huston, 2014c).

Considerando-se a intensidade de trabalho no atendimento de saúde, cortar custos ao reestruturar e fazer uma reengenharia costuma incluir modelos de alocação de funcionários que diminuem a representação de enfermeiros no grupo de funcionários, com aumento do uso de funcionários auxiliares não licenciados. Essa mudança um tanto rápida e drástica nas horas de trabalho de um enfermeiro e no grupo de funcionários foi terreno fértil para estudos comparativos que investigaram a relação entre horas de cuidado de enfermagem, grupos de funcionários e resultados.

Embora as pesquisas iniciais sobre horas de trabalho dos enfermeiros, grupos de funcionários e resultados dos pacientes não tivessem padronização em termos de instrumentos usados e medidas examinadas, a atenção de todo o país voltou-se para esse assunto e uma grande quantidade de estudos científicos com mais recursos financeiros e mais rigor começou a ser realizada. Por exemplo, Needleman et al. (2011), Aiken et al. (2010) e McHugh (2013) sugerem que conforme a quantidade de funcionários vai aumentando, o número de eventos adversos, o índice de mortalidade e a readmissão de pacientes diminuem.

O *mix* certo de funcionários também é decisivo, conforme demonstrado por um projeto de pesquisa com duração de um ano que examinou o impacto da alocação de pessoal nos resultados de tratamento de pacientes sensíveis ao trabalho de enfermagem. Este estudo descobriu que uma maior utilização de enfermeiros de agências, de grupos flutuantes ou de horas extras em enfermagem apresentava uma correlação com índices mais elevados de quedas entre pacientes (QuadraMed Corporation, 2012). Na verdade, uma revisão da literatura atual sobre o tema geralmente sugere que, conforme diminuem as horas de trabalho dos enfermeiros em NCH/PPD, os resultados adversos no tratamento de pacientes costuma aumentar, incluindo erros e quedas de pacientes, e o nível de satisfação dos pacientes também diminui (Huston, 2014b).

No entanto, em 2009, a California HealthCare Foundation divulgou um relatório mostrando que os índices californianos não demonstravam diferença alguma na duração da permanência dos pacientes nem qualquer redução significativa em certos eventos adversos sensíveis ao trabalho de enfermagem como resultado da implementação de proporções mínimas de enfermeiros no quadro de funcionários (Domrose, 2010). Embora haja uma grande dose de especulação para explicar por que os resultados previstos não se concretizaram, o estudo concluiu que não havia qualquer evidência de que proporções obrigatórias de enfermeiros melhoravam a saúde dos pacientes. Assim, os níveis de alocação de funcionários devem ser considerados um fator importante – ainda que não o único – na segurança do tratamento dos pacientes (Domrose). Além disso, é importante lembrar que "é preciso dispor de muitos dados e de muitos anos de dados para fazer o tipo de análise capaz de demonstrar se uma determinada política funciona ou não" (McHugh conforme citado em Domrose 2010, p. 27).

 Os níveis de alocação de funcionários devem ser considerados um fator importante – ainda que não o único – na segurança do tratamento dos pacientes.

Os chefes de unidade precisam compreender o efeito de grandes reestruturações e reengenharia sobre os funcionários e as políticas de organização de horários. Com a introdução de novos modelos de prática, precisa ocorrer um exame simultâneo dos grupos existentes de funcionários e de dados levantados sobre pacientes para assegurar que sejam feitas as mudanças apropriadas nas políticas de alocação de funcionários e na organização de horários de trabalho.

Por exemplo, menos funcionários com licença profissional, mais auxiliares não licenciados e criação de novos modelos de prática causam grande impacto nos métodos de designação de cuidados do paciente. As práticas de contar com funcionários em meio período, responder às preferências de trabalho dos funcionários e oferecer uma variedade de turnos e rotatividade de turnos podem não ser mais suficientes. Práticas administrativas utilizadas anteriormente também pouparam dinheiro, mandando as pessoas para casa quando as estatísticas baixaram; houve, além disso, remanejos para outras áreas, para atendimento de necessidades de outras unidades, ausência de agendamento de funcionários para turnos consecutivos por preferências de funcionários e políticas de elaboração de horários pouco adequadas. Finalmente, era comum pacientes serem confiados a enfermeiros sem a devida atenção à continuidade do atendimento, com mais designação de quantidade que de volume de trabalho. Algumas dessas práticas beneficiavam os funcionários e outras, a organização; muito poucas, porém, beneficiavam o paciente. Na verdade, designar enfermeiros diferentes diariamente para cuidar do paciente pode contribuir para resultados negativos para este.

Assim, uma avaliação rigorosa das atuais políticas de alocação de pessoal, elaboração de turnos de trabalho e designação de pacientes é necessária, ao mesmo tempo em que as organizações são reestruturadas e novos modelos de prática passam por reengenharia. Mudar essas políticas costuma envolver consequências de longo alcance, mas é necessário para que novos modelos de atendimento sejam implementados com sucesso. Por exemplo, para que a enfermagem seja eficiente, os enfermeiros precisam trabalhar uma quantidade de dias consecutivos com um cliente a fim de assegurar tempo de elaboração e avaliação de um plano de atendimento. Neste exemplo, políticas de remanejo e solicitações de dias de folga podem ter de ser alteradas ou trocadas para ocorrer adequação à filosofia de prestação de atendimento de enfermagem primário.

Descobrir um grupo apropriado de funcionários depende do lugar em que o paciente é atendido, de sua gravidade e de outros fatores. Não existe um padrão nacional para determinar se as decisões sobre número de funcionários são adequadas ou não para determinado local. Além disso, muitos instrumentos e métodos usados para essa determinação se mostraram pouco confiáveis e inválidos, seja em seu desenvolvimento, seja em sua aplicação. Algumas fórmulas, entretanto, possibilitam ajustes relativos a variações no conjunto de habilidades dos funcionários. São relativamente novas, mas podem constituir instrumento de melhor uso para decisões de alocação de pessoal. É fundamental possuir uma quantidade adequada de enfermeiros treinados e informados para que sejam atingidos os resultados.

COMO ADMINISTRAR UM CORPO FUNCIONAL DIVERSIFICADO

Os administradores precisam reconhecer a importância de um corpo funcional com diversidade étnica e cultural para o atendimento das necessidades de uma população de pacientes também cada vez mais diversificada. De fato, os padrões nacionais de oferecimento de serviços linguísticos e culturais apropriados no atendimento de saúde foram divulgados pelo Gabinete de Saúde Minoritária do Departamento Norte-Americano de Serviços de Saúde e Humanos (2013). Dos 15 padrões criados, vários tratam diretamente da necessidade de diversidade cultural e linguística no corpo funcional. Por exemplo, o Padrão 5 exige que as organizações de saúde ofereçam serviços de assistência ao idioma, incluindo funcionários bilíngues e serviços de intérpretes sem custo aos clientes que tenham proficiência limitada em inglês. O Padrão 7 assegura a competência dessa assistência linguística por meio de intérpretes e funcionários bilíngues, e o Padrão 6 exige que todas as ofertas verbais e avisos escritos relativos ao acesso a esses serviços estejam disponíveis aos pacientes nos idiomas de sua preferência.

Os administradores precisam compreender com clareza as necessidades culturais e linguísticas singulares representadas em sua população de pacientes e tentar atendê-las por intermédio de um corpo de funcionários diversificado.

CONSIDERAÇÕES RELACIONADAS A FAIXA ETÁRIA NA ALOCAÇÃO DE PESSOAL

Além da diversidade étnica e cultural, os administradores precisam ficar alertas a como a diversidade de gerações pode afetar as necessidades de alocação de pessoal. Stokowski (2013) observa que os cientistas sociais defendem que esta é a primeira vez na história que quatro gerações diferentes de enfermeiros trabalham juntas. Em outras épocas, a aposentadoria antecipada da enfermagem e expectativas de vida mais curtas limitavam a força de trabalho a três gerações.

Alguns pesquisadores sugerem que as diversas gerações representadas na enfermagem atualmente possuem diferentes sistemas de valores capazes de afetar a alocação de funcionários (Quadro 17.5). A maioria dos especialistas identifica quatro grupos geracionais na força de trabalho atual: a geração veterana (também chamada de geração silenciosa ou de tradicionalista), os *baby boomers*, a geração X e a geração Y (também chamada de Millenials).

QUADRO 17.5	Grupos de trabalho de diferentes gerações
Geração	**Ano de nascimento**
Geração silenciosa ou de veteranos	De 1925 a 1942
Baby boomers ou *boom*	De 1943 até início da década de 1960
Geração X	Início da década de 1960 até início da década de 1980
Geração Y	Início dos anos 80 até 2000

A geração de veteranos costuma ser reconhecida como aqueles enfermeiros nascidos entre 1925 e 1942. Atualmente, cerca de 5% dos enfermeiros empregados encontram-se nesta faixa etária (Stokowski, 2013). Tendo passado por vários conflitos militares internacionais (Segunda Guerra

404 **Unidade V** Papéis e funções na contratação de funcionários

Mundial, Guerra da Coreia e Guerra do Vietnã), além da Grande Depressão, eles costumam ser avessos a riscos (sobretudo no que diz respeito às finanças pessoais), costumam respeitar a autoridade, apoiar a hierarquia e manter a disciplina. Eles também são chamados de *geração silenciosa*, pois tendem a apoiar o *statu quo*, ao invés de protestarem ou reivindicarem mudanças rápidas. Como resultado, esses enfermeiros são menos propensos a questionar as práticas organizacionais e mais propensos a buscarem emprego em ambientes estruturados. Seus valores profissionais são tradicionais e eles muitas vezes são reconhecidos por sua fidelidade para com seus empregadores.

A *geração boom* (daqueles nascidos entre 1943 e 1960), representando 40% da força de trabalho atual (Stokowski, 2013), também exibe valores profissionais tradicionais; no entanto, seus representantes tendem a ser mais materialistas e, por isso, mostram-se dispostos a trabalhar por longos períodos em um esforço para avançarem na carreira. Na verdade, os membros desta geração, que inclui muitos dos líderes em enfermagem atuais, estão mais aptos do que quaisquer outros a serem chamados de "*workaholics*". Ainda assim, muitos *baby boomers* cuidam de familiares de ambos os lados. Além disso, muitos deles voluntariam seu tempo na defesa de causas ambientais, culturais e educacionais.

Além disso, essa geração de trabalhadores costuma ser reconhecida como mais individualista como resultado da "criação permissiva" que receberam de seus pais, e por crescerem constantemente ouvindo que seu futuro reservava ilimitadas oportunidades de realizações (Patterson, 2007). Esse individualismo muitas vezes resulta em maior criatividade, e, por isso, enfermeiros nascidos nessa geração podem estar mais aptos a trabalhos que requerem flexibilidade, raciocínio independente e criatividade. Ainda assim, isso também encoraja essa geração a desafiar as regras.

Em contraste, os membros da geração X (nascidos entre 1961 e 1981), uma coorte muito menor que a dos *baby boomers* que os precederam, ou que a da geração Y que os sucedeu, podem não apresentar o interesse por uma vida inteira de emprego em um único lugar que as gerações anteriores costumavam valorizar, preferindo, em vez disso, mais flexibilidade de horários de trabalho e oportunidades de folga. Isso provavelmente reflete o fato de que muitos indivíduos nascidos nesta geração tiveram ambos os pais trabalhando fora enquanto cresciam, levando-os a dar mais ênfase à família e ao tempo ocioso em suas próprias unidades familiares. Sendo assim, esta geração pode apresentar menos motivação econômica do que as gerações anteriores e pode definir o sucesso de um modo diferente que a geração de veteranos ou a dos *baby boomers*. Eles são, porém, pragmáticos, autossuficientes e receptivos a mudanças (Patterson, 2007). Quarenta por cento da força de trabalho dos enfermeiros pertence a esta coorte geracional (Stokowski, 2013).

Os membros da *geração Y*, também conhecidos como *Millenials*, (nascidos entre o final da década de 1970 e 2000) representam o primeiro grupo de cidadãos verdadeiramente globalizados. Eles são conhecidos por seu otimismo, autoconfiança, facilidade de relacionamento, mentalidade de voluntariado e consciência social. Também são altamente sofisticados em seu uso da tecnologia, o que os permite ver o mundo como um "ambiente menor, diverso e altamente conectado para se trabalhar e viver" (Patterson, 2007, p. 20). É por isso que algumas pessoas chamam esta geração de "*nativos digitais*". A geração Y atualmente representa apenas 15% da mão de obra de enfermagem, mas sua proporção aumentará rapidamente ao longo da próxima década (Stokowski, 2013).

A geração Y, porém, pode exigir um tipo diferente de cultura organizacional para atender às suas necessidades. Na verdade, os enfermeiros da geração Y podem testar a paciência de seus líderes da geração dos *baby-boomers*, já que eles podem parecer um tanto impetuosos ou impacientes e apresentar um ar de merecimento capaz de afrontar os trabalhadores mais velhos. Por outro lado, a geração Y é conhecida por se dar bem trabalhando em equipe, por exibir um alto grau de altruísmo, por ter uma maior consciência ambiental e por ficar muito mais à vontade com aspectos multiculturais do que seus colegas mais velhos.

Mensik (2007) indica que, embora a diversidade de gerações imponha novos desafios administrativos, ela também proporciona uma variedade de perspectivas e pontos de vista que reforçam o equilíbrio e a produtividade no local de trabalho. Ela sugere que a literatura costuma se concentrar nas diferenças e em atributos negativos entre as gerações, sobretudo para as gerações X e Y, e que uma visão equilibrada é necessária. A literatura, por exemplo, sugere repetidamente que as gerações X e Y podem apresentar menos fidelidade para com seus empregadores do que as gerações que as precedem, mas Mensik cita pesquisas atuais que sugerem que o comprometimento dessas gerações com a longevidade no emprego é maior do que a dos *baby boomers* que as precede.

Mensik (2007) conclui que, em vez de se concentrar nas diferenças geracionais, os enfermeiros devem pensar para frente e investir suas energias na busca por colaboração entre as gerações. Além disso, os pacientes devem se beneficiar com a otimização dos resultados que deve advir quando todas as gerações da força de trabalho puderem trabalhar juntas como uma equipe de desempenho superior. Anderson (2013) concorda, sugerindo que a diversidade de gerações leva à diversidade de ideias, o que pode ser bastante valioso para o enfermeiro-líder, para os enfermeiros e ulteriormente para os pacientes.

A diversidade geracional, assim como a diversidade cultural, deveria ser vista como uma vantagem na força de trabalho.

O IMPACTO DA ESCASSEZ DE FUNCIONÁRIOS DE ENFERMAGEM NA ALOCAÇÃO DE PESSOAL

Conforme visto no Capítulo 15, carências de enfermeiros sempre ocorreram com certa periodicidade, nacional, regional ou localmente. É difícil à profissão como um todo prever com exatidão o momento e o local em que ocorrerá menor oferta de enfermeiros, mas todos os administradores de enfermagem, a certa altura, enfrentarão uma oferta reduzida de funcionários, tanto de enfermeiros quanto dos demais.

As organizações de saúde utilizam várias soluções no combate a esse problema. Questões como planejamento e recrutamento antecipados já foram abordadas. Outra solução a longo prazo para uma escassez de pessoal é o *treinamento cruzado*. O treinamento cruzado envolve oferecer a profissionais com antecedentes educacionais e experiência técnica variáveis as habilidades necessárias para assumirem tarefas normalmente fora de seu âmbito de ação, transferindo-os de uma unidade a outra e agindo com conhecimento. Todas essas são boas soluções para problemas de longo prazo e demonstram visão por parte líder-administrador.

As carências de funcionários, no entanto, costumam ocorrer diariamente. Isso ocorre devido a aumento no número de pacientes, aumento inesperado nas necessidades dos clientes ou aumento nas faltas ou doenças dos funcionários. As organizações de saúde costumam empregar vários métodos para lidar com faltas inesperadas de funcionários. Uma das soluções mais importantes envolve um grupo de funcionários fechado na unidade, além de busca de funcionários em um grupo central de enfermeiros, solicitação de voluntários para trabalhos extraordinários e horas extras obrigatórias.

Há um *número fechado de funcionários* na unidade quando pessoal dessa unidade se comprometem a cobrir todas as ausências e necessidades de ajuda extra em contrapartida a não serem retirados da unidade em períodos com menos pacientes. No caso das *horas extras obrigatórias*, os empregados têm de fazer turnos adicionais, sob ameaça de abandono de paciente caso se recusem a isso. Alguns hospitais costumam fazer uso de horas extras obrigatórias na tentativa de manter menos pessoas na folha de pagamento.

Um profissional da saúde exausto é um risco à saúde pública e à segurança do paciente. Ao mesmo tempo em que fazer horas extras não é eficiente nem efetivo a longo prazo, causa impacto mais devastador no que diz respeito às percepções que têm os funcionários de uma falta de controle, além do humor, da motivação e da produtividade. Enfermeiros obrigados a fazer mais horas de trabalho o fazem sob o estresse decorrente de tarefas concomitantes – relacionadas a seu trabalho, à família, à própria saúde e à segurança dos pacientes (Huston, 2014b). Sem dúvida, horas extras obrigatórias devem ser um último recurso e não um procedimento funcional padronizado pelo fato de uma instituição não possuir funcionários em número suficiente.

Independentemente de como o chefe prefere lidar com quantidades inadequadas de funcionários, alguns critérios devem ser atendidos:

- As decisões tomadas devem obedecer a leis trabalhistas estaduais e federais e às políticas da organização.
- Os funcionários não devem ser desmoralizados ou se cansar em excesso devido a frequentes e prolongadas solicitações de cumprimento de horas extras.
- Devem-se buscar soluções de curto e longo prazos.
- O atendimento do paciente não deve ser colocado em risco.

RESPONSABILIDADES ÉTICAS E FISCAIS NA ALOCAÇÃO DE PESSOAL

Independentemente das dificuldades inerentes, PCS e designação de horas de cuidado de enfermagem continuam sendo métodos de controle da função administrativa de alocação de pessoal. Desde que percebam que todos os sistemas têm fraquezas e realizem avaliações periódicas desses sistemas, os administradores conseguirão iniciar as mudanças planejadas. É fundamental, entretanto, que façam o possível para basear a alocação de pessoal para a unidade no PCS da organização. O cuidado de enfermagem ainda envolve trabalho excessivo, e o administrador tem o compromisso fiscal com a organização de alocar uma quantidade adequada de funcionários em turnos e plantões. Responsabilizar-se por um orçamento pré-negociado é função do administrador.

Deficits orçamentários federais e estaduais cada vez maiores resultam em mais pressão para que todas as organizações de saúde reduzam custos. Como os orçamentos de pessoal são grandes nessas organizações, um corte de pequeno percentual de funcionários pode resultar em grandes contenções de custos. Assim, os administradores precisam aumentar o número de funcionários diante de aumento na gravidade dos pacientes e diminuir sua quantidade diante de redução da gravidade; agir de maneira diversa significa desmoralizar o corpo funcional da unidade. É importante que os administradores usem a alocação de pessoal para oferecer atendimento economicamente eficiente e seguro.

 A responsabilidade fiscal da empresa em relação à quantidade de funcionários não é incompatível com a responsabilidade ética para com estes e os pacientes. A meta do administrador é manter-se dentro do orçamento de pessoal e atender às necessidades destes e dos pacientes.

Algumas organizações exigem apenas que os administradores terminem o ano fiscal cumprindo as horas de cuidado de enfermagem orçadas, prestando menos atenção às horas de cuidado de enfermagem diárias ou semanais. Alocar funcionários conforme turnos ou plantões com base na gravidade dos pacientes possibilita, porém, número mais consistente de funcionários, com mais possibilidades de identificação de excessos e faltas de funcionários de forma mais oportuna. Além disso, esse é um método mais justo de alocar funcionários.

A desvantagem da alocação baseada em turnos é a demanda de tempo, além de ser um pouco subjetiva, porque gravidade ou sistemas de classificação deixam muito a ser determinado pela pessoa que define os níveis de gravidade. Quanto maior o grau de objetividade e precisão em qualquer sistema, mais tempo será necessário para os cálculos de alocação de pessoal. Talvez o maior perigo na alocação de pessoal pela gravidade esteja no fato de muitas organizações não conseguirem suprir pessoal extra quando o sistema apresenta funcionários a menos na unidade. A mesma organização, todavia, pode usar o sistema de alocação de pessoal com base na gravidade para justificar redução de funcionários em uma unidade com pessoal em demasia. Assim, um sistema de classificação do número de funcionários pode levar à desmotivação se usado de maneira inconsistente ou incorreta.

Os empregados têm direito de esperar um volume de trabalho razoável. Os administradores precisam assegurar a existência de um número adequado de funcionários para que sejam atendidas suas necessidades e as dos pacientes. Aqueles chefes que esperam constantemente que os empregados façam horas extras, permaneçam além do horário e tenham muitos pacientes para atender não estão sendo responsáveis do ponto de vista ético.

Chefes eficientes, porém, não se concentram exclusivamente nas quantidades de pessoal, mas estão atentos a todos os componentes da produtividade. Examinam os deveres dos enfermeiros, as descrições das tarefas, a organização do cuidado ao paciente, o grupo de funcionários e as competências destes. Também utilizam todas as oportunidades para formar uma equipe produtiva e coesa.

Em períodos de escassez de pessoal, aqueles que estão trabalhando lançam mão de esforços sobre-humanos, sem se queixarem disso, apenas porque acreditam em seus supervisores e na organização. O oposto, porém, é tão comum quanto isso: enfermeiros em unidades que estão com uma escassez apenas moderada de pessoal despendem um tempo e uma energia desproporcionais reclamando do seu fardo. A diferença entre os dois exemplos tem muito a ver com a confiança que os funcionários têm quanto a excepcionalidade ou normalidade dessa situação. Também confiam

Capítulo 17   Necessidades de alocação de pessoal e políticas de organização de horários

na busca de soluções reais e não paliativas para que as necessidades dos pacientes seja a filosofia prioritária em relação aos ganhos financeiros que a organização planeja obter, e para isso contam com seu supervisor.

CRIAÇÃO DE POLÍTICAS DE ALOCAÇÃO DE PESSOAL E ORGANIZAÇÃO DE HORÁRIOS DE TRABALHO

Os enfermeiros ficarão mais satisfeitos no local de trabalho se as políticas de alocação de pessoal e organização de horários, bem como os procedimentos, forem desenvolvidos com cuidado, aplicados com justiça e comunicados com clareza a todos. As políticas de pessoal representam o padrão de ação comunicado antecipadamente para que nenhum empregado seja pego desprevenido em relação a elas. Políticas escritas são uma forma de se ter mais consistência e justiça. Além de padronizadas, devem estar escritas de modo a possibilitar alguma flexibilidade. Um desafio para o líder-administrador é a elaboração de políticas centradas mais nos resultados que nos obstáculos ou regras, que limitem uma resposta às necessidades de cada empregado.

As políticas de horários e alocação de funcionários devem ser revisadas e atualizadas periodicamente. Na formulação das políticas, os administradores têm de examinar sua própria filosofia e analisar as práticas predominantes na comunidade. Administradores no nível das unidades raramente têm responsabilidade total com a formulação das políticas de pessoal da organização, mas precisam ter certa participação na revisão dessas políticas. Há, todavia, políticas do departamento de enfermagem e de funcionários da unidade criadas e implementadas pelos supervisores.

As políticas apresentadas no Quadro 17.6 devem ser formalizadas pelo administrador e comunicadas a todos os empregados. Para garantir que as políticas de alocação de pessoal em cada unidade não entrem em conflito com as de nível superior, precisa haver *input* adequado dos funcionários, e elas têm de ser elaboradas junto com os departamentos de pessoal e de enfermagem. Por exemplo, alguns estados têm leis trabalhistas que proíbem turnos de 12 horas. Outros permitem que os empregados abram mão dos direitos em troca de pagamentos maiores por turnos de trabalho superiores a oito ou 12 horas. Além disso, nas organizações que têm sindicatos, muitas políticas de alocação de funcionários e de horários de trabalho são incorporadas ao contrato com o sindicato. Nesses casos, mudanças no número de empregados podem ter de ser negociadas quando da renovação do contrato.

QUADRO 17.6 — Lista de verificação da unidade sobre políticas de alocação de pessoal

1. Nome da pessoa responsável pela agenda da alocação de pessoal e a autoridade dessa pessoa (se diferente daquela do supervisor imediato do empregado)
2. Tipo e duração do ciclo utilizado de alocação de pessoal
3. Políticas de rotatividade (se usada a rotatividade de turnos)
4. Políticas fixas de transferência de turno (se usados turnos fixos)
5. Exibição dos horários e locais de turnos ou plantões
6. Início e término de cada turno ou plantão
7. Dia da semana em que começa o horário
8. Política de fins de semana de folga
9. Política para chegadas com atraso
10. Procedimentos diante de baixo número de pacientes
11. Política de trocas das folgas
12. Procedimentos de solicitação de folgas
13. Políticas de absenteísmo
14. Políticas referentes à rotação para outras unidades
15. Procedimentos de solicitação de período de férias
16. Procedimentos de solicitação de feriados
17. Procedimentos para solução de conflitos quanto a solicitações de folgas, feriados ou período sem trabalhar
18. Políticas de solicitação em casos de emergência
19. Políticas e procedimentos referentes à solicitação de transferência para outras unidades
20. Política sobre horas extras obrigatórias

INTEGRAÇÃO ENTRE PAPÉIS DA LIDERANÇA E FUNÇÕES ADMINISTRATIVAS NAS NECESSIDADES DE ALOCAÇÃO E POLÍTICAS DE ORGANIZAÇÃO DE HORÁRIOS

O administrador é responsável pela alocação de um número adequado de funcionários para que sejam satisfeitas as necessidades de cuidado ao paciente. Ele também assume uma responsabilidade ética com pacientes e empregados em relação a um número adequado e apropriado de funcionários em cada turno e plantão. Assim, o líder-administrator deve estar atento às oscilações no número de pacientes e nas unidades de volume de trabalho para se certificar da minimização de excesso ou escassez de funcionários e garantir o compromisso fiscal da empresa.

O uso de evidências e de ferramentas baseadas em evidências para tomar essas decisões de alocação de pessoal é crucial para líderes-administradores contemporâneos da área de enfermagem. Ainda assim, Douglas (2010, p. 55) oferece uma contrapartida razoável em sua afirmação de que, embora o apelo por "alocação de pessoal com base em dados seja alto e claro e bastante propício, a sua abordagem também precisa ser harmonizada com o lado humano". A meta final, então, deve ser a combinação certa de dados objetivos e subjetivos, com o produto final sendo "um sólido embasamento em dados e informações com a compreensão e a sabedoria necessárias para se chegar a resultados otimizados" (Douglas 2010, p. 62).

O líder-administrador prudente também está ciente da necessidade de contar com políticas abrangentes de alocação de pessoal e horários de trabalho que sejam não apenas justas, mas também conformes com as políticas organizacionais, com os contratos sindicais e com as leis trabalhistas. Quando possível, os funcionários devem ser envolvidos no desenvolvimento dessas políticas de alocação de pessoal e horários de trabalho. Isso ajuda a estabelecer a confiança necessária para desenvolver um espírito de equipe ao lidar com escassez temporária de pessoal.

As políticas de alocação de pessoal e horários de trabalho de uma unidade devem ser revistas e revisadas de tempos em temos para refletir as mudanças na comunidade e nas tendências nacionais, bem como os métodos contemporâneos de alocação de pessoal e cronogramas de trabalho. Além disso, o líder deve estar atento a fatores que influenciam o padrão de produtividade e deve negociar mudanças nesse padrão quando apropriado.

Ele também procura métodos novos para vencer as dificuldades na alocação correta de funcionários. Saber que, em parte, as necessidades dos empregados têm relação com a configuração do trabalho leva o líder-administrador prudente a buscar formas de reconfiguração do trabalho para reduzir as necessidades de alocação de pessoal. Quando os papéis da liderança estão integrados às funções administrativas de alocação de pessoal e montagem criativa de horários, pode haver opções.

CONCEITOS-CHAVE

- O administrador tem um dever fiscal e ético de planejar um número adequado de funcionários para que sejam atendidas as necessidades de cuidado dos pacientes.

- Métodos inovadores e criativos de alocação de pessoal e elaboração de horários de trabalho devem ser investigados para que seja evitado o excesso e a falta de empregados, na medida das oscilações na quantidade e na gravidade dos pacientes.

- As políticas de alocação de pessoal e de elaboração de horários não devem violar leis trabalhistas, leis estaduais e federais, nem contratos sindicais.

- Os instrumentos de medida do volume de trabalho incluem o sistema NCH/PPD, PCS e de mensuração do volume de trabalho. Todos esses instrumentos devem ser revisados periodicamente para que se determine se são válidos e confiáveis para medir as necessidades de alocação de pessoal em determinada organização.

- Horas extras obrigatórias devem ser um último recurso e não um procedimento funcional padronizado pelo fato de uma instituição não ter funcionários em número suficiente.

- As pesquisas mostram claramente que, quando a representação de enfermeiros no conjunto de habilidades aumenta, os resultados dos pacientes geralmente melhoram e os eventos adversos diminuem.

- Aqueles que têm responsabilidades de alocar pessoal precisam sempre estar informados sobre as proporções obrigatórias na quantidade de empregados e atender a essas exigências.
- Os administradores devem tentar ter um corpo funcional diversificado, que atenda a necessidades culturais e linguísticas da população de pacientes.
- Políticas justas e uniformes de alocação de pessoal e elaboração de horários precisam ser escritas e comunicadas a todos os empregados.
- As políticas existentes de alocação de pessoal devem ser examinadas periodicamente para determinar se ainda atendem às necessidades dos funcionários e da empresa.

EXERCÍCIOS DE APRENDIZAGEM

EXERCÍCIO DE APRENDIZAGEM 17.5
Como implementar um novo modelo de cuidado de enfermagem

Você está em um comitê *ad hoc* para examinar formas de melhorar a continuidade de tarefas com os pacientes, porque sua unidade está querendo passar do cuidado integral ao paciente para cuidado primário de enfermagem (*primary nursing*). O comitê está com dificuldades para formular as políticas porque hoje há um grande número de enfermeiros trabalhando em meio período, com dois dias de trabalho e dois dias de folga. Além disso, sua unidade está com uma quantidade de pacientes que aumenta e diminui de forma inesperada, resultando em enfermeiros que trocam frequentemente de unidade. O comitê está comprometido em oferecer continuidade no novo sistema de atendimento ao paciente.

Tarefa: elabore algumas políticas de alocação de funcionários e horários com possibilidade de aumentar a continuidade dos pacientes confiados aos enfermeiros, sem que isso resulte em problemas financeiros para a unidade. Como essas políticas serão executadas de forma justa? Elas têm potencial para fazer com que os funcionários saiam da unidade?

EXERCÍCIO DE APRENDIZAGEM 17.6
Como tomar decisões importantes quanto ao número de funcionários

Você é coordenador de alocação de funcionários no hospital de uma pequena comunidade. Agora são 12h30min e seu plano de alocação de funcionários para o turno das 15 às 23h precisa estar pronto até as 13h. (O contrato com o sindicato estipula que todos os "cancelamentos" a serem feitos devido a poucos pacientes precisam ocorrer no mínimo duas horas antes do começo do turno; caso contrário, os empregados receberão um mínimo de quatro horas de pagamento.) Você tem, porém, a prerrogativa de cancelar funcionários para meio turno (4 horas). Quando necessários para a segunda metade do turno, das 19 às 23h, você tem de avisá-los até as 17h, no horário intermediário. Um registro local, fora da unidade, está disponível para funcionários suplementares; seu custo, porém, é duas vezes e meia o de um funcionário regular, assim, esse recurso deve ser evitado sempre que possível. Horas extras obrigatórias são utilizadas, mas como um último recurso.

As estatísticas atuais no hospital apontam 52 pacientes, embora o setor de emergência esteja bastante movimentado, com quatro possíveis internações de pacientes. Há ainda dois pacientes com ordens confirmadas de alta e três altas potenciais no turno das 15 às 23h. Todas as unidades acabaram de enviar seus cálculos de PCS para esse turno.

Você deve alocar funcionários para cinco unidades: UTI, pediatria, obstetrícia (inclui trabalho de parto, nascimento e pós-parto), departamento médico e cirúrgico. A UTI precisa de uma proporção mínima de 1:2 enfermeiros-pacientes. A unidade pediátrica costuma ter a proporção de 1:4 enfermeiros-pacientes, e os departamentos médico e cirúrgico precisam de uma proporção de 1:6 enfermeiros-pacientes. Na obstetrícia, usa-se a proporção de 1:2 enfermeiros-pacientes para

(Continua)

410 **Unidade V** Papéis e funções na contratação de funcionários

trabalho de parto e nascimentos e a proporção de 1:6 no pós-parto. Ao revisar as quantidades de funcionários, você percebe o seguinte:

UTI

Censo = 6. Capacidade da unidade = 8. O PCS apresenta um nível atual de gravidade de pacientes que requer 3,2 funcionários. Uma das internações potenciais no setor de emergência é um paciente que precisará de monitoramento cardíaco. Um paciente, porém, tem possibilidade de ser transferido para a unidade médica no turno das 15 às 23h. Quatro enfermeiros estão alocados nesse turno.

Pediatria

Censo = 8. Capacidade da unidade = 10. O PCS apresenta um nível atual de gravidade que exige 2,4 funcionários. Há dois enfermeiros e um auxiliar alocados no turno das 15 às 23h. Não há antecipação de altas ou transferências.

Obstetrícia

Censo = 6. Capacidade da unidade = 8. Três mulheres estão em trabalho de parto ativo e outras três na unidade pós-parto, com os bebês. Dois enfermeiros estão alocados ao setor de obstetrícia no turno das 15 às 23h. Não há funcionários na instituição nesse turno com treinamento especial para vir a essa unidade.

Setor médico

Censo = 19. Capacidade da unidade = 24. O PCS apresenta um nível atual de gravidade que exige 4,4 funcionários. Há dois enfermeiros, um técnico e dois auxiliares alocados ao turno das 15 às 23h. Três internações potenciais no setor de emergência virão para esse setor. Duas altas potenciais de pacientes ocorrerão nessa unidade.

Departamento cirúrgico

Censo = 13. Capacidade da unidade = 18. O PCS apresenta um nível atual de gravidade que exige 3,6 funcionários. Devido a avisos de ausência por doença, você tem somente um enfermeiro e dois auxiliares alocados à unidade para o turno das 15 às 23h. Duas altas confirmadas de pacientes e uma alta potencial ocorrerão nessa unidade.

Tarefa: responda as seguintes perguntas:

1. Quais unidades têm mais funcionários e quais unidades têm menos funcionários alocados?
2. Nas unidades com excesso de funcionários, o que você fará com os que são desnecessários?
3. Como você alocará funcionários às unidades que apresentam falta de pessoal? Usará o registro de funcionários disponíveis ou as horas extras obrigatórias?
4. De que forma o grupo de funcionários e os níveis de gravidade do PCS influenciam suas decisões (se for o caso)?
5. Que salvaguardas você pode colocar no plano de alocação de funcionários em relação a internações não antecipadas ou a mudanças na gravidade dos pacientes durante o turno?

EXERCÍCIO DE APRENDIZAGEM 17.7

Como revisar os prós e os contras das soluções de alocação de funcionários

Você atua em um comitê para auxiliar a resolver um problema crônico de falta de funcionários em sua unidade, uma UTI pediátrica. Horas extras voluntárias, treinamento cruzado com a unidade pediátrica regular de atendimento não intensivo e alocação fechada de funcionários na unidade foram sugestões de soluções possíveis.

Tarefa: faça uma lista dos prós e dos contras em relação a cada sugestão para levar ao comitê que irá revisá-las. Compartilhe sua lista com os membros do grupo.

Capítulo 17 Necessidades de alocação de pessoal e políticas de organização de horários **411**

EXERCÍCIO DE APRENDIZAGEM 17.8

Como escolher um modelo de cuidado e um padrão de alocação de pessoal

Você foi contratado como supervisor da nova unidade de recuperação do Memorial Hospital. O hospital descentraliza a responsabilidade de contratar funcionários, mas você deve atender às seguintes limitações:

1. Todos os empregados devem ser licenciados.
2. A proporção de técnicos em relação a enfermeiros deve ser de 1:1.
3. Sempre deve haver um enfermeiro em serviço.
4. Seu NCH/PPD orçado é de 8,2.
5. Você não faz parte do NCH/PPD, mas funcionários de setor fazem parte dele.
6. A capacidade de sua unidade é de sete pacientes, e você prevê uma estatística diária média de seis pacientes.
7. Você pode utilizar a modalidade de organização do atendimento aos pacientes que desejar.

Seus pacientes serão crônicos e não graves, internados para um programa de recuperação ativo de duas a 12 semanas. A ênfase será o retorno do paciente para casa, com capacidade adequada de realização das atividades da vida diária. Muitos outros profissionais, inclusive terapeutas ocupacionais e fisioterapeutas, participarão da equipe de reabilitação. Uma lista de espera por leitos é prevista, porque há necessidade desse serviço em sua comunidade. Você prevê que a maior parte dos pacientes terá passado por acidentes vasculares cerebrais, lesões na medula espinal, outros problemas com deficiências neurológicas e amputações.

Você contratou quatro enfermeiros em horário integral e dois em meio período. Estes gostariam de fazer no mínimo dois dias de trabalho em um período pago de duas semanas; em contrapartida a essa garantia de trabalho, concordaram em suprir a maior parte das ausências por doença e férias, além de alguns feriados dos enfermeiros regulares e com horário integral em sua equipe.

Você também contratou três técnicos em horário integral e dois técnicos em meio período. Os técnicos em meio período, entretanto, desejariam trabalhar um mínimo de três dias na semana. Você decidiu não contratar um funcionário para a parte burocrática, mas optou por utilizar esse funcionário da pediatria por quatro horas diárias para auxiliar em várias tarefas. Assim, precisa calcular as quatro horas diárias desse profissional nas horas totais de trabalho.

Você pesquisou vários tipos de modelos de cuidados aos pacientes (Capítulo 14) e padrões de alocação de funcionários. Os seus novos funcionários desejam experimentar modelos de cuidados e outras formas de seleção de pessoal diferentes das que você estabeleceu.

Tarefa: determine o tipo de cuidado ao paciente e o padrão de alocação de pessoal que usará. Explique os motivos e a forma de escolher. Depois, mostre um padrão de alocação de pessoal para 24 horas e sete dias por semana. Você conseguiu criar uma agenda de horários que atende às limitações impostas? O processo demandou muito tempo?

EXERCÍCIO DE APRENDIZAGEM 17.9

Flutuando outra vez

Você é um novo enfermeiro, tendo se formado na escola de enfermagem há apenas quatro meses. Quando você chega ao trabalho à noite, é avisado que, como a sua unidade está com um número pequeno de pacientes internados, você deve flutuar novamente para outra unidade. Esta é a terceira vez consecutiva que você é obrigado a flutuar, e as duas últimas noites foram em unidades diferentes. Quando você questiona por que é a sua vez de flutuar novamente, é informado de que está é a sua última noite de trabalho antes de ter três dias de folga, e que faz mais sentido que você flutue do que alguma outra pessoa que irá trabalhar nas próximas noites e que poderá prestar continuidade de atendimento. Outra enfermeira diz que esta é a sua última noite após uma sequência de sete dias ininterruptos de trabalho, e que não seria justo ela ter de flutuar a esta altura. Além disso, um dos enfermeiros diz que não recebeu treinamento cruzado para a unidade que está precisando de funcionários, e outra diz que só está ali

(Continua)

412 **Unidade V** Papéis e funções na contratação de funcionários

porque fez uma troca de noites com outro enfermeiro como um favor pessoal e que, portanto, não deveria flutuar. A enfermeiro encarregada reconhece a sua frustração, mas diz que, como a atual política de flutuação não é clara, ela precisou tomar uma decisão e que escolheu você para flutuar. Ela lhe convida para ajudá-la a criar uma política de flutuação fixada por escrito que seja mais justa para todos.

Tarefa: na sua opinião, a falta de uma política clara e por escrito sobre a flutuação de funcionários resultou em um tratamento arbitrário e injusto, e você decide usar os próximos dias para começar a trabalhar em uma nova política que abranja todos os aspectos da flutuação. Crie tal política. Certifique-se de que ela aborda as qualificações necessárias para que um funcionário flutue para outra unidade, bem como os critérios para determinar como a flutuação será alocada quando as necessidades e os argumentos dos funcionários forem conflitantes. Em seguida, peça para que seus colegas revisem a sua política de flutuação. Você acha que sua política ficou abrangente? Clara? Segura? Justa?

REFERÊNCIAS

Aiken, L, Sloane, D., Cimiotti, J., Clarke, S., Flynn, L., Seago, J.,... Smith, H. (2010). Implications of the California nurse staffing mandate for other states. *Health Services Research, 45*(4), 904–921.

American Nurses Association. (2013) *Safe staffing saves lives.* Acessado em 9 de junho de 2013, em http://www.safestaffingsaveslives.org/WhatisANADoing/StateLegislation.aspx

Anderson, L. (2013, January 31). *The nurse manager's guide to handling a multigenerational workforce.* Nurse Together. Acessado em 11 de junho de 2013, em http://www.nursetogether.com/the-nurse-managers-guide-to-handling-a-multigenerational-workforce

Domrose, C. (2010, February 8). The sum of staffing: States consider the pros and cons of mandating RN staffing levels. *NurseWeek (West), 17*(2), 18–19.

Douglas, K. (2010, January–February). The human side of staffing. *Nursing Economic$, 28*(1), 55–57, 62.

Estryn-Béhar, M., & Van der Heijden, B. I. (2012). Effects of extended work shifts on employee fatigue, health, satisfaction, work/family balance, and patient safety. *Work, 41,* 4283–4290.

Geiger-Brown, J., & Trinkoff, A. M. (2010, March). Is it time to pull the plug on 12-hour shifts? *Journal of Nursing Administration, 40*(3), 100–102.

Georgia Nurses Association. (2012). 12-Hour Shifts and Fatigue. *Georgia Nursing, 72*(1), 7–8.

Huston, C. (2014a). Mandatory Minimum staffing ratios: Are they working? In C. Huston (Ed.), *Professional issues in nursing.* Philadelphia, PA: Lippincott Williams & Wilkins 172–187.

Huston, C. (2014b). Mandatory overtime in nursing: How much? How often? In C. Huston (Ed.), *Professional issues in nursing.* Philadelphia, PA: Lippincott Williams & Wilkins 188–200.

Huston, C. (2014c). Unlicensed assistive personnel and the registered nurse. In C. Huston (Ed.), *Professional issues in nursing.* Philadelphia, PA: Lippincott Williams & Wilkins 107–120.

McHugh, M. (2013). Hospital nursing and 30-day readmissions among medicare patients with heart failure, acute myocardial infarction, and pneumonia. *Medical Care, 51*(1), 52–59.

Mensik, J. S. (2007, November). A view on generational differences from a generation X leader. *Journal of Nursing Administration, 37*(11), 483–484.

National Nurses United. (2010–2013). *Ratio Basics.* Acessado em 9 de junho de 2013, em http://www.nationalnursesunited.org/page/-/files/pdf/ratios/basics-unit-0704.pdf

Needleman, J., Buerhaus, P., Pankratz, S., Leibson, C., Stevens, S., & Harris, M. (2011). Nurse staffing and inpatient hospital mortality. *The New England Journal of Medicine, 364,* 1037–1045.

Oakes, R. (2012). Matching care to patient demand. *Kai Tiaki Nursing New Zealand, 18*(11), 11.

Patterson, C. K. (2007). The impact of generational diversity in the workplace. *Diversity Factor, 15*(3), 17–22.

QuadraMed Corporation. (2012). *Nurse staffing and patient outcomes: Bridging research into evidenced-based practice.* Unpublished internal study of data from nine hospitals and 49 inpatient units.

QuadraMed Corporation. (2013). *White paper. Five reasons why CFOs should care about staffing and acuity.* Acessado em 10 de junho de 2013, em http:// www.quadramed.com/Solutions---Services/Caremanagement/White-Papers/Five-Reasons-Why-CFOs-Should-Careabout-Staffing_w.aspx

Stokowski, L. A. (2013, April 11). *The 4-generation gap in nursing.* Medscape Nurses News. Acessado em 10 de junho de 2013, em http://www.medscape.com/viewarticle/781752_2

US Department of Health and Human Services. (2013, May). *The National CLAS Standards.* Acessado em 8 de junho de 2013, em http://minorityhealth.hhs.gov/templates/ browse.aspx?lvl=2&lvlid=15

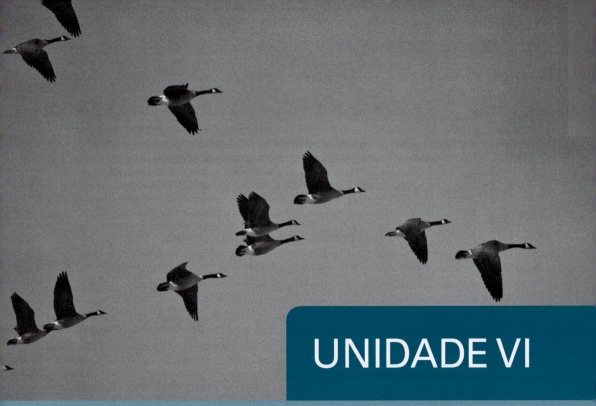

UNIDADE VI

Papéis e funções de direção

18

Criando um clima motivador

... o que o nosso trabalho nos causa e o quanto gostamos dele é fundamental à percepção de nossa qualidade de vida.
—Jo Manion

... quer você ache que consegue, quer você ache que não consegue, você está certo.
—Henry Ford

PONTOS DE LIGAÇÃO ESTE CAPÍTULO ABORDA:

BSN Essential II: Liderança organizacional básica e sistemas para a qualidade do cuidado e segurança dos pacientes
BSN Essential VIII: Profissionalismo e valores profissionais
MSN Essential II: Liderança organizacional e de sistemas
QSEN Competency: Trabalho em equipe e colaboração
AONE Nurse Executive Competency I: Comunicação e desenvolvimento de relacionamentos
AONE Nurse Executive Competency III: Liderança
AONE Nurse Executive Competency V: Habilidades empresariais

OBJETIVOS DIDÁTICOS O aluno irá:

- descrever a relação entre motivação e comportamento
- distinguir entre motivação intrínseca e extrínseca
- reconhecer a necessidade de criar um ambiente de trabalho em que sejam atendidas tanto as necessidades organizacionais quanto as individuais
- delinear como a obra de cada teórico da motivação contribuiu para a compreensão daquilo que motiva os indivíduos dentro e fora do ambiente de trabalho
- reconhecer a complexidade de usar incentivos e recompensas para que possam motivar, em vez de desmotivar
- reconhecer a necessidade de personalizar os sistemas de recompensas para cada subordinado
- desenvolver estratégias para a criação de uma atmosfera de trabalho motivadora
- desenvolver maior autoconsciência a respeito da motivação pessoal e a necessidade de "cuidado pessoal" para permanecer motivado na função de liderança ou administração
- identificar técnicas de reforço positivo que podem ser usadas por um administrador em uma organização
- descrever as restrições que os administradores enfrentam para criar uma atmosfera capaz de motivar os funcionários
- identificar a responsabilidade da organização em estabelecer promoções efetivas
- descrever as vantagens e as desvantagens de realizar promoções internas em comparação ao recrutamento externo para oportunidades de avanço na carreira

Esta unidade revisa a quarta fase do processo administrativo: a *direção*. Essa fase pode ainda ser chamada de *coordenação* ou *execução*. Seja qual for o termo usado, trata-se da fase de "fazer" da administração, exigindo habilidades de liderança e administração necessárias ao cumprimento das

Capítulo 18 Criando um clima motivador **415**

metas organizacionais. Os administradores dirigem o trabalho de seus subordinados durante essa fase e os líderes dão apoio para que eles possam alcançar os resultados almejados. Os componentes da direção aqui discutidos incluem criação de uma atmosfera motivadora, estabelecimento da comunicação organizacional, administração de conflitos, facilitação da colaboração, negociação e compreensão do impacto da negociação coletiva e das leis trabalhistas na administração.

Ao planejar e organizar, os administradores tentam estabelecer um ambiente que leve à realização do trabalho. Ao dirigir, colocam esses planos em ação. Este capítulo concentra-se na criação de um clima motivador como elemento essencial ao alcance das metas do empregado e da organização.

O investimento em quantidade e qualidade no trabalho por parte dos administradores reflete-se de forma direta em sua motivação e na dos subordinados. Por que alguns administradores ou empregados são mais motivados que outros? Como administradores desmotivados influenciam os subordinados? O que o administrador pode fazer para ajudar um empregado desmotivado? Os problemas motivacionais que um administrador costuma encontrar são complexos. Para reagir a funcionários desmotivados, os administradores precisam entender a relação entre motivação e comportamento.

Motivação é uma força interna no indivíduo que influencia ou direciona seu comportamento. Como se origina internamente no indivíduo, os administradores não conseguem motivar diretamente os subordinados. O administrador humanista, entretanto, cria um ambiente que maximiza o desenvolvimento do potencial humano. Apoio administrativo, influência dos colegas de trabalho e interação de personalidades no grupo de trabalho podem causar um efeito sinergístico na motivação. O líder-administrador deve identificar esses componentes e fortalecê-los, esperando maximizar a motivação na unidade.

Todos os seres humanos precisam ser motivados. O líder concentra-se nas necessidades e nos desejos de cada empregado e usa estratégias de motivação adequadas a cada pessoa e situação. Os líderes devem aplicar técnicas, habilidades e conhecimentos de teoria motivacional para ajudar os enfermeiros a obter o que desejam do trabalho. Ao mesmo tempo, essas metas individuais devem complementar as da organização. O administrador é o principal responsável pelo cumprimento das metas da organização, tais como chegar a níveis de produtividade e qualidade aceitáveis.

O líder-administrador precisa criar um ambiente de trabalho em que sejam atendidas as necessidades organizacionais e individuais. Deve ser criada uma tensão apropriada para a manutenção da produtividade, concomitantemente ao encorajamento da satisfação dos subordinados com o trabalho. A conclusão é que, ao mesmo tempo em que o empregado atinge metas pessoais, as metas da organização também são atingidas. Isso não é tarefa fácil. Os papéis da liderança e as funções administrativas inerentes à criação desse ambiente fazem parte do Quadro 18.1.

| QUADRO 18.1 | Papéis da liderança e funções administrativas associados à criação de um clima de trabalho motivador |

PAPÉIS DA LIDERANÇA

1. Admitir cada empregado como um indivíduo único, motivado por coisas diferentes.
2. Identificar o sistema de valores individual e coletivo da unidade e implementar um sistema de compensações coerente com esses valores.
3. Prestar atenção aos valores e as atitudes individuais e coletivos para identificar necessidades não satisfeitas que possam causar insatisfação.
4. Estimular os empregados a "ir além" na tentativa de promover o autocrescimento e a autorrealização.
5. Promover uma imagem positiva e entusiasmada aos subordinados no ambiente clínico.
6. Encorajar o uso de tutores, "padrinhos" e treinadores com os subordinados.
7. Dedicar tempo e energia para criar um ambiente de apoio e encorajamento às pessoas desestimuladas.
8. Ser autêntico, ao invés de automático, ao prestar reconhecimento e reforço positivo.
9. Desenvolver uma filosofia para a unidade que reconheça o valor peculiar de cada empregado e promover sistema de recompensa que faça cada um sentir-se um vencedor.
10. Demonstrar, por atos e palavras, uma crença nos subordinados que os leve a querer alcançar as metas da empresa.
11. Ter consciência do próprio entusiasmo pelo trabalho e tomar a iniciativa de remotivar a si mesmo, sempre que necessário.

(Continua)

FUNÇÕES ADMINISTRATIVAS

1. Usar a autoridade legítima para proporcionar um sistema formal de recompensas.
2. Usar *feedback* positivo para recompensar cada empregado.
3. Elaborar metas para a unidade que integrem as necessidades da organização e dos subordinados.
4. Manter um ambiente na unidade que elimine ou reduza a insatisfação com o trabalho.
5. Promover um ambiente na unidade que enfatize os elementos de motivação do empregado.
6. Criar uma tensão necessária para manter a produtividade ao mesmo tempo em que encoraja a satisfação do subordinado com o trabalho.
7. Comunicar com clareza as expectativas aos subordinados.
8. Demonstrar e comunicar respeito, preocupação, confiança e sincero comprometimento com os subordinados.
9. Designar deveres de trabalho à altura das capacidades e do desempenho anterior do empregado para reforçar nele a sensação de realização.
10. Identificar as necessidades de realização, afiliação ou poder dos subordinados e elaborar as estratégias motivacionais apropriadas para satisfazer a essas necessidades.

Este capítulo examina as teorias motivacionais que orientam os esforços da organização e a distribuição de recursos nos últimos cem anos. Dá-se atenção especial aos conceitos de motivação intrínseca *versus* extrínseca e motivação organizacional *versus* automotivação.

MOTIVAÇÃO INTRÍNSECA *VERSUS* MOTIVAÇÃO EXTRÍNSECA

Motivação envolve as ações das pessoas para satisfazer necessidades em haver. Trata-se da vontade de esforçar-se para cumprir uma tarefa ou obter uma recompensa a fim de diminuir a tensão causada pela necessidade. A *motivação intrínseca* vem do interior do indivíduo, impulsionando-o a ser produtivo (ver Quadro 18.2).

QUADRO 18.2 Motivação intrínseca e extrínseca

Intrínseca	*Extrínseca*
Vem de dentro do indivíduo	Vem de fora do indivíduo
Muitas vezes é influenciada pela unidade familiar e por valores culturais	Recompensas e reforços são dados para encorajar certos comportamentos e/ou níveis de realizações

Isso não significa, porém, que outros não possam influenciar a motivação intrínseca de um indivíduo. Pais e colegas têm papel importante na modelagem dos valores da pessoa relativos ao que deseja ser e fazer. Pais que fixam expectativas elevadas, mas factíveis, para os filhos, encorajando-os constantemente em um ambiente sem autoritarismo, tendem a repassar-lhes sólidos impulsos de conquista. Os antecedentes culturais também têm impacto na motivação intrínseca; algumas culturas valorizam mais do que outras a mobilidade profissional, o sucesso no trabalho e o reconhecimento.

A motivação intrínseca muitas vezes pode ser afetada pelos outros.

As recompensas que resultam da *motivação extrínseca* (motivação reforçada pelo ambiente de trabalho) surgem após a conclusão do trabalho. Embora todos sejamos motivados intrinsecamente de certa forma, é irreal a empresa pressupor que todos os empregados tenham níveis adequados de motivação intrínseca para o cumprimento de suas metas. Assim, a organização precisa proporcionar uma atmosfera que estimule impulsos extrínsecos e intrínsecos.

A motivação intrínseca para ir mais longe tem relação direta com o nível de aspiração pessoal. A motivação extrínseca é aquela reforçada pelo ambiente de trabalho e por recompensas externas.

EXERCÍCIO DE APRENDIZAGEM 18.1

A ideia de motivação

Relembre seu tempo de criança. Que recompensas seus pais usavam para promover um bom comportamento? A motivação de seu comportamento era mais intrínseca ou extrínseca? Impulsos poderosos de realização eram estimulados e apoiados por sua família? Se você tem filhos, que recompensas usa para influenciar seu comportamento? São as mesmas recompensas usadas por seus pais? Por quê?

Se considerarmos que as pessoas têm necessidades e desejos constantes, de certa forma, podemos supor que estão sempre motivadas. Além disso, como todos os indivíduos são únicos e têm necessidades diferentes, motivam-se de forma diferente. A diferença na motivação pode ser explicada em parte por nossas culturas de grandes e pequenos grupos. Por exemplo, pelo fato de a cultura norte-americana valorizar bens e pertences materiais muito mais que outras, é comum as recompensas, nesse país, estarem atreladas a esses valores.

Como a motivação é bastante complexa, o líder tem grandes desafios para identificar precisamente os motivadores individuais e coletivos.

As organizações também têm suas culturas e valores. Os motivadores variam entre elas e entre as unidades em cada organização. Mesmo em ambientes de trabalho similares ou quase idênticos, há grandes variações na motivação individual e grupal. Há várias pesquisas realizadas por cientistas comportamentais, psicólogos e cientistas sociais para o desenvolvimento de teorias e conceitos motivacionais. Economistas e engenheiros concentram-se nas recompensas fiscais extrínsecas para aperfeiçoar o desempenho e a produtividade, ao passo que cientistas das relações humanas apostam nas necessidades intrínsecas de reconhecimento, autoestima e autorrealização. Para uma melhor compreensão da visão moderna de recompensas intrínsecas e extrínsecas como necessidades para uma produtividade elevada e satisfação do empregado, deve-se aprender como a teoria motivacional evoluiu com o tempo.

TEORIA MOTIVACIONAL

O Capítulo 2 apresentou a filosofia tradicional da administração, que enfatiza o paternalismo, a subordinação do funcionário e a burocracia como formas de obtenção de uma produtividade previsível, mas moderada. Nessa filosofia, produtividade elevada significa mais incentivos financeiros ao empregado, que é visto como motivado basicamente por fatores econômicos. Essa filosofia tradicional de administração é ainda utilizada. Muitas tarefas produtivas em fábricas e linhas de montagem, além de trabalhos que usam pagamento por produção, baseiam-se nesses princípios. A mudança da filosofia tradicional de administração para um foco maior no elemento humano e na satisfação do empregado como fatores de produtividade teve início na era das relações humanas (1930 a 1970).

Maslow

O foco permanente na motivação humana somente ocorreu a partir do trabalho de Maslow, na década de 1950. A maior parte dos enfermeiros conhece a *hierarquia das necessidades* e a teoria da motivação humana do autor. Maslow (1970) acreditava que as pessoas eram motivadas para satisfazer a determinadas necessidades, que variavam daquelas mais básicas e de sobrevivência para as psicológicas, mais complexas, e que as pessoas somente buscavam uma necessidade superior quando as inferiores estavam predominantemente satisfeitas. A hierarquia das necessidades de Maslow é apresentada na Figura 18.1.

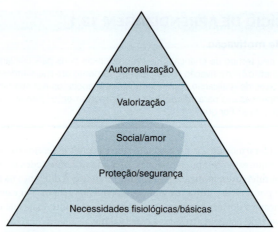

FIGURA 18.1 • Hierarquia das necessidades de Maslow. Copyright ® 2006 Lippincott Williams & Wilkins. Instructor's Resource CD-ROM to Accompany Leadership Roles and Management Functions in Nursing, by Bessie L. Marquis and Carol J. Huston.

Embora sua obra ajude a explicar a motivação pessoal, seus primeiros resultados infelizmente não foram aplicados à motivação nos locais de trabalho. Suas obras posteriores, porém, oferecem mais explicações sobre motivação e insatisfação do empregado. No local de trabalho, a obra de Maslow contribuiu para o reconhecimento de que as pessoas são motivadas por necessidades que vão além da segurança econômica.

 A partir da obra de Maslow, os administradores começaram a entender que as pessoas são seres complexos, e em vez de terem apenas motivações econômicas, há muitas necessidades que os motivam em todos os momentos.

Ficou claro também que a motivação é internalizada e que, se há desejo de aumentar a produtividade, os administradores precisam ajudar os empregados a satisfazerem suas necessidades de níveis inferiores. A mudança do foco do que motiva os empregados foi muito influenciada pela forma como as organizações os valorizam hoje.

Skinner

B. F. Skinner foi outro teórico que contribuiu para a compreensão da motivação, da insatisfação e da produtividade. Suas pesquisas (1953) sobre *condicionamento operante* e *modificação do comportamento* demonstraram que as pessoas poderiam ser condicionadas a se comportar com base em um sistema consistente de recompensas ou punições. O comportamento recompensado será repetido; o comportamento punido ou não recompensado será extinto. O trabalho de Skinner continua refletido hoje na forma como os administradores veem e usam disciplina e recompensas nos locais de trabalho.

Herzberg

Frederick Herzberg (1977) considerava que os empregados poderiam ser motivados pelo próprio trabalho e que havia uma necessidade interna ou pessoal de cumprimento das metas organizacionais. Ele achava impossível separar os motivadores pessoais dos elementos de insatisfação no trabalho. Essa distinção entre *fatores de higiene* ou *manutenção* e *fatores de motivação* foi chamada de teoria da motivação-higiene, ou teoria dos dois fatores. O Quadro 18.3 relaciona os fatores motivadores e de higiene identificados por Herzberg.

QUADRO 18.3	Motivadores e fatores de higiene de Herzberg
Motivadores Realização Reconhecimento Trabalho Responsabilidade Avanço profissional Possibilidade de crescimento	**Fatores de higiene** Salário Supervisão Segurança no trabalho Condições positivas de trabalho Vida pessoal Relações interpessoais e colegas de trabalho Políticas da empresa *Status*

Esse autor defendeu que motivadores, ou elementos de satisfação no trabalho, estavam presentes no trabalho em si; ofereciam às pessoas o desejo de trabalhar e de fazer bem esse trabalho. Fatores de higiene ou manutenção evitam que os empregados fiquem insatisfeitos ou desmotivados, mas não funcionam como motivadores verdadeiros. É importante lembrar que o oposto de insatisfação pode não ser satisfação. Quando atendidos os fatores de higiene, o que há é falta de insatisfação e não necessariamente a existência de satisfação. Da mesma forma, a ausência de motivadores não causa necessariamente insatisfação.

Por exemplo, o salário é um fator de higiene. Embora não seja um motivador em si, quando acompanhado de outros fatores, como reconhecimento ou promoções, pode ser um motivador poderoso. Se o salário for deficiente, porém, pode ocorrer insatisfação do empregado. Maxfield (2013, parágrafo 5) concorda, observando que "o dinheiro está muito mais propenso a cumprir um papel de *des*motivador do que de motivador, porque é difícil manter-se motivado quando você não considera justo o seu pagamento. Mas quando você acha que seu pagamento é justo, daí você para de pensar sobre isso e seu poder motivador se dissipa. Os líderes precisam estabelecer um pagamento justo, mas não devem se fiar em pagamento justo como motivação".

Alguns dizem que o dinheiro é capaz de verdadeiramente ser um motivador, conforme mostram as pessoas que passam horas insuportáveis em um trabalho do qual, realmente não gostam. Alguns teóricos diriam que o dinheiro, nesse caso, poderia estar tomando o lugar de alguma necessidade inconsciente. Certas pessoas, nos estudos de Herzberg, não informaram, porém, satisfação no trabalho apenas em decorrência de fatores de higiene ou manutenção. O autor defende que elas ficam apenas temporariamente satisfeitas quando são melhorados os fatores de higiene, mostram pouco interesse no tipo e na qualidade de seu trabalho, têm pouca satisfação diante de realizações e tendem a mostrar insatisfação crônica com outros fatores de higiene, como salário, posição e segurança no emprego.

O trabalho de Herzberg sugere que, embora a organização deva embasar-se em fatores de higiene ou manutenção, o clima motivador deve, de forma dinâmica, incluir o empregado. Este deve receber mais e mais responsabilidades, desafios e reconhecimento pelo trabalho bem feito. O sistema de recompensa deve atender a necessidades de motivação e higiene, e a ênfase dada pelo chefe deve variar com a situação e o empregado envolvido. Embora fatores de higiene por si sós não motivem, são necessários à criação de um ambiente que encoraje o trabalhador a voltar-se a necessidades superiores. Fatores de higiene também combatem a insatisfação do empregado, sendo úteis no recrutamento de um conjunto adequado de funcionários.

Vroom

Victor Vroom (1964), outro teórico motivacional da era das relações humanas, desenvolveu um *modelo de expectativa* que entende a motivação em termos do que as pessoas valorizam, ou suas preferências, com base em valores sociais. Diferentemente do *condicionamento operante*, com foco em comportamentos observáveis, o modelo de expectativa diz que as expectativas de uma pessoa em relação ao ambiente e determinado evento influenciarão o comportamento. Em outras palavras, as pessoas analisam todos os atos como tendo causa e efeito; o efeito pode ser imediato ou retardado, mas há uma recompensa inerente ao comportamento para motivar o ato de assumir riscos.

No modelo de expectativa de Vroom (Figura 18.2), as pessoas tomam decisões conscientes prevendo a recompensas; no condicionamento operante, reagem em um modo de estímulo-resposta. Os administradores que utilizam o modelo de expectativa precisam ter envolvimento pessoal com os empregados para entender melhor seus valores, sistemas de recompensas, pontos positivos e desejo de assumir riscos.

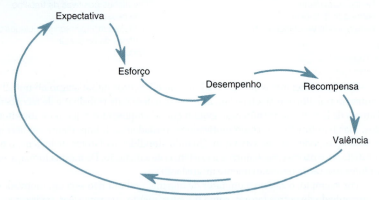

FIGURA 18.2 • Modelo de expectativa de Vroom. Copyright ® 2006 Lippincott Williams & Wilkins. Instructor's Resource CD-ROM to Accompany Leadership Roles and Management Functions in Nursing, by Bessie L. Marquis and Carol J. Huston.

McClelland

David McClelland (1971) examinou os motivos que levam uma pessoa a agir, dizendo que os indivíduos são motivados por três necessidades especiais: realização, afiliação e poder. Pessoas *voltadas a realizações* concentram-se ativamente em melhorar o que existe; transformam ideias em atos, com prudência e sabedoria, assumindo riscos quando necessário. Diferentemente, pessoas *voltadas à afiliação* concentram suas energias na família e nos amigos; sua produtividade demonstrada é menor porque entendem sua contribuição à sociedade sob outro ângulo, diferente daquelas pessoas voltadas a realizações. As pesquisas mostram que as mulheres, em geral, têm mais necessidades de afiliação que os homens e que os enfermeiros geralmente apresentam necessidades de afiliação ainda maiores. Pessoas *voltadas ao poder* são motivadas pelo poder que são capazes de obter em consequência de uma ação específica. Querem dirigir a atenção, obter reconhecimento e controlar os demais. McClelland teoriza, dizendo que os administradores conseguem identificar necessidades de realização, afiliação ou poder em seus empregados, criando estratégias motivacionais apropriadas para a satisfação dessas necessidades.

EXERCÍCIO DE APRENDIZAGEM 18.2

Identificação de metas e motivação

Liste seis metas que você espera atingir nos próximos cinco anos. Identifique aquelas mais relacionadas a necessidades de realização, afiliação e poder. Lembre-se que a maioria das pessoas é motivada, em parte, pelas três necessidades e que nenhuma necessidade motivacional é melhor que outra. Cada um, entretanto, precisa reconhecer e compreender as necessidades básicas que mais o motivam.

Gellerman

Saul Gellerman (1968), outro teórico motivacional humanista, identificou vários métodos para motivar as pessoas de forma positiva. Um deles, o *"ir além"*, envolve confiar tarefas mais difíceis que aquelas que a pessoa está acostumada a realizar. Bednarz (2013) concorda, observando que os funcionários precisam ser desafiados a irem além de seus limites pessoais e profissionais. Isso inclui o desenvolvimento pessoal e profissional em áreas de conhecimento, habilidades e especialidade vocacionais. Porém, ir além não deve ser uma rotina ou uma atividade diária. Todos os funcionários precisam dispor de tempo para descansar e se refazerem depois de irem além de seus limites.

O desafio de "ir além" é o de transmitir energia às pessoas para que tenham satisfação em tentar ir além do que acreditam conseguir.

Outro método, a *participação*, consiste em levar ativamente os empregados a tomarem decisões que afetem seu trabalho. Gellerman acreditava piamente que os problemas motivacionais costumavam originar-se na forma como a empresa administra e não na falta de vontade de trabalhar dos empregados. Conforme esse estudioso, a maioria dos administradores "chefiava em excesso" – deixando limitado demais o trabalho do empregado e fracassando em dar-lhe poder de decisão.

Bednarz (2013) concorda, sugerindo que para levar os funcionários mais longe, os administradores devem desenvolver confiança em suas capacidades. Isso significa permitir que os funcionários experimentem com novas ideias e técnicas, sempre compreendendo que "conforme as pessoas crescem através de experiências, muitas lições são mais bem aprendidas mediante erros e fracassos pessoais. Indivíduos que sabem que têm a liberdade de cumprir suas tarefas sem o temor da retribuição em caso de fracasso são mais motivados e estão mais fortalecidos para irem além dos limites de suas capacidades" (Bednarz, parágrafo 7).

McGregor

Douglas McGregor (1960) examinou a importância dos pressupostos do administrador sobre os empregados quanto a sua motivação intrínseca. Esses pressupostos, que ele denominou de *Teoria X* e *Teoria Y* (apresentadas no Quadro 18.4), levaram à percepção, nas ciências administrativas, de que a forma pela qual o administrador vê e trata o empregado causa impacto no bom funcionamento da organização.

QUADRO 18.4 — Teoria X e Teoria Y de McGregor

Empregados da Teoria X	*Empregados da Teoria Y*
Evitam o trabalho quando possível	Gostam do trabalho e encontram satisfação
Não gostam do trabalho	São autodirecionados
Precisam ser direcionados	Buscam responsabilidade
Têm pouca ambição	São imaginativos e criativos
Evitam responsabilidades	Têm capacidade intelectual subutilizada
Têm de receber ameaças para se motivarem	Precisam apenas de supervisão geral
Necessitam de supervisão atenta	Recebem estímulo para participar da solução de problemas
São motivados por recompensas e punição	

McGregor não entendeu a Teoria X e a Teoria Y como pontos opostos de um espectro, mas como dois pontos em um *continuum* que passava por todas as perspectivas das pessoas. Ele achava que as pessoas não deveriam ser classificadas de forma artificial, como sempre com pressupostos ou da Teoria X ou da Teoria Y em relação às demais; a maioria delas está em algum lugar no *continuum*. Da mesma forma, McGregor não promoveu uma ou outra teoria como um estilo superior de administrar, embora vários administradores tenham interpretado a Teoria Y como o modelo administrativo supremo. Nenhum estilo é eficiente em todas as situações, em todos os momentos e com todas as pessoas. McGregor, sem fazer julgamentos de valor, simplesmente afirmou que em qualquer situação, as pressuposições de um administrador sobre as pessoas, quer estejam embasadas em fatos ou não, afetam a motivação e a produtividade.

A Teoria Y não representa um estilo de administração "melhor" que a Teoria X; o "melhor" estilo depende das variáveis inerentes a cada situação.

A obra de todos esses teóricos acrescentou em muito à compreensão dos fatores que motivam as pessoas dentro e fora do ambiente de trabalho. As pesquisas revelam que a motivação é muito complexa e que existe imensa variação no que motiva diferentes pessoas. Assim, os administradores devem entender o que deve ser feito no nível da unidade para a criação de uma atmosfera que permita o crescimento do empregado, aumente a motivação e a produtividade e elimine os elementos de insatisfação que drenam a energia e provocam frustração.

CRIANDO UM CLIMA MOTIVADOR

Uma vez que a organização causa grande impacto na motivação extrínseca, é importante examinar o clima da empresa ou as atitudes que influenciam diretamente o estado de ânimo e a motivação do empregado. Por exemplo, com frequência, as organizações, de forma oculta ou não, reforçam a imagem de que o empregado é descartável e de que o reconhecimento individual é, de certa forma, prejudicial ao funcionário e a sua produtividade na empresa. Exatamente o oposto é verdadeiro, porque os empregados, em uma organização, são seu maior bem. Enfermeiros satisfeitos permanecem onde estão, contribuindo para a retenção na empresa.

Incentivos e recompensas

Muitas organizações usam incentivos e recompensas para promover um clima motivador. Contudo, o uso de incentivos e recompensas para este propósito pode ser bastante desafiador. Alguns indivíduos equivocadamente acreditam que se uma pequena recompensa resulta no comportamento desejado, uma recompensa maior, então, resultará em algo além do comportamento desejado. Isso de forma alguma é verdadeiro. Parece haver um limiar bem claro além do qual o aumento dos incentivos não resulta em qualquer sentido ou peso adicional.

Além disso, uma pesquisa recente sugeriu que a oferta de recompensas em categorias definidas, mesmo quando as categorias são insignificantes, pode aumentar a motivação, pois a própria ação de segmentar essas recompensas acaba motivando as pessoas a desempenhos melhores e mais persistentes (Wood, 2013). Isso ocorre porque as pessoas acham que podem "ficar de fora" se não obtiverem uma segunda recompensa. Os pesquisadores concluíram que em vez de apresentar uma grande recompensa isolada, as organizações devem estipular um maior número de pequenas recompensas. Mesmo que elas não sejam tão diferentes entre si, as pessoas geralmente darão mais duro no trabalho quando recompensas diferentes estiverem disponíveis (Wood).

O uso de incentivos e recompensas para motivar os trabalhadores pode ser ainda mais complicado quando se encara as recompensas como competição. Quando não há consistência nas recompensas, há um maior risco de elas passarem a ser uma fonte de competição e, assim, motivo de redução do estado de ânimo. Predomina uma crença de que "uma quantidade limitada de recompensas está disponível; assim, quando alguém recebe uma recompensa, isso limita minhas possibilidades de obter uma recompensa; dessa forma, não posso apoiar o reconhecimento dado a meus colegas". Todos os funcionários devem receber reconhecimento por conquistas marcantes.

Da mesma maneira, recompensar o comportamento de um indivíduo que realizou determinada tarefa, mas não o de outro que realizou tarefa similar, no mesmo nível, promove ciúme e desmotivação. Recompensas e elogios devem ser espontâneos e não relegados a eventos previsíveis, como revisões anuais e rotineiras do desempenho ou jantares de reconhecimento. Recompensas e elogios devem ser dados sempre que possível e sempre que merecidos.

Para que reforço positivo e recompensas sejam usados como estratégias motivacionais, as recompensas devem então representar uma conquista genuína da pessoa devem ser de natureza um tanto individual. Por exemplo, muitos administradores consideram erroneamente os aumentos anuais de salário por merecimento como recompensas que motivam os empregados. A maior parte destes, porém, reconhece nesses aumentos de salário um "bem" universal; assim, essa recompensa significa pouco e tem pouco poder motivacional.

 As organizações devem reconhecer a necessidade do oferecimento de incentivos a um nível valorizado pelos empregados. Isso exige que a empresa e seus administradores entendam os valores coletivos dos funcionários e criem um sistema de recompensas coerente.

Diferenças entre as gerações e motivação

O administrador deve ainda conhecer os valores pessoais de cada empregado e tentar recompensá-lo apropriadamente. A capacidade de reconhecer em cada trabalhador um indivíduo único, motivado de forma diferente, para então agir com base nessas diferenças, é uma habilidade de liderança.

Alguns pesquisadores sugeriram, por exemplo, que existem diferenças entre as gerações em termos de fatores motivacionais e que, embora relativamente estáveis, os motivos pessoais de um indivíduo podem mudar ao longo do ciclo de vida em termos de ordem de importância, níveis absolutos e força motivacional, conforme vão ocorrendo mudanças nos objetivos de vida e no autoconceito (Inceoglu, Segers, & Bartram, 2012).

Além disso, uma pesquisa de Inceoglu et al. (2012) sugere que conforme as pessoas envelhecem, costuma ocorrer um deslocamento em suas motivações. Inceoglu et al. esclarecem que isso não significa que a motivação diminui com a idade; na verdade, funcionários mais velhos tendem a ficar menos motivados por características extrínsecas do trabalho, mas, por outro lado, ficam mais motivados pelos fatores intrínsecos.

Deal et al. (2013) alertam, porém, que as pesquisas existentes a respeito de diferenças geracionais raramente levaram em consideração os efeitos do nível gerencial dentro da organização e que esta parece ser uma óbvia variável que complica a questão, já que os funcionários em escalões mais elevados costumam ser mais velhos do que aqueles em escalões mais baixos e já que o escalão organizacional parece afetar muitas das variáveis examinadas em pesquisas sobre diferenças geracionais, incluindo satisfação no emprego. Em seu levantamento junto a 3.440 participantes, Deal et al. descobriram que, embora houvesse alguma diferença em motivação no trabalho de uma geração para outra, a maior parte da variação podia ser explicada pelo escalão gerencial. Indivíduos em escalões gerenciais mais baixos apresentavam níveis mais elevados de motivação externa do que aqueles em níveis gerenciais mais altos, ao passo que indivíduos em escalões gerenciais mais altos apresentavam níveis mais elevados de motivação intrínseca, identificada e *introjetada* (os funcionários acreditam que "devem" se envolver em atividades de trabalho, mas não acolheram integralmente os valores das atividades). Estas descobertas sugerem que as organizações devem enxergar além das meras diferenças geracionais ao tentarem entender e elevar a motivação dos funcionários (Exame de Evidência 18.1).

Exame de evidência 18.1

Fonte: Deal, J. J., Stawiski, S., Graves, L., Gentry, W. A., Weber, T. J., & Ruderman, M. (2013). Motivation at work: Which matters more: Generation or managerial level? Consulting Psychology Journal: Practice & Research, 65 *(1), 1-16.*

O objetivo deste estudo foi investigar se a motivação no trabalho diferia entre as gerações e se essas diferenças poderiam ser mais bem explicadas pelos níveis gerenciais. A população do estudo foi constituída de 3.440 indivíduos (1.723 homens e 1.717 mulheres) de mais de 200 organizações diferentes, que participaram voluntariamente respondendo um questionário via Web entre março de 2008 e dezembro de 2010. O questionário incluía uma série de perguntas sobre características demográficas e estilo de vida, motivação, atitudes no trabalho e crenças sobre a liderança.

Os resultados sugeriram que o nível gerencial explicava melhor a motivação no trabalho do que as gerações. Embora os funcionários da geração X, os *baby boomer* mais velhos e os *baby boomers* mais jovens diferissem, de fato, em sua motivação externa e introjetada no trabalho, houve substancialmente maior variância na motivação no trabalho de acordo com o

(Continua)

nível gerencial. Indivíduos em níveis gerenciais mais baixos apresentavam níveis mais elevados de motivação externa do que aqueles em níveis gerenciais mais altos, ao passo que indivíduos em escalões gerenciais mais altos apresentavam níveis mais elevados de motivação intrínseca, identificada e introjetada.

Os pesquisadores sugeriram que os funcionários do mais alto escalão talvez precisem de menos motivação externa, porque já se estabeleceram em termos financeiros e profissionais e estão menos preocupados em ganhar recompensas e aprovação. Em contraste, indivíduos em escalões mais baixos podem ter menos oportunidades de se estabelecerem, e, portanto, as recompensas financeiras podem ser mais pertinentes para eles. Eles também podem se preocupar mais em granjear a aprovação dos outros a fim de avançarem na carreira. A descoberta de que os administradores de escalão mais alto relatam maior motivação introjetada sugere que, comparados com os profissionais, os funcionários de escalões mais altos parecem ser motivados pela necessidade de verem a si mesmos como "vencedores" ou se sentirem bem consigo mesmos.

Essas descobertas sugerem que um funcionário da geração X em um alto cargo administrativo (tal como diretor) pode ser motivado de forma diferente que um funcionário da geração Y em uma posição intermediária de gerência, e que a motivação teria pouco a ver com suas respectivas gerações. Isso indica que seria preferível para uma organização projetar um sistema de recompensas em torno do nível gerencial, em vez de por coorte geracional.

Claramente, considerações geracionais representam apenas um aspecto que precisa ser levado em consideração ao se determinar a melhor maneira de individualizar sistemas de recompensas para os funcionários. Líderes-administradores astutos acabam levando essas diferenças geracionais em consideração ao determinarem a melhor forma de criar um espaço de trabalho motivador, mas sem esquecerem que as motivações de qualquer funcionário isoladamente podem, na verdade, ser bastante diferentes daquelas de sua coorte geracional.

A relação entre o funcionário e seu supervisor

A relação interpessoal do funcionário com seu supervisor é fundamental para seu nível motivacional. Costumamos esquecer que a única forma de alcançar nossas metas é por meio das pessoas que trabalham conosco. Assim, embora os chefes não consigam motivar diretamente os empregados, podem criar um clima de trabalho que demonstre consideração positiva para com eles, encoraje a comunicação franca, além do crescimento e da produtividade, bem como reconheça suas conquistas.

EXERCÍCIO DE APRENDIZAGEM 18.3

O mais poderoso motivador

Identifique qual é o maior motivador da sua vida atualmente. Este sempre foi seu principal motivador? Você poderia listar o motivador mais forte para as pessoas significativas em sua vida? Em caso positivo, alguma vez você usou essa percepção para motivar essas pessoas a realizarem algo específico?

ESTRATÉGIAS PARA A CRIAÇÃO DE UM CLIMA MOTIVADOR

O líder-administrador pode fazer muitas coisas para ajudar a criar um ambiente motivador. Algumas vezes, reforçar a motivação de um subordinado é tão simples quanto criar um ambiente de apoio e motivação. O custo dessa estratégia envolve apenas tempo e energia do administrador.

A maioria dos administradores, porém, lhe dirá que reconhecimento, incentivos, suporte para fazer avanços e metas claras também são essenciais para criar ambientes de trabalho motivadores. Uma pesquisa de Amabile e Kramer (2010), em seu estudo multianual junto a centenas de trabalhadores em diversos ambientes, descobriu que fazer avanços rumo a metas era o fator mais importante. Quando os trabalhadores sentem que estão progredindo ou quando recebem apoio para ajudá-los a superar obstáculos, seu estímulo para o sucesso chega ao seu auge. Amabile e Kramer concluem que os administradores de alto escalão devem tomar medidas para esclarecer as metas, garantir apoio aos esforços dos trabalhadores e evitar uma pressão exagerada de prazos, fazendo com que qualquer acidente de percurso se torne uma crise, em vez de uma oportunidade de aprendizado. Eles também ressaltam que, embora o reconhecimento seja um instrumento motivacional importante, não haverá feito algum a ser reconhecidos se os trabalhadores não estiverem genuinamente progredindo rumo ao cumprimento das suas metas.

Asbjörnson e Brenner (2010) também oferecem conselhos aos líderes-administradores, em sua afirmação de que os funcionários não podem ser verdadeiramente motivados com promoções, bônus ou ameaças de demissão. Em vez disso, eles argumentam que os líderes precisam incutir nos *funcionários* o desejo de se engajar no trabalho por ele ser agradável, significativo e gratificante em termos pessoais.

Além disso, um dos motivadores mais poderosos, embora mal utilizado ou não considerado, que um administrador pode usar para criar um clima motivador é o *reforço positivo*, que oferece validação ao esforço dos trabalhadores. Por sua vez, o *feedback* negativo faz os empregados se sentirem punidos pelas tentativas e, quando usado de forma consistente, faz com que a pessoa acabe desistindo de tentar. Maxfield (2013) concorda, sugerindo que muitos funcionários esforçados, produtivos e dedicados afirmam que não recebem o reconhecimento que merecem. Se isso não for corrigido, este sentimento pode minar seu comprometimento, seu engajamento e seu desempenho.

Biro (2013, parágrafo 2) alerta, porém, que nos tornamos uma sociedade "em que as pessoas esperam ser recompensadas por respirarem e por ocuparem espaço, o que realmente dificulta bastante o trabalho de um profissional de recursos humanos ou de um líder empresarial responsável pela retenção de funcionários. Quando muitos dos seus funcionários esperam reconhecimento público e rotineiro, como você poderá prestar reconhecimento a feitos realmente extraordinários?". Biro sugere, em vez disso, que é preciso evitar o louvor constante por trabalho comum e lembrar que o reconhecimento só pode ser uma ferramenta-chave de programas de retenção de funcionários quando se trata de reconhecimento por esforço extra e quando ele é autêntico e não automático.

Sendo assim, os líderes precisam contar com uma variedade de maneiras para prestar reconhecimento ao desempenho e demonstrar apreço. Essa capacidade de individualizar sistemas de recompensas é um elemento chave de um sistema bem-sucedido de motivação-recompensa para uma organização. Estratégias adicionais que podem ser usadas para criar uma atmosfera motivadora são delineadas no Quadro 18.5.

QUADRO 18.5 Estratégias para criar um clima motivacional

1. Ter expectativas claras para os empregados e comunicar essas expectativas de modo eficaz.
2. Ser justo e coerente ao lidar com todos os empregados.
3. Ser firme ao tomar decisões, utilizando um estilo apropriado de tomada de decisão.
4. Desenvolver o conceito de trabalho em equipe. Elaborar metas e projetos em grupo que propiciem um espírito de equipe.
5. Integrar as necessidades e os desejos dos funcionários aos interesses e propósitos da empresa.
6. Conhecer a singularidade de cada empregado. Deixar que todos saibam que você compreende sua singularidade.
7. Remover bloqueios tradicionais entre o empregado e o trabalho a ser executado.
8. Proporcionar experiências que desafiem ou "exijam mais" do empregado e oportunizem crescimento.
9. Quando for o caso, solicitar a participação e as opiniões de todos os subordinados no processo decisório.
10. Sempre que possível, dar reconhecimento e crédito aos subordinados.
11. Certificar-se de que os empregados compreendem a razão por trás das decisões e dos atos.
12. Recompensar comportamentos desejáveis; ser coerente com a forma como lida com comportamentos indesejáveis.
13. Deixar os empregados exercitarem o julgamento individual o máximo possível.
14. Criar uma relação de confiança e colaboração com os empregados.
15. Permitir que os empregados exercitem o máximo possível de controle sobre o ambiente de trabalho.
16. Servir de modelo para os empregados.

EXERCÍCIO DE APRENDIZAGEM 18.4

Escreva um plano detalhado de motivação – rapidamente!

Você administra uma unidade clínica em hospital da comunidade. Essa instituição está enfrentando cortes orçamentários extremos nos últimos cinco anos em consequência de redução dos reembolsos. Sua unidade era um local em que os enfermeiros queriam trabalhar, e você raramente tinha vagas, isso por longos períodos, mesmo diante da necessidade de a instituição conter custos e reduzir as horas de trabalho dos enfermeiros por paciente-dia. Uma interrupção nas contratações acelerou ainda mais a insatisfação no trabalho por parte de seu pessoal.

Na semana passada, cinco enfermeiros da unidade, todos excelentes empregados antigos, estiveram em sua sala, aos prantos, sentindo raiva ou frustração. Seus vários comentários incluíam: "Trabalhar aqui não é mais algo divertido", "Costumava adorar meu trabalho", "Estou cansado de trabalhar com pessoas incompetentes" e "Já cansei de pedir suprimentos que deveriam estar armazenados no andar". Você sabe que os recursos financeiros não aumentarão logo, mas acha que talvez existam coisas que possa fazer para melhorar a situação de seus funcionários.

Tarefa: ao examinar as estratégias de criação de uma atmosfera motivadora e que apoie a alegria no trabalho, decida o que você pode fazer como chefe de uma unidade para proporcionar um ambiente de trabalho mais positivo. Evite o uso de itens do Quadro 18.4, mas escreva um plano detalhado factível e capaz de ser implementado rapidamente e que tenha potencial de reverter essa situação.

PROMOÇÃO: UMA FERRAMENTA MOTIVACIONAL

As promoções são novas designações a um cargo de nível mais alto. É normal que incluam aumento de salário. A maioria das promoções inclui um *status* mais elevado, novas designações de cargo, mais autoridade e maior responsabilidade; portanto, elas podem ser usadas como uma ferramenta motivacional significativa.

Pela importância que a sociedade norte-americana confere às promoções, algumas diretrizes devem acompanhar a seleção para promoções de modo a garantir que esse processo seja justo, equânime e motivador. Quando surgem vagas para um cargo, costumam ser publicadas e rapidamente preenchidas, dando-se pouca atenção às metas organizacionais ou do empregado. A consequência frequente disso inclui resultados negativos dos funcionários. Para evitar isso, os elementos a seguir devem ser determinados antecipadamente:

- *Se o recrutamento será interno ou externo.* Existem vantagens e desvantagens claras em recrutar dentro ou fora da organização quando há promoções. Recrutar dentro da organização pode ser útil para desenvolver os empregados de modo a ocuparem cargos de nível mais alto à medida que surgem vagas. Também pode servir como uma poderosa ferramenta de motivação e reconhecimento, já que todos os empregados sabem que as oportunidades de avanço são possíveis, e isso os encoraja a buscarem um desempenho de alto nível.

Contudo, há vantagens no recrutamento fora da empresa. Quando os cargos em promoção são preenchidos por pessoas de fora da organização, ela recebe uma infusão de indivíduos com novas ideias. Isso evita a estagnação que muitas vezes ocorre quando todas as promoções são internas. Candidatos externos, porém, costumam custar mais, em termos de salário, comparados com os internos. Isso ocorre porque os candidatos de fora geralmente precisam de um incentivo financeiro para deixar os cargos que ocupam em busca de outra oportunidade.

Independentemente da decisão da organização, a política deve ser seguida e comunicada com consistência a todos os empregados. Algumas empresas recrutam primeiro entre os próprios funcionários, buscando profissionais de fora da empresa quando não conseguem encontrar pessoas qualificadas entre seus funcionários.

- *Quais serão os critérios de promoção e seleção*. Os funcionários precisam conhecer antecipadamente os critérios para a promoção e o método de seleção usado. Algumas empresas utilizam um painel de entrevistadores como método de seleção para promover todos os empregados a cargos além do de enfermeiro-chefe. As decisões quanto ao método de escolha e critérios de promoção devem ser justificadas. Além disso, os funcionários devem saber até que ponto o tempo de serviço será valorizado nos critérios de seleção.
- *O pool de candidatos existente*. Quando as promoções são planejadas, da mesma forma que para a sucessão de administradores, sempre haverá um *pool* de candidatos identificados e preparados para almejarem cargos de nível superior. Certa cautela é necessária a respeito do cuidado com que os administradores obrigam os funcionários a tentarem as promoções. É papel do líder identificar e preparar esse *pool* de candidatos; não é seu papel insistir para que o empregado almeje um cargo de forma que o leve a pensar que tal cargo já está garantido, ou influenciar indevidamente sua decisão de tentar de tudo para obtê-lo.

Quando os empregados buscam ativamente ser promovidos, estão se comprometendo a desempenhar bem os papéis no novo cargo. Quando empurrados para esses cargos, o compromisso de gastar suas energias para fazer um bom trabalho pode não existir. Além disso, por várias razões, o empregado pode não se sentir pronto, seja por compromissos pessoais, seja porque se sente sem qualificação adequada ou com pouca experiência. Na verdade, é possível que se promova uma pessoa além de seu nível de capacitação (o que é conhecido como *Princípio de Peter*). Neste caso, as promoções desmotivam esse indivíduo, bem como a todos na organização.

O Princípio de Peter sugere que as pessoas frequentemente ascendem "até o nível de sua incompetência".

- *Saber lidar com candidatos rejeitados*. Todos os candidatos a uma promoção que são rejeitados devem ser notificados antes do aviso ao candidato selecionado. Isso é uma simples cortesia. Devem receber agradecimentos pela participação no processo e, quando adequado, encorajados a candidatar-se a futuros cargos. Algumas vezes, os administradores devem informar aos empregados sobre as deficiências que os impediram de ser aceitos. Por exemplo, pode-se dizer se houve falta de algum componente educacional ou experiência profissional que os tornaria fortes candidatos a futuras promoções. Essa pode ser uma forma eficiente de estimular o desenvolvimento de uma carreira profissional.
- *Saber agir em relação à liberação de funcionários*. Saber que o melhor candidato ao cargo ocupa atualmente um cargo importante ou difícil de ser preenchido não deve influenciar as decisões sobre promoções. É comum que os administradores encontrem dificuldade para liberar os funcionários para outros cargos na empresa. As políticas referentes ao tempo que o chefe pode ter para retardar uma liberação de funcionário devem estar escritas e ser comunicadas. Por sua vez, alguns administradores são tão competentes no desenvolvimento de seus funcionários que costumam se frustrar porque o sucesso em suas carreiras resulta em constante perda do corpo funcional para outros departamentos. Nesses casos, os administradores de altos escalões devem recompensar esses líderes e estabelecer políticas de liberação realistas e funcionais.

EXERCÍCIO DE APRENDIZAGEM 18.5

Por que Beth não se candidata ao cargo?

Você é o enfermeiro-chefe do turno intermediário em uma grande unidade cirúrgica há quatro anos. Anualmente, realiza uma conferência de desenvolvimento de carreira profissional para

(Continua)

todos os funcionários. São sessões que ocorrem em separado, a partir de entrevistas de apreciação do desempenho. Você está muito satisfeito com os resultados dessas conferências. Dois de seus técnicos em enfermagem estão matriculados em um curso de enfermagem. Vários enfermeiros de sua unidade conseguiram cargos de clínica avançada e muitos voltaram a estudar. Em consequência de seu estímulo e apoio, vários enfermeiros assumiram cargos de chefia em outras unidades. Você se orgulha da capacidade de reconhecer talentos e fazer aconselhamento profissional com sucesso.

Esta é a última vez em que você faz aconselhamento profissional, porque renunciou ao cargo para voltar ao curso de graduação. Você encorajou vários funcionários a se candidatarem a seu cargo, mas acha que um em especial, a enfermeira Beth, de 34 anos de idade, seria excepcional. Ela tem grande capacidade clínica, é muito madura, bastante respeitada por todos, e tem excelentes habilidades interpessoais. Ela trabalha apenas quatro dias por semana, mas seu valor nos quatro anos desde que você é o enfermeiro-chefe tem sido enorme. No entanto, Beth é uma das poucas enfermeiras que jamais agiram em relação a sugestões em entrevistas profissionais anteriores.

Na semana passada você fez outra entrevista de aconselhamento com Beth e contou-lhe os seus planos. Insistiu para que ela se candidatasse a seu cargo, dizendo que a recomendaria ao supervisor, embora a seleção final não fosse sua. Beth disse-lhe que pensaria a respeito; hoje informou que não quer candidatar-se ao cargo. Você ficou muito decepcionado e acha que, de alguma forma, fracassou.

Tarefa: examine cuidadosamente este cenário. Faça uma lista das razões possíveis pelas quais Beth recusou a promoção. Seja criativo. As sessões de treinamento foram valiosas ou foram perda de tempo? Compare seus achados com outros no grupo. Após a comparação, determine a influência, se houve alguma, dos valores sobre a elaboração das listas.

PROMOVENDO O AUTOCUIDADO DOS PROFISSIONAIS

Os administradores também podem criar um clima motivador atuando como um modelo de conduta positivo e entusiasmado no local de trabalho. De fato, Smith-Trudeau (2013) sugere que, quando os administradores desfrutam do seu trabalho e criam atmosferas profissionais divertidas, a confiança, a comunicação e a produtividade dos funcionários acaba aumentando, levando a diminuição da rotatividade, moral mais elevado e um desempenho financeiro mais sólido.

Os administradores devem estar motivados internamente para que consigam motivar os outros. Na verdade, Fernet (2013) sugere que a saúde psicológica é um pré-requisito para que os funcionários alcancem todo o seu potencial. Os administradores que frequentemente projetam infelicidade aos subordinados contribuem muito para diminuir o ânimo. Um administrador esgotado e cansado desenvolverá um corpo de funcionários letárgico e desmotivado. Assim, os administradores devem monitorar constantemente o próprio nível motivacional e fazer o que for preciso para recuperar sua motivação a ponto de servirem de modelos para os empregados.

 A atitude e o nível de energia dos administradores influenciam diretamente as atitudes e a produtividade dos seus empregados.

Similarmente, quando os médicos sofrem, o mesmo acontece com os pacientes, já que os cuidadores não conseguem dar um atendimento de qualidade quando eles próprios estão esgotados (Schuster, 2013). Fernet (2013) sugere que, quando os funcionários se envolvem em seu trabalho pelo prazer inerente e pela satisfação de sua experiência (motivação intrínseca) e/ou porque eles pessoalmente endossam a importância ou o valor do seu trabalho (regulação identificada), isso acaba lhes conferindo um bem-estar psicológico. Em contraste, quando os funcionários fazem o seu trabalho para obter uma sensação de valor próprio ou para evitar sentimentos de ansiedade e culpa e/ou porque estão pressionados por demandas, ameaças ou recompensas por um agente externo, consequências negativas como o esgotamento ficam mais propensas a ocorrer.

Van Beek, Hu, Schaufeli, Taris e Schreurs (2012) concordam, ressaltando que os funcionários que trabalham duro principalmente por estarem motivados ou estimulados por uma forte necessidade de provarem seu valor e porque valorizam pessoalmente os resultados do seu trabalho muitas vezes também experimentam esgotamento. Funcionários engajados que trabalham duro sobretudo por estarem motivados por seu trabalho inerentemente agradável e satisfatório são mais propensos a serem saudáveis em termos psicológicos.

Por isso, é imperativo que os administradores desmotivados reconheçam seus próprios sentimentos e busquem a assistência necessária. Os administradores são responsáveis por si mesmos e por manter os funcionários motivados para fazerem o melhor trabalho possível. A enfermagem é uma profissão estressante, e os administradores precisam praticar comportamentos de busca da saúde e encontrar apoios sociais diante de estresse, ou a consequência será o risco de esgotamento. O esgotamento e outras formas de estresse relacionado ao trabalho têm relação com resultados organizacionais negativos, como doença, faltas ao trabalho, rotatividade, piora do desempenho, menor produtividade e insatisfação no trabalho. Esses resultados representam custos para a empresa e impedem um atendimento qualificado. "Portanto, encontrar maneiras de ajudar os enfermeiros a relaxar, reencontrar o foco e reabastecer as energias é crucial para impedir ou superar os esgotamentos" (Schuster, 2013, parágrafo 3).

É possível que a estratégia mais importante para evitar o esgotamento e manter um alto nível de motivação seja o *autocuidado*. Para o autocuidado, o administrador deve encontrar tempo livre regularmente para o atendimento de necessidades pessoais, ter atividades de lazer, formar relações fora do local de trabalho e divertir-se.

Amigos e colegas são essenciais para apoio emocional, orientação e renovação. Dieta e exercícios adequados são importantes para a manutenção das saúdes física e emocional. Finalmente, o administrador deve ser capaz de separar a vida profissional da pessoal; precisa lembrar que existe vida além do trabalho e que o tempo deve ser bem aproveitado. Concluindo, a decisão de praticar o autocuidado está na mão de cada enfermeiro.

INTEGRAÇÃO ENTRE PAPÉIS DA LIDERANÇA E FUNÇÕES ADMINISTRATIVAS NA CRIAÇÃO DE UM CLIMA MOTIVADOR

Boa parte do comportamento humano é motivado por alguma meta que a pessoa quer alcançar. A identificação das metas dos empregados e a promoção do cumprimento dessas metas permitirão ao líder motivar os empregados para atingirem metas pessoais e organizacionais. A estratégia motivacional utilizada pelo líder deve variar conforme a situação e o funcionário envolvido; pode ser formal ou informal. Pode ser extrínseca, embora, devido a uma base limitada de poder, o líder costume concentrar-se em outros aspectos da motivação. O líder deve ouvir, apoiar e encorajar o empregado desestimulado. Talvez, porém, o papel mais importante do líder no trabalho com indivíduos desmotivados seja o de servir-lhes como modelo. Líderes que mantêm uma atitude assim e níveis elevados de energia influenciam direta e profundamente a atitude e a produtividade dos seguidores.

Ao criar uma atmosfera motivadora, o chefe usa a autoridade formal para reduzir a insatisfação na unidade e implementar um sistema de recompensas que reflita sistemas individuais e coletivos de valor. Esse sistema de recompensas pode ser formal ou informal, como elogiar. Os chefes, devido ao cargo, podem motivar os subordinados "exigindo mais" deles, aumentando a responsabilidade e as tarefas que possam realizar de forma intermitente. Seu papel, assim, é criar a tensão necessária para manter a produtividade, ao mesmo tempo em que estimula a satisfação dos empregados no trabalho. O sucesso da estratégia motivacional, então, é medido pelo aumento da produtividade e dos benefícios à empresa e pelo crescimento pessoal, que a motiva a novas conquistas.

CONCEITOS-CHAVE

- Considerando-se que as pessoas têm necessidades e desejos constantes, de certa forma estão sempre motivadas. Porém, o que motiva cada ser humano varia bastante.

- Os chefes não conseguem motivar de forma intrínseca as pessoas, uma vez que a motivação tem origem dentro delas. O administrador humanista, entretanto, cria um ambiente capaz de maximizar o desenvolvimento do potencial humano.

- Maslow afirmou que as pessoas eram motivadas para satisfazerem a determinadas necessidades, que variavam daquelas mais básicas e de sobrevivência até as psicológicas mais complexas, e que só buscavam uma necessidade mais alta quando as mais básicas haviam sido predominantemente satisfeitas.

- As pesquisas de Skinner sobre condicionamento operante e modificação do comportamento demonstram que as pessoas podem ser condicionadas a comportar-se de certa forma com base em um sistema consistente de recompensas ou punições.

- Herzberg defendeu que motivadores, ou elementos de satisfação no trabalho, estão presentes no trabalho em si e encorajam as pessoas a querer trabalhar e a fazer bem esse trabalho. Fatores de higiene ou manutenção evitam que os empregados fiquem insatisfeitos ou desmotivados, mas não funcionam como verdadeiros motivadores para eles.

- O modelo de expectativa de Vroom afirma qual as expectativas das pessoas acerca de seu ambiente de trabalho ou algum evento influenciarão seu comportamento.

- Os estudos de McClelland dizem que todos são motivados por três necessidades básicas: realização, afiliação e poder.

- Gellerman diz que a maioria dos chefes nas organizações chefia em excesso, limitando demais as responsabilidades e falhando em dar aos funcionários algum poder de decisão ou em exigir mais deles com frequência.

- McGregor ressalta a importância dos pressupostos do administrador relativos aos empregados acerca de sua motivação intrínseca.

- Parece existir um limiar percebido além do qual o aumento dos incentivos compensadores não resulta em qualquer sentido ou peso adicional em termos de produtividade.

- A oferta de recompensas em categorias definidas, mesmo que essas categorias sejam insignificantes, pode aumentar a motivação, já que o próprio ato de segmentar essas recompensas parece motivar as pessoas a se esforçarem mais e por mais tempo.

- Reforço positivo é um dos motivadores mais poderosos que o chefe pode usar, sendo, com frequência, desconsiderado ou mal empregado.

- A motivação pessoal do supervisor ou chefe é fator importante que influencia o compromisso dos funcionários com os deveres ou com o estado de ânimo.

- O sucesso de uma estratégia motivacional é medido pelo aumento da produtividade e dos benefícios à empresa e pelo crescimento da pessoa, o que a motiva a novas conquistas.

- Devido à importância que a sociedade norte-americana confere às promoções, algumas diretrizes devem acompanhar a seleção para promoções de modo a garantir que esse processo seja justo, equânime e motivador.

- As políticas relativas às promoções devem estar escritas e ser comunicadas a todos os empregados.

- Recrutar na própria organização tem mostrado efeitos positivos sobre a satisfação do empregado; recrutar fora da empresa possibilita novas ideias e evita a estagnação.

- É possível promover os indivíduos além do nível de suas capacidades. O Princípio de Peter, tal como conhecido, sugere que as pessoas costumam progredir "até o nível de sua incompetência".

- Os chefes devem mostrar atitude positiva para deixar claro que existe alegria no trabalho.

EXERCÍCIOS DE APRENDIZAGEM

EXERCÍCIO DE APRENDIZAGEM 18.6

Criação de um plano para remotivar um novo empregado

Você é coordenador de saúde pública do município. Está preocupado com o comportamento de um dos novos enfermeiros selecionado para trabalhar na agência. A empregada nova, uma enfermeira de nome Sally Brown, formou-se há pouco como bacharel de uma faculdade local. Chegou à agência logo após a formatura, há seis meses e, durante os primeiros meses, mostrou-se uma batalhadora incansável, informada, relacionando-se bem com todos e mostrando-se altamente motivada. Recentemente, porém, esteve envolvida em vários incidentes menores. O diretor-médico da agência enfureceu-se com ela devido a um erro de medicação. A enfermeira já andava se sentindo pouco à vontade devido a isso. Logo após, o marido de uma paciente começou a ficar desgostoso com Sally sem razão aparente, recusando sua entrada no quarto da esposa. Há duas semanas, um paciente diabético morreu muito repentinamente de insuficiência renal e, embora ninguém pudesse ser responsabilizado, Sally pensou que, se tivesse sido mais observadora e hábil nas investigações, teria detectado mais cedo as mudanças sutis na condição do paciente.

Ainda que você apoie a enfermeira, admite que ela pode ter ficado desmotivada. Sua aparência pessoal, antes impecável, beira agora o relaxamento, e ela se ausenta do trabalho com frequência; sua personalidade, antes agradável, foi substituída por distanciamento em relação aos colegas.

Tarefa: com seus conhecimentos sobre identificação de novos papéis, assimilação e teoria motivacional, elabore um plano para auxiliar essa jovem enfermeira. O que pode ser feito para proporcionar uma atmosfera que a remotive e reduza a insatisfação no trabalho? Explique o que você acha que está ocorrendo com ela e justifique seu plano, que deve ser realista em termos de tempo e esforço a serem gastos com apenas um empregado. Certifique-se de identificar as responsabilidades do empregado também.

EXERCÍCIO DE APRENDIZAGEM 18.7

Dilema de um administrador de enfermagem

Você é o diretor geral de enfermagem do County Hospital. O dr. Martin Jones, cardiologista, procurou-o porque precisa de um enfermeiro para fazer as rondas com ele na Unidade de Cuidados Cardíacos todas as manhãs, visitando todos os pacientes da instituição com diagnóstico relacionado ao coração. Ele acha que isso representa uma tarefa de 90 minutos no tempo diário de um enfermeiro. Você não tem certeza sobre o papel exato ou a finalidade do enfermeiro, mas acha que há muito potencial para uma educação do paciente e um planejamento do atendimento mais consistentes.

Beth, uma das melhores enfermeiras da UTI/Unidade de Cuidados Cardíacos, concorda em assistir o dr. Jones, pois sempre quis ampliar seu papel de ensino. Por muitos motivos, entretanto, não conseguiu mudar-se para uma cidade maior, com mais oportunidades de ensino. Você alerta Beth para o fato de poder passar muito tempo até que esse papel torne-se um cargo autônomo, mas ela deseja muito auxiliar o médico. A outra funcionária da UTI/Unidade de Cuidados Cardíacos concorda em fazer o horário de Beth, embora, é claro, constitua um adendo a sua carga de trabalho com pacientes.

Depois de três semanas de rondas com o médico, Beth aparece em sua sala. Chorando, diz que as rondas costumam durar de duas a três horas, e que suas tarefas não passam de "levar prontuários, alcançar páginas e ficar disponível". De forma assertiva, disse a ele o que sentia, além de ter tentado mostrar o quanto a dupla poderia melhorar o atendimento aos pacientes. Comentou com você, ainda, que nunca pode dar contribuições às decisões sobre os pacientes e que com frequência é lembrada do "seu cargo" e da possibilidade de perder o emprego se não estiver satisfeita em fazer o que ele manda. Beth está desmoralizada e desmotivada. Além

(Continua)

432 Unidade VI Papéis e funções de direção

disso, acha que os colegas não gostam de trabalhar com ela, porque, é claro, seu papel junto ao médico mostra-se superficial, para dizer o mínimo.

Você lhe pergunta se deseja que seja colocada outra enfermeira para trabalhar com o dr. Jones e ela responde que gostaria de fazer esse trabalho, mas que não sabe que atitude tomar para melhorar a situação.

Você chama o dr. Jones, que concorda em fazer uma reunião em sua sala ao término das rondas na manhã seguinte. Nessa visita, ele confirma a descrição que Beth fez do seu papel, mas justifica seu desejo de que se mantenha, dizendo: "Consigo dez milhões de dólares em negócios para este hospital anualmente nos procedimentos da cardiologia. O mínimo que você pode fazer é conseguir a assistência de enfermagem que solicitei. Se você não consegue atender essa pequena solicitação, serei obrigado a considerar uma mudança para um hospital concorrente". Todavia, após mais discussões, o médico concorda em finalmente analisar um papel um pouco maior para a enfermeira, assim que começar a confiar nela.

Tarefa: você atende à solicitação do dr. Jones? Faz alguma diferença ser Beth a enfermeira ou pode ser outra pessoa? O retorno que o médico gera ultrapassa o valor da prática profissional da enfermagem? Você tentaria pedir a Beth que permanecesse no papel mais algum tempo? Ao tentar chegar a uma meta, as pessoas têm de, às vezes, passar por algo difícil, mas até que ponto os meios justificam os fins? Seja realista quanto ao que deseja fazer nessa situação. Em sua opinião, quais os maiores obstáculos para implementar sua decisão?

EXERCÍCIO DE APRENDIZAGEM 18.8

Trabalhar ou não trabalhar?

Você é enfermeiro em uma instituição de longa permanência. Essa instituição mal atende aos padrões mínimos para funcionamento em relação aos enfermeiros profissionais empregados. Embora os recrutadores procurem muito contratar mais funcionários licenciados, o salário para os profissionais é inferior ao dos hospitais locais de atendimento a pacientes graves e a proporção paciente-enfermeiro é bastante superior. Parece existir poucas chances de melhorar a quantidade de enfermeiros contratados no quadro da instituição em um futuro imediato. A chefe de enfermagem oferece apoio suficiente aos esforços dos empregados, mas pouco pode fazer para diminuir a atual carga de trabalho para os licenciados, exceto recusar pacientes ou fechar a instituição. Em consequência, todos os enfermeiros da unidade estão trabalhando pelo menos 48 horas por semana nos últimos seis meses. Muitos têm feito plantões duplos, com muitas horas extras acrescidas ao salário.

O ânimo não está bom, e os funcionários começaram a reclamar. A maior parte dos licenciados está esgotada e desmotivada. Muitos começaram a se recusar a fazer horas extras ou turnos a mais. Você se sente responsável pelos pacientes, pela comunidade e pela empresa, mantendo suas horas extras, mas também se sente exausto.

Hoje é sua primeira tarde de folga em seis dias. Às 14 horas toca o telefone; você suspeita ser o hospital chamando-o para trabalhar. Você demora para atender enquanto decide o que fazer. A secretária-eletrônica é ativada e você escuta a voz da administradora, que se diz desesperada. Dois pacientes novos foram internados nesse dia, e a instituição está lotada. Diz que está grata por todas as suas horas extras, mas que precisa de você mais uma vez, embora não possa oferecer o dia de amanhã para compensar. Você sente um conflito de lealdades para com a unidade, a supervisora e você mesmo.

Tarefa: decida-se sobre o que fazer. Concordará em trabalhar? Retornará a ligação da administradora ou fingirá não estar em casa? Quando terminam suas responsabilidades com os pacientes e a empresa e começam com você mesmo? A administradora estaria tirando proveito de você? Os demais empregados estão sendo responsáveis? Quais valores influenciaram em sua decisão?

Capítulo 18 Criando um clima motivador **433**

EXERCÍCIO DE APRENDIZAGEM 18.9

Como automotivar-se novamente

Você é enfermeira escolar e está na mesma escola há dois anos. Antes disso, foi enfermeira contratada de um hospital local, na pediatria, e, mais tarde, por um médico. Você é enfermeira há seis anos.

Quando iniciou o trabalho, estava entusiasmada. Achava que realmente fazia a diferença na vida das crianças. Deu início a bons programas de promoção à saúde, trabalhando muito para aperfeiçoar a formação e o treinamento de suas auxiliares de saúde.

Há vários meses, os recursos financeiros para a escola foram drasticamente reduzidos e vários excelentes programas foram eliminados. Você está deprimida por causa disso e, ultimamente, não demonstra bom humor no trabalho. Hoje, uma de suas melhores auxiliares avisou que está saindo da escola em duas semanas, dizendo: "Não é mais um lugar bom para se trabalhar". Você se dá conta de que muitas auxiliares e vários professores da escola perceberam sua atitude negativa.

Há ainda muitas coisas que você adora no trabalho, e você não tem certeza quanto aos problemas orçamentários serem temporários ou prolongados. Volta para casa cedo e pensa no que fará.

Tarefa: você deve ficar no emprego ou ir embora? Se permanecer, como ficar motivada novamente? Você conseguiria isso com cortes orçamentários prolongados? Elabore um plano relatando o que fará.

EXERCÍCIO DE APRENDIZAGEM 18.10

Como diminuir o pânico e a ansiedade

Em consequência de aumento de custos e enxugamento do reembolso, muitos hospitais diminuíram seu corpo funcional, tentando reduzir custos. Como o hospital do qual você é o chefe de enfermagem deve diminuir o número de funcionários, é impossível reduzir ainda mais os enfermeiros contratados e ainda atender às exigências estaduais de licenciamento.

O diretor da instituição exigiu que os cargos administrativos fossem reduzidos em 30% em toda a instituição. Decidiu que os chefes de departamento reduzissem cargos de chefia de qualquer maneira, e que o fizessem em seis meses. As tarefas de trabalho serão redistribuídas entre os chefes que permanecerem.

Isso atinge você sobremaneira, já que a enfermagem tem mais chefes do que qualquer outro departamento. Não lhe parece que atritos ou taxas de rotatividade nos próximos meses sejam adequados para eliminar a necessidade de alguns remanejamentos de tarefas, rebaixamentos ou finalização de seu grupo de 17 chefes – isso inclui os supervisores da instituição e os chefes de unidade.

As notícias correm pela instituição, de boca em boca. Predomina uma semi-histeria, com muitos chefes questionando você sobre o cargo deles estar ou não em risco, perguntando se há algo que possam fazer para aumentar a possibilidade de permanência. O estado de ânimo piorou rapidamente e as relações começaram a ficar mais competitivas, em vez de cooperativas.

Tarefa: determine como você lidará com essa situação. Quais estratégias poderá implementar para reduzir o nível imediato de ansiedade? Qual conselho poderá oferecer aos funcionários que podem ser despedidos ou rebaixados? Há possibilidade de preservar o estado de ânimo dos seus chefes em uma situação incerta como essa?

434 **Unidade VI** Papéis e funções de direção

EXERCÍCIO DE APRENDIZAGEM 18.11

Apenas começando

Você uma aluna veterana em um programa de bacharelado em enfermagem. Você também é mãe solteira de três filhos em idade de ensino fundamental, que atualmente moram com seus pais, que são aposentados. O seu recente divórcio lhe deixou abalada emocionalmente, além de financeiramente desamparada. À noite, você trabalha em meio período como garçonete em uma cafeteria local para ajudar a pagar as compras do mês e a pagar suas despesas educativas, mas o dinheiro nunca é suficiente e você está simplesmente tentando fazer o que pode para sobreviver. Suas notas pouco acima da média na escola refletem a recente desorganização em sua vida. Além disso, você se sente fisicamente exausta e cada vez mais deprimida.

Hoje, um das suas instrutoras de enfermagem lhe chama até a sala dela, observando a queda nas suas notas, e expressa preocupação de que "você não está fazendo jus ao seu potencial acadêmico". Ela lhe encoraja a se esforçar mais, pois sabe que você sonhava há muito tempo em retornar aos estudos, e as suas notas atuais estão perto do limite mínimo.

Você deixa a sala dela sentindo-se mais desencorajada do que nunca. Já não há mais tempo na sua vida para cuidado pessoal, e para que você se saia melhor nos estudos será preciso que trabalhe menos ou passe menos tempo com a família, sendo que nenhuma dessas alternativas lhe parece plausível.

Tarefa: decida-se sobre o que fazer. Certifique-se de que as expectativas que você estabelece para si mesma sejam razoáveis. As expectativas são determinadas intrínseca ou extrinsecamente? Identifique também se o seu plano de ação é mais motivado por realização, afiliação ou necessidade de poder.

REFERÊNCIAS

Amabile, T. M., & Kramer, S. J. (2010, January–February). What really motivates workers. *Harvard Business Review, 88*, 44–45.

Asbjörnson, K., & Brenner, M. (2010, Winter). Leadership is a performing art. *Leader to Leader, 2010*(55), 18–23.

Bednarz, T. F. (2013). *Motivation must be personal to be effective.* Leaders to Leader. Acessado em 12 de junho de 2013, em http://blog.majoriumbusinesspress.com/2013/02/12/motivation-must-be-personal-to-be-effective/

Biro, (2013, January 13). *5 ways leaders rock employee recognition.* Forbes. Acessado em 13 de junho de 2013, em http://www.forbes.com/sites/meghanbiro/2013/01/13/5-ways-leaders-rock-employee-recognition/

Deal, J. J., Stawiski, S., Graves, L., Gentry, W. A., Weber, T. J., & Ruderman, M. (2013). Motivation at work: Which matters more: Generation or managerial level? *Consulting Psychology Journal: Practice & Research, 65*(1), 1–16.

Fernet, C. (2013). The role of work motivation in psychological health. *Canadian Psychology, 54*(1), 72–74.

Gellerman, S. W. (1968). *Management by motivation.* New York, NY: American Management Association.

Herzberg, F. (1987, September/October). One more time: How do you motivate employees? HBR Classic. Harvard Business Review, pp. 5-16. Acessado em 6 de outubro de 2013, em http://www.facilitif.eu/user_files/file/herzburg _article.pdf.

Inceoglu, I., Segers, J., & Bartram, D. (2012). Age-related differences in work motivation. *Journal of Occupational & Organizational Psychology, 85*(2), 300–329.

Maslow, A. (1970). *Motivation and personality* (2nd ed.). New York, NY: Harper & Row.

Maxfield, D. (2013, May 14). *Motivating without money.* Crucial Skills. Acessado em 12 de junho de 2013, em http://www.crucialskills.com/2013/05/motivating-without-money/

McClelland, D. C. (1971). *Assessing human motivation.* Morristown, NJ: General Learning Press.

McGregor, D. (1960). *The human side of enterprise.* New York, NY: McGraw-Hill.

Schuster, J. L (2013, June 10). *With nurses at risk of compassion fatigue, hospitals try to ease their stress.* The Washington Post. Acessado em 6 de outubro de 2013, em http://articles.washingtonpost.com/2013-06-10/national/39865768_1_burnout-intensive-careunit-nurses

Skinner, B. F. (1953). *Science and human behavior.* New York, NY: Free Press.

Capítulo 18 Criando um clima motivador 435

Smith-Trudeau, P. (2013). Nurse managers cultivating a fun culture. *Vermont Nurse Connection*, 16(2), 3.

van Beek, I., Hu, Q., Schaufeli, W. B., Taris, T. W., & Schreurs, B. J. (2012). For fun, love, or money: What drives workaholic, engaged, and burned-out employees at work? *Applied Psychology: An International Review*, 61(1), 30–55.

Vroom, V. (1964). *Work and motivation*. New York, NY: John Wiley and Sons.

Wood, J. (2013, June 2). *Separating rewards into categories increases motivation*. Psych Central. Acessado em 13 de junho de 2013, em http://psychcentral.com/news/2013/06/02/separating-rewards-into-categories-increases-motivation/55490.html

19

Comunicação organizacional, interpessoal e grupal

... uma comunicação eficiente é elemento vital de uma organização de sucesso. Fortalece a visão da organização, conecta os funcionários aos negócios, estimula o aperfeiçoamento dos processos, facilita as mudanças e impulsiona os resultados comerciais, modificando o comportamento do empregado.

Watson Wyatt Worldwide.

... a diferença entre a palavra certa e a quase certa é a diferença entre um relâmpago e um vagalume.

— Mark Twain

PONTOS DE LIGAÇÃO ESTE CAPÍTULO ABORDA:

BSN Essential II: Liderança organizacional básica e sistemas para qualidade do cuidado e segurança dos pacientes

BSN Essential IV: Gestão de informações e aplicação de tecnologia no atendimento de pacientes

BSN Essential VI: Comunicação e colaboração entre profissionais para melhorar os resultados de saúde dos pacientes

BSN Essential VIII: Profissionalismo e valores profissionais

MSN Essential II: Liderança organizacional e de sistemas

MSN Essential V: Informática e tecnologias no cuidado de saúde

MSN Essential VII: Colaboração entre profissional para melhorar os resultados de saúde de pacientes e da população

QSEN Competency: Atendimento centrado no paciente

QSEN Competency: Trabalho em equipe e colaboração

QSEN Competency: Melhoria da qualidade

QSEN Competency: Segurança

QSEN Competency: Informática

AONE Nurse Executive Competency I: Comunicação e desenvolvimento de relacionamentos

AONE Nurse Executive Competency II: Conhecimento do ambiente de cuidados em saúde

AONE Nurse Executive Competency III: Liderança

AONE Nurse Executive Competency: Profissionalismo

AONE Nurse Executive Competency: Habilidades de negócios

OBJETIVOS DIDÁTICOS *O aluno irá:*

- identificar a relação entre o emissor, a mensagem e o receptor em qualquer comunicação
- distinguir entre a atmosfera interna e externa em que a comunicação ocorre
- identificar barreiras à comunicação organizacional efetiva
- descrever estratégias que os administradores podem usar para aumentar as chances de haver uma comunicação organizacional clara e completa
- escolher modos de comunicação apropriados para situações e mensagens específicas

Capítulo 19 Comunicação organizacional, interpessoal e grupal

- distinguir entre comunicação assertiva, passiva, agressiva e passivo-agressiva
- diagramar a comunicação de baixo para cima, de cima para baixo, horizontal e diagonal
- reconhecer ISBAR (Introduction, Situation, Background, Assessment and Recommendation) e SBAR (Situation, Background, Assessment and Recommendation) como abordagens estruturadas e ordenadas para o fornecimento de informações precisas e relevantes em situações emergentes envolvendo pacientes, bem como em passagens de caso (*handoffs*) de rotina
- escrever de uma maneira clara e concisa usando linguagem apropriada ao receptor da mensagem
- demonstrar habilidades consistentes como ouvinte com o modelo GRRRR (Greeting, Respectful Listening, Review, Recommend or Request More Information and Reward) de escuta
- reconhecer a cultura e o gênero como variáveis importantes que afetam a comunicação
- reconhecer a necessidade de sigilo na comunicação entre grupos interpessoais sensíveis
- descrever as oportunidades e os desafios que as novas tecnologias impõem à comunicação em organizações contemporâneas
- reconhecer os benefícios e os riscos potenciais das redes sociais como ferramenta de comunicação, e identificar os princípios de uso dessas redes a fim de minimizar estes riscos
- avaliar precisamente os estágios de formação de grupos (formação, tempestade, normalização e operação)
- identificar as funções específicas na formação e manutenção de grupos que precisam ser estabelecidas para que cumpram com suas tarefas

Embora algumas funções administrativas, como planejar, organizar e controlar, possam ser razoavelmente isoladas, a comunicação causa impacto em todas as atividades administrativas, perpassando todas as fases do processo administrativo. O enfermeiro-líder comunica-se com os clientes, os colegas, os superiores e os subordinados. Além disso, considerando-se que a prática da enfermagem tende a ser voltada ao grupo, a comunicação interpessoal entre os membros do grupo é necessária para a continuidade e a produtividade. Portanto, para que alguém seja um líder-administrador efetivo, precisa ter excelentes habilidades de comunicação interpessoal. A comunicação, de fato, talvez seja a habilidade de liderança mais importante.

A comunicação organizacional é até mais complexa que a interpessoal ou grupal, já que há mais canais de comunicação, mais pessoas com as quais se comunicar, mais informações a serem transmitidas e novas tecnologias, que tanto complicam quanto facilitam o atendimento. Assim, a comunicação organizacional é uma função administrativa de alto nível; deve ser sistemática, ter continuidade e estar adequadamente, integrada à estrutura organizacional, encorajando uma troca de pontos de vista e ideias. Porém, a comunicação organizacional é complexa, e falhas de comunicação costumam resultar em fracasso no cumprimento das metas organizacionais. Além disso, ainda há os riscos de confidencialidade que precisam ser respeitados.

O líder é responsável pela formação de uma equipe coesa para que sejam atingidas as metas organizacionais. Para isso, deve articular questões e preocupações de modo que os funcionários não se confundam acerca das prioridades. A habilidade de comunicação efetiva frequentemente determina o sucesso de um líder-administrador, e especializar-se em todos os aspectos da comunicação é crucial para o sucesso administrativo. As habilidades de liderança e as funções administrativas inerentes à comunicação organizacional, interpessoal e grupal estão listados no Quadro 19.1.

QUADRO 19.1 **Papéis da liderança e funções administrativas associadas à comunicação organizacional, interpessoal e grupal**

PAPÉIS DA LIDERANÇA
1. Compreender e utilizar adequadamente ambas a rede formal e informal de comunicação na empresa.
2. Comunicar-se com clareza e precisão em uma linguagem que os outros compreendam.
3. Ser sensível ao clima interno e externo do emissor ou do receptor e utilizar essa percepção para interpretar as mensagens.
4. Observar e interpretar acertadamente a comunicação verbal e não verbal dos seguidores.
5. Desempenhar papéis de comunicador assertivo e ouvinte ativo.

(Continua)

6. Demonstrar coerência na comunicação verbal e não verbal.
7. Reconhecer *status*, poder e autoridade como barreiras à comunicação entre chefes e subordinados; usar estratégias de comunicação para superá-las.
8. Servir de modelo no uso dos princípios de redes sociais para promover a colaboração, o compartilhamento de decisões e a prática baseada em evidências, protegendo ao mesmo tempo os direitos e a confidencialidade dos pacientes.
9. Buscar equilíbrio entre opções de comunicação tecnológica e a necessidade de contato humano, cuidado e interação face a face.
10. Maximizar o funcionamento do grupo, mantendo seus membros no rumo certo, encorajando os tímidos, controlando os exagerados e protegendo os fracos.

FUNÇÕES ADMINISTRATIVAS

1. Compreender e usar adequadamente a rede formal de comunicação da empresa.
2. Determinar a forma ou a combinação de formas de comunicação mais indicada para otimizar a transmissão de informações na hierarquia organizacional.
3. Preparar as comunicações escritas com clareza e usar linguagem apropriada à mensagem e ao receptor.
4. Consultar outros departamentos ou campos de atuação na coordenação de diferentes papéis e esforços do grupo.
5. Distinguir entre "informação" e "comunicação" e administrar corretamente a necessidade que os subordinados têm de ambas.
6. Priorizar e proteger o sigilo do cliente e do subordinado.
7. Assegurar que os funcionários e ele próprio tenham treinamento para utilizar os recursos tecnológicos de comunicação de forma adequada e integral.
8. Estabelecer uma infraestrutura de comunicação voltada para a tecnologia, a fim de aproveitar os benefícios das redes sociais enquanto minimiza os riscos.
9. Utilizar conhecimentos de dinâmica de grupo para atingir metas e maximizar a comunicação organizacional.

Este capítulo examina as múltiplas formas de comunicação. São apresentadas as barreiras de comunicação nas grandes empresas e as estratégias administrativas para superá-las. São comparados canais e modos de comunicação e oferecidas diretrizes para que o administrador escolha o melhor canal. Além disso, são debatidos assertividade, linguagem não verbal e ouvir ativamente como fatores de comunicação interpessoal. O capítulo também inclui uma análise de como ISBAR (Introduction, Situation, Background, Assessment, Recommendation; ou Introdução, Situação, Antecedentes, Avaliação de Dados, Recomendação) e SBAR (Situation, Background, Assessment, Recommendation; ou Situação, Antecedentes, Avaliação de Dados, Recomendação) podem ser usados para oferecer uma abordagem mais estruturada e ordenada para a comunicação de dados aos clientes, como a tecnologia continua alterando a comunicação em ambientes de cuidado de saúde e o desafio cada vez maior de manter a confidencialidade em um sistema em que muitas pessoas têm acesso a muita informação.

O PROCESSO DE COMUNICAÇÃO

O *site* Answers.com (2013, parágrafo 1) define *comunicação* como sendo a "troca de ideias, mensagens ou informações, por meio de discurso, sinais, escrita ou comportamento". A comunicação ocorre ainda no mínimo em dois níveis: *verbal* e *não verbal*. Assim, sempre que duas ou mais pessoas conhecem umas às outras, inicia-se a comunicação.

A comunicação começa assim que duas ou mais pessoas percebem a presença umas das outras.

O que acontece, porém, quando pensamentos, ideias e informações trocados não têm o mesmo sentido tanto para quem envia a mensagem quanto para quem a recebe? O que acontece quando a mensagem verbal e a não verbal são incoerentes? Ocorre comunicação se uma ideia é transmitida sem ser traduzida em atos?

Considerando-se a complexidade da comunicação, há muitos modelos que explicam como as organizações e as pessoas se comunicam. A Figura 19.1 mostra os elementos básicos comuns à maioria dos modelos. Em todas as comunicações há, no mínimo, um emissor, um receptor e uma mensagem. Há ainda um modo ou meio pelo qual é enviada a mensagem – por exemplo, falada, escrita ou não verbal.

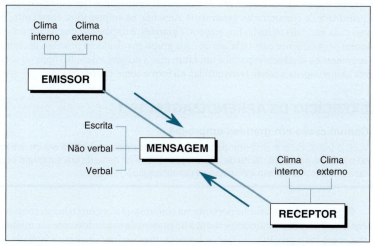

FIGURA 19.1 • O processo de comunicação. Copyright ® 2006 Lippincott Williams & Wilkins. Instructor's Resource CD-ROM to Accompany Leadership Roles and Management Functions in Nursing, by Bessie L. Marquis and Carol J. Huston.

Há também um clima interno e externo na comunicação (Quadro 19.2). O *clima interno* inclui valores, sentimentos, temperamento e níveis de estresse de quem envia e de quem recebe a mensagem. Condições climáticas, temperatura, *timing* e clima organizacional fazem parte do *clima externo*. Este inclui ainda *status*, poder e autoridade como barreiras à comunicação entre administrador e subordinado.

QUADRO 19.2	Os climas interno e externo na comunicação
Clima interno	Inclui fatores internos como os valores, sentimentos, temperamento e níveis de estresse do emissor e do receptor
Clima externo	Inclui fatores externos como condições climáticas, temperatura, *timing*, *status*, poder, autoridade e o clima organizacional em si

Emissor e receptor precisam ser sensíveis ao clima interno e externo, porque a percepção da mensagem é bastante alterada dependendo do clima existente quando ela é enviada ou recebida. Por exemplo, um administrador inseguro chamado para uma reunião com os superiores em um período de demissões rigorosas provavelmente entenderá a mensagem com mais apreensão que um administrador seguro de seu papel.

Considerando-se que cada pessoa é diferente, tomando decisões e tendo diferentes percepções, avaliar o clima externo costuma ser mais fácil que avaliar o interno. Ao levantar dados sobre o clima interno, não esqueça que a mente humana percebe apenas o que espera perceber. O inesperado costuma ser ignorado ou mal compreendido. Em outras palavras, os receptores não conseguem se comunicar quando a mensagem é incompatível com suas expectativas. Se os emissores querem uma comunicação eficiente, precisam decidir o que o receptor verá ou ouvirá.

 Uma comunicação eficiente exige que o emissor valide o que os receptores veem e ouvem.

VARIÁVEIS QUE AFETAM A COMUNICAÇÃO ORGANIZACIONAL

A estrutura formal de uma organização causa impacto na comunicação. As pessoas nos níveis inferiores da hierarquia organizacional correm risco de receber uma comunicação inadequada de parte dos níveis superiores. Isso se dá devido à quantidade de níveis em que se filtra a comunicação nas empresas maiores. Com o aumento do número de empregados (em especial quando há mais de mil), a quantidade de comunicação geralmente aumenta; os empregados, entretanto, podem percebê-la como cada vez mais fechada. Em empresas grandes, é impossível que os administradores se comuniquem pessoalmente com cada um ou cada grupo envolvido no processo decisório organizacional. Não somente a distância espacial é um fator, mas a presença de subgrupos ou subculturas também afeta as mensagens a serem transmitidas e a forma como são percebidas.

> ### EXERCÍCIO DE APRENDIZAGEM 19.1
> **Comunicação em grandes empresas**
> Você já trabalhou em uma grande empresa? A comunicação interna era clara e oportuna? O que ou quem era a principal fonte de informações? Você foi parte de um subgrupo ou subcultura? Em caso positivo, como isso influenciou a comunicação?

O gênero é outro fator importante na comunicação organizacional, considerando-se que homens e mulheres se comunicam e usam a linguagem de modo diferente. As mulheres costumam ser vistas como mais gregárias do que os homens, mas isso nem sempre é verdade. As mulheres também são caracterizadas como sendo mais colaborativas em sua comunicação, enquanto os homens são mais competitivos.

Mais complicado ainda é a comunicação a partir da histórica indústria de atendimento de saúde, que tem uma profissão médica predominantemente masculina que precisa comunicar-se de forma íntima com uma profissão de enfermagem predominantemente feminina. Além disso, a maioria dos administradores de saúde ainda é composta por homens. Assim, médicos e administradores do sexo masculino podem sentir-se pouco incentivados a buscar uma abordagem colaborativa na comunicação desejada normalmente pelas enfermeiras. A qualidade da comunicação organizacional e na unidade continua a ser influenciada por diferenças de gênero, poder e *status*.

 Diferenças de gênero, poder e *status* afetam de forma significativa os tipos e a qualidade da comunicação na organização e na unidade.

Poder e *status* também podem afetar a comunicação organizacional. Garon (2012) observa que os problemas de comunicação são lugar-comum nas organizações de atendimento de saúde quando seus trabalhadores acreditam que não têm voz ativa e que não podem ser fazer ouvir. Isso, por sua vez, afeta negativamente a satisfação dos funcionários com seu trabalho, bem como a segurança dos pacientes, limitando a capacidade dos líderes organizacionais em abordarem problemas que estão afetando a capacidade de funcionamento e de mudança da organização. A importância do administrador em instaurar uma cultura de franca comunicação é inestimável (Exame de evidência 19.1).

> ### Exame de evidência 19.1
>
> **Fonte:** Garon, M. (2012). *Speaking up, being heard: Registered nurses' perceptions of workplace communication.* Journal of Nursing Management, 20(3), 361-371.
>
> Este estudo usou uma abordagem descritiva e qualitativa, constituída por entrevistas junto a um grupo focal formado por 33 enfermeiros em cargos de chefia e de cuidado clínico provenientes de diversos ambientes de atendimento de saúde na Califórnia, a fim de explorar suas percepções no que tange a sua capacidade de falar e de se fazer ouvir no local de trabalho. Os dados foram analisados usando-se a análise temática de conteúdo.

As descobertas do estudo foram organizadas em três categorias: a capacidade de falar, de se fazer ouvir, transmissão e recepção de uma mensagem e obter resultados. A capacidade de influenciar a decisão dos enfermeiros e de se fazer ouvir recaíram em duas áreas gerais: influências pessoais e organizacionais. As influências pessoais incluíam a bagagem cultural, os valores, a criação, a linguagem e a escolaridade. As influências organizacionais consistiam em colegas de trabalho, chefes e administradores.

Dentre os fatores no ambiente de trabalho que influenciavam os enfermeiros a se fazer ouvir estavam as influências dos colegas, as influências de chefes e administradores e as influências do ambiente ou da cultura. Em geral, o tema predominante nesta área e no estudo foram referências a uma atmosfera de abertura. Funcionários e administradores concordam que quem cria esta atmosfera são os líderes.

Os resultados finais em se fazer ouvir emergiram como a categoria final. Os funcionários de enfermagem queriam saber se as questões que eles expunham tinham alguma consequência prática. Muitos deles expressaram sentimentos de que "tudo segue sempre igual", levando-os a acreditar que era uma perda de tempo e de energia seguir reclamando de problemas.

As descobertas da pesquisa corroboraram as preocupações dos pesquisadores de que os enfermeiros ainda não estão se fazendo ouvir, e que os efeitos disso são danosos aos pacientes, aos funcionários e às organizações. Mais mudanças são necessárias nos ambientes de atendimento de saúde para que se promova uma comunicação efetiva, e os enfermeiros-administradores estão na posição ideal para levar essas mudanças adiante. Os participantes do estudo destacaram a importância de "políticas de portas abertas" e de habilidades de dar ouvidos; eles ainda ressaltaram como é importante que os enfermeiros-administradores sejam capazes de ouvir os outros sem uma noção de culpa ou de críticas, criando ambientes que encorajem os enfermeiros a manifestarem abertamente suas preocupações.

ESTRATÉGIAS DE COMUNICAÇÃO ORGANIZACIONAL

Embora a comunicação organizacional seja complicada, as estratégias a seguir podem aumentar as possibilidades de uma comunicação clara e completa:

- *Os líderes-administradores devem levantar dados sobre a comunicação na empresa.* Quem se comunica com quem na organização? A comunicação ocorre no momento certo? A comunicação formal na organização coincide com as linhas formais de autoridade? Há conflitos ou discordâncias acerca da comunicação? Quais são as formas de comunicação utilizadas?
- *Os líderes-administradores precisam entender a estrutura da organização e reconhecer quem é afetado pelas decisões.* As redes formais e informais de comunicação precisam ser levadas em conta. Elas acompanham a linha formal de autoridade na hierarquia organizacional. Ocorrem redes informais de comunicação entre pessoas em níveis iguais ou diferentes da hierarquia organizacional, embora não representem as linhas formais de autoridade ou responsabilidade.
  Por exemplo, uma rede informal de comunicação pode ocorrer entre o diretor executivo do hospital e sua filha que é funcionária em uma ala médica. Embora possa existir uma troca significativa de informações sobre o funcionamento da unidade ou da empresa, essa rede de comunicação não aparece no gráfico organizacional. É preciso que os administradores ou chefias sejam muito cautelosos acerca do que dizem e para quem dizem até entenderem bem as redes formais e informais de comunicação.
- *A comunicação não é um canal de uma só via.* Quando outros departamentos ou disciplinas forem afetados por uma mensagem, o administrador deve consultar outras áreas em busca de *feedback* antes que ocorra a comunicação.
- *A comunicação precisa ser clara, simples e concisa.* Isso exige que o emissor ajuste sua linguagem ao seu público-alvo conforme o necessário.
- *Os emissores devem buscar* feedback *sobre a comunicação ter sido ou não recebida com precisão*. Uma forma de conseguir isso é solicitando ao receptor que repita a comunicação ou

as instruções. Além disso, o emissor deve continuar acompanhando, tentando determinar se a ação está ocorrendo. O emissor é responsável por garantir que a mensagem seja entendida.

- *Múltiplos métodos de comunicação devem ser usados, quando possível, se a mensagem for importante.* Usar uma variedade de métodos de comunicação combinados aumenta a probabilidade de que todos na empresa que precisam escutar a mensagem realmente a ouçam.
- *Os administradores não devem sobrecarregar os subordinados com informações desnecessárias.* A *informação* é formal, interpessoal e não influenciada por emoções, valores, expectativas e percepções. Por sua vez, a *comunicação* envolve percepção e sentimentos. Não depende de informações e pode representar experiências compartilhadas. Em vez de compartilhar informações, os superiores devem comunicar-se continuamente com os subordinados.

Embora informação e comunicação sejam diferentes, são interdependentes.

A maior parte do corpo funcional precisa de poucas informações sobre solicitação de procedimentos ou fornecimento de suprimentos para a organização, considerando-se que os suprimentos sejam adequados e apropriados para o atendimento das necessidades da unidade. Se um vendedor, porém, for temporariamente incapaz de atender às necessidades de suprimento da unidade, o uso de suprimentos pelos funcionários passa a ser um assunto que exige uma comunicação próxima entre administradores e subordinados. O administrador deve comunicar-se com os funcionários sobre suprimentos armazenados de forma inadequada ou por tempo demais. Pode até mesmo discutir essa inadequação de recursos com os funcionários para identificar soluções alternativas.

Canais de comunicação

Como as grandes empresas são complexas demais, os canais de comunicação utilizados pelo administrador podem ser de baixo para cima, de cima para baixo, horizontais, diagonais ou tipo "boca a boca". Na *comunicação de baixo para cima*, o chefe está subordinado a uma administração superior. Necessidades e desejos são comunicados de baixo para cima ao nível seguinte na hierarquia. Aqueles que estão nesse nível superior tomam decisões para um segmento maior da organização que o administrador de nível inferior.

Na *comunicação de cima para baixo*, o administrador confia informações aos subordinados. Essa é uma forma tradicional de comunicação nas empresas e ajuda a coordenar atividades em vários níveis hierárquicos.

Na *comunicação horizontal*, os administradores interagem com outras pessoas no mesmo nível hierárquico que administram segmentos diferentes da organização. A necessidade de comunicação horizontal aumenta à medida que aumenta a interdependência dos departamentos.

Na *comunicação diagonal*, o chefe interage com os funcionários e com os chefes dos outros departamentos e grupos, como o grupo de médicos, que não estão no mesmo nível da hierarquia organizacional. Embora essas pessoas não tenham autoridade formal sobre o chefe, essa comunicação é essencial ao funcionamento da empresa. A comunicação diagonal tende a ser menos formal que outros tipos de comunicação.

A rede mais informal de comunicação é conhecida como "boca a boca". A *comunicação tipo boca a boca* flui com rapidez e de maneira atropelada entre pessoas em todos os níveis hierárquicos e costuma envolver três ou quatro pessoas por vez. Os emissores têm pouca responsabilidade pela mensagem, e é normal que esta seja distorcida à medida que é difundida. Dada a frequência deste tipo de comunicação em todas as organizações, todos os chefes devem tentar entender melhor seu funcionamento na própria empresa, bem como quem contribui para isso. Os canais de comunicação estão resumidos no Quadro 19.3.

A comunicação tipo "boca a boca" está sujeita a erro e a distorções devido à rapidez com que é transmitida e porque o emissor tem pouca responsabilidade formal pela mensagem.

Capítulo 19 Comunicação organizacional, interpessoal e grupal

QUADRO 19.3	Canais de comunicação
De baixo para cima	De subordinado para superior
De cima para baixo	De superior para subordinado
Horizontal	Entre iguais
Diagonal	Entre indivíduos de diferentes escalões hierárquicos e tipos de cargo
Boca a boca	Informal, fortuita e aleatória, geralmente envolvendo pequenos grupos

EXERCÍCIO DE APRENDIZAGEM 19.2

Quando e como você contará?

Suponha que você é diretor de projetos de uma pequena clínica de planejamento familiar. Acabou de ser informado que os recursos financeiros federais e estaduais foram cortados e que a clínica irá fechar em três meses. Embora possa encontrar outra fonte de recursos, é impossível que isso se dê nesse tempo. O Conselho Diretor lhe disse que isso ainda deve ser mantido em sigilo.

Você tem, na clínica, cinco empregados em período integral. Como dois deles são seus amigos mais chegados, você está em conflito entre informar-lhes isso ou não. Você sabe que no momento há outra clínica na cidade com vagas de trabalho e que os cargos costumam ser ocupados com rapidez.

Tarefa: é importante que você tenha empregados na clínica nos próximos três meses. Quando os avisará sobre a intenção de fechamento? Comunicará esse fechamento a todos ao mesmo tempo? Usará comunicação de cima para baixo? Deveria usar o sistema de "boca a boca" de modo que as notícias cheguem a todos? Em que momento esse sistema é adequado para transmitir informações?

FORMAS DE COMUNICAÇÃO

A clareza de uma mensagem é bastante influenciada pela forma de comunicação utilizada. Em geral, quanto mais direta for a mensagem, maior a probabilidade de ser clara. Quanto mais pessoas se envolverem na filtragem da comunicação, maior a possibilidade de distorções. O chefe precisa avaliar individualmente todas as circunstâncias para determinar a melhor forma ou combinação de formas para cada situação. Ele usa as seguintes formas de comunicação com maior frequência:

- *Comunicação escrita*. Mensagens escritas (incluindo memorandos, relatórios, correio eletrônico e mensagens de texto, que serão abordados mais adiante neste capítulo) possibilitam a documentação. Podem, porém, ser abertas a várias interpretações e costumam consumir mais tempo dos chefes. A maior parte dos chefes deve usar muito desse tipo de comunicação, precisando, assim, habilidade de escrever com clareza.
- *Comunicação frente a frente*. A comunicação oral é rápida, mas pode alcançar menos pessoas que o necessário. Os chefes comunicam-se oralmente de baixo para cima e de cima para baixo, de modo formal e informal. Comunicam-se também de forma oral em reuniões formais, com os colegas nos grupos de trabalho e ao fazerem apresentações formais.
- *Comunicação por telefone*. Um telefonema é rápido e possibilita ao receptor o esclarecimento da mensagem no momento em que é transmitida. Não permite o recebimento de mensagens não verbais pelo emissor ou pelo receptor da mensagem. Os sotaques podem ser de difícil compreensão em uma força de trabalho multicultural. Como atualmente os chefes usam muito o telefone, este se tornou um instrumento de comunicação importante, mas tem limites como dispositivo eficiente para tanto.
- *Comunicação não verbal*. A comunicação não verbal inclui expressão facial, movimentos corporais e gestos, e costuma ser chamada de *linguagem corporal*. É considerada mais confiável

do que a comunicação verbal porque transmite a parte emocional da mensagem. Há grande risco, porém, de uma interpretação errada das mensagens não verbais se não forem avaliadas no contexto da mensagem oral. Ocorre comunicação não verbal sempre que o chefe é visto (por exemplo, mensagens transmitidas aos subordinados sempre que o chefe se comunica de forma oral ou apenas percorre um corredor).

ELEMENTOS DA COMUNICAÇÃO NÃO VERBAL

Muito de nossa comunicação ocorre por meio de canais não verbais que precisam ser examinados no contexto do conteúdo verbal. Em geral, quando a mensagem verbal e a não verbal forem incoerentes, o receptor acreditará na não verbal. Como o comportamento não verbal pode ser mal interpretado, o que ocorre com frequência, os receptores devem validar suas percepções com os emissores. A incoerência entre verbal e não verbal leva a muitos problemas de comunicação.

Uma vez que a comunicação não verbal indica o componente emocional da mensagem, costuma ser considerada mais confiável que a oral.

O silêncio também pode ser usado como um meio de comunicação não verbal. Isso concorda com o velho ditado de que *o silêncio pode ser ensurdecedor*. A seção a seguir apresenta indicadores não verbais que podem ocorrer com ou sem comunicação verbal.

Espaço

O estudo de como o espaço e o território influenciam a comunicação é chamado de *proxemia* (Loo, s.d.). Todos temos uma zona invisível de conforto psicológico que funciona como amortecedor contra toque ou ataques indesejados. O grau de espaço necessário depende da pessoa com quem conversamos e da situação em que nos encontramos (Loo, s.d.). Varia ainda de acordo com normas culturais. Algumas culturas exigem espaço maior do que outras entre o emissor e o receptor. Nos Estados Unidos, o que é considerado adequado em termos de espaço é algo entre 0 cm e 50 cm apenas em casos de relações íntimas; entre 50 cm e 120 cm é adequado para interações interpessoais; entre 120 cm e 350 cm é comum em inter-relações pessoais e mais de 120 cm é uma distância pública (Loo). A maioria dos norte-americanos espera um espaço territorial pessoal de cerca de 120 cm.

A proxemia pode, assim, contribuir com o envio da mensagem. Distância pode implicar falta de confiança ou acolhida, ao passo que espaço inadequado, tal como definido pelas normas culturais, pode fazer com que as pessoas se sintam ameaçadas ou intimidadas. Da mesma maneira, o chefe que se senta ao lado dos empregados durante as avaliações de desempenho envia uma mensagem diferente daquele chefe que fala com o empregado do outro lado de uma escrivaninha grande e formal. Nesse caso, a distância aumenta o poder e a posição do chefe; a receptividade à distância, entretanto, e a mensagem e a receptividade que isto implica variam conforme a cultura do receptor.

Ambiente

A área em que ocorre a comunicação é um elemento importante do processo de comunicação. A comunicação que se dá no escritório de um superior costuma ser levada mais a sério do que aquela que acontece em uma lanchonete.

Aparência

Ocorre muita comunicação através de nossas roupas, pelo penteado, pelo uso de produtos cosméticos e pelo grau de atração. Deve-se ter cuidado, porém, em certificar-se de que as políticas da empresa relativas à aparência desejada sejam sensíveis à cultura e ao gênero.

Contato visual

Decker (2013) aponta que nos últimos dez a 15 anos o contato visual diminuiu muito com o advento das pessoas olhando para baixo para mexer em seus dispositivos eletrônicos mesmo quando estão supostamente se comunicando com os outros. Decker afirma: "quando não temos comunicação visual, simplesmente não temos comunicação" (parágrafo 2). Isso ocorre porque este indicativo não verbal está associado à sinceridade.

O contato visual convida à interação e à conexão emocional. Por outro lado, interromper esse contato sugere que a interação está prestes a ser encerrada. Isso sinaliza aos ouvintes que não há interesse neles e que você não está envolvido na conversa (Decker). Piscar, encarar ou desviar o olhar ao falar dificulta a conexão emocional com os outros. Porém, é preciso lembrar que, assim como o espaço, a presença ou a ausência de contato visual é bastante influenciada por padrões culturais.

Postura

A postura e a forma como você controla as outras partes do corpo também são extremamente importantes como parte da comunicação não verbal. Cherry (2013), por exemplo, sugere que sentar-se bem ereto pode indicar que a pessoa está concentrada e prestando atenção ao que está acontecendo. Sentar-se encurvado para a frente, por outro lado, pode sugerir que a pessoa está entediada ou indiferente. Cruzar os braços em frente ao peito pode sugerir defensividade ou agressividade. Além disso, o peso de uma mensagem aumenta quando o emissor encara o receptor, coloca-se de pé ou sentado adequadamente próximo e com a cabeça ereta, ou inclina-se na direção do receptor.

Gestos

Uma mensagem salientada com os gestos adequados tem mais ênfase. Gestos em demasia, entretanto, podem distrair. Por exemplo, movimento com as mãos pode enfatizar a mensagem ou desviar a atenção. Os gestos têm também um significado cultural. Algumas culturas são mais táteis que outras. Na verdade, usar o toque é um gesto que costuma enviar mensagens mal-interpretadas por receptores de culturas diferentes.

Expressão facial e ocasião

Uma comunicação eficiente exige uma expressão facial que concorde com o conteúdo da mensagem. Os funcionários percebem o chefe que se apresenta com uma expressão agradável e franca como alguém receptivo. Da mesma forma, a expressão facial de um enfermeiro pode influenciar bastante o que os clientes se dispõem contar e a forma como o fazem. Por sua vez, relutar costuma diminuir o efeito da declaração ou significar desconfiança.

Expressão vocal

Indicadores vocais, como tom, volume e inflexão têm um papel importante na mensagem que é transmitida. Declarações hesitantes soam mais como perguntas, levando os ouvintes a pensar que você está inseguro; por sua vez, falar depressa pode ser interpretado como nervosismo. A meta deve ser sempre transmitir confiança e clareza.

Todos os enfermeiros têm de ser sensíveis a indicadores não verbais e à sua importância na comunicação. Isso é especialmente válido para as lideranças de enfermagem. Líderes de verdade mantêm coerência entre a mensagem verbal e a não verbal.

Líderes efetivos são coerentes em sua comunicação verbal e não verbal, de modo que os subordinados tenham clareza em relação às mensagens que recebem.

Da mesma forma, líderes são sensíveis a mensagens verbais e não verbais dos subordinados e procuram incoerências que possam indicar problemas ou necessidades não solucionadas. Frequentemente as dificuldades organizacionais podem ser prevenidas quando os líderes reconhecem a comunicação não verbal dos subordinados e agem de forma adequada e no momento oportuno.

HABILIDADES DE COMUNICAÇÃO VERBAL

Habilidades altamente desenvolvidas de comunicação verbal são essenciais ao líder-administrador. Ibe (2013) observa que a inabilidade em comunicar necessidades ou em contestar as ideias das outras pessoas pode causar tensão nos relacionamentos, levando a estresse, ansiedade ou até mesmo depressão. A *comunicação assertiva*, por outro lado, reduz este tipo de estresse, aumenta a produtividade e contribui para uma força de trabalho saudável.

A comunicação assertiva é uma forma de comunicar que possibilita às pessoas a autoexpressão, de forma direta, honesta e adequada, sem infringir nos direitos do outro. A posição de uma pessoa é expressa clara e firmemente pelo uso de declarações que iniciam por "eu", bem como por contato visual direto e uma voz calma. Além disso, a comunicação assertiva sempre exige que a mensagem verbal e a não verbal sejam coerentes. Para obter sucesso na fase diretiva da administração, o líder precisa ter habilidades bem desenvolvidas de comunicação assertiva.

Há várias concepções equivocadas sobre esse tipo de comunicação. A primeira é a de que toda a comunicação é ou assertiva ou passiva. Na verdade, existem pelo menos quatro possibilidades de comunicação: passiva, agressiva, indiretamente agressiva ou passivo-agressiva e assertiva. A *comunicação passiva* ocorre quando alguém sofre em silêncio mesmo quando nutre fortes sentimentos sobre a questão. Sendo assim, os comunicadores passivos evitam conflitos, muitas vezes sob o risco de irem sufocando os sentimentos até que eles explodam (Ibe, 2013).

A *comunicação agressiva* costuma ser direta, ameaçadora e desdenhosa. Ela infringe os direitos da outra pessoa e invade seu espaço pessoal. Este comportamento também é voltado à "vitória a qualquer custo" ou à demonstração de autoexcelência. Por isso, esta é uma comunicação com aspectos de *bullying* e uma forma de dominância (Atlanta Black Star, 2013). Thomson (2013) sugere que, como retorno, um comunicador agressivo muitas vezes consegue fazer com que os outros o obedeçam, por temerem desafiá-lo. O problema, porém, é que esse estilo de comunicação geralmente acaba criando inimigos e levando a relacionamentos instáveis, e os sentimentos de poder e autoconfiança que ele cria podem ruir rapidamente quando alguém confronta o comunicador (Thomson).

A *comunicação passivo-agressiva* é uma mensagem agressiva apresentada de modo passivo. Geralmente, envolve trocas verbais limitadas (com comportamento não verbal incoerente) de parte de alguém que se sente seguro quanto a determinada circunstância. Essa pessoa aparenta abster-se na tentativa de manipular a situação. Na comunicação passivo-agressiva, por exemplo, alguém pode dizer sim quando na verdade quer dizer não, e agir com sarcasmo ou reclamar pelas costas dos outros (Mayo Clinic Staff, 2011). Com o passar do tempo, este tipo de comportamento corrói os relacionamentos e desgasta o respeito mútuo (Mayo Clinic Staff).

A segunda concepção equivocada é a de que aqueles que se comunicam ou se comportam de forma assertiva conseguem tudo que desejam, o que é uma inverdade. Ser assertivo envolve tanto direitos quanto responsabilidades.

Já a terceira ideia errada sobre assertividade é a de que se trata de algo não feminino. Embora o papel das mulheres na sociedade tenha sofrido enormes mudanças nos últimos cem anos, algumas pessoas continuam encontrando muita dificuldade em aceitar que tanto as enfermeiras quanto os enfermeiros desempenham papel assertivo nas tomadas de decisão. A comunicação assertiva envolve a transmissão de uma mensagem que insiste em ser ouvida.

Um modelo assertivo de comunicação auxilia as pessoas a desapegarem-se dos modelos depreciativos e de discursos comuns que sinalizam insegurança e falta de confiança. O enfermeiro profissional precisa ser mais assertivo em sua necessidade de ser ouvido. Às vezes, fazer pressão sobre os outros é uma forma que resulta em uma comunicação assertiva na enfermagem.

A comunicação assertiva não é um comportamento agressivo ou insensível; significa, sim, possuir uma voz esclarecida que insiste em ser ouvida.

Uma quarta concepção equivocada é a de que os termos *assertivo* e *agressivo* são sinônimos. Ser assertivo não é ser agressivo, embora algumas culturas considerem essa distinção indefinida. Mesmo diante da agressão de outro, o comunicador assertivo não fica agressivo. Quando sob ataque de alguém agressivo, a pessoa assertiva pode reagir de várias maneiras:

- *Refletir*. Refletir a mensagem do falante de volta para ele. Concentrar-se nos componentes afetivos da mensagem do agressor. Isso ajuda o agressor a avaliar se a intensidade de seus sentimentos é adequada a situação ou ao evento específico. Por exemplo, suponhamos que um empregado entre na sala do chefe e comece a se queixar do novo horário dos funcionários que acaba de ser divulgado. O empregado, é claro, está furioso e na defensiva. O chefe pode usar a reflexão, dizendo algo como: "Compreendo que você esteja bastante chateado por causa do horário. É um assunto importante e temos de conversar a respeito".
- *Repetir a mensagem assertiva*. Asserções repetidas têm o foco no conteúdo objetivo da mensagem. São especialmente eficientes quando o agressor generaliza em excesso ou parece fixado em uma linha de pensamento repetitiva. Por exemplo, quando um chefe solicita que um empregado enraivecido entre em sua sala para discutir um problema e o empregado continua com suas censuras no corredor, ele pode dizer: "Quero discutir esse assunto com você em minha sala. O corredor não é local adequado para isso".
- *Indicar os pressupostos implícitos*. Isso envolve ouvir atentamente e deixar que o agressor saiba que você o ouviu. Nessas situações, os chefes podem repetir pontos importantes e identificar pressupostos centrais, mostrando que estão acompanhando a linha de raciocínio do funcionário.
- *Reformular a mensagem usando linguagem assertiva*. Repetir a linguagem do agressor torna a emoção menos hostil. Parafrasear ajuda o agressor a se concentrar mais na parte cognitiva da mensagem. O chefe pode usar a recomposição, trocando uma mensagem do tipo "você" por outra do tipo "eu".
- *Perguntar*. Quando o agressor usa indicadores não verbais para ser agressivo, a pessoa assertiva pode colocar esse comportamento em forma de pergunta, como um modo eficaz de ajudar o outro a perceber uma reação que não se justifica. Por exemplo, o funcionário desesperado e com raiva pode fazer ameaças sobre desligar-se da empresa ou mudar para outra unidade. O chefe pode, de forma adequada, confrontá-lo sobre a ameaça implícita para ver se é real ou simplesmente reflexo de sua frustração.

Da mesma forma que ocorre na comunicação não verbal, as habilidades de comunicação verbal do líder-administrador, em um local de trabalho multicultural, exigem sensibilidade cultural.

Mesmo ao lidar com empregados com os mesmos antecedentes culturais, a comunicação assertiva exige habilidade administrativa para decidir se a conversa acontecerá face a face, por e-mail ou memorando, por telefone ou se nada será comunicado para todos sobre um problema particular.

SBAR e ISBAR como instrumentos de comunicação verbal

Entidades de certificação e organizações dedicadas a melhorar a qualidade do atendimento de saúde orientaram as organizações de atendimento de saúde a identificar e implementar estratégias para aprimorar e padronizar a comunicação profissional. De fato, o *Relatório sobre Qualidade e Segurança* de 2007 da Joint Commission identificou comunicações inadequadas entre os prestadores de cuidados ou entre os demais prestadores de atendimento e os pacientes/familiares como sendo uma causa-raiz consistente dos *eventos sentinelas* (uma ocorrência inesperada envolvendo a morte ou um grave dano físico ou psicológico, ou o risco de ambos) (Jordan, 2009). *SBAR* (*Situation, Background, Assessment, Recommendation;* ou Situação, Antecedentes, Avaliação de Dados, Recomendação) e *ISBAR* (que adiciona *identificação* como o primeiro passo) são estratégias que foram desenvolvidas para resolver esse problema.

A abordagem SBAR, usada pela primeira vez pela Marinha norte-americana para padronizar comunicações importantes e urgentes em submarinos nucleares e levada adiante mais tarde pela

Kaiser Permanente, é uma ferramenta de fácil memorização que oferece uma abordagem estruturada e ordenada para o fornecimento de informações precisas e relevantes em situações emergentes envolvendo pacientes, bem como em passagens de caso (*handoffs*) (Quadro 19.4). *Handoffs* (trocas verbais de informação, que ocorrem entre dois ou mais prestadores de atendimento a respeito da condição de um paciente, de um plano de tratamento, de necessidades de cuidado, etc.) geralmente ocorrem em trocas de turno e quando pacientes são transferidos de uma unidade para outra. O uso da abordagem SBAR ajuda os prestadores de atendimento a evitarem longas descrições narrativas e assegura que os fatos, que são essenciais para a avaliação apropriada das necessidades do paciente, sejam repassados entre profissionais da área (Jordan, 2009). Claramente, a abordagem SBAR tem um grande potencial de reduzir os erros de comunicação, aumentando, assim, a segurança dos pacientes.

QUADRO 19.4 SBAR como recurso de comunicação

S	Situação	Apresente o paciente e a si mesmo e exponha brevemente o assunto que você deseja discutir (geralmente a condição do paciente)
B	Antecedentes (*background*)	Descreva os antecedentes ou o contexto (o diagnóstico do paciente, a data de baixa, o diagnóstico médico e o tratamento até então)
A	Avaliação de dados	Resuma a condição do paciente e exponha sua opinião sobre o problema
R	Recomendação	Identifique quaisquer novos tratamentos ou mudanças ordenadas e dê opiniões ou recomendações sobre medidas futuras

Algumas organizações de atendimento de saúde optaram por incluir uma *etapa de introdução (ISBAR)* ao SBAR por acharem que é importante os clínicos partirem de uma apresentação mútua caso não conheçam ativamente a pessoa com quem estão conversando durante um *handoff* de paciente ou pelo telefone (ISBAR, 2013). Essa etapa inclui uma introdução das pessoas durante o *handoff*, suas funções no tratamento do paciente e a unidade de onde estão telefonando se o *handoff* ocorrer pelo telefone (ISBAR).

EXERCÍCIO DE APRENDIZAGEM 19.3

Q.*Handoff* com ISBAR

Você foi designado a prestar atendimento integral a um paciente, o sr. Dixon. Ele tem 73 anos de idade e internou-se para uma substituição total de joelho dois dias atrás. Hoje, a secreção sanguínea no dreno Jackson Pratt do sr. Dixon aumentou drasticamente, e o local da incisão parece estar avermelhado, inchado e quente. Tem sido preciso dar a ele medicação intravenosa contra a dor a cada três ou quatro horas, o que, numa escala de 0 a 10, diminui a dor de 6 ou 8 para um nível de 2 ou 3. Ele está se recusando a usar seu aparelho de movimentação passiva por considerá-la dolorosa demais. Ele também está enjoado e não quis almoçar. Seus movimentos peristálticos estão mais fracos. Sua esposa está junto ao seu leito e conta para você que o paciente não costuma se queixar, o que a leva a desconfiar de que algo pode estar errado. O cirurgião do sr. Dixon só deverá revê-lo hoje ao fim da tarde, depois do encerramento de seu consultório particular.

Tarefa: use a abordagem ISBAR para preparar seu relatório de *handoff* para o próximo turno. Em seguida, mostre o que você preparou para um colega. Peça para que ele analise se você comunicou todas as informações vitais do paciente e se sua avaliação e suas recomendações estão apropriadas para a situação.

HABILIDADES DE OUVINTE

Pesquisas revelam que a maioria das pessoas ouve ou realmente retém apenas uma quantidade pequena da informação que lhe é dada. De fato, as falhas de comunicação são a causa-raiz mais comum dos erros médicos. Por isso, é importante que o líder-administrador perceba que ouvir é uma oportunidade para aprender.

Para que se tornem melhores ouvintes, os líderes precisam, em primeiro lugar, perceber como suas próprias experiências, valores, atitudes e tendências influenciam a forma como recebem e interpretam as mensagens. Em segundo lugar, precisam vencer a sobrecarga de informações e comunicados inerente ao papel de administrador intermediário. É fácil para administradores sobrecarregados pararem de escutar de forma ativa os vários subordinados que precisam de seu tempo e que o demandam simultaneamente.

Finalmente, o líder deve trabalhar de forma contínua para melhorar suas habilidades de ouvir, dedicando tempo e atenção ao emissor da mensagem. O propósito principal do líder é receber a mensagem enviada em vez de formar uma resposta antes que a transmissão da mensagem esteja completa.

O líder que ouve de forma ativa dedica tempo e atenção reais ao emissor, concentrando-se na comunicação verbal e não verbal.

Boynton (2009) sugere que o uso de um modelo de escuta como o *GRRRR (Greeting, Respectful Listening, Review, Recommend or Request More Information and Reward;* ou Cumprimentar, Ouvir Respeitosamente, Revisar, Recomendar ou Solicitar Mais Informações e Recompensar) é especialmente útil em organizações em que comportamento problemático, ambientes nocivos e luta por poder interferem com o ato de se escutar mutuamente (ver o Quadro 19.5). No estágio de *Cumprimento*, um mero cumprimento respeitoso é oferecido para se estabelecer um diálogo profissional. Em seguida, os participantes demonstram que estão se *Ouvindo Respeitosamente* ao darem um ao outro tempo para que pensem e transmitam informações importantes sem serem interrompidos. A *Revisão* ocorre quando o falante resume as informações que transmitiu para se assegurar de que a mensagem foi entendida corretamente. Depois que o falante acaba de transmitir seu resumo e o outro confirma ou esclarece o que foi dito, o ouvinte dispõe de informações suficientes para *Recomendar ou Solicitar Mais Informações*. A comunicação se encerra quando ambas as partes *Recompensam* uma à outra ao prestarem reconhecimento e se agradecerem mutuamente por uma troca colaborativa. A abordagem GRRRR pode ser usada qualquer que seja o escalão ou o *status* dos participantes, já que manter uma comunicação estruturada é ainda mais vital quando existem diferenças de poder (Boynton, 2009).

QUADRO 19.5	GRRR (Boynton, 2009) como uma ferramenta de escuta	
G	Cumprimentar (*Greeting*)	Dar saudações e estabelecer um ambiente positivo
R	(Ouvir respeitosamente (*Respectful listening*)	Ouvir sem interromper e dar tempo para que os outros pensem
R	Revisar	Resumir a mensagem para se certificar de que ela foi ouvida precisamente
R	Recomendar ou solicitar mais informações	Buscar informações adicionais conforme o necessário
R	Recompensar	Reconhecer com agradecimentos que ocorreu uma troca colaborativa

EXERCÍCIO DE APRENDIZAGEM 19.4

Pratique suas habilidades como ouvinte

Tarefa: forme pequenos grupos. Escolha um líder para o grupo e peça para que essa pessoa leia rapidamente para os demais membros a transcrição a seguir de uma conversa telefônica. Os membros do grupo devem ser avisados para tomarem nota de qualquer coisa de que precisem para repassarem a conversa ao chefe de sua unidade. Os membros do grupo não devem ter permissão para ler este exercício, apenas para ouvir. O líder do grupo deve ler a transcrição uma vez e permitir que os membros do grupo façam perguntas ao final da leitura.

Ao telefone: Oi, meu nome é Joe Merlisch e fui paciente no centro médico semana passada, na rua... quarto 211 ou 213, não tenho certeza. O dr. Trenweth foi quem cuidou de mim – fez uma cirurgia no meu joelho esquerdo. Meus aparelhos auditivos desapareceram quando eu estava lá, e Lori me disse que o hospital cuidaria da substituição deles, mas ninguém chegou a me

(Continua)

telefonar a respeito. Meu filho Seth disse que o Medicare só fará a substituição dos aparelhos se eu pagar a eles mais US$850 dedutíveis, e meu plano de saúde disse que simplesmente não cobre o incidente. Acho que é isso que eles chamam de "brecha" no Medicare, não é isso? Os aparelhos eram da marca Medihearing e me custaram US$1.700 quando os comprei. Preciso de aparelhos substitutos porque tenho 60% de perda de audição em meu ouvido direito e 70% no esquerdo. Vocês não fazem ideia de como é ruim não conseguir escutar nada do que os outros estão dizendo para você. Minha esposa, Nora, fica furiosa comigo o tempo todo, pois acha que a estou ignorando, só que simplesmente não consigo ouvi-la. Agora vocês querem que eu dirija 110 quilômetros de volta até o hospital para procurar em seus achados e perdidos e ver se meus aparelhos auditivos estão lá. Ora... me recuso a fazer isso, e exijo que alguém resolva este problema. Por que um de vocês não dirige até aqui e me mostra o conteúdo dos achados e perdidos? Já conversei com pelo menos dez pessoas hoje, e todas elas só ficaram me repassando de um setor para o outro. Será que não há ninguém aí que possa resolver isso para mim? Que tipo de hospital é esse?

O líder do grupo deve, então, fazer as seguintes perguntas aos membros para testar suas habilidades como ouvintes, pedindo que anotem suas respostas por escrito:

Qual é o nome do paciente?

Qual é o nome da esposa do paciente?

Qual é o nome do médico?

O que foi perdido?

Quando o item foi perdido?

Em qual quarto o paciente ficou no hospital?

Quanto custaram os aparelhos auditivos?

De qual marca eram os aparelhos auditivos?

A que distância do hospital o paciente mora?

Com quantas pessoas ele já conversou sobre este problema hoje?

COMUNICAÇÃO POR ESCRITO NA ORGANIZAÇÃO

Embora a comunicação possa assumir várias formas, a escrita é utilizada com maior frequência nas grandes empresas. A comunicação escrita expedida pelo chefe reflete bastante dele próprio e da organização. Assim, ele precisa saber escrever com clareza e de forma profissional, além de usar uma linguagem compreensível. Muitos tipos de comunicação escrita são utilizadas nas organizações. Devem ser anunciadas por escrito: as políticas, os procedimentos, os eventos e as mudanças nas organizações. Descrições do processo de trabalho, avaliações de desempenho e cartas de recomendação também são formas de comunicação escrita.

Muitas vezes, porém, a comunicação por escrito mais usada pelos administradores em seu trabalho cotidiano é o *memorando*. Perkins e Brizee (2013) sugerem que os memorando empresariais têm um propósito duplo: atraem atenção para os problemas e resolvem os problemas. Assim, é importante escolher com sabedoria a audiência de um memorando e assegurar que todos na lista de distribuição realmente precisam lê-lo. Os memorandos costumam ser enviados apenas a uma quantidade moderada de pessoas. Além disso, não devem ser usados para mensagens muito delicadas, que são mais bem comunicadas face a face ou por telefone (Perkins e Brizee).

Perkins e Brizee (2013) sugerem que os memorandos empresariais devem ser constituídos pelos seguintes componentes:

- *Cabeçalho* (inclui as linhas de, para, data e assunto): constitui um oitavo do memorando
- *Abertura, contexto e tarefa* (inclui o propósito do memorando, o contexto e o problema e a tarefa ou designação específica): um quarto do memorando
- *Resumo, segmento de discussão* (os detalhes que apoiam suas ideias ou plano): metade do memorando

Capítulo 19 **Comunicação organizacional, interpessoal e grupal** **451**

- *Segmento da conclusão, anexos necessários* (a ação que você quer que o leitor faça e uma nota sobre os anexos incluídos): um oitavo do memorando

Além disso, como escrever é uma habilidade aprendida que melhora com a prática, a Writing Help Central (s. d.) sugere o seguinte em relação à escrita de correspondência profissional:

- Mantenha sua mensagem breve e concisa. Menos de uma página é sempre preferível. Use uma divisão por itens para destacar os pontos-chave.
- Use o primeiro parágrafo para expressar o contexto ou o propósito do memorando e para apresentar o problema. Nos parágrafos seguintes, aborde o que foi feito ou o que precisa ser feito para o tratamento do problema em questão.
- Inclua uma conclusão para resumir o memorando, para esclarecer o que se espera que o leitor faça e para tratar de todos os anexos que compõem o memorando.
- Mantenha o foco nas necessidades dos receptores. Certifique-se de que sua comunicação trata das expectativas dos receptores e daquilo que querem conhecer.
- Use linguagem simples para que a mensagem seja clara. Mantenha os parágrafos com no máximo três ou quatro frases.
- Revise a mensagem e dê retoques conforme o necessário. Quase todas as comunicações importantes precisam de vários rascunhos. Sempre releia a mensagem escrita antes de enviá-la. Procure áreas em que possa haver equívocos. Preste atenção ao tom. Foram abordados todos os itens importantes?
- Revise a ortografia e a gramática para ter certeza do profissionalismo na comunicação. Jamais se esqueça de que o documento é seu reflexo direto, e mesmo a mensagem mais importante pode ser ignorada se a comunicação for percebida como não profissional.

EXERCÍCIO DE APRENDIZAGEM 19.5

Revisão de uma carta comercial formal

Leia a carta comercial formal a seguir e avalie a qualidade da escrita. Reescreva-a de modo a deixá-la clara e profissional. Prepare-se para ler sua carta em aula.

Sra. Joan Watkins

sábado, 19 de outubro de 2013

Brownie Troop, 407

Qualquer local, USA 00000

Cara Sra. Watkins:

Sou coordenadora oficial de relações públicas do County Hospital e responsável pela correspondência de solicitações de visitas por grupos de pessoas. Como recebemos mais de cem desses pedidos anualmente, sou muito atarefada em meu trabalho! Você é bem-vinda para uma visita ao hospital quando quiser. Meu assistente informou sobre seu telefonema de ontem questionando se oferecíamos visitas guiadas. Não cobramos por essas visitas. Ele ainda comentou que a média de idade de suas bandeirantes fadinhas é de 8 anos, de modo que acho ser mais apropriado levá-las a visitar a UTI Neonatal, a TI Pós-natal e o Setor de Emergência. Favor conversar antes com as meninas sobre as unidades, de modo que estejam mais bem preparadas para o que irão ver. A filosofia de nosso hospital promove o envolvimento da comunidade; e essa é uma forma pela qual tentamos atingir essa meta. Certamente agendarei um profissional que seja chefe de enfermagem para acompanhar o grupo em sua visita. Por favor, telefone quando souber a data e a hora. Eu mesma fui uma fadinha aos 7 anos e acho essa uma grande ideia.

Sinceramente,

Maria Prolixa, Mestre em Enfermagem

Coordenadora de Relações Públicas

County Hospital

O IMPACTO DA TECNOLOGIA NA COMUNICAÇÃO ORGANIZACIONAL CONTEMPORÂNEA

A tecnologia mudou intensamente a forma como os enfermeiros se comunicam e realizam suas tarefas. Gerações mais jovens de enfermeiros que cresceram usando computadores, celulares e mensagens instantâneas admitem que a tecnologia nos proporcionou o potencial de acesso e de troca instantânea de informações. Esses profissionais aproximam-se da tecnologia e aceitam-na como auxiliar de seus conhecimentos organizacionais, não questionando sua presença ou uso.

A Internet

Cada vez mais os enfermeiros estão usando a *Internet* como instrumento de comunicação e fonte de informações. Como instrumento de comunicação, ela oferece acesso a correio eletrônico, protocolo de transferência de arquivos e à Rede Mundial de Computadores. Como fonte de informações, permite aos enfermeiros acesso às pesquisas mais recentes e a informações sobre as melhores práticas, para que seu cuidado possa ser baseado em evidências.

O crescimento da Internet como uma fonte para todos os tipos de informação, incluindo a área de saúde, tem previsão para ser exponencial. Gobry (2011) indica que, enquanto setor, a Internet atualmente produz cerca de 3% do Produto Interno Bruto dos Estados Unidos, mais do que a agricultura ou a energia, e que ela representa mais de 20% do crescimento econômico do país nos últimos 20 anos.

Sistemas hospitalares de informação e intranets

O uso de configurações de *sistema hospitalar de informações*, tais como sistemas isolados, sistemas interativos *online*, sistemas em rede e sistemas integrados, também aumentou. Algumas organizações criaram repositórios internos de dados eletrônicos como forma de catalogar materiais internos de referência, tais como manuais de políticas e procedimentos. Isso aumenta as chances de que o pessoal venha a conseguir encontrar tais recursos sempre que for preciso, e que eles estarão o mais atualizados possível. Em tais sistemas, as referências costumam ser convertidas em formato de documento portátil e lançadas eletronicamente via uma *intranet* (redes internas, raramente acessíveis por meio da Internet) que permite que os trabalhadores e os departamentos compartilhem arquivos, usem *sites* da Web e colaborem entre si (Huston, 2014).

Redes localizadas sem fio

O uso de redes localizadas sem fio (WLAN – *wireless, local area networking*) também está crescendo. As WLAN usam tecnologia de modulação de radiofrequência de amplo espectro, em vez de sistemas elétricos de rádio ou registros em papel, e possibilitam aos cuidadores o acesso, a atualização e a transmissão de informações importantes sobre o paciente e o tratamento quando uma conexão direta é impraticável ou impossível (Huston, 2014).

Redes sociais e comunicação organizacional

Fica claro que o incremento na tecnologia das telecomunicações ocorrido no final do século XX continua a aumentar de forma ainda mais rápida no século XXI. Essa tecnologia avançada pode ajudar a equilibrar as restrições impostas sobre outros recursos de atendimento aos pacientes. Tecnologias como redes sociais, mensagens de texto, *e-mail* e intranet estão aumentando o potencial para uma comunicação eficiente e eficaz por toda a organização.

Ferguson (2013) sugere que as redes sociais, incluindo plataformas tecnológicas móveis via Web, como Twitter, YouTube, Facebook e plataformas wiki, formarão a próxima onda tecnológica na comunicação em atendimento de saúde, substituindo os famosos *pagers*, que são limitados a uma comunicação unidirecional. Na verdade, as redes sociais podem ser usadas como meio de reunião, compartilhamento e disseminação das melhores práticas e de novas ideias, além de proporcionarem comunicação instantânea para públicos praticamente ilimitados.

Ainda assim, muitas organizações revelam-se lentas em acolher essas novas tecnologias como ferramentas de comunicação. Algumas delas, por exemplo, proíbem ou desencorajam o uso de *smartphones*, temendo que "os profissionais de saúde passarão o dia ociosos em suas redes sociais ou quebrarão as regras de confidencialidade" (Ferguson, 2013, parágrafo 4). Isso limita a capacidade dos funcionários aprimorarem o cuidado que prestam, além de restringir a qualidade e a segurança em geral mediante o acesso a informações e suporte para decisões. Piscotty et al. (2013) concordam, sugerindo que, de um jeito ou de outro, os enfermeiros sempre encontram maneiras de contornar tais restrições, seja recorrendo mais aos seus *smartphones* pessoais, seja recorrendo ao acesso a Internet designado a pacientes e visitantes.

Além disso, Ferguson (2013, parágrafo 8) observa que o Google segue bloqueado por administradores de servidor em muitos computadores de mesa nas estações dos enfermeiros "enquanto o enfermeiro que está trabalhando junto ao leito precisa consultar apressadamente seu livro-texto de referências medicinais que está alguns anos desatualizado, tentando prestar o atendimento mais atualizado, mais inspirado em pesquisas e baseado em evidências". Ferguson sugere que o acesso via Internet a ferramentas de busca como o Google Acadêmico no local de atendimento poderia se revelar útil na obtenção de atendimento baseado em evidências. Ele também sugere que, se confiamos aos enfermeiros a administração de drogas controladas, a gestão cotidiana de hospitais e dados confidenciais, então também podemos confiar a eles o acesso à Internet nos pontos de atendimento.

Ferguson (2013) avança na discussão, e observa que, embora alguns enfermeiros tenham sido repreendidos por fazerem comentários *online* sobre o atendimento a pacientes e por postarem fotos inapropriadas de si mesmos ou dos pacientes, a manutenção da confidencialidade do paciente e da prática ética sempre foi considerada um componente fundamental do profissionalismo em enfermagem. Ele conclui que, embora haja riscos no uso das redes sociais, a sua proibição é insensata e fútil. "Em vez de bloquear esta ferramenta inovadora de comunicação, precisamos aprender a administrá-la, a tirar proveito de seus benefícios de melhoria da comunicação, disseminação e potencial de compartilhamento de decisões" (Ferguson, 2013, parágrafo 11).

Piscotty et al. (2013) concordam, ressaltando que as redes sociais podem melhorar as comunicações entre prestadores de atendimento e a coordenação do atendimento de pacientes, facilitando a transferência ágil de informações. Além disso, as redes profissionais podem oferecer fóruns para compartilhar e obter informações, para fazer perguntas e para se conectar com outros que tenham interesses profissionais similares. Como resultado, a disseminação e a aquisição aceleradas de conhecimento clínico têm o potencial de traduzir rapidamente informações atualizadas em prática.

No entanto, Piscotty et al. (2013) alertam que as redes sociais têm, de fato, o potencial de causar distrações e interrupções. As distrações podem ocorrer por notificações sonoras de um aparelho avisando o enfermeiro da chegada de mensagens. Além disso, também pode haver uma distração mental quando se sabe que uma mensagem está esperando para ser lida e pela ânsia em visualizá-la. Ademais, o uso impróprio das redes sociais pode violar os direitos do paciente e já implicou em violações de limites de pacientes por parte de enfermeiros e de estudantes de enfermagem, incluindo postagens em *blogs* sobre pacientes específicos e a postagem de fotos de pacientes ou de partes corporais no Facebook. Essas ações levaram a Associação Norte-Americana de Enfermagem (2011) e o Conselho Nacional e Estadual de Enfermagem (2011) a estabelecerem os *Princípios para as Redes Sociais*, mostrados no Quadro 19.6.

QUADRO 19.6 | **Princípios para as Redes Sociais da Associação Norte-Americana de Enfermagem, Conselho Nacional e Conselhos Estaduais de Enfermagem**

1. Os enfermeiros não devem transmitir nem postar *online* informações individualizadas e inidentificáveis sobre pacientes.
2. Os enfermeiros devem obedecer a limites éticos profissionais prescritos entre profissional e paciente.
3. Os enfermeiros devem entender que os pacientes, os colegas, as instituições e os empregadores podem ver suas postagens.
4. Os enfermeiros devem aproveitar os ambiente privados e buscar separar informações pessoais e profissionais *online*.

(Continua)

5. Os enfermeiros devem levar à atenção das autoridades apropriadas qualquer conteúdo que possa prejudicar a privacidade, os direitos ou o bem-estar de um paciente.
6. Os enfermeiros devem participar no desenvolvimento de políticas institucionais que orientam a conduta *online*.

Fonte: American Nurses Association. (2011, September). Principles for social networking and the nurse. Silver Spring, MD: Author; National Council of State Boards of Nursing. (2011, August). White Paper: A nurses' guide to the use of social media. Chicago, IL: Author. Acessado em 16 de junho de 2013, em http://www.nursingworld.org/FunctionalMenuCategories/AboutANA/Social-Media/Social-Networking-Principles-Toolkit/6-Tips-for-Nurses-Using-Social-Media-Poster.pdf

Equilibrando a tecnologia e o elemento humano

Mesmo a mais avançada tecnologia de informação não é capaz de substituir o julgamento humano necessário a líderes e administradores para o uso adequado da tecnologia. Exemplos dos tipos de desafio à comunicação enfrentados pelos administradores em uma sociedade que evolui muito depressa incluem:

- Determinar quais são os avanços tecnológicos que podem e devem ser usados em cada nível da hierarquia organizacional para promover eficiência e efetividade na comunicação.
- Avaliar a necessidade de treinamento adequado aos funcionários e oferecê-lo a eles para que possam utilizar corretamente os recursos tecnológicos de informação disponíveis.
- Equilibrar custos e benefícios.
- Alinhar a tecnologia da informação à missão organizacional.
- Encontrar um equilíbrio entre as opções tecnológicas de informação e a necessidade do toque humano, do cuidado humanizado e da interação face a face e individualizada (Huston, 2014; Huston, 2013).

Mesmo a mais avançada tecnologia de informação não é capaz de substituir o julgamento humano necessário a líderes e administradores para o uso adequado da tecnologia.

COMUNICAÇÃO, CONFIDENCIALIDADE E LEI DA PORTABILIDADE E RESPONSABILIDADE DE PLANOS DE SAÚDE

Os enfermeiros têm o dever de manter as informações que lhes são reveladas pelos pacientes em sigilo. Esse *sigilo* pode ser quebrado de forma legal somente quando um dos provedores precisa compartilhar informações sobre um paciente para que outro provedor possa assumir o atendimento. Em outras palavras, deve existir uma necessidade profissional legítima de saber. O mesmo nível de sigilo necessário para proteger os direitos do paciente é esperado em relação a comunicações pessoais sensíveis entre administradores e subordinados.

O sigilo pode ser quebrado de forma legal somente quando um dos provedores precisa compartilhar informações sobre um paciente para que outro possa assumir seu atendimento.

A *Health Insurance Portability and Accountability Act* (HIPAA, ou Lei da Portabilidade e Responsabilidade de Planos de Saúde) *de 1996* regula proteção e sigilo rígidos de informações médicas. A aprovação da HIPAA exige a ativação de mecanismos e compromissos de proteção à privacidade do paciente. Violações a essa lei podem resultar em multas importantes para a instituição. Também há um dever ético de manter o sigilo.

Proteger o sigilo e a privacidade das informações sobre funcionários ou pacientes fica ainda mais difícil em consequência do aumento da comunicação eletrônica, uma vez que as informações disponibilizadas dessa forma são mais fáceis de ser acessadas do que por métodos tradicionais de recuperação de informações e pelo fato de as bases de dados serem incapazes de distinguir se o usuário tem ou não direito legítimo a tais informações. Por exemplo, o governo federal obrigou a informatização dos registros de pacientes e muitas instituições de saúde estão começando a implementá-lo. Infelizmente, há necessidade de discussão e determinação de quem deve ter acesso na

Capítulo 19   Comunicação organizacional, interpessoal e grupal   **455**

organização e quais informações costumam ser inadequadas antes que esse equipamento seja colocado em funcionamento, havendo grande potencial para violações de sigilo. Sem dúvida, um enfermeiro em cargo administrativo que trabalhe com sistemas de informação clínica tem a responsabilidade de garantir o sigilo, e qualquer ruptura nesse sigilo deve ser tratada com adequação e rapidez.

EXERCÍCIO DE APRENDIZAGEM 19.6

Quando há conflito entre obrigações pessoais e profissionais

Você é enfermeiro em uma seguradora que oferece compensação financeira a empregados de grandes empresas. Seu trabalho exige que você faça sondagens de saúde sobre novos empregados para identificar comportamentos pessoais e relacionados ao trabalho que possam colocá-los em risco de lesão ou doença e, em seguida, dê-lhes aconselhamento adequado sobre redução dos riscos.

Uma das áreas investigadas no histórico dos pacientes é o comportamento sexual de alto risco. Um dos clientes vistos hoje manifestou preocupação diante da possibilidade de ser HIV positivo devido a uma antiga namorada, com quem fez sexo sem proteção, recentemente testada para HIV positivo. Informou ter medo do teste, dizendo: "não quero que ninguém saiba que tenho o vírus". Pareceu resoluto na decisão de não realizar o teste. Você continua e lhe dá informações sobre o exame do HIV e o que pode fazer futuramente para evitar a transmissão do vírus.

Mais tarde, você está jantando com sua filha de 26 anos e ela conta que tem um "novo amor" na vida. Quando informa o nome e o local de trabalho, imediatamente você identifica o cliente a quem aconselhou na sala de trabalho hoje.

Tarefa: o que você vai fazer com a informação de que dispõe sobre uma possível exposição desse cliente ao HIV? Dividirá isso com sua filha? Quais os desdobramentos éticos e legais inerentes à violação do sigilo desse paciente? Quais as obrigações pessoais e profissionais que estão em conflito? Sua ação seria igual se um conhecido casual lhe revelasse que esse cliente era seu namorado? Seja o mais honesto possível em sua análise.

Registros eletrônicos de saúde

Até mesmo os registros de saúde mudam em consequência da tecnologia. O *registro eletrônico de saúde* (*electronic health record* – EHR) é um registro digital do histórico de saúde de um paciente, que pode ser composto de registros provenientes de muitos locais e/ou fontes, como hospitais, prestadores de atendimento e agências públicas de saúde (Huston, 2014). Um EHR pode incluir, por exemplo, *status* de imunização, alergias, dados demográficos do paciente, resultados de exames laboratoriais e radiológicos, diretivas avançadas, os medicamentos sendo tomados e as marcações de consultas atuais. O EHR fica disponível 24 horas por dia, sete dias por semana, e já inclui medidas para assegurar o sigilo e a proteção das informações de saúde do paciente.

Em janeiro de 2004, o presidente George Bush estabeleceu como meta que a maioria dos norte-americanos deveria ter um EHR até 2014. Essa meta foi endossada pelo presidente Barack Obama e apoiada financeiramente por um investimento de US$30 bilhões em estímulos à implementação por parte dos hospitais ao longo dos próximos anos. Como resultado, esta melhoria opcional se tornou uma iniciativa quase obrigatória (Haughom, Kriz, & McMillan, 2011).

Atualmente, existem muitos programas federais para apoiar a adoção de EHR, incluindo aqueles centrados no *uso significativo* (ou seja, a coleta dos dados certos para elevar os índices de êxito no tratamento dos pacientes); a implementação de intercâmbio eletrônico de informações; e-saúde dos consumidores; e treinamento da força de trabalho (Centers for Medicare and Medicaid Services, 2010; Take 5 with a Nurse Leader, 2012). No entanto, o processo para implantar mudanças tão disseminadas no sistema não é fácil, e a resistência enfrentada é grande. Além disso, não é um projeto barato. Ainda há muitos desafios em compreender e demonstrar o uso significativo, em coletar os dados relevantes eletronicamente como parte dos fluxos de trabalho clínico e em não contar com a tecnologia certificada apropriada (Miliard, 2012).

O **uso significativo** se refere à coleta dos dados certos para elevar os índices de êxito no tratamento dos pacientes.

Além disso, a maioria dos hospitais e dos sistemas de saúde continua duvidando da própria capacidade em cumprir com os novos padrões obrigatórios para EHR; em um estudo recente, apenas 48% dos líderes de atendimento de saúde consideraram que sua organização estava pronta para cumprir com as exigências do Estágio 1 de uso significativo (Miliard). Trinta e nove por cento afirmaram que tinham uma confiança razoável; 3% afirmaram que não tinha confiança alguma; e 10% indicaram não conhecer o nível de prontidão de sua organização. Mesmo com essas preocupações, quase três quartos (71%) dos líderes de hospitais e sistemas de saúde afirmaram que estão a mais de 50% do caminho para completar a adoção do sistema EHR (Miliard).

Dinâmica de grupo

Os chefes têm de se comunicar com grandes e pequenos grupos, e com empregados individualmente. Como a comunicação com um grupo é diferente daquela com apenas uma pessoa, é fundamental que o chefe entenda sobre dinâmica de grupo, inclusive sobre a sequência que cada grupo deve seguir antes da conclusão do trabalho. Tuckman e Jensen (1977), embasados na obra de teóricos de administração, denominaram esses estágios de *formação, tempestade, normalização* e *operação*.

Quando as pessoas são apresentadas aos grupos de trabalho, devem passar por um processo de conhecer umas às outras: o estágio de *formação*. Nele, os relacionamentos interpessoais são formados, as expectativas são definidas e as orientações são dadas. Em seguida, elas avançam por um estágio em que há muita competição, em que se tenta o estabelecimento das identidades individuais: o estágio de *tempestade*. Indivíduos no estágio de tempestade começam a se sentir suficientemente à vontade uns com os outros para discordarem entre si e, com a administração apropriada, este discurso pode levar a um aumento da confiança, a uma competição positiva e a barganhas eficazes (Forming, Storming, Norming, Performing, 2009). Em seguida, o grupo começa a estabelecer as regras e a configurar suas atividades: o estágio de *normalização*. Às vezes, a normalização nem chega a ocorrer, porque ninguém se permite tempo para chegar a um acordo e para instaurar regras e processos básicos (Forming, Storming, Norming, and Performing). Finalmente, durante estágio *operacional*, o trabalho é feito de fato. A Tabela 19.1 resume cada estágio.

TABELA 19.1 Estágios do processo em grupo

Estágio de desenvolvimento em grupo	Processo em grupo	Processamento de tarefas
Formação	Realiza-se teste para identificar limites de comportamentos interpessoais, estabelecer as relações de dependência com os líderes e os demais membros e determinar o que é comportamento aceitável.	Realiza-se um teste para identificar tarefas, regras apropriadas e métodos adequados de desempenho.
Tempestade	Resistência à influência do grupo é evidente na medida em que os membros polarizam-se nos grupos; surgem os conflitos e os membros se rebelam contra as exigências impostas pelo líder.	Resistência às exigências das tarefas e surgimento de diferenças em relação a tais exigências.
Normalização	Há consenso na medida em que se cria coesão no grupo; conflitos e resistências são sobrepujados.	Surgimento de cooperação à medida que diferenças se manifestam e são solucionadas.
Operação	A estrutura interpessoal concentra-se na tarefa e em sua realização; passa a ser flexível e funcional; as energias se voltam ao desempenho da tarefa.	Problemas são solucionados à medida que o desempenho da tarefa melhora; esforços construtivos são feitos para a conclusão da tarefa; mais energias do grupo são disponibilizadas à tarefa.

Alguns especialistas sugerem, porém, a existência de outra fase: *fechamento* ou *término*. Nela, o líder guia os membros durante o resumo, a expressão dos sentimentos e a finalização. Uma comemoração ao final do trabalho é uma boa forma de concluir o esforço despendido pelo grupo.

Como o trabalho em grupo se desenrola por certo tempo, o acréscimo de novos membros a uma comissão geralmente resulta em um retorno ao estágio de formação, o que muitas vezes desacelera a produtividade. Além disso, alguns estágios de desenvolvimento ocorrerão novamente ou ficarão retardados quando vários membros novos se unirem a um grupo. Assim, quando da designação de membros a uma comissão, é importante escolher aqueles que possam continuar até o final do trabalho ou até o término de seu compromisso.

DINÂMICA DE GRUPO

Além de formação, tempestade e normalização, há necessidade de duas outras funções para a realização do trabalho de grupo. Uma refere-se à tarefa ou à finalidade do grupo, e a outra tem a ver com a manutenção do grupo ou as funções de apoio. Os chefes devem entender a forma como o grupo executa suas tarefas ou papéis específicos.

Papéis em tarefas de grupo

Há 11 tarefas desempenhadas por todos os grupos. Um membro pode desempenhar várias tarefas, mas, para que o trabalho em grupo aconteça, todas as tarefas necessárias devem ser executadas pelos membros ou pelo líder. Esses papéis ou tarefas são os seguintes:

1. *Iniciador*. Trata-se do colaborador que propõe ou sugere as metas do grupo ou redefine o problema. Pode haver mais de um iniciador durante a existência de um grupo.
2. *Coletor de informações*. Procura uma base de dados para o trabalho do grupo.
3. *Fornecedor de informações*. Oferece uma opinião sobre quais devem ser os valores pertinentes à visão do grupo.
4. *Coletor de opiniões*. Busca opiniões que esclareçam ou reflitam o valor das sugestões dos outros membros do grupo.
5. *Elaborador*. Dá exemplos ou amplia os significados das sugestões dadas e como podem funcionar.
6. *Coordenador*. Esclarece e coordena ideias, sugestões e atividades do grupo.
7. *Orientador*. Resume as decisões e as ações; identifica e questiona pontos de partida em relação às metas previamente determinadas.
8. *Avaliador*. Questiona as conquistas do grupo e as compara com um padrão.
9. *Energizador*. Estimula e leva o grupo a agir, elevando o nível de suas ações.
10. *Técnico em procedimentos*. Facilita as ações do grupo, organizando o ambiente.
11. *Redator*. Registra as atividades e as conquistas do grupo.

B. T. Chapman sugere uma taxonomia diferente de denominação dos papéis comumente desempenhados pelos membros do grupo, em especial em termos de ocorrência de reuniões produtivas (Urseny, 2007). Chapman sugere que sempre deve haver alguém capaz de agir como *facilitador do grupo*. Além disso, é preciso haver um *redator de minutas*, um *controlador do tempo*, um *encarregado da próxima agenda* e um *anotador de planos de ação*. Tais papéis são apresentados no Quadro 19.7.

QUADRO 19.7 Taxonomia de B. T. Chapman dos papéis de grupo para reuniões produtivas

- Facilitador: Relata a agenda da última reunião e calcula o tempo de cada item dessa agenda. Coordena a reunião e avisa quando uma decisão deve ser tomada ou quando há necessidade de uma ação futura.
- Redator de minutas: Registra as conclusões da reunião, mas não anota palavra por palavra. Registra as orientações dadas, as decisões ou as ações feitas e aprovadas pelo grupo.

(Continua)

- Controlador do tempo: Mantém o grupo dentro do horário, acompanhando o tempo determinado para cada assunto na agenda. Busca a concordância do grupo antes de permitir que a discussão de algum assunto chegue ao limite de tempo pré-designado.
- Encarregado da próxima agenda: Registra os assuntos da próxima reunião e ajuda a criar a próxima agenda. Inclui nela o responsável pelo assunto e o tempo disponível a sua discussão.
- Anotador de planos de ação: Registra as decisões da ação de duas formas: 30 dias ou a longo prazo. Quando alguma coisa precisa ser feita antes da próxima reunião, é colocada na lista dos 30 dias. Projetos mais complexos fazem parte da lista de longo prazo, revisada a cada encontro.

Fonte: Urseny, L. (2007, January 26). Sticking to the agenda. Chico Enterprise Record, Section E, 4E.

Formação de grupo e manutenção de papéis

Os papéis das tarefas do grupo contribuem para o trabalho a ser realizado; os papéis na formação do grupo proporcionam seu cuidado e manutenção. Exemplos de papéis na formação do grupo incluem os seguintes:

- *Encorajador*. Aceita e avalia todas as contribuições, pontos de vista e ideias com receptividade e solidariedade.
- *Harmonizador*. Faz mediação, harmoniza e soluciona conflitos.
- *Conciliador*. Abre mão do cargo para solucionar conflitos.
- *Zelador*. Promove uma comunicação franca e facilita a participação de todos os membros.
- *Fixador de padrões*. Expressa ou avalia os padrões de avaliação do processo de grupo.
- *Comentarista do grupo*. Registra os processos do grupo e apresenta *feedback* a ele.
- *Seguidor*. Aceita as ideias do grupo e escuta discussões e decisões.

As empresas precisam ter uma mistura de membros – um número suficiente de pessoas que execute o trabalho, além de boas pessoas para formar grupos. Um grupo pode executar mais de uma função e papel na formação de grupos.

Papéis individuais dos membros do grupo

Os membros do grupo também executam papéis que atendem as suas próprias necessidades. Líderes de grupo precisam lidar com os papéis dos membros de modo que as pessoas não interrompam a produtividade do grupo. A meta, entretanto, deve ser administrar e não suprimir. Nem todos os elementos no grupo têm necessidades que resultam no uso de um desses papéis. Os oito papéis individuais são os seguintes:

- *O agressor*. Expressa desaprovação dos valores e sentimentos dos demais por meio de piadas, ataques verbais ou inveja.
- *O bloqueador*. Persiste em expressar pontos de vista negativos e faz ressurgir assuntos enterrados.
- *O ávido por reconhecimento*. Trabalha para centrar atenção positiva sobre si.
- *O autoconfessor*. Usa a formação de grupo como um foro para expressão pessoal.
- *O playboy*. Permanece sem envolvimento e demonstra cinismo, falta de compromisso ou grosseria.
- *O dominador*. Tenta controlar e manipular o grupo.
- *O ávido por ajuda*. Usa manifestações de insegurança pessoal, confusão ou autodepreciação para manipular a afinidade entre os membros.
- *O defensor de interesses especiais*. Esconde preconceitos ou preferências pessoais por meio de fala ostensiva em nome dos outros.

 Os chefes precisam estar bem-fundamentados acerca de dinâmicas de grupo e dos papéis grupais devido à necessidade de facilitar a comunicação e a produtividade do grupo na organização.

Ao mesmo tempo que os chefes precisam compreender a dinâmica do grupo e os papéis para facilitar a comunicação e a produtividade, os líderes tendem a causar impacto até maior na eficiência do grupo. Líderes dinâmicos inspiram os seguidores a participarem com dinamismo por meio de seu funcionamento e comunicação nos grupos. Eles mantêm os elementos do grupo no rumo, eliminam a timidez, educadamente interrompem os que falam demais e protegem os fracos.

> **EXERCÍCIO DE APRENDIZAGEM 19.7**
>
> **Identificação de estágios e papéis nos grupos**
>
> Elabore uma lista dos vários grupos nos quais você esteja envolvido atualmente. Descreva o estágio em que se encontra cada um deles. Demorou para que alguns grupos chegassem ao estágio de desempenho em comparação com outros grupos? Diante de mudanças nos membros do grupo, descreva o que houve em relação ao nível de produtividade. É possível identificar as pessoas no grupo que assumiram papéis relativos às tarefas? Papéis de manutenção e formação do grupo? Papéis individuais?

INTEGRAÇÃO ENTRE LIDERANÇA E ADMINISTRAÇÃO NA COMUNICAÇÃO ORGANIZACIONAL, INTERPESSOAL E GRUPAL

A comunicação é fundamental para o sucesso da liderança e da administração. Um chefe tem autoridade formal e responsabilidade para comunicar-se com várias pessoas na empresa. A diversidade cultural e o rápido aparecimento das tecnologias da comunicação também aumentam a complexidade dessa comunicação nas organizações. Devido a essa complexidade, o chefe deve entender suficientemente bem todas as situações peculiares para poder selecionar a rede ou o canal de comunicação interno mais adequado.

Após a escolha desse canal, o chefe enfrenta um desafio ainda maior ao comunicar a mensagem de forma clara, seja verbalmente, seja por escrito, em linguagem apropriada à mensagem e ao receptor. Para selecionar o modo mais apropriado de comunicação de uma mensagem específica, ele deve determinar o que precisa ser dito, a quem e quando. Uma vez que se comunicar é uma habilidade aprendida, os chefes podem melhorar sua comunicação oral e escrita por meio da repetição.

As habilidades de comunicação interpessoal refletem mais o papel de liderança. Sensibilidade à comunicação oral e não oral; reconhecimento de posição, poder e autoridade como barreiras à comunicação entre chefe e subordinado; e uso consistente de técnicas de assertividade constituem habilidades de um líder. Enfermeiros-líderes com percepção e sensibilidade ao ambiente e às pessoas ao redor entendem muito bem o funcionamento da unidade a qualquer momento e conseguem interferir com adequação sempre que surgem problemas. Por meio de uma comunicação verbal e não verbal consistente, o enfermeiro-líder é capaz de ser um modelo para os subordinados.

O líder-administrador integrado também usa os grupos para facilitar a comunicação. O trabalho de grupo é um recurso para aumentar a produtividade. Todos os membros devem ser auxiliados no esclarecimento de papéis e na dinâmica produtiva do grupo.

A comunicação na organização exige funções administrativas e habilidades de liderança. As funções administrativas na comunicação garantem a produtividade e a continuidade por meio do compartilhamento adequado de informações. As habilidades de liderança garantem a avaliação e a intervenção no atendimento a necessidades claras e tácitas de recursos humanos. Habilidades de liderança na comunicação possibilitam ainda que o líder-administrador esclareça as metas organizacionais e direcione seus subordinados. A comunicação na organização não funcionaria se não estivessem presentes as habilidades de liderança e as funções administrativas.

CONCEITOS-CHAVE

- A comunicação faz parte da essência das atividades administrativas e perpassa todas as fases do processo administrativo. É também o elemento central das relações enfermeiro-paciente, enfermeiro-enfermeiro e enfermeiro-médico.

- Dependendo da posição do administrador na hierarquia, a esmagadora maioria do tempo administrativo costuma ser direcionada a algum tipo de comunicação organizacional; trata-se, portanto, de uma função administrativa de alto nível.

- Uma vez que a maior parte do tempo do administrador é usada para falar e ouvir, os administradores precisam ter excelentes habilidades de comunicação.

- A comunicação nas grandes empresas é especialmente difícil por suas complexidade e dimensão.

- Os administradores precisam entender a estrutura da empresa e reconhecer quem é afetado por sua decisões. As redes formais e informais de comunicação precisam ser levadas em conta.

- A clareza da mensagem é bastante influenciada pelo modo de comunicação usado. Geralmente, quanto mais direta for a comunicação, maior a probabilidade de ser clara. Quanto mais pessoas se envolverem na filtragem da comunicação, maior a possibilidade de distorções.

- Comunicações por escrito costumam ser usadas nas grandes empresas.

- A comunicação por escrito de um chefe é reflexo deste e da empresa. Assim, os chefes devem escrever com clareza e profissionalismo e usar uma linguagem compreensível.

- A incoerência entre mensagens verbais e não verbais é a barreira mais importante para uma comunicação interpessoal eficiente.

- Líderes efetivos são coerentes em sua comunicação verbal e não verbal, de modo que os subordinados tenham clareza em relação às mensagens que recebem. Da mesma forma, líderes são sensíveis a mensagens verbais e não verbais dos subordinados e procuram incoerências que possam indicar problemas ou necessidades não solucionadas.

- Para obter sucesso na fase diretiva da administração, o líder precisa ter habilidades bem desenvolvidas de comunicação assertiva.

- SBAR e ISBAR proporcionam abordagens estruturadas e ordenadas para o fornecimento de informações precisas e relevantes em situações emergentes envolvendo pacientes, bem como em *handoffs* de rotina.

- A maioria das pessoas ouve ou retém apenas uma pequena quantidade da informação transmitida a elas.

- Ouvir ativamente é uma habilidade de comunicação interpessoal que melhora com a prática.

- O uso de um modelo de escuta como o *GRRRR (Greeting, Respectful Listening, Review, Recommend or Request More Information and Reward;* ou Cumprimentar, Ouvir Respeitosamente, Revisar, Recomendar ou Solicitar Mais Informações e Recompensar) é especialmente útil em organizações em que comportamento problemático, ambientes nocivos e luta por poder interferem com o ato de se escutar mutuamente.

- O acréscimo de novos membros perturba a produtividade e o desenvolvimento do grupo.

- Os membros de um grupo realizam determinadas tarefas importantes que facilitam o trabalho.

- Os membros de um grupo ainda desempenham papéis que auxiliam as atividades de formação do grupo.

- Alguns membros do grupo acabam desempenhando papéis que atendem apenas as suas próprias necessidades.

- O rápido aparecimento das tecnologias de comunicação tem imenso potencial para aumentar a eficiência e a efetividade da comunicação organizacional. Representam também maiores desafios ao sigilo do paciente.

EXERCÍCIOS DE APRENDIZAGEM

EXERCÍCIO DE APRENDIZAGEM 19.8

Redação de um memorando

Você é enfermeiro escolar. Nas duas últimas semanas, nove casos de piolho foram relatados em quatro salas de aula diferentes. O potencial de disseminação é alto, e professores e pais estão ficando ansiosos.

Tarefa: redija um memorando a ser distribuído aos professores. As metas são informar, tranquilizar e orientar futuras dúvidas.

EXERCÍCIO DE APRENDIZAGEM 19.9

Identificação e reescrita de respostas não assertivas

Decida se as respostas a seguir são exemplo de comportamento assertivo, agressivo, passivo-agressivo ou passivo. Substitua aquelas que você identificar como agressivas, passivo-agressivas ou passivas por assertivas.

Situação	Resposta
1. Um colega se abstém em vez de dizer o que pensa. Você diz:	"Acho que você não está à vontade para conversar sobre o que o incomoda. Seria melhor se conversasse comigo."
2. É a terceira vez, em duas semanas, que um colega pede carona até sua casa porque está com o carro estragado. Você diz:	"Você está abusando de mim e não pretendo permitir. É sua responsabilidade o conserto de seu carro."
3. Um atendente em posto de gasolina não recolocou a tampa do tanque de combustível de seu carro. Você volta ali para inquiri-lo. Você diz:	"Alguém aqui se esqueceu de colocar a tampa no tanque de gasolina do meu carro. Quero-a agora ou você terá de comprar uma nova."
4. Você gostaria de uma oportunidade de ser o encarregado do turno. Fala ao enfermeiro-chefe:	"Você acha que poderia me colocar em seu lugar como enfermeiro-encarregado de vez em quando?"
5. Foi combinada uma reunião de comitê. O horário proposto é adequado para os demais, menos a você. É impossível sua presença regular a essas reuniões. Quando questionado sobre o horário, é esta sua resposta:	"Acho que está bem. Não conseguirei ficar muito tempo, mas esse horário está bom para todos os outros."
6. Em uma conversa, um médico pergunta de repente: "O que é mesmo que as feministas querem?". Você responde:	"Justiça e igualdade."
7. Um empregado comete uma porção de erros no trabalho. Você diz:	"Você é um funcionário preguiçoso e relaxado."
8. Você é a única mulher em uma reunião com sete homens. No início do encontro, o presidente pede que você seja a secretária. Você responde:	"Não. Já não aguento mais ser a secretária só por ser a única mulher no grupo."
9. Um médico pede emprestado seu estetoscópio. Você diz:	"Bom, está bem. Um dos médicos foi embora com o meu na semana passada, e esse aqui custou 65 dólares. Você devolverá, Certo?"
10. Você está interpretando os registros da ingestão e da eliminação para um médico, que o interrompe. Você diz:	"Você entenderia se parasse de me interromper e escutasse."

462 Unidade VI Papéis e funções de direção

EXERCÍCIO DE APRENDIZAGEM 19.10

Memorando ao presidente resulta em falha na comunicação

Carol White, coordenadora dos serviços multidisciplinares externos em saúde mental de um hospital psiquiátrico com 150 leitos está frustrada porque a instituição encontra-se muito centralizada. Acha que isso evita que os terapeutas e os chefes de enfermagem da instituição sejam tão eficientes quanto poderiam ser se tivessem mais autoridade. Assim, elaborou um plano para descentralizar seu departamento, dando a terapeutas e chefes de enfermagem mais controle e novas denominações de cargo. Enviou esse plano ao diretor executivo, Joe Short, e acaba de receber um memorando em resposta.

Cara Senhora White:

A Junta de Diretores e eu nos reunimos para analisar seu plano e o consideramos bom. Na verdade, estamos com as mesmas ideias há bastante tempo. Tenho certeza de que você soube de nossos planos. Como contratamos recentemente um grupo de médicos para dar conta de nosso centro crítico, acreditamos ser esse um bom momento para uma descentralização de formas diferentes. Sugerimos que seu novo coordenador para abuso de substâncias se reporte diretamente ao novo chefe de saúde mental. Além disso, acreditamos que o seu novo diretor do centro de prevenção ao suicídio deva reportar-se diretamente ao chefe de saúde mental, o qual se reportará a mim.

Estou satisfeito por estarmos no mesmo rumo e termos as mesmas metas. Marcaremos reuniões futuramente para traçar detalhes.

Sinceramente,

Joe Short, Diretor Executivo

Tarefa: como e por que o plano de Carol foi desviado? De que forma seu modo de comunicação afetou o resultado? O resultado poderia ser evitado? Qual modo de comunicação teria sido mais adequado para seu uso ao compartilhar o plano com Joe? O que ela precisa planejar agora? Explique suas respostas.

EXERCÍCIO DE APRENDIZAGEM 19.11

Redação de carta de apresentação

Chefes de unidade com frequência recebem solicitação de escrever cartas de recomendação para empregados que foram despedidos. As informações utilizadas na redação dessas cartas têm origem em avaliações do desempenho, entrevistas pessoais com funcionários e pacientes, evidências de formação continuada e observações pessoais. Suponha que você seja chefe de unidade e tenha coletado as seguintes informações sobre Mary Doe, uma enfermeira que trabalhou na instituição durante três meses antes de pedir demissão de repente, com antecedência de 48 horas.

Avaliação do desempenho

Breve avaliação de três meses.

- Os seguintes critérios foram marcados com "competente": quantidade de trabalho realizado, relações com pacientes e colegas, hábitos de trabalho e habilidades básicas.
- Os seguintes critérios foram identificados como "precisa melhorar": qualidade do trabalho, habilidades de comunicação e habilidades de liderança.
- Não houve critério marcado como insatisfatório ou destacado.
- Os comentários narrativos limitaram-se ao seguinte: "parece ter algo a provar", "trabalha de forma muito independente" e "desenvolve habilidades de avaliação".

Entrevistas com os funcionários

- Colega Judy, enfermeira: "Era boa. Um pouco estranha – fazia parte de uma espécie de culto religioso itinerante. Na verdade, acho que foi esse o motivo de sua saída".

Capítulo 19 Comunicação organizacional, interpessoal e grupal **463**

- Colega de trabalho Lisa, técnica de enfermagem: "Era incrível. Fazia tudo. Jamais tive de ajudá-la nos medicamentos e no atendimento da manhã. Seu turno de trabalho fluía, o que é mais do que posso comentar sobre alguns outros enfermeiros."
- Colega de trabalho e enfermeiro John: "Quando eu era enfermeiro-encarregado, precisei procurar Mary para saber como andavam seus pacientes, o que me deixou pouco à vontade".
- Colega de trabalho Joe, técnico em enfermagem: "Mary odiava este lugar – jamais achou que fazia parte dele. O enfermeiro encarregado estava sempre incomodando a moça sobre detalhes, e isso realmente não me parecia justo".

Comentários dos pacientes

- "Ajudava com o banho e alcançava todos os comprimidos na hora certa. Era uma boa enfermeira."
- "Não me lembro dela."
- "Era tão ocupada – elogiei sua eficiência e sua forma de trabalhar."
- "Lembro-me de Mary. Contou-me que realmente gostava dos idosos. Gostaria que ela tivesse tido mais tempo para sentar e conversar."

Anotações do arquivo pessoal

Vinte e quatro anos. Formada há dois anos em um curso de três anos que conferia um diploma de conclusão. Teve, desde então, três empregos.

Formação continuada

Cartão de reanimação cardiopulmonar (RCP) atualizado. Nenhum outro curso realizado nessa instituição.

Tarefa: o futuro empregador de Mary Doe solicitou uma carta de recomendação para colocar junto de sua solicitação de uma vaga como enfermeira/conselheira em uma casa de repouso. Não há formulário próprio, e isso está em suas mãos. Decida quais informações você incluirá na carta e o que será deixado de fora. Você dará mais importância a algumas informações em detrimento de outras? Fará alguma recomendação sobre a adequação de Mary ao emprego na casa de repouso? Prepare-se para ler a carta diante da turma e justificar seu conteúdo.

EXERCÍCIO DE APRENDIZAGEM 19.12

Como unir um grupo

Você é encarregado do turno intermediário em uma unidade clínica. Seus funcionários evidenciaram descontentamento com a forma de lidar com as solicitações de folgas. Seu chefe incumbiu a você a tarefa de compor um comitê para revisar as políticas atuais sobre solicitação de folgas na unidade. Seu comitê é composto de quatro técnicos de enfermagem, três auxiliares de enfermagem e cinco enfermeiros. Todos os turnos estão representados. Há três homens entre os membros do grupo, com uma gama bastante ampla de grupos étnicos e culturais.

Amanhã ocorrerá a quarta reunião, e você sente certa frustração porque as reuniões não estão sendo produtivas para o cumprimento das metas planejadas. O objetivo foi elaborar um método justo para tratar de solicitações especiais de folgas que não são parte da rotatividade normal de turnos.

Na primeira reunião, muito tempo foi usado para apresentação dos membros e identificação do objetivo. Vários membros fizeram contato com outros hospitais, e alguns fizeram uma pesquisa em materiais escritos para determinar como outras instituições resolveram o assunto. Na segunda reunião, esse material foi analisado por todos. Na mais recente reunião, o grupo ficou satisfeito. Na verdade, vários membros se fizeram ouvir; outros permaneceram sentados e quietos, sendo que alguns pareciam descontentes. Somente os três homens conseguiram concordar com tudo. Um dos técnicos achou que as enfermeiras tinham uma representatividade maior. Uma das enfermeiras entendeu que a política de pedido de folgas deveria ser separada em três políticas diferentes, uma para cada classificação. Você não tem certeza sobre como unir esse comitê ou sobre a ação a ser decidida, se esse for o caso.

(Continua)

Unidade VI Papéis e funções de direção

Tarefa: revise a seção neste capítulo sobre funcionamento de grupos. Escreva um ensaio de uma página sobre o que está acontecendo no grupo e responda o seguinte: você deve acrescentar membros ao comitê? Seu grupo tem muitos membros com tarefas específicas e não tem membros suficientes trabalhando pela formação do grupo? Qual deve ser seu papel para fazer com que o grupo realize sua tarefa? Quais estratégias poderiam ser usadas para, quem sabe, unir o grupo?

REFERÊNCIAS

American Nurses Association. (2011, September). *Principles for social networking and the nurse.* Silver Spring, MD: Author.

Answers.com. (2013). *Communication.* Definition. Acessado em 14 de junho de 2013, em http://www.answers.com/topic/communication

Atlanta Black Star (2013, March 22). *Effective communication is neither too passive nor too aggressive.* Acessado em 16 de junho de 2013, em http://atlantablackstar.com/2013/03/22/effective-communication-is-neither-too-passive-nor-too-aggressive/

Boynton, B. (2009, November–December). How to improve your listening skills. *American Nurse Today,* 4(9), 50–51.

Centers for Medicare and Medicaid Services. (2010). *Medicare & Medicaid EHR incentive program.* Acessado em 4 de maio de 2013, em https://www.cms.gov/Regulations-and-Guidance/Legislation/EHRIncentivePrograms/downloads/MU_Stage1_ReqOverview.pdf

Cherry, K. (2013). *Understanding body language.* About.com Psychology. Acessado em 16 de junho de 2013, em http://psychology.about.com/od/nonverbalcommunication/ss/understanding-body-language_7.htm

Decker, B. (2013, May 30). *Decline of eye contact – and how you can correct it.* Decker Communications. Acessado em 16 de junho de 2013, em http://decker.com/blog/tag/eye-contact/

Ferguson, K. (2013, March 14). It's time for the nursing profession to leverage social media. *Journal of Advanced Nursing,* 69 (4), 745–747. Acessado em 16 de junho de 2013, em http://onlinelibrary.wiley.com/doi/10.1111/jan.12036/full

Forming, Storming, Norming, Performing: Four-Stage Evolution of a Top Team. (2009, December). *Clinical Trials Administrator,* 7(12), 140–141.

Garon, M. (2012). Speaking up, being heard: Registered nurses' perceptions of workplace communication. *Journal of Nursing Management,* 20(3), 361–371.

Gobry, P-E. (2011, May 24). *The internet is 20% of economic growth.* Business Insider. Acessado em 13 de junho de 2013, em http://www.businessinsider.com/mckinsey-report-internet-economy-2011-5

Haughom, J., Kriz, S., & McMillan, D. (2011). Overcoming barriers to EHR adoption. *Healthcare Financial Management,* 65(7), 96–100.

Huston, C. J. (2013, May 31). The impact of emerging technology on nursing care: Warp speed ahead. *The Online Journal of Issues in Nursing,* 18(2), Manuscript 1. Acessado em 14 de junho de 2013, em http://www.nursingworld.org/MainMenuCategories/ANAMarketplace/ANAPeriodicals/OJIN/TableofContents/Vol-18-2013/No2-May-2013/Impact-of-Emerging-Technology.html.aspx

Huston, C. J. (2014). Technology in the health care workplace: Benefits, limitations, and challenges. In *Professional issues in nursing: Challenges and opportunities* (3rd ed.). Philadelphia, PA: Lippincott Williams & Wilkins 214–227.

Ibe, P. (2013, May 19). *Assertive communication for a healthy workplace.* 3 Plus International. Acessado em 16 de junho de 2013, em http://3plusinternational.com/2013/05/assertive-communication/

ISBAR: Adding an Extra Step in Handoff Communication. (2013). *StrategiesforNurseManagers.com.* Acessado em 16 de junho de 2013, em http://www.strategiesfornursemanagers.com/ce_detail/222773.cfm

Jordan, K. W. (2009, February 17). *SBAR: A communication formula for patient safety.* Boston.com. Acessado 19 de fevereiro de, 2010, em http://www.boston.com/jobs/healthcare/oncall/articles/2009/02/17/perspective/

Loo, T. (n.d.) *How to communicate using space.* Acessado em 13 de junho de 2013, em http://hodu.com/space.shtml

Mayo Clinic Staff (2011, June 11). *Stress management. Being assertive: Reduce stress, communicate better.* Acessado em 16 de junho de 2013, em http://www.mayoclinic.com/health/assertive/SR00042

Miliard, M. (2012, April 24). Meaningful use still a challenge despite strides, say hospitals. *Healthcare IT News.* Acessado em 2 de maio de 2013, em www.healthcareitnews.com/news/meaningful-use-still-challenge-despite-strides-say-hospitals

National Council of State Boards of Nursing. (2011, August). *White Paper: A nurses' guide to the use of social media.* Chicago, IL: Author. Acessado em 16 de junho de 2013, em http://www.nursingworld.org/FunctionalMenuCategories/AboutANA/Social-Media/Social-Networking-Principles-Toolkit/6-Tips-for-Nurses-Using-Social-Media-Poster.pdf

Perkins, C., & Brizee, A. (2013, March 10). *Audience and purpose*. Purdue Online Writing Lab. OWL. Acessado em 16 de junho de 2013, em http://owl.english.purdue.edu/owl/resource/590/1/

Piscotty, R., Voepel-Lewis, T, Lee, S.H., Annis-Emeott, A., Lee, E, & Kalisch, B. (2013, May). To tweet or not to tweet? Nurses, social media, and patient care. *Nursing Management, 44* (5), 52–53.

Take 5 with a Nurse Leader. (2012). *The American Nurse*. Acessado em 1º de maio de, 2013, em www.theamericannurse.org/index.php/2012/10/05/take-5-with-a-nurse-leader/

Thomson, B. (2013). *Are you an aggressive communicator?* Southeast Psych. Acessado em 16 de junho de 2013, em http://blog.southeastpsych.com/2013/03/28/are-you-an-aggressive-communicator/

Tuckman, B. W., & Jensen, M. A. C. (1977). Stages of small group development revisited. *Group and Organization Studies, 2*(4), 419.

Urseny, L. (2007, January 26). Sticking to the agenda. *Chico Enterprise Record*, Section E, 4E.

Writing Help Central. (n.d.). Letter writing resources. Acessado em 14 de junho de 2013, em http://www.writinghelp-central.com/letter-writing.html

20

Delegação

... Delegar é principalmente confiar sua autoridade aos outros.
—Raphael M. Barishansky

... em sua forma mais elementar, delegar é fortalecer uma pessoa para agir em nome de outra.
—Susanne A. Quallich

PONTOS DE LIGAÇÃO ESTE CAPÍTULO ABORDA:

BSN Essential II: Liderança organizacional básica e sistemas para a qualidade do cuidado e segurança dos pacientes
BSN Essential VI: Comunicação e colaboração entre profissionais para melhorar os resultados de saúde dos pacientes
BSN Essential VIII: Profissionalismo e valores profissionais
MSN Essential II: Liderança organizacional e de sistemas
MSN Essential VII: Colaboração entre profissionais para melhorar os resultados de saúde de pacientes e da população
QSEN Competency: Atendimento centrado no paciente
QSEN Competency: Trabalho em equipe e colaboração
QSEN Competency: Segurança
AONE Nurse Executive Competency I: Comunicação e desenvolvimento de relacionamentos
AONE Nurse Executive Competency II: Conhecimento sobre o ambiente de atendimento de saúde
AONE Nurse Executive Competency III: Liderança
AONE Nurse Executive Competency IV: Profissionalismo
AONE Nurse Executive Competency V: Habilidades empresariais

OBJETIVOS DIDÁTICOS *O aluno irá:*

- identificar estratégias específicas que aumentam as chances de uma delegação efetiva
- reconhecer a delegação como uma habilidade que precisa ser aprendida para o exercício profissional de enfermagem
- delegar tarefas estabelecendo prioridades apropriadas e usando o pessoal em situações nas quais podem ser substitutos
- distinguir entre as tarefas que devem e as que não devem ser delegadas
- identificar causas comuns de delegação insuficiente, delegação excessiva e delegação inapropriada, bem como estratégias para superar esses erros de delegação
- reconhecer a necessidade de oferecer informações e autoridade adequadas para a conclusão de tarefas delegadas
- identificar fatores que precisam ser levados em consideração ao se determinar quais tarefas podem ser delegadas com segurança aos subordinados
- analisar as transformações do papel de enfermeiro que delega tarefas devido ao aumento do número de funcionários auxiliares de enfermagem e dos funcionários auxiliares sem licença
- determinar se a delegação de tarefas a um trabalhador sem licença é apropriada em determinada situação, usando uma árvore decisória desenvolvida pelo National Council of State Boards of Nursing (NCSBN) ou pelos conselhos estaduais de enfermagem

- identificar as estratégias de liderança que podem ser usadas para reduzir a resistência dos subordinados à delegação
- descrever os fenômenos culturais que precisam ser levados em consideração quando se delega tarefas para um quadro funcional multicultural ou ao se encorajar a delegação de tarefas para funcionários multiculturais
- descrever as ações que o administrador pode tomar para reduzir a responsabilidade da supervisão, sobretudo na delegação de tarefas

Faz muito tempo que a delegação é uma função exercida pelos enfermeiros, ainda que o âmbito da delegação e as tarefas sendo delegadas tenham passado por uma drástica transformação nas duas últimas décadas. *Delegação* pode ser definida simplesmente como o ato de fazer com que o trabalho seja realizado por outros, ou direcionar o desempenho de uma ou mais pessoas para que as metas organizacionais sejam atingidas. Huston (2009) define delegação como repassar a outra pessoa a autoridade para concluir uma tarefa ou ação em seu nome. O Código Administrativo de Enfermagem da Carolina do Norte (US) define delegação como a "transferência de autoridade a um indivíduo competente para realizar uma tarefa/atividade em um ambiente/situação específico" (Winstead, 2013, p. 9).

Definições mais elaboradas de delegação, supervisão e atribuição de tarefas foram criadas pela American Nurses Association (ANA) e pelo National Council of State Boards of Nursing (NCSBN) em resposta à complexidade atual para delegar tarefas na área da saúde, onde uma quantidade cada vez maior de funcionários sem licença profissional e relativamente sem treinamento presta cuidado aos pacientes. Historicamente, a ANA e o NCSBN acolhem definições diferentes de delegação: para a ANA, delegação é a transferência de responsabilidade de uma pessoa a outra para a realização de uma tarefa; já para o NCSBN, delegação é a transferência de autoridade a um indivíduo competente para a realização de uma tarefa de enfermagem em uma situação selecionada (Huston, 2014).

Porém, ambos os grupos se juntaram para divulgar uma *Declaração Conjunta de Delegação*, voltada para ajudar os enfermeiros no uso seguro e eficiente da delegação (Does Your Staff Understand Delegation, 2009). Além disso, ambos sugerem que a delegação é uma habilidade que precisa ser ensinada e praticada para que haja proficiência.

Os especialistas também concordam que a delegação é o elemento central da fase de direção do processo administrativo, porque muito do trabalho realizado pelos chefes (primeiro escalão, escalão intermediário e superior) ocorre não somente por seus próprios esforços, mas também pelo esforço dos subordinados. Com frequência, há trabalho demais a ser feito por uma única pessoa. Nessas situações, a delegação frequentemente vira sinônimo de produtividade e deixa de ser uma opção – torna-se uma necessidade. Tredgold (2013, parágrafo 6) concorda, observando que "muitos daqueles que desejam ser grandes líderes evitam ou até mesmo se recusam a delegar tarefas, mas isso em si é uma característica derrotista. Acabamos totalmente atarefados, mas sem concluir tantas tarefas quanto seria possível".

Há muitas boas razões para delegar. Há situações em que os chefes devem delegar tarefas rotineiras para ficar livres para tratar de problemas mais complexos ou que demandem alto nível de conhecimento técnico. Os chefes podem delegar tarefas quando alguém mais está preparado ou possui grande conhecimento especializado ou sabe como resolver um problema. A delegação pode ainda ser usada para proporcionar aprendizagem ou oportunidades de maiores exigências para os subordinados. Os subordinados que não recebem responsabilidade suficiente podem ficar aborrecidos, não produtivos e ineficientes. Assim, ao delegar, o chefe contribui para o desenvolvimento pessoal e profissional do subordinado.

 A marca de um grande líder se manifesta quando ele é capaz de reconhecer o desempenho excelente de alguém e permitir que outros se destaquem por suas realizações.

Os papéis da liderança e as funções administrativas inerentes à delegação estão apresentadas no Quadro 20.1.

468 Unidade VI Papéis e funções de direção

QUADRO 20.1 — Papéis da liderança e funções administrativas associadas à delegação

PAPÉIS DA LIDERANÇA

1. Agir como modelo no papel de apoiador e consultor ao delegar tarefas aos subordinados.
2. Encorajar os seguidores a usar a delegação como estratégia de administração do tempo e formação de equipes.
3. Ajudar os seguidores a identificarem situações adequadas à delegação.
4. Comunicar-se claramente ao delegar tarefas.
5. Preservar a segurança do paciente como um critério básico para determinar a pessoa mais adequada a executar uma tarefa delegada.
6. Planejar com antecedência e delegar de modo pró-ativo, ao invés de esperar até que haja urgência e seja preciso lidar com situações de crise.
7. Passar uma sensação de confiança e encorajamento ao indivíduo a quem se delegou uma tarefa.
8. Ser participante ativo e informado no desenvolvimento de diretrizes municipais, estaduais e nacionais relativas ao alcance da prática dos NAPs.
9. Ser sensível à forma como fenômenos culturais influenciam a delegação.
10. Usar a delegação como um meio para levar mais longe e fortalecer os trabalhadores, a fim de que aprendam novas habilidades e obtenham sucesso.
11. Trabalhar para estabelecer uma cultura de confiança mútua, trabalho em equipe e comunicação franca para que a delegação se torne uma estratégia que os trabalhadores em atendimento de saúde se sentem à vontade de usar para alcançar metas organizacionais, de pacientes e pessoais.

FUNÇÕES ADMINISTRATIVAS

1. Criar descrições do trabalho e da abrangência da prática a todos os funcionários, inclusive aos UAPs, em conformidade com as recomendações nacionais, estaduais e profissionais para assegurar um atendimento seguro ao paciente.
2. Conhecer as responsabilidades legais decorrentes da supervisão dos subordinados.
3. Investigar com precisão as capacidades e a motivação dos subordinados ao delegar.
4. Delegar um nível de autoridade necessário à realização dessas tarefas.
5. Compartilhar responsabilidade pelas tarefas delegadas.
6. Visualizar as questões pelo ponto de vista dos subordinados para reduzir as chances de haver resistência na delegação.
7. Elaborar e implementar um processo de revisão periódica para todas as tarefas delegadas.
8. Evitar sobrecarregar os subordinados permitindo-lhes que recusem tarefas delegadas.
9. Proporcionar reconhecimento ou recompensas em decorrência da realização das tarefas delegadas.
10. Oferecer ensino formal e oportunidades de treinamento para o pessoal em princípios de delegação.

DELEGAÇÃO EFICAZ

Delegar, entretanto, não é fácil. É preciso que você confie em outra pessoa para a realização de uma tarefa que você considera importante. Também é preciso esforço: você tem de explicar como se faz uma tarefa específica, treinar outra pessoa para isso e monitorar seu andamento. Ainda assim, a delegação também é absolutamente crucial para a produtividade e eficácia administrativa. As estratégias a seguir aumentam as chances de uma delegação ser bem-sucedida (Quadro 20.2). Cada uma dessas estratégias é detalhada em seguida.

QUADRO 20.2 — Estratégias para uma delegação bem-sucedida

Planejar com antecedência.
Identificar níveis necessários de habilidade e escolaridade para executar uma tarefa delegada.
Selecionar funcionários capazes.
Comunicar as metas com clareza.
Fortalecer o funcionário delegado.
Fixar prazos e monitorar o progresso.
Servir de modelo de atuação e oferecer orientação.
Avaliar o desempenho.
Recompensar a realização.

Planejar o futuro

Planeje o futuro ao identificar as tarefas a serem feitas. Sempre se esforce para delegar tarefas antes de ficar sobrecarregado. Além disso, nunca se esqueça de avaliar cuidadosamente a situação antes de delegar tarefas e de delinear claramente os resultados almejados.

Identificar níveis necessários de habilidade e escolaridade

Identifique o nível necessário de habilidade ou escolaridade para que uma tarefa seja completada. Muitas vezes, estatutos legais e de licenciamento como a Nurse Practice Act (NPA, ou Lei do Exercício de Enfermagem*) determinam isso. Anderson (2013) observa que enfermeiros profissionais trabalham com diversos tipos de cuidadores, mas que o âmbito de prática para os enfermeiros costuma ser definido pelo Conselho de Enfermagem de cada estado. O desafio é que o enfermeiro também precisa compreender o âmbito de prática dos outros membros da equipe de enfermagem que prestam cuidados aos pacientes.

Assim, os enfermeiros precisam estar cientes dos elementos essenciais de delegação de tarefas determinados pela NPA de seu estado, incluindo os seguintes:

- Definição de delegação pela NPA estadual
- Itens que não podem ser delegados
- Itens que não podem rotineiramente ser delegados
- Diretrizes aos enfermeiros registrados sobre as tarefas que podem ser delegadas
- Descrição do exercício profissional da enfermagem
- Descrição do exercício de enfermagem de técnicos e demais profissionais de enfermagem
- O grau de supervisão necessário à realização da tarefa
- As diretrizes para reduzir os riscos de delegação de tarefas
- Alertas sobre delegação inadequada
- Se existe um uso limitado da palavra "enfermeiro" para profissionais licenciados

Além disso, o chefe deve conhecer as expectativas oficiais da descrição do trabalho para cada categoria de funcionário na empresa, já que podem ser mais limitadas que a NPA estadual.

Selecionar funcionários capazes

Identifique quais indivíduos são capazes de completar a tarefa em termos de competência e tempo para tal. Lembre-se de que é função da liderança estimular os funcionários novos e capazes que esperam por oportunidades de aprender e crescer. Além disso, procure por funcionários que sejam inovadores e que estejam dispostos a assumir riscos. É importante também que a pessoa a quem se delega a tarefa a considere importante.

Isso não sugere, porém, que habilidades e conhecimentos especializados não são necessários. Cabe aos líderes-administradores perguntar às pessoas a quem estão delegando se conseguem realizar a tarefa delegada, mas também podem avaliar essa capacidade por meio de observação direta.

Comunicar as metas com clareza

As metas de uma tarefa delegada sempre devem ser claramente comunicadas. Isso inclui a identificação de quaisquer limitações ou qualificações que estejam sendo impostas sobre a tarefa delegada. Knox (2013) observa que o delegador precisa comunicar especificamente o que, como e até quando as tarefas delegadas devem ser concluídas. Essa comunicação também deve incluir o propósito ou a meta da tarefa, quaisquer limitações para a sua conclusão e as expectativas de relatório.

---

*N. de R.T.: No Brasil, existe a legislação específica que regulamenta o exercício profissional e as resoluções do Conselho Federal de Enfermagem (COFEN) e dos Conselhos Regionais de Enfermagem (CORENs). Nesse conjunto de leis e resoluções, algumas situações apresentam similaridades com a realidade norte-americana, outras não.

Autorizar o funcionário delegado

Delegue autoridade e responsabilidade necessárias à realização da tarefa. Nada frustra mais um empregado criativo e produtivo que não dispor dos recursos ou da autoridade para executar um plano bem elaborado.

Fixar prazos e monitorar o progresso

Fixe prazos e monitore a forma como a tarefa está sendo realizada, por meio de reuniões informais, ainda que agendadas com regularidade. Isso mostra um interesse de parte do chefe, oferece uma revisão periódica do progresso e encoraja a comunicação contínua para esclarecer as dúvidas e concepções equivocadas. Knox (2013) concorda, sugerindo que o enfermeiro deve monitorar e avaliar tanto o paciente quanto o desempenho do pessoal em relação a tarefas delegadas e estar preparado para intervir em nome do paciente conforme necessário. Ao fazê-lo, o líder-administrador oferece *feedback* para que o pessoal aumente a competência na realização das tarefas. Além disso, esse comportamento mantém as tarefas delegadas diante do subordinado e do chefe, de modo que ambos compartilham a responsabilidade por sua realização. Embora a responsabilidade final seja do delegador, o subordinado que realiza a tarefa aceita a responsabilidade de implementá-la apropriadamente reportando-se à pessoa que delegou a tarefa.

A responsabilidade é compartilhada quando uma tarefa é delegada.

Servir de modelo de atuação e oferecer orientação

O líder-administrador deve passar uma sensação de confiança e encorajamento ao indivíduo que assumiu responsabilidade por uma tarefa delegada. Se o trabalhador estiver encontrando dificuldade em executar a tarefa delegada, o chefe deve estar disponível como modelo de atuação e recurso, ajudando a identificar outras soluções. Os líderes, porém, devem encorajar os funcionários a tentarem primeiro resolver os problemas por conta própria, embora sempre devam estar dispostos a responder perguntas sobre a tarefa e a esclarecer os resultados almejados conforme necessário.

No entanto, muitas vezes pode ser difícil encontrar um equilíbrio entre oferecer orientação e independência para que os outros determinem a melhor maneira de realizar uma tarefa delegada. Embora o produto final desejado deva ser especificado, é importante dar *feedback* ao subordinado e um grau de autonomia adequado para que ele decida exatamente como o trabalho pode ser feito.

Reassumir a tarefa delegada deve ser um último recurso do chefe, porque isso reforça uma sensação de fracasso no empregado, desmotivando mais que motivando. Delegar não tem valor se o chefe não der espaço a divergências na solução do problema, refazendo, então, todo o trabalho que foi delegado. Ele pode, porém, ter de delegar o trabalho antes confiado a um empregado a outra pessoa, de modo que haja tempo para a realização da tarefa recém-designada.

Avaliar o desempenho

Após a conclusão de uma tarefa, avalie a experiência de delegação. Inclua aspectos positivos e negativos sobre como a pessoa a realizou. O resultado foi alcançado? Pergunte à pessoa a quem as tarefas foram delegadas o que você poderia ter feito diferente para facilitar a conclusão das tarefas delegadas. Essa reflexão compartilhada encoraja o desenvolvimento de uma relação de confiança mútua e de produtividade entre os delegadores e os subordinados.

Recompensar a realização

Não se esqueça de recompensar apropriadamente uma tarefa realizada com sucesso. Os líderes costumam ser avaliados pelo sucesso dos membros de suas equipes. Assim, quanto maior o reconhecimento dos membros da equipe, mais reconhecimento será dado ao líder.

O direito de delegar e a capacidade de oferecer recompensas formais pela realização do que foi delegado constituem um reflexo da autoridade legítima inerente ao papel do chefe.

EXERCÍCIO DE APRENDIZAGEM 20.1

Dificuldade em delegar

Para você, é difícil delegar tarefas a outros? Em caso positivo, você sabe o motivo? É mais fácil para você delegar pouco, em demasia ou de forma inadequada? Recorde a última vez que delegou uma tarefa. Foi uma delegação bem-sucedida? Que medidas você pode instaurar para diminuir erros de delegação?

Delegar é uma habilidade de alto nível necessária ao administrador e que melhora com a prática. À medida que os chefes adquirem a maturidade e a autoconfiança necessárias para delegar com sabedoria, aumentam seu impacto e poder na organização e fora dela. Os subordinados ganham autoestima e maior satisfação no trabalho em decorrência da responsabilidade e da autoridade conferidas a eles, e a organização galga um degrau a mais na conquista das metas.

ERROS COMUNS AO DELEGAR TAREFAS

Para a maioria das pessoas, a delegação de tarefas não é algo intuitivo; na verdade, trata-se de uma habilidade crucial de liderança que precisa ser aprendida. Erros frequentes cometidos pelos administradores ao delegar tarefas incluem delegar pouco, delegar em demasia e delegar de maneira inadequada (Quadro 20.3).

QUADRO 20.3	Erros comuns ao delegar
Delegar pouco	
Delegar em demasia	
Delegar de forma inadequada	

Delegar pouco

Delegar pouco costuma ter origem no falso pressuposto do administrador de que a delegação pode ser interpretada como falta de capacidade de sua parte para realizar a tarefa de modo correto ou total. Delegar não precisa ficar limitado ao controle, ao prestígio e ao poder do administrador. Em vez disso, pode ampliar sua influência e sua capacidade, aumentando o que pode ser realizado. Na verdade, a delegação pode ser fortalecedora, tanto para a pessoa que delega quanto para a pessoa que receba a delegação.

Outra causa frequente do delegar pouco é o desejo do chefe de realizar ele mesmo todas as tarefas devido a falta de confiança nos subordinados; ele acha que precisa de experiência ou que pode fazer a tarefa melhor e mais rapidamente do que qualquer um. Case (2013) concorda, observando que muitos enfermeiros encontram dificuldade em transferir autoridade. Isso é especialmente verdade no caso dos indivíduos que são novos na delegação de tarefas, já que eles costumam acreditar que precisam ceder controle (Delegating, s.d.). Pode ser atemorizante permitir que um membro da equipe complete uma tarefa sobre a qual você tem a responsabilidade final. Uma comunicação frequente com aqueles para quem você delegou tarefas a fim de conferir seu progresso pode ajudar a diminuir este temor, e deve conferir ao delegador alguma sensação de controle (Delegating, s. d.).

Pode ser angustiante permitir que um membro da equipe complete uma tarefa sobre a qual você tem a responsabilidade final.

Outros indivíduos podem delegar pouco porque não dispõem de tempo suficiente para delegar tarefas. O delegador precisa ter tempo para isso, já que deve explicar adequadamente a tarefa ou ensinar a cada membro da equipe as habilidades necessárias para completar a tarefa. O problema é paradoxal, porque um dos principais benefícios da delegação é poupar tempo (Delegating, s.d.). Case (2013) afirma, porém, que os delegadores sempre devem lembrar que o tempo usado em trei-

472 Unidade VI Papéis e funções de direção

namento de outra pessoa para fazer uma tarefa pode ser compensado dez vezes mais futuramente. Além do aumento da produtividade, a delegação pode ainda ser uma oportunidade dos subordinados experimentarem a sensação de realização e enriquecimento.

Os enfermeiros podem ainda delegar pouco porque carecem de experiência no trabalho ou na própria tarefa de delegar. Outros se recusam a delegar porque têm uma necessidade excessiva de controlar ou de serem perfeitos. O líder-administrador que não aceita nada menos que a perfeição limita as oportunidades disponíveis ao crescimento do subordinado e costuma perder tempo refazendo as tarefas delegadas.

Além disso, alguns indivíduos delegam poucas tarefas porque não conseguem antever a ajuda de que irão precisar. Numa situação ideal, o melhor momento para delegar é *antes* que você se veja sobrecarregado (Huston, 2009). Ainda que ocorram crises levando você a reorganizar suas prioridades, no mais das vezes você é capaz de antever períodos atribulados ou desafiadores. Esperar até o fim do seu turno, por exemplo, para delegar as tarefas que você não teve tempo de finalizar é injusto com a pessoa que recebe a incumbência, e é provável que este indivíduo fique ressentido com sua solicitação (Huston).

Por fim, alguns administradores novatos que ocupavam a função de enfermeiro clínico delegam pouco porque acham difícil assumir o papel de chefes. Isso se dá, em parte, porque os enfermeiros foram recompensados no passado por conhecimentos clínicos e não por habilidades administrativas. À medida que os chefes começam a compreender e a aceitar a necessidade das responsabilidades hierárquicas de delegar, tornam-se mais produtivos e criam relações mais positivas com os funcionários.

Delegar em demasia

Diferentemente da pouca delegação, a *delegação em demasia*, que sobrecarrega o empregado, é o que alguns chefes fazem, estressando os subordinados. Alguns delegam demais porque administram de forma insatisfatória o tempo, passando a maior parte dele exatamente tentando se organizar. Outros delegam demais porque se sentem inseguros em relação a sua capacidade de realizar uma tarefa.

É crucial que o administrador mostre-se sensível às limitações por sobrecarga em seu pessoal. Os funcionários sempre devem ter o direito de recusar uma tarefa delegada. O líder servil sempre pergunta à pessoa a quem deseja delegar uma tarefa se ela dispõe de tempo para ajudar, ao invés de simplesmente pressupor que suas necessidades são maiores do que aquelas do membro da equipe. Os administradores precisam ainda cuidar para não delegar demais a funcionários excepcionalmente competentes, porque esses podem achar que estão trabalhando demais e sentir cansaço, o que pode diminuir sua produtividade.

Delegação inadequada

A *delegação inadequada* inclui coisas como delegar no momento errado, à pessoa errada ou pelo motivo errado. Pode ainda envolver a delegação de tarefas e responsabilidades que estão além da capacidade da pessoa a quem são delegadas, ou tarefas que deveriam ser feitas por alguém com mais conhecimentos, treinamento ou autoridade.

Knox (2013) enfatiza que um dos aspectos mais importantes da delegação é determinar se a tarefa deve mesmo ser delegada. Para fazer isso, ela sugere que o enfermeiro faça um levantamento do paciente ou de um grupo de pacientes e determine quais atividades podem ser delegadas para um membro específico da equipe de atendimento de saúde. Além disso, Knox ressalta que a decisão de delegar uma tarefa deve tentar conciliar o nível de competência do funcionário com o nível de supervisão disponível. Por fim, Knox observa que a delegação precisa incluir uma consideração sobre quem é a pessoa mais apropriada para ser incumbida de uma tarefa.

A decisão de delegar uma tarefa sem que se ofereça as informações adequadas é também exemplo de delegação inadequada. Se o chefe exige que a qualidade seja além da satisfatória, isso precisa ficar claro no momento da delegação. Nem tudo que é delegado precisa ser tratado de forma maximizadora. Quase todos esses erros de delegação poderiam ser evitados se os cinco direitos da delegação, identificados pela American Nurses Association (ANA) e pelo National Council of State Boards of Nursing (NCSBN) (s.d.), fossem obedecidos. Eles são apresentados no Quadro 20.4.

> **QUADRO 20.4** Os cinco direitos da delegação
>
> - **A tarefa certa**
>   Uma que seja delegada para um paciente específico
> - **As circunstâncias certas**
>   Ambiente apropriado ao paciente, recursos disponíveis e outros fatores importantes levados em consideração
> - **A pessoa certa**
>   A pessoa certa está delegando a tarefa certa à pessoa certa a ser realizada junto à pessoa
> - **A orientação/comunicação certa**
>   Descrição clara e concisa da tarefa, incluindo seus objetivos, limites e expectativas
> - **Nível certo de supervisão**
>   Monitoramento, avaliação e intervenção apropriados, e *feedback* conforme necessário
>
> Fonte: American Nurses Association (ANA) and the National Council of State Boards of Nursing (NCSBN) (n.d.). Joint statement on delegation. Acessado em 17 de junho de 2013, em https://www.ncsbn.org/Delegation_joint_statement_-NCSBN-ANA.pdf

DELEGAÇÃO COMO FUNÇÃO DA ENFERMAGEM PROFISSIONAL

Com a reestruturação dos modelos de cuidado na saúde, enfermeiros registrados de todos os níveis devem cada vez mais confiar tarefas a empregados de diferentes níveis e supervisioná-los. Para aumentar a probabilidade de que a delegação, necessária nas organizações de saúde atuais que passam por reestruturação, não resulte na criação de um ambiente de trabalho inseguro, as organizações devem tomar atitudes adequadas. Huston (2014) sugere que (a) as empresas tenham uma estrutura definida em que os enfermeiros registrados sejam reconhecidos como líderes da equipe de cuidados de saúde, (b) as descrições do trabalho sejam claras e definam os papéis e as responsabilidades de todos, (c) os programas educativos sejam criados para ajudar os funcionários a aprenderem papéis e responsabilidades.

Enfermeiros incumbidos de assumir o papel de supervisor e delegador precisam de preparação para assumir essas tarefas de liderança, incluindo instrução sobre supervisão de pessoal e princípios de delegação. Programas de educação continuada sobre princípios de delegação e clareza de papéis são necessários para que os enfermeiros demonstrem consistência para delegar atividades adequadas de papéis e para que se sintam confiantes ao delegar, porque, em muitos casos, enfermeiros bem preparados para atender os pacientes podem não estar preparados para delegar tarefas.

O enfermeiro, ainda que bem treinado no papel de provedor direto de cuidados, costuma estar mal preparado para o papel de delegador.

Além disso, as escolas de enfermagem e as organizações de saúde precisam realizar um melhor preparo de enfermeiros para o papel de delegador. Isso inclui instrução aos enfermeiros profissionais sobre o comando do NPA no alcance da prática em seu estado; princípios básicos de delegação à pessoa certa, no momento certo e pela razão certa, bem como as ações a serem realizadas quando o trabalho é delegado de forma inadequada ou insegura. Knox (2013, parágrafo 5) afirma que "conhecimentos a respeito das leis estaduais de exercício e das diretrizes das agências estatais são essenciais quando se toma decisões sobre quais tarefas vinculadas aos pacientes podem ser delegadas".

Por fim, as organizações de atendimento de saúde precisam assegurar suporte aos novos enfermeiros em seus esforços de delegação de tarefas, garantindo que essas habilidades não sejam aprendidas por tentativa e erro. Na verdade, os líderes precisam criar nos locais de trabalho culturas que valorizem o trabalho em equipe, o respeito mútuo e a comunicação franca, para que os enfermeiros saibam que podem delegar tarefas sem o temor de serem vistos como preguiçosos ou incompetentes (Exame de Evidência 20.1).

Os enfermeiros precisam acreditar que podem delegar tarefas sem o temor de serem encarados como preguiçosos ou incompetentes.

474   Unidade VI   Papéis e funções de direção

Exame de evidência 20.1

Fonte: Kærnested, B., & Bragadóttir, H. (2012). Delegation of registered nurses revisited: Attitudes towards delegation and preparedness to delegate effectively. Nordic Journal of Nursing Research & Clinical Studies/Vård I Norden, 32(1), 10–15.

Este estudo descritivo e correlacional englobou 71 enfermeiros que trabalhavam em cinco unidades de tratamento intensivo de um hospital universitário da Islândia para determinar as atitudes desses enfermeiros com relação à delegação de tarefas, bem como o seu nível de preparação para delegá-las com eficiência. Além disso, o estudo buscou determinar se a atitude e o nível de preparação para delegar tinham alguma correlação com idade, experiência, escolaridade em delegação, carga de trabalho e satisfação no trabalho.

Em geral, os participantes demonstraram uma atitude relativamente positiva em relação à delegação, ainda que houvesse potencial para melhoria. Em sua maioria, os participantes manifestaram que de fato delegavam tarefas, mas observaram que ainda perdem bastante tempo em tarefas que poderiam ser feitas por outrem. Um em cada quatro participantes concordou em todo ou em parte que o pessoal carecia de comprometimento e experiência necessários para completar as tarefas delegadas de uma maneira satisfatória, e que era mais fácil fazer a tarefa por conta própria. Além disso, pouco mais de 45% dos participantes sugeriram que sempre, frequentemente ou às vezes ficavam temerosos de que o pessoal iria encará-los como preguiçosos por delegarem tarefas. Isso foi especialmente válido para enfermeiros jovens (<30 anos de idade). Ainda que os enfermeiros novatos tenham declarado que compreendiam os princípios básicos da delegação, eles também achavam que careciam das habilidades para delegar tarefas com eficiência, e sugeriram que boa parte do que sabiam sobre delegação fora aprendida por tentativa e erro no emprego. Participantes com menos de cinco anos de experiência acreditavam que delegariam mais tarefas se tivessem mais confiança na delegação.

Os pesquisadores concluíram que os resultados mostravam, até um certo ponto, falta de confiança, de trabalho em equipe e de comunicação na delegação de tarefas de enfermagem. Eles observaram que a delegação efetiva por enfermeiros requer atenção constante dentro dos programas educacionais, bem como nos ambientes de cuidados de saúde, qualquer que sejam os prazos e a situação econômica em que o atendimento de saúde é praticado. Os pesquisadores sugeriram que para isso ocorrer não basta ensinar os enfermeiros a respeito de quem e do quê pode ser delegado; na verdade, isso deve ser feito mediante o ensino, a prática e o cultivo da confiança mútua e da comunicação efetiva entre as equipes de enfermagem.

EXERCÍCIO DE APRENDIZAGEM 20.2

Investigação de quanto os enfermeiros se sentem à vontade ao delegar

Informalmente, levante dados sobre enfermeiros da organização em que você trabalha ou estagia. Quantos receberam educação formal sobre princípios de delegação? Até que ponto eles se sentem à vontade ao determinar o que deve ser delegado a quem? Até que ponto você se sente à vontade ao delegar tarefas a outros membros da equipe de cuidados?

Como delegar a funcionários auxiliares

Na tentativa de conter a espiral dos custos da saúde, muitos prestadores de atendimento optaram na década de 1990 por eliminar cargos de enfermeiros ou substituir enfermeiros profissionais licenciados por UAP (*unlicensed assistive personnel*, ou funcionários auxiliares sem licença) ou NAP (*nursing assistive personnel*, ou funcionários auxiliares de enfermagem). (Em 2007, a ANA parou de usar o termo UAP e o substituiu por NAP, sugerindo que muitos NAPs agora são licenciados ou formalmente reconhecidos de alguma maneira.) Os termos UAP e NAP incluem, embora não se limite a, auxiliares, parceiros de atendimento, funcionários cuidadores de paciente, assistentes, encarregados de tarefas mais simples e técnicos (Huston, 2014).

Quase todos os enfermeiros em instituições de atendimento a pacientes graves e de atendimento prolongado estão atualmente envolvidos, até certo ponto, com a designação, a delegação e a supervisão do NAP no oferecimento de cuidados de enfermagem. O principal argumento para o uso desses profissionais em locais de atendimento de pacientes graves é o custo elevado (embora a escassez atual de enfermeiros profissionais seja um fator colaborador). O NAP pode liberar os enfermeiros profissionais de tarefas e encargos (especificamente, funções que não são de enfermagem) que podem ser feitos por empregados com treinamento menos extensivo a um custo menor.

Assumir o papel de quem delega e supervisiona o NAP, entretanto, aumenta a abrangência da responsabilidade do enfermeiro. Embora os enfermeiros sejam automaticamente responsabilizados por todos os atos de negligência dos que supervisionam, podem ser responsabilizados se forem negligentes na supervisão desses empregados no momento em que esses cometem os atos negligentes. A responsabilização baseia-se no fracasso do supervisor em determinar as necessidades do paciente que possam ser confiadas com segurança a um subordinado, ou a falha em monitorar de perto o subordinado que exige supervisão. Ao delegar, o enfermeiro tem de conhecer bem as habilidades da pessoa a quem delega. A responsabilidade de supervisionar é assunto do Capítulo 5.

 Ao confiar tarefas aos NAPs, o enfermeiro precisa conhecer a descrição do trabalho, a base de conhecimentos e as habilidades evidenciadas de cada indivíduo.

Os enfermeiros devem admitir que, embora o Omnibus Budget Reconciliation Act de 1987 estabeleça regulamentação para a formação e a certificação de auxiliares de enfermagem (mínimo de 75 horas teóricas e práticas e aprovação em um exame nas duas áreas), nenhum padrão federal ou comunitário foi estabelecido para o treinamento do NAP de definição mais ampla (Huston, 2014). Alguns padrões e diretrizes são agora exigidos ao preparo e uso de NAPs em organizações certificadas de atendimento domiciliar e instituições de enfermagem especializada, embora não sejam exigidos padrões ou diretrizes para o uso de NAPs em hospitais de atendimento a pacientes graves que perpassem os limites e as jurisdições estaduais.

 O UAP não tem qualquer licença a perder por "exceder o âmbito da prática", e não existem padrões estabelecidos em âmbito nacional para o escopo de prática de UAP.

Isso não quer dizer que todos os NAPs careçam de formação e preparo para os papéis que devem desempenhar. Na verdade, seus níveis educacionais variam, desde o formado em um curso aquém do ensino médio até os que possuem diplomas mais avançados. Apenas é sugerido que um enfermeiro, ao delegar uma tarefa a um NAP, deva avaliar com cuidado as habilidades e o conhecimento que cada NAP tem, ou arriscar aumento da responsabilidade pessoal pelo fracasso em não agir assim (Huston, 2014).

Infelizmente, muitas instituições não possuem descrições diferenciadas dos cargos e funções para que um NAP possa definir claramente o alcance de sua prática. Enquanto algumas instituições limitam esse alcance a funções que não são de enfermagem, outras permitem que o NAP realize muitas atividades tradicionalmente reservadas ao enfermeiro. Alguns NAPs têm pouca formação educacional em cuidados de saúde, mas apenas um treinamento rudimentar. Entretanto, eles pode receber permissão para inserção de cateteres, leitura de eletrocardiogramas, aspiração de traqueostomia, troca de curativos estéreis e realização de outras funções tradicionalmente dos enfermeiros (Huston, 2014). Isso ocorre porque algumas instituições interpretam os regulamentos de forma mais ampla, permitindo a um NAP uma prática de maior alcance que a defendida pelas associações profissionais de enfermagem e pelos Conselhos Estaduais de enfermagem. Poucos estados adotaram as definições de delegação, supervisão ou atribuição de tarefas da ANA ou do NCSBN. A maioria dos estados, porém, não divulgou qualquer currículo padronizado vigente para emprego de NAP em hospitais de tratamento intensivo (Huston, 2014).

Alguns Conselhos Estaduais de enfermagem, na tentativa de definir com mais clareza o alcance da prática dos NAPs, expediram listas de tarefas para eles. O treinamento do NAP não se baseia na ideia de que realizará atividades de forma independente. Listas de tarefas, todavia, sugerem que não há necessidade de delegar, já que o NAP possui uma lista de atividades de enfermagem que pode realizar sem esperar pelo processo de delegação. O que acontece, porém, quando a condição de um cliente se altera? O NAP com menos de 75 horas de treinamento é suficientemente hábil para reconhecer que existe uma mudança na condição do cliente e alertar o enfermeiro?

Além disso, no final dos anos 1990, o NCSBN estabeleceu uma *árvore decisória* para delegação, a qual inclui uma análise passo a passo que os enfermeiros podem usar para decidir se um determinada tarefa deve ou não se delegada. Muitos Conselhos Estaduais de enfermagem também adotaram árvores decisórias, postadas em seus *sites*. Veja a Figura 20.1 para um exemplo da árvore

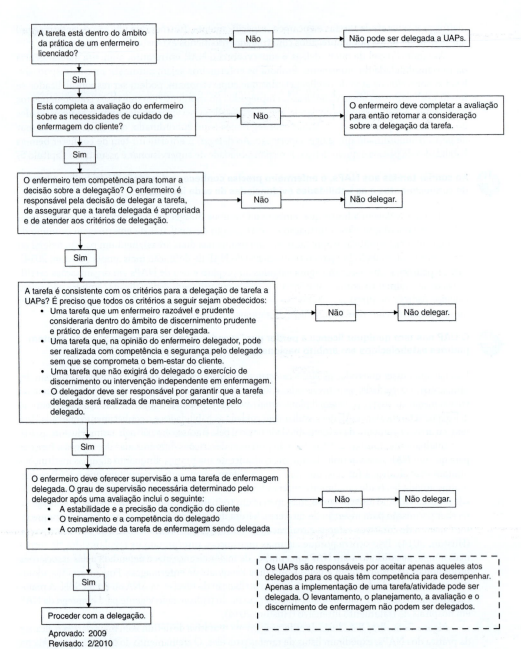

FIGURA 20.1 • Árvore decisória da KBN para delegação de tarefas a funcionários auxiliares sem licença (UAP). *Fonte: Kentucky Board of Nursing. (2010). Decision tree for delegation to unlicensed assistive personnel (UAP). Acessado em 17 junho de 2013, em http://kbn.ky.gov/NR/rdonlyres/E1591ED0-5C3E-425C-ACE6-396268CE1774/0/Decision-TreeforDelegationtoUAP.pdf (Reimpresso com permissão da Kentucky Board of Nursing).*

Capítulo 20 Delegação 477

decisória criada pela junta do estado de Kentucky (2010) para orientar os enfermeiros na delegação de tarefas. Além disso, o Quadro 20.5 sugere critérios desenvolvidos pela junta do estado da Carolina do Norte (2013), que podem ser úteis na determinação de quais tarefas podem ser delegadas com segurança a UAP.

Novas árvores decisórias do NCSBN e dos conselhos estaduais de enfermagem orientam os enfermeiros na determinação do que pode ser delegado com segurança para os trabalhadores não licenciados.

QUADRO 20.5 Critérios para a delegação de tarefas a funcionários auxiliares sem licença

O conselho de enfermagem do estado da Carolina do Norte (2013) sugere que as tarefas devem ser delegadas a UAPs apenas se elas atenderem a TODOS os critérios a seguir:

1. São frequentes no atendimento diário de um cliente ou de um grupo de clientes
2. São realizadas de acordo com uma sequência estabelecida (padronizada) de etapas
3. Envolvem pouca ou nenhum modificação na situação de cuidado de um cliente
4. Podem ser realizadas com um resultado previsível
5. Não envolvem inerentemente a avaliação, a interpretação e a tomada de decisão duradouras e que não podem ser logicamente separadas do procedimento em si
6. Não colocam em risco a saúde ou o bem-estar dos clientes
7. São permitidas por políticas/procedimentos de agências de saúde

Fonte: North Carolina Board of Nursing (2013). Delegation: Non-nursing functions. Position Statement for RN and LPN Practice. Acessado em 18 de junho de 2013, em http://allnurses.com/north-carolina-nursing/north-carolina-board-465130.html

É essencial, portanto, que o enfermeiro jamais perca de vista sua responsabilidade maior pela garantia de que os pacientes recebam atendimento apropriado e altamente qualificado. Isso significa que, embora o NAP possa realizar procedimentos de enfermagem como dar banho, verificar sinais vitais e medir e registrar a ingestão e a eliminação, é o enfermeiro quem deve analisar essas informações e, então, usar o processo de enfermagem para garantir o alcance dos resultados do paciente. Isso é consistente com os princípios de delegação sugeridos pela ANA, os quais ressaltam que, embora os enfermeiros possam delegar tarefas e elementos de atendimento, eles não podem delegar o processo de enfermagem (Is It OK to Delegate?, 2012). Somente os enfermeiros têm autoridade formal para exercer a enfermagem, e as atividades que dependem do processo de enfermagem ou que exigem habilidade específica, conhecimento especializado ou juízo profissional jamais devem ser delegadas.

Case (2013, parágrafo 11) concorda, ressaltando que "embora as tarefas de enfermagem possam ser delegadas, os conhecimentos de um enfermeiro generalista licenciado sobre o atendimento dos pacientes indicam que as funções atreladas ao exercício profissional de levantamento, avaliação e discernimento de enfermagem não devem ser delegadas". Isso inclui habilidades tais como as avaliações iniciais e duradouras de pacientes, a administração de tratamentos e medicações ordenados por um prescritor licenciado, a iniciação e a coordenação do plano de tratamento, o ensino e a orientação dos pacientes, a promoção e a manutenção da saúde e o ensino e a supervisão de estudantes (Case).

É o enfermeiro que arca com a responsabilidade legal por permitir que um UAP realize tarefas que deveriam ser desempenhadas apenas por um profissional de cuidados de saúde.

Os resultados associados ao aumento no uso de NAPs ainda não são conhecidos. Uma quantidade cada vez maior de estudos sugere um elo direto entre diminuição de enfermeiros e piora nos resultados dos pacientes. Algumas dessas pioras relatadas na literatura incluem maior incidência de quedas de pacientes, infecções hospitalares e erros de medicação (Huston, 2014).

Com certeza, considerando a complexidade crescente dos cuidados de saúde e o aumento na gravidade das doenças dos pacientes, há uma proporção máxima de NAPs na equipe de funcionários que não deve ser ultrapassada. Até que esses níveis sejam determinados, os enfermeiros continuarão testemunhando o aumento na utilização dos NAPs. Para proteger seus pacientes e sua licença profissional, os enfermeiros têm de continuar buscando informações atualizadas a respeito dos esforços nacionais para padronizar o alcance da prática do NAP e as diretrizes profissionais relativas ao que pode ser delegado com segurança a esse profissional.

Resistência dos subordinados à delegação

Resistir é uma reação comum dos subordinados à delegação. Uma das causas mais frequentes para isso, ou para a recusa de tarefas delegadas, é o fracasso de quem delega em confirmar a perspectiva do subordinado. As tarefas confiadas ao NAP costumam ser, física e mentalmente, bastante desafiadoras. Além disso, é comum o NAP ter de se adaptar rapidamente a mudanças nas prioridades, em geral impostas a ele por um ou mais indivíduos que lhe delegam tarefas. Quando o subordinado está, de fato, sobrecarregado, delegar-lhe mais tarefas é inadequado e o enfermeiro tem de reexaminar a necessidade de realizar ele mesmo a tarefa delegada ou encontrar outra pessoa que possa fazê-lo.

O líder-administrador sempre deve tentar enxergar a tarefa delegada do ponto de vista do indivíduo incumbido de sua realização.

Alguns subordinados resistem à delegação apenas por se acreditarem incapazes de executar o que foi delegado. Se o empregado é capaz, mas não possui autoconfiança, o líder experiente pode orientar o desempenho para fortalecer o subordinado e desenvolver níveis de autoconfiança. Se, todavia, o empregado correr muito risco de fracassar, a adequação da delegação deverá ser questionada e uma tarefa mais apropriada a seu nível de capacidade deverá ser delegada.

Outra causa de resistência dos subordinados à delegação é inerente à autoridade. Alguns subordinados simplesmente têm de "testar a temperatura" e determinar as consequências da não realização das tarefas delegadas. Nesse caso, quem delega deve ficar calmo, mas ser assertivo sobre suas expectativas e oferecer diretrizes claras, se necessário, para manter uma distância adequada de poder da autoridade. É um desafio de liderança criar um espírito de equipe em quem delega e nos subordinados.

Finalmente, a resistência à delegação pode estar ocorrendo porque as tarefas são delegadas em excesso em termos de especificidade. Todos os subordinados têm de acreditar que há espaço para a criatividade e o pensamento independente nas tarefas delegadas. O fracasso em permitir essa necessidade humana resulta em subordinados desinteressados que falham em internalizar a responsabilidade e o compromisso com a tarefa delegada. Ao delegar ao NAP, o enfermeiro deve tentar misturar tarefas rotineiras e monótonas com tarefas mais desafiadoras e compensadoras. Uma outra estratégia é propiciar ao NAP um *feedback* consistente e construtivo, positivo e negativo, para reforçar o crescimento e a autoestima.

Quando os subordinados resistem à delegação, quem delega pode se ver tentado a evitar confronto e a simplesmente realizar a tarefa de forma independente. Raramente isso é o melhor a ser feito. Em vez disso, ele deve descobrir o motivo pelo qual a tarefa delegada não foi feita e agir adequadamente para eliminar essas forças limitadoras.

EXERCÍCIO DE APRENDIZAGEM 20.3

Como lidar com a resistência à delegação

Você lidera uma equipe que atende dez pacientes. Um enfermeiro experiente e um auxiliar de enfermagem fazem parte da equipe. É um dia muito movimentado e há muito trabalho a fazer. Várias vezes hoje você notou o enfermeiro em longos intervalos na sala de descanso ou em conversas sociais na portaria, apesar de várias necessidades não atendidas de pacientes. Nessas ocasiões, você delegou, com clareza, tarefas e prazos a esse funcionário. Várias horas mais tarde, você acompanha essas tarefas e descobre não terem sido concluídas. Ao procurar o enfermeiro, descobre que foi almoçar sem informar a você ou ao auxiliar. Você está furioso em relação à aparente indiferença a sua autoridade.

Tarefa: quais as possíveis causas do fracasso do enfermeiro em atender às tarefas delegadas? Como você o tratará? Que meta serve como base para seus atos? Justifique sua opção.

COMO DELEGAR PARA UMA EQUIPE TRANSCULTURAL DE TRABALHO

A crescente diversidade tanto da força de trabalho quanto das populações de clientes sendo atendidos tem ramificações para a delegação. Os desafios da delegação são encontrados tanto no empregado de outra cultura que recebeu a tarefa quanto em quem delega. Inúmeros estudos mostraram, por exemplo, que enfermeiros com raízes asiáticas podem levar mais tempo para desenvolver habilidades de delegação de tarefas, já que ser assertivo e pedir ajuda aos outros pode violar seus valores culturais (NMC Says Asian Nurses, 2012). Wong (2012) concorda, ressaltando que a assertividade é mais valorizada na cultura norte-americana do que em muitas outras culturas e que isso pode representar um desafio para enfermeiros com outras raízes culturais que devem delegar tarefas.

Conforme Giger e Davidhizar (2008), há seis fenômenos culturais que têm de ser considerados no trabalho com funcionários com antecedentes culturais diferentes: comunicação, espaço, organização social, tempo, controle do ambiente e variações biológicas.

A *comunicação*, o primeiro dos fenômenos culturais, é muito influenciada pela diversidade cultural do grupo de trabalho devido a dialetos, volume, uso do toque, contexto do discurso e cinestesia, como gestos, postura e movimentos dos olhos que influenciam a forma como as mensagens são enviadas e recebidas. Por exemplo, a delegação feita em tom mais suave pode ser percebida como menos importante do que a feita em um tom mais potente, mesmo que o que foi delegado tenha importância igual. Da mesma forma, um administrador pode fazer um pressuposto incorreto sobre a incapacidade de alguém para realizar uma tarefa importante delegada se essa pessoa for representante de uma cultura que valoriza o discurso mais suave e o comportamento mais passivo.

O *espaço* é o segundo fenômeno cultural que influencia a delegação. Refere-se à distância e a técnicas de intimidade usadas ao relatar algo de maneira verbal ou não verbal a outras pessoas. É importante que aquele que delega reconheça as necessidades de espaço pessoal de cada funcionário e aja em conformidade com isso. Se essas necessidades de espaço não forem reconhecidas e respeitadas, a probabilidade de uma tarefa delegada ser ouvida e atendida de modo correto será reduzida.

O terceiro fenômeno cultural, a *organização social*, refere-se à importância de um grupo ou unidade quanto a oferecer suporte social na vida de alguém. Para muitas culturas, é a unidade familiar a organização social mais importante. Em outras, o dever à família está acima das necessidades da empresa. Há culturas em que essa classificação de valores não está clara, e o empregado pode ter grandes conflitos intrapessoais para priorizar as tarefas delegadas no trabalho e as obrigações para com a unidade familiar. É importante, então, que aquele que delega saiba que os valores dos empregados são diferentes, sensibilizando-se ao delegar tarefas importantes a empregados que passam por estresse na unidade familiar.

O *tempo* é o quarto fenômeno cultural que afeta a delegação. Os grupo culturais podem ser voltados ao passado, ao presente ou ao futuro. *Culturas voltadas ao passado* têm interesse em preservá-lo e em manter as tradições. Culturas voltadas ao presente concentram-se na manutenção do *statu quo* e nas operações cotidianas. As *culturas voltadas ao futuro* têm o foco nas metas a serem atingidas, com mais visão ao abordar os problemas. Por exemplo, um planejamento estratégico pode ser mais bem delegado a alguém de uma cultura voltada ao futuro, embora o líder-administrador deva estar sempre atento a oportunidades de criar uma nova forma de perceber e de ampliar as oportunidades para os empregados.

O *controle ambiental*, o quinto fenômeno cultural, refere-se à percepção que a pessoa tem do controle de seu ambiente (*lócus interno de controle*). Algumas culturas acreditam muito em destino, sorte ou azar em comparação com outras, o que pode influenciar os métodos usados pela pessoa e sua forma de realizar uma tarefa delegada. Aquele que acredita possuir um lócus interno de controle está mais propenso a ser criativo e autônomo nas tomadas de decisão.

O último fenômeno, *variações biológicas*, refere-se às diferenças biopsicossociais entre grupos raciais e étnicos, como a suscetibilidade a doenças e as diferenças fisiológicas. O Quadro 20.6 traz um resumo das considerações ao delegar tarefas a uma equipe transcultural de trabalho.

480 Unidade VI Papéis e funções de direção

| QUADRO 20.6 | Fenômenos culturais a serem considerados ao se delegar tarefas a uma equipe transcultural |

Comunicação: Em especial dialetos, volume, uso do toque e contato visual
Espaço: O espaço interpessoal é diferente entre as culturas
Organização social: A unidade familiar tem fundamental importância em algumas culturas
Tempo: As culturas tendem a ser voltadas ao passado, ao presente ou ao futuro
Controle do ambiente: As culturas costumam ter um lócus de controle interno ou externo
Variações biológicas: Suscetibilidade a doenças (por exemplo, Tay-Sachs) e diferenças fisiológicas (por exemplo, peso, altura, cor da pele)

EXERCÍCIO DE APRENDIZAGEM 20.4

Considerações culturais na delegação de tarefas

Você é o novo enfermeiro-chefe de uma unidade cirúrgica e há um enfermeiro substituto filipino recém-contratado para trabalhar em sua unidade. Ele está no final da segunda semana de orientação sobre a unidade. Além disso, recebeu um mês de orientação em sala de aula e a aculturação assim que foi contratado. Hoje você designa esse enfermeiro a ser um dos líderes da equipe, responsável por um grupo de profissionais de enfermagem e auxiliares. Ele está trabalhando com outro líder de equipe há mais de uma semana, embora esse seja seu primeiro dia com a equipe a seus cuidados.

Você checa o trabalho com o enfermeiro várias vezes pela manhã para ter noção do andamento das coisas. O enfermeiro, com certo retraimento, fala com você sem fazer contato visual e diz que "está tudo ok". No começo da tarde, um dos membros da equipe de enfermagem vai até você e diz que o novo enfermeiro não delegou tarefas de forma adequada e está tentando fazer grande parte do trabalho sozinho. Além disso, alguns outros membros da equipe consideram perturbador seu comportamento sisudo e sua falta de contato visual.

Tarefa: você acha que fez uma delegação adequada? Uma vez que as coisas não parecem bem, o que deve fazer agora? Em pequeno grupo, elabore um plano de ação com as seguintes metas: (a) assegurar que o atendimento ao paciente seja feito com segurança, (b) desenvolver a autoestima do enfermeiro filipino e (c) ser um elo cultural com os funcionários.

INTEGRAÇÃO ENTRE PAPÉIS DA LIDERANÇA E FUNÇÕES ADMINISTRATIVAS NA DELEGAÇÃO

O direito de delegar e a capacidade de oferecer compensações formais pela realização bem-sucedida de tarefas delegadas refletem a autoridade legítima inerente ao papel do administrador. Delegar constitui uma forma de aumentar a produtividade da unidade. É também um recurso administrativo de realização e enriquecimento do funcionário.

Delegar, entretanto, não é fácil. Exige um alto nível de habilidades gerenciais, já que a delegação efetiva envolve a seleção da pessoa certa pelo motivo certo e no momento certo, além da avaliação das qualificações, disponibilidade e experiência dos indivíduos sendo incumbidos das tarefas (Huston, 2009). Administradores novatos costumam cometer erros ao delegar, como delegar tarde demais, não delegar suficientemente, delegar à pessoa errada, pelo motivo errado e fracassar no oferecimento da supervisão e orientação corretas das tarefas delegadas.

Delegar ainda exige habilidades muito desenvolvidas de liderança, como sensibilidade às capacidades e às necessidades dos subordinados, capacidade de comunicar-se com clareza e de forma direta, desejo de apoiar e estimular os subordinados na execução das tarefas delegadas e visão para perceber como a delegação pode resultar em maior crescimento pessoal dos subordinados e em aumento da produtividade da unidade.

Com maior uso de NAPs no cuidado do paciente, a necessidade dos enfermeiros possuírem habilidades altamente desenvolvidas para delegar deverá ser grande. O desafio continua sendo o uso de NAPs somente para atender a necessidades de cuidado pessoal ou para cumprir com tarefas de enfermagem que não requerem as habilidades e o discernimento de um enfermeiro. Com cargas cada vez maiores de pacientes e com a atual escassez de enfermeiros, muitas organizações de atendimento de saúde e os enfermeiros que trabalham para elas estão tentados a permitir que os NAPs realizem tarefas que deveriam ficar limitadas à prática de enfermeiros profissionais. No entanto, os enfermeiros precisam lembrar que são eles que arcam com a responsabilidade por assegurar que os pacientes estejam protegidos e que os NAPs não excedam o escopo da sua prática. Quando se permite que os UAPs assumam o cuidado profissional de enfermagem, os pacientes são colocados em risco (Huston, 2014).

A capacidade de usar adequadamente as habilidades de delegação de tarefas ajudará a reduzir a responsabilidade pessoal associada à supervisão e à delegação dos NAPs. Além disso, garantirá que as necessidades dos clientes sejam satisfeitas e que sua segurança não corra risco.

CONCEITOS-CHAVE

- Organizações profissionais de enfermagem e organismos reguladores estão ativamente envolvidos no esclarecimento do alcance da prática dos funcionários sem licença profissional e nos parâmetros que os enfermeiros usam ao delegar.

- Delegar não é uma opção, mas uma necessidade do administrador.

- Delegar deve ser usado para confiar tarefas rotineiras e tarefas para as quais o chefe não tem tempo. É ainda adequado como recurso para resolver problemas, mudar a ênfase que o chefe dá ao próprio trabalho e para capacitação dos subordinados.

- Ao delegar, os chefes têm de comunicar com clareza o que querem que seja feito, inclusive a finalidade do que foi delegado. As limitações ou qualificações impostas devem ser descritas. Embora o chefe tenha de especificar o produto final que deseja, é importante que o subordinado tenha um grau adequado de autonomia para decidir como realizará a tarefa.

- Os chefes precisam delegar autoridade e responsabilidade necessárias à realização da tarefa.

- Enfermeiros que são solicitados a assumir o papel de supervisores e delegadores devem estar preparados para assumir tais tarefas de liderança.

- Assumir o papel de delegador e supervisor do UAP aumenta a abrangência da responsabilidade do enfermeiro.

- Embora o Omnibus Budget Reconciliation Act de 1987 estabeleça regulamentação para a formação e a certificação de "auxiliares de enfermagem" (mínimo de 75 horas teóricas e práticas e aprovação de um exame nas duas áreas), nenhum padrão federal ou comunitário foi estabelecido para o treinamento do UAP de definição mais ampla.

- O enfermeiro sempre arca com a responsabilidade final de garantir que o cuidado seja feito pelos membros de sua equipe, atendendo ou ultrapassando os padrões mínimos de segurança.

- Quando os subordinados resistem à delegação, aquele que delega deve descobrir o motivo pelo qual a tarefa delegada não foi realizada e tomar as medidas adequadas para eliminar essas forças limitadoras.

- A sensibilidade transcultural na delegação de tarefas é necessária para a criação de uma equipe de trabalho multicultural produtiva.

EXERCÍCIOS DE APRENDIZAGEM

EXERCÍCIO DE APRENDIZAGEM 20.5

Necessidade de delegação imediata

Você é o enfermeiro encarregado do turno das 7 às 15h em uma unidade de oncologia. Logo após o relato de passagem de plantão, você fica sobrecarregado com as seguintes informações:

- O auxiliar de enfermagem informa que a sra. Jones entrou em coma e está moribunda. Embora não cause surpresa, os familiares não estão presentes e você sabe que gostariam de ser imediatamente avisados.
- Há três pacientes que precisam de administração de insulina parenteral às 7h30min. Um deles teve a contagem de açúcar no sangue de 400, às 6h.
- O sr. Johnson puxou inadvertidamente seu cateter central ao virar-se na cama. A esposa acabou de avisar o funcionário pela luz de chamada e diz estar fazendo pressão no local.
- O banheiro público está com vazamento; há urina e fezes espalhando-se rapidamente.
- As bandejas do café da manhã chegaram há 15 minutos e os pacientes estão usando as luzes de chamada para perguntar por que ainda não receberam essa refeição.
- O médico diretor da unidade acabou de descobrir que um de seus pacientes ainda não começou a quimioterapia com o fármaco que prescreveu há três dias. Está furioso e exige conversar com você imediatamente.

Tarefa: os demais enfermeiros estão ocupadíssimos com seus pacientes, mas você tem as seguintes pessoas a quem pode delegar tarefas: você mesmo, um funcionário de setor e um enfermeiro com outra especialização. Decida quem deve fazer o quê e com que prioridade. Justifique sua decisão.

EXERCÍCIO DE APRENDIZAGEM 20.6

Questões sobre disciplina ao delegar

Você supervisiona a unidade de oncologia. Uma de suas amigas mais próximas e colega é Paula, supervisora da unidade médica. Com frequência, você assume o turno dela e vice-versa em casos de ausência ou emergências. Hoje Paula passa em sua sala e informa que sairá por sete dias para um *workshop* de administração na costa leste. Pede que você controle sua unidade durante sua ausência. Solicita ainda que você preste atenção especial em Mary Jones, empregada em sua unidade. Diz que Mary, no hospital há quatro anos, vem sendo aconselhada acerca das ausências sem justificativa ao trabalho e que recentemente recebeu uma advertência por escrito, especificando que será despedida se ocorrer outra dessas faltas ao trabalho. Paula antecipa que Mary pode tentar descumprir as regras durante sua ausência. Pede a você que siga o plano disciplinar que elaborou caso Mary mais uma vez falte ao trabalho sem justificativa. As instruções são para que você despeça Mary se ela não comparecer ao trabalho esta semana independentemente do motivo.

Ao chegar ao trabalho no dia seguinte, você descobre que Mary telefonou 20 minutos após o começo do turno. A política da instituição diz que os empregados têm de avisar o departamento funcional sobre doenças em até duas horas antes do início de seu turno ou plantão. Quando você tenta contato com Mary via telefone, ninguém atende.

Mais tarde, nesse dia, você a encontra e solicita que compareça a sua sala. Ela chega com 45 minutos de atraso na manhã seguinte. Você já está agitada e furiosa. Informa-lhe que está despedida pelas regras não obedecidas na ausência de Paula e que você pode agir assim de acordo com o contrato disciplinar estabelecido anteriormente.

Mary fica enfurecida e diz que você não tem o direito de despedi-la, porque não é sua "verdadeira chefe". É Paula quem deve fazer isso. Ela continua, dizendo: "Paula contou-me que o contrato disciplinar era apenas uma formalidade e que não tinha de ser levado muito a sério". Diz ainda:

Capítulo 20 Delegação **483**

"Além disso, somente adoeci quando estava para vir ao trabalho. As regras da instituição informam que tenho 12 dias para me ausentar anualmente". Embora você saiba que Paula fora bem clara quanto a sua posição de revisar o contrato disciplinar com Mary, você começa a se sentir desconfortável por estar na posição de tomar essa ação corretiva grave sem ter sido envolvida nas sessões anteriores de revisão disciplinar. Todavia, sabe que essa funcionária vem desobedecendo às regras há algum tempo e que essa é somente uma em uma sequência de faltas. Sabe também que Paula conta com você para dar coerência a sua liderança mesmo em sua ausência.

Tarefa: analise como você lidará com a situação. Paula agiu corretamente ao delegar-lhe essa responsabilidade? É correto que um chefe faça cumprir o plano disciplinar elaborado por outro? Há alguma importância no fato de já ter sido estabelecido um contrato disciplinar por escrito?

EXERCÍCIO DE APRENDIZAGEM 20.7

Como planejar esta manhã tão movimentada?

Você é enfermeiro e age como líder de módulo em uma unidade médico-cirúrgica geral. O grupo sob sua responsabilidade tem pacientes nos Quartos 401 a 409, com capacidade máxima para 13 pacientes.

Em sua unidade, um tipo modular de organização do atendimento aos pacientes é usado, empregando uma combinação de funcionários com e sem licença. Cada módulo consiste em um enfermeiro, um técnico e um NAP. O técnico tem certificação em EV e pode manter e iniciar esta, embora não possa trabalhar com cateteres periféricos ou dar medicação em *push* EV. O técnico pode administrar todos os demais medicamentos, exceto EV. O enfermeiro administra todos os medicamentos EV. O NAP, com assistência dos membros da equipe modular, costuma dar banho e alimentar os pacientes, oferecendo outros cuidados que não requerem licença.

O enfermeiro, líder do módulo, divide a carga de trabalho no começo do turno entre os três membros dessa equipe. Além disso, age como professor e orientador aos demais elementos do módulo.

Hoje é quarta-feira. Você tem um técnico e um NAP confiados a sua equipe – técnica Franklin e NAP Martinez. Franklin tem 26 anos e é mãe de quatro filhos em idades pré-escolar. O esposo é motorista de ônibus na cidade. A NAP Martinez tem 53 anos e já é avó, sem filhos morando com ela em casa. O marido morreu há dois anos. Diz que o trabalho a deixa "feliz". A lista de pacientes de hoje é a seguinte:

Quarto	Paciente	Idade	Diagnóstico	Condição	Nível de gravidade
401	Sra. Jones	33	Mastectomia por câncer de mama	2 dias pós-operatório	II
402	Sra. Redford	55	Dor nas costas e na pelve	Boa	I
403	Sra. Worley	46	Colecistectomia	2 dias pós-operatório; boa	III
404-1	Sra. Smith	83	Parkinson, doença cardiovascular, hipertensão	Razoável	II
404-2	Sra. Dewey	26	Doença pélvica inflamatória	Boa; alta para casa hoje	I
405-1	Sr. Arthur	71	Câncer com metástase	Insatisfatória/semicoma; quimioterapia	IV
405-2	Sr. Vines	34	Possível úlcera péptica	Boa; sintomas gastrointestinais não diagnosticados hoje	III
406-1	Vago				

(Continua)

484 **Unidade VI** Papéis e funções de direção

Quarto	Paciente	Idade	Diagnóstico	Condição	Nível de gravidade
406-2	Srta. Brown	24	Dilatação e curetagem	À sala de cirurgia esta manhã	III
407-1	Sra. West	41	Infarto do miocárdio/ Heparina desde on-tem/telemetria	Razoável/UTI	III
408-1	Sr. Niles	21	Redução aberta do fêmur (acidente com veículo motor)	Razoável; 3 dia pós--operatório	III
408-2	Sr. Ford	44	Gastrectomia	Razoável; 1 dia pós--operatório	III
409	Sra. Land	42	Depressão	Razoável; enema de bário hoje	III

Outras informações sobre os pacientes:

- Sr. Niles está deprimido porque acha que acabou sua carreira no futebol americano.
- Há problemas com a EV do sr. Ford e com sua sonda nasogástrica. Ambas precisarão ser substituídas hoje.
- A sra. Wooley exige trocas frequentes (a cada duas a três horas) dos curativos no local da laparoscopia devido ao grande volume de drenagem sérica.
- A sra. Jones precisará de instruções sobre as atividades pós-operatórias e começou a falar sobre o prognóstico.
- A sra. Land começou a conversar com você ontem sobre a morte recente do esposo.
- O preparo do enema de bário resultará no fato de a sra. Land ter de ir com frequência hoje ao sanitário.
- A sra. Smith precisa de auxílio para comer durante as refeições.
- O Sr. Arthur não consegue mais se virar sozinho na cama.
- O Sr. Vines diz estar no mesmo quarto de paciente grave e que isso o incomoda; pediu para trocar de quarto.

Tarefa: como fará suas tarefas hoje de manhã? Confie esses pacientes ao técnico, ao NAP e a si mesmo. Certifique-se de incluir investigações/história, procedimentos e necessidades básicas de atendimento. O que fará se ocorrer alguma baixa em sua equipe? Dê sua justificativa para todas as delegações de pacientes. Consulte os níveis de acuidade nos exemplos que foram fornecidos para ajudar a determinar as necessidades dos pacientes e os funcionários necessários.

EXERCÍCIO DE APRENDIZAGEM 20.8

Avaliação das medidas usadas delimitar para o número de funcionários

Entreviste um administrador de escalão intermediário ou superior de uma agência local de atendimento de saúde. Determine qual a composição de funcionários em sua agência. Existem critérios mínimos na contratação de NAPs? Há orientações escritas para determinar as tarefas adequadas a delegar aos NAPs? Que oportunidades didáticas ou de treinamento sobre delegação são disponibilizadas aos funcionários que precisam delegar tarefas regularmente?

Com base nos resultados de sua entrevista, escreva um ensaio, avaliando se, em sua opinião, há salvaguardas adequadas funcionando nessa agência para proteção dos funcionários com licença, sem licença e clientes. Você ficaria à vontade se trabalhasse nessa instituição?

Capítulo 20 Delegação **485**

EXERCÍCIO DE APRENDIZAGEM 20.9

Decisão de delegar, utilizando a Nurse Practice Act (Lei da Prática de Enfermagem)

Quais das tarefas a seguir você estaria disposto a delegar a um NAP? Use a Lei da Prática de Enfermagem do seu estado ou uma árvore decisória criada pelo NCSBN ou por um conselho estadual de enfermagem como referência para este caso. Discuta suas respostas em pequenos grupos. Todos concordaram? Em caso negativo, que fatores foram importantes nas diferenças?

1. Troca de curativo úmido a seco, sem complicações, em paciente com três dias de pós--operatório por artroplastia de quadril
2. Checagens, a cada duas horas, em paciente com contenção suave no punho, para avaliar circulação, movimentos e conforto
3. Medidas de resfriamento em paciente com temperatura de 40° C
4. Cálculo de débitos IV, desobstrução de bombas IV e totalização dos cálculos da ingestão/eliminação no turno
5. Realização de flebotomia para coleta diária de sangue
6. Manutenção da pressão em local de inserção de cateter femoral que acaba de ser retirado
7. Educação de paciente sobre componentes de uma dieta pastosa
8. Amostra de fezes para pesquisa de sangue oculto
9. Realização de eletrocardiograma
10. Alimentação de paciente com distúrbios de deglutição (alto risco de aspiração pós-AVC)
11. Aspiração oral
12. Cuidados com a traqueostomia
13. Cuidados com estomias

EXERCÍCIO DE APRENDIZAGEM 20.10

Reflexão sobre as experiências negativas com delegação de tarefas

Escreva um ensaio de uma página sobre uma das situações a seguir que você já tenha experimentado:

- Um supervisor lhe pediu para completar uma tarefa que você acreditava estar além da sua capacidade
- Um supervisor delegou uma tarefa para você, mas não lhe deu autoridade adequada para realizá-la
- Um supervisor lhe deu orientações tão explícitas sobre como realizar uma tarefa que você se sentiu desmoralizado

REFERÊNCIAS

American Nurses Association (ANA) and the National Council of State Boards of Nursing (NCSBN). (n.d.). *Joint statement on delegation.* Acessado em 17 de junho de 2013, em https://www.ncsbn.org/Delegation_joint _statement_NCSBN-ANA.pdf

Anderson, L. (2013, February 10). *Understanding the different scope of nursing practice.* nursetogether.com. Acessado em 19 de junho de 2013, em http://www.nursetogether.com/understanding-the-different-scope-of-nursin

Case, B. (2013). *Delegation skills.* Advance for Nurses. Acessado em 20 de junho de 2013, em http://nursing.advanceweb.com/Article/Delegation-Skills.aspx

Delegating. Leadership Skills Training. (n.d.). *Park/Scholarships.* Acessado em 20 de junho de 2013, em http://www.ncsu.edu/project/parkprgrd/PSTrainingModules/delegating/del12frame.htm

Does Your Staff Understand Delegation? (2009, January). *OR Manager, 25*(1), 21–23.

486 Unidade VI Papéis e funções de direção

Giger, J., & Davidhizar, R. (2008). *Transcultural nursing: Assessment and intervention* (5th ed.). St Louis, MO: Mosby Year Book.

Huston, C. (2009, March). 10 tips for successful delegation: Improve patient care and save time by recognizing when to delegate and learning how to do it wisely. *Nursing, 39*(3), 54–56.

Huston, C. (2014). *Professional issues in nursing: Challenges and opportunities* (3rd ed.). Unlicensed assistive personnel and the registered nurse (chapter 7). Philadelphia, PA: Lippincott Williams & Wilkins 107–120.

Is It OK to Delegate? (2012, December 3). *American Nurse.* Acessado em 18 de junho de 2013, em http://www.theamericannurse.org/index.php/2012/12/03/is-it-ok-to-delegate/

Kærnested, B., & Bragadóttir, H. (2012). Delegation of registered nurses revisited: Attitudes towards delegation and preparedness to delegate effectively. *Nordic Journal of Nursing Research & Clinical Studies/Vård I Norden, 32*(1), 10–15.

Kentucky Board of Nursing. (2010). *Decision tree for delegation to unlicensed assistive personnel (UAP).* Acessado em 17 de junho de 2013, em http://kbn.ky.gov/NR/rdonlyres/E1591ED0-5C3E-425C-ACE6-396268CE1774/0/DecisionTreeforDelegationtoUAP.pdf

Knox, C. (2013, January 3). *The five rights of delegation.* Essentials of Correctional Nursing. Acessado em 19 de junho de 2013, em http://essentialsofcorrectionalnursing.com/2013/01/03/a-case-example-the-five-rights-of-delegation/

NMC Says Asian Nurses. (2012). NMC says Asian nurses may need support with delegating work. *Nursing Standard, 26*(26), 5.

North Carolina Board of Nursing. (2013). *Delegation: Non-nursing functions.* Position Statement for RN and LPN Practice. Acessado em 18 de junho de 2013, em http://allnurses.com/north-carolina-nursing/north-carolina-board-465130.html

Tredgold, G. (2013, May 30). *Why delegation is important.* Leadership Principles. Acessado em 18 de junho de 2013, em http://www.leadership-principles.com/2013/05/30/why-delegation-is-important/

Winstead, J. V. (2013, winter). Delegation: What are the nurse's responsibilities? *Nursing Bulletin.* Official Bulletin of the North Carolina Board of Nursing (pp. 8–16). Acessado em 18 de junho de 2013, em http://www.ncbon.com/WorkArea/linkit.aspx?LinkIdentifier=id &ItemID=3240

Wong, M. (2012, August 2). *Do foreign nurses lack cultural competency?* Healthecareers.com. Acessado em 20 de junho de 2013, em http://www.healthecareers.com/article/do-foreign-nurses-lack-cultural-competency/170789

21

Resolução e negociação eficientes de conflitos

... arranjar bons jogadores é fácil. O difícil é fazer com que joguem juntos.
—Casey Stengel

... a negociação, no sentido diplomático clássico, pressupõe que as partes estão mais ávidas a concordar do que a discordar.
—Dean Acheson

PONTOS DE LIGAÇÃO ESTE CAPÍTULO ABORDA:

BSN Essential II: Liderança organizacional básica e sistemas para a qualidade do cuidado e segurança dos pacientes

BSN Essential VI: Comunicação e colaboração entre profissionais para melhorar os resultados de saúde dos pacientes

BSN Essential VIII: Profissionalismo e valores profissionais

MSN Essential II: Liderança organizacional e de sistemas

MSN Essential VII: Colaboração entre profissionais para melhorar os resultados de saúde de pacientes e da população

QSEN Competency: Trabalho em equipe e colaboração

QSEN Competency: Segurança

AONE Nurse Executive Competency I: Comunicação e desenvolvimento de relacionamentos

AONE Nurse Executive Competency III: Liderança

AONE Nurse Executive Competency IV: Profissionalismo

AONE Nurse Executive Competency V: Habilidades empresariais

OBJETIVOS DIDÁTICOS *O aluno irá:*

- distinguir entre conflitos qualitativos e quantitativos e entre conflitos intrapessoais e interpessoais
- identificar os estágios de conflito
- descrever as manifestações de violência, descortesia, *bullying* e formação de "panelinhas" no local de trabalho, bem como as estratégias que podem ser usadas para confrontar e intervir imediatamente
- buscar resoluções de conflitos em que todos saiam vencedores sempre que possível
- identificar os resultados funcionais e disfuncionais de vários métodos de resolução de conflitos
- selecionar as estratégias apropriadas de resolução de cada tipo de conflito
- identificar os componentes da colaboração efetiva
- descrever estratégias que podem ser usadas antes, durante e após a negociação a fim de aumentar as chances de que os resultados almejados sejam alcançados
- identificar maneiras eficazes de contrabalançar táticas usadas na negociação de conflitos
- descrever como a resolução alternativa de disputas pode ser usada para resolver conflitos quando uma negociação não é bem-sucedida
- reconhecer os desafios e também as recompensas de buscar consenso ao abordar conflitos em grupo

Unidade VI Papéis e funções de direção

Stanton (2013) observa que o atendimento de saúde é prestado por pessoas que trabalham tanto em grandes quanto em pequenas organizações, e que cada trabalhador faz parte de vários grupos, tanto formais quanto informais. Ter facilidade em trabalhar bem com outras pessoas, dentro e entre departamentos e outras fronteiras organizacionais, é essencial para a eficiência e efetividade do atendimento de pacientes. Ainda assim, ambientes dinâmicos, caracterizados por interações entre diversas pessoas, em configurações definidas, sempre levam a conflitos (Stanton, 2013).

Conflito costuma ser definido como a discordância interna ou externa que resulta de diferenças de ideias, valores ou sentimentos entre duas ou mais pessoas. Uma vez que as lideranças têm relações interpessoais com pessoas que apresentam uma série de valores, antecedentes e metas diferentes, o conflito é uma consequência esperada. Além disso, cria-se conflito quando há diferenças em valores econômicos e profissionais e competição entre profissionais. Escassez de recursos, reestruturação e expectativas de desempenho nos cargos definidas de modo insatisfatório também são fontes frequentes de conflito nas organizações.

Admitir abertamente que o conflito é um fenômeno esperado e que ocorre naturalmente nas organizações reflete uma mudança enorme em relação a como os sociólogos entendiam os conflitos há um século. A atual visão sociológica é a de que conflitos organizacionais não devem ser evitados ou estimulados, mas administrados. É papel do administrador criar um ambiente de trabalho em que o conflito possa ser usado como via de crescimento, inovação e produtividade. Quando conflitos nas empresas se tornam disfuncionais, cabe ao administrador identificá-los no início e, intervir ativamente para que a motivação e a produtividade organizacional dos subordinados não sejam afetadas de forma negativa.

Conflitos não são nem bons nem ruins, podendo produzir crescimento ou destruição, dependendo de como são administrados.

Resolver conflitos ou solucionar problemas parece ser algo raramente aprendido por meio de experiências de desenvolvimento; em vez disso, exige um esforço de aprendizagem consciente. Sendo assim, as habilidades necessárias para gerir conflitos de maneira eficiente podem ser aprendidas.

Este capítulo apresenta uma visão geral do tipo de conflito que leva ao crescimento, *versus* o tipo disfuncional de conflito nas organizações. A história da administração de conflitos, as categorias de conflitos, o processo de conflito em si e as estratégias de uma solução bem-sucedida de conflitos são o foco deste capítulo. A descortesia, a violência no local de trabalho, o *bullying* e a formação de "panelinhas" são apresentados como ameaças à segurança e ao próprio cuidado dos pacientes, sendo enfatizada a negociação como uma estratégia de resolução de conflitos. Os papéis da liderança e as funções administrativas necessárias à resolução de conflitos são apresentados do Quadro 21.1.

QUADRO 21.1 Papéis da liderança e funções administrativas associados à administração de conflitos

PAPÉIS DA LIDERANÇA
1. Conhecer a si próprio e trabalhar conscienciosamente para solucionar conflitos intrapessoais.
2. Abordar o conflito assim que o perceber e antes que seja algo sentido ou manifesto.
3. Confrontar e intervir imediatamente quando ocorrer descortesia, *bullying* e formação de "panelinhas".
4. Buscar uma solução em que todos os envolvidos ganhem, sempre que possível.
5. Reduzir as diferenças de percepção existentes entre as partes em conflito e ampliar a compreensão que estas têm dos problemas.
6. Auxiliar os subordinados a identificarem soluções alternativas para os conflitos.
7. Reconhecer e aceitar diferenças individuais entre os membros da equipe.
8. Usar as habilidades da comunicação assertiva para aumentar a capacidade de persuadir e adotar a comunicação franca.
9. Desempenhar o papel de alguém que tenta negociar de forma honesta e colaborativa.
10. Encorajar a construção de consenso quando for necessário o suporte do grupo para resolver os conflitos.

FUNÇÕES ADMINISTRATIVAS
1. Criar um ambiente de trabalho que minimize as condições anteriores de conflito.
2. Estabelecer no local de trabalho uma cultura que tenha tolerância zero com agressividade, *bullying*, formação de "panelinhas" e violência.
3. Usar sua autoridade legítima em uma abordagem competitiva, quando for preciso tomar uma decisão rápida ou impopular.
4. Quando julgar adequado, facilitar formalmente a solução de conflitos entre membros da equipe.
5. Aceitar a responsabilidade mútua pelo alcance de metas supraordinárias previamente determinadas.
6. Obter os recursos necessários à unidade por meio de estratégias eficientes de negociação.
7. Somente comprometer as necessidades da unidade quando estas não forem essenciais a seu funcionamento e quando o escalão mais alto abrir mão de algo de valor igual.
8. Estar adequadamente preparado para negociar os recursos da unidade, inclusive a determinação antecipada de um mínimo e possíveis trocas.
9. Abordar a necessidade de fechamento e seguimento para a negociação.
10. Buscar uma solução alternativa à disputa quando os conflitos não puderem ser resolvidos por meio das estratégias tradicionais.

A HISTÓRIA DA ADMINISTRAÇÃO DE CONFLITOS

No início do século XX, o conflito era considerado um indicador de uma administração organizacional pobre, destrutiva e evitada de todas as formas. Quando ocorria um conflito, era ignorado, negado ou administrado imediata e grosseiramente. Os teóricos achavam que os conflitos poderiam ser evitados se os empregados fossem ensinados a fazer as coisas de forma correta e se as insatisfações expressas por eles fossem resolvidas rapidamente e com desaprovação.

Em meados do século XX, quando as organizações reconheceram a importância da satisfação do empregado e do *feedback*, os conflitos passaram a ser aceitos com passividade e percebidos como normais e esperados. A atenção focou-se em ensinar aos administradores formas de solucionar conflitos e não de preveni-los. Embora os conflitos tenham sido considerados basicamente disfuncionais, achava-se que conflito e cooperação poderiam ocorrer de modo simultâneo. Os teóricos interacionistas da década de 1970, entretanto, consideravam o conflito como uma necessidade, encorajando ativamente as empresas a promoverem conflitos como forma de produzir crescimento. A partir de então, pode-se inferir que um pouco de conflito é desejado, embora seja difícil reconhecer seu alcance. Talvez mais importante do que a quantificação de conflito seja o impacto que este conflito exerce sobre a organização.

 Certo nível de conflito em uma empresa parece desejável, ainda que o melhor nível para uma pessoa em particular, ou unidade em dado momento seja difícil de determinar.

Pouco conflito resulta em estagnação organizacional. Muito conflito reduz a eficiência da empresa e eventualmente imobiliza seus empregados (Figura 21.1). Com poucos instrumentos formais de levantamento de dados para determinar se o nível de conflitos na empresa é alto ou baixo demais, a responsabilidade pela determinação e pela criação de um nível adequado de conflitos costuma ser do administrador.

O conflito tem ainda uma natureza qualitativa. Uma pessoa pode ficar completamente sobrecarregada em uma situação conflituosa, embora possa lidar com várias situações simultâneas iguais posteriormente. A diferença está na qualidade ou na importância do problema vivido. Embora conflitos *quantitativos* e *qualitativos* produzam problemas quando ocorrem, podem levar a crescimento, energia e criatividade ao gerarem novas ideias e soluções. Se administrados inadequadamente, podem levar a desmoralização, desmotivação motivação e menor produtividade.

Os administradores de enfermagem não podem mais reagir aos conflitos à moda antiga (por exemplo, evitando ou suprimindo), porque isso não é produtivo. Em uma época de contenção de recursos financeiros na área de atendimento à saúde, é cada vez mais importante que os líderes enfrentem e solucionem conflitos de forma apropriada. A capacidade de compreender e lidar com conflitos de maneira adequada é uma habilidade essencial da liderança.

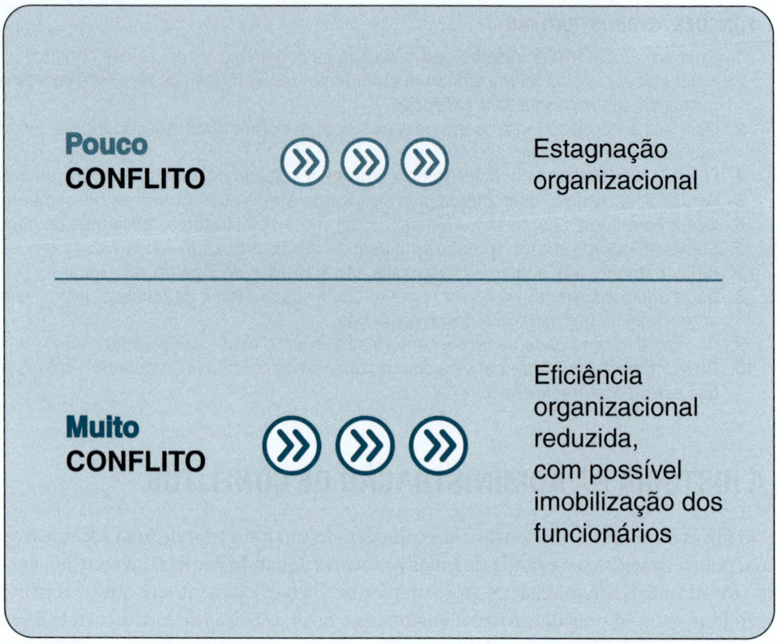

Pouco CONFLITO Estagnação organizacional

Muito CONFLITO Eficiência organizacional reduzida, com possível imobilização dos funcionários

FIGURA 21.1 • A relação entre conflito organizacional e eficiência organizacional. Copyright ® 2006 Lippincott Williams & Wilkins. Instructor's Resource CD-ROM to Accompany Leadership Roles and Management Functions in Nursing, by Bessie L. Marquis and Carol J. Huston.

EXERCÍCIO DE APRENDIZAGEM 21.1

Pensar e escrever sobre conflitos

Você costuma encarar conflitos como algo positivo ou negativo?
Você se sente mais afetado por um conflito em nível cognitivo, emocional ou físico?
Como os conflitos eram manifestados em sua casa, quando criança?
A forma como você lida com conflitos é semelhante à das pessoas que lhe serviram de modelo na infância?
Você acha que tem muitos ou poucos conflitos na vida?
Sente-se no controle dos assuntos que atualmente causam conflitos em sua vida?
Tarefa: escreva um ensaio de uma página, respondendo uma das perguntas acima.

CATEGORIAS DE CONFLITOS: INTERGRUPAL, INTRAPESSOAL E INTERPESSOAL

Existem três categorias principais de conflitos: intergrupais, intrapessoais e interpessoais (Figura 21.2). Ocorre *conflito intergrupal* entre dois ou mais grupos de pessoas, departamentos ou empresas. Um exemplo de conflito intergrupal pode ser duas afiliações políticas com crenças altamente distintas ou contraditórias, ou enfermeiros que passam por um conflito intergrupal com familiares ou com colegas de trabalho.

Capítulo 21 Resolução e negociação eficientes de conflitos **491**

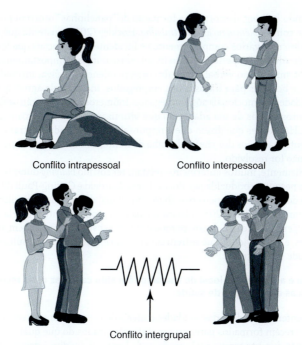

FIGURA 21.2 • Principais categorias de conflito. Copyright ® 2006 Lippincott Williams & Wilkins. Instructor's Resource CD--ROM to Accompany Leadership Roles and Management Functions in Nursing, by Bessie L. Marquis and Carol J. Huston.

O *conflito intrapessoal* ocorre dentro da pessoa. Envolve uma batalha interna para esclarecer valores ou desejos contraditórios. Stacey, Johnston, Stickley e Diamond (2011) sugerem que os valores nutridos pelos enfermeiros quando eles ingressam na profissão geralmente permanecem intactos; no entanto, restrições e resistência no local de trabalho podem impedir que um enfermeiro coloque em prática esses valores. Isso, por sua vez, afeta sua capacidade de trabalhar com pessoa aflitas, e pode levar a altos níveis de estresse e atritos com colegas.

No caso dos administradores, o conflito intrapessoal pode ser consequência das múltiplas áreas de responsabilidade associadas a esse papel. Suas responsabilidades para com a organização, os subordinados, os consumidores, a profissão e para consigo mesmo podem algumas vezes estar em conflito, e este pode ser interno. Perceber e, de forma consciente, agir para resolver conflitos intrapessoais logo que sentidos é essencial à saúde física e mental do líder.

O *conflito interpessoal* acontece entre duas ou mais pessoas que nutrem valores, metas e crenças distintas, e pode estar intimamente vinculado a *bullying*, descortesia e formação de "panelinhas". *Bullying* é definido por Townsend (2012) como comportamentos repetidos, ofensivos, abusivos, intimidadores ou injuriosos; abuso de poder; ou sanções injustas que levam os sancionados a se sentirem humilhados, vulneráveis ou ameaçados, criando, assim, estresse e minando sua autoconfiança. *Descortesia* é definida por Clark (2010) como um comportamento que carece de respeito autêntico por outras pessoas que precisam de tempo, presença e boa vontade para estabelecerem um diálogo genuíno e a intenção de encontrar um terreno comum. Clark observa que basta um passo para se ir da descortesia ao comportamento agressivo e à violência. Além disso, o conflito interpessoal pode se manifestar pela *formação de "panelinhas"*, quando os funcionários se juntam contra um indivíduo. O grau de dano que um enfermeiro experimenta com *bullying* ou formação de "panelinhas" depende da frequência, da intensidade e da duração do comportamento e/ou da tática usada (Hockley, 2014).

Quando *bullying*, descortesia e formação de "panelinhas" ocorrem no local de trabalho, isso é conhecido como *violência no local de trabalho*. Hockley (2014) sustenta que, além da violência física, o termo descreve vários comportamentos e incidentes antissociais que levam alguém a achar que foi prejudicado pela experiência. Isso inclui, entre outros, comportamentos do tipo envolvimento em favoritismo, abuso verbal, envio de correspondência abusiva, intimidação, brincadeiras desagradáveis e boicotes para fracasso dos empregados. Inclui ainda agressão econômica, como negar oportunidades promocionais aos empregados. Inúmeros locais de prática são prejudicados por comportamentos sociais de má adaptação que vitimizam os enfermeiros e impactam no cuidado ao paciente. Há autores que dizem que a responsabilidade por administrar esse tipo de conflito está, inicialmente, nas mãos dos chefes da linha de frente, embora o administrador deva se envolver se o conflito não for resolvido.

Infelizmente, muitos enfermeiros relatam ter sofrido *bullying* durante sua vida profissional. De fato, uma pesquisa conduzida por Roche, Diers, Duffield e Catling-Pauli (2010) revelou que cerca de um terço dos enfermeiros percebeu abuso emocional durante os cinco últimos turnos trabalhados, 14% relataram ameaças e 20% relataram violência propriamente dita. Hauge, Skogstad e Einarsen (2009) sugeriram que isso ocorre porque o *bullying* costuma florescer em ambientes de trabalho estressantes, e os indivíduos que sofrem com isso no local de trabalho muitas vezes acabam repetindo essa atitude com outros.

Violência e agressão no local de trabalho têm sido cada vez mais reconhecidas como epidêmicas em serviços de saúde.

Embora enfermeiros de todas as idades e níveis de experiência relatem sofrer com *bullying*, os enfermeiros recém formados parecem ser mais vitimizados do que qualquer outro grupo. Esse comportamento durante tempo prolongado pode levar o indivíduo a desenvolver baixa autoestima, se sentir inútil ou a se sentir frustrado (Hockley, 2014). Além disso, como esse conflito interpessoal pode não ser relatado ou administrado, ele muitas vezes tem como consequência faltas ao trabalho (absenteísmo) e rotatividade.

Inglis, Schaper e Swartz (2013), reconhecendo o problema do *bullying* sobre os enfermeiros novatos, sugerem que as organizações podem reduzir este atrito se proporcionar aos enfermeiros novatos oportunidades de abordarem fortes respostas emocionais negativas (quando alguém "pisa em seus calos") e de praticarem estratégias construtivas ao se envolverem em conflitos. Dessa forma, os recém formados começam a reconhecer como seus próprios comportamentos podem influenciar o agravamento ou a diminuição de conflitos (Exame de Evidência 21.1).

> ### Exame de evidência 21.1
>
> **Fonte:** Inglis, R. L., Schaper, A.M., & Swartz, S. L. (2013, April 14). Conflict engagement skill building for nurse residents. Session presented at the Sigma Theta Tau International conference. Creating healthy work environments. *Indianapolis, IN. Virginia Henderson International Nursing Library.* Acessado em 20 de junho de 2013, em http://www.nursinglibrary.org/vhl/handle/10755/290986
>
> Esta apresentação sugeriu que a experiência de descortesia no ensino superior pode influenciar a capacidade de um enfermeiro recém formado em lidar com conflitos e com comportamentos problemáticos no local de trabalho. Ao observarem que os enfermeiros recém diplomados frequentemente relatam atos de desrespeito e conflito destrutivo, levando a altos níveis de atrito no primeiro ou nos dois primeiros anos de emprego, os pesquisadores sugeriram a inclusão de um treinamento em resolução de conflitos nos programas de residência em enfermagem como uma estratégia para lidar com o problema.
>
> Para testar sua hipótese, um programa modificado de Envolvimento em Conflitos, proposto pela American Nurse Association, foi ministrado para 45 formandos em programa de residência em enfermagem. O programa incluía um *workshop* de quatro horas de duração seguido por reuniões mensais com uma hora de duração, chamadas de "Círculos de Aprendizado", por seis meses. Os Círculos de Aprendizado ofereciam a esses novos enfermeiros oportunidades de emitirem fortes respostas emocionais negativas (quando alguém "pisa em seus calos") e

de praticarem estratégias construtivas ao se envolverem em conflitos. Os Círculos de Aprendizado incorporavam modelos de conduta, interpretação de papéis e estudo de casos sobre situações de conflito.

Os treinadores também ofereciam consultas pessoais para ajudar os enfermeiros novatos a lidarem com situações específicas de conflito. Os residentes de enfermagem identificaram facilmente experiências prévias de descortesia no ensino de enfermagem, incluindo incivilidade entre funcionários de enfermagem e estudantes de enfermagem durante uma passagem de plantão; no entanto, eles não esperavam experimentar incivilidade como novos enfermeiros. Experiências pessoais com conflitos, sobretudo conflito entre gerações, emergiram como um fator de influência na compreensão do valor do treinamento em envolvimento em conflitos. Entre o terceiro e o quarto Círculo de Aprendizado, a maioria dos residentes em enfermagem começou a reconhecer como seus próprios comportamentos influenciavam o agravamento ou a diminuição de conflitos.

É crucial que os líderes-administradores confrontem e intervenham imediatamente sempre que ocorrer violência no local de trabalho. Tolerância zero deve ser a expectativa, já que *bullying* e descortesia afetam a produtividade e a qualidade do atendimento. Townsend (2012) relatou que até 70% dos enfermeiros que foram vítimas de *bullying* abandonaram seus empregos; cerca de 60% dos enfermeiros novatos se demitiram de seu primeiro emprego dentro de seis meses após sofrerem *bullying*; e um em cada três enfermeiros recém formados abandonaram por completo a profissão de enfermagem devido a interações abusivas ou humilhantes. Além disso, pesquisadores da Georgetown University e da Thunderbird School of Global Management descobriram que a descortesia e o comportamento rude diminuem a produtividade e o comprometimento dos trabalhadores, e que quase metade deles (48%) intencionalmente reduziram seu esforço no trabalho como resultado disso, enquanto 38% intencionalmente reduziu a qualidade do seu trabalho (Cheung-Larivee, 2013).

Para dar um fim aos comportamentos abusivos, políticas claras de tolerância zero precisam ser comunicadas em alto e bom som pela alta gerência, e uma cultura de segurança que promova a comunicação franca e respeitosa precisa ser encorajada (Townsend, 2012). Além disso, a Joint Commission divulgou padrões de liderança que incluem a criação de processos para administrar comportamentos de *bullying* e para adotar códigos de conduta para os funcionários (Townsend).

O PROCESSO DE CONFLITO

Antes que os administradores tentem interferir em um conflito, devem ser capazes de levantar dados precisos sobre os seus cinco estágios. O primeiro deles, *conflito latente*, implica a existência de condições anteriores, como escassez de funcionários e mudanças rápidas. Nesse estágio, as condições estão maduras para um conflito, embora não tenha realmente ocorrido algum e possa jamais ocorrer. Muitos conflitos desnecessários poderiam ser evitados ou reduzidos se os chefes examinassem mais atentamente a organização em busca de condições precedentes. Por exemplo, mudanças e cortes orçamentários quase sempre criam conflitos. Acontecimentos desse tipo, portanto, devem ser bem analisados para que possam ocorrer intervenções antes do aumento dos conflitos por eles criados.

Se o conflito progredir, ele pode chegar ao segundo estágio: *conflito percebido*. O conflito percebido ou substantivo é intelectualizado e costuma envolver questões e papéis. A pessoa reconhece-o de forma lógica e impessoal como algo que está acontecendo. Algumas vezes, pode ser resolvido nesse estágio, antes mesmo de ser internalizado ou sentido. Stanton (2013) destaca a importância de avaliar se um conflito existe ou não logo após as primeiras manifestações de conflito percebido. Ele observa que "costumamos pressupor que o comportamento das outras pessoas é intencional, quando, na verdade, elas podem não estar cientes que suas ações estão causando dificuldades para alguém. Em um ambiente caracterizado por comunicação aberta e apoio mútuo, muitos conflitos podem ser resolvidos simplesmente apontando para o problema" (parágrafo 30).

O terceiro estágio, o do *conflito sentido*, passa a existir quando o conflito ganha um conteúdo emocional. As emoções sentidas incluem hostilidade, desconfiança e raiva. Ele também é chamado de *conflito afetivo*. É possível perceber um conflito sem senti-lo (por exemplo, ausência de emoções associadas ao conflito, com a pessoa percebendo-o apenas como um problema a ser resolvido). Uma pessoa também pode sentir, mas não percebe o problema (por exemplo, não consegue identificar a causa do conflito que sente).

No quarto estágio, o *conflito manifesto*, também chamado de *conflito aberto*, ocorre ação. Esta pode ser de retraimento, competição, debate ou busca de solução. As pessoas não ficam à vontade para resolver conflitos, ou relutam diante disso por várias razões. Estas incluem medo de retaliação, medo do ridículo, medo de alienar outras pessoas, sensação de não terem direito de se manifestar e experiências negativas anteriores em situações iguais. Na verdade, costumam aprender padrões de administração de conflitos manifestos bem cedo na vida, e os antecedentes e as experiências familiares costumam influenciar de forma direta o modo como lidam com conflitos na vida adulta. O gênero também pode ter um papel na maneira de reagir aos conflitos. Tradicionalmente, os homens são educados para reagir a conflitos com agressividade, ao passo que as mulheres têm mais aptidão para evitá-los ou apaziguá-los.

O estágio final do processo de conflito é o *pós-conflito*. Sempre há uma consequência – positiva ou negativa. Se bem administrado, as pessoas envolvidas acreditarão que receberam tratamento justo ao serem ouvidas. Se administrado de forma inadequada, a polêmica permanece, podendo voltar posteriormente e causar mais problemas. A Figura 21.3 apresenta um esquema desse processo de conflito.

 A fase posterior ao conflito pode ser mais importante que o conflito em si caso este não seja administrado de maneira construtiva.

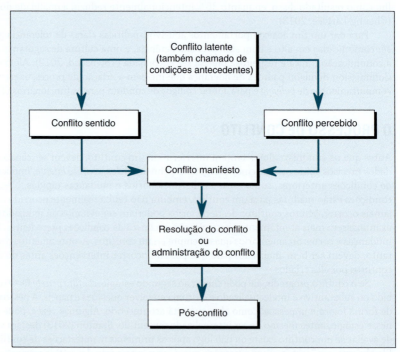

FIGURA 21.3 • O processo de conflito. Copyright ® 2006 Lippincott Williams & Wilkins. Instructor's Resource CD-ROM to Accompany Leadership Roles and Management Functions in Nursing, by Bessie L. Marquis and Carol J. Huston.

> **EXERCÍCIO DE APRENDIZAGEM 21.2**
>
> **Solução de conflito pessoal**
>
> É importante que os chefes tenham autoconhecimento de como encaram conflitos e lidam com eles. Em sua vida pessoal, como você soluciona os conflitos? É importante que você saia vencedor? Quando foi a última vez em que conseguiu resolver um conflito, alcançando metas supraordinárias com outra pessoa? Você consegue entender a posição do outro em situações de conflito? Em conflitos familiares e com amigos, a última coisa que você deseja é comprometer valores, carências ou expectativas?

ADMINISTRAÇÃO DE CONFLITOS

A meta por excelência na resolução de um conflito é a criação de uma solução que seja boa para todos os envolvidos. Isso nem sempre é possível e, com frequência, a meta do administrador é solucionar o problema de modo a reduzir as diferenças de percepção existentes entre os envolvidos. Um líder reconhece a estratégia mais adequada para resolver ou administrar conflitos a cada situação. O Quadro 21.2 apresenta estratégias comuns para em solução de conflitos. A escolha da melhor estratégia depende de muitas variáveis: a situação em si, a urgência da decisão, o poder e a posição dos envolvidos, a importância do assunto e a maturidade dos envolvidos.

A meta por excelência na resolução de um conflito é encontrar uma solução em que se sintam vencedores todos os envolvidos.

QUADRO 21.2	Estratégias comuns de resolução de conflitos
Meio-termo	
Competição	
Cooperação/Acomodação	
Amenização	
Evitamento	
Colaboração	

Meio-termo

No meio-termo cada envolvido abre mão de algo que deseja. Embora muitos entendam o meio-termo como uma excelente estratégia de resolução de conflitos, ela pode resultar em cooperação antagônica, em uma situação em que ambos os lados perdem, porque os envolvidos percebem que abdicaram de algo mais do que o outro, podendo, então, sentir isso como uma derrota. Para que o meio-termo não resulte em uma situação de perdas para todos, os envolvidos têm de querer abrir mão de algo de valor igual. O meio-termo definitivamente leva a uma situação em que ambos saem ganhando quando cada uma das partes percebe que ganhou mais do que a outra. É importante que as partes em conflito não adotem prematuramente o meio-termo diante da possibilidade e da praticidade da colaboração.

Competição

O método da *competição* é usado quando uma das partes quer algo às custas da outra. Como apenas uma das partes costuma sair vencedora, a parte concorrente busca a vitória independentemente do custo às demais. Além disso, Stanton (2013) observa que é totalmente possível que ambas as partes saiam perdendo, sobretudo quando o resultado adversamente acaba afetando a relação de trabalho subsequente. Isso ocorre porque estratégias de resolução de conflitos em que um sai ganhando e o outro sai perdendo deixam o perdedor enfurecido, frustrado e desejoso de dar o troco no futuro.

496 Unidade VI Papéis e funções de direção

Os administradores podem usar a competição diante da necessidade de tomar uma decisão rápida ou impopular. É também adequada quando uma das partes tem mais informação ou conhecimentos sobre uma situação do que a outra. A competição na forma de resistência é também adequado quando uma pessoa precisa resistir a políticas e procedimentos de atendimento inseguros para o paciente, a tratamento injusto, a abuso de poder ou a questões éticas.

Cooperação/acomodação

Cooperar é o oposto de competir. Nessa abordagem, uma parte sacrifica suas crenças e deixa a outra vencer. Em geral, o problema real não fica resolvido nessa situação em que alguém ganha e alguém perde. *Acomodação* é outro termo que pode ser usado aqui. A pessoa que está cooperando ou se acomodando muitas vezes espera algum tipo de retribuição ou de acomodação futura por parte do vencedor. Cooperar e acomodar são estratégias políticas apropriadas quando o elemento do conflito não tem muito valor para a pessoa que teve a atitude de acomodação.

Amenização

A *amenização* é empregada para administrar uma situação conflitante. Ocorre amenização quando uma das partes no conflito tenta agradar a outra ou concentrar-se mais nas semelhanças do que nas diferenças. Ao fazê-lo, o componente emocional do conflito é minimizado. É comum os administradores usarem essa estratégia para levar alguém a acomodação ou cooperação com o outro. Embora adequada nas discordâncias menores, a amenização raramente resulta na resolução do verdadeiro conflito.

Evitamento

Nessa estratégia, os envolvidos têm consciência do conflito, mas optam por não admiti-lo ou solucioná-lo. Evitar pode ser indicado para discordâncias triviais, quando os custos de solucionar o conflito ultrapassam os benefícios, quando o problema deve ser resolvido por outros que não você, quando uma das partes tem mais poder que a outra ou quando o problema pode ser resolvido por si só. O maior problema no uso do evitamento é a continuidade do conflito, que reaparece mais tarde, de uma forma até mesmo exagerada. Stanton (2013) concorda, observando que abordagens passivas como a evitação, a desistência e a acomodação têm grandes chances de gerarem maus resultados para uma ou para ambas as partes.

Infelizmente, o American Sentinel (2012) observa que a evitação e a retirada são as estratégias mais usadas em resolução de conflitos por enfermeiros. Essa descoberta foi similar à de uma pesquisa conduzida por Kaitelidou et al. (2012), que sugeriu que a evitação era o modo mais frequente de resolução de conflitos usado por funcionários da área de saúde, enquanto a acomodação era o modo mais raramente empregado (Exame de Evidência 21.2).

Exame de evidência 21.2

Fonte: *Kaitelidou, D., Kontogianni, A., Galanis, P., Siskou, O., Mallidou, A., Pavlakis, A., & Liaropoulos, L. (2012). Conflict management and job satisfaction in paediatric hospitals in Greece. Journal of Nursing Management, 20(4), 571-578.*

Reconhecendo que os conflitos são inerentes ao hospital como em todas as organizações complexas, e que os funcionários da área de saúde lidam com conflitos internos e externos diariamente, os pesquisadores aplicaram um questionário de cinco partes, específico sobre conflitos em hospitais, para 286 funcionários de saúde (com uma taxa de resposta de 66%). Trinta e sete por cento dos participantes do estudo eram médicos, 47% eram enfermeiros e 16% eram auxiliares de enfermagem.

Em sua maioria (77%), sugeriram que não tinham qualquer treinamento em resolução de conflitos e relataram enfrentar conflitos com colegas em suas próprias unidades. Os médicos relataram mais conflitos com seus próprios colegas (73,3%) do que os enfermeiros e os auxiliares de enfermagem (48,1% e 40,9%, respectivamente). Quando questionados sobre o que fazem para resolver um conflito, a maioria dos enfermeiros e dos médicos declarou que recorre à evitação (64% e 61%, respectivamente). Tanto os médicos quanto funcionários de enfermagem escolheram colaboração como a segunda técnica preferida para resolver conflitos (45% e 42%, respectivamente), enquanto a competição foi a terceira opção para ambos os grupos (26,4% para os médicos e 20% para os funcionários de enfermagem). Os médicos escolheram o estilo competitivo de resolução de conflitos com maior frequência do que os enfermeiros ($v_2 = 2$, $P = 0,1$). O modo menos escolhido foi a aceitação da vontade do outro (acomodação; 9,5% dos médicos e 6,7% dos enfermeiros).

Os pesquisadores concluíram que, embora o uso de evitação como uma estratégia de resolução de conflitos possa ser apropriado como uma técnica a curto prazo quando um problema está emergindo, isso pode ser problemático se a questão se prolongar por mais tempo, já que impede o reconhecimento de que existe de fato um problema. Um terço dos participantes (32,6%) concordou que detectar os sintomas iniciais do conflito e adotar o comportamento mais eficaz na sua resolução é essencial, e observaram que os conflitos têm influência sobre a qualidade do cuidado dos pacientes, já que podem interromper a comunicação entre os funcionários e cessar a troca de informações valiosas sobre as necessidades dos pacientes.

Em contraste, uma pesquisa conduzida por Losa Iglesias e Becerro de Bengoa Vallejo (2012) revelou que a estratégia mais comum usada por enfermeiros para resolver conflitos no local de trabalho era o meio-termo, seguida por competição, evitação, acomodação e colaboração. A acomodação era mais comum entre enfermeiros que trabalhavam em ambientes clínicos, enquanto os enfermeiros que atuavam em ambientes acadêmicos mostraram-se mais competitivos em sua abordagens.

Colaboração

Colaborar é uma forma assertiva e cooperativa de solucionar conflitos, buscando uma solução em que todas as partes vencem. Com colaboração, os envolvidos deixam de lado as metas originais e trabalham juntos para estabelecer uma meta comum ou prioritária. Todos aceitam a responsabilidade mútua de alcançá-la.

Embora seja difícil para as pessoas abandonar suas metas originais, a colaboração só ocorre se de fato isso se dá. Por exemplo, um casal que vive grave conflito sobre ter ou não um filho pode, primeiramente, querer identificar se têm a mesma meta supraordinária de manter o casamento. Um enfermeiro infeliz por não ter conseguido os dias de folga solicitados pode encontrar o supervisor e, juntos, estabelecerem uma meta supraordinária que é ter a quantidade de funcionários suficiente para atender aos critérios de segurança do paciente. Se a nova meta for realmente fixada por todos, cada um perceberá o alcance de algo importante e que tal meta supraordinária é mais valiosa. Agindo assim, o foco continua na solução do problema e não na derrota do outro lado.

É rara a colaboração quando há grandes diferenças de poder entre grupos ou pessoas envolvidas. Muitos acham que a colaboração é uma forma de cooperação, embora essa não seja uma definição exata. Na colaboração, a solução do problema é um esforço conjunto, sem relações do tipo superior/subordinado, alguém que dá ordens/alguém que recebe ordens. Uma real colaboração exige respeito mútuo, comunicação franca e honesta e poderes de decisão iguais e compartilhados.

 Embora os conflitos sejam uma força que permeia as organizações de saúde, apenas uma pequena porcentagem de tempo é gasta em colaboração verdadeira.

A colaboração reforça a participação das pessoas nos processos decisórios para a conquista de metas mútuas, sendo, assim, o melhor método para resolver conflitos e obter benefícios a longo prazo. Pelo fato de poder envolver outras pessoas sobre as quais o administrador não tem controle e por ser um processo prolongado, essa pode não ser a melhor abordagem em todas as situações.

Além disso, ela não é fácil. Vaughn (2009) sugere que as barreiras mais comuns à colaboração entre os membros da equipe multidisciplinar de saúde são as relações patriarcais; a falta de tempo; diferenças entre gêneros e entre gerações; diferenças culturais; e uma falta de clareza sobre os papéis dos membros da equipe. Assim, ele conclui que, embora a colaboração evoque sentimentos calorosos em círculos de liderança em enfermagem devido aos seus resultados em que todos saem ganhando, é difícil colocá-la em prática de verdade, exigindo um alto grau de autoconsciência e de habilidades de comunicação em meio a conflitos.

EXERCÍCIO DE APRENDIZAGEM 21.3

Conflito entre obrigações pessoais, profissionais e organizacionais

Você é um enfermeiro que trabalha em uma unidade de oncologia desde que se formou na faculdade estadual há um ano. Sua supervisora, Mary, vem elogiando seu desempenho. Ultimamente, ela permite que você seja o enfermeiro responsável pelo plantão das 15 às 23h, quando o encarregado habitual não comparece. Uma vez ou outra, quando o seu departamento tem poucos pacientes, ela solicita a você que trabalhe nas unidades médicocirúrgicas. Embora você não goste de sair da oncologia, colabora, porque sabe que consegue lidar com as outras tarefas clínicas e quer mostrar sua flexibilidade.

Chegando ao trabalho esta noite, alguém no posto de enfermagem o chama e pede que ajude na sala de parto que está movimentada. Você protesta, dizendo nada conhecer de obstetrícia, sendo impossível aceitar essa tarefa. Carol, a supervisora, insiste que você é a pessoa mais qualificada; pede que vá e faça seu melhor. Sua supervisora está de folga e o enfermeiro-encarregado diz que não se sente à vontade para dar algum conselho nesse conflito. Você se vê dividido entre obrigações profissionais, pessoais e organizacionais.

Tarefa: o que você deve fazer? Escolha a estratégia mais adequada para resolver o conflito. Justifique sua escolha e a rejeição das demais estratégias. Após escolher, leia a análise que se encontra no Apêndice deste livro.

ADMINISTRAÇÃO DE CONFLITOS NA UNIDADE

Administrar conflitos com eficiência demanda entendimento de sua origem. Algumas fontes de conflito nas empresas são listadas no Quadro 21.3. Algumas causas comuns de conflito nas unidades incluem expectativas não esclarecidas, comunicação insatisfatória, falta de clareza jurisdicional, incompatibilidades ou discordâncias com base em diferenças de temperamento ou atitudes, conflitos de interesse individuais ou grupais e mudanças operacionais ou na equipe. Além disso, a diversidade de gênero, idade e cultura não apenas influencia a resolução dos conflitos, como também pode ela mesma criar conflitos. Isso se dá em consequência de dificuldades de comunicação, incluindo questões linguísticas e de alfabetização, e um reconhecimento crescente de que alguns fatores estão além da assimilação.

QUADRO 21.3 Causas comuns de conflito nas organizações

- Comunicação insatisfatória
- Estrutura organizacional definida de forma inadequada
- Comportamento individual (incompatibilidades ou discordâncias baseadas em diferenças de temperamento ou atitudes)
- Expectativas pouco claras
- Conflitos de interesse individuais ou grupais
- Mudanças operacionais ou no quadro de funcionários
- Diversidade de gênero, cultura ou idade

Ellis e Abbott (2012) sugerem que os administradores podem ficar tentados a ignorar conflitos organizacionais, mas não devem fazê-lo, já que todos os tipos de conflito podem perturbar as relações profissionais e resultar em queda da produtividade. Mas talvez o motivo mais importante para a administração pró-ativa de conflitos sejam o impacto que isso tem sobre os pacientes (Ellis & Abbott). Quando uma equipe ou membros de uma equipe estão em conflito, o atendimento dos pacientes perde em qualidade, já que o conflito leva a problemas de comunicação, o que por sua vez leva a mau atendimento. É imperativo, então, que o administrador seja capaz de identificar a origem dos conflitos na unidade e intervir sempre que preciso para promover a cooperação, ou até a colaboração, para a resolução do conflito.

Capítulo 21 Resolução e negociação eficientes de conflitos **499**

Às vezes, um conflito na unidade exige que o chefe facilite a resolução entre as outras pessoas. A CRM Learning (2013) sugere que quase sempre é melhor para os indivíduos envolvidos em um conflito resolverem a questão por conta própria, mas às vezes eles simplesmente não conseguem ou não se dispõem a isso. Antes de começar a ajudar outras pessoas em uma situação de conflito, o líder-administrador precisa antes de mais nada analisar a adequação de uma intervenção. Se a questão for de extrema importância para si próprio ou para a organização, provavelmente vale a pena intervir. Talvez seja prudente também o administrador intervir quando a relação com uma ou com ambas as partes envolvidas for de alta importância para si mesmo, ainda que a questão não seja. Por fim, a CRM Learning sugere que o administrador deve cogitar o que acontecerá se ninguém intervier. Se os resultados a curto ou longo prazos forem extremamente negativos, quer a questão ou o relacionamento forem importantes, ainda pode ser recomendável intervir.

Segue uma lista de estratégias que um administrador pode usar para facilitar a resolução de conflitos entre membros no local de trabalho:

- *Confronto*. Muitas vezes, os subordinados esperam inadequadamente que o administrador resolva seus conflitos interpessoais. Os administradores, em vez disso, podem estimular os subordinados a tentarem solucionar seus próprios problemas usando comunicação frente a frente para resolver conflitos, uma vez que *e-mails*, mensagens em secretárias eletrônicas e bilhetes são impessoais demais para conflitos interpessoais que podem ter consequências significativas.

- *Consulta a terceiros*. Às vezes, os administradores podem ser usados como uma parte neutra para ajudar os outros a resolverem conflitos de maneira construtiva. Isso só deve ser feito quando todos os envolvidos estiverem motivados a solucionar o problema e se não houver diferenças no *status* ou no poder dos envolvidos. Quando o conflito envolve múltiplas partes e carga elevada de emoções, o chefe pode encontrar especialistas na facilitação da comunicação e em deixar clara as questões conflitantes.

- *Mudança de comportamento*. Isso está reservado a casos graves de conflito disfuncional. Modos de educar, desenvolvimento de treinamento ou treinamento da sensibilidade podem ser usados para solucionar conflitos, desenvolvendo o autoconhecimento e a mudança de comportamento nas partes envolvidas.

- *Mapeamento das responsabilidades*. Quando a ambiguidade é consequência de papéis difusos ou novos, costuma haver necessidade das partes se reunirem para delinear funções e responsabilidades dos papéis. Havendo áreas de responsabilidade conjunta, o chefe deve defini-las com clareza, tais como responsabilidade final, mecanismos de aprovação, serviços de apoio e responsabilidade por informar. Trata-se de uma técnica útil em conflitos jurisdicionais simples. Um exemplo de conflito jurisdicional potencial pode ocorrer entre o supervisor e o chefe da unidade quanto ao número de funcionários, ou entre um educador no local de trabalho e o chefe da unidade quanto à determinação e ao planejamento de necessidades ou programas.

- *Mudança de estrutura*. Há momentos em que os administradores devem interferir no conflito da unidade transferindo ou despedindo pessoas. Outras mudanças na estrutura podem incluir mudança do chefe de departamento, acréscimo de um *ombudsman* ou acionamento de um mecanismo de registro de queixas. É comum que o aumento das fronteiras de autoridade de um dos elementos em conflito possa funcionar como uma mudança eficiente na estrutura para resolver o conflito na unidade. Trocas de cargos e a criação de políticas também são técnicas eficientes.

- *Tranquilização de uma das partes*. É uma solução provisória que deve ser usada em uma crise quando não há tempo para lidar, de fato, com o conflito, ou quando as partes estão tão enfurecidas que não é possível uma resolução imediata do conflito. Esperar alguns dias possibilita que as pessoas lidem com seus fortes sentimentos e sejam mais objetivas acerca dos fatos. Independentemente de como os envolvidos são acalmados, o administrador deve tratar o problema subjacente mais tarde, ou essa técnica não será eficiente.

NEGOCIAÇÃO

A *negociação*, em sua forma mais criativa, assemelha-se à colaboração; em sua forma mais insatisfatória, pode lembrar uma abordagem competitiva. Frequentemente remete ao meio-termo quando usada como estratégia de solução de conflitos. Durante a negociação, cada uma das partes abre mão de algo, e a ênfase reside na acomodação das diferenças entre elas. Poucos conseguem satisfazer a todas as necessidades ou a todos seus objetivos. A maior parte dos conflitos diários é resolvida por negociação. Quando um enfermeiro diz a outro "Atendo aquela campainha do paciente se você fizer o controle dos narcóticos" está participando da arte de negociar.

Embora negociar implique ganhar e perder para ambas as partes, não existe regra que diga que cada um tem de ganhar e perder na mesma proporção. A maioria dos negociadores quer ganhar mais do que perder, mas uma negociação torna-se destrutivamente competitiva quando a ênfase recai em vencer a qualquer custo. Uma meta importante da negociação eficiente é fazer a outra parte se sentir satisfeita com o resultado. O foco da negociação deve residir na criação de uma situação de ganho para ambas as partes.

Muitas pequenas negociações ocorrem espontaneamente todos os dias e alcançam sucesso sem qualquer preparo antecipado. Nem todos os enfermeiros, entretanto, são negociadores experientes. Quando os administradores querem obter sucesso em negociações importantes em relação a todos os recursos da unidade, precisam (a) estar adequadamente preparados, (b) conseguir usar estratégias apropriadas de negociação e (c) aplicar fechamento e acompanhamento adequados. Para obter mais sucesso ao negociar, eles têm de fazer várias coisas antes durante e após a negociação (Quadro 21.4).

QUADRO 21.4 — Antes, durante e após a negociação

ANTES
1. Preparar-se mentalmente, ou seja, planejar o processo de negociação.
2. Determinar os incentivos da pessoa com quem você irá negociar.
3. Determinar seu ponto de partida, as trocas e os limites.
4. Procurar as agendas ocultas, sua e daqueles com quem vai negociar.

DURANTE
1. Manter a compostura.
2. Fazer suas exigências com assertividade.
3. Servir de modelo de boas habilidades de comunicação (falar e ouvir), assertividade e flexibilidade.
4. Ser paciente e fazer uma pausa se qualquer uma das partes tornar-se agressiva ou cansada durante a negociação.
5. Evitar uso de técnicas destrutivas de negociação, mas estar preparado para reagir se usadas contra você.

APÓS
1. Novamente enunciar o que foi acordado, verbalmente e por escrito.
2. Reconhecer e agradecer a todos os participantes pelas contribuições para o sucesso da negociação.

Antes da negociação

Para obter sucesso, o chefe deve sistematicamente preparar-se para a negociação. Como negociador, começa reunindo o máximo possível de informações sobre o assunto a ser negociado. Uma vez que conhecimento é poder, quanto mais informado o negociador, maior o seu poder de barganha. Um preparo apropriado evita que outros na negociação peguem o negociador desprevenido ou que o façam parecer desinformado.

Além disso, os indivíduos precisam lembrar que poucas negociações começam à mesa. Isso torna especialmente importante conhecer quem, o quê, quando, onde e como a questão se deu. É aqui que as estratégias são traçadas. Witzler (2010a) sugere, por exemplo, que é importante, sempre que possível, determinar os incentivos da pessoa com quem você está negociando, sobretudo se esta nãos estiver perfeitamente alinhada com o grupo que ela está representando.

Outro nível de preparação é o emocional, que representa o lado humano de qualquer negociação e interação. Lembre-se que os "oponentes" que você enfrenta na mesa de negociação são pessoas como você. A forma como o outro o percebe – como alguém justo e aberto à negociação – desempenha um papel importante nos resultados que serão alcançados.

É importante que os administradores decidam também por onde iniciar a negociação. Brodow (2013) ressalta que negociadores bem-sucedidos nunca temem pedir aquilo que desejam. Além disso, eles devem ser assertivos (não agressivos), já que sabem que tudo é negociável. Ele chama isso de *consciência de negociação*, e sugere que é isso que diferencia os negociadores eficientes de todos os demais.

Uma vez que os administradores devem estar dispostos a estabelecer meios-termos, devem escolher um ponto de partida mais alto, embora não absurdo. Esse ponto deve estar no limite mais alto de suas expectativas, dando-se conta de que talvez necessitem um rebaixamento até uma meta mais realista. Por exemplo, digamos que você gostaria de quatro enfermeiros a mais em tempo integral e de um auxiliar também em tempo integral no orçamento de sua unidade. Você sabe que os resultados já seriam ótimos com três enfermeiros a mais e um auxiliar em um só turno, mas inicia pelo ideal.

É quase impossível, em qualquer tipo de negociação, o aumento das exigências; assim, os administradores ou chefes precisam começar num extremo mais alto, mas em um patamar razoável. Deve ainda ser decidido antecipadamente o que se abrirá mão e o que será aceitável como o mínimo dos mínimos (ou a solução minimamente aceitável). O administrador pode aceitar no mínimo um enfermeiro em horário integral, ou dois ou três?

O limite mínimo com que uma pessoa concordará costuma ser chamado de ponto de partida.

O chefe mais hábil pode ainda ter outras opções em mente ao negociar recursos importantes. Uma alternativa pode ser um outro conjunto de preferências de negociação a ser usado, de modo que os administradores não tenham de usar os limites mínimos e ainda consigam atingir a meta média. Por exemplo, sua solicitação foi de quatro enfermeiros em período integral e um auxiliar também em turno integral. Você já ficaria satisfeito com três enfermeiros e um auxiliar em meio turno. Tem certeza, todavia, que somente oferecerá atendimento seguro aos pacientes com dois enfermeiros e um auxiliar em meio turno – sendo esse o limite mínimo. No entanto, se a negociação original fracassar, podem ser reabertas novas negociações, com você informando que uma segunda possibilidade que não causaria aumento do corpo funcional poderia ser o empréstimo de um funcionário durante quatro horas diárias, com a implementação de um sistema de dose unitária de medicamento, a solicitação de que o pessoal da manutenção passe a ferro a roupa de cama, além de um funcionário da copa que entregue todas as bandejas de refeição. Assim, a principal meta, oferecer um atendimento mais direto ao paciente pelos enfermeiros, pode ainda ser atingida sem acréscimo de profissionais.

Stanton (2013) acrescenta que negociadores experientes sempre estão preparados para ceder algo. Saber previamente o que você pode conceder lhe permite encontrar um meio-termo sem sentir que está abrindo mão de alguma coisa, o que facilita a concordância da outra parte. O chefe tem de levar em conta a possibilidade de outras trocas nessas situações. Trocas são ganhos secundários, normalmente voltados ao futuro, e que podem ser percebidas como o resultado de um conflito. Por exemplo, os pais que frequentam cursos superiores podem ter conflitos intrapessoais porque não conseguem passar o tempo suficiente desejado com os filhos. Eles podem se comprometer por meio de algum tipo de troca: em consequência, a vida de todos ficará melhor devido aos sacrifícios feitos no momento. O administrador habilidoso levará em conta algum tipo de troca hoje por algo para o futuro, como forma de fazer negociações satisfatórias.

O administrador também precisa procurar e reconhecer as *agendas ocultas* – a intenção encoberta da negociação. Normalmente, todas as negociações têm uma agenda explícita e outra implícita. Por exemplo, novos administradores ou chefes podem marcar uma reunião com o superior com pauta para discutir a falta de suprimentos na unidade. A agenda oculta, porém, pode incluir a insegurança que o chefe sente e que o leva a buscar algum *feedback* durante a reunião.

Ter uma agenda implícita não é algo raro ou errado. Todos fazem isso e não é necessário ou sábio dividir essas pautas ocultas. Os administradores, entretanto, precisam ser suficientemente introspectivos para reconhecer essas pautas ocultas, para que não fiquem paralisados quando descobertas e usadas contra eles durante a negociação. Se uma agenda oculta de um administrador é descoberta, ele deve admitir ser essa uma possibilidade, ainda que não o elemento essencial da negociação.

Por exemplo, embora a agenda oculta de aumento do número de funcionários na unidade possa ser aumentar o apreço do chefe aos olhos dos funcionários, pode haver uma necessidade legítima de mais funcionários. Se, durante as negociações, o controlador fiscal acusar o chefe de querer aumentar o número de funcionários apenas para ficar mais poderoso, ele pode reagir dizendo: "É sempre importante que um administrador bem-sucedido seja capaz de obter recursos para a unidade, mas o que importa aqui é a inadequação do número de funcionários".

Os administradores que protestam com veemência dizendo não ter uma agenda oculta mostram-se defensivos e vulneráveis.

Durante a negociação

Uma vez que negociar pode ser uma experiência com elevada carga emocional, o negociador sempre quer parecer calmo, contido e autoconfiante. Parte de sua autoconfiança decorre do preparo adequado para negociar. Um elemento da preparação deve ter sido saber mais sobre as pessoas com quem está negociando. As pessoas têm personalidades variadas e, ao longo da vida profissional, os chefes encontrarão a maior parte, ou todos esses tipos de personalidades, em inúmeras negociações. Preparar-se, entretanto, não é suficiente. O que conta é a clareza que o negociador tem ao comunicar-se, sua assertividade, habilidade de escutar, capacidade de recompor-se rapidamente e flexibilidade.

Uma negociação é psicológica e verbal. O negociador eficiente sempre parece calmo e autoconfiante.

Brodow (2013) sugere que negociadores eficientes são como detetives: eles fazem perguntas para sondagem e depois se calam. O outro negociador lhe dirá tudo que você precisa saber se você lhe der ouvidos. Ele encoraja os negociadores a seguirem a *Regra 70/30* – ouça 70% do tempo, e fale apenas 30% do tempo. Além disso, você deve encorajar o outro negociador a falar fazendo-lhe inúmeras perguntas abertas, que não podem ser respondidas com um simples "sim" ou "não".

Ademais, o negociador deve lembrar que preocupações sobre *status* permeiam quase todas as negociações. Witzler (2010b) sugere, por exemplo, que as pessoas são menos propensas a aceitar uma oferta de emprego, mesmo uma oferta que representaria uma melhoria substancial em relação ao emprego atual, se ela for pior do que uma oferta feita a um colega. "O desejo de alcançar resultados melhores que dos outros – sejam eles amigos, colegas ou competidores – pode levar as pessoas a deixarem algo de valor na mesa de negociação" (Witzler, 2010b, parágrafo 4). Witzler sugere que os negociadores costumam fazer comparações implícitas com os outros, e então não conseguem entender por que o outro lado considera certas demandas ofensivas. As estratégias mais usadas por líderes nas negociações para aumentar a capacidade de persuasão e fortalecer uma comunicação franca são mostradas no Quadro 21.5:

QUADRO 21.5 Estratégias para aumentar a capacidade de persuasão e fortalecer uma comunicação franca durante a negociação

1. Usar apenas declarações factuais que tenham sido coletadas mediante investigação.
2. Escutar com cuidado e observar a comunicação não verbal.
3. Manter a mente aberta, porque negociar sempre propicia potencial para aprender. Importante é não pré-julgar. Em vez disso, deve-se criar um clima cooperativo (não competitivo).
4. Tentar compreender de onde veio a outra parte. É provável que a percepção do outro seja diferente. A negociação deve concentrar-se em entender e não somente em concordar.

Capítulo 21 Resolução e negociação eficientes de conflitos **503**

5. Sempre discutir o conflito. É importante não personalizar o conflito ao discutir as partes envolvidas na negociação.
6. Tentar não ridicularizar como o conflito ocorreu ou ficar procurando culpados. Em vez disso, concentrar-se em evitar que se repita.
7. Ser franco, honesto e sincero.
8. Começar com firmeza para que haja possibilidade de concessões. É mais difícil aumentar as demandas em uma negociação do que fazer concessões.
9. Retardar diante de confronto com alguma coisa totalmente inesperada na negociação. Nesses casos, o negociador deve responder: "Não estou preparado para discutir isso agora" ou "Sinto muito, isso não estava na pauta; podemos combinar outro encontro para debater essa questão". Diante de uma pergunta para a qual não está preparado, o negociador pode simplesmente dizer: "Não tenho essa informação agora".
10. Jamais dizer ao outro tudo o que você está disposto a negociar. Talvez isso indique que você pode abrir mão de muita coisa cedo demais.
11. Conhecer seu limite mínimo, mas nunca tentar usá-lo. Se usado, o negociador deve estar preparado para apoiá-lo, ou perderá a credibilidade. As negociações devem sempre resultar nos dois lados melhorando suas posições; na realidade, porém, as pessoas, por vezes, precisam se retirar da mesa de negociação quando a situação não pode ser melhorada, uma vez que nem toda negociação consegue alcançar resultados que agradem a todos.
Brodow (2013, parágrafo 10) afirma que é por isso que nunca se deve negociar sem dispor de opções. "Quando você depende demais do resultado positivo de uma negociação, você perde sua capacidade de dizer NÃO. Quando você diz a si mesmo: 'darei as costas se não conseguir fechar um acordo que seja satisfatório', o outro lado consegue perceber que você está mesmo disposto a negociar." Quando atingida a exigência mínima, o negociador precisa informar à outra parte que se chegou a um impasse e que não há mais possibilidade de negociação no momento. O outro, então, deve ser encorajado a pensar a respeito e reconsiderar. Sempre deve ficar aberta uma porta para outra negociação. Pode ser marcado outro encontro. Ambas as partes se permitem negociar para salvar sua pele.
12. Fazer uma pausa diante de momentos de enfurecimento ou cansaço durante a negociação. Ir ao banheiro ou dar um telefonema. Lembrar-se que há possibilidade de negociação pelos dois lados quando ninguém perde o controle ou se cansa. Brodow (2013) observa que ser paciente em uma negociação pode ser bastante difícil para os norte-americanos. Quase sempre nos apressamos para concluir uma negociação, ao passo que os asiáticos, os sul-americanos e as culturas do Oriente Médio lhe dirão que encaram o tempo de outra maneira. Eles acreditam que a pressa aumenta as chances de se cometer enganos e de deixar dinheiro na mesa de negociação; quem quer que seja mais flexível em relação ao tempo geralmente estará com vantagem (Brodow).

Táticas destrutivas de negociação

Alguns negociadores vencem empregando táticas específicas de intimidação ou manipulação. Aqueles que as utilizam assumem uma abordagem competitiva ao invés de colaborativa. Essas táticas podem ser conscientes ou inconscientes, embora usadas repetidas vezes porque trouxeram sucesso ao negociador. Administradores bem-sucedidos não as empregam; porém, como os outros com quem negociam fazem uso delas, precisam estar preparados para contra-atacar.

Uma dessas táticas é a *ridicularização*. A meta ao utilizá-la é intimidar o outro envolvido na negociação. Se você estiver negociando com alguém que o ridiculariza, mantenha uma postura relaxada, um olhar firme e um sorriso paciente. Brodow (2013) destaca que numa negociação é muito importante não levar para o lado pessoal a questão debatida ou o comportamento da outra pessoa. Inúmeras vezes, negociações fracassam porque uma ou ambas as partes se deixam levar por questões pessoais alheias à negociação em si. Negociadores bem-sucedidos se concentram em resolver um problema, qual seja: "Como podemos fechar um acordo que respeite as necessidades de ambas as partes?". Ficar obcecado pela personalidade do outro negociador ou por questões que não são diretamente pertinentes à chegada a um acordo pode sabotar uma negociação. Se alguém é rude ou difícil de lidar, tente compreender seu comportamento e não leve isso para o lado pessoal (Brodow, parágrafo 16).

Uma outra tática que algumas pessoas usam é fazer *perguntas ambíguas* ou *inadequadas*. Por exemplo, em uma situação de negociação, o supervisor da UTI solicitou mais funcionários para atendimento a pacientes de cirurgia cardíaca aberta. Durante a barganha, o diretor executivo diz repentinamente: "Jamais entendi realmente o coração; o que você pode informar sobre ele?". O supervisor não cai nessa armadilha, respondendo que a fisiologia do coração é irrelevante à situação. Pelo fato de as pessoas tenderem a reagir a uma figura de autoridade, é preciso ficar atento a esse tipo de tática desviadora.

Adular é outra técnica que dificulta a verdadeira colaboração na negociação. A pessoa adulada pode relutar mais em discordar do outro, e isso pode mudar o foco de sua atenção. Um método que pode ser usado para diferenciar a adulação de outras tentativas francas de elogio é estar atento ao que se sente acerca do comentário. Quando se sentir indevidamente elogiado por algum gesto ou comentário, há um bom indício de adulação. Por exemplo, uma solicitação de conselho ou orientação pode ser uma forma sutil de adulação ou um pedido honesto. Quando o pedido de orientação for sobre uma área em que o chefe tem poucos conhecimentos específicos, sem dúvida ele está diante de uma adulação. Entretanto, a troca de comentários positivos no começo da negociação é uma prática aceita e agradável usada por ambas as partes.

Os enfermeiros também são especialmente receptivos a *gestos de impotência*. Considerando-se que a enfermagem é uma profissão relacionada à ajuda, a tendência a cuidar é muito forte e os administradores têm de ser cuidadosos para não perderem o foco original da intenção da negociação – a garantia dos recursos adequados para otimizar o funcionamento da unidade.

Alguns vencem em uma negociação apenas porque *assumem o controle* dela rápida e *agressivamente*, antes que os outros se deem conta do que está ocorrendo. Quando os administradores acham que isso está acontecendo, devem interromper as negociações antes que algo seja decidido. Simplesmente dizer "Preciso de tempo para pensar melhor" é uma boa técnica para interromper um comportamento agressivo. O administrador precisa conhecer bem as táticas destrutivas de negociação e desenvolver estratégias para vencê-las, porque são antiéticas em relação à colaboração.

 Táticas destrutivas de negociação jamais fazem parte de uma solução colaborativa de conflitos.

Os líderes fazem uso de métodos diretos e francos e desenvolvem habilidades de assertividade para uso nas negociações de conflitos. Conservar a dignidade humana e promover a comunicação exige que todas as interações em um conflito sejam assertivas, diretas e francas. O conflito deve concentrar-se nas questões e ser solucionado por meio de compromisso mútuo.

Fechamento e acompanhamento das negociações

A mesma importância conferida ao início de uma negociação, usando-se amenidades, é necessária ao término, usando-se alguma nota amigável. Tendo sido selado algum compromisso, ele deverá novamente ser anunciado para que todos tenham clareza quanto ao que foi acordado. Quando os chefes obtêm mais que o previsto na negociação, devem tentar esconder sua surpresa. Ao final de uma negociação – seja esta breve, por algum conflito no corredor com algum enfermeiro, seja uma longa negociação salarial formal –, o resultado deve ser a satisfação de todos pelo fato de cada um ter obtido algo. Uma boa ideia é, após uma negociação formal, redigir um documento tipo memorando para enviar e deixar declarado o que foi acordado.

EXERCÍCIO DE APRENDIZAGEM 21.4

Um exercício de análise de negociação

Você pertence a um grupo de enfermeiros contratados que acha que parte da insatisfação no trabalho é consequência de haver muitos pacientes confiados a você diariamente. Sua unidade utiliza um sistema de atendimento integral do paciente e cabe ao enfermeiro-chefe designar as tarefas. Dois enfermeiros procuraram o enfermeiro-chefe e solicitaram que cada um pudesse escolher os próprios pacientes com base no que lhe foi confiado no dia anterior e na sua capacidade. O enfermeiro-chefe acha que os enfermeiros não estão colaborando, uma vez que é sua responsabilidade garantir que todos os pacientes sejam cuidados por um enfermeiro, que presta atendimento e cuidados adequados. Embora a meta seja a continuidade no atendimento, muitos enfermeiros em meio período são usados na unidade e nem todos conseguem cuidar de todos os tipos de pacientes. Ao término da reunião, os dois enfermeiros estão zangados, e o enfermeiro-chefe, irritado. No dia seguinte, porém, este mostra vontade de se reunir com os enfermeiros do quadro. Os outros acham ser esse um sinal de que o enfermeiro-chefe quer negociar um meio-termo. Planejam reunir-se hoje à noite a fim de organizar uma estratégia para a reunião do dia seguinte.

Tarefa: quais as metas de cada envolvido? Qual poderia ser uma agenda oculta a cada envolvido? O que pode ocorrer se o conflito assumir proporções maiores? Elabore um plano viável que satisfaça as metas dos envolvidos e crie estratégias de implementação (veja o Apêndice para encontrar uma análise desses problemas).

SOLUÇÃO ALTERNATIVA PARA DISPUTAS OU DESENTENDIMENTOS

Muitas disputas podem ser resolvidas informalmente. Às vezes, porém, os envolvidos não conseguem chegar a um acordo pela negociação. Nesses casos, uma solução alternativa de disputas (*alternative dispute resolution* – ARD) pode ser o mais indicado para manter alguma privacidade e evitar um litígio dispendioso. Os tipos de ADR incluem mediação, averiguação de fatos, arbitragem, audiências do devido processo legal e o uso de *ombudsman*.

A *mediação*, que utiliza uma terceira pessoa neutra, é um processo confidencial e sem associação legal, criado para ajudar a unir as partes de modo a encontrar uma solução para o conflito. Assim, o mediador não assume partido e não tem interesse investido no resultado. Na verdade, o mediador faz perguntas para esclarecer as questões expostas (*revelação de fatos*), escuta ambas as partes, tem encontros privados com as partes conforme necessário e ajuda a identificar soluções viáveis para ambas as partes.

Há casos, porém, em que os mediadores não conseguem ajudar as partes em conflito a chegar a um acordo. Quando isso ocorre, pode ser usada a *arbitragem* formal. Diferentemente da mediação, que quer auxiliar as partes em conflito a chegarem juntas a uma conclusão, a arbitragem é um processo vinculativo de solução de conflitos em que os fatos do caso são ouvidos por uma pessoa que toma uma decisão final para as partes conflitantes.

As *audiências do devido processo legal* são verdadeiras audiências em tribunal, voltadas à avaliação e à resolução de conflitos por meio da revelação, apresentação de provas, testemunhos sob juramento, incluindo o de testemunhas especializadas, e verificação cruzada (Mueller, 2009). Um oficial de audiência ouve objetivamente ambos os lados e toma uma decisão de acordo com a letra da lei (Mueller). Casos legais estabelecidos por precedentes costumam determinar o resultado.

Outra opção para pessoas em conflito pode ser uma orientação dada por um *ombudsman*. Esse agente costumam ter um cargo oficial na organização. Sua função é investigar as acusações feitas por uma parte contra outra e garantir que os envolvidos entendam seus direitos e o processo que deve ser usado para relatar e solucionar o conflito.

COMO BUSCAR UM CONSENSO

Consenso significa que as partes em negociação chegaram a um acordo proposto por elas próprias, mesmo que isso não represente suas primeiras prioridades. Uma decisão consensual não proporciona satisfação total a todos os envolvidos na negociação, como no caso de uma decisão unânime, mas indica desejo de todas as partes de aceitarem as condições acordadas.

Em comitês ou grupos que trabalham com metas comuns, costuma ser usado o consenso para solucionar conflitos que possam ocorrer no grupo. Chegar a um consenso costuma requerer o uso de um facilitador experiente; possuir habilidades de formação de consenso é uma exigência da boa liderança. Chegar a um consenso garante que todos no grupo sejam ouvidos, mas que o grupo, em última instância, terminará com uma ação apoiada por todos. Decisões consensuais são mais usadas para decisões associadas a um problema central ou que precise de profundo apoio do grupo para uma implementação de sucesso.

Talvez o maior desafio no uso do consenso como estratégia de solução de conflitos seja o fato de, como a colaboração, demandar tempo. Exige também que todos os envolvidos na negociação tenham habilidade de comunicação, mente aberta e flexibilidade. Além disso, é importante que o líder admita quando a possibilidade de se chegar a um consenso passa a ser algo irrealizável.

INTEGRAÇÃO DE HABILIDADES DA LIDERANÇA E FUNÇÕES ADMINISTRATIVAS NA ADMINISTRAÇÃO DE CONFLITOS

Há muitos benefícios em estabelecer e manter uma quantidade apropriada de conflitos no local de trabalho, incluindo um aumento da harmonia e da produtividade, a garantia de um ambiente de trabalho agradável, redução do estresse e da ansiedade e diminuição dos comportamentos de vitimização (Hudson, 2003–2013). Além disso, o administrador que cria um ambiente estável de trabalho que minimiza as condições anteriores de um conflito tem mais tempo e energia para concentrar-se no atendimento das necessidades organizacionais e de recursos humanos. Se realmente ocorrer algum conflito na unidade, ele conseguirá distinguir entre conflito construtivo e destrutivo. O construtivo resultará em criatividade, inovação e crescimento da unidade. O considerado destrutivo requer um tratamento adequado do administrador ou chefe, caso contrário suas consequências serão mais destrutivas que o conflito em si. O uso consistente de estratégias de solução de conflitos com resultados em que um lado ganha e outro perde ou em que ambos os lados perdem criará desarmonia na unidade. Lideranças que utilizam estratégias excelentes para resolver conflitos, com resultados vitoriosos para os envolvidos, promovem maior satisfação nos empregados e mais produtividade na empresa.

A negociação também exige funções administrativas e habilidades de liderança. Chefes bem preparados sabem com quem negociarão. Preparam-se para trocas, alternativas múltiplas e uma clara linha de base para que garanta que sua unidade obtenha os recursos necessários. Uma negociação exitosa exige uso de componentes de liderança como autoconfiança e capacidade de assumir riscos. Se estes atributos não estiverem presentes, o líder-administrador terá pouco poder de negociação, comprometendo, assim, a capacidade da unidade de conseguir os resultados desejados. Outros atributos que tornam líderes negociadores eficientes são sensibilidade aos outros e ao ambiente e habilidades de comunicação interpessoal. O uso que o líder faz de habilidades assertivas de comunicação, e não de táticas destrutivas, resulta em um nível aceitável de satisfação a todos os envolvidos ao término da negociação.

CONCEITOS-CHAVE

- Conflito pode ser definido como uma discordância interna resultante de diferenças de ideias, valores ou sentimentos de duas ou mais pessoas.

- Como os chefes têm uma variedade de relações interpessoais com pessoas com valores, crenças, antecedentes e metas diferentes, conflitos são uma consequência esperada.

- As fontes de conflito mais comuns nas empresas envolvem problemas de comunicação, estrutura organizacional e comportamento individual na empresa.

- A teoria de conflitos sofreu mudanças enormes nos últimos cem anos. Atualmente, conflito é entendido como algo nem bom nem mau, porque pode causar crescimento ou ser destrutivo, dependendo de como é administrado.

- Pouco conflito resulta em estagnação organizacional; muito conflito reduz a eficiência da organização e pode acabar imobilizando os funcionários.

- O conflito também tem um componente qualitativo, e o impacto de um conflito sobre qualquer indivíduo pode variar bastante em termos de como ele é percebido e abordado.

- As três categorias de conflitos envolvem o intrapessoal, o interpessoal e o intergrupal.

- O primeiro estágio do processo de conflito é chamado conflito latente, que implica a existência de condições anteriores. Esse estágio pode evoluir para conflito percebido ou sentido. O estágio seguinte, conflito manifesto, também pode estar presente. O estágio final no processo é o pós-conflito.

● A meta por excelência na solução de um conflito é a criação de uma boa solução para todos os envolvidos.

● Estratégias comuns para resolver conflitos incluem meio-termo, competição, acomodação, amenização, evitamento e colaboração.

● Como negociador, é importante vencer o máximo possível, perder o mínimo de vezes possível e fazer com que a outra parte se sinta satisfeita com o resultado da negociação.

● Uma vez que conhecimento é poder, quanto mais informado o negociador, maior o seu poder de barganha.

● O líder, ao mesmo tempo em que reconhece as táticas de negociação, luta para conseguir uma abordagem administrativa honesta e colaborativa.

● O administrador precisa conhecer o mínimo que deseja obter, mas nunca deve tentar usá-lo de início.

● Fechamento e acompanhamento são elementos importantes do processo de negociação.

● A resolução alternativa de disputas (ADR) costuma envolver pelo menos um dos seguintes elementos: mediação, averiguação, arbitragem ou uso de um *ombudsman*.

● A busca de consenso, a concordância de opiniões, ainda que demande tempo, é uma estratégia eficiente de solução de conflitos e negociação.

EXERCÍCIOS DE APRENDIZAGEM

EXERCÍCIO DE APRENDIZAGEM 21.5

Como escolher o método mais adequado de solução de conflito

Nas situações a seguir, escolha a estratégia mais adequada de solução de conflitos (evitamento, amenização, acomodação, competição, meio-termo ou colaboração). Sustente sua escolha com uma justificativa e explique por que não usou os demais métodos.

Situação 1

Você é enfermeiro substituto e está na sala de cirurgia. Normalmente é designado à Sala 3, de cirurgia geral, mas hoje foi designado à Sala 4, de ortopedia. Você não conhece as rotinas dos ortopedistas e tenta obter algumas informações sobre eles rapidamente, lendo as rotinas com as preferências de cada um antes de cada um dos casos de hoje. Até agora, você conseguiu dar conta de dois casos sem incidentes. O caso seguinte chega à sala e você se dá conta de que todos estão especialmente tensos; trata-se da esposa de um dos médicos, e os demais médicos estão fazendo uma biópsia óssea para ver se há malignidade. Você prepara a área da biópsia, e o cirurgião, com fama de temperamental, entra na sala. De repente, você tem consciência de ter preparado a área com Betadine e que esse médico prefere outra solução. Ele percebe o que você fez e grita: "Que enfermeiro imbecil, imbecil!".

Situação 2

Você é o enfermeiro-encarregado da UTI e acaba de terminar um plantão cansativo de oito horas. Hoje, com você, estavam dois enfermeiros, cada um com turno de 12 horas. A cada um foram confiados dois pacientes, todos com altos níveis de gravidade. Você está satisfeito com o fato de sair da cidade hoje à noite para um seminário importante, uma vez que está cansado. Também lhe agrada ter sido colocado no turno de oito horas e que o substituto já esteja chegando. Haverá tempo para fazer o relatório da passagem de plantão e chegar ao aeroporto.

Geralmente, os enfermeiros que fazem 12 horas mantêm os pacientes anteriores e não há mudança na delegação de pacientes quando enfermeiros que fazem 8 e 12 horas trabalham juntos. Assim, você faz o relatório sobre seus pacientes para a enfermeira que fará oito horas e que está

(Continua)

508 **Unidade VI** Papéis e funções de direção

chegando. Um dos pacientes está gravemente doente, com uma febre de origem desconhecida e em um quarto isolado. Há suspeita de meningite. O outro paciente apresenta traumatismos múltiplos. Na metade do relatório, a enfermeira que iniciará o turno diz que acaba de descobrir que está grávida. Ela fala: "Não posso cuidar de um paciente que pode ter meningite. Terei de trocar com um dos enfermeiros que faz 12 horas". Você procura uma das colegas, que responde com raiva: "Cuidamos de todo o tipo de paciente quando ficamos grávidas e não trocamos de pacientes quando faltam apenas quatro horas para a conclusão de nosso turno".

Quando você repete isso à enfermeira que o substituirá, ela diz: "Ou alguém troca comigo ou vou embora". Seu telefonema à gerência de enfermagem revela que não há ninguém no plantão telefônico e que todas as demais unidades estão com falta de funcionários.

Situação 3

Você é um enfermeiro formado em um programa de bacharelado em enfermagem. Desde a formatura, há seis meses, trabalha em uma emergência ambulatorial e somente agora começou a se sentir confiante no novo papel. Uma das enfermeiras mais antigas que trabalha com você constantemente menospreza sua formação de bacharel. Sempre que você pede ajuda para resolver um problema ou aprender uma nova habilidade, essa pessoa diz: "Não te ensinaram nada no curso?". A supervisora clínica lhe deu avaliações satisfatórias aos 3 e aos 6 meses de trabalho, mas você está cada vez mais na defensiva em relação aos comentários da outra enfermeira.

Situação 4

Você é a enfermeira-encarregada em uma unidade de adaptação. É seu primeiro dia após férias de duas semanas, e o turno se inicia em 10 minutos. Você se senta e faz as designações de pacientes aos enfermeiros. A gerência de enfermagem anotou que você deve enviar um dos enfermeiros à unidade de oncologia. Ao conferir a lista de pacientes, você percebe que Jenny, uma das enfermeiras que deve trabalhar em sua unidade hoje, foi a última a ser emprestada (isso se deu ontem), o que lhe deixa a opção de escolher Mark ou Lisa, seus outros dois enfermeiros. Conforme a lista de empregados emprestados a outras unidades, Mark trocou de unidade há dez dias e Lisa, há 11 dias. É a ela que você fala sobre o empréstimo.

Lisa diz que já foi emprestada três vezes seguidas enquanto Mark teve férias de duas semanas no mês anterior. Mark comenta que as férias não contam e que ele não será emprestado hoje da unidade porque não é sua vez. Lisa diz que Jenny deve ser emprestada, já que foi emprestada ontem para a oncologia e já conhece os pacientes, ao que Jenny informa ter concordado em vir e trabalhar hoje (na folga) para ajudar sua própria unidade e que não teria concordado com isso se soubesse que teria de ficar em outra unidade. Mark informa ser esse o último dia de uma sequência sem folgas de seis dias e que não quer trocar de unidade. Jenny diz não ser sua vez de trocar e que não quer mesmo fazer isso.

Situação 5

Você é um enfermeiro que trabalha em uma ala médico/cirúrgica bastante movimentada. O modo de atendimento aos pacientes prestado na unidade é a enfermagem em equipe. No entanto, você está cada vez mais frustrado com uma técnica em enfermagem em sua equipe que se mostra indisposta a atender a luzes de chamado. Você já a observou diretamente ignorando luzes de chamado e fazendo todo o possível para não atendê-las. Sempre que você a confronta, ela dá uma desculpa, dizendo, por exemplo, que está às voltas resolvendo alguma coisa para um paciente ou que não percebeu a luz de chamada piscando. O resultado final é que você muitas vezes precisa correr de um lado ao outro do saguão para responder a luzes de chamado, pois a segurança de um paciente pode estar em risco. O seu nível de frustração subiu a tal ponto que você não deseja mais trabalhar com esta pessoa.

Situação 6

Você trabalha como enfermeiro em uma pequena unidade de telemetria. A unidade conta com o índice de um enfermeiro para cada quatro pacientes, e a enfermeira encarregada é computada neste índice, já que há um secretário de unidade em tempo integral e um monitor técnico ajudando no seu gabinete. A enfermeira encarregada é responsável por atribuir diariamente as tarefas aos funcionários. Embora você reconheça que a enfermeira encarregada deve reduzir sua própria carga de atendimento de pacientes para ter tempo de realizar as tarefas de chefia, você está cada vez mais frustrado com o fato de que ela costuma designar, quando muito, um único paciente a si mesma, e sempre pacientes com o menor nível de gravidade em toda a ala. Isso impõe um fardo desproporcional sobre os demais enfermeiros, que muitas vezes consideram inseguro os níveis de tarefas que lhes são designadas. A enfermeira encarregada é sua supervisora imediata, e em geral ela não se mostra muito aberta a preocupações expressas pelos funcionários sobre este problema.

EXERCÍCIO DE APRENDIZAGEM 21.6

Uma negociação da cerimônia de formatura

Frequentemente, um grupo tem mais poder ou mais *status* que outro e se recusa a repassar esse poder, o que impossibilita a colaboração. Assim, negociar um compromisso de solução em que todos vençam, em vez de um em que todos percam um pouco, é um imperativo. Na situação seguinte, descreva se seria capaz e como faria para negociar uma solução ao conflito com bom resultado a todos os envolvidos.

Você é membro antigo de uma turma de bacharelado em enfermagem em um *campus* tradicional. Há três anos, a universidade implementou um programa à distância de bacharelado em enfermagem. Os primeiros alunos desse programa formaram-se no ano passado, em uma cerimônia pequena e particular, separados dos alunos do bacharelado regular.

Este ano, em consequência dos cortes orçamentários permanentes, o curso de enfermagem não consegue mais subsidiar duas cerimônias de formatura separadas. Isso significa que os 21 alunos do bacharelado à distância e os 33 do bacharelado regular têm de se unir para planejar uma cerimônia comum.

Há muita resistência. Ambos os grupos não passaram tempo juntos e não se conhecem. Os alunos do bacharelado regular planejam a cerimônia desde o início do curso, coletando dinheiro a cada semestre para custear o jantar e o baile de formatura, além do café da manhã em um dos melhores hotéis da cidade. O dinheiro da faculdade de enfermagem seria usado para subsidiar o custo de uma banda musical e a recepção. Os alunos do curso à distância gostariam de limitar a recepção da noite a um bolo e um ponche na universidade para diminuir custos, porque a maioria terá de gastar com viagem e hospedagem para a cerimônia de formatura. Gostariam, porém, que a faculdade usasse o dinheiro disponível para "um piquenique em um parque" no dia seguinte, ao qual trariam os familiares. Os dois grupos acham que o "outro está tentando controlar a situação, sem ter sensibilidade a nossas necessidades e desejos". Ambos contataram figuras da universidade, levando suas queixas sobre a situação, e alguns alunos já ameaçam não ir à cerimônia se os dois grupos forem misturados.

Você foi indicado porta-voz não oficial dos formandos do curso à distância. Joan é a porta-voz dos alunos do curso regular. Você mora a apenas 48 km do *campus*, de modo que ir até lá para resolver a situação não é difícil.

A representante dos professores, Alice, o elo entre todos e a cerimônia de formatura, está preocupada com a situação, tendo procurado você e Joan. Disse que cancelará a cerimônia se o conflito não for resolvido, e se prontificou a trabalhar com vocês como mediadora, embora o tempo seja curto. O semestre está prestes a terminar e os alunos do curso regular não podem obter devolução do dinheiro para a festa após o término dessa semana. Ela deseja que o conflito seja resolvido com vitória para todos para que ninguém se enfureça.

Tarefa: por onde começar? Como obter *input* do grupo representado por você? Você planejará uma reunião pessoal com Joan para tentar resolver o conflito? Que estratégias podem ser usadas em auxílio dos dois grupos para que vençam o máximo possível e percam o mínimo? Explique suas razões. Lembre-se de que você quer negociar um meio-termo e, ainda que queira uma solução boa para todos, está limitado pelo tempo e pode não conseguir facilitar uma real colaboração. Como administrará as partes em conflito se perceberem que perderam mais do que ganharam? Qual é o seu mínimo a negociar?

510 **Unidade VI** Papéis e funções de direção

EXERCÍCIO DE APRENDIZAGEM 21.7

Tática comportamental – apropriada ou não?

Você é a chefe de uma unidade, com mestrado em administração de saúde. Está prestes a apresentar o orçamento ao executivo da empresa. Fez uma pesquisa exaustiva do orçamento e tem um bom arrazoado em apoio as suas solicitações de aumento de recursos. Como o executivo da empresa costuma estar mal-humorado, prever sua reação fica difícil.

Você sabe que ele tem algumas formas muito tradicionais de entender o papel das mulheres nos locais de trabalho e, em geral, isso não inclui assumirem papel administrativo de peso. Como é muito paternalista, fica encantado e lisonjeado quando "suas" enfermeiras lhe pedem ajuda no trabalho. Sua antecessora, uma mulher, foi despedida por ter sido classificada como impetuosa, mandona e desrespeitosa em relação ao executivo da empresa. Na verdade, ela foi apenas mais uma de uma série de chefes de enfermagem substituídas nos últimos anos devido a essas características. A partir do que lhe informaram, não é assim que os demais enfermeiros veem os acontecimentos.

Você senta e começa a planejar a estratégia para a reunião. Sabe que as possibilidades de ter as necessidades orçamentárias atendidas dependem de sua forma conservadora de vestir, implorar a ajuda do executivo e seu apoio ao longo da apresentação, tendo de ser muito passiva em sua abordagem. Em outras palavras, terá de assumir um papel feminino tradicional de impotência. Ao se mostrar competente e articulada, poderá não alcançar as metas orçamentárias e até perder o emprego. Sabe também que terá de se mostrar assim apenas nas interações com o executivo.

Tarefa: essa tática comportamental é adequada diante de um resultado almejado? Constitui apenas esperteza em negócios ou é algo destrutivamente manipulador? O que você fará nessa situação? Esboce sua estratégia para apresentar o orçamento e as razões de suas escolhas.

EXERCÍCIO DE APRENDIZAGEM 21.8

Sua primeira apresentação de um orçamento

Você é chefe de unidade na nova ala de oncologia. Chegou o período de apresentar, pela primeira vez, o orçamento à administração, o que já foi feito ao diretor de enfermagem, que fez algumas perguntas, mas concordou quase que na totalidade com ele. A política do Memorial Hospital, porém, envolve a apresentação do orçamento da unidade pelo chefe ao comitê orçamentário, composto do administrador financeiro, do diretor de enfermagem, de um membro da junta de acionistas e do diretor executivo. Você sabe da escassez de dinheiro este ano devido ao prédio novo, mas está convicto de que os aumentos que solicita são reais. Basicamente, seus pedidos incluem:

- Substituir os 22% de auxiliares por 10% de técnicos de enfermagem e 12% de enfermeiros.
- Aumentar o período de capacitação pago em 5% para possibilitar a certificação em quimioterapia.
- Criar um novo cargo de especialista em enfermagem clínica em oncologia.
- Transformar um dos quartos em sala de espera e minicozinha para familiares dos pacientes.
- Colocar prateleiras e uma caixa chaveada para medicamentos em cada uma das salas, facilitando o trabalho da enfermagem.
- Não comprar equipamentos novos, mas substituir os existentes, atualmente estragados e antigos.

Tarefa: elabore seu plano, incluindo sua abordagem do que é e do que não é negociável com os argumentos que usará. Ofereça as razões ao seu plano.

Capítulo 21   Resolução e negociação eficientes de conflitos   **511**

EXERCÍCIO DE APRENDIZAGEM 21.9

Como lidar com conflito entre enfermeiro e paciente

Você supervisiona uma unidade de reabilitação. Duas assistentes suas, muito jovens, aparecem em sua sala para contar que um paciente paraplégico jovem, do sexo masculino, vem fazendo comentários e gestos sexuais obscenos durante o atendimento básico. Quando questionadas sobre sua reação a isso, dizem que normalmente apenas afastam o olhar e tentam ignorar, embora se sintam ofendidas com tais atos. Estão relutantes em confrontá-lo diretamente.

Pela possibilidade de esse paciente continuar em sua unidade durante pelo menos um mês, as técnicas de enfermagem pediram sua intervenção no conflito, seja conversando com ele, seja designando a responsabilidade do atendimento do paciente a outros técnicos de enfermagem.

Tarefa: como você administrará esse conflito entre técnicos e paciente? A evitação (confiar o paciente a outros técnicos) é uma estratégia apropriada de solução no caso? Você estimulará as técnicas a confrontarem diretamente o paciente? Que orientações ou atitudes você poderia usar com elas se optasse por esse método? Você mesmo confrontará o paciente? O que dirá?

EXERCÍCIO DE APRENDIZAGEM 21.10

Como administrar assuntos pessoais com profissionalismo

Você é supervisor de uma unidade de trauma pediátrico no Children's Hospital. Há três anos, terminou uma relação pessoal séria com uma enfermeira chamada Susan, empregada em outro hospital da cidade. O rompimento não foi recíproco, com Susan saindo da relação magoada e com raiva.

Há seis meses, ela aceitou um cargo de supervisora de unidade em seu hospital, o que exigiu que vocês dois interagissem formalmente nas reuniões de departamento e, de maneira informal, nas questões funcionais e pessoais cotidianas. Com frequência, essas interações têm sido marcadas por hostilidade velada de parte dela, agressões não verbais ou comentários hostis. Ao tentar conversar com ela sobre esse comportamento, o que você ouve é que não há qualquer problema e você não deve achar que ela tenha algum.

A situação está progressivamente mais difícil de contornar, e os funcionários e supervisores da unidade já perceberam a tensão entre vocês. Você gosta demais do que faz e não quer sair do hospital, mas está cada vez mais claro que, como está, a situação não pode ser mantida.

Tarefa: responda as perguntas a seguir:

1. Há possibilidade de o gênero influenciar as condições latentes, o conflito percebido ou sentido, o conflito manifesto e o pós-conflito nessa situação?
2. Quais estratégias de conflito você pode usar para solucionar essa situação? Evitamento? Amenização? Acomodação? Competição? Meio-termo? Colaboração?
3. A presença de um mediador poderia ajudar?

EXERCÍCIO DE APRENDIZAGEM 21.11

Como escolher o método mais adequado de solução

Escolha uma das situações a seguir e escreva um ensaio de uma página analisando qual estratégia de resolução de conflitos é a mais apropriada para esta situação. Explique por que as outras estratégias de resolução de conflitos foram rejeitadas.

Situação 1

Você trabalha como enfermeiro em uma unidade cirúrgica. MJ é uma paciente de cirurgia ortopédica que está há dois dias no pós-operatório. Seu médico ordenou analgesia controlada pelo paciente usando morfina, bem como injeções intramusculares, conforme necessário, de Demerol a cada três ou quatro horas. A paciente continua verbalizando uma quantidade considerável de dor.

(Continua)

512 Unidade VI Papéis e funções de direção

Hoje, o dr. Jones lhe escreve uma ordem para que administre agora mesmo 100 mg adicionais de Demerol em MJ, muito embora ela já tenha recebido 100 mg menos de uma hora atrás, além da analgesia que ela própria controla. A dose que ele ordenou é contraindicada no seu manual de medicamentos. Você expõe ao dr. Jones suas preocupações quanto à segurança de tamanha dose, além das respostas da paciente sobre seu nível de dor. O dr. Jones o interrompe assim que você começa a falar, e diz num tom seco e hostil: "Eu sou o médico e eu escrevo as prescrições de medicamentos. Você é o enfermeiro e sua responsabilidade é implementar meu plano de tratamento. Dê o medicamento agora, senão farei com que você seja demitido".

Situação 2

Hoje é quarta-feira. Julie, uma funcionária de longa data na unidade em que você é o administrador, acredita que tem direito a certos privilégios relativos aos seu cronograma de trabalho. Você já aconselhou que ela revisasse as políticas referentes a fins de semana e dias de folga. Julie acredita que merece folga em fins de semana intercalados, com folga às sextas e segundas-feiras nos fins de semana em que trabalha.

Você vem conseguindo atender à solicitação de Julie pelos últimos três anos, porque os outros enfermeiros preferem trabalhar aos fins de semana. Porém, com a recente rotatividade de funcionários em sua unidade, já não é mais possível atender a este pedido. Julie estava programada para trabalhar segunda-feira devido a uma escassez de pessoal, mas ela se recusou, declarando que segunda-feira é sua folga regular. Você acredita que não tem como garantir a nenhum funcionário nada além dos dois dias de folga regulares a cada semana. Julie está programada para trabalhar na sexta-feira.

REFERÊNCIAS

American Sentinel. (2012, September 24). *Nursing career strategies: Guidelines for painless conflict resolution*. Nursetogether.com. Acessado em 21 de junho de 2013, em http://www.nursetogether.com/nursing-career-strategies-guidelines-for-painless-conflict-resolution#sthash.Y0q2bYSh.dpuf

Brodow, E. (2013). *Ten tips for negotiating in 2013*. Ed Brodow Seminars. Acessado em 21 de junho de 2013, em http://www.brodow.com/Articles/NegotiatingTips.html

Cheung-Larivee, K. (2013, January 31). *How rude! Workplace incivility hurts bottom line*. FierceHealthcare. Acessado em 21 de junho de 2013, em http://www.fiercehealthcare.com/story/how-rude-workplace-incivility-hurts-bottom-line/2013-01-31#ixzz2Wss5nNiD

Clark, C. M. (2010) Why civility matters. *Reflections on Nursing Leadership, 36*(1). Acessado em 21 de junho de 2013, em http://www.reflectionsonnursingleadership.org/Pages/Vol36_1_Clark2_civility.aspx

CRM Learning. (2013, June 16). *The decision to get involved—4 things to consider*. Acessado em 21 de junho de 2013, em http://www.crmlearning.com/blog/?tag=conflict-management

Ellis, P., & Abbott, J. (2012). Strategies for managing conflict within the team. *British Journal of Cardiac Nursing, 7*(3), 138–140.

Hauge, L., Skogstad, A., & Einarsen, S. (2009, October– December). Individual and situational predictors of workplace bullying: Why do perpetrators engage in the bullying of others? *Work & Stress, 23*(4), 349–358.

Hockley, C. (2014). Violence in nursing: The expectations and the reality. In C. J. Huston (Ed.), *Professional issues in nursing: Challenges and opportunities* (3rd ed.). Philadelphia, PA: Lippincott Williams & Wilkins.

Hudson, K. (2003–2013). *Conflict resolution. Dynamic nursing education*. Acessado em 21 de junho de 2013, em http://dynamicnursingeducation.com/class.php?class _id=70&pid=14

Inglis, R. L., Schaper, A. M., & Swartz, S. L. (2013, April 14). Conflict engagement skill building for nurse residents. Session presented at the Sigma Theta Tau International conference *Creating Healthy Work Environments*, Indianapolis, IN. Virginia Henderson International Nursing Library. Acessado em 20 de junho de 2013, em http://www.nursinglibrary.org/vhl/handle/10755/290986

Kaitelidou, D., Kontogianni, A., Galanis, P., Siskou, O., Mallidou, A., Pavlakis, A., & Liaropoulos, L. (2012). Conflict management and job satisfaction in paediatric hospitals in Greece. *Journal of Nursing Management, 20*(4), 571–578.

Losa Iglesias, M. E., & Becerro de Bengoa Vallejo, R. (2012). Conflict resolution styles in the nursing profession. *Contemporary Nurse: A Journal for the Australian Nursing Profession, 43*(1), 73–80.

Mueller, T. (2009, June). Alternative dispute resolution: A new agenda for special education policy. *Journal of Disability Policy Studies, 20*(1), 4–13.

Capítulo 21 Resolução e negociação eficientes de conflitos **513**

Roche, M., Diers, D., Duffield, C., & Catling-Pauli, C. (2010). Violence toward nurses, the work environment, and patient outcomes. *Journal of Nursing Scholarship, 42*(1), 13–22.

Stacey G., Johnston, K., Stickley, T. & Diamond, B. (2011) How do nurses cope with values and practice conflict? *Nursing Times,107*(5), 20–23.

Stanton, K. (2013). *Resolving workplace conflict.* Advance for Nurses. Acessado em 20 de junho de 2013, em http://nursing.advanceweb.com/ Continuing-Education/CE-Articles/Resolving-Workplace-Conflict.aspx

Townsend, T. (2012, January). Break that bullying cycle. *American Nurse Today.* Acessado em 21 de junho de 2013, em http://www. americannursetoday.com/article.aspx?id=8648

Vaughn, P. (2009, September–November). Collaboration and conflict management: A brief review of current thought. *Oklahoma Nurse, 54*(3), 4.

Witzler, L. (2010a, March 2). *Understand your counterpart's incentives.* The President and Fellows of Harvard College. Acessado em 20 de junho de 2013, em http://www.pon.harvard.edu/ daily/business-negotiations/understand-your-counterparts-incentives/

Witzler, L. (2010b, February 16). *How status conscious are you?* The President and Fellows of Harvard College. Acessado em 20 de junho de 2013, em http://www.pon.harvard.edu/daily/ business-negotiations/how-status-conscious-are-you/

22

Negociação coletiva, sindicalização e leis trabalhistas*

Durante a última década, o enxugamento dos quadros de pessoal de enfermagem, a reorganização dos sistemas e as práticas gerenciais opressivas criaram ambientes tão ruins para a prática de enfermagem que a melhoria dos salários já não é mais vista como o principal objetivo das negociações coletivas.

—Karen Budd, Linda Warino e Mary Ellen Patton

... Funcionários de organizações com políticas administrativas injustas têm maior probabilidade de se sindicalizarem. Cabe ao administrador eliminar algumas necessidades que os funcionários têm de se sindicalizarem.

—Carol Huston

PONTOS DE LIGAÇÃO ESTE CAPÍTULO ABORDA:

BSN Essential II: Liderança organizacional básica e sistemas para a qualidade do cuidado e segurança dos pacientes

BSN Essential V: Finanças e ambientes regulatórios, políticas de atendimento de saúde

BSN Essential VI: Comunicação e colaboração entre profissionais para melhorar os resultados de saúde dos pacientes

BSN Essential VIII: Profissionalismo e valores profissionais

MSN Essential II: Liderança organizacional e de sistemas

MSN Essential III: Melhoria da qualidade e segurança

MSN Essential VI: Políticas de saúde e proteção entre profissionais

MSN Essential VII: Colaboração interprofissional para melhorar os resultados de saúde de pacientes e da população

QSEN Competency: Trabalho em equipe e colaboração

QSEN Competency: Melhoria da qualidade

QSEN Competency: Segurança

AONE Nurse Executive Competency I: Comunicação e desenvolvimento de relacionamentos

AONE Nurse Executive Competency II: Conhecimento sobre o ambiente de atendimento de saúde

AONE Nurse Executive Competency III: Liderança

AONE Nurse Executive Competency IV: Profissionalismo

AONE Nurse Executive Competency V: Habilidades de negócios

OBJETIVOS DIDÁTICOS O aluno irá:

- identificar fatores que influenciam a decisão de um enfermeiro de se filiar a um sindicato
- descrever a relação entre prosperidade econômica nacional, a existência de escassez ou excedente de enfermeiros e as taxas de sindicalização de enfermeiros

---

*N. de R.T.: Este capítulo apresenta algumas discussões acerca de legislação trabalhista, negociação coletiva e participação sindical no contexto norte-americano que não são aplicáveis à realidade brasileira.

Capítulo 22 Negociação coletiva, sindicalização e leis trabalhistas

- diferenciar as funções do líder e do administrador em negociações coletivas
- identificar as principais legislações que afetam a capacidade dos enfermeiros em se sindicalizar
- identificar os passos necessários para criar um sindicato
- identificar os maiores sindicatos que representam os funcionários de atendimento de saúde, e os enfermeiros em particular
- debater filosoficamente os conflitos inerentes a uma organização profissional também atuar como um agente de negociação coletiva
- refletir se entrar em greve pode ser visto como uma ação eticamente apropriada para profissionais de enfermagem
- diferenciar entre padrões trabalhistas e contratos de trabalho federais e estaduais
- explorar as leis trabalhistas no que diz respeito a horas extras e condições de trabalho presentes no estado em que mora e vai procurar emprego
- explicar como a legislação de igualdade de emprego afetou as vagas e as práticas contratuais
- identificar como a Civil Rights Act, a Americans with Disabilities Act e a Age Discrimination and Employment Act tentaram reduzir a discriminação no local de trabalho
- identificar o propósito da Occupational Safety and Health Act (OSHA)
- identificar estratégias para eliminar o assédio sexual no local de trabalho

Dentre os fatores que afetam os aspectos diretivos da administração inclui-se a negociação coletiva, o sindicalismo e as leis trabalhistas. É possível que esses fatores se tornem influências positivas, em vez de negativas, sobre a eficiência administrativa. Para tanto, os que administram as atividades profissionais precisam, em um primeiro momento, compreender a inter-relação entre sindicalismo e administração, a proliferação de leis sobre práticas trabalhistas e o impacto disso na indústria da saúde.

Os administradores devem encarar a negociação coletiva e as leis trabalhistas a partir de quatro perspectivas: a da organização, a do empregado, a da história e sociedade em geral e pessoal. Aqueles que adquirem essa perspectiva ampla entenderão melhor como a administração e os empregados são capazes de trabalharem juntos, apesar dos sindicatos e das leis trabalhistas. Muitos países industrializados adotam uma atitude de aceitação e tolerância ante as dificuldades administrativas sob essas influências. Nos Estados Unidos, porém, muitas empresas encaram essas forças com ressentimentos e hostilidade.

Este capítulo examina papéis da liderança e funções administrativas necessários à criação de um clima em que sindicatos e legislação sejam compatíveis com as metas da empresa. Os papéis da liderança e as funções administrativas inerentes ao tratamento com negociações coletivas, sindicatos e legislação trabalhista são apresentados no Quadro 22.1.

QUADRO 22.1 Papéis da liderança e funções administrativas associados à compreensão da negociação coletiva, do sindicalismo e das leis trabalhistas

PAPÉIS DA LIDERANÇA
1. Estar consciente das atitudes e valores pessoais sobre negociação coletiva e leis trabalhistas.
2. Reconhecer e aceitar as razões pelas quais as pessoas buscam o sindicato.
3. Criar um ambiente de trabalho que seja sensível às necessidades dos funcionários, reduzindo, assim, a necessidade de sindicalização.
4. Manter uma abordagem de acomodação ou cooperação ao lidar com os sindicatos e a legislação trabalhista.
5. Ser um modelo de justiça.
6. Não discriminar atos pessoais e profissionais.
7. Examinar periodicamente o ambiente de trabalho para garantir que ofereça apoio a todos, independentemente de gênero, raça, idade, deficiência ou orientação sexual.
8. Confrontar e lidar imediatamente com assédio sexual adotando uma abordagem de tolerância zero ao problema.
9. Acolher o espírito das leis que proíbem a discriminação e proporcionar oportunidades iguais.
10. Buscar ativamente uma força de trabalho cultural e etnicamente diversificada para o atendimento das necessidades de uma população de clientes cada vez mais diversificada.

(Continua)

FUNÇÕES ADMINISTRATIVAS

1. Compreender e implementar adequadamente os contratos sindicais.
2. Administrar as políticas de pessoal de forma justa e consistente.
3. Trabalhar colaborativamente com o departamento de pessoal e a administração de alto escalão ao tratar da atividade sindical.
4. Promover a identificação do trabalhador com a gerência.
5. Investigar imediata e completamente todas as queixas referentes a violações de acordos coletivos e tomar as providências adequadas.
6. Criar oportunidades para que os subordinados tenham voz nas decisões organizacionais a fim de desencorajar a sindicalização.
7. Ficar alerta a práticas de discriminação trabalhista no local de trabalho e intervir de imediato quando existirem problemas.
8. Assegurar que a unidade ou o departamento esteja de acordo com a regulamentação sobre licenças estaduais.
9. Compreender e obedecer às leis trabalhistas relacionadas à esfera de influência do administrador e às responsabilidades da organização.
10. Assegurar que o ambiente de trabalho seja seguro.
11. Trabalhar próximo com o departamento de recursos humanos ao tratar de assuntos sobre leis trabalhistas.

SINDICATOS E NEGOCIAÇÃO COLETIVA

A *negociação coletiva* envolve atividades que ocorrem entre o trabalho organizado e a administração e que são causa de preocupação nas relações com os empregados. Essas atividades incluem negociar acordos trabalhistas formais e interações cotidianas entre sindicatos e administração. Huston (2014a) sustenta que o cerne do debate sobre negociação coletiva e enfermagem é determinar se a enfermagem – há muito reconhecida como uma profissão de atendimento – deve ou não participar das tentativas de negociação para a melhoria das condições de trabalho. Embora isso possa representar uma dicotomia, é também verdade que sindicatos e negociação coletiva são parte essencial na experiência de vida de muitos enfermeiros.

Ainda que administradores dos escalões inicial e intermediário costumem ter pouco envolvimento na negociação do contrato de trabalho, estão bastante envolvidos na implementação diária desse contrato. O administrador de escalão intermediário é o que tem o maior impacto na qualidade da relação entre os funcionários e a administração. A terminologia relacionada a sindicatos e negociação coletiva são apresentadas do Quadro 22.2.

QUADRO 22.2 Terminologia da negociação coletiva

Arbitragem: última etapa no procedimento de queixa ou reclamação, em que um terceiro revisa a queixa, levanta fatos e chega a uma decisão. Sempre indica envolvimento de um terceiro. A arbitragem pode ser voluntária por parte do administrador ou da classe trabalhadora, ou imposta pelo governo em uma arbitragem compulsória.
Conciliação e mediação: termos sinônimos que se referem à atividade de um terceiro para auxiliar os contendores a chegarem a um acordo. Diferentemente do árbitro, porém, essa pessoa não tem poder final de decisão.
Dispensa temporária de trabalhadores: fechamento de uma empresa pelos administradores durante uma disputa trabalhista para obrigar os empregados a aceitarem os termos da administração.
Greve: suspensão conjunta de realização de trabalho para fazer pressão econômica sobre os empregadores, levando-os a assegurar as exigências dos empregados.
Junta Nacional de Relações de Trabalho: junta de trabalho formada para implementar a Wagner Act (Lei Wagner). Suas duas funções principais são (a) determinar quem deve ser a unidade oficial de negociação quando uma nova unidade é formada, além de quem deve estar na unidade, e (b) ouvir e decidir sobre acusações trabalhistas injustas.
Levantamento de fatos: usado raramente no setor privado, mas com frequência nas contendas entre trabalhadores e administradores envolvendo empresas do governo. No setor privado, o levantamento de fatos costuma ser feito por uma comissão de inquérito.

Livre discurso: Lei Pública 101, na Seção 8, afirma que "a manifestação de qualquer visão, argumento, ou sua disseminação, seja por escrito, impressa, gráfica ou visual, não deverá constituir ou ser evidência de prática trabalhista injusta sob essa lei quando tal manifestação não contiver ameaça de retaliação ou força, ou promessa de benefício".
Negociação aberta: não é exigida filiação do empregado ao sindicato.
Negociação coletiva: as relações entre os empregadores, que agem por meio de representantes, e a classe trabalhadora organizada.
Profissionais: os profissionais têm o direito de ser representados por um sindicato, mas não podem ser representados por um sindicato de não profissionais, a menos que a maioria deles vote pela inclusão na unidade não profissional.
Reclamação: percepção por um membro do sindicato de que a administração errou, de alguma forma, no cumprimento dos termos do acordo de trabalho.
Sindicalização obrigatória: exige-se que todos os empregados se filiem ao sindicato e paguem sua contribuição.

PERSPECTIVA HISTÓRICA DO SINDICALISMO NA AMÉRICA DO NORTE

Os sindicatos têm presença na América do Norte desde 1790. Artesãos habilidosos formaram sindicatos para proteger-se contra cortes de salário durante o período industrial, altamente competitivo. A história do sindicalismo revela que os associados e as atividades aumentaram consideravelmente em épocas de muito emprego e prosperidade, e que se reduziram de forma drástica em recessões econômicas e demissões.

A atividade sindical também tende a mudar em reação a excessos e carências de trabalhadores. Por décadas, a demanda de emprego para enfermeiros aumenta e diminui periodicamente. A demanda elevada de enfermeiros está diretamente associada a uma economia nacional saudável, e, historicamente, isso tem relação com aumento da atividade sindical. Da mesma forma, diante de baixa disponibilidade de emprego na área da enfermagem, os filiados e as atividades sindicais tendem a diminuir.

A percepção dos enfermeiros sobre até que ponto são valorizados por seus empregadores sempre causou impacto nas taxas de adesão aos sindicatos. O rápido enxugamento e a reestruturação ocorridos na década de 1990 deixaram muitos enfermeiros com a sensação de que os administradores não deram ouvidos ou atenção as suas necessidades.

Uma administração entendida como "surda" às necessidades dos empregados é terreno fértil aos organizadores sindicais, porque os sindicatos florescem em climas em que a filosofia institucional é insensível ao empregado.

Por vários motivos, as negociações coletivas chegaram à indústria de atendimento de saúde muito lentamente. Até a aprovação de leis trabalhistas, o sindicalismo era considerado ilegal entre os profissionais da saúde. A longa história da enfermagem como uma prestação de serviços retardou ainda mais a organização da força de trabalho em locais de atendimento de saúde. As primeiras negociações coletivas na profissão aconteceram em empresas que eram governamentais ou públicas. Isso foi possível graças à *Ordem Executiva 10988*, promulgada nos Estados Unidos em 1962. Foi uma ordem que suspendeu as restrições que proibiam os funcionários públicos de se organizarem. Assim, teve início na década de 1960 a negociação coletiva dos enfermeiros em hospitais e instituições de saúde das cidades, condados e distritos.

Em 1974, o Congresso fez emendas à Wagner Act (Lei Wagner), estendendo as leis trabalhistas nacionais aos hospitais particulares e sem fins lucrativos, casas de repouso, clínicas de saúde, organizações de manutenção da saúde e outras instituições afins. Essas emendas abriram as portas para muita atividade sindical para profissionais e para o setor dos funcionários públicos. De fato, uma revisão dos números referentes à adesão sindical mostra de pronto que a maior parte da atividade de negociação coletiva nos Estados Unidos a partir de 1960 aconteceu em setores públicos e profissionais da indústria, com destaque para professores em instituições de ensino superior, professores nos níveis primário e secundário, e médicos. Tem havido um declínio gradual da sindicalização no setor privado e manufatureiro desde seu ápice, na década de 1950.

De 1962 a 1989, aumentos lentos, mas constantes, ocorrem na quantidade de enfermeiros representados por agentes de negociação coletiva. Em 1989, a Junta Nacional de Relações de Trabalho regulamentou que os enfermeiros poderiam formar suas próprias unidades de negociação, e houve aumento das atividades sindicais. A American Hospital Association (AHA), entretanto, imediatamente processou a American Nurses Association (ANA) e a regulamentação foi suspensa até 1991, quando a Suprema Corte tornou sem vigor a decisão de 1989 da Junta Nacional de Relações de Trabalho. A Tabela 22.1 resume as leis que levaram o sindicalismo ao atendimento de saúde.

TABELA 22.1 Legislação trabalhista nos EUA

Ano	Lei	Efeito
1935	National Labor Act/Wagner Act	Deu aos sindicatos muitos direitos de organização; resultou no aparecimento rápido de sindicatos
1947	Emenda Taft Hartley	Devolveu um pouco do poder aos empregadores; resultou em um equilíbrio mais igualitário de poder entre sindicatos e empregadores
1962	Kennedy Executive Order 10988	Emenda de 1935 à Wagner Act (Lei Wagner) para permitir aos empregados do setor público a filiação aos sindicatos
1974	Emendas à Wagner Act	Permitiu que organizações sem fins lucrativos se filiassem a sindicatos
1989	Determinação da Junta Nacional de Relações de Trabalho	Permitiu aos enfermeiros a formação, de suas próprias unidades de negociação coletiva

REPRESENTAÇÃO SINDICAL DOS ENFERMEIROS

Até o ano de 2012, apenas pouco mais de 18% dos enfermeiros nos Estados Unidos pertenciam a sindicatos, representando uma queda de quase 20% em relação a 2008 (Moberg, 2013). Não apenas a proporção de enfermeiros sindicalizados caiu nesses quatro anos, como diminuiu também o número real, ainda que a quantidade de enfermeiros tenha aumentado em cerca de 70 mil. Mesmo assim, os enfermeiros são aproximadamente duas vezes mais propensos a pertencer a um sindicato do que outros trabalhadores (Moberg).

Os enfermeiros são aproximadamente duas vezes mais propensos a pertencer a um sindicato do que outros trabalhadores.

Na verdade, até 2012, a taxa de participação sindical de trabalhadores assalariados nos Estados Unidos em todas as áreas de atuação era de 11,3%, comparada a 11,8% em 2011 (Warner, 2013). A cifra de 2012 representa o ponto mais baixo nos últimos 97 anos, e aqueles que são sindicalizados pertencem principalmente ao setor público, que está em franca diminuição (Liu, 2013). No setor privado, a taxa de sindicalização caiu para 6,6%, de um pico de 35% durante os anos 50 (Liu).

Os enfermeiros são representados por uma infinidade de sindicatos. Em 2009, a *California Nurses Association* (CNA)/*National Nurses Organizing Committee* se juntaram a dois outros sindicatos de enfermagem (*United American Nurses* [UANs] e a *Massachusetts Nurses Association*) para criar uma nova associação de defesa dos seus mais de 150 mil membros, conhecida como *National Nurses United* (NNU). Ainda que todos os três sindicatos tenham mantido suas entidades separadas, a fusão acabou dando uma voz mais ativa aos seus membros em termos nacionais, levando a NNU a ganhar a maioria ou quase todos os esforços de organização que empreendeu desde a fusão (Commins, 2012).

O *Service Employees International Union* (SEIU) é outro grande sindicato da indústria de atendimento de saúde, representando mais de 1,1 milhão de enfermeiros, técnicos de enfermagem, técnicos laboratoriais, trabalhadores em enfermagem a domicílio e trabalhadores de cuidados a domicílio (SEIU, 2013). Além disso, em fevereiro de 2013, a National Federation of Nurses (NFN) se fundiu com a American Federation of Teachers (AFT), tornando a AFT o terceiro maior sindicato de enfermagem dos Estados Unidos, atrás da NNU e do SEIU (Moberg, 2013).

Também em 2013, o National Union of Healthcare Workers (NUHW), que se formou em 2009 quando o SEIU assumiu o controle do sindicato local da Califórnia United Healthcare Workers West, se afiliou à CNA. Essa afiliação uniu os 10 mil trabalhadores em atendimento de saúde do NUHW com os 85 mil enfermeiros da CNA (Robertson, 2013). Assim como a NNU, esta é uma aliança estratégica, e não uma fusão. Tais alianças estão se tornando cada vez mais comuns, conforme os sindicatos se dão conta que para aumentar o poder de barganha é preciso multiplicar o número de filiados.

Alguns outros sindicatos que representam enfermeiros incluem a ANA; o National Union of Hospital and Health Care Employees of Retail, Wholesale and Department Store Union; o American Federation of Labor-Congress of Industrial Organizations (AFL-CIO); o United Steelworkers of America (USWA); a American Federation of Government Employees, AFL-CIO; a American Federation of State, County, and Municipal Employees, AFL-CIO; a International Brotherhood of Teamsters; a American Federation of State, County, and Municipal Employees, que atua basicamente no setor público; a "24/7 Frontline Service Alliance"; e o United Auto Workers.

A representação sindical varia ainda conforme o estado. Os estados com a maior parte dos sindicatos associados às indústrias, inclusive a do atendimento de saúde, são Nova York, Califórnia, Pensilvânia, Michigan e Illinois (Huston, 2014a).

ASSOCIAÇÃO DOS ENFERMEIROS NORTE-AMERICANOS E NEGOCIAÇÃO COLETIVA

Uma questão sindical difícil enfrentada por enfermeiros com cargos administrativos, que normalmente não é encontrada em outros campos de atuação, advém do duplo papel de sua organização profissional, a ANA. A missão da ANA é representar os interesses dos 3,1 milhões de enfermeiros dos Estados Unidos por meio de suas associações constituintes formadas por enfermeiros, por meio de suas afiliadas organizacionais e por meio de sua afiliada de defesa dos trabalhadores – o Center for American Nurses (ANA, 2013).

O NLRB reconhece a ANA, na maior parte dos âmbitos estaduais, como um agente de negociação coletiva. O uso de associações estaduais como agentes de negociação divide os enfermeiros norte-americanos. Alguns enfermeiros em cargos administrativos acreditam que perderam os direitos a se organizar profissionalmente. Outros administradores reconhecem os conflitos inerentes ao tentar ocupar os dois lados da mesa de negociação. Para outros, por sua vez, o assunto não representa um conflito. Independentemente dos valores individuais, o conflito parece residir na questão da lealdade.

Trata-se de um conflito manifestado na proliferação recente de associações estaduais de enfermeiros com origem na organização-mãe, a ANA. Desde que os enfermeiros da Califórnia romperam com a ANA em 1995 devido a insatisfação com o controle mantido por enfermeiros em cargos de gerência nos hospitais, outros estados também se desfiliaram, incluindo Massachusetts, Maine, Nova York e Pensilvânia. Além disso, muitos sindicatos de enfermagem, incluindo o recém absorvido NFN, se dividiram da ANA como resultado (Moberg, 2013). Em 1999, a ANA respondeu estabelecendo, e proliferando, as UANs como uma associação paralela de organizações de negociação coletiva do estado. O NFN foi constituído de alguns grupos de UAN que não quiseram juntar forças com a NNU, mas então a New York State Nurses Association deixou o NFN. Moberg questiona se as novas fusões levarão a mais cooperação entre os sindicatos de enfermagem por vezes rancorosos – ou a mais progresso na organização de um campo que está crescendo mais depressa do que as filiações a sindicatos.

Não existem soluções fáceis para o dilema criado pelo duplo papel da ANA. O esclarecimento dessas questões começa com o exame, pelos administradores, da motivação dos enfermeiros para participarem das negociações coletivas. Aqueles precisam ao menos tentar escutar e compreender os pontos de vista dos empregados.

EXERCÍCIO DE APRENDIZAGEM 22.1

O papel da ANA como agente de negociação coletiva

O que você acha da certificação da ANA como agente de negociação coletiva? Você pertence à associação estadual de estudantes de enfermagem? Por quê? Planeja filiar-se à ANA de seu estado? Quais as forças impulsionadoras e limitadoras principais para sua decisão? Divida a turma em dois grupos para debate dos prós e contras da ANA, em vez de sindicatos, representarem os enfermeiros.

MOTIVAÇÃO DO EMPREGADO PARA ADERIR A SINDICATOS OU REJEITÁ-LOS

Sabendo-se que o comportamento das pessoas é voltado a metas, é importante o exame das metas pessoais atingidas pela filiação a um sindicato. Enfermeiros em cargos administrativos costumam trocar informações no sentido das instituições de saúde serem diferentes de outras organizações industriais. Isso, na verdade, é um mito, porque a maior parte dos enfermeiros trabalha em organizações grandes e impessoais. É comum o enfermeiro sentir-se impotente e vulnerável como uma pessoa solitária em uma instituição complexa. É essa vulnerabilidade que costuma encorajar os enfermeiros a se filiarem a sindicatos.

A realidade, porém, é que existem seis motivações principais para alguém se filiar a um sindicato (Quadro 22.3). A primeira é aumentar o poder do indivíduo. Liu (2013) observa que os sindicatos restauram a demanda sobre uma economia, ao elevar os salários para seus membros e dar maior poder de compra aos trabalhadores. Isso possibilita maior número de contratações. Os salários costumam ser mais altos nas organizações de atendimento de saúde que foram sindicalizadas.

QUADRO 22.3 Filiação a sindicatos: prós e contras

RAZÕES QUE LEVAM ENFERMEIROS A SE FILIAREM A SINDICATOS

1. Aumento do poder individual
2. Aumento da contribuição ao processo decisório da organização
3. Eliminação da discriminação e do favoritismo
4. Necessidade social de aceitação
5. Exigência de filiação como parte do emprego (sindicatos fechados)
6. Crença na melhoria dos resultados do paciente e da qualidade do cuidado

RAZÕES PARA OS ENFERMEIROS NÃO SE FILIAREM AOS SINDICATOS

1. Crença em que os sindicatos promovam o estado de bem-estar social e se oponham ao sistema norte-americano de livre iniciativa
2. Necessidade de demonstrar a individualidade e promover o *status* social
3. Crença em que os profissionais não devam pertencer a sindicatos
4. Identificação com o ponto de vista do administrador
5. Medo de represália do empregador
6. Medo de perda dos rendimentos por greves ou protestos

Além disso, os empregados sabem que sozinhos são muito mais descartáveis. Uma vez que em um grupo maior se tornam menos descartáveis, cada vez mais os enfermeiros filiam-se a sindicatos, aumentando o poder de negociação e reduzem a vulnerabilidade. Essa é uma força motivadora especialmente sólida para os enfermeiros em tempos de escassez de trabalho, quando se sentem mais vulneráveis. Na verdade, durante o enxugamento e a reestruturação em massa da década de 1990, as prioridades nas negociações coletivas migraram de salários e benefícios para segurança do trabalho. Moberg (2013) sugere que o ambiente atual do atendimento de saúde parece novamente maduro para sindicalização, ressaltando que os profissionais hospitalares estão frustrados por terem perdido controle sobre seu trabalho com a advento das novas cadeias de hospitais com fins lucrativos e das cadeias corporizadas sem fins lucrativos.

Uma sensação de impotência, ou a percepção de que os empregadores não se preocupam com os empregados, constitui uma grande motivação à filiação a sindicatos.

Diante de carência de enfermeiros, esses profissionais se sentem menos vulneráveis, e outras razões motivam sua filiação a sindicatos. Um segundo elemento de motivação é o desejo de comunicar seus objetivos, sentimentos, queixas e ideias a outras pessoas, com possibilidade de levar uma contribuição ao processo decisório da empresa.

Como os sindicatos enfatizam a igualdade e a justiça, uma terceira motivação para os enfermeiros que se filiam a eles é eliminar a discriminação e o favoritismo. Isso pode constituir um motivador especialmente poderoso para os membros de grupos que tenham se sentido discriminados, como mulheres e minorias.

Muitos fatores sociais também funcionam como motivadores para os enfermeiros em relação à atividade sindical. Uma quarta motivação para a filiação sindical advém da necessidade social de aceitação. Algumas vezes, ela é consequência de pressão familiar ou de colegas de trabalho. Pelo fato de muitas famílias de trabalhadores terem uma história longa de vínculos sindicais, os filhos costumam ser criados em um meio cultural que promove o sindicalismo.

Uma quinta razão para a filiação de enfermeiros a sindicatos é o fato de o contrato sindical obrigar a isso. Essa é uma força de atração entre a mão de obra assalariada. No entanto, essa obrigatoriedade de que todos pertençam a um sindicato jamais predominou na indústria de atendimento de saúde. A maioria dos sindicatos de atendimento de saúde não obriga à adesão, o que permite aos enfermeiros optar ou não pela filiação.

Finalmente, alguns enfermeiros se filiam porque acreditam que os resultados dos pacientes são melhores nas organizações com sindicatos devido a uma maior proporção de funcionários no atendimento aos pacientes e a práticas administrativas supervisionadas. Johnstone (2012) sugere que a busca por filiação em um sindicato a fim de promover melhores condições de trabalho na verdade apoia a ética de segurança dos pacientes. Isso porque o enfermeiro está demonstrando uma genuína preocupação moral com os riscos à segurança dos pacientes associados a uma variedade inapropriada de habilidades e por índices enfermeiro/pacientes que põem a perder a segurança dos pacientes e a qualidade do atendimento.

Embora os sindicatos historicamente sempre tenham se concentrado bastante em negociações salariais, os enfermeiros hoje estão lutando por questões não monetárias tão ou mais importantes, como as diretrizes para contratação de pessoal, regras para flutuação de funcionários entre setores, participação nas decisões e organização dos horários de trabalho.

Da mesma forma que há várias razões para a filiação a sindicatos, também há inúmeras razões para os enfermeiros os rejeitarem (Quadro 22.3). É possível que a mais forte resida em fatores sociais e culturais. Muitos desconfiam dos sindicatos, porque acreditam que promovem o estado do bem-estar social e minam o sistema norte-americano da livre iniciativa. Outras razões para rejeitá-los podem incluir uma necessidade de demonstrar que os enfermeiros podem avançar por méritos próprios.

Empregados profissionais são lentos na formação de sindicatos por vários motivos que têm a ver com classe e educação. Dizem que os sindicatos valem para mão de obra, mas que não têm valor para professores universitários, médicos ou engenheiros. Os enfermeiros que os rejeitam com base nisso costumam ser impulsionados por uma necessidade de demonstrar seu individualismo e posição social. Alguns empregados identificam-se com os administradores e, com frequência, adotam seus pontos de vista em relação aos sindicatos. Esses enfermeiros, então, rejeitam os sindicatos porque seus valores se alinham mais aos dos empregadores que aos dos empregados. Embora estejam protegidos pela National Labor Relations Act (NLRA, ou Lei Nacional das Relações Trabalhistas), muitos rejeitam os sindicatos por receio de represália do empregador. Enfermeiros que os rejeitam por este motivo podem ser considerados motivados, acima de tudo, por uma necessidade de manter o emprego.

Além disso, alguns empregados rejeitam os sindicatos simplesmente por que esta recusa é um direito seu. Vinte e quatro dos estados norte-americanos concedem aos trabalhadores o direito de pertencerem ou não a um sindicato. Nos outros 26 estados e Washington, D. C., os empregados não são obrigados a pertencerem a um sindicato, mas ainda assim precisam pagar uma parcela da taxa sindical que vai para as negociações coletivas e outras atividades sindicais sem relação política (Right to Work, 2013).

Finalmente, há os enfermeiros que rejeitam os sindicatos por temerem que sua renda seja prejudicada por alguma greve ou paralisação. Contudo, greves e paralisações são reguladas de perto pela lei. A NLRA determina, em parte, que "os trabalhadores devem ter o direito de envolvimento em outras atividades em grupo para negociação coletiva, ou outra ajuda ou proteção mútua". A expressão *outras atividades em grupo* diz respeito a "operações-tartaruga", o encaminhamento de uma enxurrada de reclamações, a participação em piquetes informais ou reconhecidos e greve. Os sindicatos, porém, têm de dar aos empregados e ao Federal Mediation and Conciliation Service (FMCS) o aviso prévio de dez dias diante da intenção de ser feita uma greve. Ao fazê-lo, o local afetado deve ter um período de tempo razoável para interromper a admissão de pacientes, transferir pacientes existentes para outros locais e reduzir os procedimentos médicos que exigem mão de obra em tratamento intensivo. Problemas ocorrem quando a administração do local continua admitindo novos pacientes ou quando tenta manter operações normais.

Ainda assim, a ameaça de greves é bastante real para os membros de sindicatos. Selvam (2012) observa que a NNU fez 18 ameaças de greve em 2011, afetando 46 hospitais. Isso forçou esses hospitais a contratarem enfermeiros substitutos por pelo menos 60 horas em cinco dias, afetando negativamente tantos os orçamentos hospitalares quanto os pagamentos dos funcionários (Selvam). É de se ressaltar, porém, que os enfermeiros têm a opção de se recusarem a participar de greves e de furarem piquetes quando greves acontecem. Com isso, porém, eles se arriscam a serem rechaçados por seus colegas, já que os fura-greves são vistos como funcionários que ficam do lado dos chefes em uma disputa, e podem jamais vir a serem aceitos novamente por seus colegas depois do encerramento da greve (Huston, 2014a).

REJEIÇÃO DO SINDICATO

Quando os empregadores entenderem os desejos e as necessidades por trás dos sindicatos, poderão começar a lhes atender e, possivelmente, evitar as necessidades de filiação a sindicatos por parte dos empregados. Uma forma de se manter por dentro das potenciais reclamações dos empregados é revisar a literatura e as pesquisas mais modernas sobre satisfação e insatisfação dos enfermeiros. Quando as chefias conhecem as preocupações dos enfermeiros em todo o país, conseguem levantar dados sobre o potencial de seus funcionários para o tipo de insatisfação capaz de levar à formação de um sindicato.

Cabe ao administrador eliminar algumas necessidades dos funcionários de filiação a sindicatos.

Claramente, organizações com políticas administrativas injustas têm maior probabilidade de serem sindicalizadas. Os empregadores podem estimular sensações de poder, permitindo que os subordinados opinem nas decisões que afetam seu trabalho. Podem também ouvir suas ideias, suas queixas e os seus sentimentos, e tomar providências que garantam que favoritismo e discriminação não tenham lugar em sua forma de administrar. Além disso, podem fortalecer os desejos e as necessidades que levam os enfermeiros a rejeitarem os sindicatos. Formando um espírito de equipe, repartido ideias e planos futuros dos superiores com os empregados e estimulando o individualismo nos empregados, o chefe é capaz de facilitar a identificação destes com a administração.

Quando os enfermeiros começam a mostrar sinais de insatisfação no trabalho, quando se sentem frustrados, estressados ou impotentes, estão enviando um pedido do tipo "acorda!" aos administradores. Os líderes precisam ficar atentos a práticas trabalhistas injustas ou insensíveis às necessidades dos empregados, tendo de interferir, com adequação, antes que essas práticas levem à formação de sindicatos. Empregados de organizações que oferecem pacotes de benefícios liberais e práticas administrativas justas, todavia, podem, mesmo assim, ter atividades sindicais diante da presença de determinados fatores sociais e culturais. Se ocorrerem, os administradores devem conhecer os direitos específicos dos empregados e os seus para que a NLRA não seja violada por eles ou pelos empregados.

O Quadro 22.4 lista as práticas que a organização deve instaurar para desestimular a atividade sindical. Se a empresa esperar até a chegada do sindicato, será tarde demais para a implementação dessas funções.

> **QUADRO 22.4** Antes da chegada do sindicato
>
> 1. Conhecer e dar atenção a seus empregados.
> 2. Criar políticas de pessoal justas e comunicadas com clareza.
> 3. Usar um sistema eficiente de comunicação de baixo para cima e vice-versa.
> 4. Garantir que todas as chefias tenham um bom treinamento e eficiência.
> 5. Estabelecer um procedimento formal bem elaborado para tratar as queixas do empregado.
> 6. Ter um programa competitivo de compensações de salários e benefícios.
> 7. Ter em funcionamento um sistema eficiente de avaliação de desempenho.
> 8. Usar um sistema justo e claro de promoções e transferências.
> 9. Usar ações da empresa para indicar que a segurança do emprego está fundamentada em desempenho, atendimento a regras e regulamentos e disponibilidade para o trabalho.
> 10. Ter uma política administrativa sobre os sindicatos.

EXERCÍCIO DE APRENDIZAGEM 22.2

Discussão de prós e contras acerca de sindicatos

Liste as razões pelas quais você se uniria ou não a um sindicato. Compartilhe-as com os demais no grupo e examine as seguintes questões: você teria outra opinião sobre sindicatos se fosse um empregador? O que mais o influencia o desejo de se filiar ou rejeitar a filiação a um sindicato? Alguma vez se sentiu discriminado ou impotente no local de trabalho?

O ENFERMEIRO COMO SUPERVISOR: ELEGIBILIDADE PARA PROTEÇÃO SOB A NATIONAL LABOR RELATIONS ACT

Mayer e Shimabukuro (2012) observam que a National Labor Relations Act (NLRA, ou Lei Nacional das Relações Trabalhistas) estabelece certas proteções para funcionários do setor privado que desejam formar ou se filiar a um sindicato trabalhista. Essas proteções, porém, não se estendem aos supervisores.

A NLRA define um supervisor como "qualquer indivíduo investido de autoridade, conforme o interesse do empregador, para contratar, transferir, suspender, demitir, recontratar, promover, exonerar, designar, recompensar ou punir outros funcionários, ou investido de responsabilidade para dirigi-los, ou para ajustar suas reivindicações, ou para efetivamente recomendar tais ações, caso em conformidade com o supracitado, de modo que o exercício de tal autoridade não seja de natureza meramente rotineira ou subalterna, mas que exija o uso de julgamento independente" (Matthews, 2010, parágrafo 12).

No entanto, uma decisão de 2006 do National Labor Relations Board (NLRB, ou Conselho Nacional de Relações Trabalhistas) passou a considerar que os *enfermeiros de unidade* também podem ser considerados supervisores, já que são responsáveis pela coordenação e prestação de cuidados a pacientes por toda uma unidade (Matthews, 2010). Até mesmo os enfermeiros que trabalham em meio período foram assim considerados. Essa decisão vem sendo contestada legalmente desde então, e diversas interpretações já ocorreram. Reinterpretações pelo NLRB são esperadas no futuro.

Além disso, a definição de supervisor na enfermagem veio à baila com diversas decisões administrativas e judiciais no início dos anos 90. Essas decisões emergiram como resultado de um caso envolvendo quatro técnicos de enfermagem empregados no Asilo Heartland, em Urbana, Ohio. Durante o final de 1988 e início de 1989, esses profissionais reclamaram à gerência sobre aquilo que eles consideravam ser uma aplicação desigual das regras sobre faltas no trabalho; escassez de funcionários; baixos salários para auxiliares de enfermagem; um exagero nas trocas de prescrições médicas de uma farmácia para outra, o que aumentava o trabalho dos enfermeiros com papelada; e falta de comunicação da gerência com os funcionários (NLRB, s.d.). Apesar das promessas do vice-presidente de operações de que eles não sofreriam represálias por levarem suas queixas à sede central da organização, três dos técnicos de enfermagem foram demitidos em consequência de suas ações.

Em resposta ao que eles encararam como uma demissão ilegal, os técnicos de enfermagem solicitaram proteção sob a NLRA. O NLRB determinou que, como os técnicos de enfermagem tinham responsabilidade de garantir a adequação do quadro de funcionários, de fazer atribuições de tarefas diariamente, de monitorar o trabalho dos auxiliares para assegurar o desempenho apropriado, de aconselhar e punir os auxiliares, de resolver os problemas e as reivindicações dos auxiliares, de avaliar os desempenhos dos auxiliares e de se reportar à gerência, eles deveriam ser classificados como "supervisores", tornando-os, portanto, inelegíveis sob a NLRA.

Mediante apelação, o juiz discordou, concluindo que os enfermeiros não eram supervisores e que o trabalho supervisório dos enfermeiros não era a mesma coisa que dirigir responsavelmente os auxiliares conforme o interesse do empregador, ressaltando que o foco dos enfermeiros recai sobre o bem-estar dos residentes do asilo, e não sobre os do empregador.

Em mais uma reviravolta, a Corte de Apelação da Sexta Vara dos Estados Unidos reverteu a decisão do juiz, argumentando que o teste do NLRB para determinar o *status* supervisório dos enfermeiros era inconsistente com o estatuto e que o interesse do paciente e o interesse do empregador não eram mutuamente excludentes. A corte afirmou que, na verdade, os interesse do paciente é o próprio negócio do empregador, e que o bem-estar do paciente era tanto o objeto e a preocupação do empregador quanto era dos enfermeiros. A corte também argumentou que a dicotomia estatutária que o NLRB originalmente criou não era mais justificada na área do atendimento de saúde do que em qualquer outro empreendimento em que deveres supervisórios são necessários para a produção de bens ou a prestação de serviços (*NLRB v. Health Care & Retirement Corp.*, 1994).

A corte declarou ainda que cabia ao Congresso dos Estados Unidos instaurar uma exceção para a área de atendimento de saúde, incluindo os enfermeiros, caso o Congresso não quisesse que tais enfermeiros fossem considerados como supervisores. A corte recordou ao NLRB que são as cortes, e não o conselho, que arcam com a responsabilidade final por interpretar a lei. Depois de concluir que o teste do conselho era inconsistente com o estatuto, a corte determinou que os quatro técnicos de enfermagem envolvidos neste caso eram de fato supervisores e inelegíveis à proteção sob a NLRA (*NLRB v. Health Care & Retirement Corp.*, 1994).

Esta mesma interpretação, ao menos para enfermeiros encarregados em período integral, foi usada em outra decisão judicial marcante em setembro de 2006, para determinar se os enfermeiros encarregados, tanto os permanentes quanto os rotativos, do Oakwood Healthcare Inc. eram "supervisores" na acepção da NLRA, e se podiam, assim, ser excluídos de uma unidade de enfermeiros representada por um sindicato (Mayer & Shimabukuro, 2012). Sustentando a definição de que os supervisores "fazem atribuições de tarefas" e "dirigem diretamente" os funcionários, além de exercitarem "julgamento independente", o NLRB concluiu que 12 enfermeiros encarregados permanentes do Oakwood Healthcare eram supervisores. Já os enfermeiros encarregados rotativos, caso esta função representasse menos de 10 a 15% de seu tempo de trabalho, não foram considerados "supervisores".

Matthews (2010) observa que o caso *Oakwood* estabeleceu um precedente e figurou em cerca de 35 decisões subsequentes tanto em ambientes de atendimento de saúde quanto industriais, ainda que não tenham havido mais nenhuma decisão judicial envolvendo o *status* de enfermeiro encarregado/supervisor. Portanto, a decisão do caso *Oakwood* segue vigente, especificando que os enfermeiros cuja carga horária como encarregados de enfermagem é, em média, inferior a 10 a 15% (ou cerca de um turno por período de pagamento) são considerados enfermeiros comuns, enquanto os enfermeiros que dedicam mais de 15% do seu tempo profissional à chefia em enfermagem são considerados supervisores.

ESTRATÉGIAS DE ORGANIZAÇÃO DE SINDICATOS

Os sindicatos utilizam inúmeras estratégias para organizar os trabalhadores de atendimento de saúde (Quadro 22.5), incluindo encontros pessoais e reuniões em grupo com representantes sindicais. Outras estratégias incluem oferecer informações por escrito sobre os benefícios dos sindicatos, enviar cartas e contatar de outras formas os potenciais membros do sindicato. Haugh (2006), porém, sugere que os sindicatos adicionaram novos métodos de organização – a saber, pressão comunitária e corporativa. Essa pressão costuma se voltar a hospitais que atendem pacientes graves.

> **QUADRO 22.5** Algumas estratégias de organização de sindicatos
>
> 1. Reuniões (grupais ou individuais)
> 2. Folhetos e panfletos
> 3. Pressão sobre a corporação hospitalar pela mídia e contatos na comunidade
> 4. Pressão política de legisladores regionais e vereadores locais
> 5. Estratégias de campanha de corporações
> 6. Ativismo de empregados locais
> 7. Uso de processos na justiça
> 8. Pressão de parte dos financiadores
> 9. Tecnologia

Nas campanhas corporativas, o sindicato faz uso de eventos públicos, conexões políticas e mídia local para questionar a qualidade do atendimento no hospital, o nível do trabalho assistencial, sua posição de entidade isenta de impostos (quando sem fins lucrativos) e o número de enfermeiros contratados. Haugh (2006) diz que os sindicatos são muito eficientes em envolver intermediários locais com poder, sejam financistas ou políticos que fazem as leis. Os sindicatos estão elaborando campanhas para corporações, com alegações de discriminação, boicote, assembleias e visita às casas dos membros da diretoria. Outra estratégia que ajuda no sucesso dos sindicatos de empregados é o ativismo. Conselhos centrais de empregados, sindicatos locais e federações estaduais de sindicatos influenciam os grupos da comunidade, as organizações baseadas na confiança e representantes escolhidos, criando agitação e mudando o ambiente comunitário de organização de empregados.

Além disso, os sindicatos muitas vezes entram com processos judiciais contra o empregador. Os sindicatos trabalham com a meta de quebrar a determinação do empregador e demonstrar sua capacidade de proteger os empregados, dando início a processos legais em nome destes contra aqueles empregadores. Outras estratégias incluem os organizadores sindicais criarem sites na Internet permitindo a manutenção de estatísticas sobre sistemas hospitalares (Haugh, 2006). A Internet facilitou muito o acesso a informações sobre como organizar um sindicato aos empregados interessados. O *e-mail* mostrou-se um meio barato e eficiente de comunicação em massa sobre assuntos sindicais importantes.

PAPEL DO ADMINISTRADOR NA ORGANIZAÇÃO SINDICAL

Devido ao movimento em direção à sindicalização na indústria de atendimento de saúde, é possível que a maior parte dos enfermeiros se envolva com sindicatos de alguma forma durante sua vida profissional. Os chefes que não estão empregados em uma organização de saúde sindicalizada devem antecipar que um ou mais sindicatos tentarão organizar os enfermeiros nos próximos anos.

Enfermeiros com cargos administrativos, legalmente chamados nos hospitais de "supervisores", são os porta-vozes legais das instituições hospitalares. Como tais, o NLRB monitora de perto o que eles dizem e fazem. Dentre as atividades gerenciais proibidas estão ameaçar funcionários, interrogar funcionários, promoter recompensas aos funcionários por interromperem atividade sindical e espionar funcionários. Quando, porém, um chefe mais hábil detecta sinais preliminares de atividade sindical, a organização pode agir para desestimular a filiação de seus funcionários.

Os empregados têm o direito de participar da organização sindical conforme a NLRA, e os administradores não podem interferir nesse direito.

Recentemente, porém, ocorreram algumas vitórias em termos de restaurar alguns direitos da gerência. A Corte de Apelação dos Estados Unidos na Vara do Distrito de Colúmbia decidiu em maio de 2013 que as organizações de atendimento de saúde não precisam listar os direitos de negociação coletiva dos trabalhadores, incluindo os direitos dos trabalhadores de se filiarem a um sindicato para negociarem coletivamente na busca de aumentos salariais e melhores condições de trabalho (Bump, 2013). Isso derrubou uma decisão cuja vigência se daria a partir de janeiro. A Corte afirmou que o NLRB violara os direitos de liberdade de expressão dos empregadores ao tentar obrigá-los a exibir pôsteres para que não fossem acusados de cometer uma prática laboral injusta. "Os sindicatos esperavam que os pôsteres os ajudariam a aumentar o número de filiados, mas grupos empresariais argumentaram que eles eram totalmente desequilibrados em favor da sindicalização" (Hananel, 2013, parágrafo 3).

ETAPAS PARA SE ESTABELECER UM SINDICATO

A primeira etapa da criação de um sindicato é a demonstração de um nível adequado de desejo de sindicalização pelos empregados. O NLRB exige que um mínimo de 30% deles assinem um cartão como interessados antes que aconteça a votação em prol do sindicato. A maior parte dos sindicatos, entretanto, precisará de 60 a 70% dos empregados assinando cartões de interesse antes de gastar tempo e dinheiro em campanhas.

Seus representantes costumam ter cautela, mantendo a campanha secreta até estarem prontos a ingressar uma petição para a eleição. Isso ocorre para que se chegue ao momento certo sem interferência do empregador.

Atualmente, após a geração de determinado número de cartões, a organização é obrigada a realizar uma eleição. É quando todos os funcionários com a mesma classificação, como a de enfermeiros, votam se querem ou não ser sindicalizados. Uma das possibilidades nessas eleições é a *ausência de representação*, significando que quem decide não quer um sindicato. Na eleição, 50% mais um da unidade peticionada devem votar para que o sindicato seja reconhecido. Um processo semelhante ao de certificação pode retirá-la dos sindicatos. Pode ocorrer *retirada da certificação* quando pelo menos 30% dos empregados elegíveis na unidade de negociação dão início a uma petição, solicitando para não serem mais representados pelo sindicato.

É importante lembrar a existência de diferenças entre a organização em uma instituição de atendimento de saúde e em outros tipos de empresas. Em geral, a solicitação e a distribuição de informações escritas dos sindicatos é completamente proibida em "áreas de atendimento imediato ao paciente". Contudo, administradores de médio e primeiro escalões jamais devem, de forma independente, envolver-se em atividade de organização sindical. Devem sempre buscar ajuda e orientação dos administradores de escalão superior e do departamento de pessoal.

A lista completa de direitos dos administradores e da força de trabalho durante as fases de organização e criação de sindicatos extrapola o foco deste livro. Há anos, o Congresso norte-americano faz emendas a várias leis trabalhistas em busca do equilíbrio do poder entre empregador e empregado. Às vezes, esse equilíbrio de poder pende para um lado ou para o outro, mas o Congresso cedo ou tarde promulga leis para restaurá-lo. Cabe ao empregador garantir que os direitos de ambas as partes sejam protegidos. As duas áreas mais delicadas nos contratos com sindicatos, após acordo sobre salários, incluem disciplina e processo de acusação ou queixa, assuntos da Unidade VII.

RELAÇÕES REAIS ENTRE TRABALHO E ADMINISTRAÇÃO

Até a década de 1950, eram turbulentas as relações entre empregados e empregadores. Os livros de história registram muitas batalhas, greves, piquetes em massa e tratamento violento por empregadores e empregados. Nos últimos 30 anos, empregadores e sindicatos melhoraram de forma substancial suas relações. Embora haja cada vez mais evidências de que a administração atual tenha aceito a realidade da permanência dos sindicatos, as empresas nos Estados Unidos ainda não se sentem à vontade com eles, da mesma forma que suas iguais em outros países. Assim, os sindicatos já aceitam o fato de que há momentos em que as empresas não estão suficientemente saudáveis para sobreviverem as suas demanda agressivas.

É possível criar uma atmosfera em que os trabalhadores e a administração consigam trabalhar unidos para atingir metas mútuas.

Diante da realidade das negociações com um agente específico, há algumas opções aos administradores de empresas. Uma delas é a oposição ativa ao sindicato, por meio de várias técnicas de rompimento com ele, ou algo mais sutil, tentando desacreditá-lo e obtendo a confiança dos empregados. A *aceitação* também pode se dar ao longo de um *continuum*. A administração pode aceitar o sindicato com relutância e suspeição. Embora os administradores conheçam os direitos legítimos dos sindicatos, costumam achar que devem continuamente proteger-se contra sua ocupação ativa no território tradicional do empregador.

Há também o tipo de aceitação dos sindicatos conhecido como *acomodação*. Cada vez mais comum, ela se caracteriza pela aceitação total do sindicato pelo empregador, com ambos evidenciando respeito mútuo. Diante de condições assim, empregados e empregadores conseguem estabelecer metas comuns, em especial em áreas de segurança, redução de custos, eficiência, eliminação de perdas e melhores condições de trabalho. Essa cooperação representa um tipo de relação mais madura e avançada entre empregador e empregado.

As atitudes e filosofias dos líderes administrativos e dos sindicatos determinam o tipo de relação criada entre as duas partes nas empresas. Ao lidar com sindicatos, os administradores devem ter flexibilidade. É essencial que não ignorem assuntos ou tentem vencer os outros com o poder. A abordagem racional para resolver problemas deve ser utilizada.

Sem dúvida, o sindicalismo na indústria do atendimento de saúde será ampliado. É importante que se aprenda como lidar com esse limitador potencial para uma administração eficiente. Cabe aos administradores aprender a trabalhar com os sindicatos e desenvolver a arte de usá-los para auxiliar as empresas a formarem um espírito de equipe que atenda as suas metas.

EXERCÍCIO DE APRENDIZAGEM 22.3

Listar e justificar argumentos a favor ou contra greve

Você é enfermeira na UTI de um dos dois hospitais da sua cidade. Trabalha lá há cinco anos, tendo sido transferida para a UTI há dois anos. Ama a profissão, mas está um pouco frustrada no trabalho por causa do número reduzido de colegas, pelas demandas excessivas de horas extras e pelo estresse de trabalhar com pacientes tão graves.

O hospital tem um sindicato com obrigatoriedade de participação (*closed shop*), de modo que as taxas a serem pagas a ele são deduzidas de seu salário, embora você não tenha participação ativa. O atual contrato com o sindicato está para ser renegociado, e ele e a administração não chegaram a um acordo em vários itens. Quando a administração fez sua última oferta, o novo contrato foi rejeitado pelos enfermeiros. Agora que o antigo contrato expirou, os enfermeiros têm liberdade para fazer greves, se decidirem por isso.

Você votou pela aceitação da oferta da administração; tem dois filhos para sustentar e seria assustador deixar de trabalhar por um longo período. Na noite passada, os enfermeiros votaram se voltam à mesa de negociação e tentam renegociar com a administração ou entram em greve. Mais uma vez, seu voto foi contrário à greve. Acaba de saber, por um amigo, no entanto, sobre a vitória da decisão pela greve. Você precisa decidir se a apoia ou se passa pela barreira do piquete para continuar o trabalho amanhã. Seus amigos a estão pressionando para apoiar sua causa. Você sabe que o sindicato dará uma compensação financeira durante a greve, mas acha que não será adequada às suas despesas. Você concorda com as alegações do sindicato de que a instituição está com trabalho em excesso e que lhe pagou pouco, além de, em geral, não responder às necessidades dos enfermeiros; porém, acredita que sua obrigação primordial é com seus filhos.

Tarefa: liste todas as razões para apoiar a greve e para ficar contra ela. Decida-se sobre o que fazer. Use justificativas apropriadas baseadas em leituras externas em apoio a sua decisão final. Compartilhe suas ideias com a turma. Faça uma votação em aula para determinar quantos farão greve e quantos furarão a barreira do piquete.

LEGISLAÇÃO TRABALHISTA

Da mesma forma que os sindicatos, as várias questões legais envolvidas na contratação e no emprego causam impacto na função diretiva. Esses limitadores potenciais estão presentes independentemente da existência do sindicato. O sistema norte-americano de relações industriais é visto como um dos mais legalistas no mundo ocidental, ainda evidenciando crescimento. Alguns aspectos das relações de emprego não são regulamentados quer por leis estaduais ou federais. As leis trabalhistas são aqui discutidas apenas superficialmente. Muitas se referem a aspectos específicos da administração de pessoal, como as que lidam com negociação coletiva ou leis igualitárias de emprego que regulam as contratações. Alguns regulamentos sobre empregados foram assunto de capítulos anteriores e outros surgirão mais tarde. O administrador prudente sempre trabalhará próximo do departamento de recursos humanos ao tratar de assuntos sobre leis trabalhistas.

Alguns observadores acham que a legislação trabalhista sobre emprego e força de trabalho se tornou tão prescritiva que impede experiências e criatividade por parte do empregador. Há os que acreditam que, da mesma forma que a negociação coletiva, a proliferação de leis trabalhistas deve ser entendida a partir de uma perspectiva histórica para a compreensão de sua necessidade. Independentemente da necessidade ou não dessas leis, elas são uma realidade na vida de todos os empregadores.

A sensação de que o empregador é justo com todos é base fundamental para a formação de equipe, tão importante na verdadeira administração.

A capacidade de os empregadores lidarem com eficiência com as exigências legais implica a compreensão das leis e sua interpretação. Quem opta por isso impede a discriminação e oferece oportunidades iguais, tornando-se modelo de justiça a ser imitado. As leis de emprego, como aquelas apresentadas na Tabela 22.2, incluem-se em cinco categorias:

1. *Padrões de trabalho*. São as leis que fixam os padrões mínimos de condições de trabalho, independentemente da presença ou não de um contrato sindical. Nesse conjunto, estão as leis sobre salário mínimo, saúde e segurança e pagamento igualitário.
2. *Relações de trabalho*. São as leis que regulamentam os direitos e os deveres dos sindicatos e empregadores em sua relação recíproca.
3. *Igualdade de emprego*. As leis que tratam da discriminação no trabalho foram apresentadas no Capítulo 15.
4. *Leis cíveis e criminais*. São leis estatutárias e judiciais que proíbem alguns tipos de conduta e fixam penalidades.
5. *Outras leis*. Os administradores de enfermagem têm algumas responsabilidades legais que não costumam se aplicar a administradores na indústria. Por exemplo, os funcionários com licença profissional devem possuir uma licença atualizada e validada no estado em que realizam a prática. Além disso, a maioria dos estados exige que empregadores de enfermeiros informem certos tipos de abuso de substância aos conselhos estaduais de licenciamento. Leis sobre sigilo também causam impacto importante nas organizações de saúde.

TABELA 22.2 Leis sobre emprego e trabalho

Título da lei	Regulamentos
Fair Labor Standards Act (1938); recebeu diversas emendas desde 1938	Fixa o salário mínimo e o máximo de horas que podem ser trabalhadas antes do pagamento de horas extras
Civil Rights Act de 1964	Fixa práticas de emprego igualitárias
Executive Order 11246 (1965) e Executive Order 11375 (1967)	Fixa diretrizes de ação afirmativa
Age Discrimination Act (1967) e a emenda de 1978	Protege contra aposentadoria obrigatória
Rehabilitation Act (1973)	Protege os deficientes
Vietnam Veterans Act (1973/1974)	Garante direitos de reemprego

Padrões de trabalho

Os *padrões de trabalho* são regulamentos que tratam das condições de trabalho do empregado, incluindo condições físicas, aspectos financeiros e quantidade de horas trabalhadas. Os regulamentos podem ser criados e expedidos por organismos estaduais e/ou federais. Quando os regulamentos se sobrepõem, os mais rígidos costumam ser os aplicáveis.

 Leis trabalhistas federais e estaduais costumam se sobrepor; como regra geral, o empregador deve obedecer à mais rígida.

Salários mínimos e máximo de horas

Mais de 85% de todos os empregados não supervisionados estão hoje cobertos pela *Fair Labor Standards Act* (FLSA, ou Lei dos Padrões Trabalhistas Justos). Trata-se de uma lei promulgada pelo Congresso norte-americano em 1938 que fixou o salário mínimo/hora – na época, em 25 centavos de dólar. Desde então, ela já recebeu várias emendas.

Costuma-se dizer que, além de fixar "um piso salarial", a FLSA estabeleceu um "teto para horas". Esse, porém, não é assim tão preciso. A FLSA fixa um número máximo de horas trabalhadas por semana, podendo a pessoa trabalhar além disto somente se receber horas extras. Alguns estados aprovaram uma lei que traz uma exceção a essa regra semanal sobre horas extras de trabalho. A exceção é o limite de 80 horas por período pago de duas semanas, após o que o funcionário precisa receber as horas extras. O pagamento de horas extras pode ser importante, daí a obrigatoriedade dos empregadores conhecerem o padrão que a empresa está utilizando.

As *horas trabalhadas* incluem todo o tempo em que o empregado está de serviço. Assim, aulas, conferências, orientação obrigatórias, e assim por diante, devem ser registradas como horário de trabalho, estando sujeitas às regras do pagamento de horas extras. A FLSA não exige relógios-ponto, mas obriga a manutenção de algum registro das horas trabalhadas.

Também regulamenta a quantidade mínima de pagamento de horas extras, que deve ficar pelo menos em um quinto do salário-base. Quando há diferenças entre leis estaduais e federais sobre horas extras, vale a regra mais rígida. Alguns contratos sindicais também têm acordos mais rígidos sobre pagamento de horas extras em comparação com a FLSA.

A legislação trabalhista do governo federal exime alguns cargos das exigências quanto a pagamento de salário mínimo e horas extras. Empregados em cargos executivos, administrativos e empregados profissionais compõem três exceções passíveis de nota entre os ocupantes de escalões mais altos. As funções do cargo, mais do que título ou o fato de receberem salário mensal, fazem essa distinção. Ser estudante, estagiário e outras circunstâncias especiais também pode qualificar um empregado a ser uma exceção aos regulamentos da FLSA. O departamento de pessoal de uma empresa grande é especialmente útil ao empregador para a implementação dessas leis trabalhistas. Os empregadores, no entanto, devem ter uma compreensão geral de como a legislação limita as políticas de contratação e o número de funcionários e de horários de trabalho.

A Equal Pay Act (Lei do Pagamento Equânime) de 1963 exige que homens e mulheres que fazem o mesmo trabalho recebam remuneração igual. Há quatro parâmetros para pagamento equânime: *habilidade igual*, *esforço igual*, *responsabilidade igual* e *condições de trabalho similares*. Essa lei causou grande impacto na administração de enfermagem ao ser promulgada. Antes de 1963, atendentes do sexo masculino costumavam receber salário mais alto que atendentes do sexo feminino com as mesmas tarefas. Ainda que isso possa parecer inacreditável agora, na época, muitos empregadores apoiavam essa prática disseminada de discriminação salarial flagrante. A maior parte das agências de atendimento de saúde hoje nomeia esses empregados como "assistentes de enfermagem", independentemente de serem homens ou mulheres, recebendo todos salário igual.

530 **Unidade VI** Papéis e funções de direção

EXERCÍCIO DE APRENDIZAGEM 22.4

Relógios-ponto

Até a década de 1950, a maior parte das organizações de atendimento de saúde não exigia que os empregados usassem relógios-ponto ao chegar ou sair do trabalho, tampouco durante o intervalo de almoço. Hoje os relógios-ponto são a norma para os hospitais e para algumas organizações de atendimento.

Tarefa: levante dados sobre vários hospitais da comunidade, clínicas, centros de saúde para estudantes, instituições de atendimento domiciliar e outras organizações que empreguem enfermeiros. Quantas exigem que os enfermeiros utilizem relógios-ponto? Qual sua opinião sobre profissionais que precisam usar o relógio-ponto para intervalos de almoço? Discuta a questão em aula e com enfermeiros amigos seus.

Leis de relações trabalhistas

Além das leis sobre negociação coletiva, o administrador precisa conhecer bem uma das partes da *Wagner Act* (1935) e a *Emenda Taft-Hartley* (1947), que trata de práticas trabalhistas injustas pelos empregadores e os sindicatos. A Wagner Act original listou e proibiu cinco práticas trabalhistas injustas:

1. Intervir, limitar ou coagir os empregados de forma a interferir em seus direitos estabelecidos na lei. Exemplos de tais atividades incluem espionar reuniões sindicais, ameaçar os empregados com perda do emprego ou ameaçar de fechar uma empresa se criado um sindicato.
2. Interferir na criação de qualquer organização no trabalho ou oferecer auxílio financeiro a alguma organização trabalhista. Esse item foi incluído para proibir "planos de representação dos empregados" basicamente controlados pela administração.
3. Discriminar em relação à contratação, tempo de serviço, e assim por diante, para desencorajar a filiação a um sindicato.
4. Despedir ou discriminar um empregado que prestou queixa ou testemunhou diante da NLRB.
5. Recusar-se a negociar de boa-fé.

A *Wagner Act* original deu tanto poder aos sindicatos que levou à necessidade, em 1974, de aprovar legislação federal adicional para restaurar um equilíbrio nas relações de poder entre força de trabalho e empregadores. A *Emenda Taft-Hartley* manteve o que estava na *Wagner Act*, garantindo aos empregados o direito à negociação coletiva. Essa emenda, entretanto, adicionou um item que informa que os empregados têm direito a evitar participação em sindicatos. Além disso, a *Emenda Taft-Hartley* acrescentou e proibiu as seis práticas seguintes pelos sindicatos, consideradas injustas:

1. Exigir que um profissional autônomo ou um empregador filie-se ao sindicato.
2. Obrigar um empregador a parar de fazer negócios com outra pessoa. Isso impôs uma proibição relativa a boicotes secundários que predominavam, na época, nos sindicatos.
3. Obrigar um empregador a negociar com um sindicato quando outro já foi nomeado agente de negociação.
4. Obrigar o empregador a designar determinado trabalho a membros de um sindicato e não de outro.
5. Cobrar taxas de iniciação excessivas ou discriminatórias.
6. Levar ou tentar levar um empregador a pagar por serviços desnecessários. Isso proibiu o *featherbedding*, termo usado para descrever práticas sindicais que evitam a demissão de um empregado devido a avanços tecnológicos.

Leis de oportunidade igual de emprego

Historicamente, no sistema norte-americano de livre iniciativa, os empregadores podem contratar quem quiserem. Hoje, um empregador da década de 1920 ficaria chocado ao ver que minorias raciais e étnicas, mulheres, idosos e deficientes têm adquirido direitos substanciais nos locais de trabalho. A primeira lei na área de práticas de contratação foi consequência de anos de discriminação contra minorias. A legislação mais recente buscou eliminar a discriminação decorrente de diversas razões. A *Equal Employment Opportunity Commission* (EEOC, ou Comissão de Oportunidades Iguais de Emprego) do governo norte-americano lista os seguintes tipos de discriminação: idade, deficiência, pagamento equivalente, país de origem, gravidez, raça, religião, retaliação, gênero e assédio sexual (USEEOC, s. d. -a).

As oportunidades iguais de emprego causaram grandes mudanças nos locais de trabalho nos Estados Unidos. Mulheres, minorias e deficientes obtiveram sucesso em conseguir empregos antes negados a eles. No entanto, apenas ganhos modestos na conquista da diversidade étnica ocorreram na enfermagem (Huston, 2014b).

Ainda que os homens sejam vistos como minoria na enfermagem, há aqueles que sentem que a condição de minoria masculina leva mais a vantagens do que a discriminação, em especial na contratação e nas promoções. Alguns especialistas já sugeriram que a trajetória profissional mais acelerada e os salários relativamente mais altos dos enfermeiros do sexo masculino comparados aos do sexo feminino provavelmente refletem a tendência histórica de que homens ficam empregados durante toda a sua trajetória profissional, ao passo que as mulheres tendem a ter intervalos na carreira relacionados com a criação dos filhos ou com cuidados familiares, além de terem em média uma menor carga horária (Huston, 2014b).

A discriminação envolvendo empregadas gestantes é de especial interesse aos administradores de enfermagem, porque essa profissão é predominantemente feminina e porque as enfermeiras costumam se expor à radiação química perigosa e a organismos infecciosos. A *Pregnancy Discrimination Act* (Lei Contra Discriminação por Gravidez), que representou uma emenda ao Title VII da *Civil Rights Act* (Lei dos Direitos Civis) *de 1964*, exige que funcionárias gestantes sejam tratadas da mesma forma que outras funcionárias que estão temporariamente incapacitadas. Os administradores precisam usar bom senso e tratamento ético e humano ao lidarem com funcionárias gestantes.

Civil Rights Act de 1964

A *Civil Rights Act* (Lei dos Direitos Civis) *de 1964* estabeleceu os fundamentos à igualdade de emprego nos Estados Unidos. O impulso gerado pelo Title VII da Civil Rights Act é duplo: ele proíbe a discriminação por fatores alheios a qualificações para o emprego e ainda promove emprego com base na capacidade e no mérito. As áreas de discriminação especificamente mencionadas incluem raça, cor, religião, gênero e país de origem.

Essa lei foi fortalecida pela Ordem Executiva 11246, de 1965, e pela Ordem Executiva 11375, de 1967, do presidente Lyndon Johnson. Elas tentaram corrigir injustiças anteriores. Pelo fato de o governo acreditar que alguns grupos possuíam uma longa história de discriminações contra eles, pretendeu incluir um mecanismo que os auxiliaria a "chegar ao mesmo nível" do restante da força de trabalho norte-americana. Assim, criou um componente de ação afirmativa. Planos de *ação afirmativa* não são especialmente exigidos por lei, mas podem ser exigidos por ordem judicial. Na maior parte dos estados, planos de ação afirmativa são voluntários, a menos que haja envolvimento de contratos governamentais. Alguns estados, como a Califórnia, recentemente votaram pela eliminação da ação afirmativa em locais de trabalho, defendendo que, na verdade, resultavam em discriminação inversa. Muitas organizações, no entanto, de forma voluntária, põem em funcionamento um plano de ação afirmativa, quando este não conflita com regulamentos estaduais.

A ação afirmativa é diferente da *oportunidade igual*. A lei norte-americana de Oportunidade Igual de Emprego visa evitar a discriminação. Os planos de ação afirmativa querem buscar ativamente o preenchimento de vagas de trabalho com membros de grupos com pouca representatividade, como mulheres, minorias étnicas e deficientes.

A USEEOC é responsável pela fiscalização do Title VII da Civil Rights Act, e sua responsabilidade investigativa é bastante ampla. Se entender como justificada a acusação de discriminação, a agência tenta chegar a um acordo por meio de persuasão e conciliação. Quando a USEEOC não consegue chegar a um acordo, tem poder de ingressar com uma ação cível contra o empregador. Se

532 **Unidade VI** Papéis e funções de direção

confirmada a discriminação, as cortes ordenam a restauração da condição econômica de direito; isso significa que o empregado pode ser beneficiado, recebendo salário por até dois anos. Nas organizações de saúde, diante de confirmação de discriminação (por exemplo, desigualdade de pagamento de homens e mulheres em cargo de auxiliares de enfermagem), as compensações financeiras em processos judiciais da classe têm sido bastante elevadas. Os chefes devem ficar atentos a essas práticas discriminatórias. Alguns estados têm leis justas de emprego mais rígidas que leis federais. Mais uma vez, valem as leis mais rígidas.

Age Discrimination in Employment Act

Promulgada pelo Congresso em 1967, a finalidade da *Age Discrimination in Employment Act* (ADEA, ou Lei Contra a Discriminação Etária no Emprego) foi promover o emprego de pessoas mais velhas, com base mais em sua capacidade do que na idade. No início de 1978, a ADEA recebeu uma emenda para aumentar a idade protegida para 70 anos. Em 1987, o Congresso votou pela retirada dessa restrição etária, exceto em algumas categorias de trabalho.

Embora algumas pessoas estejam assustadas pela retirada das aposentadorias obrigatórias por idade, ainda se mantêm as tendências de uma aposentadoria mais precoce. A reversão dessa tendência, porém, pode trazer consequências graves para algumas empresas. Sobretudo, pode ocorrer forte impacto em organizações com muito trabalho, em especial se também demandarem exigências físicas, como é o caso da enfermagem. Em meados de 2013, por exemplo, uma enfermeira de 49 anos do estado do Tennessee ingressou com um processo, alegando violação da ADEA e de leis estaduais quando seu empregador começou a procurar abertamente por "jovens expoentes" para substituir os trabalhadores mais velhos (Yamada, 2013).

EXERCÍCIO DE APRENDIZAGEM 22.5

Como tratar o caso da saúde fragilizada de Mary

Você tem cargo de chefia em um berçário de recém-nascidos saudáveis. Entre seus funcionários, está Mary Jones, enfermeira de 79 anos, no hospital há 50 anos. Não há idade obrigatória para aposentadoria, o que não foi problema antes, mas a saúde geral de Mary está fazendo disso um problema para sua unidade. Ela está cada vez mais fragilizada fisicamente. A catarata obstrui sua visão, e ela é hipertensa. No mês passado, começou a preparar uma menininha para circuncisão porque não conseguiu ler direito a pulseira de identificação.

Os demais funcionários do berçário estão cada vez mais chateados com a incapacidade de Mary para realizar as tarefas. Os médicos, entretanto, dão-lhe apoio e riem do incidente da circuncisão. Na semana passada, você pediu a Mary para se submeter a um exame físico pago pelo hospital para determinar sua capacidade física para continuar trabalhando.

Não foi surpresa quando ela voltou do exame com aprovação médica. O médico foi severo com você. Admitindo particularmente para você que a saúde de Mary estava fragilizando-se rapidamente, ele contou que o trabalho era sua única razão para viver, concluindo com estas palavras: "Obrigar Mary a se aposentar significa matá-la em um ano".

Tarefa: usando seus conhecimentos sobre discriminação etária, segurança do paciente, direitos do empregado e responsabilidades do administrador, decida-se sobre uma ação apropriada para o caso. Seja criativo e vá além do óbvio. Sustente suas decisões.

Assédio sexual

Embora a discriminação no trabalho relativa a gênero seja ilegal desde a Civil Rights Act de 1964, foi somente em 1977 que a corte federal de apelação aceitou a alegação de que abuso verbal e físico no local de trabalho seria assédio sexual. A partir daí, o assédio sexual foi reconhecido como forma de discriminação sexual que viola o Título VII da Civil Rights Act.

A USEEOC (s. d. –b, parágrafo 2) define *assédio sexual* como "investidas sexuais indesejadas, solicitações de favores sexuais e outro tipo de conduta de natureza sexual quando a submissão a essa conduta ou a sua rejeição, explícita ou implicitamente, afetar o emprego de uma pessoa, interferir,

Capítulo 22 Negociação coletiva, sindicalização e leis trabalhistas **533**

sem razão, no desempenho individual no trabalho ou criar um ambiente de trabalho intimidador, hostil ou ofensivo". A EEOC (s. d. –b) afirma que o assédio sexual pode ocorrer em várias circunstâncias, incluindo, entre outras, as seguintes:

- A vítima, da mesma forma que o assediador, pode ser homem ou mulher. A vítima não precisa ser do sexo oposto.
- O assediador pode ser o supervisor da vítima, um agente do empregador, um supervisor de outra área, um colega de trabalho ou alguém que não é empregado.
- A vítima não precisa ser a pessoa assediada, podendo ser qualquer um afetado pela conduta ofensiva.
- O assédio sexual ilegal pode não envolver lesão econômica à vítima ou perda do emprego por parte dela.
- A conduta do assediador deve ter sido indesejada.

Desde o regramento de 1977, alegações de assédio sexual e processos legais a respeito permeiam praticamente todos os ramos profissionais, e o sistema de atendimento de saúde não está imune a isso. Na verdade, o assédio sexual e outros tipos de violência não física são problemas mundiais para os enfermeiros, sendo que os países de língua inglesa exibem as mais elevadas taxas tanto de violência física quanto de assédio sexual em enfermagem (Exame de Evidência 22.1).

Exame de evidência 22.1

Fonte: *Spector, P. E., Shou, Z. E., & Che, X. X. (2013, February 19). Nurse exposure to physical and nonphysical violence, bullying, and sexual harassment: A quantitative review.* International Journal of Nursing Studies. *Acessado em 23 de junho de 2013, em http://www.ncbi.nlm.nih.gov/pubmed/23433725*

Esta pesquisa conduziu uma revisão quantitativa da literatura sobre violência no âmbito da enfermagem, estimando taxas de exposição por tipo de violência, ambiente, fonte e região mundial. Um total de 136 artigos forneceram dados sobre 151.347 enfermeiros provenientes de 160 amostras. As categorias dependeram da disponibilidade de pelo menos cinco estudos. As taxas de exposição foram codificadas como percentuais de enfermeiros em cada amostra que relataram um determinado tipo de violência. Os cinco tipos de violência eram física, não física, *bullying*, assédio sexual e combinada (tipo de violência não indicado). O ambiente, o período, o país e a fonte de violência foram codificados.

Em geral, as taxas de exposição à violência foram de 36,4% para violência física, 66,9% para violência não física, 39,7% para *bullying* e 25% para assédio sexual, com 32,7% dos enfermeiros relatando terem sido fisicamente feridos em uma agressão. As taxas de exposição variaram por região do mundo (Anglo, Ásia, Europa e Oriente Médio), sendo que as taxas mais elevadas de violência física e assédio sexual foram registradas na região Anglo, e as taxas mais elevadas de violência não física e *bullying* no Oriente Médio. Também houve variação regional nas fontes de violência, com os pacientes sendo os maiores responsáveis nas regiões Anglo e Europa, enquanto os familiares/amigos dos pacientes representaram a fonte mais comum no Oriente Médio.

Cerca de um terço dos enfermeiros em todo o mundo indicou exposição a violência física e *bullying*, cerca de um terço relatou ter sofrido ferimentos, cerca de um quarto passou por assédio sexual e cerca de dois terços indicaram violência não física. A violência física foi mais prevalente em departamentos de emergência, geriatria e psiquiatria. A violência física e o assédio sexual foram mais prevalentes nos países Anglo, e a violência não física e o *bullying* foram mais prevalentes no Oriente Médio. Os pacientes foram os maiores responsáveis por violência física nas regiões Anglo e Europa, e os familiares e amigos dos pacientes foram os maiores responsáveis por violência no Oriente Médio.

Ainda que o assédio sexual entre os trabalhadores em atendimento de saúde seja o mais observado na literatura, ele também pode vir dos pacientes que os enfermeiros atendem. Em 6 de setembro de 2012, a EEOC entrou com um processo contra um asilo do estado da Virgínia amparada pelo Title VII da Civil Rights Act, alegando que o empregador deixou de proteger uma recepcionista de ser sexualmente assediada por um residente, o que criou um "ambiente de trabalho sexualmente

534   Unidade VI Papéis e funções de direção

hostil" para ela (Boehm, 2013). Assim como a maioria dos processos por assédio, a funcionária alegou que fez inúmeras reclamações à sua supervisora a respeito do assédio, mas que a supervisora deixou de tomar medidas corretivas apropriadas. Boehm (2013) observa que, embora o assédio sexual seja uma questão espinhosa em qualquer ambiente profissional, muitos asilos contam com residentes que agem de maneira imprópria como resultado de demência ou mal de Alzheimer. Ainda assim, essas agências precisam tomar medidas para abordar e minimizar o risco para seus funcionários, mesmo quando ele é oferecido pelos próprios residentes.

De fato, as organizações de atendimento de saúde precisam ficar alertas a manifestações de assédio sexual e intervir imediatamente sempre que houver suspeita disso, quem quer que seja o perpetrador. Isso exige uma abordagem pró-ativa por parte dos funcionários para prevenir, detectar e corrigir instâncias de assédio. No mínimo, as organizações precisam contar com planos esboçando as medidas temporárias para lidar com tais alegações enquanto estão sendo investigadas, além de medidas corretivas permanentes assim que a investigação for concluída, para garantir que a situação não volte a ocorrer.

Para concluir, os próprios enfermeiros devem fazer o que se espera ao testemunharem assédio de outros, ou quando eles mesmos forem alvo desse agressão. Quando alguém causa desconforto a outra pessoa no local de trabalho por meio de insinuações ou piadas de cunho sexual, ou invade o espaço pessoal do outro, este comportamento deve ser reconhecido e confrontado como assédio sexual. Infelizmente, é comum as pessoas deixarem de relatar este problema, e os enfermeiros muitas vezes fazem pouco caso de incidentes de assédio sexual. Além disso, Rossheim (2013) ressalta que, embora os procedimentos hospitalares permitam que os trabalhadores em atendimento direto a pacientes se afastem de casos quando esses pacientes se comportam de maneira inapropriada sexualmente, os enfermeiros raramente fazem isso.

EXERCÍCIO DE APRENDIZAGEM 22.6

Como confrontar assédio sexual

Você é uma nova funcionária na UTI do Valley Medical Center e adora o que faz. Embora tenha apenas 25 anos de idade, já trabalhou quatro anos como enfermeira, e os dois últimos anos foram alocados em uma pequena unidade de atendimento a pacientes críticos de um hospital da zona rural. Seu turno é o das 15 às 23h. Desde que começou a trabalhar neste local, um dos médicos (dr. Jones) lhe dá muita atenção. No começo você ficou lisonjeada, mas, recentemente, passou a se sentir pouco à vontade perto dele. Às vezes, ele a toca e parece flertar com você. Você não tem interesses românticos por ele e, além disso, sabe que é casado. Ontem à noite, ele pediu que você se encontrasse com ele para um drinque após o trabalho; você disse não. Trata-se de um homem com certo poder na unidade, e você não quer iniciar uma inimizade com ele, mas está cada vez mais preocupada com seu comportamento.

Hoje você procurou o enfermeiro encarregado de seu turno de trabalho e explicou o que sente. Respondendo a isso, ele falou: "Ele gosta de flertar com todas as novatas, mas é inofensivo". Esses comentários não a deixam melhor. Por volta das 19h, o dr. Jones aparece na unidade e, uma vez mais, pressiona-a no quarto de um paciente em coma e pede que saia com ele. Outra vez você diz não, e sente-se mais nervosa em relação ao comportamento do médico.

Tarefa: esboce uma linha de ação apropriada. Que opções você consegue identificar? Qual a sua responsabilidade? Quais as forças que impulsionam para a ação, e as que refreiam? Que sistemas de apoio para agir você identifica? Qual a responsabilidade da organização? Seja criativo e vá além do óbvio. Sustente essa decisão.

Leis que afetam norte-americanos com deficiências

A *Rehabilitation Act* (Lei da Reabilitação) *de 1973* passou a exigir que todos os empregadores com contratos de mais de 25 mil dólares com o governo devem tomar ações afirmativas para o recrutamento, a contratação e a promoção de pessoas deficientes com qualificações adequadas. Etapas de ação afirmativa similar, embora menos agressivas, foram necessárias de parte de outras empresas com negócios com o governo federal, com exigências específicas, dependendo do tamanho da empresa e do valor especificado no contrato. O Departamento de Trabalho foi encarregado do cumprimento dessa lei. Ainda que no começo tenha havido pouco progresso em conseguir que as empresas contratassem pessoas com deficiência, um progresso contínuo tem sido feito.

Em 1990, o Congresso aprovou a *Americans With Disabilities Act* (Lei dos Norte-Americanos com Deficiências) para eliminar a discriminação contra cidadãos com deficiências físicas ou mentais no local de trabalho e na sociedade. Deficiência é definida como "todo prejuízo físico ou mental que limite importantes atividades de vida". Isso inclui as pessoas com deficiências físicas óbvias, além de pessoas com câncer, diabetes, HIV ou AIDS e dependentes químicos em recuperação.

Veterans Readjustment Assistance Act

A *Veterans Readjustment Act* (Lei do Reajuste de Veteranos) garante direitos e privilégios de emprego a veteranos em relação a cargos que possuíam antes do ingresso nas forças armadas. Essa lei foi usada por alguns enfermeiros após a Guerra do Vietnã e durante o período em que houve excesso de enfermeiros após a Guerra do Golfo para conseguirem ser reempregados após o serviço militar. Há uma necessidade menor de os enfermeiros implementarem essa lei quando os veteranos voltam de alguma guerra durante períodos de escassez desses profissionais, pois há pronta disponibilidade de empregos.

Occupational Safety and Health Act

O administrador deve conhecer muito bem a legislação imposta pela *Occupational Safety and Health Act* (OSHA, ou Lei da Segurança e da Saúde Ocupacionais) e pelos conselhos estaduais de licenciamento de saúde. A OSHA informa ao empregador as exigências para o oferecimento de um local de trabalho livre de riscos conhecidos capazes de ocasionar lesão física. O Departamento de Trabalho obriga o seu cumprimento. Diante da impossibilidade desse departamento fiscalizar as condições físicas de todas as instituições, a maior parte das inspeções é desencadeada por queixa de empregados ou solicitação do empregador. A lei permite a imposição de multas se o empregador mantiver as condições de insegurança.

Desde a implantação da OSHA, muitas empresas vêm criticando a lei com veemência, especificamente sua administração. Acusam que o custo para o atendimento aos padrões da OSHA sobrecarregam os negócios norte-americanos. Por sua vez, os sindicatos afirmam que o governo federal jamais designou funcionários ou fundos adequados para essa lei. Acusam a OSHA de ser negligente no estabelecimento de padrões relativos a substâncias tóxicas, carcinogênicos e outros agentes produtores de doenças.

Pelo fato do risco de descoberta e a multa (diante de culpa) serem baixos, os empregadores preferem ignorar as condições de trabalho inseguras. Enfermeiros em cargos administrativos estão em uma posição única de chamar a atenção a condições de risco no local de trabalho, devendo comunicar essas preocupações às instâncias superiores. Controvérsias constantes acerca de questões de segurança incluem custo e eficácia de precauções universais e vacinações em caso de bioterrorismo potencial. A maioria dos estados tem regulamentos de trabalho e segurança. Uma vez mais, o empregador deve obedecer aos regulamentos mais rigorosos em caso de sobreposição. Muitas juntas estaduais de licenciamento têm regulamentos adicionais diferentes dos federais.

COMITÊS PARA LICENCIAMENTO DE INSTITUIÇÕES ESTADUAIS DE SAÚDE

Além das exigências de saúde e segurança, muitos conselhos estaduais têm regulamentos sobre as exigências de número de contratações. É responsabilidade ulterior da administração de alto escalão cumprir com as exigências de pessoal para manter a licença estadual. Todos os administradores, no entanto, são responsáveis por conhecer e atender aos regulamentos aplicáveis a sua unidade ou departamento. Por exemplo, se um chefe de UTI tem uma determinação legal que obriga a 12 horas de atendimento de enfermagem por paciente/dia e exige que a proporção de enfermeiros em relação aos demais funcionários seja de 2:1, o supervisor é obrigado a ter o número de funcionários exigido ou além dele. Se, durante tempos de escassez de funcionários, os supervisores não conseguem atender a esse nível na quantidade de empregados, precisam comunicar isso à administração superior para que se encontre uma solução conjunta.

A variação nas exigências de cada estado para licenciamento acaba sendo uma discussão prolongada que foge ao propósito deste livro. Os administradores, entretanto, devem conhecer as regulamentações de licenciamento que pertencem a seu nível de supervisão.

INTEGRAÇÃO DAS HABILIDADES DE LIDERANÇA E DAS FUNÇÕES ADMINISTRATIVAS PARA LIDAR COM NEGOCIAÇÃO COLETIVA, SINDICALIZAÇÃO E LEIS TRABALHISTAS

Sindicalismo e limites legais parecem um encargo demasiado quando os administradores lembram que, basicamente, ambos protegem direitos dos pacientes e dos empregados. Quando fazem bem o seu trabalho e trabalham para empresas que querem "fazer a coisa certa", aceitando sua responsabilidade social, não precisam temer os sindicatos e os limites legais. Quando a empresa não tem um sindicato, cabe ao chefe usar os papéis da liderança de comunicação, justiça e processo decisório compartilhado para garantir que os empregados não tenham necessidade de um sindicato. O líder-administrador integrado é modelo de justiça, conhece bem os empregados da unidade e honestamente quer satisfazer as suas necessidades.

Ao tomar decisões que tratam de sindicatos e leis sobre emprego, o líder-administrador eficiente sempre quer fazer o que é justo. Além disso, busca a assistência adequada antes de concluir as decisões que envolvam assuntos legais ou contratuais delicados. Ao usar essas habilidades de liderança, o administrador se torna mais justo na gestão de pessoal, desenvolve maior autoconsciência e compreende melhor a necessidade do indivíduo médio em buscar sindicalização e a necessidade de haver legislação empregatícia.

O verdadeiro líder mantém o número exigido de empregados e garante um ambiente seguro de trabalho. Os direitos da organização e do empregado são protegidos quando o administrador faz uso de políticas de pessoal de forma consistente e não discriminatória. A ênfase está na flexibilidade e na acomodação da legislação trabalhista e dos contratos com os sindicatos.

CONCEITOS-CHAVE

- Historicamente, a atividade sindical fica mais intensa em períodos de escassez de emprego e tendências de aumento na economia.
- Embora os enfermeiros sejam aproximadamente duas vezes mais propensos a serem membros de um sindicato em comparação às outras profissões, o percentual de enfermeiros e o número total de enfermeiros em sindicatos vêm caindo no Estados Unidos inteiro.
- Alianças sindicais estão se tornando cada vez mais comuns no atendimento de saúde, já que o poder de barganha aumenta em proporção ao número de filiados.
- A ANA atua como associação profissional para os enfermeiros e como agente em negociações coletivas. Essa dupla finalidade traz um conflito de lealdade para alguns enfermeiros.
- As pessoas são motivadas a se filiarem aos sindicatos ou a rejeitá-los em consequência de suas necessidades e valores.
- Enfermeiros cuja carga horária como encarregados de enfermagem é inferior a 10 a 15% (ou cerca de um turno por período de pagamento) são considerados enfermeiros comuns, enquanto os enfermeiros que dedicam mais de 15% do seu tempo profissional à chefia em enfermagem são considerados supervisores e, portanto, não são elegíveis a proteção sob a NLRA.
- Embora os administradores desempenhem papel importante no estabelecimento e na manutenção de relações eficientes entre administração e força de trabalho, o administrador de nível intermediário exerce a maior influência na prevenção do sindicalismo em uma empresa sem sindicato.

- A criação de uma atmosfera em que força de trabalho e administração consigam trabalhar unidas para atingir metas mútuas é possível.
- Leis sobre relações trabalhistas referem-se a direitos e deveres dos sindicatos e dos empregadores em sua relação recíproca.
- Os padrões de trabalho são regulamentos que tratam das condições de trabalho do empregado, incluindo condições físicas, aspectos financeiros e quantidade de horas trabalhadas.
- Leis trabalhistas federais e estaduais costumam se sobrepor; como regra geral, o empregador deve obedecer à mais rígida.
- Grande parte das leis de direitos humanos sobre práticas empregatícias surgiram devido à discriminação documentada no local de trabalho.
- O assédio sexual e outros tipos de violência não física são problemas mundiais para os enfermeiros, sendo que os países de língua inglesa exibem as mais elevadas taxas tanto de violência física quanto de assédio sexual em enfermagem.
- Embora algumas leis tornem a tarefa de dirigir os empregados mais difícil para os chefes, trouxeram mais justiça ao trabalho e oportunidades para mulheres, minorias, idosos e deficientes.

EXERCÍCIOS DE APRENDIZAGEM

EXERCÍCIO DE APRENDIZAGEM 22.7

Um trabalho escrito sobre leis de emprego

Muitas leis sobre emprego geram comoção. Geralmente as pessoas têm opiniões fortes sobre pelo menos uma delas. Escolha uma das leis sobre emprego a seguir, e escreva um ensaio com 250 palavras sobre os motivos pelos quais você oferece apoio ou desaprova a lei. Opte entre a *Equal Pay Act*, as leis de oportunidades iguais, ação afirmativa, assédio sexual ou discriminação por idade.

EXERCÍCIO DE APRENDIZAGEM 22.8

Dilema envolvendo licença de enfermagem que expirou

Em sua instituição de atendimento de longa permanência, uma das políticas define que os empregados tenham uma licença atualizada e válida. Isso está de acordo com o código estadual de licenciamento. É sempre difícil fazer com que as pessoas apresentem suas licenças para que seja verificada sua validade.

Você acabou de sair de uma reunião com o diretor, que o lembrou de não designar tarefas a pessoas sem licença para realizá-las, ou se o prazo de sua validade expirou. Você decide expedir um memorando falando da suspensão de todos os que ainda não lhe mostraram as licenças.

Depois disso, todos os enfermeiros trouxeram as licenças para sua constatação. Um deles, porém, tinha a licença expirada. Quando questionado, ele admitiu que o pagamento para o novo licenciamento fora feito somente após ter recebido o memorando. Ele havia retardado o pagamento por uma crise financeira. Você telefona à junta de licenciamento e é informado de que levará duas semanas até que o funcionário receba a licença pelo correio ou até que uma verificação da licença pela Internet seja possível. Não é possível confirmar por telefone se o *status* da licença é ou não positivo.

Você pondera os seguintes fatos: é ilegal realizar tarefas que requeiram uma licença sem que ela exista. O enfermeiro conhecia a legislação e a política da instituição. Também pode-se dizer que ele é um bom funcionário, sem registros de ação disciplinar no passado.

Tarefa: decida o que fazer. Quais as suas alternativas? Justifique sua decisão.

538 Unidade VI Papéis e funções de direção

EXERCÍCIO DE APRENDIZAGEM 22.9

Como lidar com esta petição?

Betty Smith, secretária da unidade, lhe procura – você é a enfermeira-chefe da unidade – com uma queixa de práticas discriminatórias flagrantes contra funcionárias do sexo feminino no University General Hospital. Ela alega que é negada às mulheres oportunidade de promoção e treinamento em comparação ao que é disponibilizado aos homens. Mostra-lhe uma petição com 35 assinaturas em apoio a suas alegações. A sra. Smith ameaçou encaminhar a petição ao administrador do hospital, à imprensa e ao Departamento de Trabalho, a menos que ações corretivas fossem feitas imediatamente. Pelo fato de você ser mulher, você se sente solidária em parte com a queixa apresentada. Mas você acha, em geral, que os empregados do University General Hospital são tratados com muita justiça, independentemente do sexo.

A sra. Smith, uma funcionária muito dedicada, está em sua unidade há quatro anos, mas vem criando problemas ultimamente. Ela recebeu reprimendas por usar tempo demais nos intervalos do café. As avaliações de funcionários, que servem como recomendação para aumentos de salários e promoções, ocorrerão na próxima semana.

Tarefa: como lidar com esse problema? A avaliação pessoal seria um momento adequado para abordar a petição? Elabore seu plano e explique sua linha de raciocínio.

REFERÊNCIAS

American Nurses Association. (2013). *About ANA*. Acessado em 22 de junho de 2013, em http://www.nursingworld.org/Functional MenuCategories/AboutANA.aspx

Boehm, T. (2013, January). *Harassment by resident*. Provider. Acessado em 21 de junho de 2013, em http://www.providermagazine.com/archives/2013_Archives/Pages/0113/Harassment-By-Resident.aspx

Bump, P. (2013, May 7). *Businesses have the right to remain silent about your right to join a union*. Atlantic Wire. Acessado em 16 de agosto de 2013, em http://www.theatlanticwire.com/national/2013/05/businesses-have-right-remain-silent-about-your-right-join-union/64979/

Commins, J. (2012, January 3). *Why do nurses join unions? Because they can*. Strategiesfornursingmanagers.com. Acessado em 21 de junho de 2013, em http://www.strategiesfornursemanagers.com/ce_detail/275275.cfm

Hananel, S. (2013, May 7). *Appeals court strikes down union poster rule*. Bloomberg Business Week News. Acessado em 22 de junho de 2013, em http://www.businessweek.com/ap/2013-05-07/appeals-court-strikes-down-union-poster-rule

Haugh, R. (2006). The new union strategy: Turning the community against you. *Hospitals and Health Networks, 80*(5), 32–37.

Huston, C. (2014a). Collective bargaining and the professional nurse. In C. Huston (Ed.), *Professional issues in nursing* (3rd ed.). Philadelphia, PA: Lippincott Williams & Wilkins 278–291.

Huston, C. (2014b). Diversity in the nursing workforce. In C. Huston (Ed.), *Professional issues in nursing* (3rd ed.). Philadelphia, PA: Lippincott Williams & Wilkins 136–155.

Johnstone, M. (2012). Industrial action and patient safety ethics. *Australian Nursing Journal, 19*(7), 29.

Liu, E. (2013, January 29). *Viewpoint: The decline of unions is your problem too*. Time Ideas. Acessado em 22 de junho de 2013, em http://ideas.time.com/2013/01/29/viewpoint-why-the-decline-of-unions-is-your-problem-too/

Matthews, J. (2010). When does delegating make you a supervisor? *Online Journal of Issues in Nursing, 15*(2), 3. Acessado em 23 de junho de 2013, em http://www.nursingworld.org/MainMenuCategories/ANAMarketplace/ANAPeriodicals/OJIN/TableofContents/Vol152010/No2May2010/Delegating-and-Supervisors.aspx

Mayer, G., & Shimabukuro, J. O. (2012, July 5). *The definition of "supervisor" under the National Labor Relations Act*. Congressional Research Service. Acessado em 23 de junho de 2013, em http://www.fas.org/sgp/crs/misc/RL34350.pdf

Moberg, D. (2013, February 20). *Are mergers the answer for fractious nurses unions?* In These Times. Acessado em 21 de junho de 2013, em http://inthesetimes.com/working/entry/14631/are_mergers_the_answer_for_nurses _unions/.

National Labor Relations Board. (n.d.). *Case 09-CA-026348*. Acessado em 30 de dezembro de 2011, em http://www.nlrb.gov/case/09-CA-026348#casedetails

NLRB v. Health Care & Retirement Corp. (1994). *NLRB v. Health Care & Retirement Corp.*, 114 S. Ct. 1778, May 23, 1994. Acessado em 23 de junho de 2013, em http://www.law.cornell.edu/supct/html/92-1964.ZS.html

Capítulo 22 Negociação coletiva, sindicalização e leis trabalhistas **539**

Right to Work, Right to Not Join a Union. (2013). Liberty Alliance. Acessado em 22 de junho de 2013, em http://libertyalliance.com/2013/06/right-to-work-right-to-not-join-a-union/

Robertson, K. (2013, January 4). Unions join forces to fight nursing cutbacks. *Sacramento Business Journal*. Acessado em 22 de junho de 2013, em http://www.bizjournals.com/sacramento/news/2013/01/04/unions-join-forces-to-fight-nursing.html?page=all

Rossheim, J. (2013). *How nurses can fight sexual harassment*. Allhealthcare. Acessado em 22 de junho de 2013, em http://allhealthcare.monster.com/benefits/articles/3458-how-nurses-can-fight-sexual-harassment?page=2

Selvam, A. (2012). Striking out: Nurses unions go up against hospitals as year ends. *Modern Healthcare, 42*(1), 14–15.

Service Employees International Union. (2013). *Our union*. Acessado em 21 de junho de 2013, em http://www.seiu.org/our-union/

Spector, P. E., Shou, Z. E., & Che, X. X. (2013, February 19). Nurse exposure to physical and nonphysical violence, bullying, and sexual harassment: A quantitative review. *International*

Journal of Nursing Studies. Acessado em 23 de junho de 2013, em http://www.ncbi.nlm.nih.gov/pubmed/23433725

United States Equal Employment Opportunity Commission (USEEOC). (n.d.-a). *Discrimination by type*. Acessado em 21 de junho de 2013, em http://www.eeoc.gov/laws/types/index.cfm

States Equal Employment Opportunity Commission (USEEOC). (n.d.-b). *Facts about sexual harassment*. Acessado em 22 de junho de 2013, em http://www.eeoc.gov/eeoc/publications/fs-sex.cfm

Warner, K. (2013, January 23). *The real reason for the decline of American unions*. Bloomberg. Acessado em 22 de junho de 2013, em http://www.bloomberg.com/news/2013-01-23/the-real-reason-for-the-decline-of-american-unions.html

Yamada, D. (2013, May 8). *Nurse can proceed with age discrimination claim against employer seeking "rising young stars," federal court holds*. Minding the Workplace. Acessado em 22 de junho de 2013, em http://newworkplace.wordpress.com/2013/05/08/nurse-can-proceed-with-age-discrimination-claim-against-employer-seeking-rising-young-stars-federal-court-holds/

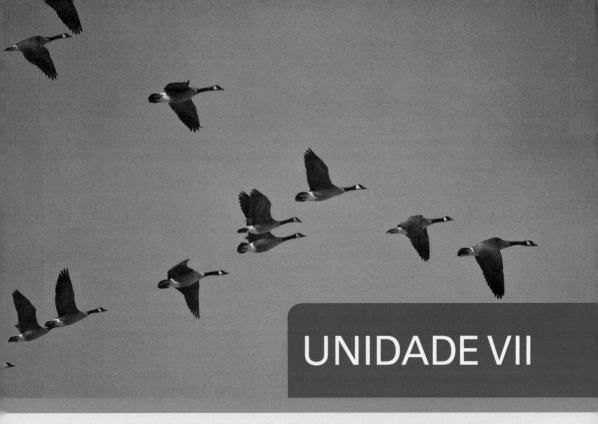

UNIDADE VII

Papéis e funções em controle

23

Controle de qualidade

... os resultados que as organizações pioneiras alcançaram tirando proveito de registros médicos eletrônicos, inserção computadorizada de ordens médicas e outros sistemas de informações clínicas para criar processos de atendimento baseados em evidências estão demonstrando muito claramente que há um tremendo potencial para elevar o padrão de atendimento.
—Mark Hagland

... pelo fato de o atendimento qualificado de saúde ser um fenômeno complexo, os fatores que contribuem para a qualidade do atendimento de saúde são tão variados quanto as estratégias necessárias ao alcance dessa meta tão difícil.
—Carol Huston

PONTOS DE LIGAÇÃO ESTE CAPÍTULO ABORDA:

BSN Essential II: Liderança básica de organizações e sistemas para atendimento de qualidade e segurança dos pacientes

BSN Essential III: Conhecimento acadêmico para prática baseada em evidências

BSN Essential IV: Gestão de informações e aplicação de tecnologia para atendimento de pacientes

BSN Essential V: Políticas, finanças e ambientes regulatórios de atendimento de saúde

BSN Essential VI: Comunicação e colaboração interprofissionais para melhorar os resultados de saúde dos pacientes

MSN Essential II: Liderança de organizações e sistemas

MSN Essential III: Melhoria da qualidade e segurança

MSN Essential IV: Tradução e integração do conhecimento acadêmico em prática

MSN Essential V: Informática e tecnologias de atendimento de saúde

MSN Essential VI: Políticas e defesa da saúde

MSN Essential VII: Colaboração interprofissional para melhorar os resultados de saúde de pacientes e da população

QSEN Competency: Atendimento centrado no paciente

QSEN Competency: Trabalho em equipe e colaboração

QSEN Competency: Prática baseada em evidências

QSEN Competency: Melhoria da qualidade

QSEN Competency: Segurança

QSEN Competency: Informática

AONE Nurse Executive Competency I: Comunicação e desenvolvimento de relacionamentos

AONE Nurse Executive Competency II: Conhecimento sobre o ambiente de atendimento de saúde

AONE Nurse Executive Competency III: Liderança

AONE Nurse Executive Competency V: Habilidades empresariais

Capítulo 23 Controle de qualidade **543**

OBJETIVOS DIDÁTICOS *O aluno irá:*

- determinar os critérios ou padrões apropriados para mensurar a qualidade
- coletar e analisar dados de controle da qualidade para determinar se os padrões estabelecidos foram alcançados
- identificar medidas corretivas apropriadas a serem tomadas quando os padrões não forem cumpridos
- distinguir entre auditorias de processo, resultado, estrutura e simultâneas, retrospectivas e prospectivas
- escrever critérios de enfermagem para auditorias de processo, resultado e estrutura
- descrever os componentes-chave do gerenciamento total da qualidade e a filosofia do Sistema Toyota de Produção
- selecionar instrumentos quantitativos e qualitativos apropriados para medir a qualidade em determinadas situações
- descrever o papel de organizações como a Joint Commission (JC), os Centers for Medicare and Medicaid (CMS), a American Nurses Association (ANA), o National Committee for Quality Assurance e a Agency for Healthcare Research and Quality (AHRQ) no estabelecimento de padrões de prática e diretrizes de prática clínica para organizações de atendimento de saúde e profissionais da área
- descrever como o trabalho do *Maryland Hospital Association Quality Indicator Project* está contribuindo para criar um *benchmark* na identificação de indicadores para mensurar a qualidade
- analisar o impacto de grupos de diagnóstico relacionado e o sistema de pagamento prospectivo sobre a qualidade do atendimento de pacientes hospitalizados
- descrever os esforços nacionais como o Health Plan Employer Data and Information Set e o ORYX para padronizar a coleta de dados de atendimento
- identificar o propósito das linguagens padronizadas de enfermagem e discutir como a criação de um uso comum de terminologia/definições pode melhorar a qualidade do atendimento aos pacientes
- debater a importância de articular a mensuração de resultados "sensíveis à enfermagem" ao medir a qualidade do atendimento de saúde
- identificar os quatro padrões baseados em evidências que o Grupo Leapfrog acredita que irão ter o maior impacto sobre a redução dos erros médicos
- descrever as características de uma "cultura justa" e discutir por que ter tal cultura é crucial para a divulgação imediata e precisa de erros médicos
- analisar (quantitativa e qualitativamente) a extensão dos ganhos de qualidade no atendimento de saúde desde a publicação de *To Err Is Human*
- delegar poder aos subordinados e seguidores para que eles participem de esforços de melhoria contínua

Durante a fase de *controle* do processo administrativo, o desempenho é mensurado em relação a padrões previamente determinados, e medidas são implementadas para a correção das discrepâncias entre esses padrões e o desempenho na prática. Os empregados que se sentem capazes de influenciar a qualidade dos resultados no ambiente de trabalho são mais motivados e satisfeitos. As organizações precisam ainda de certo controle sobre produtividade, inovação e resultados de qualidade. Assim, controlar não deve ser entendido como forma de determinar sucesso ou fracasso, mas de aprender e crescer, pessoal e profissionalmente.

Esta unidade analisa o controle como a quinta e última etapa do processo administrativo. Uma vez que o processo administrativo – como o processo de enfermagem – é cíclico, o controle não é um fim em si mesmo; ele é implementado em todas as fases administrativas. Exemplos de funções administrativas de controle incluem a avaliação periódica da filosofia da unidade, de sua missão, suas metas e seus objetivos; a medida do desempenho individual e do grupo em relação a padrões preestabelecidos e a auditagem de metas e resultados dos pacientes.

O *controle de qualidade*, um tipo específico de controle, refere-se às atividades realizadas para avaliar, monitorar ou regular os serviços prestados aos consumidores. Para a eficiência de qualquer programa de controle de qualidade, são necessários alguns componentes (Quadro 23.1). Primeiro, o programa deve ter o apoio da administração de alto escalão; um programa que controla a qualidade não pode ser mero exercício para satisfazer a uma variedade de regulamentos federais e estaduais. Um compromisso honesto da instituição, conforme evidenciado pelo apoio dos recursos fiscais e humanos, é fator decisivo na determinação e na melhoria da qualidade dos serviços.

QUADRO 23.1 Marcos de programas eficientes de controle de qualidade

1. Apoio da administração de alto escalão
2. Compromisso da organização em termos de recursos humanos e fiscais
3. Metas de qualidade que refletem a busca da excelência e não dos níveis mínimos aceitáveis
4. Processo duradouro (ininterrupto)

Embora a empresa tenha de ser realista quanto à condição econômica dos serviços oferecidos, se os enfermeiros precisam lutar pela excelência, os critérios de controle da qualidade criados devem enfocar níveis de excelência e não níveis minimamente aceitáveis. Finalmente, o processo de controle de qualidade deve ser duradouro; isto é, deve refletir a crença de que a busca de aperfeiçoamento dos resultados da qualidade seja contínua e de que o atendimento possa ser sempre melhorado. Ainda que controlar costume ser definido como uma função administrativa, um real controle de qualidade requer habilidades de liderança e administração dos chefes. Os papéis da liderança e as funções administrativas inerentes ao controle de qualidade estão definidos no Quadro 23.2.

QUADRO 23.2 Papéis da liderança e funções administrativas associados ao controle de qualidade

PAPÉIS DA LIDERANÇA

1. Estimular os subordinados no envolvimento ativo no processo de controle de qualidade.
2. Comunicar claramente os padrões de atendimento esperados aos subordinados.
3. Encorajar o estabelecimento de altos padrões para maximizar a qualidade em vez de fixar padrões mínimos de segurança.
4. Acolher e capitanear a melhoria da qualidade (MQ) como um processo duradouro.
5. Usar o controle como método para determinar por que as metas não foram alcançadas.
6. Ser ativo ao comunicar achados sobre controle de qualidade e suas implicações aos demais profissionais da equipe e aos consumidores.
7. Agir como modelo para os subordinados, aceitando a responsabilidade e o compromisso com as ações dos enfermeiros.
8. Distinguir entre padrões clínicos e padrões de uso de recursos, garantindo que os pacientes recebam ao menos os níveis minimamente aceitos no atendimento de qualidade.
9. Oferecer apoio/participar de forma dinâmica de projetos de pesquisa para identificar e medir resultados sensíveis dos pacientes à enfermagem.
10. Criar uma cultura de trabalho que não se atenha a buscar a culpa por erros, se concentrando, em vez disso, em eliminar fatores que levam a quase erros, a erros médicos e a eventos adversos.
11. Encorajar o uso de Seis Sigma como o *benchmark* para metas de MQ.
12. Estabelecer *benchmarks* que espelhem aqueles praticados pelas organizações de ponta e que estimulem a busca por melhoria contínua da qualidade (MCQ).

FUNÇÕES ADMINISTRATIVAS

1. Juntamente com outros profissionais na organização, fixar padrões precisos e mensuráveis de atendimento e determinar o método mais apropriado para medir se esses padrões foram ou não alcançados.
2. Escolher e usar adequadamente auditorias de processo, resultados e estrutura como instrumentos de controle da qualidade.
3. Acessar fontes adequadas de informação na coleta de dados para controle de qualidade.
4. Determinar discrepâncias entre o atendimento prestado e os padrões da unidade, e usar *análise de eventos críticos* (CAE – *critical event analysis*) ou *análise de causa-raiz* (RCA – *root cause analysis*) para determinar por que os padrões não foram alcançados.
5. Usar descobertas científicas sobre controle da qualidade para determinar áreas necessárias de educação ou instruções aos funcionários.

6. Manter-se informado sobre os regulamentos do governo, órgãos de acreditação e de licenciamento que afetam o controle de qualidade.
7. Participar ativamente de iniciativas estaduais e nacionais de *benchmarking* e de "melhores práticas".
8. Levantar continuamente dados sobre o ambiente da unidade e da organização para identificar e categorizar os erros que ocorrem e, de forma pró-ativa, reestruturar os processos que levaram a eles.
9. Estabelecer um ambiente em que dados de pesquisas e diretrizes clínicas baseadas em melhores práticas norteiam as decisões clínicas e o atendimento aos pacientes.
10. Responsabilizar-se perante seguradoras, pacientes, profissionais de saúde e entidades legislativas e regulatórias em termos de qualidade dos resultados.
11. Estabelecer metodologia Seis Sigma como uma meta para cada aspecto da MQ.

Para entender o controle de qualidade, o administrador precisa conhecer bem o processo e os termos usados para sua medida e para melhorar as atividades. Este capítulo apresenta o controle de qualidade como um processo específico e sistemático. As auditorias são apresentadas como instrumentos de investigação da qualidade. Além disso, analisa-se o impacto histórico de forças externas no desenvolvimento e na implementação de programas de controle de qualidade nas organizações de saúde. Também são discutidas as organizações-chave envolvidas no estabelecimento e monitoramento das iniciativas de qualidade nos Estados Unidos. Ademais, estratégias de controle da qualidade, instrumentos de medida da qualidade, parâmetros de avaliação (*benchmarking*) e diretrizes de prática clínica (DPC) são apresentados. Para concluir, identificam-se estratégias de criação de uma cultura de segurança, da mesma forma que os desafios de mudar um sistema que quase sempre tem o foco mais nos erros individuais que na necessidade de realizar alterações sistemáticas.

DEFINIÇÃO DE ATENDIMENTO QUALIFICADO DE SAÚDE

Medida da qualidade e *compromisso com resultados* são termos marcantes e presentes no atendimento de saúde desde a década de 1980, sendo ainda uma espécie de linha de frente em quase todas as pautas do atendimento de saúde hoje. Definir e medir a qualidade do atendimento é essencial aos provedores de atendimento de saúde para demonstrar compromisso a seguradores, pacientes e organismos legislativos e reguladores. Atingir o controle da qualidade, entretanto, não é apenas uma questão de melhor treinamento dos provedores ou oferecimento de mais atendimento. O problema tem muitas dimensões, e sua complexidade começa com a definição exata do que é atendimento qualificado em si.

O Institute of Medicine (IOM, 1994, p. 3) define qualidade no atendimento de saúde como "o grau em que os serviços de saúde para indivíduos e populações aumentam a probabilidade de resultados de saúde desejados coerentes com os modernos conhecimentos profissionais" (p. 3). Embora essa definição tenha ampla aceitação, algumas de suas partes merecem uma análise mais apurada. A primeira é a ideia de que qualidade só existe se os resultados desejados são alcançados. Resultados constituem apenas um dos indicadores de qualidade. Os pacientes, às vezes, recebem o melhor atendimento possível, com as informações disponíveis, e mesmo assim ocorrem resultados insatisfatórios. Em outras oportunidades, um atendimento nem tão bom resulta em bons resultados. Portanto, é um equívoco usar apenas os resultados como forma de medida do atendimento de qualidade.

Embora os resultados finais sejam importantes para medir qualidade do atendimento, é arriscado usá-los como seu único critério de medida.

A segunda implicação da definição do IOM é que, para o atendimento ser considerado altamente qualificado, ele tem de ser coerente com os modernos conhecimentos profissionais. Estar atualizado em termos de conhecimentos profissionais na agitação atual das informações tecnológicas é difícil até mesmo para os profissionais de saúde mais dedicados. Para complicar ainda mais, costuma ser diferente a forma como provedores e pacientes definem e medem a qualidade do atendimento. Sem dúvida, é difícil encontrar uma definição comum de atendimento de saúde qualificado que represente os pontos de vista de todos os interessados no sistema de atendimento de saúde. Mais difícil ainda, porém, é identificar e elucidar os inúmeros fatores que participam na determinação de haver ou não atendimento de saúde qualificado.

CONTROLE DE QUALIDADE COMO PROCESSO

Se definir qualidade no atendimento de saúde é problemático, mensurá-la é ainda mais difícil. Para deixar o processo mais eficiente e real, é usada a coleta de dados quantitativos e qualitativos, além de um processo específico e sistemático. Esse processo, se encarado de forma simplista, pode ser fragmentado em três etapas básicas:

1. Determinação do critério ou padrão.
2. Coleta de informações para verificar se o padrão foi atendido.
3. Atos educativos ou corretivos usados quando o critério não foi satisfeito.

A primeira etapa, conforme mostra a Figura 23.1, é o estabelecimento de *critérios* ou *padrões de controle*. Medir desempenho só é possível quando os padrões são fixados com clareza. Não basta somente haver padrões; os líderes-administradores também devem fazer com que esses padrões sejam conhecidos e compreendidos pelos subordinados. Uma vez que variam entre instituições, cabe aos empregados conhecer o padrão que a instituição espera deles. É preciso que estejam conscientes de que o desempenho será medido em termos de sua capacidade de atender ao padrão estabelecido. Por exemplo, enfermeiros hospitalares devem oferecer atendimento pós-operatório aos pacientes que atenda aos padrões específicos de sua instituição. O desempenho de um enfermeiro somente pode ser medido quando comparado a um padrão preexistente.

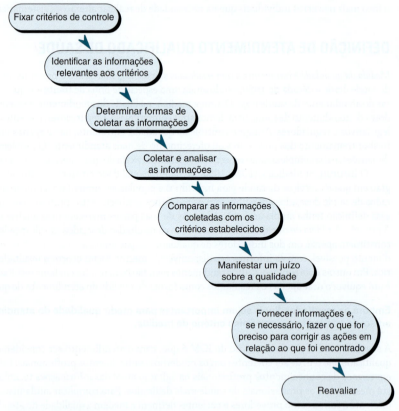

FIGURA 23.1 • Etapas de auditoria de controle de qualidade. Copyright ® 2006 Lippincott Williams & Wilkins. Instructor's Resource CD-ROM to Accompany Leadership Roles and Management Functions in Nursing, by Bessie L. Marquis and Carol J. Huston.

Muitas organizações começaram a utilizar padrões de comparação (*benchmarking*) – o processo de medida de produtos, práticas e serviços em comparação às empresas com melhor desempenho – como instrumento de identificação dos padrões desejados de desempenho organizacional. Agindo assim, elas podem determinar como e por que seu desempenho difere do das organizações exemplares, usando-as como modelos a serem imitados para o desenvolvimento de padrões e o aperfeiçoamento do desempenho.

O *benchmarking* é o processo de mensuração de produtos, práticas e serviços em comparação com organizações de melhor desempenho.

Muitos estados iniciaram um programa de melhores práticas que convida instituições de saúde a enviar uma descrição de um programa ou protocolo relativo a práticas de melhorias na qualidade de vida, na qualidade do atendimento, no desenvolvimento dos funcionários ou na eficiência de custos. Especialistas analisam o material enviado, examinam resultados e designam a *melhor prática*. A diferença no desempenho entre organizações de saúde de maior excelência e a média nacional é chamada de *lacuna de qualidade*. Embora a lacuna de qualidade costume ser pequena em muitos ramos, muitas vezes ele é considerável no atendimento de saúde.

A segunda etapa do processo de controle de qualidade inclui a identificação de informações relevantes aos critérios. Que informações são necessárias para a medida dos critérios? No exemplo do atendimento ao paciente em pós-operatório, essas informações podem incluir a frequência dos sinais vitais, as verificações de curativos e as verificações neurológicas ou sensoriais. É comum essas informações serem determinadas a partir de revisão de pesquisas atuais ou de evidências existentes.

A terceira etapa é a determinação de formas de coleta de informações. Como ocorre em toda a coleta de informações, o administrador deve se certificar de que está empregando todas as fontes apropriadas. Ao levantar dados sobre controle de qualidade do paciente em pós-operatório, precisa encontrar um bom número de informações em seu prontuário médico. Fluxogramas dos pós-operatórios, prescrições médicas e anotações dos enfermeiros são, sem dúvida, de grande utilidade. Conversar com o paciente ou com o enfermeiro pode proporcionar informações.

A quarta etapa na auditoria do controle de qualidade consiste na coleta e na análise das informações. Por exemplo, quando os padrões especificam que os sinais vitais no pós-operatório devem ser checados a cada 30 minutos durante duas horas, e a partir de então de hora em hora durante oito horas, é preciso verificar a frequência com que os sinais vitais foram coletados nas primeiras dez horas após a cirurgia. Essa frequência de coleta é listada no fluxograma pós-operatório, para então ser comparada ao padrão estabelecido pela unidade. A discrepância ou a coerência que resulta fornece ao chefe as informações com que pode emitir um julgamento sobre a qualidade ou a adequação do atendimento dos enfermeiros.

Se os sinais vitais não foram tomados com a frequência que atende ao padrão, o chefe precisa obter mais informações sobre os motivos do não cumprimento do padrão e aconselhar os funcionários em caso de necessidade. Isso costuma ser feito por meio de um processo conhecido como análise computadorizada de erros (CEA – *computer-aided error analysis*), ou análise da causa-raiz (RCA – *root cause analysis*).

Além de avaliar o desempenho de cada empregado, o controle de qualidade oferece um instrumento de avaliação das metas da unidade. Quando elas não são atingidas de forma consistente, cabe ao líder reexaminá-las e determinar se são inadequadas ou irreais. Há aqui o perigo de o líder, sentindo-se pressionado para alcançar as metas da unidade, baixar os padrões a ponto de a qualidade não significar nada. Isso reforça a necessidade de serem determinados primeiro os padrões e depois as metas adequadas de avaliação.

A última etapa na Figura 23.1 é a reavaliação. Quando o controle de qualidade é medido em 20 prontuários de pós-operatório e é encontrada uma alta taxa de atendimento aos padrões fixados, é menor a necessidade de uma reavaliação em curto prazo. Quando os padrões repetidas vezes não são atendidos ou são atendidos de forma parcial, indica-se reavaliação frequente. As medidas de controle de qualidade, entretanto, precisam ser contínuas e não acionadas simplesmente em reação a algum problema. Líderes verdadeiros garantem que o controle de qualidade seja pró-ativo ao levarem os padrões aos níveis máximos e ao eliminarem os problemas já nos primeiros estágios, antes que a produtividade ou a qualidade sejam comprometidas.

Esforços de controle da qualidade devem ser pró-ativos, não servindo meramente como reação a um problema.

EXERCÍCIO DE APRENDIZAGEM 23.1

Elaboração de um instrumento de auditoria

Você é enfermeiro de saúde pública em uma clínica de enfermagem domiciliar pequena e sem fins lucrativos. O diretor de enfermagem solicitou que você presidisse o comitê de qualidade recém-criado devido à experiência que tem em elaborar critérios de auditoria. Como uma revisão da população de pacientes indicou que as visitas materno-infantis constituem o maior percentual das visitas domiciliares, o comitê optou por desenvolver um instrumento de auditoria retrospectiva de processo para monitorar a qualidade das primeiras visitas após o parto. Os critérios especificavam que os clientes a serem incluídos na auditoria deveriam ter recebido alta com o bebê de uma maternidade ou unidade obstétrica após parto normal sem complicações. A visita domiciliar ocorreria em até 72 horas após o nascimento do bebê.

Tarefa: crie um instrumento de auditoria adequado a esse diagnóstico, de uso conveniente. Especifique os percentuais de conformidade, as fontes de informação e a quantidade de pacientes a serem auditados. Limite seus critérios de processamento a 20 itens. Tente resolver isso sozinho antes de ler a possível solução mostrada no Apêndice.

O DESENVOLVIMENTO DE PADRÕES

Um *padrão* é um nível de excelência previamente determinado que funciona como guia para a prática. Padrões apresentam características diferentes; são predeterminados, estabelecidos por uma autoridade e comunicados às pessoas influenciadas por esses padrões, além de aceitos por elas. Como são usados na função de instrumentos de medida, devem ser objetivos, mensuráveis e passíveis de alcance. Não há apenas um conjunto de padrões. Cada organização e profissão precisa fixar padrões e objetivos que orientem cada profissional no desempenho de um atendimento seguro e eficiente. Os *padrões de prática* definem o alcance e as dimensões da enfermagem profissional.

A American Nurses Association (ANA) vem sendo fundamental na criação de padrões profissionais há quase 80 anos. Em 1973, o Congresso da ANA estabeleceu pela primeira vez padrões para a prática da enfermagem, dessa forma oportunizando um recurso para determinar a qualidade da enfermagem recebida pelo paciente, independentemente de esses serviços serem oferecidos pelo enfermeiro sozinho ou junto a um grupo de assistentes sem certificação.

A ANA tem papel central na criação de padrões profissionais.

Atualmente, a ANA publica inúmeros padrões diferentes para a prática de enfermagem, refletindo suas diferentes áreas de especialidade (ANA, 2013a). O *Escopo e Padrões de Prática* – publicado originalmente pela ANA em 1991 e revisado diversas vezes desde então – proporciona uma base para atuação de todos os enfermeiros. Esses padrões consistem em *Padrões de Prática* e *Padrões de Desempenho Profissional* (Quadro 23.3). As atualizações mais recentes incluem mudanças significativas, tais como a incorporação de enunciados de competência no lugar dos critérios de mensuração na seção de padrões e uma lista ampliada de padrões de prática (ANA, 2013b).

Além disso, a publicação *Administração em Enfermagem: Escopo e Padrões de Prática* da ANA (2009) pode ser de interesse especial para os enfermeiros-administradores. Ela também inclui *Padrões de Prática* e *Padrões de Desempenho Profissional*. Estes padrões são vistos como definitivos no ramo, descrevendo os deveres que se espera que os administradores em enfermagem desempenhem com competência (p. vii).

QUADRO 23.3 Escopo e Padrões de Prática da American Nurses Association (2ª Edição) (2010)

PADRÕES DE PRÁTICA

1. Levantamento de Dados – o enfermeiro coleta dados completos pertinentes à saúde ou à situação do paciente.
2. Diagnóstico – o enfermeiro analisa os dados do histórico para determinar os diagnósticos ou a situação.
3. Identificação de Resultados – o enfermeiro identifica os resultados esperados de um plano individualizado para o paciente ou a situação.
4. Planejamento – o enfermeiro elabora um plano que prescreve estratégias e alternativas para o cumprimento dos resultados esperados.
5. Implementação – o enfermeiro implementa o plano identificado.
   Padrão 5A. Coordenação do Atendimento – o enfermeiro coordena a prestação de atendimento.
   Padrão 5B. Ensino da Saúde e Promoção da Saúde – o enfermeiro emprega estratégias para promover saúde e um ambiente seguro.
   Padrão 5C. Consulta.
   Padrão 5D. Autoridade Prescritiva e Tratamento.
6. Avaliação – o enfermeiro avalia o progresso rumo ao cumprimento dos resultados.

PADRÕES DE DESEMPENHO PROFISSIONAL

7. Ética – o enfermeiro atua eticamente.
8. Educação – o enfermeiro obtém conhecimentos e competência que refletem a atual prática da enfermagem.
9. Prática Baseada em Evidências e Pesquisa – o enfermeiro integra na prática evidências e dados provenientes de pesquisas.
10. Qualidade da Prática – o enfermeiro contribui com a qualidade na prática de enfermagem.
11. Comunicação – o enfermeiro se comunica de maneira eficiente em uma variedade de formatos em todas as áreas de prática.
12. Liderança – o enfermeiro constitui uma liderança no cenário de prática profissional e em sua profissão.
13. Colaboração – o enfermeiro coopera com o paciente, os familiares e os outros na realização de sua prática.
14. Avaliação da Prática Profissional – o enfermeiro avalia sua própria prática em relação a padrões e diretrizes de prática profissional, estatutos relevantes, regras e regulamentos.
15. Utilização de Recursos – o enfermeiro utiliza recursos apropriados para planejar e prestar serviços de enfermagem que sejam seguros, eficazes e financeiramente responsáveis.
16. Saúde Ambiental – enfermeiro atua de uma maneira ambientalmente segura e saudável.

Fonte: American Nurses Association (2010). Scope and Standards of Practice (2nd ed.). Silver Spring, MD: American Nurses Association.

Outros padrões desenvolvidos refletem campos de prática diversos, como enfermagem para diabéticos, prática de enfermagem forense, prática de enfermagem domiciliar, enfermagem gerontológica, prática de enfermagem nas prisões, enfermagem nas paróquias, enfermagem oncológica, enfermagem escolar, prática da enfermagem psiquiátrica e de saúde mental, informática da enfermagem e saúde pública (ANA, 2013a). Todos esses padrões são exemplos de expectativas de um desempenho excelente para os enfermeiros, constituindo a base para o desenvolvimento de padrões da organização e da unidade em todo o país.

Os *padrões organizacionais* descrevem os níveis de prática aceitos na instituição. Por exemplo, cada organização cria um manual de política e procedimentos, que descreve seus padrões específicos. Estes podem ser mínimos ou máximos em termos da qualidade dos serviços esperada. São padrões de prática que possibilitam à empresa medir o desempenho da unidade e de cada empregado com mais objetividade.

Uma tentativa moderna de fixar padrões de prática individual da enfermagem foi a criação de diretrizes de prática clínica. As *diretrizes de prática clínica*, ou *diretrizes clínicas padronizadas*, proporcionam intervenções detalhadas, baseadas em diagnósticos, que devem ser seguidas pelos provedores de atendimento, na tentativa de promoverem atendimento altamente qualificado, ao mesmo tempo em que têm controle da utilização e dos custos dos recursos. Diretrizes de prática clínica, como as elaboradas pela Agency for Health Care Research and Quality (AHRQ), são desenvolvidas após uma grande revisão da literatura, sugerindo as intervenções e sua sequência, com maiores possibilidades de levar aos melhores resultados possíveis para o paciente. Em outras palavras, as diretrizes de prática clínica devem refletir resultados de pesquisas científicas e melhores práticas atuais.

As diretrizes de prática clínica refletem a prática baseada em evidências; isto é, devem estar fundamentadas em pesquisas de ponta e nas melhores práticas.

Em 1998, a AHRQ e o U.S. Department of Health, em parceria com a American Medical Association e a American Association of Health Plans-Health Insurance Association of America, lançaram a *National Guideline Clearinghouse* (NGC). A NGC é uma base de dados completa, gratuita e disponível ao público de diretrizes de prática clínica baseada em evidências e documentos relacionados, em um local de fácil acesso (AHRQ, 2013). O *site* desse acervo e os principais elementos da NGC são mostrados no Quadro 23.4.

QUADRO 23.4 National Guideline Clearinghouse: principais elementos

1. Resumos estruturados e padronizados (textos resumidos) sobre cada diretriz e seu desenvolvimento
2. Esclarecimentos editoriais sobre questões atuais de destaque para áreas de orientação e/ou avaliação, incluindo perspectivas a respeito de tendências em desenvolvimento de orientação e/ou avaliação, revisões/críticas sobre orientações/avaliações, comentários sobre tópicos relacionados a medicina baseada em evidências ou temas similares
3. As sínteses de orientação são comparações sistemáticas de diretrizes selecionadas que abordam áreas com tópicos similares. Os elementos-chave de cada síntese incluem uma análise das áreas de concordância e discordância, as principais recomendações e a solidez correspondente de evidências e esquemas de recomendação e uma comparação das metodologias das diretrizes. Também são apresentadas a(s) fonte(s) de financiamento, os benefícios/malefícios da implementação das diretrizes recomendadas e quaisquer contraindicações associadas
4. Uma matriz de referência de diretrizes para filtrar conteúdos da NGC e para comparar os atributos de duas ou mais diretrizes, em uma comparação lado a lado
5. Recursos de diretrizes como relatórios de evidências da AHRQ; problemas de saúde adquiridos em hospitais; *sites* complementares; recursos em dispositivos móveis; e materiais de educação de pacientes
6. Bibliografias anotadas provenientes de mais de 7.100 citações em publicações e recursos sobre diretrizes. Os recursos são selecionados a partir de publicações com revisões por pares e também junto a outros tipos de fontes. *Links* para o PubMed ou para o artigo original são fornecidos quando disponíveis

Fonte: Agency for Healthcare Research and Quality (2013). National Guideline Clearing House. Acessado em 23 de junho de 2013, em http://www.guideline.gov/about/index.aspx.

Newhouse (2010) adverte, porém, que muitas diretrizes atualmente endossadas se baseiam muito mais em opinião especializada do que em evidências de pesquisas científicas. Além disso, ela sugere que algumas diretrizes não mencionam a solidez das evidências em que estão embasadas. Isso prejudica o usuário que pressupõe que as diretrizes se baseiam em evidências de pesquisas confiáveis. Por fim, Newhouse sugere que algumas diretrizes não são úteis porque foram influenciadas por tendenciosidade potencial (conflitos de interesse) ou porque carecem de flexibilidade para uma população complexa e divergente de pacientes.

Além disso, alguns provedores evitam as diretrizes de prática clínica, argumentando que representam medicina ao estilo "receita de bolo"; a realidade, no entanto, é que elas podem funcionar como o melhor guia possível no atendimento das populações específicas de pacientes que existem hoje. Isso não significa que os provedores não sejam capazes de se desviarem das diretrizes baseadas na prática; podem e fazem isso. Esses desvios, entretanto, devem ser acompanhados da identificação dos fatores peculiares de cada caso que justificaram o desvio. Outras barreiras à implementação de diretrizes de prática clínica são mencionadas no Exame de Evidência 23.1.

> **Exame de evidência 23.1**
>
> *Fonte: Facilitators and Barriers to the Use of Clinical Practice Guidelines. (2012). AORN Journal, 96(6), 668-669.*
>
> A ênfase crescente em prática baseada em evidências levou ao desenvolvimento de diretrizes de prática clínica e *checklists* para ajudar nas decisões clinicas e no planejamento dos tratamentos. No entanto, as diretrizes só funcionam quando são aplicadas com rigor, e precisam ser revisadas e atualizadas conforme necessário. Neste estudo, os pesquisadores buscaram identificar os fatores que facilitam ou que impedem que enfermeiros usem as diretrizes de prática clínica.
>
> Os pesquisadores identificaram três facilitadores primordiais que encorajam o uso de tais diretrizes: educação/orientação/treinamento; comunicação; e tempo/quadro de funcionários/carga de trabalho. As três principais barreiras ao uso de tais diretrizes foram tempo/quadro de funcionários/carga de trabalho; educação/orientação/treinamento; e comunicação.
>
> Os pesquisadores neste estudo sugeriram que praticamente todos os enfermeiros atuantes são capazes de se identificar com estes resultados, porque as diretrizes e os *checklists* estão se tornando mais prevalentes e até mesmo obrigatórios em muitas instalações. Eles observaram que pesquisas adicionais são necessárias para determinar se diretrizes eletrônicas de prática clínica são usadas com mais frequência e se promovem melhor atendimento aos pacientes do que aquelas por escrito. Além disso, os enfermeiros devem participar no desenvolvimento de novas diretrizes de prática clínica, e os administradores devem assegurar que educação e orientação adequadas sejam oferecidas para cada novo conjunto de diretrizes.

AUDITORIAS COMO INSTRUMENTO DE CONTROLE DA QUALIDADE

Se os padrões constituem a régua para medir o controle de qualidade, as auditorias são as ferramentas de medida. Uma auditoria é um exame sistemático e oficial de registro, processo, estrutura, ambiente ou relatório para avaliação do desempenho. A auditoria nas organizações de saúde fornece aos administradores uma forma de aplicar o processo de controle para determinar a qualidade dos serviços oferecidos. Pode ocorrer de forma retrospectiva, simultânea ou prospectiva. As *auditorias retrospectivas* são feitas depois que o paciente recebe os serviços. Por sua vez, as *auditorias simultâneas* são feitas no momento em que o paciente recebe o serviço. Já as *auditorias prospectivas* tentam identificar como o desempenho futuro será afetado pelas intervenções presentes. As auditorias mais empregadas no controle de qualidade são as de resultados, processo e estrutura.

Auditoria de resultados

Os *resultados* podem ser definidos como o resultado ao término do atendimento. *Auditorias de resultados* determinam os resultados ocorridos, se houver, em consequência de determinadas intervenções de enfermagem para os pacientes. Pressupõem que o resultado demonstre com exatidão a qualidade do atendimento dado. Muitos especialistas entendem esse tipo de auditoria como os indicadores mais válidos de atendimento de qualidade, mas, até a década passada, a maior parte das avaliações do atendimento hospitalar tinha o foco na estrutura e no processo.

Os resultados refletem a última consequência do atendimento, ou a forma como a condição de saúde do paciente mudou após uma intervenção.

A mensuração dos resultados, entretanto, não é nova; Florence Nightingale defendeu a avaliação de resultados do paciente ao utilizar estatísticas da mortalidade e morbidade ao tornar pública a qualidade insatisfatória do atendimento na Guerra da Crimeia. Na época atual de contenção de custos, a pesquisa dos resultados é necessária para determinar se os processos de atendimento gerenciado, de reestruturação e de outras práticas clínicas novas estão produzindo as contenções de custos desejadas sem comprometer a qualidade do atendimento ao paciente.

Resultados são complexos, sendo importante reconhecer que vários fatores contribuem para eles. Há, todavia, cada vez mais reconhecimento de que é possível separar a contribuição da enfermagem para os resultados do paciente; esse reconhecimento de resultados *sensíveis à enfermagem* estabelece o compromisso dos enfermeiros como profissionais, sendo importante na evolução da enfermagem profissional. Embora os resultados antes utilizados para medir a qualidade do atendimento hospitalar incluíssem mortalidade, morbidade e tempo de permanência hospitalar, não são muito sensíveis aos atos dos enfermeiros. Medidas de resultados mais sensíveis à enfermagem em locais de atendimento a pacientes graves incluem taxas de queda de pacientes, taxas de infecção hospitalar, prevalência de úlceras de pressão, uso de contenção física e taxas de satisfação dos pacientes.

Auditoria de processo

As *auditorias de processos* medem o modo de oferecer atendimento. Esse tipo de auditoria pressupõe uma ligação entre o processo e a qualidade do atendimento. Vias críticas e diretrizes clínicas padronizadas são exemplos de tentativas de padronização do processo de atendimento. Também são um recurso para medir os desvios dos padrões aceitos do processo da melhor prática.

As auditorias de processo são empregadas para medir o processo de atendimento ou como o atendimento foi prestado, pressupondo a existência de uma relação entre o processo utilizado pelo enfermeiro e a qualidade do atendimento prestado.

Essas auditorias tendem a ser voltadas à tarefa, com foco no atendimento ou não dos padrões de prática. Os padrões dos processos podem ser documentados em planos de atendimento dos pacientes, manuais de procedimento ou enunciados de protocolos de enfermagem. Uma auditoria de processo pode ser usada para verificar se ausculta cardíaca fetal ou pressões sanguíneas foram checadas conforme uma política estabelecida. Em agências de saúde comunitária, essa auditoria pode ser empregada para determinar se os pais receberam orientações sobre um recém-nascido durante a primeira visita após o parto.

Além disso, uma auditoria de processo pode ser feita a respeito do processo de reconciliação de medicamentos usado para prevenir erros médicos em pontos de transição de pacientes. *Reconciliação de medicamentos* é o processo de comparação dos medicamentos que um paciente está tomando (e que deveria estar tomando) com os medicamentos recém prescritos (Joint Commission, 2012). A comparação visa sanar duplicações, omissões e interações, além da necessidade de dar continuidade a medicamentos atuais. Os tipos de informação que os clínicos usam para reconciliar medicamentos incluem (entre outros) nome dos medicamentos, dose, itinerário e propósito (Joint Commission, 2012).

Auditoria de estrutura

As *auditorias de estrutura* pressupõem a existência de uma relação entre atendimento de qualidade e estrutura adequada. Incluem aporte de recursos como o ambiente em que é prestado o atendimento de saúde. Incluem ainda todos os elementos existentes antes da interação entre o paciente e o funcionário que presta atendimento, e os elementos independentes nessa interação. Por exemplo, quantidade de funcionários em relação aos pacientes, composição da equipe, tempo de espera em salas de emergência e disponibilidade de extintores de incêndio em áreas de atendimento a pacientes seriam todas medidas estruturais da qualidade do atendimento.

Os padrões estruturais, normalmente estabelecidos por órgãos de licenciamento e acreditação, garantem um ambiente seguro e eficiente, embora não tratem da realidade do atendimento dado. Um exemplo de auditoria estrutural poderia incluir a verificação da existência e do funcionamento das luzes de chamada, ou se os pacientes conseguem alcançar as jarras de água. Pode ainda examinar os padrões de contratação para assegurar a disponibilidade dos recursos adequados para que sejam satisfeitas as necessidades sempre mutáveis dos pacientes.

EXERCÍCIO DE APRENDIZAGEM 23.2

Identificação de medidas de estrutura, processo e resultados

Você é enfermeiro-encarregado de uma unidade pós-cirúrgica. Dados de levantamentos retrospectivos revelam que muitos pacientes informam altos níveis de dor pós-operatória nas 72 horas iniciais após as cirurgias. Você decide fazer uma lista de todas as variáveis possíveis de estrutura, processo e resultados que possam estar causando impacto na situação. Uma das medidas de estrutura identificada é que os carrinhos com medicamentos narcóticos se localizam a certa distância dos quartos dos pacientes, o que pode estar contribuindo para algum atraso na administração da medicação para dor. Uma das medidas de processo identificada é os funcionários serem inconsistentes em termos de quão logo realizam seus primeiros levantamentos de dor nos pacientes em pós-operatório, além dos instrumentos que usam para investigar os níveis da dor. Uma das medidas de resultado poderia ser o tempo médio de espera desde o momento em que o paciente pede medicação para a dor e a sua administração.

Tarefa: identifique pelo menos três medidas a mais de estrutura, processo e resultado para as quais você poderia coletar dados, tentando solucionar esse problema. Escolha pelo menos uma delas e, de forma específica, identifique como coletaria os dados. Depois, descreva como usaria suas descobertas para aumentar a probabilidade de que a prática futura em sua unidade se baseasse em evidências.

LINGUAGENS PADRONIZADAS DE ENFERMAGEM

Um meio para melhor identificar resultados sensíveis à enfermagem foi o desenvolvimento de linguagens padronizadas de enfermagem. Uma *linguagem padronizada de enfermagem* oferece uma terminologia consistente que os enfermeiros podem utilizar para descrever e documentar investigações, intervenções e resultados de seus atos. Atualmente, 12 linguagens padronizadas de enfermagem são aprovadas pela ANA (National Association of School Nurses, 2012) (ver Quadro 23.5.). Três delas são examinadas neste capítulo.

QUADRO 23.5 **Linguagens padronizadas de enfermagem aprovadas pela American Nurses Association**

1. NANDA International (NANDA-I)
2. Nursing Interventions Classification (NIC).
3. Nursing Outcomes Classification (NOC).
4. Clinical Care Classification System (CCC)
5. The Omaha System
6. Perioperative Nursing Data Set (PNDS)
7. International Classification for Nursing Practice (ICNP).
8. Systemized Nomenclature of Medicine Clinical Terms (SNOMED CT)
9. Logical Observation Identifiers Names and Codes (LOINC)
10. Nursing Minimum Data Sets (NMDS)
11. Nursing Management Minimum Data Sets (NMMDS)
12. ABC Codes

Fonte: National Association of School Nurses (2012). Standardized nursing languages. Acessado em 23 de junho de 2013, em http://www.nasn.org/PolicyAdvocacy/PositionPapersandReports/NASNPositionStatementsFullView/tabid/462/ArticleId/48/Standardized-Nursing-Languages-Revised-June-2012

Uma das linguagens padronizadas de enfermagem mais antigas é o NMDS. O NMDS – desenvolvido por Werley e Lang – representa esforços de mais de uma década para padronizar a coleta de dados de enfermagem. Com o NMDS, um conjunto mínimo de informações, com definições e categorias uniformes, é coletado para atender às necessidades de múltiplos usuários de dados. Assim, cria-se uma linguagem comum que pode ser usada pelos enfermeiros em qualquer local de prática, além de também poder ser usada por outros profissionais e pesquisadores da saúde. Com isso, dados de enfermagem podem ser usados para comparação da eficácia, dos custos e dos resultados em diferentes locais e em diferentes intervenções dos enfermeiros.

Outro instrumento útil para associar intervenções de enfermagem a resultados dos pacientes é a Classificação das Intervenções de Enfermagem (NIC – Nursing Interventions Classification), elaborada pelo Iowa Interventions Project, College of Nursing, de Iowa City, em Iowa. A NIC é um sistema de classificação baseado em pesquisas que oferece uma linguagem comum e padronizada para os enfermeiros; consiste em intervenções independentes e colaborativas dos enfermeiros em todas as áreas e locais de atuação. Com 30 classes diferentes de cuidados, como controle de medicamentos, nascimentos, promoção da saúde da comunidade, promoção do conforto físico e controle da perfusão e vários domínios de intervenções, a NIC pode ser associada à *taxonomia da North American Nursing Diagnosis Association*, ao NMDS e aos resultados de enfermagem para melhorar os resultados dos pacientes.

Finalmente, o International Council of Nurses (ICN) desenvolveu a *International Classification for Nursing Practice* (ICNP), uma terminologia combinada para a prática da enfermagem de aplicação global. A ICNP representa o domínio da prática de enfermagem como uma parte essencial e complementar dos serviços profissionais de saúde, necessária para a tomada de decisões e para o desenvolvimento de políticas voltadas para a melhoria das condições de saúde e do atendimento de saúde (ICN, 2009).

MODELOS DE MELHORIA DA QUALIDADE

Nas últimas décadas, o sistema norte-americano de saúde passou de um modelo de *garantia da qualidade* (QA – *quality assurance*) para um modelo com foco na melhoria da qualidade (QI – *quality improvement*). A diferença entre os dois conceitos é que os modelos de garantia da qualidade têm como alvo a qualidade que já existe; já os modelos de melhoria da qualidade têm como alvo a qualidade continuada e sempre em processo de aperfeiçoamento. Dois modelos que enfatizam a natureza duradoura da melhoria da qualidade incluem o *gerenciamento da qualidade total* (TQM – *total quality management*) e o *Sistema Toyota de Produção* (TPS – Toyota Production System).

Os modelos de garantia da qualidade buscam assegurar a atual existência de qualidade, ao passo que os de melhoria da qualidade pressupõem que o processo seja contínuo e que a qualidade sempre possa ser melhorada.

Gerenciamento da qualidade total

Gerenciamento da qualidade total (TQM), também chamado de *melhoria contínua da qualidade* (CQI – *continuous quality improvement*), é uma filosofia desenvolvida pelo dr. W. Edward Deming. É um dos marcos nos sistemas administrativos japoneses. Pressupõe que a produção e os serviços tenham o foco no indivíduo e que a qualidade sempre possa ser melhorada. Assim, identificar e fazer as coisas certas, da forma adequada, já da primeira vez, bem como planejar a prevenção de problemas – e não solucionar problemas por fiscalização e reação – levam a resultados qualificados.

O TQM baseia-se nas premissas de que o indivíduo é o elemento central de que dependem o serviço e a produção (ou seja, é preciso que o ambiente reaja ao cliente) e de que a busca da qualidade é um processo contínuo.

Uma vez que a melhoria contínua da qualidade é um processo interminável, tudo e todos na organização estão sujeitos aos esforços ininterruptos de melhoria. Independentemente da excelência do produto ou do serviço, a filosofia do TQM diz que sempre há o que melhorar. Necessidades dos clientes e suas experiências com o produto são sempre avaliadas. Os empregados – e não um departamento central de QA/QI – coletam os dados, oferecendo uma espiral de *feedback* entre administradores, empregados e consumidores. Qualquer problema encontrado é tratado de forma preventiva ou pró-ativa, para que não se precise controlar alguma crise.

Outro elemento central do TQM é o fortalecimento dos empregados pelo oferecimento de um *feedback* positivo e do reforço de atitudes e comportamentos que apoiem a qualidade e a produtividade. Com base na premissa de que os empregados entendem em profundidade o que fazem, acreditam na sua valorização e se sentem estimulados a melhorar a qualidade dos produtos e serviços, assumindo riscos e usando criatividade, o modelo TQM confia neles como aqueles que conhecem e têm responsabilidade, oferecendo-lhes educação e treinamento em todos os níveis. Embora a filosofia do TQM saliente que a qualidade seja mais importante do que o lucro, o consequente aumento da qualidade de um programa bem implementado de TQM atrai mais clientes, resultando em maiores margens de lucro e em uma empresa com mais saúde financeira. Os 14 princípios de controle de qualidade do TQM criados por Deming (1986) estão resumidos no Quadro 23.6.

> **QUADRO 23.6** Princípios de gerenciamento da qualidade total
>
> 1. Criar uma constância de propósito para melhorar os produtos e os serviços.
> 2. Adotar uma filosofia de melhoria contínua.
> 3. Ter o foco na melhoria de processos e não na fiscalização do produto.
> 4. Acabar com a prática de compensar os negócios somente com preço; em vez disso, minimizar o custo total, trabalhando com um só fornecedor.
> 5. Melhorar constantemente todos os processos de planejamento, produção e serviços.
> 6. Instituir treinamento e retreinamento no trabalho.
> 7. Desenvolver a liderança na empresa.
> 8. Repelir receios, encorajando os empregados a participarem do processo de forma dinâmica.
> 9. Fortalecer a cooperação entre departamentos e romper as barreiras entre eles.
> 10. Eliminar dizeres, exortações e alvos para a força de trabalho.
> 11. Concentrar-se na qualidade e não apenas na quantidade; eliminar sistemas de cotas, quando em uso.
> 12. Promover conquistas de equipe em vez de conquistas individuais. Eliminar o sistema anual de classificação ou mérito.
> 13. Educar/treinar os empregados para maximizar o desenvolvimento pessoal.
> 14. Encarregar todos os empregados da execução do pacote de gerenciamento da qualidade total.
>
> Fonte: Deming, W. E. (1986). Out of the crisis. Cambridge, MA: MIT Press.

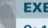

EXERCÍCIO DE APRENDIZAGEM 23.3

Os 14 princípios de qualidade total de Deming

Lembre-se da organização para a qual você trabalhou durante mais tempo. Quantos dos 14 princípios de Deming para gerenciamento da qualidade total eram usados nela? Você acha que alguns dos 14 princípios são mais importantes do que outros? Por quê? Uma organização poderia ter um programa bem-sucedido de controle da qualidade se usasse apenas alguns desses princípios?

Sistema Toyota de Produção

Outro modelo de melhoria da qualidade, mais moderno e com foco no cliente, é o Sistema Toyota de Produção (TPS – Toyota Production System). O TPS é um sistema de produção baseado na eliminação completa do desperdício e que busca o método de produção mais eficiente possível (Toyota Motor Company, s.d.). "Os membros da Toyota buscam aprimorar continuamente processos e procedimentos padronizados a fim de garantir a máxima qualidade, aumentar a eficiência e eliminar o desperdício. Isso é conhecido como *kaizen* e é aplicado em todas as esferas de atividade da empresa" (parágrafo 3).

Organizações de atendimento de saúde que usam o TPS devem determinar que seus profissionais não apenas resolvam os problemas nos locais em que eles acontecem, mas também solicitar que eles identifiquem a causa-raiz do problema, para que as chances dele se repetir sejam minimizadas. Esse modelo defende que resolver problemas individuais assim, um de cada vez e onde, quando e com quem ocorrem, evita maiores problemas. Dessa forma, as decisões administrativas baseiam-se em uma filosofia de longo prazo, mesmo à custa de metas financeiras de curto prazo.

Implementar o TPS, entretanto, não é fácil. Geralmente, é preciso haver uma mudança na cultura, nos valores e nos papéis organizacionais, já que a responsabilidade por resolver problemas é bastante descentralizada. Além disso, eliminar os problemas pela raiz é bem diferente de resolver um problema imediato. Assim, adotar o TPS em uma organização exige um enorme compromisso de tempo e recurso das lideranças. Exige também grande quantidade de preparo e envolvimento dos empregados.

QUEM DEVE SE ENVOLVER NO CONTROLE DA QUALIDADE

O ideal seria que todos na empresa participassem do controle da qualidade, porque os benefícios são recebidos por todos. O controle da qualidade possibilita aos empregados um retorno sobre a qualidade do atendimento que está sendo prestado e sobre a forma de melhorá-la. O envolvimento dos funcionários da linha de frente parece ser especialmente decisivo ao se implementar ou ao se sustentar esforços de melhoria da qualidade tais como o TCAB (*Transforming Care at the Bedside*, ou Transformando o Atendimento à Beira do Leito) – um novo programa nacional desenvolvido e liderado pela Robert Wood Johnson Foundation e pelo Institute for Health Improvement (Parkerton et al., 2009). O TCAB promove o engajamento dos líderes de todos os escalões da organização, delega poder para que os funcionários da linha de frente aprimorem os processos de atendimento e promove o engajamento dos pacientes e de seu familiares nas decisões sobre seu tratamento. O resultado final é uma melhoria nos indicadores de saúde dos pacientes.

Porém, muitas organizações contemporâneas designam um único indivíduo (frequentemente um enfermeiro) para atuar como o seu *diretor de segurança dos pacientes*. Essa estratégia, entretanto, é arriscada, já que dá a impressão de que a responsabilidade pelo atendimento de qualidade não é compartilhada. Assim, embora seja impraticável esperar o envolvimento de todos os funcionários no processo de controle da qualidade, o máximo possível deles deve ser envolvido na determinação de critérios ou padrões, revisão de padrões, coleta de dados ou relatórios.

O controle da qualidade exige avaliação do desempenho de todos os membros da equipe multidisciplinar. Profissionais como médicos, terapeutas respiratórios, nutricionistas e fisioterapeutas contribuem para os resultados do paciente, tendo, então, de ser levados em conta no processo de auditoria. Também os pacientes devem ser envolvidos ativamente na determinação da qualidade do atendimento da organização. É importante lembrar, porém, que atendimento de qualidade nem sempre significa satisfação do paciente.

A satisfação do paciente costuma ter pouco a ver com a melhora ou não de sua saúde em sua permanência no hospital.

Por exemplo, a qualidade da comida, o oferecimento de privacidade, a satisfação com o companheiro de quarto e o barulho que vem do posto de enfermagem podem ter um papel influenciador na satisfação do paciente em relação à internação hospitalar. Essa satisfação pode ser afetada de forma contrária por longas esperas ao chamar os enfermeiros e pelo transporte até os serviços auxiliares, como o setor de radiologia. Até mesmo a simpatia dos funcionários pode afetar a satisfação dos pacientes e a percepção da qualidade do atendimento. Embora esses fatores sejam um componente importante do conforto do paciente e da qualidade do atendimento, qualidade engloba muito mais que isso e sempre deve incluir uma análise da possibilidade de o paciente ter recebido ou não o tratamento mais adequado de parte do atendente mais adequado no momento certo.

MENSURAÇÃO DA QUALIDADE COMO OBRIGAÇÃO ORGANIZACIONAL

A responsabilidade organizacional pelo monitoramento interno da qualidade e da segurança dos pacientes aumentou nos últimos 30 anos. Hoje, a maioria das organizações de saúde conta com programas completos de melhoria da qualidade e trabalha ativamente para melhorar os resultados de tratamento dos pacientes e sua segurança. Porém, a inconstância dos regulamentos governamentais sobre controle de qualidade ainda influenciam muito as decisões administrativas. Cabe aos administradores conhecer bem esses regulamentos governamentais e de licenciamento em constante modificação que influenciam o controle da qualidade e o estabelecimento de padrões na unidade. Essa conscientização possibilita que o chefe implemente um controle de qualidade mais pró-ativo que reativo.

Impactos externos no controle de qualidade

Embora algumas empresas ainda tenham dúvida sobre os importantes benefícios de programas de qualidade bem elaborados e implementados, esse controle nas organizações de saúde surgiu basicamente de influências externas e não como uma tentativa voluntária de monitoramento. Quando o Medicare e o Medicaid (reembolso federal aos idosos, deficientes e indigentes) foram implementados no começo da década de 1960, as organizações de saúde tinham pouca necessidade de justificar custos ou comprovar que os serviços oferecidos atendiam às necessidades dos pacientes. O reembolso baseava-se nos custos decorrentes do atendimento feito e não havia limites reais para a cobrança desses serviços. Quando os custos desses programas atingiram somas inimagináveis, o governo fixou regras que exigiram que as organizações justificassem sua necessidade e monitorassem sua qualidade.

Organizações de revisão de padrões profissionais

A lei de Juntas de Revisão de Padrões Profissionais (PL 92-603), criada em 1972, foi uma das primeiras iniciativas do governo federal para examinar custos e qualidade. As *organizações de revisão de padrões profissionais* (PSROs – *professional standards review organizations*) obrigaram à certificação da necessidade de internação do paciente e da revisão contínua do atendimento; à avaliação do atendimento médico e à análise do perfil do paciente, do hospital e dos profissionais.

Esse novo tipo de fiscalização e a existência de controles externos tiveram um grande efeito na indústria. As organizações de saúde começaram a questionar valores básicos e foram obrigadas a estabelecer novos métodos de coleta de dados, manutenção de registros, oferecimento de serviços e prestação de contas em geral. Devido ao fato de programas de governo, como Medicare e Medicaid, representarem um grupo tão grande de pacientes, as organizações que não quiseram, ou não conseguiram, atender a essas necessidades sempre em mudança não sobreviveram financeiramente.

O sistema de pagamento preestabelecido

A criação dos *grupo de diagnósticos relacionados* (DRGs – *diagnoses-related groups*) no começo da década de 1980 foi acrescentada à necessidade cada vez maior de as organizações monitorarem a contenção de custos, ao mesmo tempo em que garantiam um nível mínimo de qualidade (Capítulo 10). Em consequência dos DRGs, os hospitais passaram a participar do *sistema de pagamento preestabelecido* (PPS – *prospective payment system*), pelo qual os provedores recebem uma quantia fixa por internação de paciente, independentemente dos reais custos do atendimento oferecido. Esse sistema vem sendo criticado como promotor de permanências hospitalares curtas e serviços que levam à redução da qualidade do atendimento. Sem dúvida, os DRGs resultaram em aumento dos níveis de gravidade dos pacientes internados, redução do período de permanência na instituição e percepção por muitos provedores de cuidados de saúde de que os pacientes estão recebendo alta precocemente. Todos esses são fatores que contribuem aos níveis crescentes de insatisfação dos enfermeiros quanto à qualidade do atendimento oferecido.

 Os críticos do PPS afirmam que, embora os DRGs tenham ajudado a conter os custos crescentes de atendimento de saúde, os declínios rápidos associados ao tempo de permanência hospitalar e aos serviços oferecidos resultaram em queda na qualidade do atendimento.

EXERCÍCIO DE APRENDIZAGEM 23.4

Qualidade do atendimento ao paciente

Como você define qualidade de atendimento? A qualidade de seu atendimento é sempre a que você deseja? Em caso negativo, por quê? Que fatores você é capaz de controlar em temos de oferecimento de atendimento de alta qualidade? (Quais são internos e quais são externos?) Em sua experiência clínica, os DRGs afetaram a qualidade do atendimento oferecido? Em caso positivo, como isso aconteceu? Você vê diferenças na qualidade do atendimento prestado aos clientes dependendo da capacidade que eles têm de pagar por este atendimento ou dependendo do tipo de plano de saúde que eles possuem?

A Joint Commission

A *Joint Commission* (antes conhecida como *Joint Commission for Accreditation of Healthcare Organizations* [JCAHO]) – uma organização independente e sem fins lucrativos que dá acreditação a mais de

558 Unidade VII Papéis e funções em controle

20 mil organizações e programas de atendimento de saúde nos Estados Unidos (Joint Commission, 2007) – historicamente tem causado grande impacto no planejamento do controle de qualidade em hospitais para pacientes graves. A Joint Commission foi a primeira organização que obrigou todos os hospitais a ter um programa de garantia da qualidade em funcionamento a partir de 1981. Esses programas deveriam incluir uma revisão do atendimento prestado por todos os departamentos clínicos, disciplinas e profissionais, a coordenação e integração dos achados sobre atividades de controle da qualidade e o desenvolvimento de planos específicos para problemas conhecidos ou suspeitados dos pacientes. Uma vez mais, em 1982, a Joint Commission começou a exigir avaliações trimestrais dos padrões de atendimento de enfermagem em comparação a critérios escritos.

A Joint Comission também mantém uma das bases de dados mais abrangentes dos Estados Unidos envolvendo eventos-sentinela (gravíssimos) por profissionais de atendimento de saúde e suas causas subjacentes. Um evento-sentinela é definido pela JC (2013c, parágrafo 2) como "uma ocorrência inesperada envolvendo morte ou grave lesão física ou psicológica, ou o risco disso ter acontecido. Lesão grave inclui especificamente perda de membros ou função. A expressão 'risco disso ter acontecido' inclui qualquer variação processual cuja recorrência imporia chances significativas de um grave resultado adverso". Tais eventos são chamados de "sentinela" porque sinalizam a necessidade de investigação e resposta imediatas. Informações da base de dados-sentinelas da JC são regularmente compartilhados com organizações credenciadas para ajudá-las a tomar as medidas necessárias para prevenir erros médicos (JC, 2013c).

Outra prioridade da JC é o desenvolvimento de *RCA* com um plano de correção para os erros que acabam ocorrendo. A Política para Eventos-Sentinelas da JC (2013c) solicita que as organizações que estão ou voluntariamente registrando um evento-sentinela ou respondendo à consulta da JC sobre eventos-sentinelas enviem sua RCA e seu plano de ação eletronicamente para a JC sempre que tais eventos ocorrerem. Os dados sobre eventos-sentinelas são então revisados, e recomendações são feitas. A JC defende a confidencialidade das informações, caso necessário, nos tribunais.

De forma similar, algumas organizações utilizam *análise de modos e efeitos de falhas* para examinar todas as falhas possíveis em um projeto – incluindo sequenciamento de eventos, risco real e potencial, pontos de vulnerabilidade e áreas a serem aprimoradas (American Society for Quality, s.d.).

ORYX

No final da década de 1990, essa comissão instituiu sua *Agenda de Mudança*, um conjunto de iniciativas multidimensional e com muitas fases, voltado à modernização do processo de acreditação por meio da mudança de seu foco da estrutura organizacional para o desempenho ou para os resultados organizacionais, o que exigiu a criação de indicadores clínicos para medir a qualidade do atendimento. Visando esta meta, a JC aprovou uma iniciativa decisiva, conhecida como *ORYX*, em fevereiro de 1997. Esta iniciativa integrou os resultados e outros parâmetros de desempenho ao processo de acreditação, com dados sendo divulgados publicamente em um *site* conhecido como *Quality Check* (www.qualitycheck.org).

Com o ORYX, todas as organizações acreditadas pela Joint Commission se viram obrigadas a escolher pelo menos um dentre 60 sistemas aceitáveis de parâmetros de desempenho e a darem início à coleta desses parâmetros clínicos específicos. As organizações também puderam se voluntariar para o *ORYX Plus*, uma tentativa da Joint Commison de criar uma base de dados padronizada nacional com 32 parâmetros de desempenho. Além disso, a comissão passou a coletar dados sobre parâmetros de resultados, inclusive a taxa total de erros por quantidade de *eventos-sentinela*, quantidade de relatórios de possíveis erros ou quase erros, taxas hospitalares de readmissão e taxa de infecções adquiridas no hospital, tudo isso para melhor mensurar a qualidade do atendimento.

Parâmetros básicos

Finalmente, em 2002 a Joint Commission implementou seu programa de parâmetros básicos (também chamado de *Medidas de Qualidade Hospitalar*), como parte do ORYX, buscando melhor padronizar seus conjuntos de dados válidos, confiáveis e baseados em evidências. Hospitais que optaram por não participar da iniciativa de parâmetros básicos tiveram uma redução de 2% em seu Pagamento Anual do Medicare.

As quatro áreas inicialmente visadas para a implementação foram infarto agudo do miocárdio, pneumonia, parada cardíaca e o projeto de melhoria do atendimento cirúrgico. Desde então, outros parâmetros básicos foram adicionados, incluindo atendimento de asma infantil, departamento de emergência, serviços psiquiátricos a pacientes com baixa hospitalar, alta hospitalar, imunização, derrame, uso de substâncias químicas, serviços perinatais, tratamento ao tabagismo e tromboembolismo venoso (Joint Commission, 2013b).

Em janeiro de 2013, a JC anunciou que irá ampliar de quatro para seis os parâmetros básicos obrigatórios de desempenho para hospitais gerais médico/cirúrgicos credenciados (The Joint Commission Expands Performance, 2013). As exigências adicionais entrarão em vigor em 1º de janeiro de 2014. Os quatro parâmetros básicos atuais serão obrigatórios para todos os hospitais gerais médico/cirúrgicos que atendem a populações específicas de pacientes. Já nos hospitais com 1.110 partos ao ano ou mais, o conjunto de parâmetros de atendimento perinatal se tornará o quinto parâmetro obrigatório. O sexto conjunto de parâmetros (ou quinto e sexto conjuntos de parâmetros, no caso de hospitais com menos de 1.100 partos ao ano) será escolhido por todos os hospitais gerais médico/cirúrgicos dentre os conjuntos complementares de parâmetros aprovados (The Joint Commission Expands Performance, 2013). A JC espera que as exigências venham a aumentar com o tempo, dependendo do ambiente nacional de atendimento de saúde, das prioridades nacionais emergentes em termos de parâmetros e da capacidade cada vez maior dos hospitais em capturar e transmitir dados eletronicamente (The Joint Commission Expands Performance, 2013).

National Patient Safety Agency

Para ampliar os parâmetros básicos e promover melhorias específicas na segurança dos pacientes, a JC também publica todos os anos as *Metas Nacionais de Segurança dos Pacientes* (NPSGs – *National Patient Safety Goals*). As NPSGs de 2013, por exemplo, incluíam itens como a identificação correta dos pacientes, o uso de medicamentos com segurança, a prevenção de infecções, a identificação dos riscos à segurança dos pacientes e a prevenção de erros em cirurgias (The Joint Commission, 2013d). Resta confirmar até que ponto o cumprimento desses parâmetros básicos e das NPSGs realmente melhora os resultados de tratamento dos pacientes. Pesquisas iniciais revelam resultados inconclusivos, com alguns hospitais informando uma melhoria dos resultados aos pacientes associada à implementação dos parâmetros básicos e outros não encontrando qualquer variação.

CENTROS DE SERVIÇOS DO MEDICARE E MEDICAID

Os *Centros de Serviços Medicare e Medicaid* (CMS – Centers for Medicare and Medicaid Services), anteriormente chamados de Health Care Financing Administration, também cumprem um papel ativo no estabelecimento de padrões de qualidade e na mensuração da qualidade no atendimento de saúde. Com a introdução da *Medicare Quality Initiative* em novembro de 2001 (atualmente chamada de *Hospital Quality Initiative* [HQI]), os resultados de saúde passaram a ser visados como as fontes de dados. Como parte da HQI, dados fáceis de entender sobre a qualidade do atendimento de saúde provenientes de asilos, agências de saúde domiciliar, hospitais e instalações de diálise são disponibilizados a todos os consumidores por diversos meios de comunicação. A intenção é encorajar os consumidores e seus médicos a discutirem e tomarem decisões mais bem embasadas em termos de como obter o melhor atendimento hospitalar, criar incentivos para que os hospitais aprimorem o atendimento e apoiar a responsabilização perante o público (Hospital Quality Initiative, 2008).

Pagamento por Desempenho/aquisição baseada em qualidade

O CMS, por meio do Medicare, também estabeleceu o *Pagamento por Desempenho (P4P – Pay for Performance)*, também conhecido como *aquisição baseada em qualidade*. As iniciativas do P4P foram criadas para alinhar o pagamento a iniciativas de qualidade e para reduzir custos mediante a melhoria da qualidade e da eficiência. A *Iniciativa de Divulgação de Qualidade pelos Médicos*, por exemplo, permite pagamentos a profissionais de saúde que divulgam satisfatoriamente informações de qualidade ao Medicare. Além disso, em 2005 dez grupos começaram a participar da *Demonstração de Práti-*

560   Unidade VII Papéis e funções em controle

ca de Grupos Médicos, com duração de quatro anos. Por cada ano do projeto, os grupos podiam receber até 80% das economias que eles geravam para o Medicare ao impedir complicações e hospitalizações. Os pagamentos de bônus dependiam de suas economias e da qualidade do seu atendimento.

No entanto, os críticos do sistema de incentivo P4P sugerem que ele não conseguiu gerar os resultados almejados. Eles alegam que isso ocorreu por muitas razões, como, por exemplo: devido a um foco na melhoria e não nas conquistas dos prestadores de atendimento; porque o ajuste de risco das pontuações dos profissionais podem ser imprecisos ou mesmo inaplicáveis para certos parâmetros do P4P; porque amostras pequenas demais resultam em pacientes insuficientes que estão aptos a receberem pontuação para determinado parâmetro; e porque os pacientes muitas vezes são tratados por diversos médicos ao mesmo tempo (Pay for Performance, 2011).

Além disso, eles sugerem que "o P4P pode resultar em melhor documentação do atendimento sem uma melhoria concomitante do tratamento propriamente dito. Além disso, os médicos podem transferir suas práticas para áreas nas quais eles creem que os pacientes podem administrar com maior eficiência o seu próprio tratamento; a coordenação do atendimento pode se deteriorar, sobretudo para pacientes com enfermidades múltiplas; os médicos podem se concentrar em melhorar o atendimento apenas nas áreas envolvidas em retornos financeiros; e os custos com a prática administrativa podem aumentar" (Pay for Performance, parágrafo 13).

Levantamentos de Avaliação por Consumidores Hospitalares dos Prestadores e Sistemas de Atendimento de Saúde

O levantamento de Avaliação por Consumidores Hospitalares dos Prestadores e Sistemas de Atendimento de Saúde (HCAHPS – Hospital Consumer Assessment of Healthcare Providers and Systems) é o primeiro levantamento nacional padronizado e publicamente divulgado sobre as perspectivas dos pacientes a respeito do atendimento hospitalar. Desenvolvido em parceria entre a AHRQ e o CMS no início de 2002, o instrumento de levantamento de 27 itens da HCAHPS avalia as percepções dos pacientes a respeito de sua experiência hospitalar, e pode ser conduzido por correio, telefone, correio com reconsulta por telefone ou por reconhecimento interativo de voz (HCAHPS Fact Sheet, 2012).

O levantamento HCAHPS questiona pacientes médicos, cirúrgicos e de atendimento de maternidade que tiveram alta recentemente (entre 48 horas e seis semanas) a respeito de aspectos de sua experiência hospitalar, incluindo "com que frequência" ou se os pacientes experimentaram um aspecto crítico do atendimento hospitalar, em vez de questioná-los se ficaram "satisfeitos" com o atendimento. Os dados coletados incluem a qualidade da comunicação de enfermeiros e médicos com os pacientes, a atenção dos funcionários do hospital às necessidades dos pacientes, como os funcionários do hospital se saem ao lidar com a dor dos pacientes, até que ponto os funcionários informam os pacientes a respeito dos medicamentos e se informações-chave são fornecidas durante a alta (veja o Exame de Evidência 23.2). Além disso, o levantamento aborda a limpeza e o nível de silêncio nos quartos dos pacientes, a avaliação geral dos pacientes sobre o hospital e se eles recomendariam o hospital a amigos e familiares. Dez parâmetros da HCAHPS são divulgados publicamente no *site* Hospital Compare (www.hospitalcompare.hhs.gov) para cada hospital participante.

Exame de evidência 23.2

Fonte: Study Links HCAHPS, Readmission Rates. (2013). Hospital Case Management, 21 *(2), 25.*

Este estudo da Press Ganey, uma organização de melhoria do desempenho no atendimento de saúde, sediada em South Bend, Indiana, analisou dados de hospitais sobre penalidade por readmissão e comparou-os com seu desempenho nos parâmetros de aquisição baseada em valor do CMS. O estudo descobriu um forte correlação entre as readmissões dentro de 30 dias e o desempenho na porção da HCAHPS sobre o Programa de Aquisição Baseada em Valor, com as taxas de readmissão dentro de 30 dias caindo conforme as pontuações na HCAHPS aumentavam.

A Press Ganey observou que uma boa comunicação com os pacientes e seus familiares é um fator decisivo no desempenho da percepção que os pacientes têm do atendimento, bem como no sucesso do hospital em evitar readmissões dentro de 30 dias. O levantamento da

> HCAHPS pediu que os pacientes avaliassem a qualidade da comunicação com médicos e enfermeiros, a atenção dedicada pelos funcionários do hospital e as informações de alta, além de questioná-los sobre a limpeza e o nível de silêncio do ambiente hospitalar e a gestão da dor. Muitas das perguntas se concentraram na comunicação e na eficiência do hospital em envolver os pacientes – fatores que também afetam a capacidade dos pacientes em cuidarem de si mesmos após a alta e evitarem ser readmitidos.
>
> Os pesquisadores concluíram que os gestores de casos devem começar a planejar a alta já na admissão e comunicar-se com os pacientes e seus familiares durante sua estada no hospital. Isso reduzirá as readmissões hospitalares que ocorrem quando os pacientes não obedecem às instruções que recebem durante a alta, quando deixam de tomar medicamentos corretamente e quando não contam com os recursos comunitários de que precisam para cuidarem de si mesmos após a alta, fatores estes que indicam lacunas na comunicação.

Ainda que muitos hospitais já coletassem informações sobre a satisfação dos pacientes para seu próprio uso interno, antes da HCAHPS não havia quaisquer parâmetros comuns e nenhum padrão nacional para a coleta e a divulgação pública de informações sobre a experiência dos pacientes com o atendimento de saúde. Desde 2008, os dados da HCAHPS vêm sendo publicamente divulgados, possibilitanto comparações válidas entre hospitais nos âmbitos local, regional e nacional. Essa divulgação pública criou novos incentivos para que os hospitais melhorem o atendimento e elevou a responsabilização no atendimento de saúde ao aumentar a transparência da qualidade do atendimento hospitalar (HCAHPS Fact Sheet, 2012).

Comitê Nacional de Garantia da Qualidade (National Committee for Quality Assurance)

Outra força externa que influencia o controle da qualidade nas organizações de saúde é o *Comitê Nacional de Garantia de Qualidade* (NCQA – National Committee for Quality Assurance). Esse comitê, uma organização privada sem fins lucrativos, que dá acreditação a organizações de atendimento gerenciado, elaborou o *Plan Employer Data and Information Set Health* (HEDIS) para comparar a qualidade do atendimento em organizações de atendimento gerenciado ou controlado. A HEDIS 2013 contém 75 parâmetros ao longo de 8 domínios de atendimento, que oferecem informações numéricas e descritivas sobre a qualidade do atendimento, os resultados do paciente, acesso e disponibilidade de serviços, utilização, prêmios e políticas de plano de estabilidade financeira e operacional (NCQA, 2013). Espera-se que as versões futuras tenham uma quantidade até maior de indicadores de desempenho, na medida em que o segmento populacional crescente do Medicare e do Medicaid, inscrito no atendimento gerenciado ou controlado, acrescenta mais indicadores específicos de desempenho.

Porém, um dos principais pontos fracos da acreditação pela NCQA é ela ser voluntária. Desde 1999, entretanto, o Medicaid e o Medicare contratam seus planos de atendimento gerenciado somente com planos de saúde acreditados pela NCQA. Mais empregadores também estão adotando essa política, resultando no fato de que a maior parte das organizações de atendimento gerenciado precisará dessa acreditação no futuro para sua sobrevivência financeira.

Projeto Maryland Hospital Association Quality Indicator

Outra importante iniciativa para medir qualidade em locais de atendimento a pacientes graves é o *Maryland Hospital Association Quality Indicator Project* (QI Project). Esse projeto de pesquisa, iniciado em 1985 com sete hospitais de atendimento a pacientes graves de Maryland, tem hoje a participação de mais de 1.800 hospitais de atendimento a pacientes graves e outras instituições. Dentre as instalações credenciadas pela JC, o QI Project é o sistema de avaliação de desempenho mais frequentemente selecionado para cumprir com a exigência ORYX. Quase mil dos participantes do projeto usam seus dados do QI Project para cumprir com essa exigência da JCAHO (Wisconsin Hospital Association, 2003–2013). É importante lembrar que o QI Project ainda é considerado um projeto de pesquisa e, como tal, não pode ser usado para estabelecer limiares de desempenho ou padrões de atendimento; no entanto, seu padrão de comparação para identificar e medir indicadores é inestimável.

Multistate Nursing Home Case Mix and Quality Demonstration

Houve também uma importante iniciativa para desenvolver indicadores de qualidade em locais de atendimento de longo prazo. Uma das mais importantes é o *Multistate Nursing Home Case Mix and Quality Demonstration*, com recursos financeiros do CMS. Essa demonstração pretende desenvolver e implementar um sistema de classificação de um *mix* de casos que funcione como a base de pagamento do Medicare e do Medicaid e um sistema de monitoramento da qualidade que investigue o impacto do *mix* de casos na qualidade e ofereça melhores informações ao processo de levantamento de enfermagem domiciliar.

Fichas de relatório

Em uma reação à demanda de medidas objetivas da qualidade, uma série de planos de saúde, provedores de atendimento de saúde, grupos de empregadores proprietários, organizações para informação aos consumidores e governos estaduais começou a desenvolver fichas para relatório da qualidade do atendimento de saúde. A maior parte dos estados possui leis que exigem que os provedores informem alguns tipos de dados. A Agency for Health Care Research and Quality (AHRQ) também está investigando a criação de uma ficha de relatório para o sistema de prestação de atendimento de saúde no país.

No entanto, é importante lembrar que, no momento, muitas dessas fichas ficha não contêm informações sobre a qualidade do atendimento prestado por clínicas, grupos de prática ou médicos específicos na rede dos planos de saúde. Além disso, alguns críticos das fichas de relatório apontam para o fato de que os planos de saúde podem receber classificações conflitantes em fichas de relatório diferentes. Isso é consequência do uso de diferentes medidas do desempenho e da forma como cada ficha opta por reunir e avaliar fatores individuais. Além disso, as fichas de relatório podem ainda não ser de rápido acesso, ou ser difíceis de compreender pelo consumidor médio.

ERRO MÉDICO: A AMEAÇA CONSTANTE AO ATENDIMENTO QUALIFICADO

Durante as duas últimas décadas, muitos estudos vêm sugerindo a ocorrência exorbitante de erros médicos no sistema de saúde. O mais conhecido destes estudos foi provavelmente o relatório de 1999 do IOM chamado *To Err Is Human* (Kohn, Corrigan, & Donaldson, 2000). Esse relatório descobriu que algo entre 44 mil e 98 mil norte-americanos morrem anualmente em consequência de erros médicos, fazendo com que essa seja a oitava principal causa de morte no país, mesmo quando a estimativa mais baixa é usada. O estudo do IOM também procurou identificar os tipos de erro que ocorrem. Os erros de medicação se destacaram como um risco especialmente alto, já que podem levar a lesões nos pacientes, muitas vezes chamadas de *eventos adversos com medicamentos* (adverse drugs events – ADEs).

É possível que a contribuição mais valiosa do relatório IOM tenha sido, entretanto, a conclusão de que a maior parte desses erros não ocorreu por incompetência das pessoas, ocorreu por falhas elementares na forma de organização e oferecimento dos serviços no sistema de saúde. O foco atual das pesquisas de erros médicos está em estabelecer essas falhas e criar e/ou fortalecer ambientes que minimizem a probabilidade de sua ocorrência. Estratégias de criação desses ambientes incluem um melhor relato dos problemas que realmente ocorrem, as iniciativas Leapfrog, a reforma do sistema de responsabilização médica e outras estratégias pontuais de atendimento, como código de barras, bombas IV inteligentes e conciliação de medicamentos.

Relatório e análise de erros

Uma estratégia crucial para lidar com erros no sistema de atendimento de saúde é a necessidade de aumentar tanto a divulgação obrigatória quanto voluntária de erros. No âmbito das unidades, as culturas organizacionais precisam ser criadas de modo a remover a culpa dos indivíduos e, em vez disso, concentrar a atenção em como a organização em si pode ser modificada para reduzir as chances de ocorrência de tais erros e quase erros que são encontrados todos os dias em sua prática clínica.

Isso, porém, não remove a responsabilidade e o compromisso de cada profissional em fazer tudo ao seu alcance para proporcionar um atendimento seguro e competente. Essa necessidade de encontrar um meio-termo entre uma cultura livre de culpabilidade, que atribui todos os erros a falhas do sistema e que não responsabiliza indivíduo algum, e uma cultura francamente punitiva, em que os indivíduos são culpados por todos os erros, foi rotulada de uma "cultura justa" (Landro, 2010). Desenvolvida pelo engenheiro David Marx, uma cultura justa enfatiza o encontro de um meio-termo entre os dois extremos. Ela também visa separar o erro inevitável do comportamento inconsequente e do risco injustificável (Landro).

Ignorar o problema dos erros médicos, negar sua existência ou culpar os indivíduos envolvidos nos processos não ajuda em nada a eliminar os problemas subjacentes.

No âmbito nacional, leis também estão sendo promulgadas para promover tanto a divulgação obrigatória quanto voluntária dos erros médicos. A *Patient Safety and Quality Improvement Act* (Lei da Segurança dos Pacientes e Melhoria da Qualidade), por exemplo, foi promulgada em 2005. Essa lei protege informações sobre erros médicos enviadas voluntariamente a novas organizações particulares (organizações pela segurança do paciente) contra intimação ou uso em achados ilegais, geralmente exigindo que essas informações sejam tratadas como confidenciais.

Leis federais também foram propostas para proteger a divulgação voluntária de lesões ordinárias e *"quase erros"* – erros que não causaram dano à época, mas que poderiam facilmente causar em uma próxima ocasião. Isso seria semelhante ao que é feito na aviação, onde os quase erros são divulgados confidencialmente *e* podem ser analisados por qualquer um.

As organizações de atendimento de saúde precisam ainda realizar um melhor trabalho na identificação do tipo de erros ocorridos, na sua categorização e no exame e em novas formas de trabalhar os processos que levaram a eles. É o líder-administrador que tem a responsabilidade de criar de forma pró-ativa um ambiente de trabalho que minimize esses riscos.

O Grupo Leapfrog

Além disso, para minimizar os riscos aos pacientes, os padrões e as expectativas de grupos de fiscalização, seguradoras e grupos de profissionais devem ser elevados. Um exemplo disso é o *Grupo Leapfrog*, um conglomerado crescente formado por empresas entre as 500 maiores da revista Fortune e alheias ao ramo da saúde, que se comprometeu a modernizar o atual sistema de atendimento de saúde. Com base em pesquisas atuais, o Grupo Leapfrog identificou quatro padrões baseados em evidências dos quais se espera o maior impacto na redução de erros médicos: *registros de ordens de médicos-provedores feitos no computador* (CPOE – computerized physician-provider order entry), *encaminhamento hospitalar com base em evidências* (EHR – evidence-based hospital referral), *número de médicos em UTIs* (IPS-ICU – physician stafing) e *uso de escores do Leapfrog Safe Practices* (Leapfrog Group, 2013). Essas estratégias e as evidências em apoio a seu uso estão descritas com mais detalhamento no Quadro 23.7.

QUADRO 23.7 — Iniciativas Leapfrog baseadas em evidência

REGISTRO DE PRESCRIÇÃO DE MÉDICOS-PROVEDORES POR COMPUTADOR

Exige que provedores do atendimento principal registrem as prescrições ou ordens em computador em vez de escrevê-las a mão. Isso diminui os erros de medicação com base em transcrições inexatas. Também proporciona apoio a decisões clínicas importantes, por meio do acesso a recursos de informação que dão suporte ao provedor de atendimento de saúde em decisões relativas a diagnóstico, terapia e planejamento do atendimento de cada paciente.
Evidência: o CPOE revelou redução em mais de 50% de erros graves de prescrição em hospitais.

ENCAMINHAMENTO HOSPITALAR COM BASE EM EVIDÊNCIAS

Sugere que os pacientes em condições de alto risco devem ser tratados em hospitais com características que se mostrem associadas a melhores resultados.
Evidência: o encaminhamento de pacientes que necessitam de certos procedimentos médicos complexos a hospitais que oferecem as maiores chances de sobrevivência com base em critérios cientificamente válidos, tal como o número de vezes que um hospital realiza esse procedimentos a cada ano ou outro processo ou dados sobre resultados, reduz em até 40% o risco de óbito do paciente.

(Continua)

NÚMERO DE MÉDICOS ALOCADOS EM UMA UTI
Examina o nível de treinamento dos médicos nas UTIs e sugere que a qualidade do atendimento nessas unidades é fortemente influenciada por (a) haver intensivistas (médicos com treinamento especial em medicina de atendimento crítico) oferecendo atendimento e (b) organização da equipe de funcionários nessas unidades.
Evidência: comprovou-se que o IPS é responsável por uma redução de 40% do risco de morte de pacientes em UTIs.

ESCORES DE PRÁTICAS DE SEGURANÇA NO LEAPFROG
O *National Quality Forum* (NQF) avalizou *práticas* seguras que, quando utilizadas, reduziriam o risco de dano em alguns processos, sistemas ou ambientes de atendimento. Dentre essas 34 práticas estão as três iniciativas antes mencionadas. Esta quarta iniciativa levanta dados sobre o progresso do hospital em relação às outras 31 práticas de segurança do NQF.

Fonte: Retirado de Leapfrog Group. (2013). The Leapfrog Group fact sheet. Acessado em 24 de junho de 2013, em http://www.leapfroggroup.org/about_us/leapfrog-factsheet; e de Huston, C. (2014). Medical errors: An ongoing threat to quality health care. In C. Huston (Ed.), Professional issues in nursing. Challenges and opportunities (3rd ed.), Philadelphia, PA: Lippincott Williams & Wilkins.

Há evidências científicas indicando que tais iniciativas reduzem erros médicos que podem ser evitados. Sua implementação já está ocorrendo ou é viável a curto prazo; os consumidores podem constatar seu valor; e planos de saúde, compradores ou consumidores podem verificar facilmente sua presença ou ausência ao escolherem entre os provedores de atendimento de saúde.

O Leapfrog também avaliou o uso do código de barras para reduzir erros medicamentosos no ponto de atendimento. Conforme estabelecido pela U.S. Food and Drug Administration (FDA), em uma regulamentação de 2004, todas as prescrições de medicamentos e medicamentos sem prescrição médica usados nos hospitais devem possuir o número do *código nacional de medicamentos* (NDC – *national drug code*), que indica suas formas de dosagem e potência. A FDA sugere que um sistema de código de barras acoplado a um sistema de registro de prescrições por computador reforçaria bastante a capacidade de todos os profissionais da saúde em atenderem aos "cinco certos" da administração de medicamentos: que a pessoa *certa* receba a quantidade *certa* da droga *certa*, na hora *certa* e pela via *certa*.

Além disso, os hospitais estão se voltando cada vez mais para as chamadas bombas inteligentes para infusões de terapia intravenosa (IV). Essas bombas inteligentes são instaladas com *software* de segurança que impede erros de medicação IV por meio de limites mínimo e máximo de dosagem, bem como por limites pré-ajustados que não podem ser sobrescritos por critério do profissional e saúde.

Uma abordagem Seis Sigma

Outro esforço empreendido para criar uma cultura de administração de segurança no âmbito institucional tem sido a implementação da *abordagem Seis Sigma*. *Sigma* é uma medida estatística que reflete o nível de desempenho de um produto ou processo. Valores mais altos de sigma indicam melhor desempenho. Historicamente, a indústria de atendimento de saúde sente-se à vontade buscando processos três sigma (todos os pontos de dados caem a no máximo 3 desvios padrão) em termos de qualidade do atendimento, em vez de seis (Huston, 2014). Esta é uma razão pela qual o atendimento de saúde apresenta mais erros do que a indústria bancária ou as companhias aéreas, onde o Seis Sigma é a expectativa. As organizações devem trabalhar com este alvo aplicando cuidadosamente a metodologia Seis Sigma em cada um dos aspectos da melhoria da qualidade.

O histórico de segurança no atendimento de saúde não faz nem sombra ao histórico invejável da similarmente complexa indústria da aviação.

Reforma do sistema de responsabilidade médica

Por fim, se o desejo é alcançar a qualidade no atendimento de saúde, o sistema de responsabilidade médica e nossa sociedade litigiosa devem ser reconhecidos como barreiras potenciais às iniciativas sistemáticas de revelar erros e aprender a partir daqueles cometidos no atendimento de saúde. As culturas das organizações precisam mudar para que empregados e pacientes sintam-se à vontade no relato de perigos capazes de afetar a segurança do paciente sem receio de riscos pessoais. Muitos especialistas dizem que a cultura, nas organizações de saúde, precisa passar daquela da busca de culpados para a de identificar erros e reagir a eles no momento certo.

Estamos progredindo?

Lacunas continuam a existir entre o atendimento que os pacientes deveriam receber e o atendimento que de fato recebem. Isso ficou patente em inúmeros estudos, incluindo o pós-levantamento do IOM *Cruzando o Fosso da Qualidade: um Novo Sistema de Saúde para o Século XXI*, o qual revelou grandes lacunas entre o atendimento preventivo, intensivo e crônico que as pessoas deveriam receber e o que elas de fato recebem.

Similarmente, um grande estudo conduzido por Healthgrades (2008) junto a 41 milhões de registros de pacientes do Medicare entre 2004 e 2006 em praticamente todos os 5 mil hospitais não federais dos Estados Unidos revelou 238.337 mortes possivelmente preveníveis. A taxa geral de incidentes foi de aproximadamente 3% de todas as admissões no Medicare, representando 1,1 milhão de incidentes de segurança com pacientes durante os três anos estudados. Os pacientes do Medicare que passaram por incidentes de segurança tiveram uma chance em cinco de morrerem como resultado do incidente. O estudo concluiu que se todos os hospitais estivessem operando no nível do *Distinguished Hospitals for Patient Safety*, cerca de 220.106 incidentes de segurança com pacientes e 37.214 mortes no Medicare poderiam ter sido evitados, economizando US$2 bilhões durante o período de estudo.

No entanto, dados mais recentes de Healthgrades (2013) revelaram-se mais encorajadores. A qualidade dos hospitais, mensurada pelas taxas de mortalidade e complicação, apresentou uma melhoria considerável de 2005 a 2011, embora essa melhoria variasse dependendo da enfermidade e do procedimento. De 2005 a 2011, por exemplo, a taxa média de mortalidade nacional ajustada por risco entre os pacientes com baixa hospitalar melhorou em 22% entre 16 dos procedimentos e enfermidades mais comuns estudados por Healthgrades, tais como doença pulmonar obstrutiva crônica (DPOC), parada cardíaca e derrame.

Mudanças no desempenho dos hospitais durante este período variaram bastante dependendo do procedimento e da enfermidade, indo de um aumento de 3,5% em taxa de mortalidade ajustada por risco para cirurgias e procedimentos gastrointestinais (declínio no desempenho) até uma melhoria de 34,1% em taxa de mortalidade ajustada por risco para DPOC. A qualidade hospitalar também variou significativamente ao longo dos Estados Unidos, com certos estados se saindo excepcionalmente bem (Califórnia e Delaware) e alguns se saindo muito mal (Alabama e Pensilvânia) (Healthgrades, 2013).

Fica claro, portanto, que apesar de todas as intervenções provenientes de estudos do IOM e da profusão de organizações dedicadas à melhoria da qualidade no atendimento de saúde, o progresso na resolução do problema de erros médicos é limitado. De fato, Wachter (2010) afirma que os ganhos em melhoria da qualidade no atendimento de saúde nos 15 anos desde a publicação de *To Err Is Human* têm sido lentos em se materializar, e ele sugere que mudanças futuras provavelmente também serão paulatinas. Ainda assim, ele sugere que aprendemos bastante com os deslizes que cometemos e que novas áreas importantes e ainda não abordadas estão agora entrando na agenda da segurança dos pacientes.

INTEGRAÇÃO ENTRE PAPÉIS DE LIDERANÇA E FUNÇÕES ADMINISTRATIVAS NO CONTROLE DE QUALIDADE

O controle de qualidade oportuniza aos administradores avaliar o desempenho da empresa a partir de uma perspectiva sistemática, científica e objetiva. Para tanto, é preciso determinar os padrões a serem usados para medir o atendimento de qualidade em suas unidades e, em seguida, elaborar e implementar programas de controle da qualidade que meçam os resultados em relação àqueles padrões. Todos os administradores são responsáveis pelo monitoramento da qualidade do produto feito em suas unidades; nas organizações de saúde, esse produto é o atendimento ao paciente. Cabe ainda aos administradores o levantamento de dados sobre satisfação do paciente e sua promoção, sempre que possível.

Os administradores, no entanto, não podem agir no vácuo ao determinar o que é a qualidade e como ela deve ser medida. Essa determinação deve vir de evidências baseadas em pesquisas. As exigências de dados rígidos sobre qualidade vêm aumentando à medida que os órgãos reguladores, os pacientes, os contribuintes e os administradores de hospitais exigem justificativas aos serviços prestados. Os chefes precisam conhecer os regulamentos sobre controle de qualidade em constante mudança e ajustar de forma pró-ativa os padrões da unidade para que atendam a essas necessidades mutáveis. Até duas décadas atrás, pouca atenção era dedicada à mensuração da qualidade no atendimento de saúde. Com o ingresso no século XXI, é cada vez maior o foco na qualidade do atendimento e na padronização da coleta de dados sobre qualidade, além de maior compromisso com os resultados, desde o nível do sistema até o de cada provedor de atendimento.

Inspirar os subordinados a estabelecerem e atingirem padrões elevados de atendimento é uma habilidade de liderança. Os líderes são modelos para padrões elevados no próprio atendimento de saúde e encorajam os subordinados a atingirem os padrões máximos, não os mínimos. Uma forma de conseguir isso é envolver os subordinados em processos de controle da qualidade. Estudando as relações diretas de causa e efeito, os subordinados aprendem a modificar o desempenho individual e do grupo para melhorar a qualidade do atendimento prestado.

Visão é outra habilidade de liderança inerente ao controle da qualidade. O líder visionário enxerga o que é e determina o que deve ser. Esse foco no futuro permite que sejam modeladas as metas da unidade com pró-atividade e que se melhore a qualidade do atendimento. Além disso, o líder-administrador integrado no controle da qualidade precisa estar disposto a correr riscos e assumir responsabilidades. Em um período de recursos limitados e contenção de gastos, há cada vez mais pressão para que a qualidade seja sacrificada na tentativa de conter custos. O líder-administrador consciente admite esse risco e tenta chegar a um equilíbrio entre qualidade e contenção de gastos que não viole as obrigações profissionais para com pacientes e subordinados.

Vencer a guerra da qualidade exigirá manutenção do interesse público para a criação do momento certo para mudar de forma sistemática o sistema de atendimento de saúde a fim de melhorar a qualidade. Neste esforço, será imperativo aumentar os conhecimentos e a participação do consumidor no atendimento de saúde. Além disso, os agentes de mudança devem ser capazes de eliminar o descompasso que ainda existe entre as percepções que os consumidores têm da qualidade do próprio atendimento e a real qualidade oferecida. Esse é um diálogo que apenas começou.

CONCEITOS-CHAVE

- Controle é implementado em todas as fases administrativas.
- Controle da qualidade refere-se a atividades usadas para avaliar, monitorar ou regular os serviços prestados aos consumidores.
- Um padrão é uma condição básica mínima, ou nível de excelência predeterminado, que constitui um modelo a ser seguido e praticado.
- Como não existe um conjunto único de padrões, cada organização e profissão precisa de padrões e objetivos que orientem cada profissional na realização de um atendimento seguro e eficiente.
- As diretrizes de prática clínica oferecem intervenções passo a passo, baseadas em diagnósticos, que devem ser seguidas pelos enfermeiros na tentativa de promover atendimento altamente qualificado e baseado em evidências e ainda controlar a utilização e os custos dos recursos.
- O *benchmarking* é o processo de medida de produtos, práticas e serviços em comparação com as medidas das organizações de melhor desempenho.
- A diferença no desempenho entre organizações de saúde de maior excelência e a média nacional é chamada de lacuna de qualidade. Enquanto essa lacuna é menor em indústrias como manufatura, aviação e bancos, no atendimento de saúde, a regra é existir uma enorme variação.
- Análises de eventos críticos e da causa-raiz ajudam a identificar não apenas o evento ocorrido e como ocorreu, mas seus motivos, para que não sejam repetidos resultados negativos que poderiam ser evitados.
- As auditorias de resultados determinam aqueles que, caso tenham ocorrido, decorreram de intervenções de enfermagem específicas para pacientes.

Capítulo 23 Controle de qualidade **567**

- As auditorias de processo são empregadas para medir o processo de atendimento ou como este foi prestado.

- As auditorias de estrutura monitoram a estrutura ou o cenário em que ocorre o atendimento ao paciente (como finanças, estrutura dos serviços de enfermagem, registros médicos e estrutura do ambiente).

- Cada vez mais se reconhece que é possível separar a contribuição que a enfermagem exerce resultados do paciente; esse reconhecimento de resultados sensíveis à enfermagem cria o compromisso dos enfermeiros como profissionais, o que é importante na evolução da enfermagem profissional.

- Linguagens padronizadas de enfermagem constituem terminologia consistente que os enfermeiros podem utilizar para descrever e documentar investigações, intervenções e resultados de seus atos.

- Os modelos de garantia da qualidade buscam assegurar a existência presente de qualidade, ao passo que os de melhoria da qualidade pressupõem que o processo seja duradouro e que a qualidade sempre possa ser melhorada.

- O controle de qualidade nas organizações de atendimento de saúde resulta basicamente de forças externas, e não de uma iniciativa voluntária de monitoramento da qualidade dos serviços oferecidos.

- Os críticos do PPS afirmam que, embora os DRGs tenham ajudado a conter os custos crescentes de atendimento de saúde, os declínios rápidos associados ao tempo de permanência hospitalar e aos serviços oferecidos resultaram em queda na qualidade do atendimento.

- A JC é a principal entidade de acreditação para organizações e programas de atendimento de saúde nos Estados Unidos. Também administra a iniciativa ORYX e coleta dados sobre quatro medidas principais, tentando padronizar melhor a coleta de dados em hospitais de atendimento a pacientes graves.

- O CMS cumpre um papel ativo no estabelecimento de padrões para a mensuração da qualidade no atendimento de saúde, incluindo o HQI e o P4P.

- O levantamento HCAHPS de 27 itens é a primeira pesquisa nacional padronizada e publicamente divulgada sobre as perspectivas dos pacientes a respeito do atendimento hospitalar. Ele avalia as percepções de experiência hospitalar de pacientes que tiveram alta recentemente.

- O NCQA, uma organização privada sem fins lucrativos que confere acreditação a organizações de atendimento gerenciado, elaborou o HEDIS para comparar a qualidade do atendimento em organizações de atendimento gerenciado ou controlado.

- O ideal seria que todos na organização participassem das atividades de controle da qualidade.

- Em uma reação à demanda de medidas objetivas da qualidade, uma série de planos de saúde, provedores de atendimento de saúde, grupos de empregadores proprietários, organizações para informação aos consumidores e governos estaduais começou a desenvolver fichas para relatório da qualidade do atendimento de saúde.

- Nas últimas duas décadas, uma profusão de estudos sugere a ocorrência exorbitante de erros médicos no sistema de saúde.

- A Patient Safety and Quality Improvement Act, promulgada em 2005, protege informações sobre erros médicos enviadas voluntariamente a novas organizações particulares (organizações pela segurança do paciente) contra intimação ou uso em achados ilegais, geralmente exigindo que essas informações sejam tratadas como confidenciais.

- O Grupo Leapfrog identificou quatro padrões baseados em evidências dos quais se espera o maior impacto na redução de erros médicos: CPOE, EHR, IPS e o uso de pontuações de Práticas de Segurança Leapfrog.

- A FDA sugere que um sistema de código de barras em medicamentos, acoplado a um sistema de registro computadorizado de prescrições, reduziria muito o risco de erros envolvendo medicamentos.

- Historicamente, a indústria de atendimento de saúde sente-se à vontade buscando processos três sigma (todos os pontos de dados caem a no máximo 3 desvios padrão) em termos de qualidade do atendimento, em vez de seis (que são adotados nas organizações de melhor desempenho em termos de qualidade).

- Como provedores de atendimento direto, enfermeiros contratados encontram-se na melhor situação para monitorarem sua prática, identificando problemas e implementando ações corretivas que causem maior impacto no atendimento ao paciente.

EXERCÍCIOS DE APRENDIZAGEM

EXERCÍCIO DE APRENDIZAGEM 23.5

Identificação de critérios de resultados sensíveis à enfermagem

Alguns pacientes melhoram apesar do atendimento dos enfermeiros, e não em consequência dele. A qualidade do atendimento de enfermagem, entretanto, pode influenciar bastante os resultados do paciente. Em sua opinião, a qualidade do atendimento dos enfermeiros tem impacto nas vidas dos pacientes? Identifique cinco critérios que você usaria para definir atendimento de enfermagem qualificado. Eles devem refletir o que, em sua opinião, os enfermeiros fazem (aquelas ações sensíveis à enfermagem) que influencia nos resultados do paciente. Os critérios listados são mensuráveis?

EXERCÍCIO DE APRENDIZAGEM 23.6

Trabalhando com poucos funcionários – mais uma vez

Você é enfermeiro no Mercy Hospital. As estatísticas de pacientes e de gravidade no hospital estão elevadas nos últimos seis meses. Muitos enfermeiros saíram; uma iniciativa coordenada de recrutamento para ocupar as vagas não obteve sucesso. Os enfermeiros sentem-se desmoralizados, e os demais funcionários costumam avisar que estão doentes ou não vão trabalhar. Hoje, ao chegar ao trabalho, você descobre estar sendo requisitado, mais uma vez, para trabalhar na falta de funcionários. Será o único enfermeiro em uma unidade com 30 pacientes. Embora haja dois técnicos e dois auxiliares que trabalham com você, está preocupado com a segurança dos pacientes, que poderá ficar comprometida. Uma verificação junto à chefia de enfermagem confirma a inexistência de qualquer ajuda a mais.

Você sente ter chegado ao seu limite. A administração no Mercy Hospital está sendo receptiva ao *feedback* dos empregados sobre a grave escassez de funcionários, e você até acha que ela tentou algo para reduzir o problema. Acha também, todavia, que a tentativa não chegou ao nível do que deveria ter sido feito, e que a instituição ainda espera que os enfermeiros trabalhem com muitas carências de profissionais até que algo importante modifique as coisas. Embora tenha pensado em deixar o emprego, você realmente gosta do trabalho e sente ter obrigação moral com os colegas, os pacientes e até com os superiores. Hoje você tem a ideia de telefonar anonimamente ao departamento estadual de licenciamento e denunciar o hospital por falta consistente de funcionários de enfermagem, levando a um atendimento sem segurança aos pacientes. Em sua opinião, isso poderia ser o impulso necessário para melhorar a qualidade do atendimento. Você também sabe dos riscos políticos de seu ato.

Tarefa: discuta se você tomaria ou não esta medida. Qual a sua responsabilidade com a organização, consigo mesmo e com os pacientes? De que forma você toma decisões como essa, que têm implicações morais conflitantes?

EXERCÍCIO DE APRENDIZAGEM 23.7

Exame de taxas de mortalidade

Você coordena enfermeiros do serviço de cardiologia de um hospital urbano de porte médio há seis meses. Dentre os serviços de cardiologia oferecidos, estão as cirurgias abertas, exames diagnósticos invasivos e não invasivos e um programa completo de reabilitação. O programa de cirurgia cardíaca aberta foi implementado há pouco mais de um ano. Nos últimos três meses, você começou a se sentir pouco à vontade acerca da taxa de mortalidade dos pacientes cardíacos em pós-operatório em sua instituição. Uma auditoria nos registros médicos mostra uma taxa de mortalidade na unidade de cerca de 30% acima das normas nacionais. Você procura o diretor da unidade médica com as suas descobertas. Ele fica na defensiva e diz que há algumas situações extraordinárias que desviam esses resultados, mas que o programa de cirurgias

Capítulo 23 Controle de qualidade **569**

cardíacas abertas é um dos melhores no estado. Quando você o questiona sobre o exame das estatísticas de forma mais detalhada, ele se enfurece e caminha em direção à porta de saída. Antes de sair, ele para e diz: "Lembre-se de que esses pacientes saem da sala de cirurgia vivos. Estão morrendo na sua unidade. Se você causar algum problema, vai se arrepender".

Tarefa: elabore seu plano. Identifique na sua coleta de dados as áreas que possam ter levado a enganos ou a interpretações equivocadas em suas descobertas. Se você ainda planeja agir, quais os riscos pessoais e profissionais envolvidos? Qual a solidez de sua base de poder para que assuma esses riscos? Em relação a quem sua responsabilidade é maior?

EXERCÍCIO DE APRENDIZAGEM 23.8

Como equilibrar obrigações conflitantes

Você supervisiona uma unidade de médicocirúrgica. Shauna, uma enfermeira diplomada há três anos numa escola de enfermagem, cometeu diversos erros menores nos últimos meses, todos os quais ela divulgou voluntariamente. Dentre esses erros estavam coisas como perda de medicamentos, atrasos na administração de medicamentos e, em determinada ocasião, a administração de medicamentos ao paciente errado. Nenhum dano aparente ocorreu aos pacientes dela como resultado desses erros, e em cada uma das ocasiões Shauna respondeu aos seus esforços de orientação com uma declaração de que prestará mais atenção e será mais cuidadosa no futuro.

Hoje, porém, Shauna foi até sua sala para admitir que inseriu na linha IV de um paciente 10 mil unidades de heparina, em vez das 100 unidades ordenadas. As ampolas eram parecidas e ela não percebeu a dosagem no rótulo. Shauna divulgou o erro ao médico do tal paciente e preencheu um relatório de incidente adverso exigido pelo hospital para qualquer erro medicamentoso. A esta altura, o paciente não está demonstrando qualquer efeito adverso pela superdosagem, mas precisará ficar sob atenta monitoração pelas próximas 24 horas.

Você reconhece que o padrão de erros medicamentosos repetidos de Shauna está colocando os pacientes em risco. Você tem algumas reservas, porém, em lidar com Shauna de uma maneira punitiva, já que ela divulgou abertamente os erros que cometeu e porque nenhum dos seus erros até hoje causou dano a um paciente. No entanto, você também está ciente de que tem a obrigação de assegurar que os funcionários que atendem os pacientes sejam competentes e que os pacientes estejam protegidos de danos. Você também está tentando estabelecer na unidade uma cultura que encoraje a divulgação aberta, e não "vergonha e culpa"; por isso, sabe que seus funcionários estão bastante atentos a como você irá reagir a mais um erro por parte de Shauna.

Tarefa: o que você vai fazer para lidar com este erro e com os outros que Shauna cometeu nos últimos meses? Que alternativas você tem? Quais obrigações você tem perante Shauna, perante a organização e perante os pacientes na sua unidade? Como você criará uma cultura que encoraje a franca divulgação de erros e ainda assim proteger os pacientes de profissionais potencialmente inseguros?

EXERCÍCIO DE APRENDIZAGEM 23.9

Como evitar eventos adversos e erros de medicação

Tarefa: entreviste o responsável pela segurança do paciente ou o administrador do departamento de controle de riscos no hospital de sua localidade. Use as perguntas a seguir como guia para iniciar a entrevista. Apresente um relatório aos colegas sobre suas descobertas.

1. Quais as causas mais comuns de erros de medicação nesta instituição?

2. Que medicamentos costumam estar mais envolvidos nos erros medicamentosos? Que fatores esta instituição identifica como causa para a ocorrência desses erros?

3. Quais as reações adversas mais comuns que afetam os pacientes? Quais os fatores precipitadores identificados como responsáveis pelo aumento da possibilidade dessas reações adversas?

(Continua)

4. Que novas tecnologias foram adotadas para aumentar a segurança dos pacientes? Os exemplos podem incluir bombas IV inteligentes, medicamentos com código de barras e registro eletrônico de prescrições médicas e de outros provedores.
5. Como são informados os erros medicamentosos ou as reações adversas? Quais salvaguardas foram instauradas para encorajar a divulgação voluntária de erros? Existem incentivos capazes de desencorajar alguém a divulgar tal erro?
6. Os funcionários são parte do processo de controle da qualidade? Em caso positivo, como isso aconteceu?
7. Para quais enfoques centrais da Joint Commission os dados estão sendo coletados? Qual o processo usado para essa coleta de dados?

EXERCÍCIO DE APRENDIZAGEM 23.10

Tópicos de qualidade para discussão em grupo

Tarefa: escolha um dos tópicos a seguir para um debate em pequeno ou grande grupo. Gere o maior número possível de perspectivas.

- Defenda ou critique a proposição de que a qualidade no atendimento de saúde deve ser quantitativamente mensurável.
- Defenda ou critique a proposição de que iniciativas dos setores público e privado durante as três últimas décadas foram bem-sucedidas em baixar os custos do atendimento de saúde mantendo a mesma qualidade.
- Defenda ou critique a proposição de que métodos tradicionais de pesquisa das ciências naturais, como o método experimental, são os modelos mais apropriados para testar hipóteses a respeito da qualidade na prestação de atendimento de saúde.
- Defenda ou critique a proposição de que a qualidade no atendimento de saúde deve ser mensurada mais pela satisfação dos clientes do que por indicadores tradicionais de resultados finais.
- Defenda ou critique a proposição de que o enxugamento de pessoal (demissões de enfermeiros profissionais) e o maior aproveitamento de funcionários auxiliares não licenciados estão afetando negativamente a qualidade do atendimento aos pacientes.

EXERCÍCIO DE APRENDIZAGEM 23.11

Rastreamento de uma infecção por meio de análise de causa-raiz

Você trabalha em uma pequena instituição de tratamento de longa duração e é muitas vezes o único enfermeiro na unidade. Muitos dos seus pacientes tem cateter de Foley permanente. Recentemente, diversos pacientes desenvolveram infecções de bexiga, sendo que no último ano a taxa de infecção do trato urinário nosocomial na unidade foi inferior a 1%. Na verdade, a instituição sempre se orgulhou por obedecer cuidadosamente às políticas e procedimentos baseados em evidências, tanto na inserção de cateter quanto no cuidado rotineiro nesta área. Ao conversar com a diretora de enfermagem sobre o problema, ela pede que você investigue o problema e relate mais tarde o que descobriu. Você decide se sentar e fazer uma lista dos indicadores processuais e estruturais que pode examinar numa tentativa de encontrar a causa do problema.

Tarefa: identifique pelo menos oito variáveis processuais e estruturais que você poderia usar para determinar a(s) causa(s) do pico de infecções do trato urinário nosocomial adquiridas na unidade. Em seguida, desenvolva um plano de avaliação da qualidade para uma dessas variáveis. Quais dados você irá coletar? Quais passos você irá implementar para avançar nesta auditoria de qualidade?

Capítulo 23 Controle de qualidade **571**

REFERÊNCIAS

Agency for Healthcare Research and Quality. (2013). *National guideline clearing house*. Acessado em 23 de junho de 2013, em http://www.guideline.gov/about/index.aspx

American Nurses Association. (2010). *Scope and standards of practice* (2nd ed.). Silver Spring, MD: American Nurses Association.

American Nurses Association. (2009). *Nursing administration. Scope & standards of practice*. Silver Springs, MD: Nursesbooks.org

American Nurses Association. (2013a). *Nursing standards*. Acessado em 24 de junho de 2013, em http://nursingworld.org/MainMenuCategories/ThePracticeofProfessionalNursing/NursingStandards.aspx

American Nurses Association. (2013b). *Call for public comment. Nursing: Scope & standards of practice*. Acessado em 23 de junho de 2013, em http://www.nursingworld.org/HomepageCategory/NursingInsider/Archive_1/2010-NI/Jan10-NI/Public-Comment-Nursing-Scope-Standards.aspx

American Society for Quality. (n.d.). *Quality tools. Failure modes and effects analysis (FMEA)*. Acessado em 23 de junho de 2013, em http://asq.org/learn-about-quality/process-analysis-tools/overview/fmea.html

Deming, W. E. (1986). *Out of the crisis*. Cambridge, MA: MIT Press.

Facilitators and Barriers to the Use of Clinical Practice Guidelines. (2012). *AORN Journal, 96*(6), 668–669.

HCAHPS Fact Sheet. (2012). *CAHPS–A registered trademark of AHRQ*. Acessado em 24 de junho de 2013, em http://www.hcahpsonline.org/files/HCAHPS%20Fact%20Sheet%20May%202012.pdf

Healthgrades. (2008, April 8). *Medical errors cost U.S. $8.8 billion, result in 238,337 potentially preventable deaths according to HealthGrades Study*. Acessado em 14 de março de 2010, em http://www.healthgrades.com/media/DMS/pdf/HealthGradesPatientSafetyRelease2008.pdf

Healthgrades. (2013). *American Hospital Quality Outcomes 2013: Healthgrades report to the nation Executive summary*. Acessado em 24 de junho de 2013, em http://c773731.r31.cf2.rackcdn.com/d0/ce/09b1df7b4fb4960b69dcb50313e3/Healthgrades%20American%20Hospital%20Quality%20Report%202013.pdf

Hospital Quality Initiative Overview. (2008, July). *Centers for Medicare & Medicaid Services*. Acessado em 24 de junho de 2013, em http://www.cms.hhs.gov/HospitalQualityInits/Downloads/Hospitaloverview.pdf

Huston, C. (2014). Medical errors: An ongoing threat to quality health care. In C. Huston (Ed.), *Professional issues in nursing: Challenges and opportunities* (3rd ed.). Philadelphia, PA: Lippincott Williams & Wilkins 228–248.

Institute of Medicine. (1994). *America's health in transition: Protecting and improving quality*. Washington, DC: National Academy Press.

International Council of Nurses. (2009, January 26). *International Classification for Nursing Practice (ICNP*) now included as a related classification in the WHO Family of International Classifications. Acessado em 23 de junho de 2013, em http://www.icn.ch/images/stories/documents/news/press_releases/2009_PR_03_ICNP_now_included_as_a_Related_Classification_in_the_WHO_Family_of_International_Classifications.pdf

(The) Joint Commission. (2013a). *Facts about the joint commission*. Acessado em 24 de junho de 2013, em http://www.jointcommission.org/about_us/fact_sheets.aspx

(The) Joint Commission. (2013b). *Facts about ORYX* for hospitals (National Hospital Quality Measures)*. Acessado em 24 de junho de 2013, em http://www.jointcommission.org/facts_about_oryx_for_hospitals/

(The) Joint Commission. (2013c). *Sentinel event policy and procedures*. Acessado em 24 de junho de 2013, em http://www.jointcommission.org/Sentinel_Event_Policy_and_Procedures/

(The) Joint Commission. (2013d). *2013 hospital national patient safety goals*. Acessado em 25 de junho de 2013, em http://www.jointcommission.org/assets/1/6/2013_HAP_NPSG_final_10-23.pdf

(The) Joint Commission. (2012). *Using national patient safety goals effective January 1, 2013*. Acessado em 24 de junho de 2013, em http://www.jointcommission.org/assets/1/18/NPSG_Chapter_Jan2013_HAP.pdf

Kohn, L. T., Corrigan, J. M., & Donaldson, M. S. (Eds.) (2000). Executive summary In: *To err is human: Building a safer health system* (pp. 1–6). Acessado em 22 de agosto de 2013, em http://www.nap.edu/openbook.php?record_id=9728&page=R1

Landro, L. (2010, March 16). *New focus on averting errors: Hospital culture*. Wall Street Journal–Digital Network. Health. Acessado em 17 de março de 2010, em http://online.wsj.com/article/SB10001424052748704588404575123500096433436.html?mod=WSJ_hps_MIDDLEThirdNews.

Leapfrog Group. (2013). *The Leapfrog Group fact sheet*. Acessado em 24 de junho de 2013, em

572 Unidade VII Papéis e funções em controle

http://www.leapfroggroup.org/about_us/leapfrog-factsheet

National Association of School Nurses. (2012). *Standardized nursing languages*. Acessado em 23 de junho de 2013, em http://www.nasn.org/PolicyAdvocacy/PositionPapersandReports/NASNPositionStatementsFullView/tabid/462/ArticleId/48/Standardized-Nursing-Languages-Revised-June-2012

National Committee for Quality Assurance. (2013). *HEDIS and performance measurement. Measuring performance*. Acessado em 23 de junho de 2013, em http://www.ncqa.org/tabid/59/Default.aspx

Newhouse, R. P. (2010, February). Clinical guidelines for nursing practice. Are we there yet? *Journal of Nursing Administration, 40*(2), 57–59.

Parkerton, P. H., Needleman, J., Pearson, M. L., Upenieks, V. V., Soban, L. M., & Yee, T. (2009, November). Lessons from nursing leaders on implementing TCAB. *American Journal of Nursing, 109*(11), 71–76.

Pay for Performance: An Overview. (January 20, 2011). *Healthcare economist*. Acessado em 23 de junho de 2013, em http://healthcareeconomist.com/2011/01/20/pay-for-performance-an-overview/

Study Links HCAHPS, Readmission Rates. (2013). *Hospital Case Management, 21*(2), 25.

The Joint Commission Expands Performance Measurement Requirements. (2013). *Healthcare Purchasing News, 37*(1), 6.

Toyota Motor Company (n.d.). *Toyota production system*. Toyota Motor Corporation. Acessado em 24 de junho de 2013, em http://www.toyota.com.au/toyota/company/operations/toyota-production-system

Wachter, R. (2010, January). Patient safety at ten: Unmistakable progress, troubling gaps. *Health Affairs, 29*(1), 165–173.

Wisconsin Hospital Association. (2003–2013). *What is the Maryland quality indicator project?* Acessado em 24 de junho de 2013, em http://www.wha.org/marylandQIP.aspxree

Apreciação do desempenho*

... é um princípio de vida paradoxal, mas profundamente importante e verdadeiro, que a forma mais provável de alcançar uma meta seja ter como alvo não a meta em si, mas uma mais ambiciosa que ela.
—Arnold Toynbee

... o desempenho se destaca como uma tonelada de diamantes. O não desempenho sempre pode ser justificado de uma forma ou de outra.
—Harold S. Geneen

PONTOS DE LIGAÇÃO ESTE CAPÍTULO ABORDA:

BSN Essential II: Liderança básica de organizações e sistemas para atendimento de qualidade e segurança dos pacientes

MSN Essential II: Liderança de organizações e sistemas

MSN Essential VII: Colaboração interprofissional para melhorar os resultados de saúde de pacientes e da população

QSEN Competency: Trabalho em equipe e colaboração

QSEN Competency: Segurança

AONE Nurse Executive Competency I: Comunicação e desenvolvimento de relacionamentos

AONE Nurse Executive Competency II: Conhecimento sobre o ambiente de atendimento de saúde

AONE Nurse Executive Competency III: Liderança

AONE Nurse Executive Competency V: Habilidades empresariais

OBJETIVOS DIDÁTICOS O aluno irá:

- identificar e usar instrumentos apropriados de apreciação para mensurar o desempenho profissional na enfermagem
- identificar fatores que aumentam as chances de que uma apreciação de desempenho venha a desenvolver e motivar os funcionários
- fornecer *feedback* quanto ao desempenho de colegas de uma maneira construtiva e assertiva
- evitar os erros por efeito halo, efeito trombeta e tendência central na condução de apreciações de desempenho
- reconhecer a subjetividade como uma limitação sempre presente no processo de apreciação de desempenho
- descrever técnicas de *coaching* que promovem o crescimento do funcionário no desempenho profissional
- reunir dados para apreciações de desempenho de uma maneira sistemática que seja justa e objetiva
- desenvolver a consciência acerca das tendenciosidades que influenciam a capacidade de uma pessoa de completar uma apreciação de desempenho justa e objetiva

---

*N. de R.T.: No Brasil, habitualmente utiliza-se a expressão "avaliação do desempenho". Contudo, como as autoras fazem uma distinção entre "avaliação" e "apreciação", optou-se por manter a expressão "apreciação do desempenho" em respeito ao texto original da obra.

- distinguir entre os instrumentos de apreciação como as escalas de classificação, *checklists*, ensaios, autoapreciação e gestão por objetivos (MBOs)
- identificar quais condições devem estar presentes antes, durante e depois da apreciação de desempenho a fim de aumentar as chances de um resultado positivo

Uma das importantes responsabilidades de controle administrativo é a determinação do nível de excelência dos empregados na realização das tarefas que compõem seu trabalho. Isso é feito por meio de *apreciações do desempenho*, em que é revisado o desempenho no trabalho. Essas apreciações possibilitam ao empregado saber em que nível de excelência realizam o trabalho, além de quaisquer expectativas que a organização possa ter em relação a eles. Elas também geram informações para ajuste salarial, promoções, transferências, ações disciplinares e dispensa de empregados.

Apreciações de desempenho medem o desempenho real e não a intenção de desempenho.

Não há ato mais pessoal para um administrador que avaliar o desempenho de outros no trabalho. Considerando-se que o trabalho é elemento importante da identidade pessoal, os indivíduos são muito sensíveis a opiniões sobre como o realizam. Por isso, a apreciação do desempenho constitui um dos recursos mais valiosos que as empresas têm para o desenvolvimento e a motivação dos funcionários. Se usadas corretamente, essas apreciações são capazes de estimular os empregados e aumentar a taxa de permanência e produtividade; no entanto, nas mãos de administradores sem experiência e capacidade, o processo apreciativo pode desestimulá-los e desmotivá-los.

Opiniões e juízos de um chefe são usados para decisões de longo alcance sobre a vida profissional dos empregados; é por isso que devem ser determinados de forma objetiva, sistemática e formal. Utilizar um sistema formal de revisão do desempenho diminui, mas não elimina, a subjetividade do processo de apreciação. Além disso, quanto mais profissional for um grupo de empregados, mais complexo e sensível será o processo avaliativo. O líder-administrador hábil que utiliza um sistema formal com propriedade está mais apto a desenvolver uma abordagem de equipe para atender o paciente.

Este capítulo trata da relação entre apreciação do desempenho e motivação e discute como a primeira pode ser usada para determinar as necessidades de desenvolvimento dos funcionários. Destaca-se aqui uma coleta adequada de dados e tipos de recursos existentes para apreciação do desempenho. Analisa-se a entrevista de apreciação do desempenho, sendo apresentadas estratégias para diminuir preferências do avaliador e aumentar a probabilidade de a apreciação em si levar ao crescimento. Finalmente, apresenta-se a gestão do desempenho como alternativa à tradicional apreciação do desempenho feita anualmente. Os papéis da liderança e as funções administrativas inerentes à apreciação do desempenho são apresentados no Quadro 24.1.

QUADRO 24.1 Papéis da liderança e funções administrativas associados ao controle de qualidade

PAPÉIS DA LIDERANÇA
1. Usar o processo de apreciação para motivar os empregados e promover o crescimento.
2. Usar técnicas adequadas para diminuir a ansiedade inerente ao processo de apreciação.
3. Envolver os empregados em todos os aspectos da apreciação do desempenho.
4. Estar ciente das próprias tendenciosidades e preconceitos a fim de eliminar sua influência ao realizar o processo de apreciação.
5. Criar confiança no empregado, sendo honesto e justo ao avaliar o desempenho.
6. Encorajar o processo de revisão analítica pelos colegas de trabalho.
7. Usar entrevistas de apreciação para facilitar a comunicação em duas vias.
8. Oferecer suporte contínuo aos empregados que tentam corrigir deficiências na atuação.
9. Usar técnicas de orientação e acompanhamento que promovem o crescimento do empregado no desempenho profissional.
10. Individualizar as metas de desempenho e a entrevista de apreciação conforme preciso para atender às necessidades únicas de um corpo funcional de culturas diversas.

FUNÇÕES ADMINISTRATIVAS

1. Usar um sistema formal de apreciação do desempenho.
2. Reunir dados justos e objetivos ao longo de todo o período de avaliação a serem usados nas apreciações de desempenho do funcionário.
3. Usar o processo de apreciação para determinar as necessidades de educação e treinamento da equipe.
4. Basear a apreciação do desempenho em padrões documentados.
5. Ser o mais objetivo possível ao apreciar desempenho.
6. Manter documentos corretos do processo apreciativo.
7. Acompanhar as deficiências de desempenho identificadas.
8. Fazer a entrevista de apreciação de modo a promover um resultado positiva.
9. Possibilitar *feedback* frequente sobre a atuação profissional.

COMO UTILIZAR A APRECIAÇÃO DO DESEMPENHO PARA MOTIVAR OS EMPREGADOS

Embora apreciações sistemáticas do empregado sejam utilizadas na administração desde a década de 1920, fazer uso da apreciação como recurso separado para promover o crescimento do empregado começou somente na década de 1950. Essa evolução das apreciações do desempenho reflete-se na mudança dos termos usados. Em determinado momento, a apreciação foi chamada de *classificação de mérito*, fortemente atrelada a aumentos salariais. Mais recentemente, o termo usado foi *avaliação do desempenho*; pelo fato, porém, de o termo *avaliação* implicar valores pessoais colocados na revisão do desempenho, seu uso é mais raro. Algumas organizações ainda usam esses dois termos ou outros, como *levantamento de dados sobre a competência*, *relatório de eficiência* ou *classificação dos serviços*. A maioria das organizações de saúde, todavia, usa *apreciação do desempenho* porque este termo implica uma apreciação do nível de desempenho dos empregados nas tarefas a eles delegadas, conforme o previsto por seus cargos ou por alguns outros critérios pré-especificados.

Um elemento importante a ser levado em conta para que a apreciação possa levar a um resultado positivo é o modo como o empregado entende essa apreciação. De fato, Mulvaney, McKinney e Grodsky (2012) observam que tanto os funcionários quantos os administradores muitas vezes encaram o processo de apreciação de desempenho como frustrante e injusto. Essas frustrações são atribuídas em grande parte ao uso de instrumentos de apreciação de desempenho que não têm relação com as tarefas; aos níveis confusos ou pouco claros de avaliação; e porque são vistos como subjetivos e tendenciosas pelos funcionários. O resultado é que tanto a administração quanto os funcionários muitas vezes acabam vendo o processo de apreciação de desempenho como um exercício anual doloroso (Mulvaney et al.). Price (2013) concorda, ressaltando que muitos administradores consideram que a apreciação anual de desempenho é tratada como uma espécie de exercício teórico por escrito.

Há pesquisas sobre administração que mostram a existência de vários fatores que influenciam a possibilidade de os resultados finais das apreciações ocasionarem ou não mais motivação e produtividade. Alguns desses fatores incluem os seguintes:

- O empregado precisa acreditar que a apreciação baseia-se em um padrão que é exigido de outros empregados com o mesmo cargo. Esse padrão deve ser comunicado com clareza a todos, assim que contratados, podendo ser uma descrição do trabalho, ou uma meta individual, estabelecida por profissionais para uso nas apreciações de desempenho.
- O empregado precisa acreditar que a ferramenta de apreciação avalia de modo adequado e preciso os critérios de desempenho diretamente relacionados ao seu trabalho. Olmstead, Falcone, Lopez, Sharpe e Michna (2012), por exemplo, contaram a história de um hospital de Indiana que aplicou na instituição como um todo um instrumento de avaliação relacionado à missão e às metas estabelecidas do hospital. Este instrumento qualificava os funcionários de acordo com critérios vagos como dignidade, qualidade e compaixão. Como resultado, os funcionários regularmente contestavam as avaliações dos administradores, argumentan-

do que as categorias de qualificação no instrumento de avaliação pouco tinham a ver com o desempenho real ou com as exigências dos cargos.
- O empregado deve ter alguma participação na criação dos padrões ou metas com base nos quais seu desempenho é julgado. Isso é uma obrigação em relação ao empregado contratado.
- O empregado precisa conhecer antecipadamente o que ocorrerá se os padrões de desempenho esperados não forem atendidos.
- O empregado precisa saber como serão obtidas as informações para determinação do desempenho. A apreciação tende a ser mais precisa quando vários tipos e fontes de informação são solicitados. As fontes podem incluir colegas de trabalho, amigos, planos de atendimento de enfermagem e observação pessoal. Os empregados devem estar a par das fontes a serem utilizadas e do peso a ser dado a essas informações.
- O apreciador deve ser um dos supervisores diretos do empregado. Por exemplo, o enfermeiro-encarregado que trabalha em contato direto com o enfermeiro deve ser envolvido no processo e na entrevista de apreciação. É apropriado e aconselhável, na maior parte das situações, o envolvimento do enfermeiro-chefe e do supervisor. Os funcionários, todavia, têm de acreditar que aquele que realiza a maior parte da apreciação observou realmente o trabalho deles.
- A apreciação do desempenho tem mais possibilidade de resultar em algo positivo quando o apreciador é visto com confiança e respeito profissional. Isso aumenta a possibilidade de o empregado encarar a apreciação como uma análise imparcial e exata de seu desempenho profissional. Um resumo dos fatores que influenciam a eficiência das apreciações é mostrado no Quadro 24.2.

Quando o empregado acredita que a apreciação se baseia mais na descrição de seu trabalho do que na aprovação ou não do chefe, existe mais possibilidade de ele vê-la como importante.

QUADRO 24.2 Fatores que influenciam uma apreciação real do desempenho

A apreciação deve estar baseada em um padrão.
O instrumento de apreciação precisa avaliar de forma adequada e precisa o desempenho no cargo.
O empregado deve ter participação na elaboração do padrão.
O empregado precisa conhecer o padrão antecipadamente.
O empregado precisa conhecer as fontes de coleta de dados para a apreciação.
O apreciador deve ser alguém que observa o trabalho do empregado.
O apreciador deve ser alguém em quem o empregado confia e por quem tem respeito.

EXERCÍCIO DE APRENDIZAGEM 24.1

Como escrever sobre apreciações de desempenho

Em sua vida, é possível que você tenha passado por várias apreciações de desempenho. Podem ter sido apreciações de desempenho clínico durante o curso ou já no trabalho. Reflita sobre essas apreciações. Quantas abrangeram as sete recomendações listadas no Quadro 24.2? De que forma a inclusão ou exclusão dessas recomendações influenciou sua forma de aceitar os resultados?

Tarefa: escolha uma das sete recomendações que você mais respeita. Escreva um ensaio de três parágrafos sobre sua experiência pessoal envolvendo essa recomendação.

ESTRATÉGIAS QUE GARANTEM A PRECISÃO E A IMPARCIALIDADE NA APRECIAÇÃO DO DESEMPENHO

Quando a meta da apreciação do desempenho é atender às exigências da organização, então este exercício é uma perda de tempo. No entanto, se o empregado encara a apreciação como algo valioso, válido e produtor de crescimento, isso pode causar efeitos positivos. As informações obtidas durante essas apreciações podem ser usadas para desenvolver o potencial do empregado, ajudá-lo a vencer as dificuldades que tem na execução do papel profissional, indicar pontos positivos que desconhecia e auxiliá-lo a estabelecer metas.

 A apreciação será perda de tempo se for uma simples desculpa para atender aos regulamentos e se sua meta não for o crescimento do empregado.

Como apreciações imprecisas e tendenciosas são negativas e com potencial desmotivador, é fundamental que o chefe utilize estratégias que aumentem a probabilidade de serem imparciais e precisas. Embora sempre reste certa subjetividade, as estratégias a seguir auxiliarão o chefe a fazer um levantamento de dados mais imparcial e exato:

1. *O avaliador deve desenvolver uma percepção de suas preferências e preconceitos.* Isso ajuda a evitar que atitudes e valores subjetivos influenciem a apreciação. Porém, o avaliador sempre deve reconhecer que todas as revisões de funcionários envolvem alguma subjetividade; Bacal (2013) sugere que precisamos parar de fingir que nossos instrumentos de apreciação de desempenho dos funcionários são objetivos.
2. *Com frequência, devem ser feitas consultas.* Outro chefe ou administrador pode ser consultado diante de dúvida sobre preferências pessoais e em várias outras situações. Por exemplo, é muito importante que chefes iniciantes peçam auxílio e consultem colegas assim que fizerem as primeiras apreciações de desempenho. Mesmo sendo experientes podem ter de consultar outras pessoas quando algum empregado enfrentar dificuldade para realizar os deveres profissionais. Deve ser usada a consulta quando os empregados fazem diversos turnos; assim, serão obtidas informações junto a todos os supervisores de turnos.
3. *Os dados devem ser coletados de forma correta.* Muitas fontes diferentes devem ser consultadas sobre o desempenho do empregado, e os dados coletados devem refletir todo o período avaliado. Com frequência, os chefes reúnem os dados e observam o empregado apenas antes de concluir a apreciação, o que proporciona um quadro não tão exato do desempenho. Como todos os empregados têm períodos de menor produtividade e motivação, os dados devem ser coletados de forma sistemática e regular.
4. *Um registro preciso é outro elemento fundamental para garantir a exatidão e a imparcialidade nas apreciações de desempenho.* As informações sobre o desempenho dos subordinados (positivas e negativas) precisam ser registradas e não memorizadas. O registro de desempenho comportamental positivo e negativo durante o período examinado também é conhecido como registro de *incidentes críticos*. Cabe ao administrador manter o hábito de fazer anotações sobre observações, comentários de outras pessoas, e de uma revisão periódica de prontuários e planos de atendimento de enfermagem. Anotar com regularidade o desempenho dos empregados é uma forma de evitar o *efeito de recenticidade*, que favorece a apreciação de desempenhos mais recentes em detrimento dos menos recentes, durante o período da apreciação.

 Quando anotações contínuas não são feitas ao longo do período de apreciação, o apreciador pode ter a experiência do efeito de recenticidade, em que questões mais recentes recebem peso maior que o desempenho anterior.

5. *Os levantamentos de dados coletados devem ter exemplos positivos de crescimento e realizações, bem como áreas em que há necessidade de melhorias.* Nada deixa os empregados mais satisfeitos que descobrir que o supervisor imediato sabe de seu crescimento e de suas realizações, podendo citar situações específicas em que utilizou um bom juízo clínico. Com muita frequência, os dados coletados concentram-se apenas nos aspectos negativos do desempenho. Bacal (2013) concorda, ressaltando que a apreciação do desempenho deve se afastar da "avaliação" do passado e se mover em direção a melhorar o sucesso no futuro.
6. *Deve-se tentar incluir a própria apreciação do empregado sobre o trabalho que realiza.* Autoapreciações podem ser feitas de várias maneiras corretas. Os empregados podem ser orientados a ir à entrevista de apreciação com algumas ideias informais sobre seu desempenho,

ou podem trabalhar com os chefes um levantamento de dados conjunto. Uma das vantagens da *administração por objetivos* (MBO – *management by objectives*) – uso de metas personalizadas para medir o desempenho individual – é a forma com que envolve o empregado no levantamento de informações sobre seu desempenho profissional e na fixação de metas.

7. O avaliador precisa evitar três armadilhas comuns a esse levantamento: *efeito halo*, *efeito trombeta* e *tendência central*. O efeito halo ocorre quando se permite que um ou dois aspectos positivos do levantamento de informações ou do comportamento do empregado influenciem de maneira indevida todos os outros aspectos de seu desempenho profissional. Ocorre efeito trombeta quando o apreciador permite que alguns aspectos negativos do desempenho do empregado influenciem o levantamento de informações a ponto de os outros níveis do desempenho não serem registrados com precisão. Mackenzie (2013, p. 453) observa que "a qualificação dos funcionários com maior rigor do que seu desempenho merece acabará frustrando e desencorajando os funcionários, que se ressentirão da avaliação injusta do seu desempenho. Da mesma forma, a qualificação dos funcionários mais favoravelmente do que seus desempenhos merecem faz com que eles e seu setor deixem de explorar áreas a serem melhoradas e oportunidades de desenvolvimento e orientação".

O chefe que cai na armadilha da tendência central hesita em arriscar um levantamento de dados verdadeiro, classificando os empregados como medianos. Esses comportamentos do apreciador levam os empregados a saírem perdendo em todo o levantamento de informações profissionais. A Accel-Team (2013) afirma que alguns administradores se equivocam nas qualificações de apreciação de desempenho por temerem que os subordinados que recebem boas qualificações possam esperar recompensas imediatas e que os funcionários que recebem más qualificações possam causar problemas. "Em tais ocasiões, revisões formais de avaliação de desempenho têm consequências negativas, pois não se atêm a resumir o desempenho passado, podendo moldar o desempenho futuro" (Accel-Team, para 6).

8. *Finalmente, os revisores precisam evitar uma tendência conhecida como efeito Mateus.* O *efeito Mateus* ocorre quando os funcionários recebem os mesmos resultados apreciativos, ano após ano. Aqueles que se saíram bem no passado provavelmente se sairão bem no futuro. Aqueles que tiveram dificuldades continuarão tendo dificuldades. O efeito Mateus muitas vezes é comparado ao ditado "o rico cada vez fica mais rico, e o pobre cada vez fica mais pobre". Assim, avaliações anteriores prejudicam tentativas futuras de melhoria por parte do empregado. O Quadro 24.3 traz um resumo das estratégias de apreciação de desempenho.

QUADRO 24.3 Estratégias para garantir a acurácia das apreciações de desempenho

Desenvolver autopercepção relativa às próprias tendências e preconceitos.
Usar consultas adequadas.
Reunir dados apropriados ao longo do tempo.
Manter registros adequados dos relatos ao longo do período da apreciação.
Coletar dados positivos e áreas em que há necessidade de melhorar.
Incluir a própria apreciação do empregado sobre o seu desempenho.
Evitar o efeito halo, o efeito trombeta, a armadilha da tendência central e o efeito Mateus.

EXERCÍCIO DE APRENDIZAGEM 24.2

Como planejar a primeira apreciação de desempenho do funcionário

A sra. Jones é uma técnica em enfermagem iniciante, e está no turno das 15 às 23h, em uma unidade de atendimento de pacientes crônicos, em que você é o enfermeiro-chefe da noite. Chegou o momento da apreciação do desempenho de três meses da sra. Jones. Na instituição, a descrição das tarefas de cada empregado é usada como padrão de medida nessas apreciações. Basicamente, você acha que essa funcionária está realizando bem o trabalho, embora tenha certa preocupação pelo fato de contar com os enfermeiros até mesmo para decisões de menor importância sobre atendimento de pacientes. Ainda que esteja satisfeita pelo fato de não ser totalmente independente, você gostaria que ela demonstrasse maior autonomia. Há comentários favoráveis dos pacientes sobre a forma humanizada de atender da enfermeira e a respeito do acompanhamento que dá a todas as suas solicitações e necessidades.

A sra. Jones entende-se bem com os demais enfermeiros e você acha, às vezes, que eles se aproveitam do fato de ela querer trabalhar muito e de sua natureza simpática. Em algumas ocasiões, você acha que delegaram erroneamente parte de seu trabalho a ela. Ao preparar a avaliação dessa profissional, o que você pode fazer para torná-la o mais objetiva possível? Você deseja que essa primeira avaliação seja construtiva para a funcionária.

Tarefa: planeje como agir. Quais forças positivas estão presentes nesse quadro? Quais as forças negativas a serem corrigidas? Justifique o seu plano com leituras da bibliografia no final deste capítulo.

INSTRUMENTOS DE APRECIAÇÃO DO DESEMPENHO

Desde a década de 1920, muitos instrumentos de apreciação vêm sendo criados, todos bastante conhecidos e populares em períodos diferentes. Desde o início da década de 1990, a Joint Commission defende o uso de uma descrição do trabalho do empregado como o padrão de apreciação do desempenho. Bacal (2013) alerta, porém, que as descrições de trabalho podem ser uma fonte deficiente para estabelecer metas aos funcionários, já que costumam estar desatualizadas até o momento de serem definidas por escrito. Em vez disso, Bacal sugere que se permita que os funcionários acrescentem detalhes às tarefas descritas para cada cargo e estabeleçam metas que abordem mais especificamente seus próprios pontos fortes e pontos fracos.

Essa comissão sugere também que os empregadores consigam demonstrar que os empregados sabem planejar, implementar e avaliar o atendimento específico às idades dos pacientes sob seus cuidados. Esse aperfeiçoamento contínuo de competências críticas para a prática da enfermagem profissional causa grande impacto nos instrumentos usados no processo avaliativo. É importante lembrar, entretanto, que levantamentos de dados sobre competência não são o mesmo que avaliações de desempenho. Um *levantamento de informações sobre competência* avalia habilidades e conhecimentos; uma *avaliação de desempenho* analisa a execução de uma tarefa ou de várias tarefas.

O levantamento de competências avalia se a pessoa tem conhecimentos, formação, habilidades ou experiência para desempenhar a tarefa, ao passo que a avaliação de desempenho examina o nível de excelência em que a pessoa realmente a realiza.

A eficiência de um sistema de apreciação do desempenho é tão boa quanto a excelência dos instrumentos usados para avaliar. Um instrumento eficiente de levantamento de informações sobre competência deve permitir que o administrador se concentre nas medidas prioritárias de desempenho. A seguir, apresentamos uma visão geral sobre alguns instrumentos comumente utilizados em organizações de saúde.

Escalas de classificação de características

Uma *escala de classificação de características* é um método de classificação de pessoas em relação a padrões estabelecidos, que podem incluir descrição do trabalho, comportamentos desejados ou características pessoais. Esse tipo de escala é das mais utilizadas entre os métodos de apreciação disponíveis. Classificar características e comportamentos pessoais é o tipo mais antigo de escala classificatória. Muitos especialistas dizem, entretanto, que a qualidade ou a quantidade do trabalho realizado constitui um método mais exato de avaliação do desempenho que as características pessoais do empregado, e que avaliar características é um convite à subjetividade. As escalas classificatórias estão também sujeitas a erros do tipo tendência central e efeito halo e trombeta, não tendo hoje uso tão comum como no passado. Em vez disso, muitas empresas fazem uso de dois outros métodos, a escala de dimensões do trabalho e a *escala de classificação com base comportamental* (BARS – *behaviorally anchored rating scale*). O Quadro 24.4 mostra parte de uma escala de classificação de características com exemplos de traços ou características a serem esperados de um enfermeiro.

QUADRO 24.4 — Amostra de escala de classificação de características

Conhecimento do trabalho

Lacunas graves nos conhecimentos básicos	Conhecimento satisfatório da rotina	Informado de modo adequado sobre a maioria das fases do trabalho	Bom conhecimento de todas as fases do trabalho	Excelente compreensão do trabalho
1	2	3	4	5

Julgamento

As decisões muitas vezes estão equivocadas sobre os assuntos	Comete alguns erros ao decidir	Costuma tomar boas decisões	Pensa com lógica e boa fundamentação	Toma decisões boas e complexas
1	2	3	4	5

Atitude

Ressente-se com as sugestões, ausência de entusiasmo, relutância em aceitar novas ideias	Apático, mas cooperativo e aberto a aceitação	Em geral, cooperativo e aberto a novas ideias	Declaradamente cooperativo e aceita ideias novas	Consistentemente útil e oferece ideias novas
1	2	3	4	5

Escalas de dimensão do trabalho

As *escalas de dimensão do trabalho* exigem a elaboração de uma escala classificatória para cada classificação de trabalho. Os fatores classificatórios são retirados do contexto da descrição escrita do trabalho. Embora essas escalas dimensionais do trabalho compartilhem alguns pontos fracos das escalas de características, concentram-se mais nas exigências do trabalho que, em termos ambíguos, na "quantidade de trabalho". O Quadro 24.5 traz um exemplo de escala dimensional do trabalho para enfermeiros que trabalham na indústria.

QUADRO 24.5 — Amostra de escala de dimensão do trabalho para enfermeiros de indústria

DIMENSÃO DO TRABALHO 5 4 3 2 1 0

Presta primeiros socorros e trata das lesões e doenças ligadas ao trabalho
Assegura aulas para condicionamento físico aos empregados
Ministra aulas de nutrição e saúde
Faz avaliações físicas anuais dos empregados
Assegura o bom estado de funcionamento dos equipamentos e mantém inventários
Mantém registros adequados
Prepara e distribui medicamentos e tratamento para pequenas lesões
(5 = Excelente; 4 = Bom; 3 = Satisfatório; 2 = Moderadamente satisfatório; 1 = Insatisfatório)

Escalas de classificação com base comportamental

As *escalas de classificação com base comportamental* (BARS – *behaviorally anchored rating scales*), por vezes chamadas de *escalas de expectativa comportamental*, solucionam alguns pontos fracos inerentes aos outros sistemas. Tal como no método de dimensão do trabalho, a técnica BARS exige a criação de um formulário separado para cada classificação de trabalho. Em seguida, tal como nas escalas classificatórias de dimensão do trabalho, os empregados em cargos específicos trabalham com a

Capítulo 24 Apreciação do desempenho **581**

chefia para o delineamento de áreas de responsabilidade essenciais. Na BARS, entretanto, muitos exemplos específicos são definidos para cada área de responsabilidade; a eles são conferidos vários graus de importância, classificando-os de 1 a 9. Quando alcançado o exemplo com classificação mais alta de uma dimensão de trabalho, isso tem menos importância que um exemplo de classificação menor que não é alcançado.

Instrumentos de apreciação fundamentados de forma consistente em comportamentos desejados podem ser usados para melhorar o desempenho e manter os empregados concentrados na visão e na missão da empresa. Mas como há necessidade de uma escala de classificação com base comportamental (BARS) separada para cada trabalho, a maior desvantagem no uso desse instrumento com muitos empregados inclui tempo e gastos. Além disso, a BARS é aplicável mais a habilidades que podem ser observadas fisicamente do que a habilidades conceituais. Ainda assim, trata-se de um recurso eficiente, porque tem o foco em comportamentos específicos, permite aos empregados saberem exatamente o que se espera deles e reduz erros de classificação.

Embora todas as escalas avaliativas sejam propensas a ter pontos fracos e preferências interpessoais, têm algumas vantagens, sem dúvida. Muitas podem ser compradas e, ainda que precisem ser individualizadas à empresa, há pouca necessidade de horas onerosas de trabalho para sua criação. As escalas de classificação também obrigam o avaliador a examinar mais de uma dimensão do desempenho profissional, o que elimina algumas preferências ou tendências.

Listas de verificação (*checklists*)

Há vários tipos de instrumentos de apreciação em forma de *listas de verificação*. A *escala ponderada*, a lista de verificação de uso mais frequente, é composta por vários enunciados de comportamentos que representam comportamentos desejáveis no trabalho. Cada enunciado tem um escore específico. Os empregados recebem um escore geral de apreciação do desempenho baseado em comportamentos ou atributos. Normalmente, aumentos salariais por mérito estão atrelados ao escore total de pontos (ou seja, o empregado precisa atingir determinado escore para receber aumento salarial).

Outro tipo de lista de verificação, a *lista de escolha forçada*, exige que o supervisor escolha um comportamento indesejável e outro desejável para cada empregado. Esses dois comportamentos têm valores quantitativos, e o empregado, uma vez mais, termina recebendo um escore total que será a base de algumas decisões sobre o emprego.

A *listagem simples* é outra modalidade de *checklist*. Ela é composta de várias palavras ou expressões que descrevem diversos comportamentos ou características do empregado. Esses descritores costumam estar agrupados para representar aspectos diferentes de uma dimensão do comportamento, como assertividade ou habilidades interpessoais. Cabe à pessoa que confere o escore checar tudo que descreve o empregado em cada uma das listas. Um ponto fraco importante dessas listas de verificação é a inexistência de padrões estabelecidos de desempenho. Além disso, não são abordados componentes específicos de comportamento. No entanto, essas listas concentram-se em uma variedade de comportamentos relativos ao trabalho e evitam algumas manifestações de preferências inerentes às escalas de classificação de características.

Ensaios

O ensaio como método de apreciação é normalmente conhecido como *revisão com formulário livre*. O avaliador usa a narrativa para descrever os pontos positivos do empregado e as áreas em que há necessidade de melhorias ou crescimento. Embora seja um método que pode não estar estruturado, exige a abordagem de alguns itens. Essa técnica obriga o avaliador a se concentrar apropriadamente nos aspectos positivos do desempenho do empregado. Porém, há, sem dúvida alguma, maior oportunidade de manifestação de tendenciosidades pessoais do avaliador. Além disso, Mackenzie (2013) observa que esta técnica é complexa e demorada, e que a qualidade do conteúdo pode refletir mais as habilidades de escrita do avaliador do que o desempenho do funcionário.

Muitas empresas combinam vários tipos de apreciações para melhorarem a qualidade dos processos de revisão. Pelo fato de o método de ensaio não necessitar de muitas informações, pode rapidamente ser adaptado como auxiliar a qualquer outro tipo de formato estruturado. Isso dá à empresa a possibilidade de reduzir tendências e concentrar-se nos elementos positivos do funcionário.

Autoapreciações

Cada vez mais é solicitado aos empregados o preparo de resumos ou *portfólios* escritos sobre suas realizações no trabalho e sua produtividade como parte do processo de *autoapreciação*. Os portfólios normalmente trazem exemplos de educação continuada, certificados profissionais, prêmios e reconhecimentos. Incluem, em geral, as metas dos funcionários e um plano de ação para seu alcance.

Há vantagens e desvantagens no uso da autoapreciação como método de revisão analítica do desempenho. Ainda que a introspecção e a autoapreciação resultem em crescimento quando a pessoa está consciente, mesmo pessoas experientes precisam de *feedback* externo e validação do desempenho. Alguns funcionários aguardam a revisão analítica do desempenho anual prevendo *feedback* positivo. Pedir aos funcionários para fazerem a própria apreciação do desempenho seria entendido como uma forma mais negativa que positiva.

 Alguns funcionários encaram a revisão anual de desempenho como oportunidade para receberem *feedback* positivo do supervisor, em especial se não costumam receber elogios cotidianamente.

Há os que desvalorizam as realizações ou que se sentem pouco à vontade em conferir notas a si mesmos em diferentes áreas. Tentando evitar essa influência potencial na classificação, os chefes podem preferir preencher o instrumento de apreciação do desempenho antes da leitura da autoanálise do funcionário, ou fazer com que esta seja encarada como apenas mais uma entre várias fontes de dados a serem coletados quando dessa apreciação. Quando a autoapreciação não é coerente com outros dados disponíveis, talvez seja recomendável que o administrador encontre os motivos da discrepância durante a conversa de apreciação. Essa troca de informações pode resultar em dados valiosos sobre a autopercepção do funcionário e a capacidade de ver a si mesmo com objetividade.

Administração por objetivos

A administração por objetivos (MBO – *management by objectives*) é um instrumento excelente para determinar o progresso de um funcionário, porque incorpora os dados levantados por ele e pela organização. Este capítulo focaliza, entretanto, como esses conceitos são empregados como método real de apreciação do desempenho e não o seu uso como técnica de planejamento.

Ainda que raramente usada no atendimento de saúde, a administração por objetivos é um método excelente de apreciação do desempenho do funcionário para a promoção do crescimento e da excelência individuais. As etapas a seguir esboçam como ela pode ser usada com eficiência na apreciação do desempenho:

1. Empregado e supervisor reúnem-se e concordam acerca de deveres e responsabilidades do trabalho daquele. Isso é feito logo que possível, após o início do emprego.
2. O empregado fixa metas a curto prazo e datas-alvo em cooperação com o supervisor ou administrador, o qual norteia o processo para que permaneça vinculado aos deveres do cargo. É importante que as metas do subordinado não conflitem com as da organização. Ao estabelecê-las, o administrador deve lembrar que os valores e crenças refletem um único conjunto de opções entre muitos. Isso se aplica bem ao trabalho com um corpo funcional multicultural. Expectativas e valores profissionais podem variar muito entre as culturas, e o chefe deve cuidar para não reagir por meio de julgamentos; deve, sim, oferecer espaço a diferenças culturais na fixação das metas.
3. Ambas as partes concordam com os critérios a serem usados para medir e avaliar o alcance das metas. Além disso, é fixado um prazo para a concretização dos objetivos, que dependem da natureza do trabalho planejado. Os prazos normalmente usados em organizações de saúde variam de um mês a um ano.
4. Com regularidade, e mais de uma vez ao ano, empregado e supervisor reúnem-se para discutir a evolução. Nessas reuniões, podem ser feitas algumas mudanças nas metas originais com concordância de todos. São identificados os principais obstáculos a bloquearem o alcance dos objetivos dentro do prazo. Além disso, são identificados os recursos e o apoio necessários por parte de outras pessoas.

Capítulo 24 Apreciação do desempenho **583**

5. É papel do chefe oferecer apoio e assistência ao funcionário para o alcance das metas por meio de instruções e conselhos.
6. Durante o processo de apreciação, o chefe determina se o empregado alcançou ou não as metas.
7. Todo o processo concentra-se nas consequências e nos resultados e não em características pessoais.

Uma das várias vantagens da administração por objetivos é a criação de um interesse explícito no alcance das metas pelo funcionário, porque ele consegue fixar as próprias metas. Além disso, são minimizados sentimentos defensivos, prevalecendo um espírito de equipe. No entanto, a administração por objetivos como método de apreciação do desempenho também tem desvantagens. Administradores muito autoritários e controladores encontram dificuldades para liderar os empregados dessa forma. E o funcionário marginalizado costuma tentar fixar metas de alcance mais fácil. Pesquisas, porém, revelam que a administração por objetivos, se usada corretamente, é um método de apreciação de desempenho muito eficiente.

EXERCÍCIO DE APRENDIZAGEM 24.3

Uso da administração por objetivos como parte da apreciação de desempenho

Chegou o momento da apreciação anual do desempenho de Nancy Irwin. Ela é enfermeira em uma unidade pós-cirúrgica e trata de pacientes com traumas complicados que exigem atendimento de enfermagem de alto nível e dedicação. Você é o enfermeiro encarregado pelo turno da tarde e trabalha com a srta. Irwin há dois anos, desde que se formou no curso de enfermagem. No ano passado, além da escala classificatória normal de 1 a 5 relativa a expectativas de trabalho, todos os enfermeiros encarregados adicionaram um componente da administração por objetivos (MBO) ao formulário de apreciação do desempenho. Com o enfermeiro do turno, cada empregado elaborou cinco metas que deveriam ser alcançadas em um ano.

Revisando o desempenho de Irwin, você usa várias fontes, inclusive as suas anotações e a ficha da enfermeira, concluindo que, em geral, os pontos fortes e fracos atestam ser ela uma profissional além da média. Entretanto, você acha que ela não apresentou muito crescimento como empregada nos últimos seis meses. Isso pode ser confirmado com a revisão do seguinte:

Objetivo:	Resultado:
1. Conduzir um pequeno treinamento durante o trabalho ou uma palestra sobre atendimento ao paciente duas vezes no mês durante os próximos 12 meses.	Atendeu à meta nos dois primeiros meses. Nos outros dez, conduziu apenas seis conferências.
2. Frequentar cinco aulas educativas relacionadas à área de trabalho; uma, pelo menos, será ministrada por uma empresa externa.	Assistiu a uma aula sobre cirurgia na cidade e a uma conferência interna sobre nutrição parenteral total.
3. Tornar-se membro atuante de um comitê de enfermagem no hospital.	Tornou-se um membro ativo do Comitê de Políticas e Procedimentos, participando das reuniões com regularidade.
4. Reduzir o número de atrasos ao trabalho em 50% (de 24 para 12 ao ano).	No primeiro trimestre, nenhum atraso. No segundo trimestre, três atrasos. No terceiro trimestre, seis atrasos. No quarto trimestre, seis atrasos.
5. Assegurar que todos os pacientes com alta tenham as orientações de alta documentadas em seus prontuários.	As anotações narrativas mostram que a srta. Irwin ainda se esquece com frequência de documentar esses atos de enfermagem.

Tarefa: já que você é enfermeiro responsável pela srta. Irwin, o que pode fazer para garantir que essa apreciação resulte em mais crescimento para ela? O que deu errado com o plano MBO do ano passado? Crie um plano para a apreciação de desempenho. Tente resolver isso sozinho antes de ler uma solução possível no Apêndice.

Revisão pelos colegas

Quando os colegas, em vez dos supervisores, fazem o monitoramento e o levantamento de dados do desempenho no trabalho, dá-se a isso o nome de *revisão pelos colegas*. É mesmo possível dizer que a revisão que o chefe faz do empregado só é completa após a coleta de algum tipo de dado de revisão de colegas de trabalho. Essa revisão oferece um *feedback* capaz de promover crescimento do avaliado, além de poder também proporcionar oportunidades de aprendizagem aos colegas-revisores.

 A ideia de avaliação da prática da enfermagem por colegas de trabalho tem muita relação com a manutenção dos padrões profissionais.

Ainda que a prática predominante na maior parte das organizações envolva o fato de os chefes avaliarem o desempenho dos empregados, há muito a ser dito em favor da revisão feita pelos colegas de trabalho. Essa revisão é muito usada na medicina e no meio acadêmico; as organizações de saúde, entretanto, têm sido lentas em adotá-la por cinco motivos:

1. Os funcionários muitas vezes são mal orientados quanto ao método de revisão por colegas, e muitos administradores de primeiro escalão, incluindo líderes de equipes, recebem pouco treinamento sobre como conduzir uma apreciação de desempenho construtiva. De fato, Keegal (2013) sugere que os administradores de primeiro escalão, como os líderes de equipes, muitas vezes precisam aprender essas habilidades na prática, apoiados apenas por breves cursos de administração com pouquíssima teoria de liderança.
2. A revisão pelos colegas é vista como uma grande ameaça quando se investe pouco tempo para orientar os funcionários sobre o processo e quando não se oferece o apoio necessário ao longo do processo.
3. Os colegas sentem-se pouco à vontade em partilhar *feedback* com pessoas com quem trabalham em proximidade, de modo que omitem sugestões para melhorar o desempenho. Assim, a revisão funciona mais como defesa do que como avaliação. Randall e Sharples (2012) concordam, destacando que a leniência na apreciação de desempenho é comum e difícil de aplacar. Essa leniência costuma ser motivada pelos avaliadores que desejam evitar conflitos com os avaliados (Exame de Evidência 24.1).

Exame de evidência 24.1

Fonte: Randall, R., & Sharples, D. (2012). The impact of rater agreeableness and rating context on the evaluation of poor performance. Journal of Occupational & Organizational Psychology, 85(1), 42-59.

Os participantes foram 230 funcionários governamentais responsáveis por administrar benefícios de bem-estar social. O nível de concordância dos participantes foi medido usando-se 20 itens de concordância tirados do *Goldberg's International Personality Inventory Pool*. Como exemplos dos itens, pode-se citar "Fico satisfeito facilmente" e "suspeito de motivos ocultos pelos outros".

Os participantes foram informados de que estavam testando um sistema de apreciação desenvolvido para uma pequena empresa local de fabricação e que iriam avaliar o desempenho de um dos administradores dessa empresa usando um modelo de abordagem competência. O pesquisador disse aos participantes que eles precisariam passar um *feedback* frente a frente ao indivíduo avaliado. Em seguida, os participantes receberam treinamento, concluíram dois exercícios práticos de avaliação e foram apresentados ao avaliado, mas não chegaram a interagir com ele, pois deixou a sala logo após as apresentações.

O estudo revelou que avaliações significativamente mais elevadas eram dadas por avaliadores que achavam que precisariam se encontrar frente a frente com o avaliado. Em geral, porém, os avaliadores não deram escores lenientes quando expostos a autoavaliações exageradas se uma colaboração futura não era prevista. Os pesquisadores concluíram que o nível de concordância dos avaliadores exerce um efeito em grande parte independente sobre o comportamento de avaliação, já que quanto mais alto o nível de concordância do avaliador, maiores os escores de avaliação dados por ele. Este efeito parece ser uma consequência da motivação dos avaliadores em evitar conflito com os avaliados.

4. A revisão feita por colegas é entendida por várias pessoas como mais demorada que as avaliações tradicionais de desempenho entre superiores e subordinados.
5. Já que ocorre muita socialização no local de trabalho, as amizades costumam resultar em avaliações exageradas, ou conflitos interpessoais podem resultar em avaliações injustas.
6. Pelo fato de a revisão pelos colegas afastar a autoridade do administrador, chefes inseguros podem se sentir ameaçados.

Esse tipo de análise tem lacunas, conforme atestado pelo fato de alguns professores universitários receberem titulação sem justificativa, ou pelo fracasso de médicos em manter um controle de qualidade adequado entre certas pessoas em sua profissão. Além disso, a revisão pelos colegas envolve assumir muitos riscos, é demorada e exige muita energia. A enfermagem como profissão, entretanto, deve responsabilizar-se pela fixação de padrões, monitorando, assim, o próprio desempenho. Uma vez que apreciações de desempenho podem ser entendidas como um tipo de controle de qualidade, parece justo esperar que os enfermeiros tenham alguma participação no processo de avaliação do desempenho de membros de sua profissão.

Essa revisão pode ser feita de várias maneiras. O processo pode exigir que os revisores partilhem os resultados apenas com a pessoa que é alvo da revisão, ou os resultados podem ser partilhados pelo supervisor e pelo empregado. Jamais devem ser compartilhados apenas com o supervisor do funcionário. Os resultados podem ou não ser usados para tomadas de decisão sobre os funcionários. Precisam ser estabelecidos pela organização a quantidade de observações, o número de revisores, a qualificação e a classificação do revisor-colega e o procedimento. Quando o alvo é o sucesso dessa espécie de revisão, a empresa precisa vencer as dificuldades inerentes, fazendo o seguinte antes de implementar um programa desse tipo:

- Os instrumentos de apreciação na revisão pelos colegas devem refletir os padrões a serem medidos, como a descrição do trabalho.
- Os funcionários devem receber uma orientação completa do processo antes da sua implementação. O papel do administrador deve estar definido com clareza.
- Devem ser disponibilizados apoio, recursos e informações contínuos aos funcionários durante o processo.
- Os dados para a revisão pelos colegas devem ser obtidos com fontes predeterminadas, como observações, tabelas e planos de atendimento do paciente.
- Deve ser tomada uma decisão acerca de permitir ou não *feedback* anônimo. Esse assunto é controverso e precisa ser tratado no procedimento.
- Deve-se decidir se a revisão pelas colegas influenciará ou não as decisões sobre os funcionários e, em caso positivo, a forma como isso ocorrerá.

A revisão pelos colegas tem o potencial de aumentar a precisão da apreciação de desempenho, além de poder proporcionar muitas oportunidades de crescimento do profissionalismo e do aprendizado. Seu uso na enfermagem deve ainda ampliar-se, à medida que a enfermagem aumenta sua autonomia e sua condição profissional. O Quadro 24.6 traz um resumo dos tipos de instrumentos de apreciação de desempenho.

QUADRO 24.6 Resumo de instrumentos de avaliação de desempenho

Escalas de classificação de características: classificam a pessoa em relação a padrões.
Escalas de dimensão do trabalho: classificam o desempenho quanto às exigências do trabalho.
Escalas de classificação com base comportamental (BARS): classificam as expectativas de trabalho desejadas com uma escala de importância em relação ao cargo.
Listas de verificação (checklists): classificam o desempenho em relação a uma lista fixa de comportamentos desejáveis no trabalho.
Ensaios: são apreciações narrativas do desempenho profissional.
Autoapreciações: são apreciações de desempenho pelo prórpio funcionário.
Administração por objetivos: o funcionário e a administração entram em acordo quanto às metas de desempenho a serem alcançadas.
Revisão pelos colegas: levantamento de dados do desempenho feito por colegas de trabalho.

586   Unidade VII   Papéis e funções em controle

A avaliação em 360 graus

Adaptada da revisão pelos colegas, e relativamente nova na lista de instrumentos de apreciação do desempenho, a *avaliação em 360 graus* inclui um levantamento de dados feito por todos os que se encontram na esfera de influência da pessoa que é apreciada. "A ideia é examinar como o funcionário é percebido por múltiplas camadas de pessoas. Isso inclui médicos, pacientes, funcionários, colegas de trabalho, seus superiores e funcionários de outros departamentos com que ele trabalha" (Gallo, Minsley, & Wright, 2009, p. 110). Por exemplo, a avaliação em 360 graus de um funcionário de setor ou secretário de unidade pode incluir *feedback* dos enfermeiros, dos pacientes e de funcionários de outros departamentos que normalmente interajam com essa pessoa. Além disso, a maior parte dos instrumentos de *feedback* nessa avaliação inclui uma autoavaliação.

EXERCÍCIO DE APRENDIZAGEM 24.4

Como abordar a mudança de comportamento de Mary

Mesmo em organizações sem processo formal de revisão pelos colegas de trabalho, os profissionais precisam ter alguma responsabilidade pelo desempenho profissional dos companheiros de trabalho, mesmo que informal. O relato a seguir exemplifica a necessidade do envolvimento dos colegas.

Você trabalha no Memorial Hospital desde o término do curso de enfermagem. Sua colega de dormitório do *campus*, Mary, também trabalha no hospital desde a formatura. No primeiro ano, vocês ficaram em unidades diferentes, mas ambos foram transferidos para a oncologia há seis meses. Vocês dois estão no turno das 15 às 23h; a política relativa às tarefas dos enfermeiros encarregados pelo turno envolve alternar as três enfermeiros que estão na unidade em horário integral. Você e Mary estão entre os enfermeiros que ocupam o cargo de encarregado pelo turno. Recentemente, você percebeu que quando Mary é a enfermeira encarregada, sua personalidade parece mudar, dando muitas ordens, parecendo tensa e ansiosa.

Mary é uma enfermeira clínica excelente e muitos funcionários a procuram para consultas sobre problemas no atendimento de pacientes. Entretanto, você escutou os funcionários murmurando sobre o comportamento da colega no papel de encarregada pelo turno. Como amigo, não quer magoá-la, mas como colega de trabalho, precisa ser franco e muito aberto.

Tarefa: há uma situação bastante difícil quando as relações pessoais e profissionais se misturam. Descreva o que você faria, se é que faria alguma coisa.

A obtenção de *feedback* junto a várias pessoas proporciona uma perspectiva mais ampla e exata do desempenho do funcionário no trabalho. Este pensamento divergente sugere o envolvimento de mais indivíduos no processo de apreciação proporciona perspectivas singulares e valiosas que caso contrário não seriam levadas em consideração. Luse (2013) observa que no máximo 12 indivíduos devem ser envolvidos no processo e que idealmente ele deve ser conduzido em um formato *online*. Nowack e Mashihi (2012) concordam que convidar mais, em vez de menos, avaliadores para participar do processo torna as descobertas mais relevantes e úteis. Na verdade, pesquisas recentes sugerem que quando dois ou menos respondentes fornecem dados, suas respostas podem ser inadequadas para uma mensuração confiável. O risco, porém, com grandes quantidades de avaliadores é que pode ser difícil interpretar diferenças importantes por diferentes avaliadores e decidir o que fazer com resultados discrepantes. Nowack e Mashihi ressaltam a importância de haver instrutores (*coaches*) ajudando os avaliados a compreenderem por completo e interpretarem o significado de tais diferenças.

A DecisionWise (2013) concorda, sugerindo que geralmente algum tipo de *coaching* é indicado para o indivíduo que recebe resultados de *feedback* em 360 graus. Aqueles indivíduos que recebem algum tipo de *coaching* em seu *feedback* e que estabelecem metas de desenvolvimento experimentam melhorias significativamente maiores de desempenho do que aqueles que simplesmente participam do processo de *feedback* em 360 graus e que recebem seus relatórios de *feedback* (DecisionWise).

O 3D Group (2013), porém, alerta que as avaliações em 360 graus podem ser contaminadas por tendenciosidade se os avaliadores souberem que os resultados podem surtir um efeito sobre a posição do destinatário dentro da empresa. Portanto, alguns indivíduos argumentam que isso só deve ser usado para fins de desenvolvimento de funcionários. Já outros defendem que se os recipientes de *feedback* não tiverem um compromisso em realizar mudanças comportamentais com base nos resultados, o programa de *feedback* em 360 graus perde parte do seu impacto (3D Group).

EXERCÍCIO DE APRENDIZAGEM 24.5

A avaliação em 360 graus

Pense numa importante função que você já cumpriu e na qual tenha trabalhado duro para ter sucesso. Pode ser uma função pessoal, como o papel de pai ou mãe, namorado ou namorada, ou um emprego específico que você já teve ou ainda tem. Identifique pelo menos seis indivíduos que você escolheria para preencher uma avaliação em 360 graus sua nessa função. Por que você selecionou esses indivíduos? Suas perspectivas poderiam entrar em conflito? Seria provável eles lhe darem um *feedback* honesto? Neste caso, como este *feedback* poderia ter alterado o modo como você abordava a função ou as metas que estava tentando alcançar?

COMO PLANEJAR A ENTREVISTA DE APRECIAÇÃO

A apreciação mais precisa e completa será fadada ao fracasso em relação ao objetivo de resultar no crescimento dos empregados se as informações reunidas não forem usadas de maneira adequada. Muitas entrevistas de apreciação têm consequências negativas, porque o chefe as encara apenas como um momento de orientação dos empregados sobre seus erros, mais do que de consideração de seus acertos.

Os administradores costumam gostar menos da entrevista que da coleta de dados verdadeiros. Um dos motivos inclui suas próprias experiências negativas quando julgados de forma injusta ou pessoalmente criticados. Na verdade, alguns administradores sentem-se tão desconfortáveis conduzindo apreciações de desempenho que encontram motivos para simplesmente não fazê-lo. Stonehouse (2013) observa que às vezes outras prioridades até podem ganhar a precedência, mas a mensagem que é passada quando as apreciações são frequentemente canceladas ou adiadas é que elas não são importantes.

Claramente, os dois lados no processo apreciativo tendem a ficar ansiosos antes da entrevista; assim, ela também é um acontecimento com carga emocional. Para muitos funcionários, as apreciações anteriores foram traumatizantes. Embora haja pouco a fazer para eliminar as emoções normalmente negativas criadas por experiências passadas, o líder-administrador pode controlar a entrevista de modo a não causar mais traumas.

COMO VENCER DIFICULDADES NA ENTREVISTA DE APRECIAÇÃO

Deve ser oferecido *feedback* de forma apropriada, uma vez que ele pode ser o melhor recurso do administrador para mudar comportamentos. Um processo de apreciação de desempenho tem mais chances de resultar em algo positivo quando algumas condições estão presentes antes, durante e após a entrevista.

Antes da entrevista

- Certifique-se de que as condições antes mencionadas tenham sido atendidas (por exemplo, o empregado conhece o padrão em relação ao qual será avaliado seu trabalho) e que o empregado tenha uma cópia do formulário de apreciação.
- Escolha um horário apropriado para a reunião de apreciação. Não escolha um momento em que o funcionário tenha recentemente passado por uma experiência pessoal traumática, ou esteja muito ocupado no trabalho para ter o tempo necessário para um encontro significativo.

- Avise o empregado com dois ou três dias de antecedência a respeito do agendamento da reunião de apreciação para que possa preparar-se mental e emocionalmente.
- Prepare-se mental e emocionalmente para a entrevista. Diante de algum acontecimento capaz de interferir em seu preparo para a reunião, cancele-a, ou adie-a.
- Programe um tempo para a entrevista sem interrupções. Conduza-a em local privativo, silencioso e confortável. Encaminhe suas ligações telefônicas para outra linha e peça que um colega atenda em seu lugar durante a entrevista.
- Planeje a posição das cadeiras de forma a refletir mais coleguismo que poder. Fazer com que a pessoa sente-se de outro lado de uma grande escrivaninha, diante do avaliador, denota poder; cadeiras colocadas lado a lado denotam coleguismo profissional.

Durante a entrevista

- Cumprimente cordialmente o empregado, mostrando que a chefia e a empresa têm um sincero interesse em seu crescimento.
- Inicie a reunião com algum comentário agradável e informal.
- Solicite ao empregado que comente seu progresso desde a última apreciação de desempenho.
- Evite surpresas na reunião. Um líder eficiente instrui os funcionários e comunica-se sempre com informalidade com eles, para que na entrevista de apreciação do desempenho quase não haja informações novas. De fato, Keegal (2013) observa que os administradores não devem esperar pela apreciação anual para lidarem com desempenho deficiente, já que isso permite que maus hábitos ganhem raízes e que o ressentimento se desenvolva entre a equipe.
- Use técnicas de orientação e acompanhamento durante a entrevista.
- Ao tratar com um empregado que apresenta vários problemas – novos ou antigos –, não sobrecarregue-o durante a entrevista. Caso haja um excesso de problemas a serem abordados, escolha os principais.
- Conduza a entrevista de modo participativo e não autoritário. A participação do funcionário deve ser buscada durante todo o tempo; mas o administrador precisa reconhecer que funcionários de algumas culturas podem hesitar em oferecer esse tipo de participação. Nesse caso, ele tem de tranquilizar continuamente o funcionário, no sentido de sua participação ser não somente necessária, mas desejada.
- Ouça cuidadosamente o que o empregado tem a dizer e dê a ele sua total atenção.
- Concentre-se no desempenho do empregado e não em suas características pessoais.
- Evite generalizações imprecisas, positivas ou negativas, do tipo "suas habilidades precisam ser fortalecidas" ou "seu desempenho está ótimo". Esteja preparado com exemplos claros do desempenho. Seja generoso nos exemplos positivos do desempenho do funcionário; use com parcimônia os exemplos negativos. Use vários exemplos somente se perceber que o empregado tem dificuldades de autopercepção e se ele solicitar exemplos específicos de problemas.
- Ao oferecer algum retorno sobre o desempenho, seja objetivo e enuncie as preocupações de forma direta para não atrasar a comunicação ou prejudicar a mensagem.

 Ausência de objetividade e presença de ambiguidade têm mais possibilidade de inibir do que de fortalecer a comunicação, e o funcionário fica inseguro quanto ao sentido da mensagem.

- Mackenzie (2013) sugere que, como a maioria dos funcionários está esperando por "más notícias", provavelmente é mais eficaz descrever antes de mais nada as áreas a serem melhoradas, para então comentar os pontos fortes de cada funcionário.
- Jamais ameace, intimide ou use o seu *status* de forma alguma. Diferenças de poder e *status* interferem com a capacidade dos profissionais estabelecerem relacionamentos significativos e construtivos. Isso não significa que as chefias não devam manter uma lacuna de autoridade adequada com os funcionários; sugere apenas que questões de poder e posição devem ser minimizadas o máximo possível para que a apreciação do desempenho possa, com acerto, concentrar-se no desempenho e nas necessidades do funcionário.

Capítulo 24 Apreciação do desempenho **589**

- Deixe que os funcionários saibam que a empresa e a administração têm consciência de sua singularidade, interesses especiais e contribuições valiosas à unidade. Lembre-se que todos eles dão contribuições especiais ao local de trabalho.
- Faça o máximo para garantir que não haja interrupções durante a reunião.
- Use termos e linguagem que sejam entendidos com clareza, e que sejam significativos para ambas as partes. Evite palavras com conotação negativa. Não diminua os empregados ao falar ou usar linguagem inadequada a seu nível de formação.
- Fixe metas recíprocas para mais crescimento e desenvolvimento no desempenho do funcionário. Decida como serão alcançadas e avaliadas, além de qual o suporte necessário.
- Planeje sua disponibilidade para que os empregados retornem e relembrem experiências anteriores para a discussão mais detalhada da revisão apreciativa. É comum a necessidade de o empregado retornar para dar mais explicações quando a reunião não transcorre bem ou quando o empregado recebe novas e inesperadas informações. Isso costuma acontecer com empregados novatos.

Após a entrevista

- Chefe e funcionário têm de assinar o formulário de apreciação para documentar a ocorrência do encontro e o fato de este ter recebido informações sobre a apreciação. Isso não significa que o empregado concorde com as informações sobre a apreciação; quer dizer apenas que ele as leu. Um exemplo desse tipo de formulário é apresentado no Quadro 24.7. Deve haver espaço para comentários do chefe e do empregado.

QUADRO 24.7 **Formulário de documentação da apreciação de desempenho**

Apreciação de Desempenho de:

Nome: _____

Unidade: _____

Preparado por: _____

Motivo: _____

(Mérito, desligamento, término de período probatório, revisões analíticas gerais)

Data da reunião de apreciação: _____

Comentários do empregado:

Assinatura do empregado: _____

(A assinatura do empregado denota que a apreciação foi lida. Não significa aceitação ou concordância. Há espaço para comentários que o empregado queira fazer.) Comentários do avaliador. (Esses comentários devem ser escritos durante a reunião de apreciação e diante do funcionário.)

_____   _____
Assinatura do Empregado (Data)   Assinatura do Avaliador (Data)

- Conclua a entrevista com um comentário agradável.
- Documente as metas a serem mais desenvolvidas, com acordo de ambas as partes. A documentação precisa incluir as datas fixadas para o que foi combinado, o suporte necessário e a data da revisão das metas. Essa documentação costuma constar do formulário de apreciação.
- Se a entrevista revelar necessidades educacionais específicas de longo prazo, cabe ao administrador elaborar um método de acompanhamento para garantir a ocorrência desse período educativo.

GESTÃO DO DESEMPENHO

Alguns especialistas em administração de recursos humanos sugerem que apreciações anuais do desempenho devem ser substituídas por uma duradoura *gestão do desempenho*. Na gestão do desempenho, as apreciações são eliminadas e o administrador concentra-se em educação continuada, estabelecimento de metas mútuas e treinamento de liderança dos subordinados. Este foco exige que o administrador passe mais tempo, agendado com regularidade, frente a frente com os subordinados.

Diferentemente da revisão anual do desempenho, em geral associada à data de contratação do empregado, o calendário de gestão de desempenho costuma estar associado ao calendário de negócios da empresa. Assim, o planejamento do desempenho é coordenado em toda a empresa, na medida em que metas estratégicas para o ano possam ser identificadas e os papéis dos empregados no alcance delas possam ser debatidos e planejados de forma transparente. Algumas organizações, porém, veem a gestão do desempenho como um ciclo contínuo. Seja como for, todas as organizações com gestão do desempenho identificam expectativas de competências baseadas nos papéis para todos os funcionários, independentemente da descrição do cargo. Assim, os empregados podem determinar como essas qualidades se traduzem no desempenho das tarefas específicas.

COACHING: UM MECANISMO PARA A APRECIAÇÃO INFORMAL DO DESEMPENHO

Coaching é descrito na literatura como "um processo pelo qual um indivíduo recebe uma interação individualizada seja para lidar com problemas específicos de desenvolvimento e receber *feedback* sobre pontos fortes e oportunidades de envolvimento, seja para receber apoio e orientação durante períodos de transição em sua função pessoal ou por toda a organização" (Karsten & Baggot, 2010, p. 140). Em outras palavras, *coaching* transmite o espírito dos papéis de líderes e administradores nas apreciações cotidianas de desempenho, promovendo melhoria do desempenho e formação de equipes. O *coaching* é capaz de orientar os indivíduos para maior competência, comprometimento e confiança, além de ajudá-los a prever opções para que façam conexões vitais entre o presente e os planos futuros.

Feedback diário sobre o desempenho é um dos melhores métodos para melhorar o desempenho profissional e construir uma abordagem de equipe.

Manthey (2001) usa os termos *prática reflexiva* e *coaching* clínico para descrever a estratégia usada pelo administrador ao fundir *coaching* de desempenho e gestão de desempenho. No *coaching* clínico, o administrador ou mentor encontra-se com os funcionários com regularidade para discutir aspectos de seu trabalho. Determinam a agenda comum, com a meta de um ambiente de aprendizagem capaz de abranger aspectos pessoais e profissionais da experiência do funcionário. Durante o *coaching* clínico, os funcionários podem discutir coisas que os deixaram irritados ou desestimulados. Podem ainda obter novas ideias e informações sobre como lidar com as situações com pessoas que experimentaram os mesmos problemas ou assuntos. Essa conexão compartilhada entre chefia e empregado faz com que este se sinta valioso e fazendo parte de um grupo maior. Quando o *coaching* é combinado com apreciação informal do desempenho, a consequência costuma ser uma mudança positiva de comportamento. Para isso, porém, o líder precisa estabelecer um clima em que haja o livre intercâmbio de ideias.

COMO TORNAR-SE UM INSTRUTOR EFICIENTE

A seguir, são apresentadas táticas que ajudarão os administradores a se tornarem instrutores (*coaches*) mais eficientes:

- Seja específico, e não genérico, ao descrever comportamentos que devem ser melhorados.
- Seja descritivo, e não avaliativo, ao descrever o que está errado no desempenho profissional.

- Certifique-se de que o *feedback* não seja útil a si mesmo, e sim que atenda às necessidades do empregado.
- Dirija o *feedback* ao comportamento a ser modificado.
- Use sensibilidade no momento do *feedback*.
- Assegure-se de que o empregado tenha compreendido claramente o *feedback* e que sua comunicação tenha também sido bem compreendida.

Quando os funcionários acham que seu chefe está interessado em seu desempenho e crescimento pessoal, recearão menos a apreciação do desempenho profissional. Com menos ansiedade, o processo de entrevista na apreciação do desempenho pode ser usado para o estabelecimento de metas mútuas.

INTEGRAÇÃO ENTRE PAPÉIS DE LIDERANÇA E FUNÇÕES ADMINISTRATIVAS NA CONDUÇÃO DE APRECIAÇÕES DO DESEMPENHO

A apreciação de desempenho é uma importante responsabilidade de controle da função administrativa. A capacidade de realizar apreciações significativas e eficientes do desempenho exige do administrador um investimento de tempo, de esforço e de prática. Ainda que uma apreciação de desempenho jamais seja tarefa fácil, se utilizada de forma adequada, desenvolve o crescimento do funcionário e aumenta a produtividade na organização.

Para aumentar a probabilidade de sucesso das apreciações de desempenho, os administradores devem utilizar um sistema formal de apreciação e coletar dados sobre o desempenho do empregado de maneira sistemática e com vários recursos. Cabe ainda ao administrador tentar ser o mais objetivo possível, usando padrões de apreciação estabelecidos. O resultado do processo apreciativo deve proporcionar-lhe informações para o atendimento das necessidades de treinamento e educação dos funcionários. Por meio de acompanhamento consciente das deficiências de desempenho identificadas, os problemas profissionais dos empregados podem ser corrigidos antes de se transformarem em hábitos.

Integrar liderança a essa parte da fase de controle do processo administrativo oportuniza compartilhamento, comunicação e crescimento. O líder-administrador integrado tem consciência de suas preferências e preconceitos. Essa conscientização leva à imparcialidade e à honestidade na apreciação do desempenho. Isso, por sua vez, aumenta a confiança no administrador e promove um espírito de equipe entre os empregados.

O líder também usa técnicas cotidianas de treinamento para melhorar o desempenho no trabalho e reduzir a ansiedade da apreciação. Quando a ansiedade é reduzida durante a entrevista apreciativa, o líder-administrador consegue criar uma relação de estabelecimento de metas mútuas, com maior potencial de resultar em mais motivação e correção de deficiências. A consequência da integração de liderança e administração é uma apreciação de desempenho que facilita o crescimento do empregado e aumenta a produtividade da empresa.

CONCEITOS-CHAVE
- A apreciação de desempenho do empregado é elemento sensível e importante do processo administrativo, exigindo muita habilidade.
- Quando os levantamentos para a apreciação são precisos e adequados, os resultados podem ser muito positivos.
- Apreciações do desempenho são usadas para determinar o nível de excelência do desempenho profissional dos empregados. Assim, medem o verdadeiro comportamento e não as intenções.
- As descrições de cargos costumam produzir critérios objetivos para uso na apreciação do desempenho.

(Continua)

592 Unidade VII Papéis e funções em controle

- Há vários tipos diferentes de instrumentos e métodos de apreciação, e o mais adequado varia de acordo com o tipo de apreciação a ser feita e com os critérios a serem mensurados.
- O empregado deve estar envolvido no processo apreciativo, encarando-o como preciso e imparcial.
- Está comprovado que a administração por objetivos (MBO) é um método de aumento da produtividade e comprometimento dos empregados.
- A revisão pelos colegas tem enorme potencial de desenvolvimento do compromisso profissional, embora seja de difícil implementação.
- A não ser que a entrevista apreciativa seja feita de modo adequado e eficiente, os dados apreciativos serão inúteis.
- Devido a experiências passadas, as entrevistas de apreciação de desempenho têm bastante carga emocional para a maioria dos empregados.
- Ao se mostrar interesse real pelo crescimento dos empregados e solicitar sua participação na entrevista, aumenta-se a probabilidade de uma consequência positiva do processo de apreciação.
- As apreciações de desempenho devem ser assinadas, como prova do *feedback* dado ao empregado.
- Apreciações informais do desempenho profissional são uma função administrativa importante.
- Os líderes devem usar rotineiramente o *coaching* diário para fortalecer os subordinados e melhorar o desempenho na empresa.
- Na gestão do desempenho, eliminam-se as apreciações. Em seu lugar, o administrador coloca seu empenho na educação continuada, no estabelecimento de metas mútuas e no *coaching* dos subordinados para a liderança.

EXERCÍCIOS DE APRENDIZAGEM

EXERCÍCIO DE APRENDIZAGEM 24.6

Pedido de *feedback* dos colegas

Você dirige um serviço de atendimento domiciliar. Acaba de voltar de um curso de administração e está entusiasmado com a ideia de solicitar uma participação dos subordinados a respeito de seu desempenho administrativo. Percebe a existência de alguns riscos, mas acha que os benefícios potenciais os ultrapassam. Você deseja, porém, dar alguma estrutura à avaliação e usa certo tempo elaborando seu instrumento de apreciação e seu plano.

Tarefa: que tipo de instrumento você usará? Qual é a sua meta em geral? Partilhará os resultados da apreciação com outra pessoa? Como usará as informações obtidas? Pedirá que os formulários de apreciação sejam assinados ou anônimos? Quem você incluirá no grupo que o avaliará? Sustente suas ideias com a justificativa adequada.

EXERCÍCIO DE APRENDIZAGEM 24.7

Como tornar menos traumáticas as entrevistas de apreciação

Você é o novo enfermeiro encarregado pelo turno da noite em uma grande UTI que tem apenas enfermeiros no quadro de pessoal. Quando você foi indicado para o cargo, o supervisor revelou a existência de algumas queixas sobre a forma como o enfermeiro encarregado anterior lidou com as sessões de avaliação. Não desejando repetir os erros, você elabora uma lista de coisas que poderia fazer para tornar menos traumáticas as entrevistas de avaliação. Como o instrumento de avaliação parece apropriado, você acha que os problemas devem estar na própria entrevista. Bem no começo da lista, você anota que quer garantir que o funcionário receba aviso antecipado da avaliação.

Capítulo 24 Apreciação do desempenho **593**

Tarefa: com quantos dias de antecedência você dará o aviso? Que outros critérios adicionará à lista para ajudar a eliminar grande parte do trauma que costuma acompanhar as apreciações de desempenho (mesmo as muito boas)? Acrescente de seis a nove itens à lista. Explique por que você acredita que eles ajudariam a reduzir a ansiedade associada às apreciações. Tente não repetir as diretrizes listadas no capítulo. Você pode torná-las mais específicas ou usar a bibliografia para auxiliá-lo a fazer sua própria lista.

EXERCÍCIO DE APRENDIZAGEM 24.8

Como ajudar o funcionário a crescer

Patty Brown é enfermeira de sua unidade há dez anos. Ela é idosa, sendo muito sensível a críticas. Seu trabalho costuma ser altamente qualificado; todavia, revisando suas apreciações de desempenho anteriores, você percebe que, nos últimos dez anos, pelo menos sete vezes ela recebeu a classificação "insatisfatória" pelo fato de não estar em serviço na hora certa, e oito vezes por não participar de programas de desenvolvimento funcional. Já que você é o novo enfermeiro-chefe, gostaria de ajudar Patty a crescer nessas duas áreas. Deu-lhe uma cópia do instrumento de avaliação e a descrição de suas tarefas, além de agendar a entrevista para um horário em que a unidade estará calma. A entrevista poderá ser realizada na sala de reuniões.

Tarefa: como você conduzirá essa apreciação de desempenho? Elabore seu plano. Inclua o modo como iniciará a apreciação. Que forma nova ou criativa tentará para oferecer diretrizes ou fortalecer as áreas mencionadas? Como terminará a sessão? Justifique suas decisões.

EXERCÍCIO DE APRENDIZAGEM 24.9

Este conflito poderia ser evitado?

O sr. Jones, de 49 anos, vende automóveis. Ele está no hospital devido a uma forte dor nas costas. Como seu enfermeiro principal, você conseguiu um bom relacionamento com o paciente. Sua personalidade é do tipo A, sendo muito crítico ao longo da hospitalização. Também está bastante incomodado com a duração e a intensidade da dor após a laminectomia que fez. Você concorda em deambular com o paciente durante seu plantão por três vezes (às 16h, às 19h e às 22h30min). Assim, ele deambulará somente uma vez durante o plantão diurno. Ele não gosta da maioria dos funcionários do dia, achando que a deambulação com você é a melhor de todas. Você registrou a rotina da deambulação nas ordens de enfermagem.

Ontem, Joan Martin, uma enfermeira do dia, achou que os sons intestinais do sr. Jones estavam um pouco diminuídos. Insistiu que ele deambulasse mais no plantão diurno, mas ele recusou-se. (O médico prescreveu deambulação quatro vezes/dia.) Quando o médico visitou o paciente, a enfermeira Martin relatou que ele deambulara somente uma vez no plantão. Não deu mais explicações ao médico. Este continuou a conversar com o paciente com certa firmeza, pedindo que saísse da cama três vezes hoje. A enfermeira não lhe relatou o incidente no relatório.

Chegando ao trabalho e recebendo o relatório, você encontra o paciente enfurecido. Ameaçou assinar ele mesmo o formulário de "contrário a ordens médicas". Você conversou com o médico do sr. Jones, obteve a mudança da prescrição e, finalmente, conseguiu acalmar o paciente. Depois, anotou esta ordem: "A enfermeira Martin não deve ter o sr. Jones como seu paciente novamente". Quando ela chega ao trabalho pela manhã, a enfermeira da noite lhe mostra sua anotação. Martin se enfurece e procura o enfermeiro-chefe.

Tarefa: você deveria ter agido de forma diferente? Em caso positivo, o que deveria ter feito? A avaliação do desempenho clínico feita por você e pela enfermeira Martin poderia ter sido feita de modo a não resultar em conflito? Se você fosse ela, o que teria feito para evitar o conflito? Prepare-se para discutir este caso em relação a confiança profissional, revisão pelos colegas e comunicação assertiva.

594 **Unidade VII** Papéis e funções em controle

EXERCÍCIO DE APRENDIZAGEM 24.10

Como tratar o julgamento dos erros de Sally

Você é aluna do bacharelado em enfermagem e está quase no final do curso. É sua sexta semana de estágio médico-cirúrgico. Seu instrutor designa dois estudantes para trabalhar com você no atendimento de quatro a seis pacientes. Esses alunos alternam papéis de líder e subordinado e oferecem atendimento total ao paciente. Este é o segundo dia de horário integral, e você é companheira de equipe de Sally Brown.

Na semana anterior, quando colocada junto a Sally, ela foi a líder, cometendo vários erros de julgamento. Tirou da cama um paciente que tinha prescrição para repouso absoluto no leito. Cometeu um erro com medicação IV, dando-a a outro paciente. Administrou a morfina cedo demais, porque se esqueceu de anotar a hora de medicamentos no prontuário e, com frequência, parecia desconhecer o que não estava bem com seus pacientes.

Hoje você foi a líder e observou quando Sally contaminou um curativo e esqueceu a checagem das pulseiras de identificação duas vezes ao medicar pacientes. Quando você pediu que ela verificasse a colocação da sonda nasogástrica, disse que não sabia fazê-lo. Você já tinha ouvido queixas de outros estudantes em relação a Sally.

Tarefa: qual a sua obrigação para com os pacientes, os estudantes colegas de trabalho, a instituição clínica e seu professor? Esboce o que você fará. Justifique a lógica de suas decisões.

REFERÊNCIAS

3D Group. (2013). *January 2013—Future of 360 degree feedback: New study finds increased HR influence.* Acessado 26 de junho de 2013, em http://www.3dgroup.net/january-2013-futureof-360-degree-feedback-new-study-find-increased-hr-influence.html

Accel-Team (2013). *Self assessment. A system to set your own performance goals.* Acessado 27 de junho de 2013, em http://www.accel-team.com/techniques/employee_evaluation.html

Bacal, R. (2013). *10 ways to modernize performance management and appraisal for 2013.* Performance Management Health Center. Acessado 26 de junho de 2013, em http://performance-appraisals.org/Bacalsappraisalarticles/articles/tenways.htm

DecisionWise (2013). *What is 360-degree feedback.* Acessado 25 de junho de 2013, em http://www.decision-wise.com/what-is-360-degree-feedback.html

Gallo, C. L., Minsley, M. A., & Wright, J. (2009, October). Do patients say good, or not so good, things about your access staff? *Hospital Access Management, 28*(10), 109–112.

Karsten, M., & Baggot, D. (2010, March). Professional coaching as an effective strategy to retaining frontline managers. *Journal of Nursing Administration, 40*(3), 140–144.

Keegal, T. (2013, May). Poor performance: Managing the first informal stages. *Primary Health Care, 23*(4), 31–38.

Luse, K. A. (2013, March/April). Managerial strategies for creating an effective work environment. *Radiologic Technology, 84*(4), 383–397.

Mackenzie, R. (2013, June 1). Supervision and appraisal: How to support staff performance. *Nursing & Residential Care, 15*(6), 452–454.

Manthey, M. (2001). Reflective practice. *Creative Nursing, 7*(2), 3–5.

Mulvaney, M. A., McKinney, W. R., & Grodsky, R. (2012). The development of a pay-for-performance appraisal system for municipal agencies: A case study. *Public Personnel Management, 41*(3), 505–533.

Nowack, K. M., & Mashihi, S. (2012). Evidence-based answers to 15 questions about leveraging 360-degree feedback. *Consulting Psychology Journal: Practice & Research, 64*(3), 157–182.

Olmstead, J., Falcone, D., Lopez, J., Sharpe, L., & Michna, J. (2012). Perioperative employee annual evaluations: A 30-second process. *AORN Journal, 96*(6), 627–633.

Price, B. (2013). Preparing for your annual staff appraisal: Part 2. *Nursing Standard, 27*(21), 42–48.

Randall, R., & Sharples, D. (2012). The impact of rater agreeableness and rating context on the evaluation of poor performance. *Journal of Occupational & Organizational Psychology, 85*(1), 42–59.

Stonehouse, D. (2013). Appraisal and its benefits for the support worker. *British Journal of Healthcare Assistants, 7*(5), 246–249.

25

Empregados problemáticos: os que desobedecem as regras, os marginais e os que apresentam dependência química ou dano psicológico

... como defensores dos pacientes, as lideranças de enfermagem devem ajudar a garantir a aptidão para o trabalho.
—Richard Hader

... empregados difíceis podem levá-lo a se questionar por que você se tornou um administrador.
—Mark Pipkin

PONTOS DE LIGAÇÃO ESTE CAPÍTULO ABORDA:

BSN Essential II: Liderança organizacional básica e sistemas para a qualidade do cuidado e segurança dos pacientes
BSN Essential V: Políticas de atendimento de saúde, finanças e ambientes regulatórios
BSN Essential VIII: Profissionalismo e valores profissionais
MSN Essential II: Liderança organizacional e de sistemas
MSN Essential III: Melhoria da qualidade e segurança
QSEN Competency: Trabalho em equipe e colaboração
QSEN Competency: Segurança
AONE Nurse Executive Competency I: Comunicação e desenvolvimento de relacionamentos
AONE Nurse Executive Competency II: Conhecimento sobre o ambiente de atendimento de saúde
AONE Nurse Executive Competency III: Liderança
AONE Nurse Executive Competency IV: Profissionalismo
AONE Nurse Executive Competency V: Habilidades de negócios

OBJETIVOS DIDÁTICOS *O aluno irá:*

- identificar as regras ao estilo "fogão quente" descritas por McGregor para tornar a disciplina mais justa e mais construtiva possível
- descrever as etapas comuns na disciplina progressiva
- distinguir entre disciplina construtiva e destrutiva
- identificar fatores que precisam estar presentes para promover um clima de autodisciplina entre os funcionários
- Procurar eliminar regras desatualizadas ou que não sejam mais apropriadas nos ambientes em que funcionam
- comparar e contrastar como o processo disciplinar pode variar entre organizações sindicalizadas e não sindicalizadas
- analisar situações em que a disciplina é exigida e identificar estratégias apropriadas para modificar comportamentos de forma construtiva

Unidade VII   Papéis e funções em controle

- determinar os níveis apropriados de disciplina para situações específicas de quebra de regras
- desenvolver estratégias para ajudar funcionários marginais a se tornarem membros colaboradores da força de trabalho
- descrever os fatores que elevam os riscos de dependência química na profissão de enfermagem
- identificar comportamentos e ações que podem ser indícios de dependência química de um funcionário ou colega
- analisar como sentimentos, valores e propensões pessoais em relação à dependência química podem alterar a capacidade de alguém em confrontar e/ou ajudar funcionários com dependência química
- reconhecer a importância do administrador não assumir o papel de conselheiro ou provedor de tratamento para funcionários com problemas químicos ou psicológicos

Os empregados têm percepções diferentes sobre o que devem à organização e a si mesmos. Às vezes, necessidades, desejos e responsabilidades organizacionais e individuais entram em conflito. A coordenação e a cooperação necessárias para o cumprimento das metas organizacionais exigem que líderes-administradores controlem os impulsos de cada subordinado que sejam contraproducentes a essas metas. Os subordinados fazem isso por meio do autocontrole. Os administradores alcançam as metas da organização cuidando para que sejam obedecidas as regras, as políticas e os procedimentos estabelecidos. Os líderes fazem isso criando uma atmosfera de apoio e motivação e por meio de instruções e acompanhamento.

Luse (2013) observa que o comportamento problemático pode assumir muitas formas, incluindo a insubordinação descarada, como quando um funcionário se recusa a realizar uma tarefa, quando chega atrasado ao trabalho ou quando mostra desrespeito aos colegas ou outros. O comportamento altamente problemático muitas vezes é mais sutil, mas igualmente grave. Isso inclui prejudicar colegas da mesma equipe (tal como espalhando boatos ou participando de atividades excludentes em relação a alguém) e criar um local de trabalho desagradável ou hostil.

Quando os empregados deixam de cumprir as metas da empresa, cabe aos administradores tentar identificar as razões desse fracasso e aconselhá-los de forma correta. Se fracassaram por não quererem seguir as regras ou as políticas e os procedimentos estabelecidos, ou porque não conseguiram fazer bem os deveres, apesar da assistência e do estímulo, o administrador tem a obrigação de usar ações disciplinares. A disciplina progressiva, entretanto, é inadequada a empregados deficientes em consequência de doença ou falta de capacidade. São empregados com problemas especiais, que necessitam de acompanhamento ativo, suporte e, com frequência, conselhos profissionais para manterem a produtividade. Para que eles possam ser controlados da melhor forma, é preciso que os administradores consigam distinguir entre os empregados que precisam de disciplina e aqueles com deficiências.

Porém, seja qual for a causa, os supervisores devem ser rápidos no reconhecimento e no tratamento de condutas inadequadas e desempenho profissional insatisfatório. Atrasos servem apenas para exacerbar essas situações. Luse (2013) concorda, ressaltando que os empregados se desencantam por seus cargos e por seu ambiente de trabalho por motivos diferentes. O desencantamento de um único empregado pode se espalhar, afetando colegas até então satisfeitos e altamente valorizados. Todos sabem quando alguém apresenta um mau desempenho. E quando o administrador se recusa a agir, os empregados conseguem perceber que falta a seus líderes a solução necessária para o sucesso da empresa.

Não disciplinar um funcionário que precisa ser disciplinado coloca em risco o estado de ânimo da organização.

Este capítulo concentra-se na disciplina, no acompanhamento e no encaminhamento como instrumentos de promoção do crescimento dos subordinados e alcance das metas da empresa. A evolução normal das etapas em ações disciplinares e as estratégias para a administração imparcial e eficiente de ações disciplinares são aqui explicadas. São discutidas também as reclamações formais e informais.

Capítulo 25 Empregados problemáticos: os que desobedecem as regras, os marginais e os que ... 597

Este capítulo aborda ainda dois tipos de empregados com necessidades especiais: o empregado marginal e o debilitado por algum dano. *Empregados marginais* são os que interrompem o funcionamento da unidade, pois a quantidade ou a qualidade de seu trabalho atende de modo consistente apenas aos padrões mínimos. Este capítulo identifica os desafios inerentes ao trabalho com empregados marginais e apresenta estratégias administrativas para tratamento desses empregados problemáticos.

Empregados com debilidade são aqueles que não conseguem realizar suas tarefas no nível esperado em consequência de dependência química ou doença psicológica. Embora a ênfase do capítulo seja a dependência química (debilidade que resulta de adição a drogas ou álcool), a *debilidade psicológica* é cada vez mais reconhecida como um problema importante para os empregados. As estratégias utilizadas para lidar com os dois tipos de situação costumam se sobrepor. Este capítulo apresenta o perfil da dependência química entre os enfermeiros, além de comportamentos comuns a esses profissionais. As etapas no processo de recuperação e o reingresso do enfermeiro que se recupera de uma dependência à força de trabalho também são assunto deste capítulo. Os papéis da liderança e as funções administrativas de uso adequado com empregados problemáticos são apresentados no Quadro 25.1.

QUADRO 25.1 — Papéis da liderança e funções administrativas no tratamento de empregados com problemas

PAPÉIS DA LIDERANÇA

1. Reconhecer e reforçar o autovalor intrínseco de cada empregado e o papel de um desempenho de sucesso no trabalho para a manutenção de uma autoimagem positiva.
2. Encorajar os empregados a serem autodisciplinados, de acordo com as regras e os regulamentos estabelecidos.
3. Compreender as normas de grupo e ser capaz de trabalhar com elas para modelar o comportamento do grupo.
4. Auxiliar os empregados a se identificarem com as metas da organização, aumentando, assim, a probabilidade de que os padrões de conduta considerados aceitáveis venham a ser aceitos por seus funcionários.
5. Ter consciência do poder e da responsabilidade de ter uma autoridade formal para fixar regras e disciplinar os funcionários.
6. Atuar no papel de orientador no acompanhamento de deficiências de desempenho e no acompanhamento centrado em problemas.
7. Garantir que os direitos e as responsabilidades tanto do administrador quanto do funcionário sejam levados em consideração ao abordar as reclamações dos trabalhadores.
8. Ter consciência de seus valores, inclinações e crenças a respeito de dependência química.
9. Utilizar a "escuta ativa" como instrumento de apoio para trabalhar com subordinados com dependência química e dano psicológico, mas admitir as próprias limitações para aconselhar, encaminhando-os a especialistas externos para um aconselhamento apropriado.
10. Examinar o ambiente de trabalho em busca de estressores que contribuam para o abuso de substância, eliminando-os sempre que possível.
11. Garantir primeiro e acima de tudo a segurança dos pacientes ao avaliar a melhor forma de intervir em problemas com funcionários.
12. Admitir que todos os empregados têm um valor intrínseco e ajudá-los a chegar a seu potencial máximo.

FUNÇÕES ADMINISTRATIVAS

1. Discutir com clareza todas as regras e políticas escritas com os subordinados, explicar a justificativa para a existência dessas e estimular a manifestação de dúvidas.
2. Identificar com clareza as expectativas do desempenho para todos os funcionários, confrontando-os se tais expectativas não forem atendidas.
3. Usar a autoridade formal com o maior discernimento possível para que os subordinados tenham a oportunidade de invocar autodisciplina.
4. Usar a autoridade formal para administrar punições empregando um modelo progressivo quando os empregados seguirem deixando de cumprir com os padrões esperados de desempenho.
5. Investigar rigorosamente a situação antes que a disciplina do empregado seja administrada.

(Continua)

6. Consultar um superior ou o departamento de recursos humanos antes de demitir um funcionário.
7. Manter registros claros, objetivos e abrangentes por escrito sobre os problemas de comportamentos dos empregados e as tentativas de aconselhamento.
8. Utilizar adequadamente as transferências na organização.
9. Buscar e realizar formação educacional ampla sobre abuso químico no local de trabalho; oferecer essas mesmas oportunidades aos funcionários.
10. Agir como recurso para empregados com dependência química ou dano psicológico em relação a serviços ou instituições profissionais que ofereçam aconselhamento e serviços de apoio.
11. Coletar e registrar dados objetivos adequados diante de suspeitas de dependência química do empregado.
12. Concentrar-se em confrontar o empregado a respeito das deficiências de desempenho e não da causa do problema subjacente ou da adição.
13. Trabalhar com o empregado desobediente, com dependência química e/ou o empregado marginal para elaborar um plano de ação: garantir que o empregado compreenda as expectativas que a organização tem quanto ao seu desempenho e às consequências por não atendê-las.

DISCIPLINA CONSTRUTIVA *VERSUS* DESTRUTIVA

Disciplina envolve treinar ou modificar a mente ou o caráter para que surjam comportamentos desejados. Costuma ser considerada uma forma de punição, embora não sejam sinônimas. *Punição* é um acontecimento indesejado que se dá após um comportamento não aceitável. Embora a disciplina possa ter consequências negativas, ela pode ser uma poderosa motivadora de mudanças positivas, já que possui componente educacional e corretivo.

A teoria científica da administração entendeu disciplina como um recurso necessário para controlar uma força de trabalho desmotivada e autocentrada. Devido a essa filosofia tradicional, os administradores usam basicamente ameaças e medo para controle do comportamento. Nessa abordagem do "cassetete", a administração centrava-se na eliminação de todos os comportamentos que pudessem ser entendidos como conflitantes em relação às metas da organização. Ainda que possa ter sucesso a curto prazo, esse comportamento costuma desmotivar e reduzir a produtividade a longo prazo, porque as pessoas farão conquistas apenas até o nível em que julgarem necessário para evitar punições. Trata-se também de uma abordagem destrutiva, porque a disciplina é administrada de forma arbitrária, sendo injusta na aplicação de regras ou na punição resultante.

Diferentemente de punir, disciplinar é chamado de *disciplina construtiva* quando ajuda o empregado a crescer. Punição costuma ser inferido com frequência na definição de disciplina, mas esta pode também ser definida como treinamento, educação ou modelagem. De fato, a palavra disciplina tem origem latina – no termo idêntico *disciplina* – e significa ensinar, aprender e crescer. Na disciplina construtiva, a punição pode ser aplicada por comportamento impróprio, mas é concretizada de forma a apoiar e construir. Os empregados são tranquilizados no sentido de que a punição é dada por seus atos e não por sua personalidade.

A disciplina construtiva é utilizada como forma de ajudar o empregado a crescer e não como medida punitiva.

EXERCÍCIO DE APRENDIZAGEM 25.1

Reflexão sobre disciplina que produz crescimento e disciplina destrutiva

Relembre um período em que alguém com autoridade, como um de seus pais, professor ou chefe, estabeleceu limites ou fiscalizou o cumprimento de regras de modo a torná-lo uma criança, um aluno ou um empregado melhor. O que fez com que essas regras gerassem crescimento em vez de destruição? Qual a ação disciplinar mais destrutiva que você já vivenciou? Seu comportamento foi modificado de alguma forma por tal ação?

AUTODISCIPLINA E NORMAS DE GRUPO

A forma de disciplina de mais alto nível e eficiência é a *autodisciplina*. Quando os empregados se sentem seguros, validados e reconhecidos em seu valor, identidade e integridade essenciais, a autodisciplina é encorajada. O ideal é que todos tenham um autocontrole adequado e sejam autodirecionados na concretização das metas da empresa; contudo, isso nem sempre acontece. Em vez disso, as normas de grupo costumam influenciar comportamentos individuais e dificultar a autodisciplina. As *normas de grupo* são padrões fixados pelo grupo acerca de comportamentos esperados, tornados obrigatórios por pressão social. O líder que compreende as normas de grupo consegue trabalhar com elas para modelar o comportamento do grupo. Essa modificação de normas grupais, por sua vez, influencia comportamentos individuais e, assim, a autodisciplina.

Ainda que a autodisciplina seja internalizada, o líder tem papel ativo na criação de um ambiente que promova essa autodisciplina nos empregados. Os empregados só conseguem o autocontrole se entenderem as fronteiras aceitáveis de seu comportamento e só terão autodirecionamento se compreenderem o que se espera deles. Assim, cabe aos administradores discutirem com clareza todas as regras e políticas escritas com os subordinados, explicarem a justificativa para a existência dessas e estimularem a manifestação de dúvidas.

Haverá autodisciplina se os subordinados conhecerem as regras e as aceitarem como válidas.

A autodisciplina também exige uma atmosfera de confiança mútua. Os administradores precisam entender que os empregados são capazes de conseguir e tentar alcançar a autodisciplina. Da mesma forma, os empregados precisam respeitar seus chefes e percebê-los como honestos e confiáveis. Os empregados não têm a segurança de serem autodisciplinados quando não confiam nas motivações de seus chefes. Finalmente, para que haja autodisciplina, a autoridade formal deve ser colocada em prática com prudência. Se a disciplina formal for rápida e usada demais, os subordinados não terão oportunidade de lançar mão da autodisciplina.

REGRAS JUSTAS E EFICAZES

Várias diretrizes precisam ser seguidas para que a disciplina seja entendida como produtora de crescimento. Isso não quer dizer que os subordinados gostem de ser disciplinados, ou que disciplinar deva ser um recurso comum de promoção de seu crescimento. Disciplina, entretanto, quando implementada de modo correto, não deve alienar ou desmoralizar os subordinados de forma permanente. McGregor (1967) criou regras que maximizam na disciplina a produção de justiça e crescimento (Quadro 25.2). A essas regras dá-se o nome de "fogão quente" porque podem ser aplicadas a alguém que toca um fogão aquecido.

QUADRO 25.2   Regras do fogão quente de McGregor para uma disciplina justa e eficiente

Devem estar presentes quatro elementos para que uma disciplina seja o mais justa e produtora de crescimento possível:
1. Alerta
2. Consequências imediatas
3. Consistência
4. Imparcialidade

1. Todos os empregados precisam ser *alertados com antecedência* de que, tocando no fogão quente (descumprir uma regra), terão uma queimadura (punição ou disciplina). Devem conhecer a regra antecipadamente e saber da punição.
2. Se alguém tocar no fogão (descumprir uma regra), será alvo de *consequências imediatas* (queimar-se). A disciplina deve ser aplicada logo após o descumprimento das regras.
3. Se novamente a pessoa tocar no fogão, novamente sofrerá queimadura. Assim, há *consistência*; sempre que a regra for desrespeitada, haverá consequências imediatas e consistentes.
4. Se outro tocar o fogão quente, também sofrerá queimaduras. A disciplina tem de ser *imparcial*, e todos devem ser tratados da mesma maneira quando uma regra for desrespeitada.

Muitas vezes, os quatro elementos que compõem as regras de McGregor não se fazem presentes quando regras gerais são desobedecidas. Por exemplo, muitas pessoas ultrapassam o limite de velocidade quando dirigem seus carros. Em geral, elas conhecem as leis relativas à velocidade e há sinais de trânsito nas rodovias que as lembram do limite recomendado; portanto, há *alertas prévios*. Não existe, todavia, *imediatismo*, *consistência* ou *imparcialidade*. Muitos excedem limites de velocidade por muito tempo até serem parados e disciplinados, e há os que jamais serão disciplinados. Da mesma forma, uma pessoa pode ser parada e disciplinada um dia e não no outro, mesmo quando desrespeita a mesma regra. Concluindo, a punição é inconsistente, porque alguns são punidos pelo desrespeito a regras, e outros não. Mesmo as penalidades variam entre as pessoas.

Imagine o que aconteceria se os automóveis fossem desenvolvidos de forma a soar um alarme sempre que um motorista excedesse a velocidade máxima local, e em seguida transmitissem esta infração de trânsito às autoridades locais para que uma multa de excesso de velocidade fosse emitida. A incidência deste tipo de infração cairia drasticamente. Além disso, os motoristas provavelmente aceitariam mais responsabilidade pelas multas de excesso de velocidade recebidas, já que teriam sido alertados com antecedência das consequências de ultrapassar o limite de velocidade, e saberiam que esta regra seria fiscalizada com consistência e imparcialidade para todos os motoristas.

Quando uma regra ou regulamento vale a pena, deve tornar-se obrigatória. Quando o descumprimento a regras não sofre punição, outras pessoas tendem a repetir o comportamento. Da mesma forma, a tendência natural do trabalhador mediano para obedecer às regras pode desaparecer por lassidão ou inépcia das políticas de coerção, porque o empregado desenvolve desprezo por chefes que permitem o descumprimento de regras. A obrigatoriedade de cumprimento às regras do fogão quente de McGregor evita que o estado de ânimo se desintegre e confere estrutura à organização.

Ela, entretanto, precisa ter um mínimo possível de regras e regulamentos. O papel de líder envolve muitas vezes a revisão de todas as regras, regulamentos e políticas para determinar se podem ser descartadas ou mudadas de alguma forma. Quando os administradores percebem um desgaste de tempo fazendo com que uma regra seja cumprida, o melhor seria examiná-la e verificar se existe algo errado com ela ou com a sua comunicação.

EXERCÍCIO DE APRENDIZAGEM 25.1

Pessoas que desobedecem a regras e regras desatualizadas

Parte 1: Relembre pessoas que você conheceu e que não obedeciam a regras. Eram maioria ou minoria no grupo? Qual a dimensão de seu impacto no comportamento do grupo? Quais as suas características comuns? O grupo modificou o comportamento desse tipo de pessoa, ou ela modificou o comportamento do grupo?

Parte 2: As regras ficam rapidamente desatualizadas e devem ser eliminadas ou modificadas de alguma maneira. Relembre alguma política ou regra que necessite de atualização. Por que não é mais adequada? O que você poderia fazer para atualizá-la? Ela precisa ser substituída por outra?

DISCIPLINA COMO PROCESSO PROGRESSIVO

Os administradores têm autoridade formal e responsabilidade para usar de modo progressivo formas mais fortes de disciplina quando os empregados deixam de atingir os padrões de realização esperados. Disciplina inadequada (de mais ou de menos), entretanto, pode minar o estado de ânimo de toda a equipe. Sendo assim, determinar a ação disciplinar adequada costuma ser difícil, e vários fatores devem ser levados em conta.

Disciplina é comumente administrada pelo uso de um modelo progressivo. Isso é especialmente válido em organizações sindicalizadas. Mesmo nas empresas sem sindicatos, porém, os administradores precisam contar com um procedimento disciplinar por escrito e comunicado com clareza.

Medidas devem ser tomadas quando os empregados mantêm a conduta indesejável, seja desobedecendo a regras, seja não realizando as tarefas com adequação.

Geralmente, a primeira etapa do processo disciplinar progressivo é uma *reprimenda informal* ou uma *advertência verbal*. A reprimenda inclui um encontro informal entre o empregado e o chefe, para que seja discutida a regra desrespeitada ou a deficiência no desempenho. O chefe sugere formas pelas quais o comportamento do empregado possa ser modificado e a regra não seja mais desobedecida. É normal a necessidade tão somente dessa reprimenda informal para que o comportamento seja mudado.

A segunda etapa envolve uma *reprimenda formal* ou uma *advertência por escrito*. Diante de nova desobediência às regras, após a advertência verbal, novamente o chefe se reúne com o empregado, sendo expedida uma advertência escrita sobre os comportamentos que devem ser corrigidos. Essa advertência é bastante específica sobre as regras ou políticas violadas, as consequências potenciais do comportamento não ser alterado para atender às expectativas da empresa e o plano de ação que o empregado deve implementar para conseguir realizar a mudança esperada.

Empregado e chefe assinam a advertência, significando que o problema ou incidente foi discutido. A assinatura do empregado não significa que ele concorde com tudo que está no relatório, apenas que a questão foi debatida. A ele é permitida uma resposta por escrito à reprimenda, seja no formulário, seja anexando comentários ao relatório disciplinar; isso possibilita que ele manifeste uma percepção diversa da do chefe. Uma cópia da advertência é dada ao empregado, e outra é mantida em sua pasta. O Quadro 25.3 apresenta um modelo de formulário para reprimenda por escrito.

QUADRO 25.3 Exemplo de formulário para reprimenda por escrito

Nome do empregado
_____
Cargo _____ Data da contratação _____
Pessoa que redigiu o relatório _____
Cargo _____ Data do registro em relatório _____
Data do(s) incidente(s) _____ Horário _____ regra.
Data da reunião de apreciação: _____
Descrição do(s) incidente(s):
Tentativas anteriores de aconselhamento do empregado em relação a esse comportamento (mencionar data e resultados das reuniões disciplinares):
Contrato disciplinar (plano de correção) e prazos:
Consequências por repetição futura:
Comentários do empregado (documentos adicionais ou defesa podem ser anexados):
_____
Assinatura da pessoa que fez o relatório   Assinatura do empregado
Data _____   Data _____
Data e hora da reunião de acompanhamento para a revisão do contrato disciplinar:

A terceira etapa na disciplina progressiva costuma ser uma *suspensão do trabalho*, com ou sem salário. Se o empregado mantém o comportamento indesejado apesar das advertências verbais e escritas, cabe ao chefe retirá-lo do trabalho por período breve, em geral de uns poucos dias a algumas semanas. Essa suspensão lhe dá oportunidade de refletir sobre seu comportamento e planejar como poderá mudá-lo futuramente.

602 **Unidade VII** Papéis e funções em controle

TABELA 25.1 Guia da disciplina progressiva

Infração	Primeira infração	Segunda infração	Terceira infração	Quarta infração
Forma grosseira de tratamento ao paciente	Demissão			
Descortesia com paciente	Advertência verbal	Advertência escrita	Suspensão	Demissão
Insubordinação	Advertência escrita	Suspensão	Demissão	
Uso de intoxicantes no horário de trabalho	Demissão			
Negligência no cumprimento da função	Advertência verbal	Advertência escrita	Suspensão	Demissão
Roubo ou dano proposital à propriedade alheia	Advertência escrita	Demissão		
Falsidade	Advertência verbal	Advertência escrita	Demissão	
Ausência não autorizada	Advertência verbal	Advertência escrita	Demissão	
Abuso de licenças	Advertência verbal	Advertência escrita	Suspensão	Demissão
Violação de regras de segurança	Advertência verbal	Advertência escrita	Demissão	
Incapacidade para manter os padrões de trabalho	Advertência verbal	Advertência escrita	Suspensão	Demissão
Atrasos excessivos sem justificativa*	Advertência verbal	Advertência escrita	Demissão	

*A primeira, a segunda e a terceira infrações não significam a primeira, a segunda e a terceira vez em que um empregado chega atrasado, e sim a primeira, a segunda e a terceira vez em que atrasos sem justificativa tornam-se excessivos, conforme determinação do administrador.

A etapa final da disciplina progressiva é o *desligamento involuntário* ou a *demissão*. Na verdade, muitas pessoas saem voluntariamente do emprego antes de chegarem a essa etapa, mas o chefe não deve contar com isso. A demissão deve ser o último recurso no tratamento de um desempenho insatisfatório. Se o chefe, no entanto, fez alertas repetidos e as violações à regra ou à política continuaram, o empregado deve ser demitido. Embora seja difícil e traumático para todos, é enorme o custo para mantê-lo, em termos de tempo do chefe, do funcionário e o estado de ânimo da unidade.

Ao usar a disciplina progressiva, as etapas são seguidas apenas diante de repetidas infrações da mesma regra. Ao término do período previamente designado, a ficha do empregado não testemunha seu comportamento, ficando limpa. Por exemplo, mesmo que ele possa ter recebido anteriormente uma reprimenda formal por faltas sem justificativa, a disciplina pelo primeiro atraso ao trabalho começa pela primeira etapa. Lembre ainda que, embora a disciplina costume ser progressivamente administrada, alguns desrespeitos a regras são tão graves que o empregado pode ser suspenso ou demitido já na primeira infração. A Tabela 25.1 traz um guia de disciplina progressiva aos chefes.

Ao se usar disciplina progressiva, em todas as infrações, exceto nas mais graves, a ficha do funcionário deverá ser zerada ao final de um período pré-designado.

EXERCÍCIO DE APRENDIZAGEM 25.3

Tomada de decisão sobre ação disciplinar

Você supervisiona uma unidade de atendimento neurológico. Certa manhã, você recebe um relatório de duas enfermeiras da noite – enfermeira Caldwell e enfermeira Jones. Nenhuma informa acontecimentos fora do normal, a não ser por um paciente jovem, com lesão encefálica, especialmente briguento e de linguajar ofensivo. Esse jovem foi especialmente perturbador, porque parecia estar em seu juízo e de repente ficava abusivo. Usava linguagem vulgar. Você reconhece nisso um comportamento bastante normal em pacientes com esse tipo de lesão, mas, ontem pela manhã, esse mesmo comportamento foi tão ofensivo com os neurocirurgiões que um deles ameaçou lavar a boca do rapaz com sabão.

Capítulo 25 Empregados problemáticos: os que desobedecem as regras, os marginais e os que ...   603

Após as duas enfermeiras terem ido embora da unidade, você recebe um telefonema do supervisor da noite, que lhe informa o seguinte: quando ele estava fazendo sua ronda normal pela unidade de neurocirurgia, a enfermeira Caldwell estava no intervalo do café e a enfermeira Jones estava na unidade com dois outros enfermeiros. Esta informou que a outra ficara muito desgostosa com o paciente com lesão encefálica, pelo fato de ele ter usado linguajar abusivo e vulgar, levando-a a colocar um esparadrapo suficientemente largo na boca do rapaz. A enfermeira Jones, que testemunhara tudo, aproximou-se do leito do rapaz e removeu o esparadrapo, sugerindo à colega que tomasse um café.

O supervisor fez várias observações na unidade após o ocorrido e nada mais pareceu se repetir. Declarando que não houve dano ao paciente, a enfermeira Jones relutou em relatar o incidente, mas achou que, talvez, um dos supervisores poderia aconselhar a enfermeira Caldwell. Você agradece ao supervisor da noite e analisa os seguintes fatos no caso:

- A enfermeira Caldwell é excelente, embora uma vez ou outra mostre-se preconceituosa.
- A enfermeira Caldwell é uma jovem muito religiosa, com uma vida muito reservada.
- Fechar a boca de um paciente com esparadrapo é bastante arriscado, sobretudo em alguém com possíveis lesões de tórax e abdome e lesões neurológicas.
- A enfermeira Caldwell jamais recebeu uma reprimenda.

Você convoca o médico e explica o que houve. Ele acha que não houve dano e concorda que é sua a decisão de disciplinar a funcionária e a forma de fazer isso. Todavia, ele acha que a maior parte do corpo médico gostaria de ver a enfermeira demitida.

Você telefona para ela e marca uma reunião. Chorando, ela reconhece o que fez, dizendo ter perdido o controle. Pede para não ser despedida, embora concorde ter se tratado de falta passível de demissão. Você conversa com o administrador, e todos concordam que cabe a você a decisão quanto à ação disciplinar nesse caso.

Tarefa: decida o que fazer. Você tem deveres com os pacientes, o hospital e os funcionários. Faça uma lista de no mínimo quatro tipos possíveis de ações. Escolha uma delas e justifique sua escolha.

ESTRATÉGIAS DISCIPLINARES PARA O ENFERMEIRO-ADMINISTRADOR

É fundamental que os administradores admitam seu poder para avaliar e corrigir o comportamento dos empregados. Pelo fato do emprego ser muito importante para as pessoas – normalmente parte da autoestima e meio de vida –, disciplinar uma pessoa ou retirar seu trabalho é um ato bastante grave e não deve entendido como algo sem importância. O administrador pode implementar várias estratégias para aumentar a possibilidade da disciplina ser justa e produzir crescimento.

A primeira estratégia que um administrador deve usar é levantar dados completos da situação que causou a quebra de disciplina do empregado. Cabe a um supervisor investigar as alegações de conduta irregular, mesmo que tenha sido informado de modo anônimo ou pareça, no começo, sem fundamento.

O administrador pode fazer as seguintes perguntas: a regra estava clara? O empregado sabia que estava desrespeitando uma regra? A cultura pode ter sido um fator no desrespeito a essa regra? O empregado já teve envolvimento em situação semelhante? Sofreu ação disciplinar por esse comportamento? Como reagiu à ação corretiva? Qual a gravidade, ou a potencial gravidade, do problema ou infração atual? Quem mais estava envolvido na situação? Esse empregado tem história de outros tipos de problemas disciplinares? Qual a qualidade do desempenho profissional desse empregado? Outros empregados na empresa também passaram por isso? Como foram punidos? Pode haver algum problema com a regra ou a política? Havia algumas circunstâncias especiais que poderiam ter contribuído com o problema nessa situação? Que ação disciplinar é sugerida pelas políticas da empresa para esse tipo de ofensa? Há algum precedente? Esse tipo de ato disciplinar evitará que a infração se repita? O administrador habilidoso fará todas essas perguntas para chegar a uma decisão justa quanto ao rumo adequado de seus atos.

Outra estratégia que pode ser usada é sempre consultar um superior ou o departamento de recursos humanos antes de demitir o empregado. A maior parte das empresas tem políticas claras sobre atos que constituem motivo para demitir e formas de tratar essas demissões. Para se protegerem contra acusações de demissão intencional ou discriminatória, os administradores precisam documentar com detalhes o comportamento ocorrido e todas as tentativas de aconselhamento do funcionário. Devem ainda cuidar para não discutir com outros funcionários as causas da demissão do colega de trabalho ou tecer comentários negativos sobre empregados antigos, porque isso pode desencorajá-los ou diminuir sua confiança no administrador.

Acompanhamento por deficiência no desempenho

O *acompanhamento devido a desempenho deficiente* é outra estratégia que o administrador pode usar para criar um ambiente de trabalho disciplinado. Esse tipo de acompanhamento pode ser contínuo ou centrado no problema. *Acompanhamento centrado no problema* é menos espontâneo, exigindo mais planejamento administrativo se comparado ao *acompanhamento contínuo*. Acompanhar um funcionário por desempenho deficiente leva o administrador a concentrar sua atenção de forma dinâmica em áreas de comportamento ou desempenho inaceitável, trabalhando com ele para estabelecer um plano que corrija as deficiências. Uma vez que o papel de orientador é menos ameaçador que o de executor das leis, o administrador passa a ser alguém que apoia e auxilia. Esse tipo de acompanhamento ajuda os empregados a melhorar ao longo do tempo seu desempenho, levando-os ao nível mais alto de que são capazes. Assim, o fato de desenvolver, usar e dominar o acompanhamento por deficiência de desempenho deve resultar em melhoria da atuação para todos. O cenário descrito no Quadro 25.4 é um exemplo de acompanhamento por deficiência de desempenho.

QUADRO 25.4   Cenário de acompanhamento por deficiência no desempenho

Orientador: Estou preocupado com seu atraso repetido para receber o relatório de passagem de plantão. Isso interrompe os demais empregados que estão tentando ouvir o relato e demanda mais tempo, porque os plantonistas da noite têm de permanecer e repetir o relato que você não escutou sobre os pacientes. Ainda torna mais difícil aos membros de sua equipe modular a priorização do plano de atendimento para o dia, porque a equipe completa não está presente e pronta para iniciar às 7h. Por que isso está acontecendo?

Funcionário: Tenho tido alguns problemas com uma babá em quem não posso confiar, e meu carro custa a ligar. Parece que sempre há alguma coisa e estou chateada por não chegar no horário também. Odeio começar o dia em desvantagem.

Orientador: Este hospital tem uma política sobre frequência há muito em uso, sendo um dos critérios para julgar o desempenho no trabalho no momento de sua avaliação.

Funcionário: Sei disso. Só não sei bem o que fazer a respeito no momento.

Orientador: Que métodos tentou para resolver isso tudo?

Funcionário: Bom, estou comprando um carro novo, o que pode resolver meus problemas com transporte. Só não sei ainda sobre a babá. Ela é jovem e não muito responsável; avisa em cima da hora que não vem. Eu não a demito porque ela trabalha em horários flexíveis e nos dias que meu trabalho exige, além de não cobrar muito, em comparação a uma creche convencional.

Orientador: Você tem parentes na área ou amigos próximos com quem pode contar para cuidar da filha em casos assim?

Funcionário: Sim, minha mãe mora perto e gosta de ajudar, embora não possa contar com ela sempre.

Orientador: Há listas de registro de emprego na universidade local para alunos interessados em trabalhar como babás. Já pensou em tentar essa opção? É comum os estudantes terem horários flexíveis e cobrarem menos que as creches convencionais.

Funcionário: É uma boa ideia. Na verdade, acabei de saber de um serviço de encaminhamento para atendimento de crianças que também me deu algumas ideias. Passarei ali após o trabalho. Sei que meu comportamento afeta o funcionamento da unidade e prometo tentar resolver isso o mais breve possível.

Orientador: Sei que isso pode ser corrigido. Agendaremos uma visita de acompanhamento para daqui a duas semanas para ver como estão as coisas.

EXERCÍCIO DE APRENDIZAGEM 25.4

Como redigir um plano de acompanhamento por deficiência de desempenho

Você coordena enfermeiros em uma pequena clínica de atendimento de emergência. Historicamente, a clínica fica mais movimentada nas noites dos fins de semana, quando lesões por bebedeira, acidentes de automóvel, facadas e ferimentos a bala acontecem. Muitos vêm à clínica nos fins de semana devido a emergências médicas não tratadas em consultórios médicos nos horários normais. Jane é enfermeira na clínica desde sua inauguração, há dois anos. Todos gostam dela devido a seu senso de humor e leveza, considerando-se o ambiente altamente estressante de trabalho.

Jane tem fama de gostar de festas. Dizem que começa na sexta-feira após o trabalho e termina no sábado de manhã em bares locais. Nos primeiros três meses, ela telefonou, alegando doença, em cinco sábados de um total de sete, quando agendada para trabalhar à noite. Os demais funcionários trabalharam com defasagem de profissionais naquela que costuma ser a noite mais movimentada da semana, o que os enfureceu. Pediram que você falasse com ela ou contratasse outro funcionário para as noites de sábado nas quais Jane também estivesse escalada.

Tarefa: você decidiu começar um treinamento acompanhado de Jane por suas deficiências. Escreva um provável cenário de treinamento acompanhado que inclua:

- O problema estabelecido em termos comportamentais
- Uma explicação ao funcionário de como o problema se relaciona com o funcionamento da instituição
- Uma explicação clara das possíveis consequências de comportamentos indesejados
- Uma solicitação de opinião do funcionário
- Participação do funcionário na solução do problema
- Um plano de acompanhamento do problema

Problemas de disciplina, se não identificados ou ignorados, não desaparecem, apenas pioram.

A reunião disciplinar

Quando o acompanhamento com orientações não funciona para modificar comportamentos problemáticos, o administrador deve agir de forma mais agressiva e usar medidas mais formais, como *reunião disciplinar*. Após uma investigação detalhada das falhas do empregado, o administrador deve confrontá-lo com o que levantou. Isso ocorre na forma de uma reunião disciplinar. As etapas que seguem costumam compor tal reunião.

Motivo da ação disciplinar

Comece especificando com clareza por que o empregado está sendo punido. O administrador não deve mostrar-se receoso ou como alguém que se desculpa. Seu papel inclui autoridade. Apesar da autoridade que lhe é dada, o administrador novato costuma sentir-se pouco à vontade com o processo disciplinar, com risco de transmitir mensagens pouco claras ou confusas ao empregado sobre a natureza ou a gravidade de um problema disciplinar. Uma das grandes responsabilidades nesse papel é avaliar o desempenho do empregado e sugerir medidas adequadas para uma atuação melhor ou aceitável.

Na reunião disciplinar, os administradores devem assumir a autoridade a eles conferida pelo papel que desempenham.

Levoy (2012) observa, porém, que é preciso ter muita cautela ao sugerir que o problema é a "postura" de um funcionário, já que isso presume que o administrador é capaz de ler a mente do funcionário problemático. Em vez disso, concentre-se em comportamentos mensuráveis e específicos que sejam indícios de tal postura.

Reação do empregado ao ato disciplinar

Dê ao empregado oportunidade de explicar por que a regra não foi obedecida. Possibilitar o *feedback* dos empregados no processo disciplinar garante-lhes reconhecimento como indivíduos. Também tranquiliza no sentido de que sua meta final é ser justo e promover o crescimento do funcionário.

Justificativa da ação disciplinar

Explique a ação disciplinar que será implementada e o motivo da implementação. Embora o administrador deva ter a mente aberta para novas informações capazes de serem coletadas na segunda etapa, os primeiros levantamentos sobre a ação disciplinar adequada já devem ter sido realizados. Essa disciplina precisa ser comunicada ao empregado. Quem recebeu aconselhamento em reuniões disciplinares anteriores não deve se surpreender com a punição, já que foi assunto em reunião anterior.

Esclarecimento das expectativas de mudança

Descreva a mudança comportamental esperada e liste as etapas necessárias para atingi-la. Explique as consequências caso o empregado não consiga mudar o seu comportamento. Uma vez mais, não fique se desculpando ou receoso; se isso ocorrer, o empregado ficará confuso acerca da gravidade da situação. Como carecem de autocontrole, os empregados que repetidas vezes desobedecem às regras precisam de um rumo firme. Precisa ficar bem claro para o empregado que irá ocorrer um acompanhamento para prestação de contas no momento certo.

Acordo e aceitação do plano de ação

Obtenha a concordância e a aceitação do plano de ação. Ofereça apoio e faça com que o empregado saiba de seu interesse por ele como indivíduo. Lembre ainda que o líder-administrador controla a disciplina para promover o crescimento do empregado, e não para impor punições. Ainda que os padrões esperados tenham de ser bastante claros, o líder comunica um sentimento de preocupação genuína com o crescimento do empregado e um desejo de ajudá-lo a conseguir isso. Essa abordagem ajuda o empregado a admitir que a disciplina está voltada ao comportamento ofensivo e não ao indivíduo. O líder deve ter cautela e não confiar no papel de administrador, tentando acomodar e aconselhar. Seu papel é oferecer um ambiente e uma estrutura de apoio para que o empregado possa fazer as mudanças necessárias.

Além de compreender o que fará parte da reunião, o líder precisa ter sensibilidade ao ambiente em que é administrada a ação disciplinar. Embora o empregado tenha de receber *feedback* sobre a desobediência à regra ou o comportamento inapropriado logo que possível, após sua ocorrência, o administrador deve implementar a disciplina com privacidade, jamais diante de pacientes ou colegas de trabalho. Diante da necessidade de mais do que uma advertência informal, o administrador precisa comunicar o empregado sobre a ação inaceitável e, em seguida, agendar para mais tarde a reunião disciplinar formal.

 Todas as ações disciplinares, mesmo as advertências informais, devem ser feitas em particular.

Todas as reuniões disciplinares formais devem ser agendadas com antecedência, em um momento bom para as duas partes. Ambas desejarão tempo de reflexão sobre o que ocorreu. A disponibilidade desse tempo deve reduzir o fator emocional da situação e promover a autodisciplina, porque é comum os empregados identificarem seu próprio plano para evitar a repetição do comportamento.

Além da privacidade e da antecedência no agendamento, a duração da reunião disciplinar também é importante. Não deve ser longa demais a ponto de transformar-se em um debate, nem breve demais a ponto de empregado e chefe não conseguirem apresentar suas posições. Se o empregado parecer muito carregado de emoções, ou houver grandes discrepâncias nas percepções das duas partes, poderá ser agendada outra reunião. É comum os empregados precisarem de tempo para absorver o que ouviram e elaborar um plano que não seja defensivo.

Claramente, a identificação da necessidade e a condução de conferências disciplinares podem ser tão estressantes para o administrador quanto para o funcionário, sobretudo quando o adminis-

Capítulo 25 Empregados problemáticos: os que desobedecem as regras, os marginais e os que ... **607**

trador de uma unidade é relativamente novo ou inexperiente em sua função. Uma pesquisa conduzida por O'donnell, Livingston e Bartram (2012) destaca o componente emocional experimentado por administradores da linha de frente ao lidarem com *deficits* de desempenho e com a disciplina de funcionários (Exame de Evidência 25.1).

Exame de evidência 25.1

Fonte: *O'donnell, D. M., Livingston, P. M., & Bartram, T. (2012). Human resource management activities on the front line: A nursing perspective.* Contemporary Nurse: A Journal for the Australian Nursing Profession, 41 (2), 198–205.

Amostragem intencional foi usada para recrutar dois grupos junto a um hospital de pacientes graves no âmbito do Eastern Health, o segundo maior serviço de saúde pública localizado em Victoria, Austrália. O grupo 1 era formado por administradores de unidades de enfermagem empregados na função há no mínimo quatro semanas. O grupo 2 era formado por cinco funcionários de enfermagem de Unidade que trabalhavam há no mínimo seis meses. O objetivo era verificar se os problemas identificados pelos administradores de unidades de enfermagem também eram experimentados pelos funcionários de enfermagem que se reportavam diretamente a eles. No total, nove administradores participaram do primeiro grupo focal e cinco enfermeiros participaram do segundo.

Dois temas proeminentes emergiram como os desafios-chave da gestão de recursos humanos enfrentado pelos administradores de unidade em sua prática cotidiana. O primeiro foi a gestão de comportamentos de funcionários que exigiam intervenção disciplinar, e o segundo foi a retenção de funcionários mediante sua satisfação no trabalho. Os participantes descreveram uma variedade de comportamentos e ações exibidas pelos funcionários de enfermagem e por grupo de funcionários que exigiam alguma forma de ação disciplinar iniciada pelo administrador de linha de frente. Esses comportamentos incluíam a chegada atrasada ao trabalho, manipulação, ameaças, desempenho insuficiente, negatividade em geral, amargura, comentários/ações inapropriados e a exclusão de funcionários de enfermagem de certas facções de grupos. Em alguns casos, e complicando os esforços para modificar os comportamentos, a atitude desordeira era influenciada por doença mental e/ou por abuso de substâncias químicas. Todos esses comportamentos eram percebidos como fatores que colocavam os colegas e pacientes em risco.

O termo "gestão de desempenho" foi usado pelos participantes para descrever uma gama de atividades disciplinares voltadas a modificar ou eliminar comportamentos problemáticos. O processo de gestão de desempenho foi descrito pelos administradores de unidades como "longo" e "tedioso", um processo "sem fim" que se arrasta durante meses com uma resolução insatisfatória que tende a beneficiar um indivíduo em detrimento de seus colegas. Esse processo intensivo muitas vezes era complicado pela inclusão de representação sindical por solicitação do próprio enfermeiro desordeiro.

Os enfermeiros administradores de unidade reconheceram que abordavam problemas de recursos humanos, como gestão de desempenho, "alguns dias sim, outros não". As variáveis dependentes incluíam "a bagagem que [o enfermeiro administrador] leva para o trabalho" e sua exposição e experiência dentro da função. Foi relatado que a administradora de unidade mais recente no cargo considerava que, devido à sua inexperiência, era vista como um alvo por alguns dos funcionários com comportamentos fortes e desafiadores.

Os pesquisadores concluíram que, no futuro, as oportunidades de desenvolvimento de administradores deveriam abordar o conhecimento básico e os *deficits* de habilidade experimentado pelos enfermeiros-administradores antes ou durante sua transição para cargos de chefia. Atenção especial deve ser dada ao processo de gestão de comportamentos indesejáveis por parte de funcionários de enfermagem, e também para ajudar os administradores de unidade a lidar com os fatores estressantes vivenciados durante intervenções disciplinares.

A reunião demissional

Algumas vezes, a reunião disciplinar precisa ser uma reunião de demissão. Ainda que muitos princípios sejam os mesmos, essa reunião é diferente da disciplinar no sentido do planejamento da melhoria futura não mais fazer parte dela. As etapas que seguem devem ser contempladas na reunião para tratar da demissão:

1. *Expor calmamente as razões da demissão.* O chefe não deve se mostrar furioso ou na defensiva. Embora chefes possam manifestar que lamentam que a consequência seja a demissão do empregado, não devem tratar muito desse assunto, ou dar razões ao empregado para que pense não ser essa uma decisão final. O chefe precisa estar preparado para dar exemplos do comportamento em questão.
2. *Explicar ao empregado o processo de demissão.* Dizer o dia em que será demitido e o papel da empresa e dele no processo.
3. *Pedir a participação do empregado.* As reuniões de demissão são sempre tensas; são comuns as reações bruscas, emocionais e espontâneas. Ouça o empregado, mas não se deixe levar emocionalmente por sua raiva ou arrependimento. Atenha-se sempre aos fatos do acontecido e tente responder sem reagir.
4. *Terminar a reunião com algo positivo, sempre que possível.* O chefe precisa informar o empregado sobre o tipo de referência, quando for o caso, a ser dado aos futuros empregadores. Finalmente, costuma ser sempre melhor deixar que o empregado demitido saia imediatamente da empresa. Se continuar a trabalhar na unidade após a demissão ter sido discutida, os demais na unidade podem se sentir desmoralizados.

COMO TRANSFERIR O FUNCIONÁRIO PROBLEMÁTICO

Uma *transferência* pode ser definida como a redesignação de um funcionário para outro trabalho ou setor na organização. Em sentido mais estrito, uma transferência costuma implicar pagamento, condição e responsabilidade similares. Em razão da variedade de cargos disponíveis para enfermeiros em todas as organizações de saúde, acompanhada de uma falta de cargos de alto nível disponíveis em número suficiente, dois termos adicionais passaram a ser usados: transferência lateral e transferência para cargo inferior.

Uma *transferência lateral* descreve a mudança de um funcionário para outra unidade, para um cargo com uma gama similar de responsabilidades na mesma organização. Ocorre uma *transferência para cargo inferior* quando alguém assume um cargo na organização abaixo do seu escalão anterior. Pode interessar ao enfermeiro a transferência para um cargo inferior, já que isso costuma aumentar as chances de sucesso profissional a longo prazo.

Transferências para cargos inferiores também devem ser consideradas quando os enfermeiros passam por períodos de estresse ou sobrecarga de papéis. Enfermeiros conscientes costumam requisitar esse tipo de transferência. Em algumas circunstâncias, o administrador precisa interferir e utilizar uma transferência assim para minorar temporariamente o estresse que sobrecarrega um enfermeiro. Outro tipo de transferência para cargo inferior pode ser útil a empregados nos estágios finais de carreira. Em vários casos, empregados valorizados que querem reduzir papéis em sua vida profissional podem ser atendidos por um administrador que encontra para eles um cargo adequado, considerando talento e reconhecimento profissionais.

Os administradores costumam auxiliar os empregados que querem um papel menor em suas carreiras, localizando um cargo que utilize seus talentos e ainda lhes confira *status*.

Essas *transferências de acomodação* costumam possibilitar que a pessoa receba o mesmo salário, embora com menos gasto de energia. Por exemplo, um empregado antigo pode passar a trabalhar como *ombudsman* para utilizar sua experiência e conhecimento da organização e, ao mesmo tempo, assumir um cargo importante, com menor exigência física.

Por fim, ainda há a *transferência inapropriada*. Alguns administradores resolvem problemas envolvendo funcionários na unidade transferindo empregados problemáticos para outros departamentos onde não possam causar confusão. Essas transferências causam prejuízos de várias formas: contribuem para reduzir a produtividade, desmotivam todos os empregados e são especialmente destrutivas para aquele que foi transferido.

Além disso, os empregados que não se "ajustam" a um departamento não se darão bem em um ambiente diferente. Antes desse tipo de transferência, administrador e empregado precisam conversar com objetividade a respeito das capacidades do empregado e das expectativas do administrador. Todos os tipos de transferência devem ser avaliados individualmente em relação à adequação.

 Não é incomum que um empregado com problemas em um departamento melhore seu desempenho em um novo departamento ou unidade.

PROCEDIMENTOS DE QUEIXA

Só pode ocorrer crescimento quando os empregados percebem que o *feedback* e a disciplina são justos e imparciais. Quando empregados e administradores entendem essas duas características de maneira diferente, a discrepância costuma ser solucionada de modo mais formal, conhecido como *procedimento de queixa*. Esse procedimento de queixa é basicamente uma declaração de um ato ou um procedimento a ser seguido quando alguém acredita que um erro tenha sido cometido. Ele não se limita à solução de discrepâncias disciplinares; os empregados podem usá-lo sempre que acharem que não ocorreu tratamento justo de parte da administração. Este capítulo, entretanto, concentra-se de forma específica em queixas resultantes do processo disciplinar. A maior parte das queixas ou conflitos entre empregados e administração pode ser resolvida por meio de comunicação, negociação, comprometimento e cooperação. Em geral, porém, mesmo a solução informal apresenta etapas bem definidas que devem ser seguidas.

Processo formal

Se empregado e chefe não conseguem resolver suas diferenças informalmente, tem início um processo formal de queixa. As etapas costumam estar descritas em todos os contratos com os sindicatos ou nos manuais de políticas e procedimentos administrativos. Normalmente, essas etapas incluem, de forma progressiva, as queixas formais ao longo da cadeia de comando, de baixo para cima. Se não houver solução em nenhum desses níveis, costuma ocorrer uma audiência formal. Um grupo de pessoas forma um painel – similar a um júri – para determinar o que deve ser feito. Há o risco desses grupos favorecerem o empregado e não a instituição. Essa tendência reforça a necessidade do administrador ter registros escritos claros, completos e objetivos do comportamento do empregado problemático, além das tentativas de aconselhamento.

Arbitragem

Quando as diferenças não são solucionadas por meio de um processo de queixa formal, o assunto pode ter uma solução definitiva em um processo conhecido como arbitragem. Na *arbitragem*, as duas partes concordam com a escolha de um *mediador profissional* que revisará o processo de queixa, fará um levantamento dos fatos e entrevistará testemunhas para chegar a uma decisão.

Ainda que esses procedimentos demandem muito tempo e energia de empregados e administradores, eles atendem a vários propósitos. São capazes de acomodar certos problemas antes que fiquem ainda maiores. São também fonte de dados para concentrar a atenção em linguagem ambígua em contratos de negociação entre a força de trabalho e a administração em data posterior.

 Talvez a consequência mais importante de uma queixa seja a oportunidade legítima que ela oferece ao empregado solucionar o conflito com seus superiores.

Os empregados que não têm um "canal" para resolver problemas de trabalho ficam desmoralizados, furiosos e insatisfeitos. São emoções que influenciam o funcionamento e a produtividade. Mesmo que o resultado não favoreça o queixoso, o empregado saberá que lhe foi dada a oportunidade de apresentar o caso a um terceiro que é imparcial, com maiores possibilidades de uma solução construtiva ao conflito. Além disso, os administradores tendem a ser mais justos e mais consistentes quando sabem que os empregados têm uma forma de reparar os atos arbitrários que cometeram.

Direitos e responsabilidades na resolução de situações de queixa

Empregados e chefias têm alguns direitos e responsabilidades separados e distintos na resolução de processos de queixa, mas muitos desses direitos e responsabilidades se sobrepõem. Embora seja fácil deixar-se levar pelo elemento emocional de uma queixa com foco nos direitos inequívocos de um indivíduo, chefe e empregado precisam lembrar que ambos têm direitos e responsabilidades concomitantes. Por exemplo, ainda que os envolvidos tenham direito de ser escutados, são da mesma forma responsáveis por escutar sem interromper. O empregado tem direito a um ambiente de trabalho positivo, mas tem a responsabilidade de comunicar suas necessidades e descontentamento ao chefe. Este tem o direito de esperar um dado nível de produtividade do empregado, mas é responsável por proporcionar um ambiente de trabalho que permita isso. Tem o direito ainda de esperar que os empregados obedeçam às regras, mas é responsável por sua comunicação clara e cumprimento imparcial.

Administrador e empregado devem mostrar boa vontade para resolver seus agravos. Isso significa que as duas partes precisam estar abertas a discussão, negociação e comprometimento, tentando resolver os conflitos assim que possível. A meta a ser sempre buscada em um conflito desse tipo não é vencer, mas encontrar uma solução que atenda ao indivíduo e à empresa.

Em muitos casos, o administrador consegue eliminar ou reduzir o risco de envolvimento em uma situação de agravo reforçando um ambiente de trabalho que enfatize a comunicação clara e a disciplina justa e construtiva. Os empregados também conseguem eliminar ou reduzir o risco de envolvimento em uma situação de agravo informando-se bem sobre o contrato de trabalho, as políticas e os procedimentos, além das regras da organização. Se as duas partes reconhecerem seus direitos e responsabilidades, a incidência das queixas deve diminuir no local de trabalho. Quando solução mútua do problema, negociação e comprometimento não funcionam para resolver conflitos, o processo de agravo pode constituir uma solução positiva e produtora de crescimento ao conflito disciplinar.

COMO DISCIPLINAR O EMPREGADO SINDICALIZADO

É fundamental que todos os administradores sejam imparciais e coerentes no disciplinamento dos empregados, independentemente da presença ou não de um sindicato. Essa presença, porém, costuma dar margem a salvaguardas legais e procedimentais ao ser administrada a ação disciplinar, além de um processo de queixa bem definido para os empregados que acham que a ação disciplinar foi injusta. Normalmente, o administrador de empregados sem sindicato tem mais opções para escolher a medida disciplinar apropriada para determinada infração. Embora isso lhe dê mais flexibilidade, a disciplina entre os empregados pode ser inconsistente.

Por sua vez, empregados sindicalizados costumam ser disciplinados de acordo com etapas e penalidades específicas e preestabelecidas, em um prazo também específico. Por exemplo, o contrato sindical pode ser claro, salientando que ausências do trabalho injustificadas devem ser disciplinadas primeiramente com advertência escrita, em seguida, com três dias de suspensão e, depois, com demissão. Esse tipo de estrutura disciplinar é geralmente mais justa para o empregado, mas dá ao administrador menos flexibilidade para avaliar as circunstâncias atenuantes de cada caso.

Outro aspecto da disciplina que pode ser diferente entre empregados sindicalizados e não sindicalizados é o atendimento ao processo correto no disciplinamento dos sindicalizados. *Processo devido* significa que o administrador deve dar aos empregados sindicalizados uma declaração por escrito que descreva as acusações disciplinares, a pena resultante e os motivos da penalidade. Posteriormente, os empregados têm direito à defesa contra essas acusações e a resolverem desacordos por meio de audiências formais resultantes de agravos.

Outra diferença entre a disciplina de funcionários sindicalizados e não sindicalizados reside no *ônus da prova*, responsabilidade do empregado que não é membro de um sindicato, mas responsabilidade do administrador no caso de o empregado ser membro de um sindicato. Isso significa que os administradores que disciplinam empregados sindicalizados devem manter registros detalhados de sua conduta irregular e das tentativas de aconselhamento por parte das organizações.

 Nas situações disciplinares com empregados não sindicalizados, o ônus da prova costuma ser do empregado. No caso dos sindicalizados, esse ônus e a necessidade do disciplinamento posterior são do administrador.

Outra diferença comum entre empregados sindicalizados e não sindicalizados é que a maioria destes é classificada como empregados *"vulneráveis ao arbítrio"*, o que significa estarem sujeitos a demissões sem aviso prévio, "conforme o arbítrio" do empregador. A *doutrina do vulnerável ao arbítrio*, que é aplicável em muitos estados norte-americanos, permite ao empregador demitir um empregado por qualquer razão, ou por razão nenhuma, e a critério do supervisor. Nos estados em que não há aplicação dessa doutrina, ou nas empresas com representação sindical dos empregados, os empregadores devem ter uma razão forte e legal para a demissão.

Precisa ser salientado, entretanto, que, mesmo que seja aplicável a doutrina de vulnerabilidade ao arbítrio, há várias exceções, e o empregador tem de conhecer todas elas. Algumas dessas exceções à aplicação dessa doutrina podem incluir demissões com base em filiação a grupo legalmente protegido, como os associados a raça, sexo, gestação, país de origem, religião, deficiência ou situação militar.

A linguagem contratual empregada pelos sindicatos a respeito de disciplina pode ser bem específica ou muito genérica. A maior parte dos contratos admite o direito do empregador a ação disciplinar, suspensão ou demissão de empregado por justa causa. *Justa causa* pode ser definida como existência de uma razão adequada às ações implementadas. Para que haja justa causa, é preciso que o empregador prove que o empregado desobedeceu a regras estabelecidas, que houve ação corretiva ou penalidade e que esta foi adequada à falta cometida. Esses contratos também costumam admitir o direito do empregado à queixa quando achar que as ações disciplinares foram injustas ou discriminatórias de alguma forma.

Os administradores são responsáveis pelo conhecimento de tudo que seja parte dos contratos sindicais que afetam a forma como a disciplina é implementada nas unidades. Devem ainda agir junto aos funcionários do departamento de recursos humanos ou outros cargos relativos aos empregados na empresa. Esses profissionais em geral têm sido recursos valiosos no tratamento com empregados sindicalizados.

 ## O EMPREGADO MARGINAL

Empregados marginais são outro tipo de problema; a disciplina tradicional, entretanto, não é construtiva na modificação de seu comportamento. E isso se deve ao fato de empregados marginais costumarem fazer de tudo para satisfazer às competências, embora costumem atingir apenas o mínimo. Todas as empresas têm pelo menos alguns desses empregados. Seu controle é uma tarefa frustrante e cansativa.

 Os empregados marginais não costumam ser caso de demissão, mas contribuem muito pouco à eficiência geral da empresa.

É normal os administradores tentarem múltiplas estratégias para lidar com esse tipo de funcionário. Uma das mais comuns é simplesmente transferi-lo para outro departamento, seção ou unidade. Embora alguns possam se sair melhor em uma outra unidade, o normal é o problema apenas ser transferido de um local a outro, com o funcionário fracassando mais uma vez.

Outros administradores optam por demitir esse funcionário, ou tentam conversar com ele para que se aposente mais cedo ou decida sair do emprego. Novamente, isso pouco faz pelo sucesso do funcionário. Outros empregadores simplesmente optam por ignorar o problema e tentam "esquecer" que o funcionário existe. Isso nem sempre é possível, e o resultado final costuma envolver ressentimento de parte dos colegas que têm a tarefa de fazer o trabalho desse funcionário.

612 **Unidade VII** Papéis e funções em controle

A opção que demanda mais tempo é lidar com o empregado marginal por meio do treinamento acompanhado. Com essa estratégia, o administrador tenta melhorar seu desempenho por meio de acompanhamento e aconselhamento de forma intensiva. Ao mesmo tempo em que tal estratégia carrega em si a promessa de crescimento do empregado marginal, não há garantias de que seu desempenho venha a melhorar ou que as consequências venham a justificar os custos em tempo e energia. A estratégia selecionada para lidar com empregados marginais costuma variar, dependendo do nível do administrador. Ignorar o problema é uma reação passiva, usada com maior frequência por administradores de menor escalão. Os de escalão mais alto tendem a empregar medidas mais ativas de treinamento com acompanhamento, transferência e demissão.

A natureza da empresa também tem seu papel na determinação da estratégia a ser usada para lidar com o empregado marginal. Empresas controladas pelo governo têm mais probabilidade de usar medidas passivas, ao passo que os administradores nas empresas não governamentais usam, provavelmente, medidas mais dinâmicas. O tamanho da empresa também influencia a forma dos administradores lidarem com o empregado de produção marginal. Nas empresas maiores, há uma tendência às estratégias de enfrentamento passivas pelos administradores para controle de empregados marginais.

É importante que o administrador não se esqueça de que cada pessoa e cada situação é diferente, e que a melhor estratégia para cada caso depende de muitas variáveis. Analisar o desempenho anterior ajuda a determinar se o empregado está apenas esgotado, se precisa de oportunidades educativas ou de treinamento, se está desmotivado ou se apresenta pouca energia e habilidades apenas marginais para a tarefa. Se a última possibilidade for a válida, conclui-se que esse funcionário jamais deixará de ficar à margem, independentemente das funções administrativas e das habilidades de liderança empregadas.

O Exercício de Aprendizagem 25.5, que já foi solucionado para o leitor (ver Apêndice), descreve alternativas que os administradores podem analisar para lidar com o empregado marginal.

EXERCÍCIO DE APRENDIZAGEM 25.5

O empregado marginal

Você supervisiona a unidade de oncologia em uma instituição com 400 leitos. Trinta e cinco deles estão em sua unidade, normalmente ocupados. Trata-se uma unidade muito ativa, e seus enfermeiros precisam de habilidades investigativas e de comunicação de altíssimo nível para o atendimento aos pacientes. Uma vez que as necessidades de atendimento nesse andar são singulares e pelo fato de você utilizar enfermagem primária, tem sido difícil receber enfermeiros de outras unidades ante a necessidade de mais funcionários. Embora você tenha se saído bem em manter o número adequado de funcionários na unidade diariamente, há dois cargos em aberto para enfermeiros que estão vagos há quase três meses.

Historicamente, seus funcionários são excelentes. Amam o trabalho e são altamente produtivos. O estado de ânimo é excepcionalmente bom. Nos últimos três meses, todavia, começaram a se queixar a respeito de Judy, funcionária em período integral, na unidade há quatro meses. Ela é enfermeira há cerca de 15 anos, tendo trabalhado em unidades oncológicas em outras instituições. Suas referências a classificam como competente, embora muito pouca informação adicional tenha sido repassada. As apreciações de seu desempenho, com seis semanas e com três meses, levam você a treiná-la em relação a hábitos de trabalho pouco adequados, habilidades investigativas e de comunicação e processo decisório. Judy reagiu, dizendo que tentaria melhorar o desempenho nessas áreas, porque trabalhar em sua unidade era uma das mais importantes metas em sua carreira.

Embora tenha sido receptiva ao treinamento e acompanhamento dado por você, verbalizando suas tentativas de melhorar a atuação, foram poucas as diferenças observadas. Lentamente, você chegou à conclusão de que ela deve ter atingido atualmente o mais alto nível de que é capaz e que, na melhor das hipóteses, trata-se de uma empregada marginal. Os outros acham que ela não está fazendo sua parte na carga de trabalho, solicitando sua remoção da unidade.

Tarefa: use processos tradicionais de solução de problemas para resolver este assunto. Compare sua solução com aquela oferecida no Apêndice.

O EMPREGADO COM DEPENDÊNCIA QUÍMICA

O *uso indevido de substâncias* envolve padrões de má adaptação decorrente do abuso de substâncias psicoativas, com o usuário mantendo o uso ante a recorrência de problemas profissionais, sociais, psicológicos ou físicos e/ou situações perigosas. O empregador eficiente exige que a empresa assuma papel ativo para assegurar a segurança do paciente, retirando esse tipo de empregado do local de trabalho imediatamente. Tem, entretanto, a responsabilidade de ajudá-lo a lidar com a doença, de modo que possa voltar à força de trabalho futuramente, como empregado produtivo.

Os administradores de enfermagem talvez tenham um dos problemas administrativos de maior desgaste financeiro e emocional ao lidarem com enfermeiros cuja atuação é prejudicada por dependência de substância ou dano psicológico.

Modlin e Montes (1964) documentaram pela primeira vez a dependência química em profissões de saúde em estudos do final dos anos 40, embora Monroe (2009) sugira que o reconhecimento público sobre os danos químicos na profissão de enfermagem só tenham começado de fato por volta de 1980, quando a National Nurses Society of Addictions estabeleceu uma força-tarefa para combater a dependência. Apesar deste exame relativamente recente do problema de abuso de substâncias químicas na enfermagem, resta pouca dúvida de que a dependência química é tão antiga quanto o uso de álcool e drogas.

A magnitude exata do prejuízo químico entre enfermeiros não é conhecida, e as estimativas variam muito, mas uma revisão da literatura sugere algo em torno de 6 a 16% de enfermeiros com dependência química. Além disso, a taxa de dependência química entre profissionais da saúde é, sem dúvida, maior do que aquela entre o público em geral.

Scimeca (2008) sugere que uma estimativa conservadora é de que um em cada dez enfermeiros desenvolverá um problema com drogas e/ou álcool em sua vida e que a prevalência pode ser o dobro disso. Ela observa que, considerando-se os milhões de enfermeiros licenciados apenas nos Estados Unidos, até mesmo a estimativa conservadora de 10% representa quase 500 mil indivíduos. Se este número fosse calculado sobre uma base anual ao longo de um período de 70 anos, isso mostraria que a cada ano mais de 7 mil enfermeiros cruzam uma linha invisível para se tornarem um problema bastante visível nos Estados Unidos (Scimeca). Heacock (2013) acrescenta que, embora o risco de dependência não se restrinja a alguma especialidade, as especialidades com maior prevalência de abuso de substâncias químicas são as de unidade de tratamento intensivo, setor de emergência, setor de cirurgia e anestesia.

Talbert (2009) sugere que diversos fatores foram identificados como promotores do risco de abuso de substâncias químicas entre enfermeiros, incluindo histórico familiar de dano emocional, alcoolismo, uso de drogas e abuso emocional, resultando em baixa autoestima, excesso de trabalho fixação por metas exageradas. O histórico familiar é um fator significativo, já que estar em um ambiente com familiares dependentes pode levar a comportamentos facilitadores, muitas vezes chamados de comportamentos de "entrada". Uma pesquisa de Dittman (2012) corrobora essa ideia, sugerindo que a experiência de abuso físico ou emocional durante os anos de formação era um traço comum entre enfermeiros do sexo masculino que acabaram desenvolvendo abuso de substâncias químicas. Esses enfermeiros relataram experiências em ambientes caóticos na infância na forma de maus-tratos, negligência, negação e comportamentos facilitadores que resultaram em um estilo de vida instável.

O estresse no local de trabalho é outra razão citada pelos enfermeiros que abusam de substâncias químicas, já que horas extras, flutuação entre diferentes unidades, turnos variáveis e *bullying* no local de trabalho podem contribuir para estresse, fadiga e sentimentos de alienação (Talbert). O uso de substâncias químicas pode ser uma forma de lidar com isso. Novamente, a pesquisa conduzida por Dittman (2012) sustenta essas afirmações, já que enfermeiros do sexo masculino que abusavam de substâncias químicas confirmaram a necessidade de encobrir o estresse e de procurar comportamentos geradores de sensações relacionados a desvio de medicamentos. De modo similar, Heacock (2013) sugere que os longos turnos de trabalho e o estresse relacionado ao cuidado de doentes e moribundos, bem como o fácil acesso a medicamentos, elevam o risco de dependência na enfermagem.

Uma diferença, entretanto, entre profissionais da saúde com dependência química e outros farmacodependentes é que enfermeiros e médicos nessa condição tendem a conseguir as drogas de sua preferência por canais como prescrições legítimas escritas para eles, ou por meio de outras vias profissionais, em vez de consegui-las nas ruas, de forma ilegal. Como os enfermeiros têm maior acesso a medicamentos por canais diretos (já que colegas escrevem ou falsificam prescrições) e como têm bastante experiência em administrar os medicamentos para os outros, eles às vezes se enganam acreditando que são capazes de controlar seu próprio consumo de medicamentos (Talbert, 2009).

Apesar das máquinas dispensadoras de medicamentos narcóticos, introduzidas para diminuir o desvio dessas drogas, roubos no local de trabalho são identificados como a fonte mais frequente de narcóticos conseguidos de modo ilegal. De fato, um enfermeiro que perdeu sua licença depois de ser investigado pelo Board of Nursing por dependência de drogas prescritas sugeriu que "na escola de enfermagem eles deveriam alertar os alunos de que terão um *buffet* de narcóticos ao seu dispor como parte do seu trabalho" (Jorgensen, 2013, parágrafo 3). Na verdade, a maioria das ações disciplinares implementadas por juntas de licenciamento tem relação com conduta irregular consequente de dependência química, inclusive apropriação indébita de drogas para uso pessoal e venda de drogas e de uma parafernália associada em apoio à dependência (Lillibridge, 2014).

Ainda que o álcool seja a substância de abuso mais comum, a meperidina (Demerol) é a preferida, enquanto a oxicodona (OxyContin) e o clonazepan (Klonopin) são cada vez mais populares (National Insitute on Drug Abuse, 2013). Outras substâncias químicas de abuso frequente incluem os benzodiazepínicos, como o diazepam (Valium) e os narcóticos, como a morfina e a pantazocina (Talwin). Os barbitúricos podem substituir o álcool no local de trabalho, de modo que o funcionário pode obter efeito similar sem o odor característico daquele.

COMO RECONHECER O EMPREGADO COM DEPENDÊNCIA QUÍMICA

Embora a maior parte dos enfermeiros tenham habilidades muito desenvolvidas para identificar os problemas dos pacientes, eles costumam ter menos sensibilidade em relação a comportamentos e atos que possam significar dependência química de colegas de trabalho. A sensibilidade aos outros e ao ambiente é uma habilidade de líderes. O perfil do enfermeiro dependente pode variar bastante, embora vários padrões e mudanças de comportamento sejam percebidos com frequência. Essas mudanças comportamentais podem ser agrupadas em três áreas principais: mudanças de personalidade/comportamento, mudanças no desempenho profissional e mudanças de horário e presença no trabalho. O Quadro 25.5 mostra as características dessas categorias.

QUADRO 25.5 Mudanças características nos empregados com dependência química

MUDANÇAS NA PERSONALIDADE OU NO COMPORTAMENTO
- Irritabilidade cada vez maior com pacientes e colegas, normalmente seguida de muita calma
- Isolamento social; faz as refeições sozinho, evita funções sociais na unidade
- Mudanças de humor extremas e rápidas
- Recordação eufórica de eventos e desculpas bem preparadas pelos comportamentos
- Interesse incomum e forte por narcóticos ou pelo local de guarda dessas substâncias
- Mudança repentina e intensa na aparência pessoal ou em qualquer outro aspecto
- Esquecimento que varia de simples perda de memória de curto prazo a esquecimento total
- Mudança na aparência física, o que pode incluir perda de peso, rubor facial, órbitas avermelhadas, modo de andar desequilibrado, fala arrastada, tremores, inquietação, diaforese, queimaduras com cigarro que parecem arranhões, icterícia e ascite
- Atitude defensiva exagerada em relação a erros com medicamentos

MUDANÇAS NO DESEMPENHO PROFISSIONAL
- Tem dificuldade de atender a horários e prazos
- Faz registros em prontuários sem lógica ou capricho
- Apresenta alta frequência de erros medicamentosos, ou erros de julgamento que afetam o atendimento ao paciente

Capítulo 25 Empregados problemáticos: os que desobedecem as regras, os marginais e os que ... **615**

- Voluntaria-se com frequência como enfermeiro responsável pelos medicamentos
- Apresenta uma quantidade grande de pacientes confiados a ele com queixas de sua medicação não ter sido eficiente para o alívio da dor
- Cumpre consistentemente com as exigências mínimas de desempenho profissional, ou realiza o mínimo de trabalho necessário
- Comete erros de julgamento
- Dorme ou "tira sonecas" rápidas quando em serviço
- Queixa-se de outros colegas em relação à qualidade e à quantidade de seu trabalho

MUDANÇAS NA ASSIDUIDADE E NO USO DO TEMPO

- Cada vez mais ausente do trabalho, sem explicação ou aviso adequado; ausências mais frequentes às segundas e às sextas-feiras
- Horas de almoço demoradas
- Uso excessivo de ausências por doença ou solicitações desse tipo de ausência após os dias de folga
- Pedidos frequentes de compensação de horas de trabalho
- Chegadas precoces ao trabalho, ou saídas tardias, sem razão aparente
- Atrasos consistentes
- Desaparecimentos frequentes e inexplicados da unidade

À medida que aumenta a dependência química do empregado, os administradores podem reconhecer esses comportamentos com mais facilidade. O normal, nos estágios iniciais da dependência, é o empregado usar a substância aditiva basicamente por prazer e, ainda que o uso de álcool ou drogas seja excessivo, é simplesmente recreativo e social. Assim, o uso de substâncias costuma acontecer fora do horário de trabalho, embora alguns efeitos secundários de seu uso possam ficar aparentes.

Quando a dependência aumenta, o funcionário cria tolerância à droga e deve usar quantidades maiores e com mais frequência para conseguir o mesmo efeito. A essa altura, a pessoa já tomou uma decisão consciente de usar substâncias químicas. O indivíduo passa a lançar mão com frequência de alguns mecanismos de defesa, como justificar, negar e barganhar em relação à droga. É normal o empregado, nesse estágio, começar a usar a substância química no trabalho e fora dele. Nesse estágio, a atuação profissional costuma decair em relação a assiduidade, julgamento, qualidade e relações interpessoais. O grande declínio no estado de ânimo da unidade, consequência de um funcionário em quem não se pode confiar e que está improdutivo, fica aparente.

Nos estágios finais, o empregado precisa manter o uso da substância química, mesmo quando não obtém mais prazer ou gratificação. Física e psicologicamente adicto, ele costuma demonstrar uma total indiferença em relação a si e aos outros. Como a necessidade da substância é grande demais, a vida pessoal e profissional do funcionário concentra-se na necessidade da droga, e ele se torna imprevisível, além de alguém em quem não se pode confiar no campo profissional. As tarefas ficam incompletas ou não são feitas; os registros nos prontuários são negligentes ou ilegíveis e ocorrem erros recorrentes de julgamento. Como neste estágio o funcionário precisa usar drogas frequentemente, sinais de uso de drogas durante o expediente podem ser percebidos. Frascos de narcóticos desaparecem. O funcionário pode se ausentar da unidade durante breves períodos sem qualquer desculpa plausível. As variações de humor são excessivas, e o funcionário muitas vezes parece fisicamente doente.

Uma pesquisa realizada por Dittman (2012, p. 37) corrobora isso, ressaltando que enfermeiros do sexo masculino que abusavam de substâncias químicas relataram que o acesso a medicamentos a essa altura de suas vidas acabou se tornando uma força motivadora. "Seus princípios norteadores de mentir, esconder, negar, desviar e manipular afetavam suas famílias, seus colegas e sua profissão. Sua motivação em sustentar a aparência de enfermeiro competente se baseava na preocupação básica de como isso afetaria suas vidas, e não como afetaria os outros". Além disso, a dependência turvava suas bússolas profissionais, já que nenhuma necessidade era maior do que a necessidade por substâncias químicas (Dittman).

O que fica claro é que empregados com dependência química devem ser retirados do local de trabalho antes que atinjam esse estágio. A realidade, porém, é a de que identificar o dependente químico não costuma ser fácil. Cursos nas faculdades de enfermagem costumam ter como foco os efeitos fisiológicos do álcool ou outras drogas, pouco abordando o processo aditivo psicológico e muito menos a dependência química entre enfermeiros. Devido a esse conhecimento limitado da dependência química, muitos enfermeiros estão despreparados para lidar com essa situação.

Como confrontar o empregado com dependência química

Diferentemente da maior parte dos usuários de álcool ou de narcóticos IV, os profissionais da saúde não chegam a ter a aceitação tácita de seu comportamento aditivo pelos colegas de trabalho. Assim, médicos e enfermeiros são muito menos propensos a admitir, mesmo a colegas, que usam substâncias controladas, muito menos que sejam dependentes. Com frequência, negam a dependência química até a si mesmos. De fato, uma pesquisa conduzida por Dittman (2012) revelou que nenhum dos enfermeiros com problemas químicos identificados no estudo divulgou por conta própria sua dependência; todos foram apanhados ou por auditoria de medicamentos ou por exames de urina.

Essa autonegação perpetua-se, porque enfermeiros e administradores tradicionalmente custam a reconhecer e relutam em ajudar esses colegas. Isso está mudando. Praticamente todos os Conselhos estaduais de enfermagem têm programas de tratamento para enfermeiros (assunto tratado mais adiante neste capítulo), e, à medida que os administradores conseguem mais informações sobre dependência química, aprimoram a forma de identificá-la e o modo de intervir, mais funcionários são confrontados com sua dependência.

A primeira etapa para lidar com empregados dependentes químicos costuma ocorrer antes do processo de confrontação. Na fase de coleta de dados ou evidências, o administrador reúne o máximo possível de evidências para documentar suspeitas de dependência química no funcionário. Todas as mudanças de comportamento, desempenho profissional, horários e assiduidade apresentadas nos quadros do capítulo devem ser percebidas e registradas com objetividade, por escrito. Quando possível, uma segunda pessoa valida as observações do administrador. Diante de suspeita de drogadição, o administrador também pode examinar os registros de narcóticos da unidade em busca de incoerências, verificando se há quantidades de narcóticos que o enfermeiro assinou para os pacientes diversas das prescritas para eles.

Como são poucos os enfermeiros que usam álcool em serviço, os administradores precisam observar indicadores mais sutis, como odor de álcool no hálito do empregado. Se a política da empresa permitir, o administrador pode solicitar que o empregado com suspeita de abuso químico no trabalho se submeta a um exame de urina. Se o empregado se recusar a colaborar, a política da empresa para documentação e relato do evento deve ser seguida.

 Comprovar dependência alcoólica é mais difícil que detectar dependência de drogas, já que o empregado consegue, em geral, esconder o alcoolismo com mais facilidade que a drogadição.

Se, a qualquer momento, o administrador suspeitar que um funcionário esteja sob influência química, reapresentando assim perigo potencial à segurança do paciente, ele deve ser imediatamente retirado do ambiente de trabalho. O administrador, com firmeza e frieza, deve dizer ao funcionário que não poderá retornar às atividades, já que, segundo o que notou, está diante de um dependente químico. Deve, então, providenciar para que o funcionário seja levado para casa, para que não dirija nesse estado. Deve ser agendada uma reunião formal para a discussão desse incidente nas próximas 24 horas.

Esse tipo de confronto direto entre chefia e funcionário é a segunda fase na condução de empregado com suspeita de dependência química. Embora alguns funcionários admitam o problema quando confrontados de forma direta, muitos usam mecanismos de defesa (inclusive negação), porque eles mesmos não admitem o problema. De fato, uma pesquisa conduzida junto a enfermeiros com histórico de abuso de substâncias químicas sugere que os dependentes químicos muitas vezes se tornam verdadeiros mestres em manipular todas as conexões com recursos humanos e profissionais, incluindo familiares, amigos, colegas de trabalho, superiores e o processo de reabilitação (Dittman, 2012).

Negação e raiva devem ser esperadas no confronto. Quando o funcionário negar a existência do problema, devem ser compartilhadas evidências documentadas, comprovando um declínio

Capítulo 25 Empregados problemáticos: os que desobedecem as regras, os marginais e os que ... **617**

na atuação profissional. Cabe ao administrador, com cautela, manter o confronto concentrado nas deficiências de desempenho do empregado, não permitindo que a discussão se direcione ao problema subjacente ou da dependência. Essas são questões e preocupações que o administrador não tem condições de controlar. Cabe-lhe ainda ser criterioso para não dar lições de moral, fazer pregações, humilhar ou culpar.

O confronto sempre deve acontecer antes que o problema aumente demais. Em algumas situações, entretanto, ele pode ter apenas evidências diretas limitadas, embora ainda creia que o funcionário tenha de ser confrontado devido ao rápido declínio em seu desempenho ou no estado de espírito da unidade. Há, porém, um risco aumentado de um confronto, a essa altura, ser um fracasso em termos de ajuda ao funcionário. Diante desse fracasso, o confronto pode ter ocorrido cedo demais; o funcionário pode não estar desesperado o suficiente, ou ainda estar em negação. Nessas situações, a atuação profissional continuará marginal ou insatisfatória, podendo haver necessidade de disciplina progressiva. Se o funcionário mantiver a negação da dependência química e o desempenho profissional continuar insatisfatório apesar de confronto construtivo repetido, pode haver necessidade de demissão.

A última fase do processo de confronto é a elaboração do plano ou das expectativas da empresa para o empregado que deve superar a dependência química. Esse plano assemelha-se ao contrato disciplinar que costuma estar escrito e descreve com clareza as medidas de reabilitação que devem ser implementadas para o empregado, bem como as consequências de não procurar solução para o problema. Embora o empregado costume ser encaminhado informalmente pelo administrador a fontes externas que o auxiliem a lidar com a dependência, cabe-lhe a responsabilidade de corrigir as deficiências profissionais. Prazos são incluídos no plano; administrador e funcionário concordam com este e assinam uma cópia do contrato.

EXERCÍCIO DE APRENDIZAGEM 25.6

O colega dependente químico

Escreva um ensaio com duas páginas que informe o seguinte: sua vida pessoal ou profissional já foi afetada por um dependente químico? De que formas você foi afetado? Você aprendeu mais sobre sua percepção de abuso ou dependência química? Em sua opinião, você é capaz de separar sentimentos pessoais sobre dependência química dos atos que pode implementar como administrador que trabalha com empregados dependentes químicos? Alguma vez suspeitou de um colega de trabalho que poderia estar abusando de substâncias químicas? O que fez a respeito, se é que algo foi feito? Diante de suspeita de um colega, você o procurou antes de conversar com o chefe da unidade? Descreva os riscos envolvidos nessa situação.

Papel do administrador no auxílio a um empregado dependente químico

Sem dúvida, a incidência de dependência química entre profissionais da saúde é grande. Em âmbito pessoal, uma pessoa sofre de uma doença que pode não ser detectada e tratada durante muitos anos. Profissionalmente, o funcionário dependente químico afeta todo o sistema de atendimento de saúde. Enfermeiros com habilidades e julgamento prejudicados colocam em perigo o atendimento ao paciente. O enfermeiro com dependência química também compromete o trabalho de equipe e a continuidade, na medida em que os colegas tentam compensar o desleixo do elemento da equipe prejudicado. Os custos pessoais e profissionais da dependência química exigem que líderes e administradores de enfermagem reconheçam o empregado dependente químico o mais cedo possível, interferindo o quanto antes.

Considerando-se a natureza genérica da enfermagem, muitos administradores desejam cuidar do dependente da mesma forma que fazem com os doentes. Esses cuidados, entretanto, podem ser acionados rapidamente. O empregado com senso de autoestima já bastante diminuído e perda percebida de autocontrole pode pedir ao administrador que participe ativamente de sua recuperação. Esse é um dos aspectos mais difíceis no trabalho com um empregado dependente químico. Outros profissionais com mais conhecimentos técnicos e objetividade devem assumir esse papel.

Unidade VII Papéis e funções em controle

 Cabe ao administrador ser muito cuidadoso para não assumir o papel de conselheiro ou provedor do tratamento de um enfermeiro dependente.

Ele também precisa de cautela para não sentir necessidade de diagnosticar a causa da dependência química ou justificar sua existência. Proteger os pacientes deve ser sua prioridade, assumindo papel mais importante do que proteger ou desculpar os subordinados. É seu papel identificar com clareza as expectativas de desempenho do empregado, confrontando-o quando não forem atendidas. Isso não significa que ele não deva ser compreensivo ao reconhecer o problema como uma doença, e não um problema disciplinar, ou não querer encaminhar o funcionário para a ajuda necessária. Embora possa sugerir ajuda adequada ou encaminhar o empregado dependente a outra pessoa, sua principal responsabilidade é certificar-se de que o funcionário seja novamente funcional, capaz de atender às expectativas da empresa antes de voltar ao trabalho.

Um administrador pode ter papel fundamental na criação de um ambiente que reduza as possibilidades de dependência química no local de trabalho. Isso pode ser feito controlando-se ou reduzindo-se estressores relacionados ao trabalho sempre que possível e oferecendo-se mecanismos de controle do estresse dos empregados. Ele também deve controlar o acesso às drogas implementando, obrigando ao cumprimento e monitorando políticas e procedimentos relativos à distribuição de medicamentos. Finalmente, cabe-lhe dar oportunidades aos funcionários para aprenderem sobre abuso de substâncias, sua detecção e recursos disponíveis para ajudar os dependentes.

EXERCÍCIO DE APRENDIZAGEM 25.7

Trabalhar sob influência

Há rumores de que a sra. Clark, uma das enfermeiras da noite na unidade supervisionada por você, comparece ao trabalho alcoolizada. Colegas já sentiram o cheiro do álcool em seu hálito, e um deles comentou que sua fala costuma ser arrastada. O supervisor da noite comentou "não ser problema dele", e o enfermeiro encarregado pelo noturno jamais está de serviço quando a sra. Clark apresenta esse comportamento. Esta manhã, um dos pacientes sussurrou-lhe ter achado que a enfermeira bebera antes de vir trabalhar na noite passada. Questionando mais esse paciente, ele informa: "A sra. Clark pareceu realizar de forma satisfatória suas funções, mas me deixou nervoso". Você conclui que precisa conversar com essa enfermeira. Assim, você telefona para a casa da sr. Clark e pede que esteja em sua sala às 15h.

Tarefa: determine como abordar a sra. Clark. Elabore seu plano e justifique suas opções. Qual o alcance da flexibilidade de seu plano? Quanta documentação será compartilhada com essa enfermeira?

O processo de recuperação

Ainda que a maior parte dos especialistas discorde do nome ou da quantidade de etapas no processo de recuperação, muitos concordam com que algumas fases ou comportamentos observáveis e progressivos possam sugerir que a pessoa esteja se recuperando da dependência química. Na primeira fase, o empregado dependente continua a negar a importância ou a gravidade da dependência, mas diminui ou suspende o uso da substância para tranquilizar familiares, colegas ou chefes. Eles esperam retomar futuramente o uso de substâncias químicas.

Na segunda fase, com a redução da negação, o empregado dependente começa a ver a dependência química como causadora de impacto negativo em sua vida e começa a desejar uma mudança. Com frequência, as pessoas nessa fase têm muita esperança e comprometimento, embora lhes falte maturidade sobre as batalhas que terão de enfrentar. Essa é uma fase que costuma durar uns três meses.

Na terceira fase, a pessoa examina seus valores e habilidades de enfrentamento, agindo para desenvolver outras mais eficientes. Muitas vezes, isso ocorre alinhando-se a grupos de apoio que reforçam um estilo de vida livre da dependência química. Nesse estágio, a pessoa se dá conta do grau de sua doença na fase ativa e costuma se deparar com sentimentos de humilhação e vergonha.

Capítulo 25 Empregados problemáticos: os que desobedecem as regras, os marginais e os que ... **619**

Na última fase, elas conseguem se conscientizar dos motivos da dependência, desenvolvendo habilidades de enfrentamento que as auxiliarão a lidar com mais eficiência com estressores. Em consequência, aumenta a autopercepção, a autoestima e o respeito por si próprias. Quando isso acontece, as pessoas podem decidir, em sã consciência, se querem ou não, ou se devem, retornar ao trabalho.

Programas de tratamento dos conselhos estaduais de enfermagem

Embora a dependência química possa afetar o funcionamento físico, psicológico, social e profissional dos enfermeiros, o problema se manteve em grande parte ignorado até o final dos anos 70 e início dos anos 80. Desde então, a assistência se dá basicamente sob a forma de *programas de afastamento* (também chamados *programas de intervenção* ou de *assistência de colegas*). Um programa de afastamento é um programa confidencial e voluntário para enfermeiros cuja prática esteja prejudicada por dependência química ou transtorno mental.

A meta é proteger o público por meio da identificação precoce de enfermeiros com esses problemas, oferecendo-lhes acesso a programas com intervenções adequadas e serviços de tratamento. A segurança pública é protegida por meio da suspensão imediata da prática sempre que necessário, e pelo monitoramento criterioso e contínuo do enfermeiro. Além da reabilitação de enfermeiros com dependência química, a maior parte dos programas de afastamento funciona também para atendimento a enfermeiros afetados por alguns transtornos mentais, como ansiedade, depressão, transtorno bipolar e esquizofrenia. Alguns também atendem enfermeiros com deficiências físicas.

Vários fatores levaram o Conselho de Enfermagem a adotar programas de afastamento de enfermeiros. Primeiro, um sistema punitivo cria barreiras aos relatos e evita que enfermeiros com esses problemas obtenham ajuda. Colegas de trabalho ou outros profissionais que suspeitam que um enfermeiro é dependente podem muito bem hesitar em informar algo que possa comprometer seu trabalho e sua licença de enfermagem. Monroe (2009) concorda, sugerindo que os colegas de trabalho tem maiores chances de intervir e delatar dependência química quando a organização dispõe de políticas de intervenção alternativas à demissão. Além disso, do ponto de vista do empregador, o medo de litígio costuma facilitar a demissão de enfermeiros sem acusações de má conduta. Mas essa é uma prática que deixa o enfermeiro com risco de causar dano a si mesmo e aos pacientes, livre para buscar trabalho em outros locais. Uma investigação por comitê pode levar um período de alguns meses até dois anos, durante o qual o enfermeiro em questão pode continuar trabalhando sem qualquer restrição. A transferência para outro estado, porém, não evita que um enfermeiro sofra medidas disciplinares, e os estados costumam levar isso em consideração ao concederem reciprocidade de licenças.

Os programas de afastamento são voluntários e confidenciais. Além de auxiliar os enfermeiros na recuperação, oferecem assistência a empregados e equipes de funcionários para o enfrentamento de abuso de substâncias. Enfermeiros com problemas que se recusam a participar de programas de afastamento estão sujeitos a revisão disciplinar pelo comitê estadual de enfermagem e possível revogação da licença. Os líderes-administradores da área de enfermagem devem sair em defesa dos prejudicados para que recebam assistência apropriada, tratamento e acesso a processos institucionais e legais justos.

O medo de sofrer ostracismo por parte dos colegas evita que muitos enfermeiros busquem ajuda, mesmo quando descobrem sua dependência química. De fato, atitudes negativas e estigmas continuam cercando a maioria dos indivíduos dependentes de álcool e drogas, e isso é acentuado no caso do profissional de enfermagem, que costuma ser comparado a um padrão ainda mais elevado de comportamento. Lillibridge (2014) sugere que, embora a enfermagem seja uma profissão conhecida por sua natureza de cuidado em relação aos outros, muitas vezes esquecemos de cuidar de nós mesmos. Por isso, em sua opinião, os empregadores precisam criar ambientes de trabalho positivos, conhecer seus funcionários para que a confrontação não tarde em acontecer, aumentar a conscientização a respeito de abuso de substâncias químicas para que os enfermeiros não tenham medo de pedir ajuda, garantir que uma *Política para Funcionários Dependentes* seja instaurada e oferecer um processo que facilite o reingresso na atuação profissional após a recuperação.

620 **Unidade VII** Papéis e funções em controle

EXERCÍCIO DE APRENDIZAGEM 25.8

Pesquisa sobre programa de recuperação de enfermeiros do comitê estadual de licenciamento

Determine se o comitê de licenciamento de enfermeiros em seu estado oferece algum tipo de programa de recuperação para enfermeiros com dependência química e com transtornos mentais. Você pode pesquisar por telefone ou usar a Internet. Levante dados sobre o seguinte:

- O programa é voluntário e confidencial?
- Qual a taxa de *recidiva*?
- Que tipos de mecanismos de monitoramento são empregados?
- Qual a duração do programa?
- Os enfermeiros podem continuar sua prática enquanto participam do programa de tratamento?
- Há restrições à atuação profissional?

Tarefa: escreva um relatório de uma página com seus achados.

Reingresso do empregado dependente químico ao local de trabalho

Considerando-se que enfermeiros com dependência química recuperam-se a taxas variadas, prever a duração do processo é difícil. Há muitos especialistas que acreditam que empregados dependentes precisam dedicar pelo menos um ano a sua recuperação sem os estresses da disponibilidade da droga. O sucesso do reingresso à força de trabalho depende de fatores como extensão do processo de recuperação e circunstâncias individuais. Uma vez mais, ainda que os administradores tenham de mostrar um real interesse pessoal pela reabilitação dos empregados, seu principal papel é garantir que o empregado entenda o direito da instituição de insistir em um desempenho sem prejuízos no local de trabalho. A seguir, são citadas as diretrizes que costumam ser aceitas para reingresso do enfermeiro em recuperação:

- Nenhum uso de drogas psicoativas será tolerado.
- O empregado deve ser designado ao turno do dia durante seu primeiro ano.
- O empregado deve trabalhar sempre que possível ao lado de um enfermeiro que se recuperou com sucesso.
- O empregado deve consentir com exames de urina aleatórios, com sondagem toxicológica ou alcoólica.
- O empregado deve fornecer evidências de envolvimento continuado em grupos de apoio, como Alcoólicos Anônimos ou Narcóticos Anônimos. Os empregados precisam de encorajamento para participar de reuniões várias vezes por semana.
- O empregado deve ser encorajado a participar de programa estruturado pós-atendimento.
- O empregado deve ser estimulado a buscar aconselhamento ou terapia individual sempre que necessário.

Essas diretrizes devem ser parte do retorno do empregado ao trabalho. Testes obrigatórios para drogas, porém, levantam questionamentos sobre direitos à privacidade e, em geral, somente devem ser implementados com aconselhamento dos funcionários de recursos humanos ou advogado. Líderes humanitários admitem o valor intrínseco de cada empregado e lutam para compreender as necessidades peculiares desses trabalhadores. Se, de fato, esses líderes se preocupam com cada empregado e mostram interesse por eles, os empregados aprendem a confiar, com possibilidades, então, de dar início a um relacionamento solidário.

Cabe aos administradores a responsabilidade de serem pró-ativos na identificação e no confronto de empregados dependentes químicos. Intervenções rápidas e corretas dos administradores são essenciais para resultados positivos. As organizações têm uma responsabilidade ética de auxiliar com dinamismo esses funcionários a retornarem como membros produtivos da força de trabalho.

INTEGRAÇÃO DOS PAPÉIS DE LIDERANÇA E DAS FUNÇÕES ADMINISTRATIVAS AO LIDAR COM EMPREGADOS PROBLEMÁTICOS

O líder admite que todos os empregados têm um valor intrínseco e ajudam a chegar a seu potencial máximo. Devido às capacidades individuais, aos impulsos de realização e à variedade de situações, o líder reconhece cada empregado como indivíduo com necessidades singulares, interferindo de acordo com essas necessidades. Em algumas situações, como desobediência frequente a regras, a disciplina pode ser o recurso mais eficaz de garantia do sucesso dos funcionários. No caso do funcionário com problemas químicos ou psicológicos, é preciso equilibrar a preocupação com a segurança dos pacientes e a preocupação com a saúde do funcionário (Lillibridge, 2014). Auxiliar o funcionário a obter o tratamento necessário é uma responsabilidade primordial do administrador.

Assim, a disciplina construtiva requer habilidades de liderança e de administração. Ao disciplinar, o líder modela ativamente as normas de grupo e promove autodisciplina. Ele também é aquele que apoia, motiva, capacita e orienta. Os atributos humanistas do papel de líder fazem os empregados desejarem seguir suas regras e as da empresa. Ao lidar com empregados com necessidades especiais (o marginal, o com dependência química ou problemas psicológicos), o líder age mais como orientador que acompanha e uma fonte de recursos do que como conselheiro, disciplinador ou figura de autoridade.

O administrador, entretanto, deve garantir o cumprimento das regras, dos procedimentos e das políticas estabelecidos e, mesmo que uma prática administrativa reduza muito a necessidade de disciplina, há empregados que ainda necessitam de direcionamento externo e disciplinamento para atingir as metas da empresa. A disciplina possibilita aos empregados o entendimento claro das expectativas da empresa e as penalidades pelo fracasso no atendimento dessas expectativas. A principal obrigação do administrador é certificar-se de que a segurança do paciente está assegurada e de que a produtividade seja adequada ao cumprimento das metas da unidade. Ele usa a autoridade inerente ao cargo para implementar sanções positivas e negativas pelo comportamento do empregado, tentando atingir essas metas.

O líder-administrador integrado combina essas necessidades de produtividade da unidade com as de recursos humanos; todavia, selecionar e implementar estratégias apropriadas para o cumprimento das metas é difícil. Ele acredita que todo empregado tenha potencial para ser um membro bem-sucedido e valioso na unidade e intervém da melhor forma para satisfazer a suas necessidades especiais.

CONCEITOS-CHAVE

- É fundamental que os administradores consigam distinguir entre os empregados que precisam de disciplina progressiva e os com dependência química, dano psicológico ou marginais, para que possam ser gerenciados da melhor forma.

- A disciplina é um recurso necessário e positivo para promover o crescimento dos subordinados.

- A principal meta da disciplina construtiva é auxiliar os empregados a se comportarem de modo a permitir que sejam autodirecionados para o cumprimento das metas da organização.

- Para garantir justiça, as regras devem incluir os componentes do "fogão quente" de McGregor: aviso com antecedência, aplicação imediata, consistência e imparcialidade.

- Se valer a pena aplicar uma regra ou regulamento, ela deve ser fiscalizada. Quando a desobediência a alguma regra passa impune, os grupos costumam adaptar-se e repetir o desempenho de baixo nível do funcionário desobediente.

- Uma organização deve contar com o menor número possível de regras, regulamentos e políticas, e todos eles devem ser regularmente revisados para ver se podem ser deletados ou modificados de alguma forma.

(Continua)

- A não ser em infrações mais graves, a disciplina deve ser administrada em etapas progressivas, que incluem advertência verbal, advertência escrita, suspensão e demissão.
- No acompanhamento por deficiência no desempenho, o administrador deve focar sua atenção de forma dinâmica em áreas de comportamento ou desempenho inaceitáveis, trabalhando com o funcionário para estabelecer um plano de curto prazo para a correção das deficiências.
- O procedimento de queixa é basicamente uma declaração de ato, ou procedimento a ser seguido quando alguém acredita que um erro tenha sido cometido. Todos os empregados têm direito a prestar queixas sobre ações disciplinares que, em sua opinião, foram arbitrárias ou injustas de alguma forma.
- A presença de sindicatos costuma dar margem a salvaguardas legais e procedimentais ao ser administrada a ação disciplinar, além de um processo de queixa bem definido para os empregados que acham que a ação disciplinar foi injusta.
- Uma vez que dependência química e dano psicológico constituem doenças, a disciplina progressiva tradicional é inadequada, pois não se mostra capaz de resultar em crescimento do funcionário.
- O perfil do enfermeiro dependente químico pode variar bastante, embora alguns padrões de comportamento sejam encontrados em três áreas: mudanças de personalidade/comportamento, mudanças no desempenho profissional e mudanças de horário e presença no trabalho.
- Enfermeiros e administradores normalmente mostram lentidão em admitir e reagir a colegas com dependência química.
- Confrontar um empregado com suspeita de dependência química deve sempre ocorrer antes que o problema aumente, e antes que a segurança do paciente seja colocada em risco.
- O administrador não deve assumir o papel de conselheiro ou provedor de tratamento, nem diagnosticar a causa da dependência química. É seu papel identificar com clareza as expectativas de desempenho do empregado, confrontando-o quando não forem atendidas.
- Estratégias para lidar com empregados marginais variam com o nível do administrador, a natureza da organização de atendimento de saúde e a atual atitude que predomina em relação a intervenções passivas ou ativas.

EXERCÍCIOS DE APRENDIZAGEM

EXERCÍCIO DE APRENDIZAGEM 25.9

Determinando uma ação adequada quando não há provas disponíveis

Você é supervisor de uma unidade pediátrica de cuidados a casos graves. Um de seus pacientes, Joey, é um garoto de 5 anos, com queimaduras em 30% do corpo, tendo sido enxertado e, atualmente, passando pelo processo de cicatrização. Faz dois meses que ele se encontra na unidade. Tem a companhia materna na maior parte das horas em que está acordado. A mãe mostra-se apoiadora do filho e dos funcionários.

Nas últimas semanas, o menino tem manifestado certa frustração com as tarefas básicas de enfermagem, negando-se a cooperar e tendo-se tornado, na opinião dos funcionários, manipulador. A mãe mostra-se frustrada pelo comportamento do filho, mas sente que pode compreendê-lo devido ao trauma que ele vive. Ela começou a trabalhar com a equipe de funcionários em um programa de modificação do comportamento, reciprocamente aceito.

Embora você tenha tentado designar os mesmos enfermeiros para cuidar de Joey o mais frequentemente possível, isso hoje é tarefa impossível. Essa ausência de continuidade é especialmente frustrante porque o turno da noite deixou relatos de atitudes repentinas e comportamentos nada colaboradores. A enfermeira designada para Joey chama-se Mônica. Trata-se de uma boa profissional, embora sem paciência em outros casos de pacientes não cooperativos. Durante a manhã, você percebe que Joey continua agindo inadequadamente. Embora Mônica pareça cada vez mais aflita, ela afirma que está conseguindo lidar bem com a situação.

Capítulo 25 Empregados problemáticos: os que desobedecem as regras, os marginais e os que ... **623**

Quando você volta do almoço, a mãe de Joey está aguardando em sua sala. Muito brava, relata que Joey lhe contou que Mônica o agrediu fisicamente e lhe disse que ele era "um garoto muito mau". Isso teria ocorrido quando a mãe estava no almoço. É opinião dela que a punição física teria sido totalmente inadequada, solicitando a demissão da enfermeira. Diz ainda ter feito contato com o médico do garoto, o qual já estava a caminho.

Você chama Mônica a sua sala, onde ela nega categoricamente todas as alegações. Afirma que, durante a hora de almoço, Joey recusou-se a permitir a verificação dos curativos; ela seguiu o plano de modificação do comportamento e impediu o menino de assistir à televisão. Ela percebe que as acusações do paciente refletem seu comportamento manipulador. Você procura Joey, que, lacrimejante e enfático, repete a história relatada à mãe. Mostra-se coerente quanto aos detalhes e jura à mãe estar dizendo a verdade. Ninguém da equipe se encontrava próximo o suficiente para poder testemunhar acerca do incidente. Quando o médico do garoto chega, exige a demissão de Mônica.

Tarefa: determine sua ação. Você não possui provas que confirmem a história de Mônica ou a de Joey. Sabe que há possibilidade de as acusações contra Mônica serem verdadeiras, mas reluta em implementar qualquer disciplina sem provas. Quais os fatores mais contribuem para sua decisão?

EXERCÍCIO DE APRENDIZAGEM 25.10

Qual tipo de ação disciplinar é adequada?

Susie trabalha há 18 meses como enfermeira em sua unidade médico-cirúrgica. Tem-se mostrado competente em termos de sua avaliação e de habilidades organizacionais, além de, aos poucos, estar dominando as habilidades necessárias à função. No entanto, seus hábitos de trabalho deixam a desejar. Costuma chegar com cinco a dez minutos de atraso, interrompendo os relatórios, e costuma estender em dez minutos seu horário de almoço, além dos 30 minutos estipulados; seu percentual de faltas é duas vezes maior que o da maioria dos outros funcionários.

Ela já foi aconselhada informalmente por você em várias ocasiões. No mês passado, uma repreensão por escrito foi acrescentada a sua ficha funcional. A funcionária reconheceu, na época, a necessidade de melhorar nessas áreas, mas mencionou que o fato de ser mãe solteira aumentava suas responsabilidades e que se sentia desmotivada no trabalho. Nesta semana, Susie tem-se atrasado diariamente 15 minutos. Os funcionários têm feito queixas, solicitando alguma atitude.

Você tem refletido acerca do que fazer. A etapa seguinte, na disciplina progressiva, seria uma suspensão sem pagamento. Essa ação encontra apoio nas infrutíferas tentativas anteriores de aconselhamento. Você percebe ainda que muitos funcionários estão atentos às suas atitudes para ver como você resolverá esta situação. É sua opinião que a suspensão prejudicaria a vida financeira da funcionária e que seria um tanto incomum, diante das falhas cometidas. Você também não está seguro de que tal penalidade irá modificar o comportamento da funcionária.

Tarefa: se for o caso, decida o tipo de ação disciplinar apropriada para Susie. Apoie sua decisão com as razões adequadas. Discuta suas ações em termos dos efeitos sobre você, a funcionária e o departamento.

EXERCÍCIO DE APRENDIZAGEM 25.11

Disciplina e insubordinação

Você coordena uma unidade pequena e de reabilitação respiratória. Dois outros enfermeiros trabalham com você. Como são todos profissionais, sua abordagem é democrática como administrador e líder. Isso tem dado certo, e a produtividade é sempre elevada. Os enfermeiros fazem seus horários de modo que haja sempre dois na unidade durante a semana, e eles trocam os plantões de fim de semana, momento em que fica apenas um enfermeiro. Com esse planejamento, há a possibilidade de três enfermeiros de serviço, um dia por semana, quando não há feriados ou outras folgas agendadas por qualquer um dos outros enfermeiros.

(Continua)

624 **Unidade VII** Papéis e funções em controle

Há vários meses você contou aos outros enfermeiros que o comitê estadual de licenciamento chegaria no dia 16 de outubro, uma quarta-feira, para inspecionar a unidade. Haveria, assim, necessidade de os enfermeiros ficarem de serviço, já que você permaneceria com os inspetores o dia inteiro. Você vem lembrando isso a eles desde então.

Hoje é segunda-feira, 14 de outubro, e você está trabalhando até mais tarde, preparando os arquivos para a inspeção iminente. De repente, nota que apenas um de seus enfermeiros está agendado para trabalhar na quarta-feira. Nervoso, você telefona para Mike, o enfermeiro agendado para a folga. Relembra-lhe da ocorrência da inspeção e lhe diz que ele precisará comparecer ao trabalho, ao que ele responde que lamenta o esquecimento, mas que agendou um cruzeiro de três dias, já tendo feito pago uma caução não reembolsável. Após uma longa conversa, fica claro para você que Mike não pretende mudar seus planos. Você lhe diz: "Mike, isso beira à insubordinação. Realmente preciso de você no dia 16 e estou exigindo sua presença. Se não vier ao trabalho, terei de agir como o esperado de mim". Mike responde dizendo: "Sinto decepcioná-lo. Faça o que deve fazer. Preciso dessa viagem e não alterarei meus planos".

Tarefa: o que você pode fazer? O que deveria fazer? Esboce algumas alternativas. Pressuponha não ser possível convocar funcionários de outras unidades devido ao nível de especialização necessário em seu departamento. Decida o que fará. Justifique sua decisão. O ego teve algum papel nessa decisão?

REFERÊNCIAS

Dittman, P. (2012). Mountains to climb: Male nurses and their perspective on professional impairment. *International Journal For Human Caring, 16*(1), 34–41.

Heacock, S. (2013, January 6). *Nurses and substance abuse*. Nursetogether. Acessado em 29 de junho de 2013, em http://www.nursetogether.com/nurses-and-substance-abuse

Jorgensen, D. (2013, April 25). *Prescription drug abuse among nurses*. Keloland TV. Acessado em 29 de junho de 2013, em http://www.keloland.com/newsdetail.cfm/prescription-drug-abuse-among-nurses/?id=147176

Levoy, B. (2012). How to deal with problem employees. *Podiatry Management, 31*(5), 47–48.

Lillibridge, J. (2014). Impaired nursing practice. What are we doing about it? In C. Huston (Ed.), *Professional issues in nursing* (3rd ed.). Philadelphia, PA: Lippincott Williams & Wilkins 266–277.

Luse, K. A. (2013). Managerial strategies for creating an effective work environment. *Radiologic Technology, 84*(4), 383–397.

McGregor, D. (1967). *The professional manager*. New York, NY: McGraw-Hill.

Modlin, H. C., & Montes, A. (1964). Narcotics addiction in physicians. *American Journal of Psychiatry, 121*, 358–363.

Monroe, T. (2009, May). Educational innovations. Addressing substance abuse among nursing students: Development of a prototype alternative-to-dismissal policy. *Journal of Nursing Education, 48*(5), 272–278.

National Institute on Drug Abuse (NIDA). (2013, May). *Drug Facts: Prescription and over-the-counter medications*. Acessado em 22 de junho de 2013, em http://www.drugabuse.gov/publications/drugfacts/prescription-over-counter-medications

O'donnell, D. M., Livingston, P. M., & Bartram, T. (2012). Human resource management activities on the front line: A nursing perspective. *Contemporary Nurse: A Journal for the Australian Nursing Profession, 41*(2), 198–205.

Scimeca, P. D. (2008) *Unbecoming a nurse. Bypassing the hidden chemical dependency trap*. Staten Island, NY: Sea Meca, Inc.

Talbert, J. (2009, February). Substance abuse among nurses. *Clinical Journal of Oncology Nursing, 13*(1), 17–19.

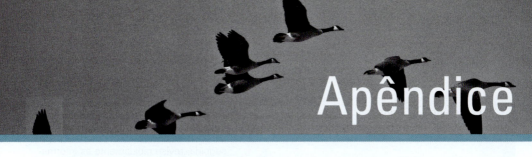

Apêndice

Soluções para exercícios de aprendizagem selecionados

Seguem possíveis soluções às situações de desafio apresentadas em muitos Exercícios de Aprendizagem ao longo deste livro.

EXERCÍCIO DE APRENDIZAGEM 9.6

Um dia movimentado na agência de saúde pública

Eis como um enfermeiro resolveu o problema das interrupções e ainda teve tempo para almoçar.

Horário	Tarefa	Justificativa
8h	Organizar os intervalos de almoço: 11h30min–12h30min – recepcionista 12h30min–13h30min – funcionário de escritório 12h–13h – você	Como você tem um compromisso de almoço ao meio-dia, basta fazer com que os outros funcionários saibam quais devem ser seus horários de almoço.
	Finalizar os relatórios	Como os relatórios devem ser entregues até a noite, esta seria a tarefa imediata a ser concluída. Planeje-se para terminá-los até as 9h.
8h30min	Solicitação da supervisora	Pergunte a ela para quando precisa das informações. Diga a ela que uma estimativa usando diagnósticos primários está agora disponível, mas que uma com dados mais precisos que incluam diagnósticos secundários precisa esperar até que você tenha tempo de repassar seus 150 relatórios de casos familiares, o que se dará semana que vem.
9h	Cliente com a filha grávida	A gravidez ganha prioridade sobre os encaminhamentos à clínica torácica. Peça para que o recepcionista dê início à papelada dos pacientes torácicos enquanto você passa 30 min com a mãe.
9h30min	Telefonema	Delegue isso ao recepcionista.
9h30min	Encaminhamentos da clínica dentária	Delegue esta tarefa ao funcionário de escritório.
10h	Telefonema do cliente	Como esta pessoa está confusa e você não dispõe das informações necessárias, peça para que ele lhe procure às 10h de amanhã com suas cobranças.

(Continua)

626 Apêndice

Horário	Tarefa	Justificativa
10h45min	Famílias com cupons de alimentação	Peça para que o recepcionista finalize a papelada e converse com as famílias. Em seguida, revise rapidamente as informações e assine os cupons. As famílias não deveriam esperar tanto tempo assim. Faça uma anotação para conferir que aconteceu, e mais tarde aconselhe os funcionários do escritório sobre o atraso.
11h45min	Telefonema sobre drogas	Converse com o cliente. Encaminhe-o para uma clínica local de dependentes e marque uma consulta com um psiquiatra em meio período da clínica. Não se envolva demais pelo telefone com o cliente, pois o melhor é fazer os encaminhamentos apropriados.

EXERCÍCIO DE APRENDIZAGEM 12.3

Culturas e hierarquias

Segue uma análise de como pode ser a abordagem de um problema que envolve um departamento que não é de enfermagem, mas que afeta o trabalho dos enfermeiros e todos os profissionais da enfermagem.

Análise: Levantamento de dados

1. Uma cópia do organograma da empresa lhe foi dada na contratação. A estrutura formal mostra uma organização do tipo linha-staff. O chefe do departamento de limpeza está abaixo do diretor de enfermagem e do supervisor do setor de enfermagem, embora no mesmo nível do supervisor clínico imediato. O chefe do departamento de limpeza se reporta diretamente ao chefe do departamento de manutenção e engenharia.

2. A administradora municipal declarou que usa uma política de portas abertas. Você não sabe se isso significa que ignorar os chefes de departamento é aceitável ou apenas interesse do administrador pelos empregados. Um motivo importante para não ignorar os supervisores imediatos ao se comunicar é que eles devem saber o que acontece em seus departamentos. O cargo, o valor e a posição de um chefe ficam fortalecidos se ele funciona como elo essencial na cadeia vertical de comando.

3. Por duas vezes você tentou conversar com seu supervisor imediato; se, porém, você acompanhou ou não os atos de seu supervisor em relação à reclamação, não está claro.

4. Você é um empregado novo e, assim, é provável que desconheça o funcionamento da estrutura formal e informal. Esse dado pode fazer com que suas queixas não tenham credibilidade.

5. Os possíveis riscos incluem criar problema para os funcionários da limpeza ou o supervisor imediato, sendo rotulado como criador de problemas pelos outros na instituição, indispondo-se com seu supervisor imediato.

6. Antes de continuar, você precisa levantar dados sobre seus próprios valores e determinar o que o motiva a continuar o assunto.

Alternativas de ação

Muitas opções estão disponíveis para você.

Apêndice 627

1. Não faça nada. Costuma ser uma boa escolha e deve sempre ser uma alternativa a qualquer problema. Alguns se solucionam por si só, se deixados de lado. Algumas vezes, a solução não vem com o tempo.

2. Você pode conversar com o administrador municipal de saúde. Embora haja riscos nisso, é possível que ele consiga agir. No mínimo, você terá compartilhado o problema com outra pessoa.

3. Você pode se dirigir diretamente aos empregados da limpeza, com mensagens como "Fico furioso quando o pessoal da limpeza dorme em serviço e os banheiros estão sujos". Quem sabe, a evidência de sentimentos e frustrações compartilhadas levarão você a saber mais coisas sobre o problema. Pode haver razões para agirem dessa forma; pode ser que consigam socializar durante seus intervalos. Esta alternativa tem seus riscos: os funcionários da limpeza podem encará-lo com encrenqueiro.

4. Faça com que todos os funcionários da noite assinem uma petição, entregando-a ao supervisor imediato. Formar coalizões costuma produzir resultados. O supervisor, porém, pode entender esse ato como excessivo ou como uma interferência, sentindo-se ameaçado.

5. Dirija-se ao chefe do departamento de funcionários da limpeza e informe o ocorrido. Assim, você poupa tempo e vai direto a quem é encarregado. Isso, porém, pode não ser justo com os funcionários da limpeza e, com certeza, criará inimigos para você.

6. Procure pelo supervisor imediato. Você pode pedir permissão para agir por conta própria, solicitando-lhe a melhor ação. Isso o envolveria e o manteria informado. No entanto, isso também mostra seu desejo de assumir riscos e dedicar tempo e energia pessoais para resolver o problema.

Escolha de uma alternativa

Esse problema não tem uma resposta correta. Sob certas circunstâncias, poderiam ser usadas várias soluções. Diante da maioria das circunstâncias, é mais justo para os demais, e mais eficiente para você, escolher a terceira alternativa listada. Todavia, pelo fato de você ser novato e conhecer pouco a estrutura formal e informal da instituição, a opção mais inteligente seria a alternativa 6. Novos funcionários precisam buscar orientação com seu supervisor imediato.

Para o sucesso dessa reunião de acompanhamento com o supervisor, há necessidade de:

1. Conversar com ele em um momento de calma.

2. Admitir pessoalmente ser problema "seu," sem envolver os colegas.

3. Admitir a possibilidade de haver reais motivos para o modo de agir dos funcionários da limpeza.

4. Pedir permissão para conversar diretamente com os funcionários da limpeza. Ensaiar uma abordagem adequada com o supervisor.

Você deve aceitar as consequências de seus atos. Sua tentativa de corrigir o problema, entretanto, pode motivar o supervisor a ir ele mesmo atrás do problema, procurando o supervisor dos funcionários da limpeza. Se ele fizer isso, você deve solicitar que, antes, haja uma conversa com os funcionários da limpeza. Se, após esse contato com eles, você decidir que o problema persiste e optar por resolvê-lo, deve voltar a falar com o supervisor imediato antes de ir adiante.

Análise da solução do problema

Você teria resolvido o problema de outra forma? Quais seriam outras alternativas que poderiam ter surgido? Alguma vez você saiu da cadeia de comando e teve uma experiência positiva em consequência disso?

628 Apêndice

EXERCÍCIO DE APRENDIZAGEM 13.6

Como transformar limões em limonada

Esta é a estratégia usada por Sally Jones para resolver o conflito com Bob Black. Analisando esse caso, devem ser antecipados sentimentos de ressentimento relativos a atuação de Bob, querendo controle e poder. Na verdade, qual o perigo real que a formação de seu império representa para o diretor de enfermagem? Sally não estaria livrando a si e seus funcionários de deveres profissionais e interrupções?

Certa quantidade de poder é inerente à capacidade de contratar. Os funcionários desenvolvem uma lealdade com a pessoa que os contratou. Como Sally Jones, ou a pessoa designada por ela, é que de fato fará a escolha final, a proposta de Bob deve resultar em pouca perda de lealdade ou poder.

Analisemos o que a verdadeira Sally Jones fez para resolver esse conflito. Quando conseguiu entender que Bob não estava retirando nada de seu poder, Sally foi capaz de usar algumas estratégias bastante pró-ativas. Era essa uma oportunidade de ela parecer comprometida, aumentando, assim, seu valor diante da chefe, além de obter alguma influência política na organização.

Quando se reuniu com Jane Smith e Bob, iniciou cumprimentando Bob por suas ideias. Em seguida, sugeriu que, pelo fato de os enfermeiros terem o hábito de ir ao departamento de enfermagem candidatar-se a cargos e os recursos humanos locais serem muito formais e sem calor humano, alocar o novo funcionário no escritório de enfermagem seria mais cômodo e convidativo. Sally sabia que o departamento de recursos humanos não tinha espaço adequado e que o escritório de enfermagem possuía uma sala a mais. Continuou, dizendo que pelo fato de alguns de seus funcionários na unidade terem muitas informações sobre a organização do hospital, Bob poderia querer entrevistar vários deles na busca de alguém para o novo cargo. Embora reconhecendo que um funcionário experiente na unidade fosse difícil de ser substituído, Sally disse querer fazer esse sacrifício pelo sucesso do novo plano.

A chefe, muito impressionada pela oferta generosa de Sally, virou-se para Bob e disse: "Acho que Sally tem uma ideia excelente. Por que você não contrata um dos seus funcionários e o situa no escritório de enfermagem?". Jane então diz a Sally: "É fácil agora compreender que o funcionário será empregado de Bob, ficando sob seu comando?".

Sally concordou com isso, porque sentiu que acabara de fazer uma grande jogada de poder. Olhemos com mais atenção o que ela obteve com essa manobra política:

1. Venceu sem competir com Bob, o que não fez dele um inimigo.

2. Venceu, impressionando a chefe com sua flexibilidade e iniciativa.

3. Ganhou um novo funcionário.

Ainda que o novo funcionário trabalhe para Bob com mudança de salário que agora está atrelado ao seu centro de custo, ele seria um ex-empregado de Sally. Como ele estaria trabalhando no escritório de enfermagem, teria alguma lealdade para com ela. Além disso, faria todo o trabalho que Sally e seus assistentes faziam e sem custos para o departamento de enfermagem.

Quando Sally recebeu inicialmente o memorando de Bob, ficou furiosa; sua reação inicial foi conversar em particular com sua chefe e queixar-se dele. Felizmente, não levou isso a cabo. É quase sempre um erro político um chefe falar sobre outro pelas suas costas e sem seu conhecimento. Isso costuma ter reflexos desfavoráveis para o empregado, com perda do respeito por parte do supervisor.

Outra opção de Sally seria competir com Bob e não cooperar. Ainda que isso pudesse ter atrasado a centralização do departamento de pessoal, no fim, Bob sem dúvida teria alcançado sua meta e Sally não teria conseguido colher tamanha vitória política.

Os efeitos posteriores dessa manobra política foram ainda mais compensadores. O funcionário continuou leal a Sally. Bob tornou-se um adversário menos contundente e cooperou mais com ela em outras questões. A chefe deu-lhe um sorriso de cumplicidade mais tarde e disse: "Bela jogada com Bob Black". Esse caso pode ser concluído dizendo-se que é um exemplo de alguém que, tendo recebido um limão, fez com ele uma limonada.

Apêndice 629

EXERCÍCIO DE APRENDIZAGEM 21.3

Conflito entre obrigações pessoais, profissionais e organizacionais

A seguir, trazemos uma estratégia de solução de conflito usada por você quando a supervisora de enfermagem (Carol), que a vê como competente e responsável, pediu sua ajuda para assumir em lugar de outra pessoa as tarefas na sala de parto. Embora essa supervisora acredite que você possa fazer o trabalho, sua opinião é de que não conhece o suficiente sobre enfermagem obstétrica a ponto de ser eficiente. Eis algumas estratégias que pode usar para resolver esse conflito.

Análise: Você deve examinar sua meta, a da supervisora e outra com que ambas possam concordar. A sua pode ser proteger sua licença e não fazer algo que prejudique a paciente. A de Carol pode ser oferecer assistência a uma unidade com falta de funcionários. Uma provável meta superior, acima dessas duas, pode ser nem você nem Carol fazer o que quer que seja para causar risco ou dano à organização.

As estratégias de solução de conflito a seguir estão entre as suas opções:

Acomodar. Acomodar é a escolha mais claramente errada. Se você de fato acha que não tem qualificação para trabalhar na sala de parto, essa estratégia poderia prejudicar as pacientes e sua carreira. Uma decisão assim não combina com sua meta ou a meta superior.

Amenizar ou evitar. Como você tem pouco poder e não há alguém disponível para intervir a seu favor, não consegue escolher qualquer uma dessas duas soluções. O problema não pode ser evitado, nem você é capaz de diminuir o conflito.

Encontrar um meio-termo. Em situações iguais, você consegue negociar um meio-termo. Por exemplo, pode dizer: "Não posso ir à sala de parto, mas assumo tarefas em outra área médico-cirúrgica se houver alguém de outra área médico-cirúrgica com experiência em obstetrícia". Ou pode ceder um pouco, dizendo: "Sinto-me mais à vontade trabalhando no pós--parto, e assim o farei se você tiver um enfermeiro qualificado do pós-parto que possa ser enviado à sala de parto". É possível que uma dessas soluções dê fim ao conflito, dependendo da disponibilidade de outros funcionários e do quanto você ficará à vontade na área de pós--parto. É comum que alguém tentando resolver um problema, como a supervisora nesse caso, fique tão sobrecarregado e estressado que não consegue perceber outras alternativas.

Colaborar. Se o tempo permitir e a outra parte quiser adotar uma meta comum, esse é o método preferido para lidar com o conflito. Aquele que tem o poder, entretanto, deve ver o outro como possuidor de algo importante para contribuir para que esse método de controle do conflito tenha sucesso. Talvez você consiga convencer Carol de que tanto ela quanto o hospital correm risco se uma enfermeira sem qualificação for designada para uma área que exige habilidades especiais. Logo que adotada uma meta superior, você e Carol conseguem encontrar soluções alternativas ao problema. Sempre há muitas outras formas de resolver um problema que vão além das que uma só pessoa consegue encontrar.

Competir. Normalmente, competir não é uma alternativa interessante para resolver conflitos, embora às vezes seja o único recurso. Antes de usá-la como método de controle desse conflito, você precisa analisar seus motivos. Você realmente não está qualificada para trabalhar na sala de parto, ou está usando sua falta de experiência como desculpa para não ser enviada para uma área desconhecida que lhe causaria ansiedade? Se realmente está convencida de sua desqualificação, você então tem informações que a supervisora desconhece (um critério necessário a ser usado na competição como método de solução de conflitos). Assim, quando outros métodos de solução do conflito não são eficientes, você precisa usar a competição para resolvê-lo. Deve vencer às custas da perda da supervisora. Há muitos riscos no uso desse tipo de solução. A supervisora pode despedi-la por insubordinação ou, na melhor das hipóteses, vê-la como alguém que não colabora. O método mais adequado de uso da competição nessa situação é uma abordagem assertiva. Um exemplo seria repetir com firmeza, embora sem agressividade: "Não posso ir à sala de parto, porque colocaria as pacientes em risco. Não estou qualificada para trabalhar nessa área". Essa abordagem costuma funcionar. Você não deve trabalhar em uma área em que a segurança dos pacientes seria colocada em risco. Moral, ética e legalmente, isso seria errado como ação. (Observação: as implicações legais desse caso são discutidas no Capítulo 5.)

630   Apêndice

EXERCÍCIO DE APRENDIZAGEM 21.4

Um exercício de análise de negociação

Análise: a meta de um enfermeiro-chefe é garantir que todos os pacientes recebam atendimento seguro e adequado. Pode haver, entretanto, algumas agendas ocultas. Uma delas pode ser o enfermeiro-chefe não desejar repassar autoridade alguma, ou não querer dedicar energia à mudança proposta. Os enfermeiros contratados têm metas de satisfação no trabalho e oferecimento de um atendimento com mais continuidade; sua agenda oculta, todavia, pode ser a necessidade de mais autonomia e controle do local de atuação.

Se permitida a evolução crescente do conflito, os enfermeiros podem começar a perturbar a unidade por sua insatisfação, e o enfermeiro-chefe pode transferir parte dos "insatisfeitos" ou puni-los de alguma maneira. Esse profissional tem habilidades para reconsiderar a solicitação dos enfermeiros. Demonstrando vontade de conversar e negociar o conflito, os enfermeiros veem o enfermeiro-chefe como alguém cooperativo e interessado pela satisfação no trabalho dos subordinados.

Os enfermeiros devem se dar conta de que não conseguirão tudo que querem na solução desse conflito, nem devem esperar tal resultado. Para demonstrar interesse, precisam elaborar um tipo de política e procedimento que funcione em relação às tarefas com pacientes, admitindo que o enfermeiro-chefe desejará modificar seu procedimento. Concluído o plano, precisam planejar a estratégia de participação na reunião iminente. Suas ações podem incluir:

1. Escolher o porta-voz, membro do grupo, com as melhores habilidades assertivas, ainda que com uma abordagem que não seja agressiva ou provoque atrito. Isso evita que o grupo pareça sobrepujar o poder do enfermeiro-chefe. Os demais membros do grupo estarão na reunião dando apoio, mas sua manifestação ocorrerá somente a pedido do líder. De preferência, o porta-voz deve ser alguém bem conhecido pelo enfermeiro-chefe, com opiniões respeitadas.

2. O líder escolhido no grupo deve começar agradecendo-lhe por ter concordado com a reunião. Assim, o grupo admite sua autoridade.

3. Deve haver uma tentativa honesta por parte do grupo de ouvir o enfermeiro-chefe para fazer as mudanças em seu plano. O grupo deve querer abrir mão de algo também; talvez algumas mudanças no padrão de funcionários alocados na unidade.

4. Ao longo da reunião, o líder continua a expressar a meta do grupo – proporcionar maior continuidade do atendimento –, em vez de concentrar-se em quanto o atual sistema deixa o grupo infeliz.

5. A certa altura, os enfermeiros precisam mostrar um desejo de comprometer-se e oferecer-se para avaliar periodicamente o novo plano.

O ideal seria que o resultado da reunião fosse um comprometimento negociado nas designações de atendimento dos pacientes, o que resultaria em maior autonomia e satisfação no trabalho para os enfermeiros, autoridade suficiente ao enfermeiro-chefe para atender às responsabilidades contínuas e maior continuidade na designação de pacientes a serem atendidos.

EXERCÍCIO DE APRENDIZAGEM 23.1

Elaboração de um instrumento de auditoria

Ao redigir critérios de auditoria, você deve definir em primeiro lugar, com a maior clareza possível, a população de pacientes para que as informações possam ser obtidas depressa. Nesse caso, elimine pacientes que tiveram complicações no parto, pacientes nascidos com anormalidades, pacientes de cesariana e nascimentos realizados em casa, porque esses pacientes precisarão de mais investigação e orientações. As expectativas de desempenho devem ser fixadas em uma adesão de 100%, com possibilidades de exceções razoáveis. A porcentagem de 100% é a recomendada, porque, se nenhum desses critérios estiver escrito no prontuário do paciente, ainda podem ser realizadas ações para mudar a situação.

Apêndice **631**

Escolha o prontuário de pacientes como a fonte mais objetiva de informações. O pressuposto deve ser que, se os critérios não foram ali registrados, não foram atendidos. Faça uma auditoria em 30 prontuários para oferecer à agência dados suficientes para que possam surgir algumas conclusões, mas não colete dados em demasia de modo a onerar a revisão dos registros. Um formulário de auditoria que pode ser criado é exemplificado aqui:

FORMULÁRIO DE AUDITORIA DE ENFERMAGEM PARA ENFERMEIROS EM VISITA

Diagnóstico de enfermagem: Visita domiciliar inicial em 72 horas após parto normal sem complicações, com recém-nascido normal, ocorrido em uma maternidade ou serviço obstétrico

Fonte das informações: Prontuário da paciente

Adesão esperada: 100%, a menos que sejam percebidas exceções específicas

Número de prontuários a serem auditados: 30

Após a revisão dos prontuários pelo comitê de auditoria, deve ser feito um resumo dos dados coletados. Esse resumo poderia ser assim:

RESUMO DOS DADOS COLETADOS EM AUDITORIA

Diagnóstico de enfermagem: Primeira visita domiciliar em 72 horas após parto sem complicações, com recém-nascido normal, ocorrido em uma maternidade ou em um serviço obstétrico

Número de prontuários auditados: 30

Data da auditoria: 06/07/2014

Resumo das descobertas: Adesão de 100% em todas as áreas, exceto registro da temperatura materna (adesão de 50%) e do recém-nascido (70%)

Sugestões para melhorar a adesão: Lembrar os enfermeiros de registrar a temperatura da mãe e do bebê no prontuário, mesmo quando normais. O tempo pode ser um fator na primeira visita domiciliar, porque as temperaturas de ambos foram registradas nas visitas posteriores. O comitê concorda com o fato de que as temperaturas da mãe e do bebê devem ser verificadas na primeira visita em casa, sugerindo uma reunião dos enfermeiros na instituição, em horário de atendimento, para tratar dessa área em que não houve adesão.

Assinado, presidente do comitê _____

Os resumos devem ser encaminhados à pessoa responsável pela melhoria da qualidade, no caso, o diretor da agência. Em momento algum os enfermeiros de saúde pública são individualmente identificados como não tendo satisfeito aos critérios. A melhoria da qualidade sempre deve estar separada da avaliação do desempenho.

EXERCÍCIO DE APRENDIZAGEM 24.3

Uso da administração por objetivos como parte da apreciação de desempenho

Análise: este caso poderia ter várias abordagens, dependendo da teoria motivacional ou de mudança ou de outra fundamentação ter sido implementada em apoio às decisões. Na verdade, um chefe pode usar várias teorias diferentes para aumentar a produtividade. Esse caso, todavia, será resolvido com uso de técnica de apreciação do desempenho unicamente, para demonstrar que também pode ser um método útil para controle da produtividade.

Há vários aspectos que parecem se salientar nas informações apresentadas no caso. Primeiro, parece que a srta. Irwin é uma pessoa que precisa ser lembrada das coisas. Trabalha bem no que diz respeito ao Objetivo 3 porque recebeu lembretes mensais das reuniões. E, uma vez que trabalhou com um grupo de pessoas, conseguiu dar uma contribuição real a esse comitê. As semelhanças entre os outros quatro objetivos incluem (a) todos terem exigido que a srta. Irwin trabalhasse sozinha para sua realização e (b) ausência de lembretes inerentes.

Mais do que encarar essa apreciação de desempenho de forma crítica, o enfermeiro-encarregado deve gastar sua energia elaborando um plano de ajuda à srta. Irwin, para que tenha sucesso nos próximos meses. Nada desmotiva ou deprime mais um empregado que o fracasso. O plano

(Continua)

632　**Apêndice**

a seguir concentra-se apenas na parte MBO da apreciação de desempenho da srta. Irwin, sem se concentrar na escala de classificação do desempenho profissional.

Antes da entrevista

1. Pedir que a srta. Irwin revise seus objetivos do ano anterior e venha preparada para discuti-los.
2. Fixar um horário conveniente para que você e a srta. Irwin tenham tempo e privacidade.

Justificativa

1. Oferecer à funcionária oportunidade de solução individual do problema e reflexão pessoal.
2. Mostrar interesse e respeito pela funcionária.

Durante a entrevista

1. Começar cumprimentando a srta. Irwin por ter alcançado o Objetivo 3. Perguntar sobre trabalho no comitê, procedimentos em que está trabalhando, e assim por diante.
2. Revisar cada um dos outros quatro objetivos e solicitar dados da srta. Irwin. Evitar críticas de sua parte.
3. Perguntar-lhe se necessita de algum padrão/modelo.
4. Dizer-lhe que a MBO costuma funcionar melhor se os objetivos forem revisados em determinados momentos e perguntar o que ela acha disso.
5. Sugerir que ela mantenha os objetivos não alcançados e adicione mais um.

6. Trabalhar com a srta. Irwin para elaborar um lembrete, ou um sistema de verificação, que a auxilie a alcançar os objetivos.

7. Não se solidarizar com ela, nem encontrar desculpas para o fato de os objetivos não terem sido alcançados.
8. Concluir com uma nota de encorajamento e apoio: "Sei que você consegue atingir esses objetivos".

Justificativa

1. Demonstrar interesse pela funcionária e lhe oferecer apoio.

2. Permitir que a funcionária faça o julgamento de seu próprio desempenho.

3. Orientar a funcionária para que solucione o problema por conta própria.
4. Trata-se de uma oferta para auxiliar a funcionária a melhorar seu desempenho, e não de uma medida punitiva. Possibilita *input* à funcionária.
5. Os empregados devem ser estimulados a atingir os objetivos, a menos que estes tenham sido elaborados de maneira insatisfatória ou não sejam realistas.
6. Mais uma vez, isso é útil ao sucesso dos empregados. Não basta dizer a eles que devem melhorar, mas ajudá-los na identificação de como conseguir isso.
7. O foco deve permanecer no crescimento e não no *statu quo*.
8. Os empregados costumam atender às expectativas do chefe em relação a eles; se elas forem de crescimento, há melhores possibilidades de isso acontecer.

EXERCÍCIO DE APRENDIZAGEM 25.5

O empregado marginal

Como supervisor de enfermagem de uma unidade oncológica com 25 leitos, em um hospital que tem 400 leitos, esta seria uma maneira de resolver os problemas causados por um empregado marginal (Judy) que trabalha com você.

1. *Identificar o problema.* O desempenho marginal de um funcionário está afetando o moral da unidade.
2. *Coletar dados para análise das causas e consequências do problema.* As informações a seguir devem ser coletadas e analisadas:
   - Judy é enfermeira há 15 anos e provavelmente sempre foi uma empregada marginal em termos de atuação.

Apêndice **633**

- Ela afirma estar bastante motivada para ser enfermeira da oncologia.
- Judy foi treinada e acompanhada em várias ocasiões para melhorar seu desempenho, não tendo sido detectada melhora.
- É difícil recrutar e reter enfermeiros mais habilitados nessa unidade.
- A unidade já está com falta de dois enfermeiros em período integral.
- O desempenho de Judy não é insatisfatório; é marginal.
- Os demais enfermeiros do setor consideram seu desempenho perturbador o suficiente para solicitar a você sua remoção para outro setor.

3. *Identificar soluções alternativas.*

   Alternativa 1 – Demiti-la.

   Alternativa 2 – Transferi-la para outro setor.

   Alternativa 3 – Continuar treinando e acompanhando Judy, ajudando-a a identificar metas específicas e realistas de desempenho.

   Alternativa 4 – Não fazer nada e esperar que o problema se resolva por si só.

   Alternativa 5 – Trabalhar com outros enfermeiros de modo a criar um ambiente de trabalho que faça Judy querer ser transferida da unidade.

4. *Avaliar as alternativas.*

   Alternativa 1 – Apesar de oferecer uma solução rápida ao problema, há vários aspectos negativos nessa alternativa. Embora Judy tenha um desempenho marginal, nada fez para merecer ação disciplinar ou demissão. Ainda que alguns funcionários tenham pedido sua saída da unidade, isso pode ser entendido como arbitrário e muito injusto por uma minoria silenciosa. Assim, a sensação de segurança dos empregados e o estado de ânimo da unidade podem diminuir ainda mais. Além disso, será difícil encontrar substituto para Judy.

   Alternativa 2 – Essa alternativa afastaria de forma imediata o problema do supervisor, agradando, possivelmente, os funcionários. É uma alternativa que simplesmente transfere o problema para outra unidade, o que é contraproducente para as metas da organização. Pode ser uma opção apropriada se o supervisor for capaz de mostrar que Judy pode desempenhar seu trabalho em um nível melhor em outra unidade. Fica difícil prever como ela se sentiria em relação a essa opção. Judy deve saber da frustração dos colegas em relação a ela, e uma transferência será sinônimo de abrigo temporário contra essa hostilidade. Ainda que esteja agradecida por não ser demitida, entenderá essa transferência como um fracasso. Esse reconhecimento desmoraliza, negando a oportunidade de atingir uma meta profissional de longo prazo.

   Alternativa 3 – Trata-se de uma alternativa que requer um compromisso a longo prazo e que demanda muito tempo do chefe. As informações não são suficientes para determinar se o supervisor conseguirá assumir esse tipo de compromisso. Além disso, não há garantia de que fixar metas de curto prazo, específicas e realistas, melhore o desempenho profissional de Judy. Deve, sim, aumentar sua autoestima e reforçar o interesse que o supervisor possa ter por ela. A opção mantém uma enfermeira que é difícil de ser substituída. Mas não resolve a insatisfação dos demais profissionais da unidade.

   Alternativa 4 – Há poucos aspectos positivos nesta alternativa, a não ser a necessidade de pouco gasto de energia do supervisor a essa altura. No entanto, o problema provavelmente se transformará num bola de neve e o estado de ânimo da unidade poderá piorar.

   Alternativa 5 – Ainda que a maioria concorde que essa alternativa esteja moralmente corrompida, ela tem suas vantagens. Judy sairia voluntariamente da unidade, e o supervisor e os outros enfermeiros não precisariam resolver o problema. As desvantagens são semelhantes às mencionadas na Alternativa 1.

(Continua)

634 Apêndice

5. *Escolher a solução adequada.* Como na maior parte das decisões que têm um componente ético, não há uma resposta correta, e todas as alternativas têm aspectos desejáveis. A de número 3, possivelmente, traz o menor número de características desagradáveis. O custo do supervisor é de tempo e energia. Há pouco a perder na tentativa desse plano de aumentar a produtividade do empregado, uma vez que não há substitutos para Judy. Perdê-la com por demissão ou transferência meramente aumenta a carga de trabalho dos outros enfermeiros devido à escassez de funcionários; tampouco ajuda Judy.

6. *Implementar a solução.* Ao implementar a Alternativa 3, o supervisor deve ser muito claro com Judy acerca dos motivos. Ela também precisa estar segura de que as metas fixadas são específicas e realistas. Ainda que os demais funcionários continuem a expressar sua insatisfação com o desempenho dessa colega, o supervisor deve ter cautela para não discutir com eles informações confidenciais sobre o plano de acompanhamento e treinamento de Judy. O chefe precisa, entretanto, tranquilizar seus funcionários, dizendo estar bem ciente de suas preocupações e de acompanhar de perto a situação.

7. *Avaliar os resultados.* O supervisor optou por revisar a solução dada ao problema seis meses após a implementação do plano. Descobriu que, embora Judy tenha ficado satisfeita com seu desempenho e agradecida pelo que o supervisor fez, sua atuação não melhorou muito. Continuou uma funcionária de atuação marginal, embora já atendesse aos níveis mínimos de competência. O supervisor entendeu, porém, que os demais parecem estar aceitando melhor o nível de capacidade da colega, mais raramente expressando insatisfação. Em geral, o moral da unidade melhorou.

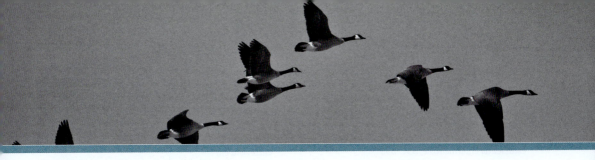

Índice

Observação: números de página seguidos de *q* indicam quadros; seguidos de *f* indicam figuras; e seguidos de *t* indicam tabelas.

A

Abordagem do "cassetete", 598
Abordagem estruturada, tomada de decisão, 7
Abordagem Seis Sigma, 564
Abordagem SMART de estudos, 184*q*
Abuso de substâncias químicas, 612–613
Acalmar uma das partes, 499–500
Ação afirmativa, 531
Achatando a organização, 266
Acomodação, 527
Administração
    científica, 35–36
    controle na, 33
    definição da, 33
    no século XXI (*Ver* Liderança e administração, século XXI)
    participativa, 37
    sete atividades de, 36, 277
    visões clássicas da, 32–50 (*Ver também* Liderança e administração, visões clássicas)
Administração ativa por exceção, 46–47
Administração de conflitos, 495–513
    colaboração em, 497–498
    competição em, 495–496
    consenso em, 505–506
    cooperação/acomodação em, 496
    em unidades, 498–500
    estratégias para, 495*q*
    evitação em, 496–497
    gênero em, 494
    história da, 489–490
    meio-termo em, 495
    meta da, 491
    negociação em, 499–504
    papéis de liderança e funções administrativas em, 488*q*, 505–506
    resolução alternativa de disputas, 504–505
    resolução de conflitos em, 495*q*
    suavização em, 496
Administração de desempenho, 589–590
Administração passiva por exceção, 46–47
Administração por objetivos (MBO – *management by objectives*), 578, 582–584
    uso da, 583–584

Administrador, estratégias disciplinares para, 603–607
    concordância e aceitação do plano de ação, 605–606
    conferência de desligamento, 607–608
    conferência disciplinar, 604–607
    esclarecimentos das expectativas de mudança, 605–606
    lógica da ação disciplinar, 605–606
    motivos para ação disciplinar, 604–606
    orientação em desempenho deficiente, 603–604
    reação do funcionário à ação, 605–606
Administradores, 33
    responsabilização por negligência para, 103–104
Administradores de alto escalão, 266, 267*t*
Administradores de médio escalão, 266, 267*t*
Administradores de primeiro escalão, 266–267, 267*t*
Adulação, 503–504
Advertência por escrito. *Ver* Reprimenda formal
Advertência verbal. *Ver* Reprimenda informal
Affordable Care Act (Lei da Acessibilidade de Atendimento aos Pacientes), 208–209*q*, 226–229
Afirmar as consequências, 15
Age Discrimination and Employment Act (ADEA, ou Lei Contra a Discriminação Etária no Emprego), 532
Agências administrativas, 96–97, 96–97*t*
Agency for Health Care Research and Quality (AHRQ), 550
Agenda de Mudança, 558
Agendas ocultas, 501–502
Agente de mudança, 163–164
    responsabilidades durante os estágios de mudança, 165–166*q*
Agentes, 58
Agressão, 104–105
Agressão simples, 104–105
Alcance de controle, 265
Alerta prévio, 600
Alocação de funcionários, 334–361
    centralizada, 390–392
    colocação na, 353–354
    decentralizada, 390–392
    dicas para o entrevistado em, 346, 348–349, 349*q*
    doutrinação em, 354–358, 355*q* (*Ver também* Doutrinação, funcionário)

636 Índice

entrevista como instrumento de seleção em, 339–347, 348t (*Ver também* Entrevistas)

envelhecimento da força de trabalho, 337–338

escassez de enfermeiros e, 337–339

etapas sequenciais em, 336–337q

exigências para, 397–398

fatores de demanda em, 337–338

fatores de oferta em, 338–339

matrículas educacionais de enfermagem e, 337–338

número fechado de funcionários, 405–406

papéis de liderança e funções administrativas em, 335q, 358

previsão de necessidades de, 336–338

recrutamento para, 338–339

seleção em, 349–352 (*Ver também* Seleção, funcionário)

visão geral da, 335

Alocação de funcionários, em processo administrativo, 37

Alocação de funcionários baseada em turnos, 406–407

Alocação de médicos em UTI, 563

Alocação de pessoal descentralizada, 390–392

Alternativas, geração de várias, 14

Amálgama, 371

Ambiente ético de trabalho, criação de, 86–87

Amenização, 496

American Academy of Nursing (AAN), 278

American Association of Colleges of Nursing (AACN), 325–326

American Federation of Government Employees, 519

American Federation of Labor–Congress of Industrial Organizations (AFL-CIO), 519

American Federation of State, County, and Municipal Employees, 519

American Hospital Association (AHA), 518

American Nurses Association (ANA), 113, 278, 472, 518, 548

e negociação coletiva, 519

escopo e padrões de prática, 549q

no desenvolvimento de padrões profissionais, 548–550

American Nurses Credentialing Center (ANCC), 246–247, 278, 349

American Recovery and Reinvestment Act de 2009 (ARRA, ou Lei Norte-Americana de Recuperação e Reinvestimento), 111, 122

Americans with Disabilities Act (Lei dos Norte-Americanos com Deficiências), 534–535

Análise de antecedentes, 350

Análise de causa-raiz (RCA – *root cause analysis*), 544

Análise de eventos críticos (CEA – *critical event analysis*), 547

Análise de partes interessadas, 274

Análise SWOT, 144–145, 144–145q

Análise TOWS. *Ver* Analise SWOT

Analogia, argumentando a partir de, 15

Angústia moral, 72

Apreciação de desempenho, 573–592

administração de desempenho *vs.*, 589–590

documentação da entrevista em, 559, 559q

entrevista em

planejamento, 586–587

superando dificuldades em, 587–589

fatores que influenciam a eficiência de, 576q

instrumentos em, 549–556

orientação (*coaching*) em, 603–604

papéis de liderança e funções administrativas em, 574q, 576

para motivação de funcionários, 589–590

precisão e justiça na, 576–577, 577q

Aprendizado com estudos de caso, 4–5

Aprendizado observacional, 369

Aprendizagem indireta, 4–5

Aquisição baseada em qualidade, 559

Aquisição baseada em valor, 211q

Aquisição baseada em valor em hospitais, 227–228

Arbitragem, 508–509, 608–609

Arcabouço intuicionista, 74t, 75

Arcabouços éticos, para tomar decisões, 74–75, 74t

Argumentação a partir de analogia, 15

Argyris, Chris, 38

Aristóteles, 47–48t. *Ver também* Teoria do grande homem

Árvores decisórias, 21, 22f

Assédio sexual, 532–534

Associação de prática independente (IPA – *independent practice association*), 221–222

Atendimento centrado nos pacientes e nos familiares, 326–328, 326–327q

Atendimento de pacientes, organização, 311–330

enfermeiro-líder clínico em, 325–327

futuro dos modelos de atendimento de pacientes em, 329

gestão de doenças em, 323–324, 324q

modelos tradicionais de, 313–323

atendimento integral de enfermagem ao paciente/método de caso por atribuição, 313–314

enfermagem em equipe, 316–317

enfermagem modular, 318

enfermagem primária, 319–320, 319f

equipes interprofissionais de atendimento primário de saúde, 321

função de líder de equipe multidisciplinar, 317–318

gestão de casos, 321–322

método funcional, 314–315

visão geral, 313, 313q

modo ideal de, seleção, 324–325

atendimento centrado nos pacientes e familiares, 326–328, 326–327q

enfermeiro-líder clínico, 325–327

modelos mais novos de atendimento de saúde e de papéis em enfermagem, 325–326

navegador de enfermagem, 325–326

papéis de liderança e funções administrativas em, 312q, 329–320

Índice 637

Atendimento de saúde baseado na população, 323
Atendimento de saúde de qualidade
   definições de, 545–546
   manutenção (*Ver* Controle de qualidade)
Atendimento gerenciado, 210*q*, 221–224, 222–223*q*
   características, 222–223*q*
   definição de, 221–222
   futuro do, 224–227, 224–227*q*
   organizações, 221–223
   por Medicare e Medicaid, 222–224
   proponentes e críticos do, 223–224
Atendimento integral de enfermagem a pacientes,
   313–316, 314*f*
Ativos, 208–209*q*
Atmosfera externa, na comunicação, 439
Atmosfera interna, na comunicação, 439
Atmosfera motivacional, 414–434
   alegria no trabalho em, 426
   criação, 421–425, 425*q*
   diferenças geracionais e motivação, 422–424
   funcionário e supervisor, relação entre, 424
   incentivos e recompensas, 421–423
   motivadores individuais *vs.* coletivos em, 416–417
   papéis de liderança e funções administrativas em,
     415*q*, 429
   reforço positivo em, 425
   teoria, 416–422, 417–418*f*, 418–419*q*, 419–420*f*,
     420–421*q*
Ato ilícito não intencional, 104–105
Atos ilícitos, 104–105
Atos ilícitos intencionais, 104–106
Audiências processuais devidas, 504–505
Auditoria, 551
   definição de, 551
   estrutura, 552
   processo, 552
   prospectiva, 551
   resultado, 551–552
   retrospectiva, 551
   simultânea, 551
Ausência de liderança, 45–46
Autoagendamento, 396–397
Autoapreciação, 581–582
Autoconsciência
   em liderança autêntica, 59–60
   em tomada de decisão ética, 74
Autocuidado, 428–429
Autodisciplina, 599
Autonomia, 75*q*, 76
Autoridade, 269, 288
   interdependência de resposta a, 293*f*
Autoridade legal-racional, 263
Avaliação, definição de, 575–576
Avaliação de competência, 579
Avaliação de desempenho, 575–576, 579
Avolio, B. J., 43–46

B

Balanced Budget Act (BBA, ou Lei do Orçamento
   Equilibrado), 220–221
Balanced Scorecard, 145–146
Bandura, A., 369
Barbitúricos, 613–614
Barreira invisível, 290
Base de poder pessoal, construção, 299–301, 301*q*
Bass, B.M., 43–44
Benchmarking, 547. *Ver também* Controle da qualidade
Beneficência, 75*q*, 76
Biometria, 142–143
Boca a boca, 262
Boca a boca, definição de, 441–442
Bombas inteligentes, para terapia intravenosa (IV), 564
Brainstorming, 14
Brandt, M.A., 43
Burns, F., 43
Burns, J.M., 43–44
Burocracia, conceito de Weber de, 263

C

Cadeia escalar, 272
Califórnia, direitos dos pacientes na, 123*q*
California Nurses Association (CNA), 518
Calúnia, 105–106
Campanha *Discover Nursing*, 62
Capitação, 208–209*q*, 221–222
Capital humano, 58
Carta de Direitos do Paciente, 121
Carta de Direitos e Responsabilidades do consumidor. *Ver*
   Carta de Direitos do Paciente
Case Management Society of America (CMSA), 321
Casos administrativos, 97–98
Casos cíveis, 97–98
Casos criminais, 97–98
Centers for Medicare and Medicaid Services (CMMS),
   220–221, 455–456, 559–563
Centro de custo, 208–209*q*
Certificação de especialização profissional, 246–249,
   247–248*q*
   benefícios profissionais de, 247–248
   resultado para os pacientes de, 247–249
Chapman, B. T., 457–458, 457–458*q*
Checklist forçado, 581–582
Checklist simples, 581–582
Civil Rights Act (Lei dos Direitos Civis) de 1964, 531
Classificação de Intervenções de Enfermagem (NIC –
   Nursing Interventions Classification), 553–554
Classificação de mérito, 575–576
Clonazepan, 613–614
Código de barras, uso do, 564
Código de ética, 79
Código de Ética para Enfermeiros da American Nurses
   Association, 79–80, 79*q*

638 Índice

Código nacional de drogas (ND – *national drug code*),
564
Códigos de Classificação Internacional de Doenças (CID),
210q
Colaboração, 497–498
Coleta de dados, cuidados, 11–12, 11–12q
Collins, Jim, 56
Colocação, funcionário. *Ver* Alocação de funcionários
Colocação de funcionários, 353. *Ver também* Alocação de
pessoal
Comitê
estrutura, 280, 280q
oportunidades e responsabilidades, 280–281
Comitês de ética, 86–87
Comitês de prática conjunta, 277
Competência, 371
Competição, 495–496
Comportamento assertivo, 438
Comprometimento, 270
fiscal e ético, para funcionário, 405–407
organizacional, 556–559
resultados, 545
Comunicação, 436–464
agressiva, 445–446
assertiva, 446–447
atmosfera interna e externa, 439
boca a boca, 441–442
canais de, 441–443
contato visual na, 444–445
cultura e, 444–445
de baixo para cima, 441–442
de cima para baixo, 441–442
definições de, 438
diagonal, 441–442
dinâmica de grupo na, 456–459
efetiva, 444–445
em desempenho financeiro, 455–456
frente a frente, 443–444
gênero na, 440
habilidades de escuta na, 448–449
habilidades verbais para, 445–447
horizontal, 441–442
modos de, 442–444
não verbal, 443–444
papéis de liderança e funções administrativas em,
437q–438q
passiva, 445–446
por escrito, 442–443, 449–451
postura na, 444–445
processo de, 438–440, 439f
sigilo na, 453–455
telecomunicação e *e-mail* em, 452–454
telefone, 443–444
Comunicação, organizacional
estratégias de, 440–443
por escrito, 449–451

tecnologia na, 451–454
variáveis em, 440
Comunicação em grupo, 455–457
integração de liderança e administração em, 458–460
Comunicação interpessoal, 491–492
integração de liderança e administração em, 458–460
Comunicação não verbal, 443–444
elementos da, 443–446
Comunicação organizacional, 437. *Ver também*
Comunicação
estratégias da, 440–443
integração de liderança e administração em, 458–460
redes sociais, 452–454
tecnologia em, 451–454
variáveis em, 440
visão geral da, 437
Comunicação passivo–agressiva, 445–446
Comunicação verbal, 443–446. *Ver também* Comunicação
Concepções organizacionais burocráticas, 36, 271
Condicionamento operante, 417–420
Conferência de desligamento, 607–608
Conferência disciplinar, 604–607
concordância e aceitação do plano de ação, 605–607
esclarecimento de expectativas de mudanças, 605–606
lógica da, 605–606
motivo para, 604–606
reação do funcionário à ação, 605–606
Confidencialidade, 75q, 78, 453–454
Configurações organizacionais horizontais, 272, 273f
Conflito
aberto, 494
afetivo, 493
categorias de, 490–493
definição e natureza do, 488
intergrupal, 490–491
interpessoal, 491–492
intrapessoal, 491
latente, 493
manifesto, 494
percebido, 493
processo, 493–494, 494f
qualitativo, 489
quantitativo, 489
sentido, 493
Conflito manifesto, 494
Conflito organizacional, fontes de, 498q
Conflito substantivo. *Ver* Conflito percebido
Confrontação, 498–499
Congruência filosófica, na hierarquia de planejamento,
150, 150f
Conhecimento acadêmico organizacional positivo, 55
Conquista de recompensas, em delegação, 470
Consenso, 505–506
Consentimento expresso, 106–107
Consentimento informado, 105–107, 106–107q
para pesquisas clínicas, 106–108

Índice 639

Consequências, afirmação das, 15
Consideração individualizada, 46–47
Consistência, 600
Constituição, 95–97, 96–97t
Consulta a terceiros, 498–499
Contabilidade. *Ver também* Responsabilidade de planejamento fiscal, 208–209
Contas de Poupanças Médicas (MSAs – *medical savings accounts*), 223–224
Contato visual, na comunicação, 444–445
Contenção de custos, 207
Contratação seletiva, 221–222
Controle, em processo administrativo, 37
Controle ambiental, cultura e, 479–480
Controle da qualidade, 542–567
    aquisição baseada em qualidade, 559–561
    auditorias em, 551–552
    Centros de Serviços Medicare e Medicaid em, 559–563
    como obrigação organizacional, 556–559
    como processo, 544–547, 546f
    definição de, 542
    definição de atendimento de saúde de qualidade em, 545–546
    desenvolvimento de padrões em, 548–551
    eficaz, 547q
    erros médicos em, 562–565
    fichas de relatório, 562–563
    Hospital Consumer Assessment of Healthcare Providers and Systems Surveys, 560–562
    impactos externos sobre, 556
    Joint Commission sobre, 557–558
    linguagens padronizadas de enfermagem, 553–554, 553q
    modelos de melhoria da qualidade em, 554–555
    Multistate Nursing Home Case Mix and Quality Demonstration sobre, 561–562
    National Committee for Quality Assurance sobre, 561–562
    National Patient Safety Goals, 559
    organizações de revisão de padrões profissionais em, 557
    ORYX, 558
    pagamento por desempenho, 559–561
    papéis de liderança e funções administrativas em, 515q, 565–567
    parâmetros básicos, 558–559
    participantes em, 561–562
    Projeto de Indicadores de Qualidade da Maryland Hospital Association para, 561–562
    resultados em, 542, 544
    sistema de pagamento antecipado em, 557
Controle de relações humanas, 37–38
Cooperação, 496
Critérios de controle, estabelecendo, 546
CRM Learning, 498–499

Crossing the Quality Chasm: A New Health System for the 21st Century, 565
Cultura organizacional, 274–276, 276q
Cumprimentar, Ouvir Respeitosamente, Revisar, Recomendar ou Solicitar Mais Informações e Recompensar (GRRRR – Greeting, Respectful Listening, Review, Recommend or Request More Information, and Reward), 448–449, 448–449q
Curriculum vitae, 251–252
    preparação, 251–253, 252–253f
Custo-benefício, 207
Custos controláveis, 208–209q
Custos diretos, 208–209q
Custos fixos, 208–209q
Custos incontroláveis, 210q
Custos indiretos, 210q
Custos totais, 210q
Custos variáveis, 209q

D

Dados referenciais, 208–209q
Decisões judiciais, 96–97, 96–97t
Declaração Conjunta de Delegação, 467
Defensor, 118
    enfermeiros como, 118
Defesa, 117–136
    aprendizado de, 118–119
    definições em, 118
    delação como, 125–127
    local de trabalho, 124–125
    mídia e, 130
    paciente, 120–121
    papéis de liderança e funções administrativas em, 118q–119q, 131–132
    profissional, 127–130
    subordinado, 124–125
    valores da enfermagem centrais na, 119, 119q
Defesa, enfermagem
    na legislação e nas políticas públicas, 128–129
    valores centrais a, 119, 119q
Deficiência, 534–535
Delação, 126–127
    externa, 126
    interna, 126
Delegação, 467–481
    avaliação do desempenho em, 470
    como uma função da enfermagem profissional, 473–479
        etapas na, 477
        guia baseado em tarefas para, 477–478
        papéis de liderança e funções administrativas em, integração, 479–481
        para equipe de trabalho transcultural, 479–480
        para funcionários auxiliares sem licença, 474–478
        preparação para o papel de, 473
        resistência de subordinados a, 478

640 Índice

comunicação clara dos objetivos na, 469
definições de, 467
delegação em excesso, 472
dificuldade em, 471
direitos a, 473q
efetiva, 468–471
erros comuns em, 471–472, 471q
estabelecimento de prazos e monitoramento do progresso em, 470
estratégias de sucesso, 468q
fenômeno cultural, 479–480q
fortalecimento na, 470
habilidades e níveis necessários em, identificando, 469
imediata, 482
modelos de conduta e orientação em, 470
papéis de liderança e funções administrativas em, 468q
para funcionários auxiliares sem licença, 474–478
planejamento com antecedência em, 469
recompensa de conquistas em, 470–471
resistência a, 478
seleção de funcionários capazes em, 469
subdelegação em, 471–472
Delegação em excesso, 472. *Ver também* Delegação
Delegação imprópria, 472. *Ver também* Delegação
Deming, W. Edward, 554–555
Demissão, 602
Dependência de álcool, 615–616
Dependência química, 597
Desempenho, 456–457, 456–457t
Desenvolvimento de carreiras, 235–256
avaliação de competências em, 245–247
certificação de especialidade profissional em, 246–249
definição de, 236–237
desenvolvimento administrativo em, 243–246
justificativas para, 238–239, 238–239q
orientação de carreiras em, 240–244, 243–244q
papéis de liderança e funções administrativas em, 236–237q, 253–254
portfólio profissional em, 248–249
prática de reflexão em, 248–249
preparação de *curriculum vitae* em, 251–253, 252–253f
responsabilidade da organização em, 239–241, 240–241q
responsabilidade individual no, 238–240, 240–241q
Desenvolvimento de pessoal, 366–367
avaliação de atividades para, 370–371
avaliando necessidades de, 369–370
educação e treinamento em, 367
responsabilidade em, 367–368
Desenvolvimento gerencial, 244–246
Desgaste de função, 376–377
Designação de Magnet, 278–279, 279q
Desligamento involuntário, 602
Despesas, em orçamento, 208–209
Despesas controláveis, 208–209

Despesas fixas, 208–209
Despesas incontroláveis, 208–209
Despesas operacionais, 210q
Despesas variáveis, 208–209
Difamação, 105–106
Diferenças de poder, 588
Dinâmica de grupo, 456–459, 457–458q
formação de grupo e papéis de manutenção, 457–458
funções de tarefas em grupo, 456–458
papéis individuais, dos membros do grupo, 457–459
Direção, em processo administrativo, 37
Direitos
carte do paciente, 226–227
paciente (*Ver* Defesa)
Direitos dos pacientes, 121
na Califórnia, 122q
Diretor de enfermagem, 266
Diretor de segurança dos pacientes, 556
Diretrizes clínicas padronizadas, 550
Diretrizes de prática clínica, 545
Disciplina, 598
aplicação de, 599
auto, 599
com funcionário sindicalizado, 609–611
construtiva *vs.* destrutiva, 598
definição e origem de, 598
falta de, 599
formulário de reprimenda para, 601q
funcionários marginais e, 596–597
normas de grupo e, 599
papéis de liderança e funções administrativas em, 620–621
para funcionário dependente químico, 612–614
procedimentos de queixa em, 608–610
regras justas e eficazes para, 599–600
Disciplina, progressiva, 600–602
desligamento ou demissão involuntária em, 602
guia de, 602t
reprimenda formal ou advertência escrita em, 601
reprimenda ou advertência verbal em, 601
suspensão do trabalho em, 601
término ou demissão involuntária em, 602
Disciplina construtiva, 598
Distinguished Hospitals for Patient Safety, 565
Diversidade, 111. *Ver também* Força de trabalho com diversidade cultural, considerações legais em, 109–110
Diversidade cultural
educação do pessoal e, 382
força de trabalho, considerações legais na, 111–112
Diversidade geracional, 335, 403–405
Divisão do trabalho, 263
Domínio do hemisfério cerebral, estilos de pensamento e, 17
Doutrina da imunidade de instituições beneficentes, 103–104
Doutrina do vulnerável ao arbítrio, 610–611

Índice **641**

Doutrinação, funcionário, 354–358. *Ver também* Alocação de funcionários; Alocação de pessoal
  conteúdo da, 355*q*
  definição de, 354
  indução em, 355–356
  orientação em, 356–358
Doutrinas legais, 97–99

E

Educação, 366
Efeito de recenticidade, 577
Efeito halo, 578
Efeito Hawthorne, 38, 38*t*
Efeito Mateus, 578
Efeito trombeta, 578
Efeito borboleta, 174
Eficiência
  liderança, Hollander sobre, 42
Eficiência organizacional, 281–282
Elementos de desperdício de tempo, 190–191
Emenda Taft-Hartley (1947), 530
Empecilhos orçamentários, 215–216, 215–216*q*
Emprego equânime, 528
Empresas controladas pelo governo, 611–612
Encaminhamento hospitalar com base em evidências (EHR – *evidence-based hospital referral*), 563
Encerramento, de grupo de comunicação, 455–456
Encomendas *just-in-time*, 215–216
Enfermagem baseada em relacionamento. *Ver* Enfermagem primária
Enfermagem em equipe, 316–317, 317*f*
Enfermagem modular, 318
Enfermagem primária, 319–320
Enfermagem profissional, delegação de, 437–479
  etapas em, 475
  guia baseado em tarefas para, 448–449
  papéis de liderança e funções administrativas em, integração, 479–481
  para equipe de trabalho transcultural, 458–459
  para funcionários auxiliares sem licença, 454–456
  preparação para o papel de, 473
  resistência de subordinado em, 478
Enfermeiro recrutador, 338–339
Enfermeiros associados, 319
Enfermeiros de agências, 395–396
Enfermeiros de prática avançada (APNs – *advanced practice nurses*), 99–100
Enfermeiros itinerantes, 395–396
Entrevista de apreciação, 587–588
  dificuldades, superação, 587–589
Entrevista de emprego, condução. *Ver* Entrevistas
Entrevista semiestruturada, 340
Entrevistas, 339–347
  amostra de perguntas para, 344*q*
  aspectos legais em, 346–347
  avaliação de, 346
  definição de, 339

  dicas a entrevistados em, 347–349, 348*q*
  estruturadas, 340, 342*q*–343*q*
  limitações das, 340–344
  não estruturadas, 340
  planejamento, condução e controle, 344–346
  questionamentos aceitáveis e inaceitáveis em, 347*t*
Enunciado de filosofia, 148–150
  amostra, 149*q*
  congruência filosófica na hierarquia de planejamento em, 148, 149*f*
  filosofia da unidade em, 149
  filosofia de serviço de enfermagem em, 148, 149*q*
  filosofia organizacional em, 148
  trabalho, 150
Enunciado de missão, 147–148, 148*q*
Enunciado de propósito, 147–148, 147–148*q*
Enunciados de visão, 147–148, 147–148*q*
Envelhecimento organizacional, 174–175
Equal Employment Opportunity Commission (USEEOC) do governo norte-americano, 531
Equal Pay Act (Lei do Pagamento Equânime) de 1963, 529
Equilíbrio da tecnologia com o elemento humano, 453–454
Equipes de alto desempenho, 43
Equipes de atendimento primário interprofissional, 321
Equivalente de tempo integral (FTE – *full-time equivalent*), 210*q*
Era das relações humanas, 37–38
Erros médicos, 562–565
  abordagem Seis Sigma aos, 564
  divulgação e análise, 562–563
  futuro dos, 565
  Grupo Leapfrog sobre, 563–564, 563*q*–564*q*
  reforma do sistema de responsabilização médica e, 564–565
  visão geral dos, 562–563
Escadas profissionais, 239–240
Escala de classificação de características, 579, 580*q*
Escala ponderada, 581–582
Escalas de classificação com base comportamental (BARS – *behaviorally anchored rating scale*, 580–582
Escalas de dimensão do trabalho, 580
  para enfermeiro industrial, 580*q*
Escalas de expectativa comportamental, 580
Escolhas e ações decisivas, 15
Escopo e Padrões de Prática para Administração de Enfermagem, 120
Espaço, definição de, 479
Espancamento, 104–106
Estabelecimento de prioridades, 187–188, 187*q*
Estados Unidos, sindicalização nos, 536
Estágio de conclusão de agendamento, 396–397
Estágios profissionais, 237–238
  colheita, 237–238
  impulso, 237–238
  promessa, 237–238
  reingresso, 237–238
Estatutos, 96–97, 96*t*–97

642 Índice

Estilos de liderança, 40
Estilos de pensamento, em decisões, 17
Estímulo intelectual, 45–46
Estratégia de poder coercivo, 168
Estratégia normativa–reeducativa, 168
Estratégia racional-empírica, 8
Estratégias clássicas de mudança, 167–168
  abordagem de poder coercivo, 168
  abordagem normativa–reeducativa, 168
  abordagem racional–empírica, 168
Estratégias disciplinares, 603–608
  concordância e aceitação do plano de ação, 605–607
  conferência de desligamento, 606–607
  conferência disciplinar, 603–607
  esclarecimento de expectativas de mudanças, 605–606
  lógica para ação disciplinar, 605–606
  motivos para ação disciplinar, 605–606
  orientação em deficiência de desempenho, 603–604
  reação do funcionário à ação, 605–606
  transferência do funcionário-problema, 607–609
  visão geral da, 603–604
Estrutura formal, 261
Estrutura informal, 261
Estrutura organizacional, 260–286. *Ver também*
Organograma
  burocracia em, 263
  componentes da, 264–269
    alcance de controle, 265–266
    centralidade, 267–269
    escalões administrativos, 266–267, 267*t*
    organograma, 264, 264f
    relacionamentos e cadeia de comando, 264–265
  cultura organizacional em, 274–276, 276*q*
  definição e escopo da, 261
  eficiência organizacional em, 281–282
  estrutura de comitê em, 279
  estrutura formal e informal em, 261–262
  governança compartilhada, 277–278
  organogramas em, limitações de, 269–270
  papéis de liderança e funções administrativas em, 262*q*, 282
  partes interessadas em, 273–274, 274*q*
  responsabilidades e oportunidades de comitê em, 280–281
  status de *magnet* e, 278–279
  teoria organizacional em, 263
  tipos de, 270–273
    estrutura *ad hoc*, 271
    estrutura de matriz, 271, 272f
    estruturas horizontais, 272, 273f
    estruturas lineares, 271
    linha de serviço, 271
  tomada de decisão dentro da hierarquia organizacional em, 272–273
Estruturas lineares, 271
Estudos de caso, simulação, e aprendizado baseado em problemas (PBL – *problem-based learning*), 4–5

Ética, 71, 94
  aplicada, 71
  aspiracional
  código da ANA de, 79–80, 79*q*
  consequencial, 74
  definição de, 71
  deontológica, 75
  teoria teleológica da, 74–75
Eventos adversos com medicamentos, 562–563
Eventos-sentinela, 447–448, 558
Evitação, 496
Excepcional, 220–221
Executive Order 10988, 517
Executive Order 11246, 531
Executive Order 11375, 531
Expectativa de vida, em tomada de decisão, 18
Expressão facial, na comunicação, 444–445. *Ver também*
  Comunicação
Expressão vocal, na comunicação, 444–445. *Ver também*
  Comunicação

F

Fair Labor Standards Act (FLSA, ou Lei dos Padrões Trabalhistas Justos), 529
Fala de poder, 290
Falsa prisão, 105–106
Fator de higiene, 418–419, 418–419*q*
Fator de manutenção, 418–419
Fatores motivacionais, 418–419
Fayol, Henri, 36
Fechamento, de grupo de comunicação, 456–457
Federal Mediation and Conciliation Service (FMCS), 522
Fichas de relatório, 562–563
Fidelidade, 75*q*, 78
Fiedler, F., 40–41
Filiação sindical, 520*q*
Filiação voluntária a sindicatos, 521
Filosofia do serviço de enfermagem, 148, 149*q*
Fluxo de caixa, 208–209*q*
Fogão quente de McGregor, 599*q*
Follett, Mary Parker, 37–38, 40–41
Fontes legais, 95–97, 96–97*t*
  agências administrativas, 97–98
  constituição, 96–97
  decisões judiciais, 97–98
  estatutos, 96–97
Food and Drug Administration (FDA), 564
Força de trabalho, diversa, 111–112
Forças impulsionadoras, 166, 166*f*
Forças limitadoras, 166–167, 166*f*
Formação, 455–456, 456–457*t*
Formação de equipe
  desenvolvimento de funcionários em, 367
    avaliação de atividades para, 372–374
    avaliação de necessidades para, 371
  implementação de práticas baseadas em evidências em, responsabilidade compartilhada por, 373–374

Índice 643

necessidades educacionais de funcionários
  culturalmente diversos em, 382
organização aprendiz em, 365
papéis de liderança e funções administrativas em, 364q
socialização e ressocialização e, 373–381 (*Ver também*
  Ressocialização; Socialização)
teorias de aprendizado em, 367–371 (*Ver também*
  Teorias de aprendizado)
Formação de grupo, 457–458
Fortalecimento, 295–296
Frontline Service Alliance, 519
Funcionários auxiliares de enfermagem (NAP – *nursing
  assistive personnel*), 315
Funcionários auxiliares sem licença (UAP – *unlicensed
  assistive personnel*), 315, 476f
  delegação para, 474–475
Funcionários com debilidade, 597
Funcionários com dependência química, 612–613–
  confrontação de, 615–617
  drogas usadas por, 614–616
  história dos, 612–614
  identificação de, 613–621
  mudanças características em, 614–615q
  papel do administrador em ajudar, 617–618
  processo de recuperação de, 618–619
  programas de desvio de, 618–619
  Programas de tratamento de juntas estaduais de
    enfermagem, 618–620
  reentrada no local de trabalho de, 619–621
Funcionários marginais, 595–596, 610–612
Funcionários problemáticos, 595–624
  autodisciplina de, 599
  disciplina de
    com funcionário sindicalizado, 609–611
    construtiva *vs.* destrutiva, 598
  disciplina progressiva em, 601–602
  estratégias disciplinares para, 603–608
  formulário de reprimenda, 602q
  funcionário dependente químico, 612–614
    (*Ver também* Funcionário dependente químico)
  normas de grupo e, 599
  papéis de liderança e funções administrativas para,
    597q, 620–622
  procedimentos de queixas para, 608–610
  regras justas e eficientes e, 599–600
Fura-greves, 522

G

Garantia da qualidade (QA – *quality assurance*), 561–562
Gardner, J.W., 46–47, 47–48t
Gellerman, Saul, 420–421
Generalização em excesso, 15
Gênero
  e poder, 289–290
  na comunicação, 440
  na tomada de decisão, 16

Geração dos *baby boomers*, 403–404
Geração silenciosa, 403–404
Geração veterana, 403–404
Geração Y, 404–405
Gerenciamento da qualidade total (TQM – *total quality
  management*), 554, 555
  princípios, 555q
Gerenciamento de casos, 321–322
Gerenciamento de casos de atendimento grave, 321
Gerenciamento de doenças (DM – *disease management*),
  323–324, 324q
Gerenciamento de tempo, 181–195
  definição de, 182
  no trabalho
    ações de planejamento diário, 186–187
    elementos de desperdício de tempo, 190–191
    interrupções, 189
    inventário de tempo, 192–193
    pessoal, 190–193
  papéis de liderança e funções administrativas em,
    182q, 195–196
  três passo básicos para, 183–190
    ambiente de trabalho com aproveitamento eficiente
      do tempo, 185–186
    estabelecimento de prioridades, 187–188
    investir tempo para planejar e estabelecer
      prioridades, 183–185
    listas de planejamento, 189–190
    procrastinação, 187–188
    repriorização, 189–190
    visão geral, 182–183, 183f
Gerenciamento do tempo pessoal, 190–193
Goleman, D., 59–60
Governança compartilhada, 277, 277f, 277–278
Grade decisória, 20–21
Grande carga de trabalho, 335
Greenleaf, R. K., 56
Greve, 522
Grupo Leapfrog, 563–564, 563q
Grupos de diagnósticos relacionados (DRGs – *diagnosis-
  related groups*), 208–209q, 220–221, 557
Grupos de rede, 129
Grupos flutuantes, 395–396
Guardiões, 221–222
Guia de planejamento de carreiras, para enfermeiro
  profissional, 256
Gulick, Luther, 36

H

Habilidades de escuta, 448–449
Health Insurance Portability and Accountability Act de
  1996 (HIPAA, ou Lei da Portabilidade e Responsabilidade
  do Seguro de Saúde), 110–111, 122, 453–455
Health Maintenance Organization Act (Lei de
  Organização de Manutenção de Saúde) de 1973,
  221–222

644 Índice

Health Plan Employer Data and Information Set (HEDIS), 561–562

Healthcare in the Crossroads, recomendações de, 101–102, 102–103q

Herrmann, Ned, 17

Hersey, P., 42

Herzberg, Frederick, 418–419, 418–419q

Heurística, 7

Hierarquia de autoridade, 263

Hierarquia de necessidades de Maslow, 417–418, 417–418f

Hierarquia de planejamento
congruência filosófica em, 148, 150f
em organizações, 146–147, 147–148f

HMO de grupo, 221–222

HMOs de funcionários, 221–222

HMOs de rede, 222–223

HMOs IPA, 221–222

Hollander, E. P., 42–43

Homem administrativo, 19–20, 20t

Homem econômico, 19, 20t

Horários flexíveis, 396–397

Horas de atendimento em enfermagem (NCH – *nursing care hours*) por paciente/dia (PPD – *per patient-day*), 212–213, 213–214f

Horas de produção, 210q

Horas extras obrigatórias, 405–406

Horas extras pós-turno, 58

Horas por paciente/dia (HPPD – *hours per patient-day*, 210q

I

Imediatismo, 600

Imparcialidade, 600

Imperícia, 99–100. *Ver também* Negligência profissional
definição de, 99–100
elementos de, 99–101

Impessoalidade dos relacionamentos interpessoais, 263

Imunidade governamental, 103–104

Inatividade, 142–143

Incerteza moral, 72

Incidente crítico, 577

Indicador de valor, 152

Indicadores de Qualidade Hospitalar, 558

Índice de gravidade, 208–209q

Índices mínimos de funcionários, 402–403

Indivíduos que raciocinam com o hemisfério cerebral direito, 17

Indivíduos que raciocinam com o hemisfério cerebral esquerdo, 17

Indução, 355–356

Influência idealizada
atribuída, 45–46
comportamento, 45–46

Iniciativa de Qualidade Hospitalar (HQI – Hospital Quality Initiative), 559

Institute for Health Improvement (IHI), 556

Institute of Medicine (IOM), 101–102, 545

Instrumentos de análise, 15

Instrumentos de apreciação de desempenho, 585–588
administração por objetivos, 582–584
autoapreciações, 581–582
avaliação em 360 graus, 585–586
checklists, 581–582
ensaios, 581–582
escala de classificação de características, 550, 550q
escalas de classificação ancoradas em comportamentos, 580–582
escalas de dimensão de trabalho, 580, 580q
resumo, 555q, 556
revisão pelos pares, 583–585

Instrumentos de medição de carga de trabalho, 397–401
forças internas e externas em, 397–398
hores de atendimento de enfermagem por paciente/dia em, 397–398, 397–398f
sistemas de classificação de pacientes em, 397–400, 399t–401t
sistemas de medição de carga de trabalho e, 398–399

International Brotherhood of Teamsters, 519

International Classification for Nursing Practice (ICNP), 554

International Council of Nurses (ICN), 554

Internet, 451–452

Intranets, 451–452

Introdução, Situação, Antecedentes, Avaliação de Dados, Recomendação (ISBAR – Introduction, Situation, Background, Assessment, Recommendation), 447–448

Inventário de tempo, 192–193

J

Joint Commission, 557–558

Joint Commission on Accreditation of Healthcare Organizations (JCAHO), 557–558, 561–562

Juntas de revisão institucional (IRBs – *institutional review boards*), 86–87

Juntas estaduais de licenciamento de instalações de saúde, 534–535

Justa causa, 610–611

Justiça, 76, 75q

K

Kanter, R.M, 43–44

Kassebaum–Kennedy Act, 110

Kentucky Board of Registered Nursing, 475, 477

Klein, Gary, 10–11

Knowles, M., 368

L

Lacuna de qualidade, 547

Lacuna entre autoridade e poder, 292–296

Lar médico (*medical home*), 227–228

Índice **645**

Lar médico centrado no paciente (PCMH – *patient-centered medical home*), 227–228

Legislação trabalhista, 528–535
  Age Discrimination and Employment Act (ADEA, ou Lei Contra a Discriminação Etária no Emprego), 532
  Americans with Disabilities Act (Lei dos Norte-Americanos com Deficiência), 534–535
  assédio sexual, 532–534
  câmaras estaduais de licenciamento de instalações de saúde, 534–536
  Civil Rights Act (Lei dos Direitos Civis) de 1964, 531–532
  leis de oportunidades iguais de emprego, 530–531
  leis de relações trabalhistas, 530
  Occupational Safety and Health Act (Lei da Segurança e da Saúde Ocupacionais), 534–535
  padrões laborais, 529
  papéis de liderança e funções administrativas em, 515q, 536
  relógios-ponto e, 530
  salários mínimos e carga máxima de trabalho, 529
  Veterans Readjustment Assistance Act (Lei do Reajuste de Assistência de Veteranos), 534–535

Legislação trabalhista, 518t
Lei cível, 528
Leilão de turnos, 396–397
Leis criminais, 528
Leis de Emprego e Trabalho, 528t
Leis de Juntas de Revisão de Padrões Profissionais, 557
Leis de oportunidades iguais de emprego, 530–531
Leis do relações trabalhistas, 530
Leis do bom samaritano, 110
Leis e cortes, tipos de, 96–98, 97–98t
Lesão de pacientes, 100–101
Levantamento Nacional de Enfermeiros Registrados, 518
Levantamento Online de Engajamento da Força de Trabalho, 452–453
Lewin, Kurt, 40
Licença, 112
  revogação de, causas para, 112q
Licença de enfermagem profissional. *Ver* Licença
Licenciamento institucional, 112–113
Líder em enfermagem clínica (CNL – *clinical nurse-leader*), 325–327
Líder pró-ativo, 303
Líder reativo, 43
Líder responsivo, 43
Liderança
  autêntica, 59–62, 61q
  autoritária, 40
  características associadas a, 40q
  competências, 46–47
  de ideias, 62
  defeitos fatais, 35q
  definição de, 34
  democrática, 40

integração com a administração, 47–48
  interacional, 42–44
  laissez-faire, 40–41
  não direcionada, 40–41
  papéis, 34q
  quântica, 63
  servil, 56–57, 57q
  teorias comportamentais em, 39–41
  teorias de contingencia de, 40–42
  teorias situacionais de, 40–42
  transacional, 43–46, 43–44t
  transformacional, 43–46, 43–44t
Liderança baseada em pontos fortes, 55, 55q
Liderança congruente, 59–60
Liderança de Nível 5, 56, 56q
Liderança e administração, século XXI, 54–67
  novas ideias sobre, 54–63
    inteligência emocional, 59–60, 59–60q
    liderança autêntica, 59–62, 61q
    liderança baseada em pontos fortes, 55, 55q
    liderança de ideias, 62
    Liderança de Nível 5, 56, 56q
    liderança quântica, 63
    liderança servil, 57–56, 57q
    líderes e seguidores, 57–58
    movimento da psicologia positiva, 55
    teoria do capital humano e social, 58–60
    teoria do chefe-agentes, 58
  transição da era industrial para a era dos relacionamentos em, 63–64
Liderança e administração, visões clássicas, 33–50
  administradores em, 33
  desenvolvimento histórico da teoria da administração em, 35–38 (*Ver também* Teoria da administração, desenvolvimento histórico da)
  desenvolvimento histórico da teoria da liderança em, 39–42 (*Ver também* Teoria da liderança, desenvolvimento histórico da)
  integração de liderança e administração em, 46–48
  líderes em, 34–35
  teorias da liderança interacional (de 1970 até o presente), 42–47
Liderança na era do relacionamento, 63
Liderança na era industrial, 63–64
  e liderança na era dos relacionamentos, 63t
Liderança quântica, 63
Líderes, 34–35
  características dos, 34
  definição de, 34
  seguidores e, 57–58
Líderes-administradores integrados, 46–47
Lillibridge, J., 619–621
Limites profissionais, 588
Linguagem corporal, 443–444
Linguagem oral, 440. *Ver também* Comunicação
Linguagem padronizada de enfermagem, 553

646 Índice

Lippitt, R., 40
Lista, como instrumento de planejamento, 188–189

M

Manthey, M., 589–590
Manutenção de grupo, 457–458
MAP de atendimento, 321
Mapeamento das responsabilidades, 498–499
Matriz de prática colaborativa, 43
Mayo, Elton, 38
McClelland, David, 419–421
McGregor, Douglas, 38, 420–422, 420–421q
Mediação, 504–505
Mediador profissional, 608–609
Medicaid, 210q, 219–220
Medicare, 210q, 219–221
Medicare Quality Initiative (MQI), 559
Medicina complementar e alternativa, 141–142
Meio-termo, 495
Melhores práticas, 547
Melhoria contínua da qualidade (CQI – *continuous quality improvement*), 554
Melhoria da qualidade (QI – *quality improvement*), 563
Memorando, 449–450
Mensuração da qualidade, 545, 556–559. *Ver também* Controle de qualidade
Meta comum supraordinária, 497
Meta prioritária comum, 497
Metas, da organização, 153–154, 154q
Método da apreciação por ensaio, 581–582
Método de aumentos de percentuais pouco alterados, 216–217
Método funcional, 314–316, 315f
Método para designar casos, 313. *Ver também* Atendimento de enfermagem total ao paciente
Métodos orçamentários, 216–219
Mídia e a enfermagem, 130, 131q
Mix de casos, 208–209q
Mix de funcionários, 208–209q, 211
Modelo de Decisão Baseada em Reconhecimento (RPD – Recognition-Primed Decision), 10–11
Modelo de ensino de raciocínio crítico de Marquis-Huston, 5–7, 6f
Modelo de Estágios de Mudanças (SCM – Stages of Change Model), 167, 167q
  contemplação em, 167
  manutenção em, 167
  pré-contemplação em, 167
  preparação em, 167
Modelo de expectativa, 419–420
Modelo integrado de liderança, 64f
Modelo integrado de solução de problemas éticos, 9–10, 10q
Modelo intuitivo de tomada de decisão, 10–11
Modelo Lewin de mudança, 164–166
  adaptação contemporânea de, 167
  forças impulsionadores e limitadoras em, 166

Modelo MORAL de tomada de decisão, 84
Modelos de conduta, em delegação, 470
Modelos de decisões administrativas, 8
Modelos lógicos, 23
Modificação de comportamento, 417–418
Motivação
  definição de, 415
  em aprender, 431–432
  intrínseca *vs.* extrínseca, 416–417, 415q
  motivadores individuais e coletivos, 416–417
Motivação dos funcionários, apreciação de desempenho em, 520–524
Motivação inspiracional, 45–46
Motivadores, individuais *vs.* coletivos, 416–417
Mouton, J.S., 40–42, 47–48t
Movimento de psicologia positiva, 55
Mudança de comportamento, 498–499
Mudança de estrutura, 498–499
Mudança organizacional com dinâmica não linear, 172–174
  ciência da complexidade em, 172
  sistemas adaptativos complexos em, 173–174, 173q
  teoria do caos em, 173–174
  visão geral da, 172
Mudança planejada, 162–176
  como processo colaborativo, 171
  definição de, 163–164
  envelhecimento organizacional e, 174
  estratégias clássicas de mudança em, 167–169
  forças impulsionadoras e limitadoras de Lewin em, 166–166
  líder-administrador como modelo de conduta em, 171
  modelos de Lewin (teoria da mudança) em, 167
  mudança organizacional com dinâmica não linear, 172–174
  na profissão de enfermagem, 176
  papéis de liderança e funções administrativas em, 164–165q, 175–176
Multistate Nursing Home Case Mix and Quality Demonstration, 562

N

Não maleficência, conceito de, 76
National Committee for Quality Assurance (NCQA), 561–562
National Council of State Boards of Nursing (NCBSN), 467
National Guideline Clearinghouse (NGC), 550, 550q
National Labor Relations Act (NLRA, ou Lei Nacional das Relações Trabalhistas), 523–524
National Labor Relations Board (NLRB), 517, 523–524
National Nurses Organizing Committee (NNOC), 518
National Nurses Society of Addictions, 612–613
National Nurses United (NNU), 518
National Patient Safety Goals (NPSGs), 559
Nativos digitais, 404–405
Navegador de enfermagem, 325–326

Necessidades de alocação de funcionários, 388–409. *Ver também* Organização de horários
  administração de funcionários diversificados em, 402–403
  alocação centralizada *vs.* decentralizada em, 390–392
  desenvolvimento de políticas para, 406–408
  escassez de enfermeiros em, 405–406
  gerações e, 403–405
  horas de atendimento de enfermagem, *mix* de funcionários e qualidade de relacionamento no atendimento em, 401–403
  instrumentos de medição de carga de trabalho em, 397–402 (*Ver também* Instrumentos de medição de carga de trabalho)
  obedecendo a normas em, 391–394
  opções de agendamento e, 393–396 (*Ver também* Organização de horários)
  papéis de liderança e funções administrativas em, 408–409q, 407–409
  responsabilidade fiscal e ética em, 405–407
  responsabilidades do administrador da unidade em, 390–391
Negligência, 98–101
Negligência profissional, 99–101, 99–100t
Negociação, 499–504, 502–503q. *Ver também* Administração de conflitos
  antes, 499–502
  durante, 501–502
  encerramento e acompanhamento, 503–504
  táticas destrutivas de negociação, 502–504
Negociação coletiva, 516
  ANA e, 519
  papéis de liderança e funções administrativas e, 514q, 536
  terminologia, 516q
Normalização, 455–456, 456–457t
Normas de grupo, 599
Número fechado de funcionários, 405–406
Nurse Practice Act (Lei da Prática de Enfermagem), 94, 96–99, 469
Nursebots, 141–142
Nursing Minimum Data Set (NMDS), 553–554

O

Objetivos, 153–155
Objetivos de processo, 154
Objetivos voltados aos resultados, 154
Obrigatoriedade de filiação a sindicato, 521
Occupational Safety and Health Act (OSHA, ou Lei da Segurança e da Saúde Ocupacionais), 534–535
Ombudsman, 504–505
Omnibus Budget Reconciliation Act de 1987, 475
Ônus da prova, 96–97, 610–611
Orçamento, força de trabalho, 212–213
Orçamento de base zero, 216–218
Orçamento de desempenho, 218–219

Orçamento de força de trabalho, 212–215
Orçamento fixo, 208–209q
Orçamento incremental, 216–217
Orçamento operacional, 214–216
Orçamento perpétuo, 211
Orçamento por ano fiscal, 211
Orçamentos
  empecilhos orçamentários em, 216–217q
  fundamentos dos, 208–209, 208–211q
Orçamentos de capital, 215–216
Orçamentos flexíveis, 217–218
Orçamentos de pessoal, 212–215
  horas de atendimento de enfermagem por paciente/dia em, 212–213, 213–214f
  mix de funcionários em, 212–213
  tempo trabalhado /produtivo e tempo não produtivo/de benefício em, 213–214
Organização, 261
Organização, no processo gerencial, 37
Organização aprendiz (LO – *learning organization*, 365–366
Organização com estrutura de matriz, 271, 272f
Organização com fins lucrativos, 210q
Organização de horários
  autoagendamento em, 396–397
  desenvolvimento de políticas para, 406–408
  enfermeiros de agências e enfermeiros itinerantes em, 395–396
  grupos flutuantes em, 395–396
  horários flexíveis em, 396–397
  leilão de turnos em, 396–397
  papéis de liderança e funções administrativas em, 389–390q, 407–409
Organização de linha de serviço, 271
Organização de manutenção de saúde (HMO – *health maintenance organization*), 210q, 221–222
  planos em, 222–223
  tipos de, 221–223
Organização do provedor preferido (PPO – *preferred provider organization*), 208–209q, 211
Organização sem fins lucrativos, 210q
Organização sindical/sindicalização
  ANA e, 518
  aplicação de disciplina com, 596–597
  estratégias em, 524–525, 525q
  filiação, 520q
  motivação dos funcionários em rejeitar, 520–523
    enfermeiro como supervisor, 523–524
    rejeitando o sindicato, 522
  motivação dos funcionários em se filiar, 520–523
  papéis de liderança e funções administrativas em, 515q, 536–537
  papel dos administradores durante, 525–526, 525q
  passos para estabelecer, 526
  perspectiva histórica sobre, 517–518
  relações efetivas entre trabalhadores e gestão e, 526–527

648 Índice

Organização social, importância da, 479. *Ver também* Delegação
Organizações centradas no atendimento, 271
Organizações de atendimento gerenciado (MCO – *managed care organizations*), 221–223
Organizações de Atendimento Responsável (ACOs – Accountable Care Organizations), 208–209q, 227–228
Organizações de funcionários, 271
Organizações de revisão de padrões profissionais (PSROs – *professional standards review organizations*, 557
Organizações envelhecidas, 174
Organizações patrocinadas pelos provedores (PSOs – *provider-sponsored organizations*), 223–224
Organograma, 263, 264f
  alcance de controle em, 265–266
  centralidade em, 267–269
  escalões administrativos em, 266–267, 267t
  limitações do, 269–270, 270q
  relacionamentos e cadeia de comando em, 264–265
  vantagens do, 270q
Orientação (*coaching*), 590–591, 611–612
  em apreciação de desempenho, 589–590
Orientação (*coaching*) duradoura, 603–604
Orientação (*coaching*) profissional, 240–244
  curto prazo, 242–243
  longo prazo, 242–244, 242–243q
Orientação, em delegação, 470
Orientação centrada em problemas, 603–604
Orientação clínica, 589–590
Orientação de deficiência de desempenho, 603–605, 603–604q
Orientações antecipadas (ADs – *advance directives*), 109
ORYX, 558
ORYX Plus, 558
Ouchi, W.G., 43

P

Paciente especialista, 142–143
Pacote de decisão, 216–217, 216–217q
Padrão claro e convincente, 97–98
Padrões, estabelecimento, 547
Padrões de atendimento, 99–100
Padrões de Atendimento e Padrões de Desempenho Profissional, 548, 549q
Padrões de Desempenho Profissional, 548
Padrões de Prática, 120
Padrões de Prática Clínica em Enfermagem, 120
Padrões de Prática para Administradores de Enfermagem, 80q
Padrões de trabalho, 529
Padrões organizacionais, 549
Pagamento conjunto, 208–209q, 226–227
Pagamento por Desempenho (P4P – Pay for Performance), 210q
Papéis em enfermagem, modelos mais novos de atendimento de saúde e, 325–326

Papel de líder de equipe multidisciplinar, 317–318
Papel do administradores
  em organização sindical, 525–526, 525q
  junto a funcionários dependentes químicos, 617–618
  para o futuro da enfermagem, 65
Paralização, 522
Parâmetros, 145–146
Pares de atendimento, 318
Partes interessadas, 273–274
  externas, 273–274, 274t
  internas, 273, 274t
Paternalismo, 76, 76q
Patient Safety and Quality Improvement Act (Lei da Segurança dos Pacientes e Melhoria da Qualidade), 563
Patient Self-Determination Act (PSDA, ou Lei da Autodeterminação dos Pacientes), 95
Pensador crítico, 4q
Pensamento de grupo, 281
Pensamento intuitivo, 17
Perda de certificação, 526
Perspectiva moral internalizada, 61
Pessoal orientadas ao poder, 419–420
Pessoas voltadas à afiliação, 419–420
Pessoas voltadas a realizações, 419–420
Physician Group Practice Demonstration, 559
Physician Quality Reporting Initiative (PQRI), 559
Planejadores pré-ativos, 143–144
Planejamento, 139
  a longo prazo, 139
  efetivo, 139
  pró-ativo, 142–144
  reativo, 142–143
  superando barreiras ao, 157–158
Planejamento, em processo gerencial, 36
Planejamento de carreiras, 239–240
Planejamento de carreiras, enfermeiros recém-formados e, 249–250
Planejamento de sucessão. *Ver* Desenvolvimento gerencial
Planejamento estratégico
  Análise SWOT em, 145–146, 145–146q
  balanced scorecard em, 145–147
  como processo gerencial, 146–147
  participantes em, 147–148
Planejamento fiscal, 204–234
  atendimento gerenciado em, 220–222
    futuro do, 224–225
    proponentes e críticos de of, 223–224
  contabilidade com responsabilidade em, 208–209
  equilíbrio de custos e qualidade em, 207–209
  marcos no tratamento de saúde em, 224–227q
  Medicare e Medicaid em, 219–221
  métodos orçamentários em, 216–219
  papéis de liderança e funções administrativas em, 206q–207q, 228–229
  precisões em, 208–209

Índice 649

processo orçamentário em, 211–213

reembolso de atendimento de saúde em, 218–220

sistema de pagamento antecipado em, 220–222

terminologia em, 208–211q

tipos de orçamentos em, 212–216

vias críticas em, 218–219

visão geral do, 205–206

Planejamento operacional e estratégico, 138–160

enunciado de filosofia no, 148–150, 149q, 150f (Ver também Enunciado de filosofia)

enunciados de missão no, 147–148, 148q

enunciados de visão em, 147–148, 148q

filosofias e valores individuais no, 151–153

filosofias e valores societais, 151

hierarquia de planejamento em, 146–147, 147–148f

metas no, 153–155

objetivos no, 153–155

papéis de liderança e funções administrativas em, 139q–141q, 158

para o futuro, 140–143

planejamento a longo prazo em, 139 (Ver também Planejamento estratégico)

planejamento estratégico em, 144–147 (Ver também Planejamento estratégico)

planejamento pró-ativo em, 142–144

políticas em, 155–157 (Ver também Policies)

previsões no, 143–144

procedimentos em, 155–157

regras em, 157

superação de barreiras no, 157–158

Planejamento reativo, 142–143

Plano de Simplificação Administrativa, HIPAA, 110

Planos de organização de provedores exclusivos (EPO – exclusive provider organization), 222–223

Planos de ponto de atendimento (POS – point-of-service), 222–223

Planos multidisciplinares de ação (MAPs – multidisciplinary action plans), 321

Planos privados por Pagamento (PFFS – private fee-for service), 222–223

Poder, 287–306

administrador, 292

carismático, 291

coercivo, 291

construção de base de poder pessoal, 299–302

de enfermagem, mobilização, 296–299

definição de, 287

e falta de poder, 290

especialista, 291

feminista, 289

gênero e, 289

informacional, 291

lacuna entre poder e autoridade, 292–299

legítimo, 291

papéis de liderança e funções administrativas em, 262q, 305–306

políticas de, 302–305

recompensa, 290

referente, 290–291

tipos e fontes de, 291–292, 291t

Poder durável do advogado, 109

Política para Funcionários Dependentes, 619–620

Políticas

expressas, 156

implementação de, 156

sugeridas, 156

valores de, 157

Políticas de alocação de pessoal e organização de horários de trabalho, 406–408, 389–390q

Políticas de poder, 302–304

Ponto de equilíbrio, 208–209q

Portfólio profissional, prática reflexiva e, 248–249

Pós-conflito, 494

POSDCORB, 37

Postura, na comunicação, 444–445. Ver também Comunicação

Prática baseada em evidências (EBP – evidence-based practice), 12–14, 12–13q, 245–246

Prática reflexiva, 589–590

Praticantes de enfermagem, 99–100

Pregnancy Discrimination Act (Lei Contra Discriminação por Gravidez), 531

Preponderância da evidência, 97–98

Previsão, 143–144, 208–209

Previsibilidade de dano, 100–101

Principal, 53

Princípio de Peter, 427

Princípios éticos, 75–78, 75q

autonomia (autodeterminação), 76

beneficência (fazer o bem), 76

confidencialidade (respeitar informações privilegiadas), 78

fidelidade (manter promessas), 78

justiça (tratar as pessoas com justiça), 76

paternalismo, 76

utilidade, 76

veracidade (contar a verdade), 77

Problemas psicológicos, 597

Procedimentos, 155

Procedimentos de reclamação, 608–610

arbitragem, 608–610

direitos e responsabilidades em, 609–610

processo formal, 608–609

Processamento equilibrado, 61

Processo administrativo, 37, 37f

Processo de conflito, 493–494, 494f

Processo de enfermagem, 8–9

como instrumento ético de tomada de decisão, 82

mecanismo de feedback de, 9f

processo de tomada de decisão e, comparação com, 9t

Processo de solução de problemas, tradicional, 7

Processo orçamentário, 211–213

650   Índice

Procrastinação, 187
Profissão de enfermagem
  mobilização do poder da, 296–299, 296q
  plano de ação para, 297, 297q
  renovação da, 178
Programa de Certificação da ANA, 246–247
Programa de Economias Partilhadas do Medicare, 227–228
Programa de orientação, 357–358
  amostra de agenda de orientação de duas semanas, 356q
  propósito do, 356
  responsabilidades com, 357q
Programa de Trajetória para a Excelência, 279
Programas de afastamento, 618–619
Programas de certificação, 113
Programas de pagamento por valor, 210q
Programas de tratamento de juntas estaduais de enfermagem, 618–620
Programas/residências de transição para a prática para enfermeiros recém formados, 249–251
Projeto *ad hoc*, 271
Projeto de Indicador de Qualidade da Maryland Hospital Association (QI Project), 561–562
Promoções, 426–427
Proporção de funcionários, 380–382
Proxemia, definição de, 443–444
Punição, 596, 598

Q

Qualidade no atendimento de saúde, 545–546. *Ver também* Atendimento de saúde de qualidade
Quebra do dever, 100–101
Questionamento ambíguo, 503–504
Questionamento inapropriado, 503–504
Questões éticas, 71–92
  arcabouços éticos para tomar decisões em, 74–75
  código de ética e padrões profissionais da ANA em, 79–80, 79q, 80q
  definições em, 71
  em liderança e gestão, 87–89, 85–86q
    colaboração por meio de comitês de ética em, 86–87
    comportamento ético como a norma em, 85–86
    promoção de ambientes éticos de trabalho em, 86–87
    separação de questões éticas e legais em, 85–87
    uso apropriado de juntas institucionais de revisão em, 86–87
  papéis de liderança e funções administrativas com, 72q, 88–89
  princípios de raciocínio ético em, 75–78
  solução de problemas éticos e tomada de decisão em, 80–82
    modelo MORAL de tomada de decisão em, 84
    processo de enfermagem em, 82

processo tradicional de solução de problemas em, 81
resolução de problema estruturada em, 80–81
resultado final em, 80
tipos de, 72–74
valores, crenças e filosofia individuais em, 74
Questões legais e legislativas, 94–115
  atos ilícitos intencionais em, 104–106
  casos de imperícia, 99–101
  consentimento informado, 105–108, 106–107q
  controle de qualidade em, 105–106
  divulgação de atendimento impróprio/abaixo do padrão em, 105–106
  doutrinas legais em, 97–99
  estendendo a responsabilização em, 102–105
  evitando alegações de imperícia em, 101–102, 102–103q
  fontes legais em, 95–97, 96–97t
  funções administrativas e, 95q
  Health Insurance Portability and Accountability Act (Lei da Portabilidade e Responsabilidade do Seguro de Saúde) de 1996 em, 110–111
  leis do bom samaritano em, 110
  leis e cortes em, 96–98
  licenciamento em, 112–113
  na administração de uma força de trabalho diversificada, 111–112
  negligência profissional em, 98–101, 99–100t
  papéis de liderança e, 95q
  papéis de liderança e funções administrativas em, integração, 113
  Patient Self-Determination Act (Lei da Autodeterminação dos Pacientes) em, 109
  relatórios de incidentes em, 104–105
  relatórios médicos em, 107–108
  responsabilidade legal dos administradores, 105–111
  responsabilização de produtos em, 105–106

R

Raciocínio baseado em direitos, 75t, 75
Raciocínio baseado em tarefas, 74t, 75
Raciocínio clínico, 4
Raciocínio crítico
  aprendizado experiencial, 6
  componentes de, 4
  definição do, 3–4
  modelo de ensino de raciocínio crítico de Marquis-Huston, 5–7, 6f
Raciocínio lógico, 14–15
Realização, recompensa, 470–471
Receitas, 211q
Recompensa contingente, 46–47
Reconciliação de medicamentos, 552
Recrutamento, 334–359
  definição de, 334
  e retenção, 339
  recrutador de enfermagem em, 338–339

Recrutamento de funcionários, 338–339. *Ver também* Alocação de pessoal
Redes de comunicação formal, 440–441
Redes de comunicação informal, 440–441
Redes de especialistas, 18, 141–142
Reembolso, 218–219
Reforço positivo, como motivador, 425
Reforma do atendimento de saúde e proteção dos pacientes, 226–229
   aquisição baseada em valor em hospitais, 227–228
   medical home, 227–228
   mercados de plano de saúde, 227–229
   organizações de atendimento responsável, 227–228
   pagamentos conjuntos, 226–227
Registro de prescrição de médicos-provedores por computador (CPOE – *Computerized Physician–Provider Order Entry*), 563, 563*q*
Registros de saúde eletrônicos (EHR – *electronic health records*), 141–142, 455–456
Registros médicos, 107–108
Regra de Privacidade, HIPAA, 110–111
Regras, 157
Regras do tipo "fogão quente", 599, 599*q*
Regras justas e eficientes, para disciplina, 599–600
Rehabilitation Act (Lei de Reabilitação) 1973, 534–535
Relação custo-benefício, 208–209*q*
Relação entre trabalhadores e administração, 526–527. *Ver também* Organização sindical/sindicalização
Relações trabalhistas, 528
Relativismo ético, 75
Relatório Anual sobre Qualidade e Segurança da Joint Commission, 447–448
Relatórios de incidentes, 104–105
Relógios-ponto e legislação trabalhista, 530
Renovação, da profissão de enfermagem, 174
Representação sindical dos enfermeiros, 518–519
Reprimenda formal, 601
Reprimenda informal, 601
Res judicata, 98–99
Resistência, a mudanças, 169–171
Resistência dos subordinados, à delegação, 478. *Ver também* Delegação
Resolução de conflitos, 488
Respondeat superior, 102–104
Responsabilidade, 238–239
Responsabilidade conjunta, 102–103
Responsabilidade contábil, 208–209
Responsabilidade fiscal para alocação de funcionários, 405–407
Responsabilidade pessoal, 103–104
Responsabilidade por produto, 105–106
Responsabilidade vicária, 102–103
Responsabilização por resultados, 545. *Ver também* controle de qualidade
Ressaca do atendimento gerenciado, 224–225
Ressocialização, 373–374

Retenção, recrutamento e, 339
Réu, 99–100
Revisão com formulário livre, 581–582
Revisão de utilização, 221–222
Revisão pelos pares, 583–585
Revogação, de licença de enfermagem, 112, 112*q*
Ridicularização, 502–503
Risco moral, 223–224
Robert Wood Johnson Foundation (RWJF), 317, 326–327
Roe v. Wade, 98–99

S

Salários mínimos, 529
Schein, E.H, 42
Seguidores, 58
Seleção, funcionários, 349–352*f. Ver também* Alocação de funcionários; Alocação de pessoal
   análise de antecedentes, 350
   candidatos internos, 351
   exame físico em, 351
   exigências educacionais e credenciais em, 349–350
   fazendo a seleção em, 351
   finalizando a seleção em, 351–352
   testes pré-emprego em, 350–351
   verificações de referência em, 350
   visão geral do processo em, 352*f*
Senge, P., 365
Service Employees International Union (SEIU), 518
Silêncio, 443–444. *Ver também* Comunicação não verbal
Sinalização obrigatória, 517
Sindicato, 516
Sistema, 42
Sistema de classificação de pacientes, 397–398*q*
Sistema de informação hospitalar (HIS – *hospital information system*), 451–452
Sistema de pagamento por terceiros, 211*q*
Sistema de pagamento antecipado (PPS – *prospective payment system*), 208–209*q*, 220–221, 557
Sistema de pagamento por serviço (FFS – *fee-for-service*), 208–209*q*, 218–219
Sistema de responsabilização médica, 564–565
Sistema Toyota de Produção (TPS – Toyota Production System), 554, 556–557
Sistemas adaptativos complexos (CAS – *complex adaptive systems*), teoria das mudanças, 172–173, 173*q*
Sistemas de medição de carga de trabalho, 397–401
Situação, Antecedentes, Avaliação de Dados, Recomendação (SBAR – Situation, Background, Assessment, Recommendation), 447–448, 447–448*q*
Skinner, B. F., 417–418
Socialização. *Ver também* Formação de equipe
   antecipada, 374–375
   definição de, 374–375
   e novos enfermeiros, 374–376
   e orientação de novos administradores, 376–378

652 Índice

enfermeiro estrangeiros e, 377–379
enfermeiro experiente em nova posição, 376–377
esclarecimento das expectativas de cada função em, 378–381
mentores em, 379–381
modelos de conduta em, 378–379
orientação (*coaching*) como estratégia de ensino em, 381–382
preceptores em, 378–379
sanções negativas em, 380–381
superação de deficiências motivacionais em, 380–381
Solução alternativa de disputas (ADR), 505–506
Solução de problemas
abordagens teóricas a, 7–11
abordagem estruturada, 7
heurística, 7
modelo ético integrado de solução de problemas, 9–10, 10q
modelo intuitivo, 10
modelos administrativos, 8
processo de enfermagem, 8–9
processo tradicional de solução de problemas, 7
definição de, 3
elementos críticos de, 10–15
Stare decisis, 97–98
Subdelegação, 471. *Ver também* Delegação
Sullivan v. Edward Hospital, 98–99
Supervisores funcionais, 36

T

Tabelas de compensação, 21
Tabelas de consequências, 21–22, 22t
Taxa de rotatividade, 211q
Taxonomia da North American Nursing Diagnosis Association, 554
Taylor, Frederick W., 35
Técnica de avaliação e revisão de programas (PERT – *program evaluation and review technique*), 23, 23f
Tecnologia, em comunicação organizacional, 451–454
Telecomunicação, 452–454
Tempestade (*storming*), 455–456, 456–457t
Tempo de benefício, 214–215
Tempo não produtivo, 214–215
Tempo produtivo, 214–215
Tempo trabalhado, 214–215
Tendência central, 578
Tendência de confirmação, 24
Tendências, confirmação, 24
Teoria científica da administração, 598
Teoria da administração, desenvolvimento histórico da, 35–38
administração científica, 35–36
administração das relações humanas, 37–38
até 1970, 38t
funções administrativas identificadas, 36–37
processo gerencial, 37, 37f

Teoria da liderança, desenvolvimento histórico da, 39–47
competências, 46–47
liderança transacional e transformacional, 43–46
teoria do Grande Homem e teoria das características, 39
teorias comportamentais, 39–41
teorias interacional, 42–47
teorias situacional e de contingência, 40–42
teóricos, 47–48t
Teoria da liderança em âmbito geral, 44–47, 45–46q, 55
Teoria das características, 39
Teoria das mudanças, de Kurt Lewin, 164–165
descongelamento em, 164–165, 165–166q
movimento em, 164–166, 165–166q
recongelamento em, 165–166, 166q
Teoria do aprendizado adulto, 368–369, 369q
Teoria do aprendizado social, 369, 370f
Teoria do caos, 172–174
Teoria do capital humano, 59–60
Teoria do capital humano e social, 58–60
Teoria do chefe-agentes, 55
Teoria do Grande Homem, 39
Teoria dos Dois Fatores, 418–419
Teoria e burocracia organizacional, 263
Teoria ética deontológica, 74t, 75
Teoria motivacional
Gellerman sobre, 420–421
Herzberg sobre, 418–419, 418–419q
Maslow sobre, 417–418, 417–418f
McClelland sobre, 419–421
McGregor sobre, 420–422, 420–421q
Skinner sobre, 417–418
visão geral da, 415–416
Vroom sobre, 419–420, 419–420f
Teoria motivação-higiene, 418–419
Teoria teleológica de ética, 74
Teoria X, 38, 420–422, 420–421q
Teoria Y, 38, 420–422, 420–421q
Teoria Z, 43
Teorias comportamentais da liderança, 39–41
Teorias de aprendizado
adulto, 368–369
alcance da memória, 371
amálgama, 371
aprendizado por tarefas, 370
conhecimento dos resultados, 371
motivação para aprender, 369
preparação para aprender, 369
reforço, 370
social, 369
transferência de aprendizado, 370
visão geral, 367
Teorias de liderança interacional, 42–47
Teste pré-emprego, 350
To Err Is Human, 543

Índice **653**

Tomada de decisão, 3–25
  abordagens teóricas a, 7–11
    abordagem estruturada, 7
    heurística, 6–7
    modelo integrado de solução de problemas éticos, 9–10, 10q
    modelo intuitivo, 10–11
    modelos administrativos, 8, 8q
    processo de enfermagem, 8–9, 8q
    processo tradicional de solução de problemas, 7–8, 7q
  arcabouços éticos para, 74–73, 74t
  definição de, 3
  elementos críticos na, 10–15, 10–11q
    coleta cuidadosa de dados, 11–12, 11–12q
    definição clara dos objetivos, 10–12
    escolha e ação decisiva, 15
    gerar várias alternativas, 14
    investir o tempo necessário, 11–13
    pensar logicamente, 14–15
    usar abordagem baseada em evidências, 11–13, 12–13q
  em organizações, 19–20
    efeito do poder organizacional, 19
    tomada de decisão racional e administrativa, 19–20
  instrumentos em, 20–23
    armadilhas no uso de, 23
    árvores decisórias, 21
    grade decisória, 20–21
    modelos lógicos, 23
    programa de avaliação e técnica de revisão, 23
    tabelas de compensação, 21
    tabelas de consequência, 21–22, 22t
  modelos administrativos de, 8
  modelos intuitivos, 10–11
  na hierarquia organizacional, 272–273
  naturalista, 10–11
  participativa, 35
  racional e administrativa, 19–20
  variações individuais em, 15–17
    domínio do hemisfério cerebral, 17
    estilos de pensamento, 16–17
    experiência de vida, 16
    gênero, 16
    preferência, 16
    valores, 16
  vulnerabilidade individual em, superação, 18–19
    experiência de vida, 18
    modos individuais de pensar, 18–19
    preferência individual, 18
    valores, 18
Tomada de decisão centralizada, 273
Tomada de decisão descentralizada, 273

Tomada de decisão naturalista, 10–11
Tomada de decisão participativa, 37
Tomada de decisão racional, 5
Tomada de decisões administrativas, 19–20
Transferência, 607–610
  acomodação, 607–608
  de cima para baixo, 607–608
  definição de, 607–608
  inapropriada, 607–608
  lateral, 607–608
Transformação do Atendimento Junto ao Leito (TCAB – Transforming Care at the Bedside), 556
Transparência relacional, 61
Treinamento, 366
Treinamento cruzado, 404–405
Trocas, 227–228, 500-501

U

Unidade de comando, 265
Unidades de carga de trabalho, 407–408q
United Auto Workers, 519
United Steelworkers of America (USWA), 519
Universalismo ético, 75
Utilidade, 76, 75q
Utilitarismo, 74–75, 74t

V

Vadiagem sistemática, 35
Valores, 151
  filosofias individuais e, 151–152
  filosofias societais e, 151
Variância, 322
(*Ver também* Mudança organizacional com dinâmica não linear)
  renovação por, 174–175
  resistência em, 169–170
Veracidade, 75q, 77
Verdadeiro valor, características do, 152
Verificações de referência, 350
Veterans Readjustment Assistance Act (Lei do Reajuste a Veteranos), 534–535
Vias clínicas. *Ver* Vias críticas
Vias críticas, 218–219, 321–322
Violência, local de trabalho, 492-493
Vroom, Victor, 419–420, 419–420f
"Vulneráveis ao arbítrio", 610–611

W

Wagner Act (1935), 517, 518, 530
Weber, Max, 36, 263–265
White, R.K., 40
Wireless, *local area networking* (WLAN), 451–453